Julius Pagel, Karl Sudhoff

Einführung in die Geschichte der Medizin

Verlag
der
Wissenschaften

Julius Pagel, Karl Sudhoff

Einführung in die Geschichte der Medizin

ISBN/EAN: 9783957006240

Auflage: 1

Erscheinungsjahr: 2015

Erscheinungsort: Norderstedt, Deutschland

Webseite: http://www.vdw-verlag.de

J. L. PAGELs

Einführung

in die

Geschichte der Medizin

in 25 akademischen Vorlesungen

Zweite Auflage

Durchgesehen, teilweise umgearbeitet und
auf den heutigen Stand gebracht von

Karl Sudhoff

in Leipzig

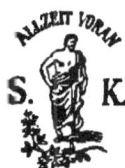

BERLIN 1915
VERLAG VON S. KARGER
KARLSTRASSE 15

Gebundene Exemplare sind zum Preise von M. 22,—
durch alle Buchhandlungen zu beziehen.

J. L. PAGELs

Einführung

in die

Geschichte der Medizin

in 25 akademischen Vorlesungen

Zweite Auflage

Durchgesehen, teilweise umgearbeitet und
auf den heutigen Stand gebracht von

Karl Sudhoff

in Leipzig

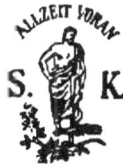

BERLIN 1915
VERLAG VON S. KARGER
KARLSTRASSE 15

Dem Gedächtnis

Julius Leopold Pagels

(29. 5. 1851 — 31. 1. 1912)`

Vorwort.

Als vor sieben Jahren der erste Band der glänzenden, alles Vorhergehende in den Schatten stellenden, ausführlichen Geschichte der Medizin von Max Neuburger erschien[1]), da habe ich es ausgesprochen, daß diese bedeutende universalhistorische Leistung ein schlichtes Lehrbuch der Medizingeschichte, wie das Pagelsche, nicht überflüssig mache, das sich seit 9 Jahren gut eingebürgert hatte[2]). Im Gegenteil, es werde sehr zu begrüßen sein, wenn der Verleger dem befreundeten Kollegen in Berlin Gelegenheit böte, seine „Einführung" in neuer Bearbeitung erscheinen zu lassen. Daß mir selbst einmal diese Aufgabe werden solle, daran war mir nie der Gedanke gekommen. Uns allen unerwartet, wenn er auch manchmal von Todesahnungen schrieb, ist Freund Pagel im Januar 1912 von uns gegangen, ohne uns jenen Wunsch erfüllt zu haben.

Da trat im Frühsommer 1913 der Verleger an mich heran mit dem Ersuchen, eine Neubearbeitung der Pagelschen Einführung zu übernehmen. Ich bat mir Bedenkzeit aus, war aber schnell entschlossen, den Vorschlag abzulehnen; doch immer wieder mahnten mich die damals geschriebenen Worte. Mitten in dem Kampfe um die neue Erkenntnis von der Herkunft der Syphilis und anderer neuer Konzeptionen voll, die zur Ausführung drängten, war es mir eine überaus schwere Entscheidung. Auch mußte ich mir sagen, daß die Arbeit, abgesehen von der notwendigen Unterbrechung aller anderen Ausarbeitungen, für viele Monate, um meiner völlig verschiedenen geistigen Struktur willen gerade mir übergroße Schwierigkeiten bereiten würde. Ich habe mich nicht getäuscht. Aber ich habe mich schließlich um der Wichtigkeit der Sache willen doch dazu entschlossen, als ich durch den Verleger erfuhr, ein Handexemplar des Verfassers käme bei der Bearbeitung nicht in Frage. Es war also eine völlige Neubearbeitung zu leisten, und im Juli 1913 übernahm ich deren Herstellung, mit dem Termin: 1. Mai 1914; und an diesem Tage begann auch der Satz. —

---

[1]) Stuttgart 1907, das Altertum enthaltend; ein zweiter Teil, das Mittelalter umfassend, ist 1911 erschienen; Renaissance und Neuzeit, an Umfang und Bedeutung die beiden ersten Teile wohl erreichend, stehen noch aus.

[2]) Literarisches Zentralblatt vom 1. August 1908, No. 31, Sp. 1005 und 1006.

Bei der Bearbeitung habe ich mir die Aufgabe gestellt, den schlichten Lehrbuchcharakter[1]), dem es nur auf das Wesentlichste der Tatsachen und ihrer historischen Zusammenhänge ankam, noch stärker hervortreten zu lassen, trotzdem der Verleger auf die Vorlesungsform nicht verzichten wollte. Dabei sollte aber das Buch jedem Benutzer die Möglichkeit eröffnen, den historischen Einzelfragen an der Hand der gegebenen Literatur auch weiter nachgehen zu können. Meist war dabei eine Beschränkung auf die wichtigste neuere Literatur nicht zu umgehen und dem Zwecke genügend. Das „unentbehrliche Mindestmaß von Wissensmaterial", wie es PAGEL selbst als Norm aufgestellt hat, hoffe ich in Text und Literatur nicht überschritten zu haben.

Ob die fertige Arbeit mich befriedigt, werden wenige zu wissen wünschen. Daß sie Nutzen stiften möge und brauchbar sei, ist m e i n Wunsch.

Das vorklassische Altertum war völlig neu zu bearbeiten und auf zwei Vorlesungen zu erweitern, wobei nur wenige Textseiten mit herübergenommen werden konnten. Auch im Mittelalter im Abendlande wurden ganze Vorlesungen neu geschrieben (9 und 10), desgleichen in der Renaissance die erste Hälfte der 12. und fast die ganze 13. Vorlesung. Es sind die Ergebnisse meiner Arbeiten in zwei Jahrzehnten, auch vielfach unpublizierter, hierin mitverwertet, wie sie heute stehen. Wer heute Endgültiges glaubt bieten zu können, täuscht sich: alles ist im Fluß, aber das Gerüst der Tatsachen wird Bestand haben.

Bei der altklassischen Medizin von Hellas und Rom ist der Medizinhistoriker in eigentümlicher Lage. Mit Geschick und Tatkraft hat die klassische Philologie es in die Hand genommen, die griechischen und lateinischen Mediziner des Altertums neu herauszugeben. Zweifellos wird hier großes Können an eine große wissenschaftliche Aufgabe gesetzt; das Ergebnis abzuwarten, hält sich die medizinische Historik für verpflichtet, weil sie nicht in den Fehler zu verfallen wünscht, den sie bei der Philologie glaubt tadeln zu müssen[2]). Ich habe mich daher

---

[1]) Daß ich persönlich unter „Geschichte der Medizin" etwas mehr verstehe als eine medizinische Literaturgeschichte: eine kulturgeschichtliche Erfassung der heilenden Kunst und Wissenschaft im Gesamtleben der Zeiten, dürfte bekannt sein, kommt aber hier nicht in Frage, wo es sich um eine „Einführung", um ein Lehrbuch der Medizingeschichte handelt.

[2]) Wenn ein führender Philologe sein und seiner Fachgenossen Vorgehen mit folgenden Worten motiviert: „Denn es ist viel leichter für den Philologen, sich die antiken Fachkenntnisse in Mathematik, Astronomie, Medizin usw. dazu zu erwerben, als für den modernen Naturforscher, sich mit dem ganzen Rüstzeug der philologisch-historischen Wissenschaft vertraut zu machen" (N. Jahrb. f. d. klass. Altertum, XIX, 1907, S. 723), so müssen wir diese indirekte Minderwertung einer der größten Leistungen des Griechengeistes gegenüber einer modernen

bei der Medizin des klassischen Altertums und von Byzanz darauf beschränkt, das nachzutragen, was in den letzten anderthalb Jahrzehnten neu erarbeitet ist und mich unschwer dabei wieder überzeugt, wie groß in dieser Zeit die Beisteuer von philologischer Seite gewesen ist, und mit dessen Anerkennung nicht zurückgehalten. Nur zu Beginn waren größere Änderungen heute schon unabweisbar, und ich habe oft und schwer der Versuchung widerstanden, noch mehr zu ändern; aber ohne Not wollte ich nichts umändern. Doch das ist freilich ein recht subjektiver Maßstab, wie ich mir durchaus nicht verhehle — d a s   g i l t   a b e r   a u c h   f ü r   d e n   B e u r t e i l e r ! —

Das 17. und 18. Jahrhundert sind wohl am wenigsten berührt worden; sie sind darum nicht weniger gewissenhaft geprüft, und die bessernde Hand ist auf jeder Seite auch hier zu merken, bei einer sorgsamen und rüstig fortschreitenden Wissenschaft wie die medizinische Geschichtsforschung der letzten Jahrzehnte gewiß nicht zu verwundern. Übrigens scheint mir die ganze Einteilung nach Jahrhunderten kaum noch vertretbar; davon aber bei dieser Bearbeitung schon abzugehen, wäre mir als ein Vorgehen „ohne Not zur Änderung" erschienen.

Am wengisten wird das 19. Jahrhundert befriedigen, das meine Darstellung auch schon stellenweise in das 20. übergreifen ließ. Die Geschichte dieses Zeitraumes zu schreiben ist eine der wichtigsten Aufgaben der nächsten Jahrzehnte. Darin etwas vorzuarbeiten, war ich allenthalben beflissen, wenn es auch wenig zutage liegt. Im übrigen habe ich mich darauf beschränken müssen, die biographisch-literarische Chronik Pagels bis an die Gegenwart fortzusetzen[1]), ohne vielfach zu tilgen, was heute schon als nebensächlich erkannt ist. Nur in der letzten Vorlesung, die von der Hygiene im weitesten Sinne handelt, ist auch

---

Erudition ablehnen — aus Respekt vor dem Griechentum u n d der Medizin. Denn bei der Medizin handelt es sich nicht nur um eine Wissenschaft, sondern um eine persönliche Betätigung, die den ganzen Mann ausfüllt. Nur ein Arzt im vollen Sinne des Wortes kann schließlich das ganz Feine und Große, was ein Hippokrates darstellt, voll werten und erfassen, kein auch noch so fein gearteter und gebildeter Philologe, und wenn er selbst 10 Semester Medizin nebenbei studiert hätte und ein Jahr als Praktikant im Krankenhause war. Daß echt philologische, echt historische Schulung dem Mediziner nottut, der sich mit der Geschichte seines Fachs beschäftigt, wird rückhaltlos zugestanden, und daß es daran des öftern fehlen mag, desgleichen. Jedoch diesen Fehler erkennen, heißt an seiner Besserung arbeiten, und das geschieht. Aber auch ein echter rechter Arzt, innig vertraut mit all dem harten Ringen, all der stolzen Freude und den wehen Enttäuschungen seines Berufes, muß der sein oder gewesen sein, der ärztliches Wissen und Können und Handeln in vergangenen Tagen völlig verstehen will. — —

[1]) Mancherlei Aufschluß und Anregung verdanke ich hier, besonders für amerikanische Personen und Sachen, Fielding H. Garrisons „Introduction to the history of medicine". London 1914.

eine weitergehende sachliche Scheidung nicht zu umgehen gewesen, die einen Überblick über Strebungen und Leistungen wenigstens in bescheidenem Maße zuläßt. Angefügt ist eine kurze Skizze der Entwicklung der medizingeschichtlichen Forschung, die in eine Würdigung der Leistung des Verfassers dieser Einführung mit gebührender Ausführlichkeit bei aller Kürze ausklingt. Dafür ist die einleitende Vorlesung der ersten Bearbeitung völlig gefallen, weil es geboten schien, den Anfänger sofort in medias res zu führen.

Herr Dr. CHRISTOPH FERCKEL hatte die große Liebenswürdigkeit, die gesamte Korrektur der umbrochenen Bogen mitzulesen, wofür ihm auch öffentlich Dank gesagt sei.

Und so mache denn das Buch, für dessen treffliche Ausstattung der Leser gern den Dank an den Verleger mit dem des Herausgebers vereinigen wird, erneut seinen Weg zur Ausbreitung medizingeschichtlicher Kenntnis und zur Weckung historischen Sinnes in der Ärzteschaft, im Sinne dessen, der mit vollem Idealismus sein Leben lang dafür gewirkt hat und dies Buch schrieb — JULIUS LEOPOLD PAGELS.

Geschrieben zu Leipzig am 4. Juni,
durchgesehen und abgeschlossen am 19. August 1914.

Karl Sudhoff.

Vorwort zur ersten Auflage.

Als im vorigen Jahre der Herr Verleger an mich mit dem Ersuchen herantrat, ein kurzes Lehrbuch der Geschichte der Medizin etwa in dem Umfange, wie der bekannte Haesersche Grundriß, abzufassen, konnte ich mich zunächst nur schwer dazu verstehen, diesem Wunsche nachzukommen. — An kürzeren Lehrbüchern über medizinische Geschichte haben wir keinen Mangel, wenn auch einige derselben bei dem schnellen Gang der geschichtlichen Ereignisse zu veralten begonnen haben.

Was mir seit lange als Ideal vorschwebt, ist ein Universal-Geschichtswerk, das, auf der von Jahr zu Jahr resultatreicher gewordenen Spezialforschung fußend, zugleich die großartigen Fortschritte und Ergebnisse der Medizin während der zweiten Hälfte des gegenwärtigen Jahrhunderts in sein Bereich einschließt, und uns von denselben eine literarisch wie pragmatisch gleich erschöpfende und streng korrekte Darstellung liefert. Einer solchen Riesenaufgabe freilich fühlte ich mich nicht gewachsen; ihre *Erledigung wird wohl auch dem kommenden Jahrhundert vorbehalten bleiben, vielleicht der gemeinsamen Arbeit mehrerer literar-historisch durchgebildeter Spezialisten.

Wenn ich nun trotzdem der Aufforderung meines Verlegers entsprochen habe, so waren dafür hauptsächlich zwei Gründe maßgebend: einmal, weil ich hoffe und wünsche, daß, wenn diesem Werke ein Erfolg beschieden sein sollte, Herr KARGER alsdann bereit sein wird, zur Verwirklichung des obigen Ideals seine Hand zu bieten, und zweitens, weil ich einem Unternehmen mich nicht entziehen mochte, das schließlich wohl geeignet ist, neue Anregung zum Studium unserer Wissenschaft zu schaffen.

Nachdem ich mich dann zur Publikation der folgenden Vorlesungen entschlossen hatte, war ich bemüht, ein Werk zu liefern, das gewisse, den vorhandenen Lehrbüchern anhaftende Mängel möglichst vermeiden sollte. Ich rechne zu den letzteren die trockene, oft allzu

---

[1]) Übrigens ganz in Übereinstimmung mit PROKSCH (vergl. Med.-chir. Centralbl. 1896, No. 12. „Über med. Geschichtsforschung und Geschichtsschreibung").

doktrinäre Schreibweise, die Anhäufung zu vieler, minder wichtiger
Tatsachen, Namen und Zahlen, sodann die entweder gänzliche Ver-
nachlässigung oder übertriebene Anhäufung literarischer Angaben,
und vor allem den Mangel an Übersichtlichkeit infolge zu breiter, weit-
schweifiger Schilderungen und ungenügender, äußerer Hervorhebung
des für die historische Betrachtung unentbehrlichen Mindestmaßes
von Wissensmaterial. Wie weit es mir gelungen ist, die gerügten
Mängel zu vermeiden, wird die Kritik und der Erfolg des Werkes
selbst lehren.

Für die Zeit bis zum 18. bzw. die erste Hälfte des 19. Jahrhunderts eingeschlossen ist es mir, glaube ich, geglückt, in der Darstellung die richtige Mitte zwischen den geschilderen Extremen
zu halten. Für die zweite Hälfte des 19. Jahrhunderts freilich,
wo einerseits das biographisch-literarische Material (Dank eigenen
mehrjährigen Sammlungen zu anderem Zwecke) in reicher Fülle
mir vorlag, andererseits das Urteil der Geschichte noch nicht soweit
gesprochen ist, um zu einer Scheidung des Wichtigen von dem minder
Wichtigen zu berechtigen, muß ich die Nachsicht der Leser in besonderem
Maße in Anspruch nehmen. Hier ließ sich die Häufung der Angaben nicht
in ähnlicher Weise, wie für die frühere Zeit vermeiden. Durch Wahl
des Petitdrucks bin ich jedoch nach Kräften bestrebt gewesen, bei
möglichster Vollständigkeit des Materials (zum Zwecke speziellerer
Studien) auch eine leichte und übersichtliche Orientierung über die
wichtigsten, den Gang unserer Wissenschaft und Kunst hauptsächlich
beeinflussenden Momente und Tatsachen zu ermöglichen in der Weise,
daß die eigentliche Form der Darstellung, die zur Lektüre einladen soll,
nicht wesentlich beeinträchtigt worden ist. Um Mißverständnissen vorzubeugen, bemerke ich von vornherein, daß die Erwähnung lebender
Autoren nur soweit erfolgt ist, als sie tatsächlich mit ihren Leistungen
bereits der Geschichte angehören. Infolge dieser Beschränkung mußte
auch eine pragmatisch-zusammenfassende Darstellung der Ergebnisse in
den Einzeldisziplinen für die letzte Hälfte des 19. Jahrhunderts unter-
bleiben und mehr das biographisch-literarische Element in den Vordergrund rücken. Das ist allerdings ein Fehler, gegen den ich am wenigsten
unempfindlich bin, der aber, so wage ich zu hoffen, einigermaßen durch
die Vollständigkeit der Angaben über die wesentlichen Leistungen der
in Betracht kommenden Autoren wieder gut gemacht wird. Gerade in
dieser Beziehung glaube ich ein Material für weitere historische Arbeiten geboten zu haben, wie man es für das 19. Jahrhundert in keinem
der vorhandenen Lehrbücher, ausgenommen allenfalls in dem vorzüglichen von Baas-Handerson, findet, ein Material, aus dem man leicht
imstande sein wird, das pragmatische Bild von der Entwicklung unserer

Wissenschaft und Kunst selbst zu zeichnen bzw. zu vervollständigen.
In erster Linie aber habe ich — und ich betone diesen Gesichtspunkt
ganz besonders — als Hauptzweck bei Publikation dieser Vorlesungen
die E i n f ü h r u n g in das Studium der medizinischen Geschichte verfolgt; es ist also das Buch zunächst für Studierende und jüngere Kollegen
bestimmt, außerdem allerdings auch für eine gewisse Kategorie von
Dozenten der medizinischen Geschichte, wobei ich speziell diejenigen
Hygieniker im Auge habe, die bei dem an preußischen Universitäten
herrschenden Usus dermaleinst vielleicht zu offiziellen Lehrern der
medizinischen Geschichte berufen sind. Gerade diesen Kollegen werden
die überall eingeflochtenen Hinweise auf die literarischen Quellen zum
Studium unserer Disziplin nicht unwillkommen sein. Daß dies Buch
auch meine speziellen Fachgenossen und solche, welche genauere Informationen aus demselben schöpfen wollen, überall befriedigen wird,
bezweifle ich. In dieser Beziehung kann es mit SPRENGEL, DAREMBERG,
dem großen HAESER, selbst mit dem BAASschen Grundriß nicht wett-
eifern. Aber um auch für die letztgenannten Kreise dem Buche einen
Wert zu verleihen, habe ich einerseits bereits die allerneusten historischen
Forschungsresultate aufgenommen, an denen meine Spezialkollegen
selbst nicht unerheblich beteiligt sind, andererseits in dem **bibliographischen
Teil** die bisher von jedem Historiker vermißte und je länger desto mehr
unentbehrliche Zusammenstellung der historisch-medizinischen Literatur
der letzten zwei Dezennien (von 1875—96) geliefert.

So darf ich hoffen, daß das Buch in seiner vorliegenden Gestalt
Doppeltes leisten wird, nämlich sowohl zur Verbreitung von Kenntnissen beizutragen, als auch zur Förderung von Quellenstudien auf
dem Gebiet der medizinischen Geschichte anzuregen.

Das dürfte genügen, um Verleger und Verfasser für die beider-
seits im Interesse der Wissenschaft gebrachten Opfer zu entschädigen.

B e r l i n , im Oktober 1897.

Der Verfasser.

(J. L. PAGEL.)

Inhaltsverzeichnis.

Erste Vorlesung: Anfänge der Heilkunst — Medizin der nordwesteuropäischen Steinzeit in China und Japan und bei den Azteken 1

Zweite Vorlesung: Altindien — Babylonien — Ägypten — Israel — Hettiter — Kleinasiaten 16

Dritte Vorlesung: Heilkunde der alten Griechen — Asklepiaden, Naturphilosophen, medizinische Schulen, HIPPOKRATES — Biographisches, Literarisches — Medizin der Hippokratiker — Ärztliche Ethik und Methodologie, Anatomie, Physiologie, Pathologie, Chirurgie und Geburtshilfe der Hippokratiker . 40

Vierte Vorlesung: Griechische Heilkunde nach HIPPOKRATES — Dogmatiker — PLATON — ARISTOTELES — Die Alexandrinische Schule — HEROPHILOS und ERASISTRATOS — Empiriker — Die römische Medizin — ASKLEPIADES von Bithynien — Die Methodiker — Die Enzyklopädisten CELSUS und PLINIUS 76

Fünfte Vorlesung: Pneumatiker, Eklektiker, DIOSKURIDES, SCRIBONIUS LARGUS, SORANOS, ARETAIOS, KASSIOS IATROSOPHISTA, RUPHOS von Ephesos — GALENOS, allg. Charakteristik, Biographisches, Literarisches 98

Sechste Vorlesung: GALENOS, Bedeutung, allgemeine biologische Doktrin, Anatomie, Physiologie, Pathologie, Arzneimittellehre — Spezialdisziplinen 113

Siebente Vorlesung: Die Medizin in Byzanz und bei den Arabern 127

Achte Vorlesung: Die Ärzte des Islam und ihre Werke — Errungenschaften der Medizin des Islam 140

Neunte Vorlesung: Die Medizin im weströmischen Reiche nach dem Tode des GALENOS — Die Gotisch-Langobardische Periode — „Mönchsmedizin" im irischangelsächsischen und den beiden fränkischen Reichen . . . 152

Zehnte Vorlesung: Salerno — Arabismus — Scholastik (deren allgemeine Charakterisierung) 165

Elfte Vorlesung: Die Natur- und Heilkunde und ihre Sonderzweige in den Zeiten der Scholastik — Positive Leistungen und Fortschritte auf einzelnen Gebieten — Boten einer neuen Zeit 179

Zwölfte Vorlesung: Das Wiedererwachen des Studiums der antiken Literatur — PETRARCA und die Ärzte — Platonische Akademien — Bücherdruck — Studium der Arzneipflanzen, Entdeckung Amerikas, „neue" Krankheiten — Studium der griechischen Ärzte, neue Übersetzungen, die ärztliche Gräzistenschule — Studium der Anatomie, VESAL und seine Nachfolger 196

Dreizehnte Vorlesung: Die praktische Medizin im 16. Jahrhundert — Die Hippokratiker — Die Reform des PARACELSUS und die Paracelsisten 218

Vierzehnte Vorlesung: Chirurgie und Geburtshilfe im 16. Jahrhundert — AMBROISE PARÉ 245

Fünfzehnte Vorlesung: Das 17. Jahrhundert — Die induktive Methode in der Naturwissenschaft — FRANCIS BACON und RENÉ DESCARTES — Fortschritte in der naturwissenschaftlichen Erkenntnis — WILLIAM HARVEY und seine Nachfolger — VAN HELMONT, Chemiatrik und Iatrophysik 253

Sechzehnte Vorlesung: Chemiatrie und Iatrophysik — Hippokratiker: SYDENHAM — Monographische Bearbeitung einzelner Abschnitte der Pathologie: Arzneimittellehre, Chirurgie (Transfusion) und Geburtshilfe im 17. Jahrhundert 274

Siebzehnte Vorlesung: Entwicklung der Heilkunde im 18. Jahrhundert — Einleitung, Philosophie und Naturwissenschaften im 18. Jahrhundert — (LEIBNIZ, WOLFF) — Die drei großen Systematiker HOFFMANN, STAHL, BOERHAAVE — Die ältere Wiener Schule — VAN SWIETEN, DE HAEN, AUENBRUGGER, STOERCK und STOLL 292

Achtzehnte Vorlesung: ALBRECHT VON HALLER und seine Irritabilitäts- und Sensibilitätslehre — Die Anatomie und Physiologie der HALLERschen Periode — Die auf seiner Lehre beruhenden pathologischen Systeme — GAUB — CULLEN — MONRO — Der Brownianismus und seine Modifikationen — ROESCHLAUB — RASORI — TOMMASINI 307

Neunzehnte Vorlesung: Die Vitalisten — Die Schule von Montpellier — SAUVAGES — BORDEU, BARTHEZ — Die Pariser Schule — PINEL — BICHAT — Die praktische Medizin im 18. Jahrhundert — Begründung der pathologischen Anatomie durch MORGAGNI — JENNER — Chirurgie, Geburtshilfe und Augenheilkunde im 18. Jahrhundert 322

Zwanzigste Vorlesung: Die Medizin während der Übergangszeit vom 18. ins 19. Jahrhundert — Die chemischen Theorien; die galvanischen Theorien; der Mesmerismus — Die Homöopathie; RADEMACHER; die Naturphilosophie; der Parasitismus; die naturhistorische Schule. Die GALLsche Phrenologie . . 344

Einundzwanzigste Vorlesung: Allgemeiner Charakter des 19. Jahrhunderts als des naturwissenschaftlich-technischen Zeitalters — Chronologische Tabelle der Entdeckungen und Erfindungen in demselben — Philosophie und Naturwissenschaften im 19. Jahrhundert 364

Zweiundzwanzigste Vorlesung: Die Pathologie und Therapie im 19. Jahrhundert — BROUSSAIS — Die Pariser pathologisch-anatomische und physikalisch-diagnostische Schule; dieWiener Schule; Cellularpathologie von VIRCHOW; die Bakteriologie; innere Medizin; Arzneimittellehre und Balneologie 402

Dreiundzwanzigste Vorlesung: Chirurgie und Orthopädie, Ophthalmologie, Otiatrie, Laryngologie, Dermatologie, Syphilidologie und Zahnheilkunde im 19. Jahrhundert 467

Vierundzwanzigste Vorlesung: Geburtshilfe, Gynäkologie, Pädiatrie, Psychiatrie und Neurologie, gerichtliche Medizin 520

Fünfundzwanzigste Vorlesung: Die Hygiene im 19. Jahrhundert. Allgemeiner Überblick. Kranken- und Unfallfürsorge. Militärsanitätswesen, Statistik. Epidemiologie und internationale Seuchenabwehr. Tropenmedizin. Seuchengeographie und Seuchengeschichte. Historisch-medizinische Forschung . . . 552

Verbesserungen und Zusätze.

Seite 99 Zeile 11 von oben lies **Dreifuß** statt Dreifuss.

,, 99 ,, 4 ,, unten ,, **Agathinos** statt Agathimos.

,, 105 ,, 22 ,. oben ,, **ihn** statt ihm.

,, 177 ,, 16 ,, ,, ,, **Aristoteles** statt Aristoleles.

,, 204 ,, 2 ,, ,, ,, **Kepler** statt Keppler.

S. 321 ist von Zeile 13 von unten, der folgende Absatz ausgefallen:

Über die S y m p h y s e o t o m i e als beckenerweiternde Operation sind hier ein paar Worte zu sagen. In Hippokratischen und Soranischen Gedanken wurzelnd hatte Pineau (1597) von einer Symphysentrennung mit dem Messer gesprochen, 1655 de la Courvée bei einer verstorbenen Kreißenden das Kind nach Durchtrennung der Schamfuge mit dem Messer extrahiert und 1768 schlug nun Jean René Sigault den Symphysenschnitt als Ersatz des Kaiserschnittes der Academie de chirurgie vor, welche es nach einem Gutachten Ruffels ablehnte, der Anregung zu folgen, da der mögliche Effekt zu geringfügig sei, worauf sich Sigault an die Faculté de medecine wandte und in Gegenwart des Doctor regens der Fakultät Leroy 1777 auch an einer Fünftgebärenden, die 4mal unter schweren Wendungen von toten Kindern entbunden worden war, die Operation in stümperhaftester Weise ausführte, aber ein lebendes Kind zutage brachte. Peter Camper hatte sich inzwischen dafür ausgesprochen, Baudelocque dagegen, und an des letzteren Widerspruch war schließlich die Einführung hauptsächlich gescheitert, obgleich z. B. Guérard in Düsseldorf 1778 einen von ihm operierten Fall veröffentlicht hatte und auch Boër sich dafür interessiert und vorher schon Karl Kaspar Siebold, der selsbt den zweiten Fall nach Sigault operiert hatte, eine Abgrenzung der Symphysiotomie vom Kaiserschnitt in der Indikation gefordert hatte (s. unten S. 527).

Seite 326 Zeile 20 von oben lies **Semelaigne.**

,, 334 ,, 3 ,, ,, ,, **Brocklesby.**

,, 445 ,, 16 ,, unten ,, **Kluyskens** statt Kluystens.

Erste Vorlesung.

Anfänge der Heilkunst — Medizin der nordwesteuropäischen Steinzeit — in China und Japan und bei den Azteken.

Meine Herren! Die ganze moderne Medizin baut sich auf dem Gedanken der Entwicklung auf. Nur wenn wir das Werden erfaßt haben, wird uns das Gewordene verständlich. Das gilt nicht nur von allem medizinischen Wissensstoffe, auch von der Wissenschaft selbst. Wer das Werden der medizinischen Wissenschaft, also deren Geschichte, bei Lernen, Lehren und Forschen beiseite läßt, verschließt sich damit die Möglichkeit eines vollen Verstehens auch der heutigen Medizin.

* * *

Aus Zwang und Not, aus eigenem Schutzbedürfnis und Helfensdrang geboren, stellt die Heilkunst eine der ältesten geistigen Betätigungsformen der Menschheit dar, älter als alle Religionen. So alt wie der Bergungstrieb des „Wohnens" und die Deck- und Schutzbedürfnisse aller Art, wie sie in der „Kleidung" sich manifestieren, gehn die „Heil"-Bestrebungen in die Zeiten der Menschwerdung zurück.

Daß sie schon im sog. präanimistischen Zeitalter lebendig waren, ist selbstverständlich. Dies sich klarzumachen, genügt ein Blick auf die Tierwelt. Eifrig sehn wir die Vögel sich das Ungeziefer aus dem Gefieder suchen und die Vogelmutter emsig beflissen, der jungen Brut die lästigen Milben vom Körper zu lesen. Vierfüßer kratzen, lecken und beißen sich zum gleichen Zwecke das Fell. Und wie sorgsam die Affen untereinander sich den Pelz durchmustern, um die unlieben Einwohner des Haarwaldes zu beseitigen, kann man an jedem Affenkäfig beobachten. Dies ist schon gegenseitige Hilfe, und zwar bewußt beabsichtigte, während die Staarenflüge, Madenhacker und Schafstelzen, die den Rindern, Schafen, Renntieren nachziehen, um ihnen die wohlschmeckenden Pelzbewohner, bes. im insektenarmen Spätherbst, abzulausen, nur nebenher und absichtslos ein „heilsames" Werk verrichten, wie die gefiederten Helfer, die dem Krokodil nicht nur von Rücken und Flanken Egel und Kerbtiere, sondern auch zwischen den Zähnen und von Zahnfleisch und Kinnlade Schmarotzer usw. wegpicken, wie schon HERODOT und PLINIUS berichten und Brehm bestätigt (Tierleben VI, S. 75. 1892).

Auch das Verscharren ihres Kotes bis zur Geruchlosigkeit ist bei den Katzenarten wohl deshalb Brauch, damit die lästigen geflügelten Insekten ferngehalten bleiben. So ist Parasitenbekämpfung im Tierreich weit verbreitet, ebensoweit die Unterweisung der jungen Tiere im Parasitenfang und — Parasitenbeseitigung ist, wie sehr früh schon im Lande am Nil, auch heute noch ein wichtiges Tun der Menschenmedizin.

Auch den Menschen in seinen primitivsten Zuständen quälten die Ektoparasiten, und er erwehrte sich ihrer, wie er sich eingedrungene Dornen und Splitter und andere spitze und scharfe Dinge aus der Haut oder dem Unterhautgewebe zog oder sog oder preßte. Wie die Tiere mag er sich in Wasser oder Schlamm oder Sand eingescharrt haben, um sich die häßlichen Stechmücken usw. vom Körper zu halten. Gehn wir in die Völkerkunde von heute, so erfahren wir, mit welcher Virtuosität Sandflöhe und andere Parasiten, die tiefer sich einbohren, durch spitze Stäbchen harten Holzes entfernt, oder wie der Medinawurm herausgehaspelt, noch andere durch schon respektablere Schnitte bloßgelegt werden. Die Fremdkörperentfernung hat so zu den verschiedensten mechanischen Maßnahmen Veranlassung gegeben, die schließlich auch da Verwendung fanden, wo die Sensationen ähnliche waren, auch wenn man weder das Eindringen eines Fremdkörpers bemerkt hatte, noch auch ihn irgendwie durch noch so sorgfältiges Durchmustern mit dem Gesichts- oder Gefühlssinn aufzufinden vermochte. Bei den primitivsten Krankheitsvorstellungen mag der Schluß auf einen verborgenen Fremdkörper ebenso vielfach sich eingestellt haben, wie bei den primitivsten Behebungsversuchen mechanischer Natur, die auf seine Entfernung sich richteten. Und der Ektoparasit in seinen lästigen Lebensäußerungen war nur gradweise verschieden von dem Lästigen eines unbelebten harten und spitzen Objektes, das reizte und brannte und stach.

Aber noch anderes wurde an den Dingen als auffällige Eigentümlichkeit verspürt, die man angenehm oder unangenehm empfand: Geruch, Geschmack, Tastempfindungen, wie Klebrigkeit, Schlüpfrigkeit, Abscheiden von brennenden und juckenden Feuchtigkeiten zeigten sich an Pflanzen und Pflanzenteilen augenfällig. Eigenschaften, die an den

Dingen hafteten, von ihnen auszugehen schienen, weckten den Beobachtungssinn und drängten zur Verwendung oder zur Vermeidung.

Je größer das Beobachtungsmaterial an Eigenschaften wurde, die an bestimmten Dingen, an Naturobjekten zu haften schienen, je mehr sich die Handgriffe vervielfältigten und verfeinerten, um so mehr stellte sich heraus, daß es nicht jedermanns Sache sei, das alles gleich sicher und geschickt herauszufinden und auszuführen, wie auch beim Fangen und Erlegen der Tiere des Waldes und der Grassteppe oder der Teiche und Flüsse die Kunstfertigkeit und Erfolgsicherheit nicht allen in gleichem Maße mehr zu gebote stand.

Zu manchem eigneten sich die linden, geschmeidigen Hände der Frauen besser, zu manchem die schärfere Beobachtungsgabe, die schnellere Schlußfertigkeit, das bessere Gedächtnis weniger, älterer, erfahrener Männer. Der „Medizinmann" ward schon im „roh empirischen", präanimistischen, emanistischen Zeitalter aus den Verhältnissen geboren, wenn er auch im „animistischen", „dämonistischen" Zeitalter erst die rechte Bedeutung erlangte, als es eine kostbare Gabe wurde, allen antidämonistischen, magischen Wort- oder Objekt- oder Ritus-Zauber zu kennen oder handhabend zu beherrschen, mit den Überirdischen, mit den Geistern in Verkehr zu treten, von ihnen Hilfe in Gutem wie in Bösem zu erhalten, alle die geheimen Kräfte zu meistern, die von der Geisterwelt in die Dinge gelegt waren, die magisch an den Objekten, belebten wie unbelebten, hafteten.

Hatte man im roh empirischen, präanimistischen, emanistischen Zeitalter schon von den Nahrungs- und Genußmitteln pflanzlicher und tierischer Art, vom Salz und den schmackhaften fetten Erden her allmählich erweiternd den Schluß gemacht von besonderer Nahrhaftigkeit bestimmter Wurzeln und Kräuter und Beeren, so fand man doch auch allmählich andere und stärkere Eigenschaften heraus, die ständig an diesen bestimmten Dingen hafteten und so oder so für den Menschen nutzbar gemacht werden konnten, so wurden die gleichen, wirklichen oder nur supponierten Wirkungen nun anders aufgefaßt und potenziert, nun man hinter die Schleier der Dinge schaute und persönliche Wesen am Werke sah, die den Dingen erst die für inhärent gehaltenen Wunderkräfte gaben. Und während man früher die Methoden der Streich- und Knet- und Walz- und Klopfbewegungen bei inneren Leiden in Stärke und Schnelligkeit und Rhythmus, je nach vermutetem Bedarf, modifizierte und kombinierte, baute man nun immer komplizierter und vielseitiger zusammenwirkende Riten in Worten und Handlungen und Hilfsobjekten aus allen Naturreichen und in allen nur denkbaren Kombinationen aus, um die den Sinnen nicht zugänglichen Potenzen der Götter- und Dämonenwelt sich dienstbar zu machen, um sie zu bestimmen, ihre Geistermacht zu entfalten oder die Wirkungen einzustellen, die sie zum Schaden dessen oder deren ausgeübt hatten — der Zauberarzt oder Priesterarzt, der Schamane war der große Heilgewaltige geworden, den der eigene Stamm oder eine andere befreundete Horde durch die Gnade der Himmlischen oder die Schadenfreude der verruchten Mächte der Finsternis zu den Seinen zählen durfte.

In solchen oder verwandten Vorstellungen spricht sich der Wandel und die Entwicklung aus, welche allenthalben, bei allen Völkern der Erde, von Anfang an heilendes Tun und Denken genommen. Von alledem finden wir typische Beispiele noch heute bei den Naturvölkern in allen Zonen und Ländern der Erde. Und auch alle Kulturvölker haben diese Stufengänge von der schlichten Empirie und der aus ihr sich nach der Fremdkörper- und Wurmtheorie usw. ergebenden zur Krankheitsdämonenlehre, dem Geisterbann und der Hilfe gütiger Himmlischer durchgemacht. Jahrzehntausende lang seit den Zeiten der Menschwerdung und Völkerbildung und Völkerwanderungen in unendlichen Modifizierungen, wie wir es bei fast allen noch in historischen Zeiten sich vollziehen sehen können und in prähistorischen Zeiten aus spärlichen Resten oder laut redenden Fundobjekten oder sagenhaften Überlieferungen, deren rechte Deutung oft schwierig ist, erschließen können. Dafür wird die kommende Schilderung Beispiele und Belege in genügender Zahl erbringen.

Mit diesen kurzen orientierenden Andeutungen muß ich mich Ihnen gegenüber begnügen. Wer sich weiter für diese fesselnden Fragen interessiert, den verweise ich auf MAX BARTELS, Die Medizin der Naturvölker. Ethnologische Beiträge zur Vorgeschichte der Medizin. Leipzig 1893; BOUCHINET, Des états primitifs de la Médecine. Dijon 1891; FELIX VON OEFELE, Prähistorische Parasitologie nach Tierbeobachtungen. Archives de Parasitologie V. 1902. S. 117—138. R. HOFSCHLÄGER, Über den Ursprung der Heilmethoden. Festschrift zum 50jähr. Bestehen des Naturw. Vereins zu Krefeld 1908. S. 135—218; Derselbe, Die Entstehung der primitiven Heilmethoden und ihre organische Weiterentwicklung. Archiv f. Geschichte der Medizin. 1909. Bd. III. S. 81—103; KARUTZ, Der Emanismus, ein Vorschlag zur ethnologischen Terminologie. Zeitschr. f. Ethnologie. 1913. S. 545—611. — EDUARD MEYER, Elemente der Anthropologie (Geschichte des Altertums 2. Aufl. I. Bd,, 1. Hälfte). Stuttgart u. Berlin 1907. JULIUS V. PFLUGK-HARTTUNG, Urzeit und Altertum. Eine Skizze aus fernster Vergangenheit. Gotha 1912. K. WEULE, Die Urgesellschaft und ihre Lebensfürsorge. Stuttgart (1913) und vor allem WUNDTS Völkerpsychologie.

Auch auf die Einzelheiten der Medizin der heutigen Naturvölker näher einzugehn verbietet uns die Knappheit von Zeit und Raum; eine kurze Darlegung der wichtigsten Momente an der Hand der seinerzeit trefflichen Zusammenstellung von MAX BARTELS in seinem obengenannten Buche, das allerdings einer Neubearbeitung dringend bedarf, möge Ihnen die reiche Mannigfaltigkeit heilender Betätigungen vorführen.

Was zunächst das W e s e n und die E n t s t e h u n g d e r K r a n k -

h e i t e n , also die a l l g e m e i n p a t h o l o g i s c h e n Anschauungen anbetrifft, so spielen dämonische Einflüsse, der Zorn der Götter oder Bezauberungen durch böse Menschen eine Rolle neben vereinzelt auftretenden rationellen Anschauungen, wonach Vergiftungen, Verletzungen, Fremdkörper, unpassende Ernährung, Infektion und Heredität als ätiologische Faktoren beschuldigt werden. Die Krankheit selbst ist ihrem Wesen nach als etwas Selbständiges, dem Körper Fremdes anzusehen. Danach richtet sich auch die B e h a n d l u n g , die je nach der Ursache durch Gebete, Opferungen und religiöse Zeremonien oder durch Anwendung geeigneter Diät, medikamentöser Mittel etc. erfolgt. Die krankmachenden Dämonen sucht man durch Herumtragen ihrer Bilder und Masken, scheußlich verzerrter Menschengesichter, oder durch Trommellärm und Rasseln aus dem Körper zu vertreiben; auch sucht man den Kranken durch Suggestion zu dem Glauben zu bringen, daß er auf übernatürliche Weise, durch sog. Medizinsteine, Talismane und Amulette, durch Tänze und mystische Gesänge, durch Trinken seines Bluts geheilt werden kann. Die M e d i k a m e n t e werden äußerlich als Abkochungen, Umschläge, Einreibungen, Salben, Pflaster und Streupulver verwendet. Auch ableitende Mittel kennt man in Gestalt der Rubefacientia, ferner Inhalationen, Räucherungen, Einträufelungen, Nasendusche, Abführmittel, Klistiere, Brechmittel, kalte Bäder (gegen Fieber), heiße Bäder (Thermen und Dampfbäder), Trinkkuren, ja sogar das Einhüllen des erkrankten Körperteils resp. des ganzen Menschen in den Leib eines frisch geschlachteten Rindviehs, eine Prozedur, deren große Erfolge man bei Schwindsucht, Abmagerung, Lähmung etc. pries. Soll ein Patient schwitzen, so legt man ihn in heiße Asche und reibt ihn ab. BARTELS berichtet, daß den Bewohnern der Watubela-Inseln sogar die Tatsache von der Wirkung der Medikamente bei Säuglingen mittels der Muttermilch bekannt ist. Auch die Massage ist einzelnen Naturvölkern als Heilmittel bekannt. Zur Linderung oder Beseitigung der Kopfschmerzen bedient man sich des zirkulären Drucks, indem ein Band oder Tuch um den Kopf geschlungen und zusammengezogen wird. Bei Lungenschwindsucht wird der Brustkorb mit einem Strick zusammengeschnürt. Hier und da wird das Aussaugen der Krankheit vorgenommen, indem an den leidenden Stellen des Körpers mit aller Kraft gesogen wird, mitunter nach vorheriger Inzision der Haut (also ganz nach Analogie des trockenen und blutigen Schröpfens); namentlich bei Verletzungen, Schlangenbiß ist diese Prozedur üblich. Im übrigen werden zu Blutentziehungen Aderlaß, Schröpfköpfe aus Rindshorn und Skarifikationen verwendet. Zur Blutstillung sind styptische Pulver, Kompression, als Präservativ gegen verschiedene Krankheiten die Moxen gebräuchlich. Bei Rheumatismus, chronischen Geschwüren, Eiterungen, Tumoren, Hautleiden etc. sind Kauterien beliebt. — Zur D i a g n o s e glaubt man auf dem Wege der Inspiration, durch Eingebung der Götter zu gelangen. Bezüglich p r o g n o s t i s c h e r Handhaben finden sich einige gute Beobachtungen, z. B. über die Bedeutung des blutigen Auswurfs. In Samoa werden sogar, „um die Krankheit zu suchen", Sektionen gemacht, das vermeintlich kranke Organ wird bei ansteckenden Krankheiten entfernt und verbrannt, weil man so die Quelle der Infektion auszurotten glaubt. Recht verständig sind einige hygienische Anordnungen zur Unterdrückung von Epidemien: Absperrung des Verkehrs mit den Infizierten, ja sogar völliges Verlassen der Kranken, die man allein zurückläßt, während die gesunde Bevölkerung gänzlich fortzieht. Mitunter nimmt man Isolierung der Kranken vor; man bringt sie in eine andere Wohnung, in die Nähe des Meers oder von Wäldern, „um sie den Dämonen und ihren Einflüssen zu entziehen". Daneben sorgt man dann auch für Reinlichkeit in den Wohnungen und Straßen, verbrennt die Häuser und Gebrauchsgegenstände der Toten; selbst bestimmte, abseits von den Wohnungen gelegene Orte werden zur Verrichtung des Defäkationsgeschäfts gesondert. — In Hinsicht der s p e z i e l l e n P a t h o l o g i e ist interessant, daß Schwindsucht, Epilepsie, Geisteskrankheiten und Lepra für übertragbar gehalten werden. Bezüglich der Geisteskrankheiten findet sich hier die Ansicht, die stellenweise auch noch in unseren Volks-, ja sogar in ärztlichen Kreisen bis vor einiger Zeit geherrscht hat, von der Anwesenheit eines Dämons, zu dessen Vertreibung Exorzismen, Räucherungen, Gebete, ja sogar Prügelung des Kranken beitragen sollen; mit letzterer hofft man, die Seele zum Mitleid zu stimmen und zur Rückkehr in den Körper zu bewegen. — Auch von plastischen Darstellungen von Krankheiten weiß BARTELS zu berichten. Auf Masken von Krankheitsdämonen findet man die Bilder eines abgezehrten Schwindsüchtigen, eines Blutspeienden oder das schiefe Gesicht eines an Facialisparalyse Leidenden; selbst Verletzungen, abgehauene Nasenspitze, gespaltene Lippen, Exantheme, Beulen und Geschwülste werden zur Anschauung gebracht. — Bei einem Eskimostamm ist eine Art von Respirator im Gebrauch zum Schutze gegen das Eindringen von Rauch und Dämpfen in die Lunge. Gegen Asthma legt man in Sumatra mit warmem Öl befeuchtete Tabakblätter auf die Brust. Bei Gonorrhoe nehmen die Indianer Südkaliforniens innerlich aus dem Kot wilder Tauben bereitete Pillen. Heiße Schwefelquellen sind bei manchen Völkerschaften als sehr wirksam gegen Syphilis angesehen. — So viel von der inneren Medizin der Naturvölker.— Auch für die Chirurgie derselben weiß BARTELS ein reiches Material beizubringen. Man kennt Infibulation, Beschneidung, Tätowieren, Instrumente zur Eröffnung von Abszessen, zur Zahnextraktion und zu kosmetischen Maßnahmen. Die Wundheilung sucht man möglichst per primam zu erreichen; man verwendet Umschläge, kühlende Blätter. Schuß- und Pfeilwunden werden vorher ausgesaugt. Erhärtende Verbände aus Ton, die Benutzung eines ausgehöhlten Baumstammes bei Knochenbrüchen werden mitgeteilt, hier und da auch Luxationen reponiert; Amputationen werden (als Strafmittel) vollzogen, Kranke in Sänften und Hängematten transportiert; sogar eine Art von rudimentärem Bruchband findet sich gegen Leistenbruch empfohlen. Als Ursache der Nabelbrüche bei Säuglingen wird die schlechte Behandlung des abfallenden Nabelschnurrestes angesehen. Ferner kennt man Steinschnitt und Urethrotomie zur Entfernung von Fremdkörpern; die „Mica"-Operation, d. h. die Aufschlitzung der Harnröhre, wird vollzogen behufs Auswahl geeigneter Männer zur Fortpflanzung des Volksstammes, ebenso die Kastration der australischen Mädchen, damit diese ohne Gefahr der Schwängerung beschlafen werden können. Noch werden Exstirpation der Lymphdrüsen am Halse, Trepanation (sehr oft), Bauch- resp. Kaiserschnitt erwähnt. — Augenentzündungen werden mit Pulver aus Alaun oder Kohle, Einträufelungen von Pflanzensäften und Waschungen behandelt. Schneebrillen und Jagdhüte zum Schutze der Augen sind bei manchen Völkerschaften gebräuchlich. Die Staroperateure des Atlasgebirges machen die Dislokation der Augenlinse. Ohrenleiden sollen nach Erklärung der Annamiten durch ein Tier im Ohr hervorgerufen werden; daher entsteh das Sausen. — Was den H e i l k ü n s t l e r s t a n d bei den Naturvölkern anbetrifft, so liegt die Praxis in den Händen von Priestern und Zauberern. Die M e d i z i n m ä n n e r erlangen ihr Wissen angeblich auf übernatürlichem Wege durch den Verkehr mit Geistern und Dämonen. Sie tragen auffallende Kleidung und zeigen absonderliches Benehmen. Bei ihren Kuren und Prognosen legen sie auf Träume großen Wert. Auch handwerksmäßig ausgebildete Heilkünstler existieren, die ihr Wissen, ihre Arzneistoffe, ihre hodegetischen Anweisungen in einem mehrjährigen Unterricht mechanisch erhalten. Als Approbation gelten eine oder mehrere glückliche Kuren.

***

Werfen wir einen raschen Blick auf den medizinischen Gehalt dessen, was emsige Arbeit von Jahrzehnten uns kennen lehrte über die F r ü h z e i t   d e r   M e n s c h e n s t ä m m e, die N o r d w e s t - u n d   Z e n t r a l e u r o p a besiedelt haben in den ihrem Anfange nach einstweilen unabgrenzbaren Jahrzehntausenden vor Beginn unserer Zeitrechnung. Wir wählen diese Region der Erde nicht nur um deswillen, weil es unsere eigene Heimat ist, sondern weil es zweifellos eine der am frühesten besiedelten Erdstrecken ist, die wir kennen, vielleicht von den heut noch von Menschen bewohnten überhaupt die frühest besiedelte, und vor allem deshalb, weil die Völker, welche vor rund 10 bis 20 000 Jahren Nordspanien, Frankreich, die Schweiz und Westdeutschland besiedelt hatten, in ihrer eminenten künstlerischen Erfassung und zeichnerischen Wiedergabe der sie umgebenden jagdbaren Tierwelt die erste große Tat einer geistigen Aneignung und Durchdringung der Umwelt und eigenen geistigen Schaffens, künstlerischen Könnens geleistet haben, die wir kennen. Das Ren von Thayngen bei Schaffhausen, die Büffel von Altamira bei Santander, von Font de Gaume und Niaux in der Dordogne, Haute Garonne und Ariège stehen an Höhe der malerischen Kunstleistung ebenbürtig neben den Tierzeichnungen an Euphrat und Nil, die rund zehntausend Jahre jünger sein mögen. Ein Volk, das derart zu beobachten wußte, wie diese Steinzeitmenschen, hat sicher auch anderes Naturgeschehen scharf erfaßt.

Daß sich die Vorwohner der Kelten und Germanen schon vor 20 000 Jahren umeinander sorgten, selbst noch über das Leben hinaus, um die Gestorbenen, beweist der sorgfältig bestattete Jüngling von Le Moustier mit seiner Schlaflagerung, die Hand unter der Wange, den Schlagkeil nahe der Hand, das Haupt auf einem Kopfkissen von Feuersteinscheibchen. Daß sie an Krankheiten litten, schon wenn sie das erste Mannesalter überschritten hatten, an Krankheiten, die sie früh hilfsbedürftig werden ließen, haben die Knochenfunde in großer Zahl uns gelehrt. Die Osteoarthritis deformans hatte schon in der Paläolithik wie in der Neolithik über die ganze bewohnte Erde ihre starke Verbreitung.

Das haben die Untersuchungen der Knochenfunde aus dieser Zeit gelehrt, sowohl in Frankreich, als in Dänemark und Schweden, wie auch am Nil. Vgl. z. B. NIELSEN, H. A., Ydertigere Bidrag til Danmarks stenalderfolks anthropologi. 1911. G. E. SMITH and F. WOOD JONES, Report on the human remains. The archeo-

logical Survey of Nubia. Vol. II. Cairo 1910 (und Bulletin No. 2. 1908); PAGE,
Br. med. Journ. Januar 1897. — Belege für die hohe Fähigkeit der Beobachtung
dieser frühen Menschheit finden Sie in E. CARTHAILLAC et H. BREUIL, La caverne
d'Altamira. Monaco 1906; CAPTAIN et BREUIL, La caverne de Font de Gaume.
Monaco 1910; in AD. STIEGELMANN, Altamira, ein Kunsttempel des Urmenschen.
Naturw. Zeitfr. H. 10. Godesberg 1910; S. REINACH, Rép. de l'art quaternaire,
Paris 1913.

Die Knochen lehren uns aber auch, daß schon beachtenswerte Ansätze
zu wirklichem heilendem, chirurgischem Tun vorhanden waren; z. B.
wenn K. JÄGER ausrechnet, daß man von den frakturiert gewesenen
Knochen 53,8 pCt. als gut geheilt bezeichnen kann, so ist es ausgeschlossen, daß man die Knochenbrüche, ohne sie irgendwie zu schienen,
sich selbst überließ. Einen erheblichen Wagemut und durchaus respektable technische Fertigkeit zeigen uns an die in Schweden und Dänemark
und Norddeutschland nicht gerade selten und mit erstaunlicher Häufigkeit im zentralen Frankreich gefundenen trepanierten Schädel, deren
eine große Anzahl erkennen läßt, daß die Operierten in einem sehr
erheblichen Prozentsatz die Operation überstanden haben, wie wir
gleiches ja noch heute bei einer ganzen Reihe von Naturvölkern finden.
Man hat viel über die Bedeutung dieser Operation in der Paläolithik
gestritten. Jedenfalls ist nur ein kleiner Teil dieser Schädelanbohrungen
wegen Verletzungen des Schädeldaches vorgenommen worden, die
andern aus irgendeiner Krankheitsanschauung, die einen materiellen
oder immateriellen Schädling in der Schädelhöhle annehmen und ihm
die Möglichkeit des Entweichens oder der direkten Herausnahme bieten
wollte. Jedenfalls ist aber an der Tatsächlichkeit einer nicht gerade
seltenen artifiziellen Schädeleröffnung (Trepanation) in der Steinzeit
nicht zu zweifeln, mag man sie nun wegen Kopfschmerz, Krampf-
zuständen oder Geistesstörungen ausgeführt haben.

Die Zahl der in den Dolmen und Grabhöhlen Frankreichs aufgefundenen
trepanierten Schädel aus der Steinzeit beträgt heute schon über 200. Vgl. LUCAS-
CHAMPIONNIÈRE, Les origines de la trépanation. Paris 1912; K. JÄGER, Beiträge-
zur frühzeitlichen Chirurgie. Wiesbaden 1908; Derselbe, Beiträge zur prähistor.
Chirurgie. Dtsch. Ztschr. f. Chirurgie. 103. S. 109—141; GUSTAV RETZIUS,
Crania Suecica Antiqua u. Ein neuer Fund von Schädeln aus dem Eisenzeitalter
in Östergötland, trepanierte Schädel. Stockholm 1900; C. M. FÜRST, Trepan.
svenska kranier från älder Tit. Lunds Univ. årskrift. N. F. Bd. IX. 4. 1913.
R. LEHMANN-NITSCHE, Beiträge zur prähistorischen Medizin nach Funden aus
Dtsch. Vorzeit. München (Diss.) 1898; LE DOUBLE, La médecine et la chirurgie
dans les temps préhistoriques. La France méd. 1911; L. WILSER, Vorgesch.
Chirurgie. Verh. des naturw. Ver. zu Heidelberg, N. F. VII, 1902; ROB. FLETCHER,
On prehist. trephining und cranial amulets. Washington 1882; G. G. MACCURDY,
Prehistoric surgery. American Anthropologist N. S. Vol. 7. No. 1. Jan.-March,
1905. Die letztere Schrift beschäftigt sich auch schon mit dem sog. T-sincipital
MANOUVRIERS, das durch eine sagittale und eine frontale, streifenförmige Brand-
behandlung zustande kam, die bald auf den Versuch der therapeutischen Be-

kämpfung von Gehirnleiden, bald auf Augenleiden zurückgeführt wird. Vgl. SUDHOFF, T-sincipital neolithique. La France méd. 1908. No. 12; Derselbe, Medizin in der Steinzeit. Ztschr. f. ärztl. Fortbildung. VI. 6. 1909; MANOUVRIER, Le T-sincipital. Bull. Soc. d'Anthrop. de Paris. 1895. S. 357; 1902; S. 601; 1903, S. 494; 1904, S. 67; GEORG BUSCHAN, Chirurgisches aus der Völkerkunde. Leipzig 1902.

In unlösbarem Zusammenhang mit der auf französischem Boden besonders reich gefundenen prähistorischen Trepanation stehen die sogenannten „Rondelles", aus den ausgesägten Knochenplättchen hergestellte Amulette, welche durchbohrt oder in anderer Weise zum Umhängen hergerichtet wurden. Einwandfreie Fundstücke lassen erkennen, daß man solche rundliche Knochenplättchen auch posthum aus den Schädeln bei Lebzeiten glücklich Trepanierter herstellte. Offenbar hat man diesen Schädelplättchen einen bedeutenden kurativen oder prophylaktischen Wert beigelegt, und man muß daraus schließen, daß schon in der Steinzeit neben der roh empirischen Therapie eine animistisch-magische bestand, ein supranaturalistischer Heilglaube oder Heilaberglaube, für den MAX HÖFLER in einer anderen Schnitzerei aus paläolithischer Zeit auf einem Renntierknochen einen neuen Beleg fand.

Die von E. PIETTE 1895 publizierte „Femme au renne" wird von R. MERINGER und M. HÖFLER mit größter Wahrscheinlichkeit als die Darstellung eines geburtsbefördernden Heilritus erkannt, der Überschreitung einer Gebärenden durch ein großes Tier; das Schnitzwerk selbst war vielleicht ein Talisman, der ohne die Ausführung der Ritushandlung das gleiche bewirken sollte, wie die Höhlenzeichnungen von Jagdtieren in hoher Kunstvollendung vielleicht in heiligen Göttergrotten als Mittel wirksam sein sollten, die Erbeutung dieser Tiere auf der Jagd dem Stamm oder der Sippe zu sichern, die das Bildwerk dem Stammgotte weihte, indem sie es von dem Künstler so wahrheitsgetreu wiedergeben ließ.

E. PIETTE, L'Anthropologie. VI. 1895. R. MERINGER, Wörter und Sachen. Bd. V. 1913. S. 154 ff; M. HÖFLER. Ein alter Heilritus. Arch. f. Geschichte der Medizin. VII. S. 390—395 (mit Abbildung).

So zeigt Ihnen schon dieser kleine Ausschnitt aus der Frühkultur der Menschheit des nordwestlichen Europa, aus der uns jede geschriebene Nachricht immer fehlen wird, die zwei primitiven Stadien menschlicher Heilbetätigung nebeneinander. Doch die an Knochen nachweisbare Schädelchirurgie ist nicht etwa mit der Steinzeit erloschen, sie geht durch die Bronzezeit und Eisenzeit in Kelten- und Germanenländern bis zum Beginn unserer Zeitrechnung herab, woraus wir nicht etwa den zwingenden Schluß ziehen dürfen, daß nun auch die Menschheitsstämme, die diesen chirurgischen Brauch pflegten, immer die gleichen gewesen

wären: nein, wie wir am Euphrat die Kontinuität einzelner Kultur-
erscheinungen aufrechterhalten sehen, ob auch arische Sumerier durch
semitische Babylonier und Assyrer und diese wieder durch arische
Perserstämme in 4 Jahrtausenden abgelöst wurden, die im Lichte der
frühen Geschichte stehen, so gehen auch die Anfänge der Kelten- und
Germanenmedizin bis in ferne Urzeiten auf deren Vorwohner, vielleicht
anderen Stammes, zurück.   Den Heilglauben, die Heilriten und das
Heilwissen der Kelten und Germanen selbst in Pflanzenkunde und
physikalischen Heilmethoden hat man aus der Volksüberlieferung in
Spruch und Lied und Brauch, wie aus den Aufzeichnungen in spät-
römischer und keltisch-germanischer Überlieferung sich in sorgfältigen
Untersuchungen wieder zusammenkristallisieren zu lassen versucht,
worüber ich Ihnen nur ein paar Quellennachweise gebe, ohne auf die
Sache selbst weiter eingehen zu können.

M. HÖFLER, Altgermanische Heilkunde. Handb. d. Geschichte der Medizin.
Bd. I. Jena 1902. S. 457ff., u. Janus VIII. 1903. S. 371ff; Ders., Volksmedizinische
Botanik der Germanen. Wien 1908; Derselbe, Die Druiden in ihren Beziehungen
zur gallokeltischen Volksmedizin. Kiel 1911; Derselbe, Volksmedizinische Botanik
der Kelten. Arch. f. Gesch. d. Med. V. S. 1ff. u. 241ff; K. BAAS, Altkeltische
Medizin. Med. Klinik. 1912. No. 18 u. 19; P. PANSIER, La médecine des Gaulois;
au temps des Druides. Janus XII. 436ff. F. GRÖN, Altnordische Heilkunde.
Janus 1908 u. 1909; I. F. PAYNE, English Medicine in the Anglo-Saxon Times.
Oxford 1907; L. WILSER, Die Germanen. Leipzig 1913, 1914. G. STEINHAUSEN,
Geschichte der deutschen Kultur. 2. Aufl. Leipzig 1913. 2 Bde; SUDHOFF,
Arzt, Heilkunde, Heilaberglaube und viele andere Artikel in Hoops Reallexikon
der Germanischen Altertumskunde. Straßburg 1911—1914. Derselbe, Krank-
heitsdämonismus und Heilbräuche der Germanen. Dtsch. Revue. Januar 1912.
S. 31 ff.

Meine Herren! Die Zeit, wo die Westvölker und Nordvölker Europas
ihren wirklichen, weil wirkenden Eintritt in die Medizingeschichte feiern
können, beginnt erst im „Mittelalter", strenggenommen erst mit dessen
Ende.   Unterdessen waren im Osten und Süden Erkenntnisse und
heilende Maßnahmen von anderen Völkergruppen errungen worden,
scheinbar unabhängig voneinander und doch wohl in loseren und festeren
Zusammenhängen und Abhängigkeiten, die wir zum Teil schon erschlossen haben oder zu ahnen beginnen, teils in der Zukunft noch
erschließen werden. —

Im äußersten Osten, im Lande der Kimmerier in China und Japan,
den Ländern der „aufgehenden Sonne", blickt historische Tradition auf
5 Jahrtausende zurück, deren Wurzeln und Weiterentwicklung ganz in
China liegen.   Dort wurde selbständig eine Silbenbilderschrift erfunden,

naturwissenschaftliche namentlich astronomische Beobachtungen gemacht zu einer Zeit, als am Nil und besonders am Euphrat gleichfalls
die ersten Beobachtungen aufgezeichnet zu werden begannen, wenn wir
den eigenen Überlieferungen dieser fernsten Völker des Ostens vertrauen dürfen.

Danach soll der Kaiser SHIN-NONG (rund 3700 Jahre vor Chr.), der
Erfinder des Pfluges, auf Grund eigener pharmakologischer Experimente
ein noch heute benutztes Werk über *Hon-zo* (Pflanzenkunde) verfaßt
haben. Die ersten Grundgesetze der Heilkunde stellte angeblich der
Kaiser HOANG-TI (um 2698—2590 v. Chr.) auf, der eine Art von philosophischer Bildung besessen haben muß. Er unterschied entsprechend
den fünf Haupttugenden Barmherzigkeit, Rechtschaffenheit, Ordent-
lichkeit, Weisheit und Treue auch die fünf Elemente Wasser, Feuer,
Holz, Metall, Erde, stellte das männliche tätige und weibliche leidende
Prinzip auf (*Yang* und *Yin*) und übertrug diese Lehre auf den menschlichen Körper, die dann in einem (von einigen für eine spätere Fälschung
erklärten) „*Nei-king*" (= Buch der inneren Medizin) betitelten Werk
von HOANG-TI fixiert wurde und Jahrhunderte hindurch sich großen
Ansehens erfreute. PIEN TS'IO, der im 6. Jahrhundert v. Christo lebte,
soll angeblich das *Nan-king*, ein Werk „über schwierige Krankheiten",
verfaßt haben, wahrscheinlich wurde es erst von seiner Schule aufgezeichnet. Jedenfalls hat dieses Werk dem berühmten Arzte CHOUEN
YU J, der zur Zeit des Kaisers WEN-TI (179—156 v. Chr.) lebte, bereits
als Lehr- und Studienbuch gedient. Dies Werk diente als Grundlage
für ein späteres, während der östlichen HAN-Dynastie (25—221 n. Chr.)
von TCHANG TCHOUNG KING, auch TCHANG KI genannt, abgefaßtes Werk
in zwei Abteilungen, in denen ein vollständiges System der Therapie,
ein Schlüssel zur Praxis aller älteren Schulen enthalten ist. Die beiden
Bücher führen den Titel *Chang-han-loun* (Lehre von den fieberhaften
Krankheiten, in einem Umfang von etwa 100 Oktavseiten) und *Kin-ki*
(„goldener Kasten", enthält die Lehre von den fieberlosen Krankheiten).
Im *Chang-han-loun* wird die uralte Lehre vom männlichen und weiblichen Prinzip auf die Pathologie des Fiebers übertragen. *Yang* ist ein
nach außen getretenes, sthenisches Fieber, *Yin* ein zurückgetretenes,
asthenisches Fieber. Sämtliche fieberhaften Krankheiten entstehen
durch einen Giftstoff; die Stärke des Fiebers hängt davon ab, in welcher
Stärke und auf welchen Bahnen der Giftstoff eindringt, ob durch den
Digestions- oder Zirkulationstrakt oder das Nervensystem. Die
Therapie erfolgt durch interne Verabreichung eines stärkeren Gegen-
giftes; wenn dieses sich zu stark erweist, muß es wieder ausgetrieben
werden. Andere therapeutische Prozeduren sind Schwitzen, Abführen,
Erbrechen, Schlaffmachen. Was die fieberlosen, im *Kin-ki* dargestellten

Affektionen betrifft, so finden sich hier schon Spuren einer Einteilung
a capite ad calcem; es ist von Herz-, Lungen-, Milz- und Nierenkrankheiten die Rede, und in ätiologischer Beziehung unterscheidet der Autor
kolikartige Krankheiten, Katarrhe und Verstopfungen. Die Therapie
ist eine relativ aufgeklärte und rationelle, insofern von allen mystischen
Mitteln (Sympathie, Beschwörungen, Besprechungen etc.) völlig abgesehen wird. Es kommen meist vegetabilische Heilmittel zur Verwendung,
in erster Linie als eine Art von Panacee das *Jen-san* (Ginseng, Panax
Ginseng), eine sehr teure Karottenspezies von tonikoexzitierender
Wirkung; dann Akonit gegen Lähmungen, Moschus und Kampfer als
Nervenmittel, schwefelsaures Natron, Croton tiglium und Rhabarber
als Abführmittel; von metallischen Mitteln Zinnober und Salmiak. —
Mit den genannten Werken erreicht die chinesisch-medizinische Literatur
einen Höhepunkt. HOANG FOU (215—282 n. Chr.) schrieb ein berühmtes
Buch über Akupunktur, das *Kan-i-king*. Bei den Chinesen bestand das
Spezialistentum seit den ältesten Zeiten; man unterscheidet noch
heute 11 Arten von Spezialärzten; für Krankheiten des Blutgefäß-
systems, Pocken, Fieber, Frauenkrankheiten, Hautkrankheiten, Akupunktur, Augenkrankheiten, Kehlkopfkrankheiten, Mund- und Zahn-
leiden, Knochenleiden. — Besonders subtil, fast haarspalterisch war
die Pulslehre bei den Chinesen ausgebildet. Das Pulsfühlen war ein
Hauptpunkt der Semiotik und mußte womöglich für sich (neben den
Ergebnissen der Zungenschau) die Diagnose der Krankheit ermöglichen.
Es existiert darüber ein angeblich im 3. Jahrh. n. Chr. von WANG CHOU
HO (265—317) geschriebenes Buch über den Puls, das *Mouo-king*. Ein
gewaltiges Werk über Pharmakologie ist das im Jahre 1597 erschienene
Pen-ts'ao-kang-mou von LI SHI CHIN. Von großen Sammelwerken
seien genannt: Der „Goldene Spiegel der gesamten Medizin" *Yu-suen-i-*
tsoung-kin-kien in 90 Bänden (erste Auflage 1739) und die 1725 erschienene Enzyklopädie *Ku-kin-t'ou-shou-tsi-ch'eng*, von deren mehr als
1600 Bänden einige 90 über Medizin handeln. Eine ganze Anzahl
chinesicher Medizinwerke ist aufgeführt bei WYLIE: Notes on Chinese
literature. II. Auflage, Shang-hai 1902, Seite 95 bis 105. Sicher ist
ferner, daß die Chinesen lange vor uns die P o c k e n s c h u t z i m p -
f u n g (Einführen eines mit dem Pockenschorf eines Kranken be-
rührten Baumwollenbausches in die Nase des Impflings), E i n -
a t m u n g   v o n   H g - D ä m p f e n   g e g e n   S y p h i l i s (mit
Zinnober gefüllte Papierrolle wird in ein Nasenloch gebracht und an-
gezündet) und die N a r k o s e mittels eines per os genommenen Mittels
Ma-yao gekannt haben. Dieses enthält nach heutiger Zusammensetzung
Akonit, Tubera von Giftpflanzen aus der Arum-Familie, Henbane und
bisweilen Datura. Von chirurgischen Encheiresen sind als sehr beliebte

und gebräuchliche die Moxen, die Akupunktur und Massage bekannt.
Knochenbrüche werden mit Dehnung behandelt, Aderlaß ist bekannt,
findet aber selten Anwendung. Die Augenheilkunde befindet sich auf
einer sehr geringen Stufe der Ausbildung. Es ist zweifelhaft, ob den
Chinesen die Staroperation bekannt war; sicher kannten sie nur die
Paracentese und das Durchführen eines Fadens durch das Auge. Die
Geburtshilfe liegt ganz in den Händen unwissender Weiber. Sehr
schlimm sah es selbst in Peking noch vor einem Jahrzehnt mit der
Hygiene aus. Auch heute läßt sie fast alles zu wünschen übrig. Nur
langsam gewinnen europäische Medizin und Hygiene Eingang, trotzdem
schon im 18. Jahrhundert vom Kaiser KHANG-HI europäische Anatomie
einzuführen versucht worden war.

Von neuen europäischen Arbeiten über chinesische Medizin seien die fol-
genden aufgeführt: ROBERT RITTER VON TÖPLY, Die Medizin in China. Mediz.
Woch. 1902. No. 43—45 (im Beiblatt, Balneologische Zentralzeitung). SCHEUBE,
im Handbuch der Gesch. der Medizin. Bd. I. 1902. S. 20—37. OLPP, Beitr.
zur Medizin in China. Beiheft 5 zum Arch. f. Schiffs- und Tropenhygiene. Bd. XIV.
Leipzig 1910; BREITENSTEIN, Gerichtl. Medizin der Chinesen. Leipzig 1908;
PERRO et HURRIER, Sur la matière médicale sino-annamite. Bull. de thérapeutique.
CLII. 5. p. 169—187; HAHS GAUPP, Über die Geburtshilfe der Chinesen. Ztschr.
f. Ethnologie. 4 u. 5. S. 730—745; GRÜNHAGEN, Die Grundlagen der chines. Medizin.
Janus XIII; HAGEMANN, Zur Hygiene der alten Chinesen. Janus XIII. Eine
völlige Neubearbeitung der Geschichte der Medizin in China hat HÜBOTTER
unternommen, von dem bisher schon „Beiträge zur Kenntnis der chinesischen
sowie der tibetisch-mongolischen Pharmakologie", Berlin-Wien 1913; Berühmte
chinesische Ärzte. Arch. f. Gesch. der Medizin. Bd. VII. S. 115ff. 1913, und
„Shou-Shi-Pien", ein chinesisches Lehrbuch der Geburtshilfe aus dem chines.
Urtext übersetzt u. erläutert, Berlin u. Wien 1913, und ein Vortrag über chinesische
Anatomie in den Verhandlungen der Abteilung für Geschichte der Medizin auf der
Wiener Naturforscherversammlung 1913 (auszugsweise) erschienen sind, die in
ihrer Weiterführung eine völlige Umarbeitung des oben Gegebenen bedingen
werden. (Einige Zusätze des obenstehenden Textes werden der Liebenswürdigkeit
des Koll. HÜBOTTER verdankt.)

Von der Medizin in Japan läßt sich folgender Entwicklungsgang
skizzenhaft fixieren. Als erste von 9 Perioden wäre die mythische zu
fassen bis zum Jahre 96 vor Christo. In der zweiten beginnt der Einfluß
der chinesischen Medizin über Korea und die Einführung des
Buddhismus; sie reicht bis zum Jahre 709. Als dritte Periode ist die
der Residenz der Kaiser in Nare aufzufassen (710—784 n. Chr.), in
der die ersten Krankenhäuser für Arme begründet werden. In der
4. Periode (784—1186, Hauptstadt Heian, jetzt Kyóto) beginnt sich
eine eigene japanische medizinische Literatur zu entwickeln, die ganz
im Sinne der chinesischen Doktrin alle Einzelgebiete zur Darstellung
bringt; medizinische Hochschulen hatte man schon in der 3. Periode
anzulegen begonnen. In der 5. Periode (1187—1333), der national ge-

richteten Militärregierung der Kāmakurazeit, nimmt die Medizin ein mehr japanisches Gepräge an trotz großer Verehrung für das Stammland der Kultur, China. Während der unruhigen 6. Muromachi-Periode der inneren Kämpfe zwischen einer Nord- und einer Südmonarchie will die Wissenschaft nicht gedeihen (1334—1568). Dagegen erweist sich die kurze Azushi-Momoya-Zeit (1569—1615) mit ihrer dem Volkswohl gewidmeten Politik recht förderlich. Leise dringt auch schon westliche Heilkunst durch portugiesische Missionare ein, trotzdem bedeutende japanische Ärzte, wie Dosan, Manase, der Eigenmedizin Japans neue Impulse gaben. In der 8. Yedo-Periode (1616—1867) entstehen unter starker Einwirkung chinesisch-philosophischer Strömungen neue Schulen, an deren Spitze bedeutende Ärztepersönlichkeiten stehn, bis europäische Medizin unter Führung der Holländer, die das Handelsmonopol erhalten, allmählich Bedeutung gewinnt, wobei auch mancher deutsche Arzt beteiligt ist. 1720 wird die Einführung holländischer Bücher gestattet; die japanischen Gelehrten lernen Holländisch. Entscheidend wird die Nachprüfung der holländischen Anatomie der Lehrbücher und Tafeln an der Leiche, da sie sich als wahr herausstellt. Mayeno übersetzte die holländische Anatomie in das Japanische (1773), alles weitere folgt mit Notwendigkeit, wenn auch nicht kampflos und nicht ungestört. Auch altes Eigengut, wie die Akupunktur, zieht von der anatomischen Aufklärung Vorteil; hölzerne geschnitzte Lehrskelette entwickeln sich zu einer Spezialität. Allmählich gewinnen auch europäische Ärzte, wie Gesandschaftsärzte und dergleichen, Einfluß, z. B. als der bedeutendsten einer Philipp Franz von Siebold; namentlich die neuere japanische Geburtshilfe nimmt eine eigenartige Entwicklung. Die letzte Periode seit 1867, die sog. Meiji-Zeit, steht vorwiegend unter deutschem Zeichen.

Als Literatur verweise ich Sie außer der obengenannten Arbeit von Scheube auf eine im Auftrage des Kaiserlich-Japanischen Unterrichtsministeriums 1911 herausgegebene knapp gefaßte Darstellung der Entwicklung der japanischen Medizin von Y. Fujikawa, „Geschichte der Medizin in Japan"; gedruckt zu Tokyo in deutscher Sprache.

Ehe wir zu dem großen zusammenhängenden Kulturkreis, der von Indien bis zum Mittelmeer einschließlich reicht und die Entwicklung der Medizin zur Wissenschaft zeigt, übergehn, noch eine kurze Orientierung über die Entwicklung der Medizin bei einem der zentralamerikanischen Völker vor der Okkupation durch die Spanier, im Reiche der **Azteken.**

Auch bei den Azteken Mexikos, bei den Maya-Völkern Yukatans, bei den Inkas in Peru war alles Wissen im Grunde Eigentum der Priester, trotzdem es dort einen selbständigen Ärztestand gab, der eine Familientradition hegte. Die gesamte medizinische Praxis lernte der Sohn vom Vater, die Krankheitskenntnis wie ihre pharmakologische und chirurgische Beseitigung am Krankenbette samt der Arzneibereitung, zum Teil auch in Kranken- und Pflegehäusern, von denen wir dunkle Kunde haben, wie von botanischen Gärten und kolorierten Pflanzenatlanten zum Unterricht. Freilich sind von letzteren bis heute in den erhaltenen Handschriften keinerlei Spuren aufgetaucht. Ob die Menschenopfer, bei denen das Herz bloßgelegt und zur Erzielung einer ungeheuren Opferblutung herausgerissen wurde, zur Gewinnung vivisektorischer Anatomiekenntnisse beitrugen oder gar benutzt wurden, entzieht sich unserer Beurteilung. Wahrscheinlich ist es nicht. An Ärztegöttern und speziellen Krankheitsgöttern fehlt es nicht; die ganze Therapie war metaphysisch-mystisch beeinflußt und durchsetzt, wie Sie es in Babylonien kennen lernen werden. Auf humorale ätiologische Vorstellungen scheint die Annahme hinzuweisen, daß Kälte und Feuchtigkeit Krankheiten hervorrufen, ebenso der allgemein übliche Kurbeginn mit Verabreichung eines Niesemittels, um Schleimausscheidung hervorzurufen. Auftreten von Niesen galt denn auch als prognostisch günstiges Zeichen. Sehr bemerkenswert für die Erfassung eventueller Kulturzusammenhänge nach Asien hin ist die astrologische bzw. Kalenderprognostik und -Diagnostik. Wie wir im Hellenismus auf ,,chaldäischer", also babylonischer Tradition Zusammenhänge zwischen Körperteilen und Himmelszeichen (Planeten und Zodiakalzeichen) statuiert finden, die sog. Melothesie, so auch bei den Azteken. Auch die Arzneiverordnung stand unter Himmelsgewalten, wie am Euphrat und später am Nil. Daneben treffen wir direkt auf sympathetische Kuren, Transplantationen usw. In diagnostisch dunkeln Fällen gab man den Kranken berauschende Mittel, ob im Rauschtraum der Krankheitssitz sich nicht enthülle. Bestimmte Symptomenkomplexe unterschied man als besondere Krankheiten. Der Heilmittelschatz war reich assortiert, auch gab es bestimmte Medizinalformeln, darunter ein sehr kompliziertes Universalgegengift, ähnlich ,,Theriak" und ,,Mithridat" in den östlichen Mittelmeerländern; daneben spielte Diätetik und Hydrotherapie eine große Rolle. Besonders imponierte den spanischen Eroberern die dort einheimische Chirurgie, die Wundbehandlung, die Behandlung der Hautgeschwüre, die Ausübung des Aderlasses mit Obsidianmessern, ingleichen die Abszeßspaltung, die Wundnaht mit reinen Haaren, die Frakturbehandlungen mit erhärtenden Verbänden, die Einrichtungsweise der Luxationen. Auch Narkotika waren bei schmerzhaften Eingriffen in Verwendung. Wenn sie auch in Händen der Hebammen lag, so war doch die Geburtshilfe wie die Wöchnerinnen- und Kinderpflege in musterhafter Ordnung. Falsche Kindslagen wurden durch äußere Handgriffe zu bessern gesucht, wenn sie nicht gelangen, durch Embryotomie mit Obsidianmessern durch die Hebammen die Geburt beendet. Tod im Wochenbett galt dem Schlachttode gleich: verstorbene Erstgebärende gingen direkt ins Sonnenreich ein. Auch die Kindererziehung und weitere Körperpflege stand unter hygienischen Gesichtspunkten. Nahrungsmittelkontrolle wurde geübt, Mundpflege wie bei den Indern, Hautpflege durch Bäder reich ausgebildet; geradezu bewundernswürdig aber war die Ausbildung der Leibesübungen, die auf großen prächtigen Sportplätzen gepflegt wurden und an griechische Gymnastik und persisch-germanische Gewandtheitspflege und Kampfspiele erinnern. — Nicht mit Hinterasien scheinen Zusammenhänge zu dämmern, sondern über Indien-Persien nach dem Euphrat hin. Doch stehn wir erst am Anfang solcher Untersuchungen, die der eignen völklichen Entwicklung in Mittelamerika jedenfalls nicht widersprechen werden in ihren Ergebnissen. Eine selbständige Azteken- und Mayakultur von großer Höhe bestand bestimmt zu Ende des 15. Jahrhunderts, in manchem der der erobernden Spanier zweifellos überlegen, deren Bewaffnung allein die der Zentral- und Südamerikaner in jeder Hinsicht übertraf.

Als grundelegendes Werk über die Medizin der Mexikaner ist FRANCISCO
A. FLORES, Historia de la Medicina en México. 3 Tom. México 1886—1888, zu
betrachten, auf deren erstem Bande auch die treffliche Darstellung MAX NEU-
BURGERS im wesentlichen beruht (Über die Medizin der alten Mexikaner. Wien.
medizinische Presse. XLVI. No. 40. 1905). Auch eine Pariser These von RAFFOUR,
La médecine chez les Mexicains précolumbiens, 1900, beschäftigt sich damit.
Über die Opferanatomie der Azteken hat L. PFEIFFER in dem Thür. ärztl. Korre-
spondenz-Blatt 1911 gehandelt unter Beigabe von Abbildungen nach verschiedenen
mexikanischen Handschriften, deren Erklärungen wir dem besten deutschen
Kenner von Altmexiko verdanken (z. B. Codex Borgia, eine altmexikanische
Bilderschrift der Bibliothek der Congregatio de Propaganda Fide, erläutert v. ED.
SELER, 3 Bde. mit 76 Tafeln. Berlin 1904, 1906 u. 1909). Besonders die medizinische Botanik behandelt A. GERSTE, S. J., Notes sur la Médecine et la Botanique
des anciens Mexicains. Rome 1910, wo in der Einleitung die sämtlichen bis-
heute publizierten mexikanischen Bilderschriften zusammengestellt sind, unter
Hervorhebung der Munifizenz des HERZOGS VON LOUBAT, der sie alle ermöglicht hat.

Über die Medizin der Ureinwohner C h i l e s , der Mapuche, hat zum ersten
Male ausführlich gehandelt OTTO AICHEL im Archiv f. Geschichte der Medizin.
Bd. VI (1912). S. 161—204 (mit Abbildungen).

Zweite Vorlesung.

Altindien — Babylonien — Ägypten — Israel — Hettiter — Kleinasiaten.

M. H. Nur um die ferneren Zusammenhänge der heutigen Vorlesung
nicht zu sehr zu zerreißen, stelle ich eine Skizze der **altindischen** Heilkunde an die Spitze. Zweifellos erstieg die Medizin am Nil und am
Euphrat früher eine beachtenswerte Höhe als am Ganges. Hat man
doch lange und heftig darum gestritten, ob nicht überhaupt alles, was
wir von altindischer Medizin in literarischen Niederschlägen besitzen,
nur wenig umgearbeitete Griechenmedizin sei. Beziehungen und Zusammenhänge bestehen bestimmt, wenn auch in anderer Weise, als man
wohl angenommen hat; aber Altindien ist nach dem berühmten Alex-
anderzuge (327 v. Chr.) und auch vorher schon nicht nur Empfängerin,
sondern auch Spenderin gewesen, namentlich in wirksamen Arzneidrogen.
Aber auch in Doktrinen und Methoden hat ein Austausch stattgefunden,
zur Zeit des Hellenismus sowohl, als der Hochblüte des Islam, der heute
noch in Indien neben dem Buddhismus herrscht.

Versuchen wir zunächst eine chronologische Grundlage für unsere Vorstellungen von der indischen Medizin zu gewinnen! Festzustehen scheint, daß als Begründer einer internen medizinischen Wissenschaft **Atreya** zu gelten hat, als der der Chirurgie **Suschruta**, dessen jüngerer Zeitgenosse. ATREYA lehrte im Westen von Indien, SUSCHRUTA im Osten, beide im 6. Jahrhundert vor Chr., also fast ein Jahrhundert vor HIPPOKRATES. Im 2. Jahrhundert n. Christo, also zu den Zeiten des GALENOS, schrieb **Charaka** seine *Samhitâ* unter Überarbeitung des Werkes von SUSCHRUTA. Eine selbständige Bearbeitung des SUSCHRUTA lieferte VAGBHATA zu Anfang des 7. Jahrhunderts nach Chr. (um 625). Dies wäre also das feste chronologische Gerüst nach dem heutigen Stande der Untersuchung und im wesentlichen wohl auch das endgültige.

Eine große Rolle in der indischen medizinischen Überlieferung spielt eine recht alte Handschrift auf 51 Birkenbastblättern, die zwischen zwei Brettchen verschnürt waren und in einem buddhistischen Stupa im chinesischen Turkestan gefunden, dort von Leutnant (jetzt General-major) BOWER gekauft, 1891 dem Sanskritisten R. HOERNLE zur Bearbeitung übergeben und von diesem seit 1893—1912 bearbeitet, übersetzt und kommentiert herausgegeben wurde. Das Original ist seit 1905 Besitz der berühmten Bodleian Library der Universität Oxford. Die Handschrift ist in den Jahren 350—375 nach Chr. von buddhistischen Mönchen geschrieben, auf indisches Schreibmaterial, wenn auch außerhalb Landes. Sie enthält drei medizinische Stücke, ein Knoblauchlied zur Verherrlichung des vielfachen Nutzens und Heilwertes dieser Pflanze, ein medizinisches Kompendium und eine kurze Sammlung von Arzneiformeln. Das Mittelstück, genannt *Nâvanîtaka*, ist ein recht altertümliches Werk, das eine große Reihe von indischen Ärzten als seine Quellen nennt, darunter stark benutzt die Charaka-Samhita, vor allem auch umlaufende kleine Einzelabhandlungen über bestimmte Einzelgebiete der Medizin, sogenannte „*Tantras*" und „*Kalpas*", aus denen dann die „*Samhitas*" zusammengesetzt wurden, ein Vorgang, wie Sie ihn auch bei der weit früheren Medizin Ägyptens kennen lernen werden.

Das B o w e r m a n u s k r i p t ist zu Kalkutta in Folio gedruckt und bildet jetzt einen gewaltigen Band von über 500 Seiten mit 54 Doppeltafeln, das Ganze bis auf das letzte Tüpfelchen gebrauchsfertig ausgearbeitet. Vgl. auch ASCHOFF, D. Knoblauchlied aus dem Bower-Mskr. Janus V. 1900. S. 493ff. — Von fast allen Schriften der genannten und vieler hier nicht angeführter Autoren existieren indische Drucke, deren Bibliographie ich des Raumes halber beiseite lasse. Da aber von CHARAKAS Werk mehrere Textredaktionen gedruckt sind, mache ich darauf aufmerksam, daß HOERNLES Untersuchungen ergeben haben, wie von dem von ihm selbst als Torso zurückgelassenen Werke des großen Arztes die beste Textredaktion 1877 von JIVANANDA VIDYASAGARA zu Kalkutta publiziert worden ist, während alle späteren von andern und von demselben Herausgeber einen überarbeiteten Text enthalten. In abendländischer Sprache sind folgende medizinische Autoren gedruckt (ATREYA ist nur in Überarbeitungen erhalten): Der Ayurveda des SUSCHRUTA, lateinisch übersetzt von FRANZ HESSLER, Erlangen 1845—54 (sehr mit Vorsicht zu gebrauchen). Eine englische Übersetzung begann KUNTE 1876 (Bombay), ohne sie zu vollenden; von einer anderen englischen Bearbeitung von UDOY CHAND DUTT (fortgesetzt von CHATTOPADHYAYA) sind 3 Hefte erschienen 1883—1891, den ersten der 5 Abschnitte bringend; auch RUD. HOERNLES SUSCHRUTA-Übersetzung ist erst auf ein Heft gediehen, doch besteht Aussicht, daß sie bald vollständig vorliegen werde; dagegen ist eine englische Übersetzung der weit umfänglicheren Charaka-Samhita der Vollendung nahe, da von den 11 Sthanas (Hauptteile) schon die 8 umfangreichsten in 64 Lieferungen erschienen sind. Keiner der anderen Autoren ist bisher ins Englische übersetzt. Das „Lied des Arztes" aus dem Rigveda hat R. ROTH 1871 in der Ztschr. d. Deutschen Orientgesellschaft im 25. Bde., S. 645 ff. deutsch herausgegeben.

Die wichtigsten Darstellungen der altindischen Medizin sind: TH. A. WISE, Commentary of the Hindoo System of medizine. Kalkutta 1845. London 1860 und 1900; BHAGVAT SINH JEE, A short history of Aryan medical Science. London 1896; grundlegend und in jeder Hinsicht maßgebend JULIUS JOLLYS Band „Medicin" im Grundriß der indo-arischen Philologie u. Altertumskunde begr. v. C. BÜHLER, Straßburg 1901; recht brauchbar IWAN BLOCHS „Indische Medizin" in PUSCHMANN-NEUBURGER-PAGEL, Handbuch der Geschichte der Medizin. Bd. I. Jena 1902. S. 119—152. Überaus wichtig sind J. JOLLYS Abhandlungen zur Quellenkunde der indischen Medizin in der Zeitschrift der Deutschen Morgenländischen Gesellschaft. Bd. 54. 1901; Bd. 56. 1902; Bd. 58. 1904; Bd. 60. 1905; P. CORDIER, Études sur la Médecine Hindoue. Paris 1894, und eine ganze Reihe wichtiger Einzelstudien, z. B. in den Annales d'Hygiène. Paris 1901. Bd. IV. S. 72—89; Traités médicaux Sanscrits. Kalkutta 1899, und Récentes Découvertes de Mss. médicaux Sanscrits dans l'Inde 1903; ferner Bulletin de l'école française d'Extrême-Orient Okt.-Dez. 1903; RUD. HOERNLE, Studies in ancient Indian medicine. im Journal of the Royal Asiatic Society. April 1906. January 1907. October 1908, October 1909, u. Arch. f. Gesch. d. Medizin. Bd. I. S. 29 ff.; und derselbe, Studies in the Medicine of ancient India. Part I. Oxford 1907 (Osteology or the bones of the human body). Von Monographien zu einzelnen Disziplinen sind besonders zu beachten: U. CH. DUTT, The materia medica of the Hindus. Kalkutta 1877 u. 1900 (außerdem über Materia medica die Werke von DYMOCK und KHORY u. KATREK); CALAND, Altindisches Zauberritual. Amsterdam 1900; STEN KONOW, Das Samavidhanabrahmana, ein altindisches Handbuch der Zauberei. Halle 1893; R. GARBE, Die indischen Mineralien. Leipzig 1882; RAY, History of Hindu Chemistry. London 1907; HIRSCHBERG, Der Starstich der Inder. Zentralbl. f. prakt. Augenheilkunde. Januar 1908; JOLLY, Über Kinderpflege bei den alten Indern. Ztschr. f. Säuglingsschutz; derselbe, Indische Prioritätsansprüche (Pockenimpfung u. Moskitos als Malariaerreger werden abgelehnt). Dtsch. Archiv f. klinische Medizin. 89; PARAMANANDA-MARIADASTOU, Mœurs médicales de l'Inde. 1906.

Fassen wir das Wissenswerteste in pragmatischer Beziehung über die altindische Heilkunde zusammen, so müssen wir anerkennen, daß sie trotz allen empirischen Beigeschmacks, trotz einzelner auf Aberglauben beruhender Anschauungen, zu denen die Heilung mittels frommer Gesänge und Zaubermittel gehört, dennoch auf einer hohen Stufe steht. Schon die große Verehrung, welche der Heilkunde (Ayurveda, der Veda von der Langlebigkeit) als einer „Upa-Veda", d. h. ergänzenden scil. göttlichen Offenbarung, gezollt wird, spricht dafür. Trotzdem finden wir nur sehr dürftige anatomische Kenntnisse, keine eigentliche Beschreibung der Organe, sondern lediglich eine Aufführung mit Namen und Zahl; allerdings sollen in der Schule des Chirurgen SUSCHRUTA Leichen zergliedert worden sein. Zwar haben wir bei den Indern keine klare und streng systematisch geordnete Nosologie zu suchen; aber dafür werden wir durch vorzügliche allgemein-diätetische Regeln, durch eine Reihe glücklicher, auch heute noch beherzigenswerter Gedanken und namentlich durch eine überraschend gut ausgebildete Pharmakologie reich entschädigt. Ich will beispielsweise nur hervorheben, daß die Inder für die Vereinigung von Chirurgie und innerer Medizin kräftig plädieren; ein Arzt, der nicht beide Disziplinen beherrsche, gleiche einem Vogel mit einem Flügel. Ferner findet sich gleich im 1. Buche, der Sutrasthana des SUSCHRUTA die Bemerkung, daß die Hand das beste und nützlichste von allen chirurgischen Instrumenten ist, daß der Arzt die Kranken wie seine Kinder lieben und behandeln solle; es findet sich eine Reihe mustergültiger Vorschriften in bezug auf Lebensführung, Kleidung und sonstiges Gebaren des Arztes, die eine hohe Auffassung von der sittlichen Würde und Bedeutung des ärztlichen Berufs bezeugen, Vorschriften, die hinter den berühmteren des HIPPOKRATES keineswegs an Gehalt und Wert zurückstehen. — Die Pharmakologie zeigt mit ihren vielen hundert Mitteln so manche Ähnlichkeit mit der modernen; es werden Stoffe vegetabilischen, tierischen und mineralischen Ursprungs verwandt; die Toxikologie, besonders die Lehre von den Schlangenbissen, ist gründlich dargestellt; wir finden in der altindischen Heilkunde Aderlaß, Blutegel und Schröpfköpfe empfohlen. Die Chirurgie steht auf sehr hoher Stufe, ein reiches Instrumentarium, in dem die Kauterien eine besondere Rolle spielen, wird beschrieben. Die Wundbehandlung erfährt eine eingehende Darstellung; in rationeller Weise werden Kälte, Kompression und Styptika gegen Blutungen verordnet; eine Topographie der gefährlichen Körperverletzungen, Exstirpation von Tumoren, die Empfehlung arsenikhaltiger Salben zur Heilung von Wundflächen, die Laparotomie bei Ileus, die Verwendung der Ameisen zur Darmnaht, der Steinschnitt durch Sectio lateralis und vor allem die berühmte, später gänzlich in Vergessenheit geratene und erst durch FERD. v. GRAEFE und DIEFFENBACH wieder auferweckte Methode der Rhinoplastik mittels der Armhaut — dies sind im wesentlichen die für die bedeutende Entwicklung

der Chirurgie bei den alten Indern charakteristischen Tatsachen. Von
geringerem Wert und dürftiger ist ihre innere Medizin. Eine systematische Beschreibung des eigentlichen Wesens der Krankheiten vermissen
wir meistens; es handelt sich wesentlich um die Nomenklatur der Krankheiten, während die symptomatologischen und diagnostischen Bemerkungen sehr zurücktreten. Eine Rolle spielen die endemischen Fieber
mit inter- und remittierendem Charakter; etwas genauer sind auch
Lepra, Cholera und Ruhr beschrieben, ferner finden sich Andeutungen,
aus denen wir schließen dürfen, daß die alten Inder den Diabetes gekannt
haben. Reichhaltig sind die auf Embryologie, Geburtshilfe und Kinderheilkunde bezüglichen Angaben. Daß jedoch die alten Inder das enge
Becken und die Wendung gekannt resp. beschrieben hätten, muß nach
den neuesten, fundamentalen Untersuchungen (von H. FASBENDER in
seiner klassischen Arbeit „Entwicklungslehre, Geburtshilfe und Gynäkologie der Hippokratiker“, Stuttgart 1897) ins Bereich der Fabeln
verwiesen werden. Dagegen wird der Geburtshergang ziemlich genau
beschrieben. Auch über Augenkrankheiten existieren besondere Abschnitte. Die Tierheilkunde wird gleichfalls in speziellen Werken abgehandelt, besonders die der Pferde und der Elefanten, wie es denn auch
Tierspitäler neben den Menschenspitälern gab, um welch letztere besonders König ASCHOKA in der Mitte des 3. Jahrhunderts vor Chr. sor-
gend beflissen war. Geradezu bewundernswert ist die bis ins kleinste aus-
gebaute Gesundheitspflege der alten Inder, speziell in Nahrung und
Getränken, aber auch in Wohnung, Kleidung und Leibesübungen, ganz
besonders aber in der Hautpflege. Kein Volk des Altertums hat auf
körperliche Reinheit einen derart hohen Wert gelegt wie die alten Inder.

Die hoch entwickelte Hygiene der Inder geht auf die uralten „Gesetze des
Manu“ zurück, die überhaupt die Grundlage für die gesamte indische Kultur bilden.
E. HAGEMANN, Zur Hygiene der alten Inder, Janus 1906, XI, S. 333 ff.;
The LAWS OF MANU, translated by G. BÜHLER. Oxford 1886 (Sacr. Books of
the East, Vol. XXV). Die gesamte Literatur des letzten Jahrzehnts über indische
Kultur wird von STEN KONOW im Archiv f. Kulturgeschichte, IX, 249—269, im
Zusammenhang besprochen. — Die Medizin vom T i b e t , welche durch HEINRICH
LAUFER in dessen „Beiträgen zur Kenntnis der Tibetischen Medizin“, Berlin 1900
(2 Teile) zum ersten Male bekanntgegeben wurde, ist im wesentlichen Entlehnung
aus dem Indischen; der kurze Hinweis darauf muß genügen. Eine der 5 Lehr-
tafeln der Anatomie in Tibet hat E. H. G. WALSH 1910 im Journ. of the Royal
Asiatic Society im Oktoberheft S. 1215 ff. mit ausführlichem Begleittext herausgegeben. — Vgl. auch: BOHATTA, Javanisches Ärzte- und Arzneiwesen. Wiener
med. Woch., 1904, No. 42 ff.

Auch im Z w e i s t r o m l a n d e , am Euphrat und Tigris, spielt die kultische Reinheit, die allenthalben als Erzieherin zur hygienischen Reinlichkeit dient, eine beachtenswerte Rolle, besonders in Kultbädern und im Verbot der Verunreinigung der Wasserläufe. Wie sich aber die Heilkunde im alten **Babylonien** entwickelt hat, darüber haben erst die letzten zwei Jahrzehnte langsam uns beginnende Klarheit gebracht, wenngleich noch viel zu tun ist. Wir wissen heut, daß es dort recht früh schon Ärzte gegeben hat, in vollem Gegensatze zu dem, was HERODOT berichtet. Das Gesetz CHAMMURAPIS spricht schon 2000 Jahre vor Chr. von Ärzten, welche Verletzte behandeln und Operationen vornehmen. § 206, 215—223, auch von solchen „der Rinder und Esel". Daß die Menschenärzte einen Stand schon damals bildeten, der aus der Heiltätigkeit einen Erwerb machte, beweist besonders der § 206, in welchem gesagt wird, daß der, welcher bei einer Schlägerei einem andern eine Wunde beibringt, „den Arzt bezahlen" müsse.

Gehen wir zur eigentlichen medizinischen Literatur des Zweistromlandes über, so wird Ihnen eines besonders auffallen nach der Literatur Chinas und Indiens, die allerdings beide etwas später beginnen als die Literatur der Euphrat- und Nilländer, daß bei letzteren uns bis in die Zeit der griechischen Literaturblüte hinein zwar in Briefen und Akten Ärztenamen gelegentlich begegnen, daß aber sowohl in der babylonischen als in der ägyptischen Literatur ein ärztlicher Schriftsteller überhaupt nicht als Autor mit Namen genannt wird. Es ist in beiden Ländern ein Standes- oder Kasten-Wissen, völlig unpersönlicher Natur. Es ist die Priesterschaft babylonischer Tempel, der wir diese Aufzeichnungen eines Erfahrungswissens ritueller, sowie pharmako- und physikotherapeutischer Natur verdanken. Im Zweistromlande war dieses Priestertum ja in der weitgehendsten Weise gegliedert. Gewiß haben auch die „Weisen" *(ummanu)* sich der Aufzeichnung dieses rituellen und Erfahrungswissens nicht völlig entschlagen, aber die praktische Seite lag wohl mehr in den Händen der Salber *(paschischu)*, Salbenmischer *(abarakku)*, der Traum- und Gießopferdeuter *(scha'ilu)*, besonders aber der Beschwörungspriester *(aschipu)* und Wahrsager *(baru)*, deren erster auch die schlimmen Krankheitsdämonen zu beschwören hatte, während der zweite als Krankheitsprognost die Ölwahrsagung für den gemeinen Mann und die Opfertierschau für Hoch- und Höchstgestellte vornahm. Daß der „Salber" und der Salbenmischer nicht etwa ausschließlich als Hersteller pharmazeutischer Präparate aufzufassen sind, sondern vornehmlich als Hersteller der Salböle für religiöse Zwecke, vielleicht sogar zunächst ausschließlich für diese, ist anzunehmen. Kultisches und Ärztliches gehn aber für lange Zeit ständig ineinander über. Neben allen diesen Priestergruppen bestand aber offenbar auch schon frühe der Berufsstand der Heiler, der *asu*, der eigentlichen Ausüber des priesterlichen Heilwissens (wie auch bei Ägyptern und Juden), die nicht direkt dem Priesterstande angehörten.

Als hauptsächlichste literarische Grundlage für unsere gesamte Kenntnis vom Wissen der Babylonier, lange Zeit als einzige, ist die Kouyunjik-Sammlung im Britischen Museum in London zu betrachten, die Reste der Bibliothek des Assyrerkönigs ASSURBANIPAL (SARDANAPAL, 668—626), wie diese sich zu Ende des 7. Jahrhunderts zu Ninive befunden hat. Freiherr FELIX VON OEFELE, der mit großem Fleiße, Umsicht und Begabung ein Jahrzehnt um das Studium und die Aufhellung der Keilschriftmedizin, sowie der Hieroglyphenmedizin sich bemühte, hat nach den Katalogen der Textanfänge vor 12 Jahren zusammengestellt, was man mit einiger Wahrscheinlichkeit als medizinische Keilschrifttafeln wohl werde ansprechen können, und von den rund 20 000 Fragmenten der Kouyunjik-Tafeln 500 bis 1000 als medizinisch in triftiger Vermutung bezeichnet, so daß im Britischen Museum, da noch ebenso viel weitere Tafeln mit Keilschrift zur Kouyunjik-Kollektion hinzugekommen sind im Laufe der Jahre, bestimmt 8—900 medizinische Tafeln vorhanden sein werden, von denen eine ganz erhebliche Anzahl schon in Keilschrifttransskription veröffentlicht ist, namentlich im XVI. und XXIII. Teil der „Cuneiform texts from Babylonian Tablets . . in the British Museum . ." London 1903 und 1906. Im Louvre sollen sich bis jetzt gar keine medizinischen Keilschrifttafeln finden; in Amerika nur vereinzelte. Wohl aber im Berliner Museum, dessen Bestände an medizinischen Texten in der Vorderasiatischen Abteilung denen des Britischen Museums wenig nachgeben dürften, da heute schon an die tausend medizinische Texte sich dort befinden. In London und Berlin ist die Herausgabe dieser Schätze in die Wege geleitet, und für die nächsten Jahre dürfen wir eine gewaltige Erweiterung unserer medizinischen Kenntnis vom alten Zweistromlande mit Bestimmtheit erwarten. Was heute gedruckt und übersetzt vorliegt, ist noch recht herzlich wenig:

Ein Keilschriftrezept wurde in den Records of the Past, Vol. XI, 1878, S. 159' veröffentlicht; 1885 gab SAYCE Stücke aus einem „Ancient Babylonian work on Medicine" im Januar- und Julihoft der Zeitschrift f. Keilschriftforschung mit Übersetzung heraus, die später von KÜCHLER sehr verbessert wurde. 1900 veröffentlichte SCHEIL einen kleinen medizinischen Text aus Niffer; 1904 endlich gab uns FRIEDRICH KÜCHLER die erste größere Serie von Keilschrifttexten medizinischen Inhalts in seinen „Beiträgen zur Kenntnis der assyrisch-babylonischen Medizin", drei große medizinische Keilschrifttafeln, die zu einem abgeschlossenen Werke gehören, das sich mit Krankheiten der Verdauungsorgane beschäftigt. Im gleichen Jahre übersetzte v. OEFELE in den Mitteilungen zur Geschichte der Medizin, Bd. III, S. 217—224, eine Tafel aus Niffer über Hautleiden und einen

Zahnwurmtext, den BRUNO MEISSNER in seinen assyriologischen Studien, II. Mitt. der Vorderasiat. Gesellsch., 1904, 3, S. 40—48, gleichfalls publiziert hat. Wichtig sind auch die von CAMPBELL THOMPSON herausgegebenen Texte über „Devils and Evil Spirits of Babylon", 2 Bde., London 1903, deren zweiter Krankheitsbeschwörungstexte enthält. MYHRMAN hat in der Zeitschrift für Assyriologie, 1902, Bd. XVI, S. 141—200, zahlreiche Texte zur Beschwörung der Krankheitsgöttin „Labartu" veröffentlicht, in welcher VON OEFELE den Intestinalkatarrh der Kinder glaubte sehen zu müssen, der zu hochgradiger Abzehrung führt, was jedenfalls zu eng gegriffen ist. CH. FOSSEY gab in der gleichen Zeitschrift, 1905, Bd. XIX, S. 175—181, aus Tabl. K. 7845 Rezepte gegen Skorpionstich u. andere giftige Tierstiche („Recettes contre les piqûres"). Den gesamten Inhalt des oben angeführten Teils XXIII der „Cuneiform Tablets" hat CAMPBELL THOMPSON transskribiert und übersetzt herausgegeben: Tafel 1—14 (Besprechungen gegen Rheumatismus) in den Proceedings of the Society of Biblical archaeology, Vol. XXX (1908), S. 63—69, 145—152, 245—251 („an Assyrian Incantation against Rheumatism"); Tafel 15—22, ebenda Bd. XXVIII (1906), S. 219—227 („an Assyrian incantation against gosts"), Tafel 23—50 (Verordnungen gegen Kopfschmerzen) im American Journal of Semitic Languages and Literatures, Vol. XXIV (1908), S. 1—6 und S. 323—353. Schließlich kann ich bei der letzten Durchsicht einfügen, daß MORRIS JASTROW in der am Ende des Abschnitts angeführten Arbeit S. 136—142 Abbildung und Übersetzung eines Auszugs der Kopfschmerzserie aus privatem Besitz des 7. Jahrhunderts (Assyr. Priesterarzt oder Beamter und Arzt zugleich) heute Eigentum des College of Physicians zu Philadelphia, mitteilt, die vielseitiges Interesse besitzen. Ausführlicher ist dieser Text besprochen und im vollen Wortlaut transskribiert und übersetzt und gleichfalls abgebildet von JASTROW in den Transactions of the College of Physicians of Philadelphia 1913, S. 365—400. — Auch Listen von Medizinalpflanzen sind schon mehrere veröffentlicht, wenn auch deren Übersetzung und Bearbeitung noch aussteht (Cuneiform texts XIV).

Sie sehen, es ist nicht viel, was uns heute schon zur Untersuchung steht und zur Zusammenstellung kaum einladend, wenn man am Vorabend großen zusammenfassender Texteditionen steht. Zunächst muß festgehalten werden, daß auch der medizinische Bestand der Bibliothek ASSURBANIPALS bis ins 2., ja 3. Jahrtausend vor Chr. zurückgeht. Als eigentliche klassische Zeit gilt das 3. Jahrtausend, aber auch damals war die einfach empirische Heilkunde mit viel Diätetik und einfachen Arzneitränken schon mit Zaubermedizin durchtränkt, die in der Priestermedizin der die indogermanischen Sumerier unterjochenden Babylonier immer mehr zunahm, wo die Beschwörung der Krankheitsdämonen, als welche neben der Labartu, von der Sie vorhin hörten, der Dämon „Utukku" für Halsleiden, der „Asakku" für fieberhafte Kopfbeschwerden, der „Tiu" für Kopfschmerz, der „Ekimmu" für Darmleiden (Dysenterie) samt „Sualu", „Gallu", „Namtasu" genannt seien. Doch bildete auch in der eigentlichen babylonischen Zeit die Krankheitsdämonenbeschwörung niemals das einzige Rüstzeug; stets war Rezeptheilung und wohl auch physikalisch-chirurgische Manipulationen, selbst mit dem „Ritzmesser", damit vereinigt. Kräutertränke, Salben, Pasten werden immer wieder genannt, ferner Güsse, Umschläge, Klistiere und Massagebehandlung. Dies vor allem hat uns KÜCHLERS kommentierte Ausgabe einiger Tafeln gelehrt, während man schon seit 4 Jahrzehnten vorher mit dem „magischen" Teil der Babyloniermedizin bekannt war. Wir finden sogar Krankheitszustände, die ausschließlich mit kalten Übergießungen und kalten Umschlägen behandelt werden sollen, also eine überaus einfache empirische Therapie, die unsere Bewunderung herausfordert, trotzdem dann wieder Anweisungen für den Beschwörer folgen, die geradzu als „kunstvolle Lehre" nachdrücklich empfohlen werden.

Was genannt und behandelt wird, sind stets nur Krankheitssymptome, z. B. Übelkeit („sein Inneres hebt sich"), Erbrechen, Appetitlosigkeit, Blähungen, kolikartige Schmerzen im Leibe („wenn einem Menschen sein Inneres packt" oder „frißt"), bis zu krampfhaftem Sichwinden, zu Konvulsionen, z. B. bei Gallensteinkoliken, worauf Andeutungen von ikterischen Erscheinungen gleichfalls hindeuten.

Die Pflanzentränke wurden vielfach in „Rauschtrank" zu nehmen geraten, einer Art Kwaß; oft wird der abführende Schlußeffekt geradezu hervorgehoben. Auch der Geschmack seiner Arzneien macht dem babylonischen Priesterarzt Gedanken, und er gibt darum wohl auch die Anweisung, sie „ohne zu kosten schnell herunterzugießen". Bei den äußerlichen Manipulationen werden Einpackungen, Breiumschläge, Ganz- und Teilübergießungen, Hockstellungen (wohl zur Verminderung der Spannung im Bauche) angeordnet; Pflaster, auf Leder und anderm Material gestrichen, werden auf den Leib appliziert; auch Schaukel und Tragmanipulationen scheinen im Gebrauch gewesen zu sein. Die Identifizierung der Arzneimittel steht noch ganz in ihren Anfängen, aber der Arzneischatz ist zweifellos ganz ansehnlich gewesen, wie denn aus allem hervorzugehen scheint, daß in den Keilschrifttafeln der ASSURBANIPAL-Bibliothek vielhundertjährige Erfahrung zusammengetragen ist. Fast für jede krankhafte Erscheinung sind mehrere Verordnungen angeführt, unter welchen der sie zu Rate ziehende Heilkünstler die Wahl hatte.

Auch die prognostische Erfahrung war schon bedeutend. Aussichtslose Fälle werden ausdrücklich als n i c h t zu behandelnde bezeichnet: „an diesen Kranken soll der Arzt die Hand nicht legen, dieser Mensch wird sterben." Der Erfolg der Verordnung wird in andern Fällen in bestimmte Aussicht gestellt, „der Kranke wird genesen", „er wird Öffnung haben" Die günstige Sternenzeit wird dabei wohl betont. Offenbar wird aber die einfach empirische Prognostik nicht für genügend gehalten. Die durch JOHANNES HUNGER bekanntgegebene Ölwahrsagung stand wenigstens auch bei Kranken in vielfacher Verwendung. Wie bei allen Orakeln sind dabei die Priesterantworten oft recht problematisch: „Der Betreffende, mag er auch krank sein, und mag er auch stöhnen, er wird doch gesund", oder „seine Krankheit läßt ihn aufatmen, faßt ihn aber von neuem, und er stirbt", oder „dann wird der Kranke gesund, und der Gesunde stirbt", oder was schließlich immer stimmen muß: „seine Tage sind noch lange, und doch stirbt er" Dagegen kommt auch wirkliche ärztliche Prognostik vor, selbst wenn man die von IDELER in den „Physici et medici graeci minores" herausgegebene σύνοψις περὶ οὔρων ἐκ τῆς ἰατρικῆς τέχνης τῶν Περσῶν, weil Uroskopie in dieser Form in Keilschrift noch nicht gefunden worden ist, beiseite läßt. Der Katalog zu den Kouyunjik-Handschriften BEZOLDS läßt uns in seinen Textanfängen ganze Serien solcher Voraussagetexte erwarten.

Ganze Reihen von eng geschriebenen Tafeln beginnen beispielsweise mit den Worten „Wenn zum Hause eines kranken Mannes", oder „Wenn ein Patient", kleinere Serien mit dem ständigen Incipit: „Wenn der Sitz des Zahnes eines Patienten eitert"..., andre mit „Wenn die Stirn...", „wenn das rechte Auge...", „wenn das linke Auge", „wenn die Zunge...", „wenn das rechte Ohr", „wenn das linke Ohr", „wenn das Nackenband . .", „wenn der Hals...", „wenn die ausgestreckte rechte (bzw. linke) Hand . .", „wenn der rechte (bzw. linke) Fuß . ." „wenn der Schädel des Patienten . ." schmerzt oder sonst Beschwerden zeigt . . Man kommt dabei unwillkürlich zu der Vermutung, daß hier kurze Voraussagen im Stil der „Koischen Prognosen" des Corpus Hippocraticum vorliegen möchten.

Weiteres z. B. über die theoretischen Grundanschauungen der babylonischen Ärzte vorzutragen, scheint mir gewagt, wenn auch Abschnitte wie die „Schleim"serie auf Humoralpathologisches hinweisen, wie auch vieles dafür spricht, die Babyloniermedizin als eine „hämatische" zu bezeichnen. Auf die Standesfragen betreffend den „asu", den Helfer, habe ich schon hingewiesen, soweit sie im CHAMMURAPI-Gesetz gestreift sind. Wichtig sind die Paragraphen 215—223, welche von operativen Eingriffen des Arztes und seiner Haftbarkeit, Entlohnung oder Straffälligkeit handeln und dabei von „schwerer Wunde, gemacht mit dem Operationsmesser", von Öffnung eines „naqabti", bei dem das Auge erhalten bleibt, aber auch verloren gehn kann, oder von der Heilung von Knochen- und Weichteilverletzungen sprechen. Dabei findet sich im Sinne des jus talionis, das bei CHAMMURAPI sich auch dahin ausspricht, daß man einer Amme bei nachgewiesener Kindsunterschiebung die Brüste abschneiden soll, für den Arzt die furchtbare Strafe des Händeabhauens, wenn die Operation einen schlimmen Ausgang nimmt.

Über das „naqabti" am Auge war eine lebhafte Diskussion entbrannt, namentlich zwischen JULIUS HIRSCHBERG und HUGO MAGNUS. Letzterer hatte den Starstich darunter verstehen wollen und das recht wahrscheinlich gemacht.

HIRSCHBERG hat dem aber energisch widersprochen, ohne allerdings alle Zweifel lösen zu können. Die neuesten Untersuchungen von philologischer Seite geben ihm aber bis zu gewissem Grade recht; „*naqabtu*" ist als Augenwinkel, Augenhöhle zu verstehn und „*naqabta pitu*" des Chammurapigesetzes der terminus technicus für jede Augenoperation (v. OEFELE, Rechtliche Stellung des Chirurgen zu Abrahams Zeiten. Zentralbl. f. Chirurgie, 1903, No. 15, S. 401ff.; MAGNUS, Zur Kenntnis der im Gesetzbuche des Hammurabi erwähnten Augenoperationen. Deutsche med. Wochenschrift, 1903, No. 23; HIRSCHBERG, Eine geschichtliche Bemerkung. Berliner klin. Wochenschrift, 1903, No. 22; Derselbe, Zentralbl. für Augenheilkunde, 1903, März; H. HOLMA, Die Namen der Körperteile im Assyrisch-Babylonischen. Helsinki, 1911, S. 17f.)

Jedenfalls war die strafgerichtliche Haftbarmachung des Arztes um 2000 vor Christo ein rechtes Damoklesschwert, das eine gedeihliche Weiterentwicklung der Chirurgie schwer behinderte, wenn sie nicht jede Art von operativer Betätigung seitens der Ärzte völlig ausschloß, solange das Gesetz streng gehandhabt wurde. Ob es später modifiziert wurde, läßt sich einstweilen nicht sagen. Doch sehen wir in Briefen und Berichten ein recht ungeniertes Sich-Betätigen der Ärzte am Euphrat und Tigris in Assyrerzeiten, wie auch dies Freiherr VON OEFELE geistreich geschildert hat auf Grund von authentischen Quellen, die von zwei Militärärzten berichten, einem in hohem Ansehen stehenden angestellten Schwadronsarzt eines Prinzen, den ein andrer bei der Behandlung einer Pfeilschußwunde an der Nasenwurzel durch allerhand Machinationen aus dem Sattel zu heben versuchte — Menschliches, Allzumenschliches am Euphrat wie anderwärts! — — —

Daß Schröpfköpfe und die Schröpfpeitsche mit zwei Skorpionpfriemen das Hauptinstrumentarium des Arztes in Babel darstellten, wie v. OEFELE nach dem Siegel eines Arztes URLUGALEDINA aus der Zeit um König GUDEA (3300) annimmt, erscheint fraglich; jedenfalls ist kein weiteres derartiges Siegel bisher aufgefunden worden, wohl aber Siegel anderer Ärzte, die solches n i c h t zeigen.

Aus der großen Literatur der letzten zwei Jahrzehnte zur assyrisch-babylonischen Medizin nenne ich an erster Stelle F. v. OEFELE, Vorhippokratische Medizin Westasiens, Ägyptens und der mediterranen Vorarier, Handbuch zur Geschichte der Medizin, I. Band, Jena 1902, S. 52—109, die grundlegende erste Darstellung des ganzen Gebietes! — Ferner HUGO WINCKLER, Die Gesetze Hammurabis. Der alte Orient. 4. Jahrg., 4. Heft, Leipzig 1903; derselbe, Himmels- und Weltenbild der Babylonier, ebenda, 3. Jahrg., Heft 2—3, 2. Aufl., Leipzig 1903; A. JEREMIAS, Handbuch der altorientalischen Geisteskultur, Leipzig 1913; OTTO WEBER, Die Literatur der Babylonier und Assyrer, Leipzig 1907; R. F. HARPER, Assyrian and Babylonian Letters, 11. Vol., 1892—1912; BEHRENS, Assyr.-bab. Briefe kultischen Inhalts, Leipzig 1906; C. FRANK, Studien zur babyl. Religion, 1. Band, Straßburg 1911; ZIMMERN, Beiträge zur Kenntnis der babylonischen Religion (die Beschwörungsserie schurpu), Leipzig 1901; KNUT TALLQUIST, Die assyrische Beschwörungsserie maglú. Act. Soc. scient. Fennicae, 1904; J. HUNGER, Becherwahrsagung bei den Babyloniern. Leipzig 1903; G. QUINCKE, Zur bab. Becherwahrsagung. Ztschr. f. Assyriologie, Bd. XVIII, 1904; W. SCHRANK, Bab. Sühneriten. Leipzig 1908; OTTO WEBER, Dämonenbeschwörung bei Bab. und

Assyr., Leipzig 1906; K. FRANK, Babyl. Beschwörungsreliefs. Leipzig 1908; FRANCOIS LENORMANT, Die Magie u. Wahrsagekunst der Chaldäer, Jena 1878; C. FOSSEY, La magie assyrienne, Paris 1902; J. A. CRAIG, Astrological-Astronomical Texts, Leipzig 1899; F. X. KUGLER, Sternkunde u. Sterndienst in Babel, Münster 1907—1913; BEZOLD, Astronomie, Himmelsschau und Astrallehre bei den Babyloniern, Heidelberg 1911; E. WEIDNER, Beiträge zur babylonischen Astronomie (Beitr. z. Assyriologie, VIII, 4), Leipzig 1912; CAMPBELL THOMPSON, The Reports of the Magicians and Astrologers of Nineveh and Babylon, 2 Vol., London 1900; SUDHOFF, Medizinisches aus babylonisch-assyrischen Astrologenberichten. Die mediz. Woche, 14. Okt. 1901, No. 41; JASTROW, Die Religion Babyloniens u. Assyriens, Gießen 1906 (Kap. 20, Vorzeichen u. Deutungslehre, bes. Leberschau; derselbe, An Omen School Text (Harper Memory), Vol. II, 279—326; E. G. KLAUBER, Politisch-religiöse Texte aus der Sargonidenzeit, Leipzig 1913 (Leberschau); A. BOISSIER, Note sur un nouveau document Bab. se rapportant à l'extispicine, Genève 1901; M. JASTROW, The Signes and Names for the Liver in Babylonian. Ztschr. f. Assyriologie, Bd. XX, 1906; H. HOLMA, Die Namen der Körperteile im Ass.-Bab. Helsinki, 1911; BOISSIER, Liste de plantes médicales, Rev. Sémitique, Avril 1894; PINCHES, Names of Plants and Things made therefrom in Babylonia, Proceedings of th. Soc. of Bibl. Archaeology, London 1894, Vol. XVI; BONAVIA, The Flora of the Assyrian Monuments, Westminster 1894; R. ZEHNPFUND, Krankheiten und Heilmittel bei den alten Babyloniern und Ägyptern, Aula I, 1895, No. 15 u. 16; derselbe, Zuqaqipu, das Schröpfinstrument der Babylonier. Beiträge zur Assyriologie, IV, S. 220ff.; v. OEFELE, Materialien zur Bearbeitung babylonischer Medizin, I., Mitt. der Vorderas. Ges., 1902, 6. (7. Jahrg.); Zahlreiche Aufsätze v. OEFELES in der Allg. med. Zentralzeitung, 1895 (No. 4), 1895 (No. 59), 1898 (No. 96ff.), 1899 (No. 2ff., besonders dieser Jahrgang für die Geschichte des Ärztestandes in Babylonien von allergrößter Bedeutung). Ärztl. Rundschau, 1895, No. 45—49; Prager medizinische Wochenschrift, XXIV (1899), No. 15—19; Deutsche medizinische Presse, 1901, No. 24, Literaturnachweise zur Geschichte der Medizin in der Keilschriftliteratur, No. 3. Ein Handbuch der Prognostik in Keilschrift; Ztschr. f. Assyriologie, Bd. XV (pharmakologische Termini); Zeitschr. f. diätet. u. physikal. Therapie, Bd. IV, H. 7. „Diätetisches Handbuch der Bibliothek Sardanapals", Die Heilkunde, Bd. V, H. 9 u. 10, Mamma-Erkrankungen in der Keilschriftliteratur; Pharmazeut. Zentralhalle, 1902, No. 6 „Zur Pharmazie der ältesten Keilschriftkultur"; Süddeutsche Apothekerzeitung, 1902, No. 33; Medizinische Blätter, No. 10, „Verbotene Aderlaßtage in der Keilschriftkultur" und 15; Keilschriftmedizin, Einleitendes zur Medizin der Kouyunjik-Collection. Mit 3 Tafeln, Breslau (Abh. zur Gesch. d. Medizin, Heft III), 1902; Nachweise zur Bearbeitung altbabylonischer Geburtshilfe, Janus X, 197ff.; Keilschriftmedizin in Parallelen, Alter Orient, 4, 2, 1902 u. 1904; Nachweise zur Bearbeitung altbabylonischer Geburtshilfe, Janus 1905, X. 4; Babylonische Otologie, Janus 1906, XI, 4 u. 5; Die Astrologie der babylonischen Heilkunde, Janus 1907, XII, 4; „Als Sardanapals Großmutter in Ninive krank wurde.." Die Medizin für alle, 1907, No. 5—7. — M. JASTROW, The Liver in antiquity and the beginning of Anatomy. Univ. of Pennsylvania med. Bulletin, January 1908; MOORE, Lobus caudatus, Nöldeke-Festschrift, 761ff.; A. BOISSIER, Iatromantique, Physiognomonie et Palmomantique Babyloniennes. Revue d'Assyriologie, VIII. Vol., 1911, S. 33ff.; ZERVOS, Beitr. z. vorhippokrat. Geburtshilfe-Gynäkologie der Babylonier. Arch. f. Gesch. d. Med. VI, 401 ff., 1913; SUDHOFF, Die Krankheiten bennu u. sibtu der bab.-ass. Rechtsurkunden, ebenda, IV, 353 ff., 1911; FRIEDRICH DELITZSCH, Handel u. Wandel in Alt babylonien, Stuttgart 1910; AAGE SCHMIDT, God. über die Entw. der Religion auf Grund der babylonischen Quellen. Mitt. d. Vorderasiat. Gesellsch., XVI, 3, Leipzig 1911. Eben bei Abschluß der letzten Durchsicht des Textes (April 1914) trifft ein: MORIS JASTROW, The medicine of the Babylonians and Assyrians. Proc. of the Royal Soc. of Medicine, Vol. VII, No. 5, März 1914, S. 100—176, mit vielen Illustrationen.

Ich muß Sie noch darauf hinweisen, daß das, was schon zu später Alexandrinerzeit als „Chaldäer"-Weisheit ganz besonders galt, die eigentliche „Iatromathematik", der vor allem prognostische und therapeutische Zusammenhang der Gestirnlehre mit der Heilkunde, in der bisher publizierten Literatur Altbabylons und Assyriens verhältnismäßig wenig hervortritt.   Speziell die Beherrschung der einzelnen Körperteile durch bestimmte Gestirne, die „Melothesia" des Hellenismus, wird bisher nur durch den Schluß der von ZIMMERN veröffentlichten großen Götterliste (Berichte der Sächs. Gesellschaft der Wissenschaften, phil.-hist. Klasse, Bd. 63, Heft 4, 1911, S. 125) berührt.   Dagegen werden bestimmte Krankheitszustände als „Hand des Zwillingsgestirns", „Hand der Venus", „Hand der Sonne" etc. in Keilschrifttexten bezeichnet.   Über das Materielle der medizinischen Astrologie berichtet SUDHOFF, Iatromathematiker, vornehmlich im 15. und 16. Jahrhundert.   Eine Studie (Abh. z. Gesch. der Medizin, Heft II), Breslau 1902, sowie BOUCHÉ-LECLERCQ, L'Astrologie Grecque, Paris 1899, bes. S. 319—325.

Gleichzeitig mit der materiellen und intellektuellen Hochkultur in der Euphrat- und Tigrisebene, aber von der Natur, wenigstens nach Osten hin, mehr geschützt und darum ungestörter auf ihrem schmalen, langen Kulturlandstreifen zu beiden Seiten des unteren Nillaufes, entwickelte sich in völlig selbständiger, in vielem paralleler, in anderem divergenter Weise in **Ägypten** bis weit nach Nubien hinauf eine zweite Kulturblüte, die auch, wie selbstverständlich, den heilkundlichen Bestrebungen aller Art eine eifrige Pflege angedeihen ließ.

Auch in Ägypten war die Medizin in den Händen der Priesterkaste, ohne daß, wie es scheint, ebenso wie in Babylon eine Ausübung der Heilkunde durch andre als Angehörige des Priesterstandes völlig ausgeschlossen gewesen wäre.   Verwaltung und Weiterverbreitung des Heilwissens durch Unterricht war aber wohl völlig ausschließlich an die Tempel gebunden, auch zu den Zeiten, als es in den Nilländern schon eine weitgehende Spezialisierung der Heilkunde gab, von der HERODOT berichtet (II, 84): „Alles ist in Ägypten voller Ärzte, die einen sind Augenärzte, die andern für Kopfleiden, wieder andre für Zahnleiden, für Magenleiden oder für innere Leiden ohne äußerlich sichtbare Erscheinungen."

In einem Punkte sind wir bei der ägyptischen Literatur wesentlich günstiger gestellt.   Wir können zwar durchaus nicht sagen, daß etwa die Entwicklung der Heilkunde von ihren ersten Anfängen an schon verfolgbar sei bis zu der von ihr schließlich erreichten Höhe, aber wir haben doch aus einer ganzen Reihe von Jahrhunderten literarische Produkte zur Heilkunde, während wir in Babylonien bzw. Assyrien bisher fast nur aus den letzten Jahrzehnten der Assyrerherrschaft Aufzeichnungen besitzen, aus dem Ende des 7. Jahrhunderts, über deren Provenienz aus frühen Zeiten wir bisher nur Vermutungen äußern können, weil die Anhaltspunkte für die höhere Altersbestimmung der Texte nur sehr spärlich und ungewiß sind.

In Ägypten haben wir dagegen direkte literarische Texte über Heilkunde, die älter sind als 2100 v. Chr., und solche, die aus der Zeit um 1200 v. Chr. stammen, ja aus den dazwischenliegenden Jahrhunderten gleichfalls medizinische Papyri, z. T. von großer Bedeutung. Aber auch hier sind wie in Sumer, Babel und Assur alle literarischen Texte Kastenwissen; ein einzelner Verfasser tritt nirgends hervor. Ärzte begegnen uns nur in den Urkunden. Ja gerade von dem Arzte, der später zum Halbgott wurde, von IMHUTEP, besitzen wir keinen medizinischen Lehrtext oder sonst irgendeine medizinisch-literarische Aufzeichnung, so wenig wie von ASKLEPIOS oder seinen Söhnen in Altgriechenland.

Wie steht es denn aber mit den Heilgöttern Ägyptens? —

Kann man auch TOTH, dem einen der großen neun alten Götter, nicht geradezu als Gott der Heilkunde bezeichnen, da sein Machtbereich weit größer ist, so schließt er doch nicht nur als Gott alles Wissens auch das medizinische ein, sondern seine heilende Macht tritt auch direkt vielfach hervor. Auch CHONSU hat heilende Kraft, ebenso die Göttin ISIS, die große Magierin. Auch die Priester der Göttin SECHMET waren Ärzte, weshalb der Leibarzt des Königs SAHURE aus der 5. Dynastie, dessen Reliefbild erhalten ist, sich SECHMETUA'E'ONCH nannte, „Sechmet ist mir Leben". Eine Art ASKLEPIOS wurde schließlich aus dem Arzte IMHUTEP aus der Zeit der dritten Dynastie unter König DOSER (TOSORTHROS) ein vergöttlichter Mensch, ein Halbgott, der zu Memphis als Heilgott verehrt wurde und in der Zeit von 700 bis zu ALEXANDERS Tagen große Verehrung genoß, eine höhere sogar als der in alexandrinischer Zeit zu hohen Ehren gelangte Heilgott SARAPIS, dessen Herleitung noch immer strittig ist, wenn auch die Annahme, daß er mit dem in Memphis verehrten Unterweltsgotte der Ägypter identisch ist, viel Wahrscheinlichkeit hat. Mit seinem Tempel in Alexandrien stand ja medizinische Kunst und Lehre in den Zeiten des Hellenismus in nahem Zusammenhang.

Als Literatur verweise ich auf TURAJEFF, Bogh Toth, Leipzig 1898; KURT SETHE, Imhotep, der Asklepios der Ägypter, ein vergötterter Mensch aus der

Zeit des Königs Doser, Leipzig 1902; derselbe, Sarapis und die sogenannten
κάτοχοι des Sarapis. Berlin 1913 (Abh. d. Gött. Ges. der Wissensch., N. F. Bd. XIV,
No. 5); ERNST BLOCH, Die medizinischen Gottheiten der Ägypter. Archiv f. Gesch.
d. Med., IV, S. 315—322. — Als Beschützer der Entbindungen gelten EPET und
BES, später die krokodilköpfige TOËRIS.

Aus der Pyramidenzeit leiten die erhaltenen literarischen Denk-
mäler der Medizin ihren Ursprung her, stammen aber doch wohl erst
aus dem Anfang des mittleren Reiches seit der 11. Dynastie. In der
Zeit der 12. Dynastie entstanden die beiden Papyri aus K a h u n , einer
Stadt, die um 2200 vor Chr. erbaut und um 2100 zerstört wurde —
ein Veterinärpapyrus und ein gynäkologischer. Wenig jünger
dürfte der berühmte **Papyrus Ebers** sein, dessen Original auf der
Leipziger Universitätsbibliothek verwahrt wird; geschrieben wurde er
ums Jahr 1550, mag aber bis 1900 hinaufzudatieren sein in seiner
Sammlung und Redaktion. Nicht lange nach der des Papyrus Ebers
dürfte die Niederschrift des mehr Chirurgisches enthaltenden H e a r s t
P a p y r u s entstanden sein, während die beiden P a p y r i B r u g s c h
des Berliner Museums aus der Zeit um 1350 stammen, und der
L o n d o n e r medizinische Papyrus etwa um 1200 geschrieben ist.
Über einen weiteren Berliner medizinischen Papyrus verlautet noch
nichts Bestimmtes, ebensowenig über die medizinischen Fragmente
aus dem mittleren Reiche, welche GARDINER besitzt. Das wäre das
hauptsächlichste medizinische Textmaterial der altägyptischen medizinischen Literatur.

Die Bibliographie dieser Texte ist folgende: T h e P e t r i e P a p y r i .
Hieratic Papyri from Kahun and Gurob (principally of the middle Kingdom).
Edited by F. LL. GRIFFITH, London 1898 (vgl. auch GRIFFITH, The Petrie Papyri
im Journal des Savants, 1898); K a h u n V I, 1, Medical Papyrus, S. 5—10 und
Tafel V u. VI; K a h u n LV. 2, Veterinary Papyrus, S. 12—14, Tafel VII (mit
englischer Übersetzung); H. NEFFGEN, Der Veterinär-Papyrus von Kahun, Berlin
(deutsche Übersetzung) 1904; P a p y r o s E b e r s , das hermetische Buch über
die Arzneimittel der alten Ägypter in hieratischer Schrift. Hrsg. . . von GEORG
EBERS, 2 Bde., Leipzig 1875; Papyros Ebers, das älteste Buch über Heilkunde,
zum ersten Male vollständig übersetzt (unter maßgebender Mitarbeit des Ägypto-
logen LIEBLEIN in Christiania) von H. JOACHIM, Berlin 1890; Der Papyrus Ebers.
Umschrift, Übersetzung und Kommentar, hrsg. v. WALTER WRESZINSKI, I. Teil:
Umschrift, Leipzig 1913; T h e H e a r t M e d i c a l P a p y r u s , Hieratic Text
in 17 Facsimile Plates in Collotype with introduction and vocabulary by G. A.
REISNER (Univ. of California Publications, Vol. I), Leipzig 1905; der Londoner
Medizinische Papyrus (Brit. Mus., No. 10059) und der Papyrus Hearst in Trans-
skription, Übersetzung und Kommentar hrsg. von WALTER WRESZINSKI. Mit
Faksimile des Londoner Papyrus auf 19 Lichtdrucktafeln, Leipzig 1912; [„P a -
p y r u s B u r g s c h m a j o r"], Recueil de monuments égyptiens, Deuxième
Partie, Leipzig 1863, Pl. LXXV—CVII. Der große medizinische Papyrus des
Berliner Museums (Pap. Berl. 3038) in Faksimile und Umschrift mit Übersetzung,
Kommentar u. Glossar hrsg. von WALTER WRESZINSKI. Mit 24 Lichtdruck-

tafeln, Leipzig 1909; [„P a p y r u s   B u r g s c h   m i n o r"], Zaubersprüche
für Mutter und Kind. Aus dem Papyrus 3027 des Berliner Museums von ADOLF
ERMAN. (Abh. der Berliner Akademie der Wissenschaften v. Jahre 1901. Mit
2 Tafeln); Hieratische Papyrus aus den Königlichen Museen zu Berlin, 10. Heft.
Zaubersprüche für Mutter und Kind, Ostraka, Leipzig 1911 (Pap. 3207, Tafel
XVII—XXV; Pap. 1269, magischer Text; Pap. 5570. Rezept).

In der allgemeinen literarischen Einkleidung stimmen die medizinischen Texte vom Euphrat und Nil zunächst miteinander überein. So
heißt es auf Keilschrifttafel:

„Wenn einem Menschen sein Inneres schmerzt, es Speise und
Rauschtrank nicht annimmt, seine Weichen ihn fressen, so soll er   ."
und auf Papyrusrolle:

„Wenn du eine Person mit einem Leiden an ihrem Bauche untersuchst, sie krank ist an ihrem Arm, an ihrer Brust   so sage du zu
ihr   "
Beide sind also Aufzeichnungen von Beobachtungsmaterial dia-
gnostisch-symptomatischer Natur und dessen, was sich im Einzelfalle
als therapeutisch nützlich erwiesen hat; beide fügen dann in der Regel
eine ganze Reihe von Behandlungsvorschlägen an, aus denen der Benutzer der Aufzeichnungen wählen kann. Aber der babylonisch-assyri-
sche Text ist über dies Listenartige der Symptome plus pharmakologisch-
diätetisch-hyperphysischer Bekämpfung, soweit wir heute sehen können,
überhaupt n i c h t hinausgekommen, während dies „Wenn .   so ."
am Nil schon die Ausnahme bildet, das Rezeptbuch rein formal schon
einen wesentlichen Fortschritt zeigt und vor allem viel Bestrebungen
einer diagnostischen Differenzierung im Texte hinzukommen, z. B.:
„Untersuchst du eine Person mit Verhärtung ihres Bauches, so lege deine
Hand darauf; findest du, daß ihre *chait* sich verstärkt hat zwischen den
daraufgelegten Fingern, so sag du zu ihr: ‚es ist die *sechen*-Krankheit
der *uchedu*‘ ", und es wird dann außer eventueller Therapie ein
prognostisches Urteil abgegeben: „er soll sich nicht über die Krankheit
leichtmütig hinwegsetzen oder auf leichte Mittel vertrauen; es hat sich
ein Abszeß mit faulem Eiter gebildet . ." usw. Offensichtig hat die
ägyptische Medizin schon einen großen Fortschritt zu verzeichnen gegenüber dem einfach registrierenden Beobachtungslistenstil der babylonischen
Texte, die wir kennen. Es soll dabei noch ganz unberücksichtigt bleiben,
daß das ägyptische Textmaterial in der überlieferten Form fast 1000 Jahre
älter ist als das babylonische. Denn am Nil ist ein Fortschritt von 1600
bis 600 vor Chr. im medizinischen Wissen kaum eingetreten, und am
Euphrat dürften die Texte gleichfalls aus der Mitte des 2. Jahrtausends
stammen oder noch älter sein (wie auch die ägyptischen), und nur zufällig

bis jetzt uns aus der. Zeit kurz vor 600 allein bekannt sein, was sich übrigens schon in der allernächsten Zeit in den Berliner Assur-Texten von Grund aus ändern wird.

Schon wir uns nun den Inhalt dieser ägyptischen medizinischen Texte etwas näher an! Der älteste, der tierarzneiliche Text der **K a h u n - p a p y r i**, imponiert ebensosehr durch seine Sicherheit der Diagnostik wie durch seine einfache und rationelle chirurgische Therapie. Es handelt sich um Legenot der Gans, eine Fischkrankheit, Kolik des Rindes, Dasselbeulen des Rindes, tympanitische Peritonitis und Folgen des Stiches der Tsetsefliege des Rindes. Sowohl die Krankheitsschilderungen wie die Beschreibung der Operation der Dasselbeule sind vortrefflich; gar manches finden wir fast wörtlich in den Geoponika des CASSIANUS BASSUS in Byzantinerzeiten wieder. Die Behandlung besteht in Begießen, Schröpfen, Aderlaß an Oberlippe und Schwanz und Bepflastern. Von Beschwörung in dem ganzen Fragment keine Spur. Ganz so schlicht empirisch ist der wenig jüngere, schon vor 2100 vor Chr. stark ausgebesserte gynäkologische Kahunpapyrus nicht, der zunächst von Lageveränderungen des Uterus, erschlossen aus allerlei Schmerzsymptomen ohne eigentliche Untersuchung, handelt, sodann die eigentümliche Therapie der Anbringung übelriechender oder gutduftender Dinge vor der Vulva, um den Uterus hinaufzutreiben oder herabzulocken; doch werden auch einfache physikalische Maßnahmen, wie Massage, verordnet. Ein zweiter Abschnitt handelt von der Frage, ob und wieviele Kinder eine Frau zu erwarten hat, wobei allerhand sonderbare Manipulationen vorkommen, die an das Magische anklingen. Geburtshilfe ist Sache der Hebammen.

Der **Papyrus Ebers** fast zwanzig Meter lang und teilweise zu beiden Seiten beschrieben, wenn auch wohl nur die Innenseite der Rolle den ursprünglichen Text des Arzneibuches enthielt, stellt eine leidlich geordnete Kompilation dar, die aus einzelnen kleinen Spezialsammlungen kombiniert ist, wie Sie es bei den indischen Samhitas gesehen haben. Auf abdominelle Leiden mit Brech- und Abführtherapie samt Eingeweidewürmern folgen Verordnungen für Lungenleiden, dysenterische Erkrankungen, Bauchwassersucht, Schleimerkrankungen und andere Affektionen des Rachens (Synanche), Augenleiden, Erkrankungen des Kopfes, Haarwuchsmittel, Dermatologisches, Wundbehandlung, Krankheit der Adern und Nerven, Gynäkologisches und Pädiatrisches; sodann ist ein Kapitel über das Röhrensystem eingeschoben, der älteste Versuch einer Enträtselung des Säfteumlaufes, und gegen Ende ein hyperphysischer Abschnitt magischer Therapie; dazu kommt eine größere Anzahl von Anhängen und Zusätzen, namentlich der wichtige Abschnitt über entzündliche Schwellungen *(„uchedu")* und eine Art Einleitung zum Ganzen, die aber kaum an diese Stelle gehört und vielleicht nur durch ein Mißverständnis dahin geraten ist, eine Beschwörung, die im Papyrus HEARST zwischen dem 7. und 8. Abschnitte steht. Besonders interessiert das „Geheimbuch des Arztes" vom Herzen und von dem Röhrensystem, das vom Herzen aus durch alle Glieder geht, so daß man in ihnen allen den Herzschlag fühlen kann, gewiß eine anatomisch wie physiologisch höchst unzureichende Darstellung der Verteilung der Blutgefäße vom Herzen aus, aber dennoch eine Blutlauflehre. Man hat ja viel davon geschrieben, daß die Leicheneinbalsamierung und Mumienherrichtung den Ägyptern gut benutzte Gelegenheit gegeben hätte, den inneren Bau des Menschenkörpers oder wenigstens die Lage der Eingeweide gründlich kennen zu lernen. Davon kann aber gar keine Rede sein. Wohl stammt die eigentliche Durchforschung aus Ägypten, aber sie ist Griechenleistung in Alexandrinerzeiten. Ob dazu die Beschäftigung der ägyptischen Tricheuten mit den Leichen und Leichenteilen irgendwie die Wege gangbarer machte, müßte noch besonders untersucht werden. Weitblick und Weitherzigkeit der Ptolemäerfürsten kommen dabei wohl weit mehr in Betracht. Seit wir die Manipulationen der Mumienmacher besser kennen, ist der alte Wahn zerstört.

Zur Literatur über Einbalsamieren und Mumienmacherei in Ägypten verweise ich Sie besonders auf TH. J. PETTIGREW, A History of Egyptian Mummies, London 1834 (mit G. CRUIKSHANKS 10 köstlichen Tafeln); JOH. CZERMAK, Mikroskop. Untersuchung zweier ägypt. Mumien. Wiener Sitzungsberichte math.-naturw. Klasse, IX, 1852, S. 427 ff., m. Taf.); FRIEDR. KÜCHENMEISTER, Üb. die versch. Bestattungsarten vom Anfang der Geschichte bis heute. Vierteljahrschrift f. gerichtl. Med., Bd. 42 u. 43; FOUQUET, Note pour servir à l'histoire de l'embaumement en Egypte. Inst. Egypt. 6 Mars 1896. Le Caire, 1896; G. ELLIOT SMITH, A contribution to the Study of Mummification in Egypt (Mém. prés. à l'Institut Egyptien, Tome V). Le Caire 1906, mit 14 Tafeln; K. SUDHOFF, Ägypt. Mumienmacher-Instrumente. Arch. f. Gesch. d. Med., 1911, Bd. V, S. 161—171 (mit 2 Tafeln); E. SMITH and F. WOOD JONES, Report of the human Remains (in the archaeol. Survey of Nubia Rep. for 1907—1908). Cairo 1910 (with 49 Plates); M. A. RUFFER, Histological Studies on Egyptian Mummies (Mém. prés. à l'Instit. Ég., Tome VI). Le Caire 1911 (with 11 Plates); A. LUCAS, Preservative materials used by the ancient Egyptians in embalming. Survey Depart. Paper No. 12, Cairo 1911; G. MÖLLER, Die beiden Totenpapyrus Rhind des Mus. z. Edinburg, Leipzig 1914; A. TSCHIRSCH, Üb. im ersten Jahrt. v. Chr. bei der Einbalsamierung in Ägypt. u. Carthago benutzte Harze. Arch. der Pharmazie, Berlin 1912, Bd. 250, 3. S. 170—185; F. GUÉGUEN, Les étapes de l'embaumement. Bull. des Sciences pharmacologiques, 1912, No. 6. — Ich füge gleich den Hinweis auf eine Reihe hochwichtiger Arbeiten an, die sich bei der Untersuchung der Mumien für die Geschichte der Krankheiten ergeben haben, zunächst in The Archaeolog. Survey of Nubia Bulletin No. I—VI (1907—1910). RUFFER, On arterial Lesions found in Egyptian Mummies (1580 B. C.—505 A. D.). Journ. of Pathol. and Bacteriology, Vol. XV (1911), S. 453 ff.; derselbe, On Osseous Lesions in ancient Egyptian, ebenda

Vol. XVI (1912), S. 439 ff.; derselbe, Studies in Palaeopathology in Egypt, ebenda
Vol. XVIII (1913), S. 149—162 (mit 6 Tafeln); Wood Jones, The Examination
of the Bodies of 100 men executed in Nubia. Brit. med. Journal, 28 March 1908,
736.

Nach dem Pap. Ebers ist der aus Knochen und Weichteilen auf-
gebaute Körper von Luft- und Blutadern durchzogen, deren Puls mit
den Nilüberschwemmungen parallelisiert wird, die kommen und gehn.
Die Krankheitsursachen sind somatische, wobei die Parasiten eine
große Rolle spielen (vgl. bes. Oefele, Studien über die altägyptische
Parasitologie in Archives de Parasitologie. IV. p. 481—530. V, 461
bis 503. Paris 1901 u. 1902). Die Epidemien sind göttlichen Ursprungs.
Die Symptome werden für die Krankheit selbst genommen, aber manche
Symptomenkomplexe sind schon als zusammengehörig erfaßt. Bei der
Untersuchung wird neben der Inspektion vor allem die Palpation verwendet, die namentlich am Abdomen geübt wird und Leber- und Milz-
vergrößerungen feststellt, wie denn die lokale Diagnose blüht. Auch
eine Art Auskultation wird geübt; so heißt es wohl „das Ohr hört
darunter". Auch alle Ausscheidungen werden beobachtet, bes. Urin
und Schweiß, aber auch Ructus und Flatus. In der Therapie wird
durch Brech- und Abführmittel eine Art Kupierung versucht. Spezielles
Interesse finden Augen- und Frauenkrankheiten, aber auch Ohren-
und Zahnerkrankungen; doch ist von Zahnersatz keine Rede, wie denn
bei der Zahl von vielen Tausenden heute schon untersuchter Mumien
weder von Bindearbeit noch von Brückenarbeit eine Spur gefunden
wurde. Dagegen ist die Reinlichkeitshygiene bei Priestern und Vornehmen recht ausgebildet. Die Beschneidung ist von Nubien her verbreitet bei beiden Geschlechtern; auch Penisfutterale sind im Gebrauch.

Die Arznei scheint der Arzt gegen Entgelt abgegeben zu haben.
Doch steht von diesen Dingen nichts im Papyrus Ebers, aber auch
nichts von Chirurgie, die im Papyrus Hearst mehr hervortritt, wo
sich Anweisungen zum Wundverbande, zum Blutstillen, zum Reponieren
von Knochen, zum Verband von Rippenfrakturen, zur Zahnbefestigung
finden. Das Magische spielt in beiden Papyri, die in zahlreichen Abschnitten übrigens miteinander übereinstimmen, keine große Rolle, wenn
es auch langsam zunimmt, offenbar auf Einflüsse aus dem Osten, aus dem
Zweistromlande. Auch hier spielen die Leitungen *mt* als Adern und
Sehnen und Nerven eine Rolle; doch handelt es sich hierbei anscheinend
meist um chirurgische Störungen derselben, ebenso wie die vielfachen *whd*
(uchedu) größtenteils äußerliche Schwellungen sind.

Der große Berliner Papyrus ist in seinen Verordnungen
kürzer, weniger Lehrbuch als Rezeptsammlung für Leiden aller Körper-
regionen, außerdem pharmakologische Technik, Salbenbereitung, Ge-

schmackskorrekturen und bringt auch wieder den theoretischen Traktat über die Blutgefäße, daneben auch wieder ein paar magische Sprüche, außerdem Schwangerschaftsproben und Anweisungen zur Erkennung der Konzeptionsfähigkeit (Genitalräucherungen, Probemahlzeiten, Scheideneinspritzungen, Einreibungen, palpatorische Maßnahmen, Augenproben, probeweise Harnbenetzung von keimfähigen Samenkörnern usw.). Der kleine Berliner Papyrus und der Londoner, der 400 Jahre jünger ist als der „Ebers", sind schon sehr vorwiegend magischer Natur; im Londoner sind von einigen 60 Verordnungen nur 8 ausschließlich medikamentös. — Besprochen werden in ihm in bunter Folge Knochenkrankheiten, Uterusleiden, Aufregungszustände, Brandwunden, Augenleiden, Blutungen aus Wunden und Vagina usw. Im Medikamentösen und teilweise auch im Magischen stehen alle ägyptischen medizinischen Papyri in vielfachem nahen Zusammenhange. Vieles deckt sich völlig trotz des weiten zeitlichen Auseinanderliegens der einzelnen Aufzeichnungen des gesamten Wissensstoffes, der leider keinerlei Weiterentwicklung aus den vielversprechenden Anfängen der Kahunpapyri und auch noch des Ebers erkennen läßt, sondern eine fortschreitende Verknöcherung und Depravierung durch magischen Einschlag, der ja auch die Religion Ägyptens in gleicher Weise durchsetzt und überwuchert. Im neuen Reiche wird alles zum Zauberkram und zur Routine, ohne daß natürlich die bewährte Rezepttherapie dabei in Vergessenheit geriete. Doch sind wir über die Zeit von 1200—525, den Übergang Ägyptens unter persische Herrschaft, literarisch nicht direkt unterrichtet bis heute, da medizinische Papyri aus dieser Zeit noch fehlen. Einzelne Rezepte, die wohl gefunden wurden, bedürfen noch der Bearbeitung.

Als Quellen zur ägyptischen Medizin führe ich zum Schlusse noch neben den schon Genannten Ihnen an: HERODOTS zweites Buch mit sachlichen Erläuterungen, herausgeg. von Alfred Wiedemann, Leipzig 1890; A. ERMAN, Ägypten, 2 Bde., Tübingen, o. J.; J. H. BREASTED, Geschichte Ägyptens, dtsch. v. H. Ranke, Berlin 1910; H. SCHNEIDER, Kultur u. Denken der alten Ägypter. Leipzig 1909; BRUGSCH, Über die mediz. Kenntnisse der alten Ägypter. Allg. Monatsschr. f. Wiss. u. Lit., Jan. 1853, S. 44ff.; Notice raisonnée d'un traité médical, Leipzig 1863; G. EBERS, Pap. Ebers, die Maße und das Kapitel über die Augenkrankheiten, Abh. d. Sächs. Ges. d. Wissensch., Bd. XI, No. II, Leipzig 1889; derselbe, Die Körperteile, ihre Bedeutung u. Namen im Altägypt., Abh. d. K. Bayer. Akad., XXI. Bd., 1. Abt., München 1897; A. ERMAN, Die ägyptischen Beschwörungen des großen Pariser Zauberpapyrus. Ztschr. f. ägypt. Sprache u. Altertumskunde, 1883, S. 89 ff.; GRIFFITH and H. THOMPSON, The Demot. Magical Papyrus of London and Leiden, London 1904; VICTOR LORET (Lyon), Le Cédratier dans l'antiquité, Paris 1891; —, Recherches sur plusieurs plantes connues des anciens Egyptiens, No. I—XIV (Recueil de Travaux relat. à la Philol. et à l'Arch. égyptiennes et assyriennes 1892—1894); —, Etudes de droguerie égyptienne, No. 1 et 2, ebenda 1894; —, Deux études égyptol. 1. Sur deux formes anatomiques; 2. les

animaux reproducteurs, ebenda XVIII, 1896; —, Le Ricin et les Emplois mé-
dicinaux dans l'ancienne Egypte. Revue de médecine, XXII, No. 8, 1902, S. 687 ff.;
A. Florence et V. Loret, Le collyre noir et le collyre vert du tombeau de la
princesse Noub-Hoteb, Wien 1895; A. R. Simpson, Birth-stools in Egypt. Edinb.
med. Journ., Sept. 1908, S. 198 ff.; Franz Woenig, Die Pflanzen im alten Ägypten,
2. Aufl., Leipzig 1886; E. Smith, The most ancient splints. Brit. med. Journ.,
28 March 1908, S. 737; Lüring, Die über d. med. Kenntnisse d. alten Äg. be-
richtenden Papyri verglichen mit den med. Schriften griech. Autoren, Leipzig
1888 (Diss.); E. Hagemann, Z. Hyg. der alten Ägypter. Janus, IX, 1904, S. 214
bis 229; Max Neuburger, Die tierischen Heilstoffe des Papyros Ebers. Wiener
med. Wochenschrift, 1899, No. 41 u. 42. Besonders wichtig sind auch hier:
v. Oefeles Arbeiten, zuerst die bei Babel schon genannte Zusammenfassung des
Ganzen im Handbuch der Geschichte der Medizin, I, 52 ff., ferner: Die Vorläufer der Pharaonenärzte, Prager med. Wochenschr., XXI, No. 34—35, 1896;
Materialien zu einer Geschichte der Pharaonenmedizin (Geburtshilfe, Pneumalehre).
Wiener klin. Wchschr., 1899, 27 u. 47; 1900, 26; Zur Quellenscheidung des
Pap. Ebers. Arch. f. Gesch. d. Med., I., S. 12 ff.; Die Rezeptierung der alten
Ägypter. Wiener klin. Wchschr., 1894, No. 46; M. D. S. im Pharaonenland. Pharm.
Zentralhalle, 1895, No. 4; Pharmazeutisches unter den Schriftzeichen der Hiero-
glyphen, ebenda 1897, No. 51; Altäg. Apotheke, ebenda 1903, No. 50; Kontun-
dieren, Brennen tierischer Substanzen im a. Pharaonenland. Pharm. Post., 1895;
Sapo antimonialis in Altägypten. Allg. med. Zentral-Zeitung, 1898, No. 49;
Frauenmilch in Parallelrezepten des Mittelalters und der Pharaonenzeit. Rund-
schau f. d. Interessen der Pharmazie; Der verliebte Hieroglyphenapotheker vor
3300 Jahren. Süddeutsche Apotheker-Zeitung, 1903, No. 96; Glossen zur altägypt.
Medizin nach Pap. Ebers (47 Nummern in der Allg. med. Zentralzeitung, 1894—1898;
Geisteskrankheiten im alten Pharaonenlande. Ärztl. Rundschau, 1894, No. 43;
Röhren- und Gefäßsystem der Pharaonenmedizin. Wiener klin. Wochenschr.,
1896, No. 7; Die pneumat. Anschauung des Jahwisten und die humorale An-
schauung des Elohisten in der Genesis. Prager med. Wochenschr., XXV, 10, 1900;
Die Leberschau Hesekiel 21, 26. Prag. med. Wchschr.; Papyros Ebers und griech.
Medizin. Dtsch. med. Presse, 1907, No. 5; Äg. Drogennamen. Journ. der Pharm.
v. Elsaß-Lothringen, Dez. 1897; Medikamente für Säuglinge in Altägypten.
Allg. med. Zentralztg., 1898, No. 50; Nagana vor 3—4 tausend Jahren. Dtsch.
Tierärztl. Wochenschrift, 1899; Tierarzneikunde vor viertausend Jahren. Prag.
med. Wchschr., XXIV, 1899, No. 24 ff.; Zum konträren Geschlechtsverkehr in
Altägypten. Monatsh. f. prakt. Dermatologie, XXIX, 1899, S. 409 ff.; Zur alt-
ägyptischen Medizin. Prag. med. Wochenschr., XXX, März 1905; Ed. v. Lipp-
mann, Chemisches aus dem Papyrus Ebers. Arch. f. d. Geschichte der Naturw.,
I., 1909, S. 87 ff.; Rod. del Castillo, La méd. oleosa en templo de los faraones
(el aceite de Ricino). Revista de Medicina. Madrid 1908; Aug. Murua y Valverdi,
La Quimica y la Farmacia entre los Egipcios. Memor. de la R. Academia de ciencias
y artes de Barcelona. Terc. Ep. Vol. VIII, Num. 10, Barcelona 1910; Alfred
Wiedemann, Die Amulette der alten Ägypter. Der Alte Orient. 1910, H. 1;
Paul Richter, Medizinisches aus d. klein. Berliner mediz. Pap. No. 3027. Arch.
f. Gesch. d. Med., III, 1909, 155 ff.; derselbe, Üb. *uchedu* in den ägypt. Papyri,
ebenda II, 1908, S. 73 ff.; Edwin Pfister (Kairo), Über die ããã-Krankheit der
Papyri, ebenda VI, 1912, S. 12 ff.; Pfister, Die altägypt. Penisfutterale. Verh.
der Dtsch. Ges. für Urologie, Kongr. Wien, 1911, S. 457 ff.; Wreszinski, Die
Medizin der alten Ägypt. Medizin. Klinik, 1911, No. 20—22; v. Bissing, Ägypt.

Weisheit und griech. Wissenschaf:. N. Jahrb. f. klass. Altertsk., 1912, S. 81—97; PELLEGRINI, Ii libro delle respirazioni Pap. Fin. Rendic. della R. Acad. dei Lincei, XIII., S. 87.

So hätten wir uns denn, meine Herren, über die Medizin am Euphrat und Nil eine gewisse Orientierung verschafft. Daß diese beiden Kulturgebiete freundlich und feindlich in Gegenwirkung zueinander traten, ist bekannt; dafür hat namentlich die el-Amarna-Korrespondenz sichere Belege gebracht. Ob nun auch auf medizinischem Gebiet ein Austausch stattfand, darüber sind wir noch wenig unterrichtet. Im Drogenhandel ganz gewiß; ob auch in anderen und zu welcher Zeit und in welchem Umfang, darüber sollten wir im Zwischenlande zwischen beiden, in Palästina und Syrien, sichere Spuren zu finden hoffen. Leider ist das Ergebnis einer solchen Nachprüfung bis heute gering.

Eine medizinische Literatur besteht bei dem Volke **Israel,** auf das sich, um seiner hervorragenden weltgeschichtlichen Bedeutung willen, zuerst unsere Gedanken lenken, während des ganzen Altertums überhaupt nicht; jedenfalls hat sich auch nicht das kleinste Blättchen davon bis zu uns gerettet. Eine „jüdische Medizin" existiert für uns also nicht, wie großes Interesse für den Historiker der Medizin auch die hygienischen Gesichtspunkte besitzen, welche aus den 5 Büchern Mosis, einem Gesetzbuche, und der historischen Literatur des alten Judentums zu uns sprechen. Und auch hierbei sehen wir im einzelnen hier Babylonisches, dort Ägyptisches hervorleuchten, wie denn der Süden Palästinas stärker vom Nilland, der Norden stärker durch Babel beeinflußt war. Dauernder und durchschlagender und vielseitiger war jedenfalls der Einfluß babylonischen Lebens und Denkens und auch Wissens, und so ist es auch geblieben in den Zeiten der ausgehenden Antike, selbst in die talmudischen Zeiten hinein, auf die wir später nochmals den Blick lenken wollen, nachdem uns die Zeiten des Hellenismus verständlich geworden sind. Mag man auch die subjektiv hygienische Seite der religiösen Vorschriften und Gesetze des Judentums nicht selten überschätzt haben: der objektiv hygienische Gehalt der Reinheitsvorschriften in Körperpflege, Kleidung und Haus, in den Speiseverordnungen, in der Fleischschau, in der Separation Kranker von den Gesunden ist ganz enorm und mannigfach durch das Christentum maßgebend geworden, auch über das kleine, so vielfach bedrängte Volk hinaus. Der hygienische Teil des Priesterkodex läßt in seiner universellen Bedeutung dem ethischen gegenüber nichts nach. Inwiefern er für die Medizingeschichte auch über das Altertum hinaus noch Wirkung gewann, darüber wird an anderer Stelle noch ein Wort zu sagen sein.

Über die Medizin und Hygiene der Bibel existiert eine gewaltige Literatur aus früheren Jahrhunderten und auch noch aus den letzten Jahrzehnten. Sie ist aber eigentlich völlig entbehrlich gemacht durch ein Werk allerersten Ranges, mit des bedeutendsten medizingeschichtlichen Werkes, das in den letzten zwei Jahrzehnten erschienen ist, durch des uns vor noch nicht Jahresfrist entrissenen JULIUS PREUSS (der auch fast alle wichtigen Gebiete vorher schon in kleinen Monographien bearbeitet hatte) standard work: Biblisch-talmudische Medizin, Beiträge zur Geschichte der Heilkunde und der Kultur überhaupt, Berlin 1911, das jeder unbedingt zu Rate ziehen muß als Quellenwerk allerersten Ranges, der sich mit irgendeiner einschlägigen Frage beschäftigt. Es hat auch WILHELM EBSTEINS „Die Medizin im Alten Testament", Stuttgart 1901, entbehrlich gemacht, von andern zu schweigen. Zu nennen ist noch L. KOTELMANNS tiefgrabende Arbeit „Die Ophthalmologie bei den alten Hebräern", Hamburg u. Leipzig 1910, und J. E. DINSMORE, Die Pflanzen Palästinas, Leipzig 1911. Als trefflich dokumentierte Detailstudien aus anderem Forschungsgebiete heraus verdient ferner Beachtung die Arbeit von WILHELM BRANDT, Die jüdischen Baptismen oder das religiöse Waschen und Baden im Judentum, Gießen 1910 (Beihefte zur Zeitschrift f. alttestamentliche Wissenschaft) und ANTON JIRKU, Die Dämonen und ihre Abwehr im Alten Testament, Leipzig 1912.

Von direkter Bedeutung für die medizinische Praxis und Wissenschaft ist das 13. und 14. Kapitel des 3. Buches Mosis (Leviticus) geworden. Vermutlich erst nachexilisch in den Priesterkanon eingefügt, gibt es die älteste bisher bekanntgewordene Anweisung für einen mit diesem (einzigen) Teile der Seuchenprophylaxe beauftragten Beamten, den Priester, wie er eine chronische mit Hautaffektion verbundene übertragbare Krankheit in ihren Frühstadien erkennen solle, mit der Bestimmung, den Kranken im Zweifelfalle für einige Wochen isoliert zu halten und bejahenden Falles vom übrigen Volke dauernd abzusondern. Läßt auch die Bestimmung der Frühsymptome sehr zu wünschen übrig, so ist sie doch als erster Versuch der Aufstellung eines solchen differentialdiagnostischen Kanons von allergrößter Bedeutung. Alle Wahrscheinlichkeit spricht dafür, daß Kanon und gesetzliche Handhabung aus Babylonien übernommen sind, wo wir aus den Verfluchungen diese Anschauung von einer schweren Krankheit mit Hautaffektionen (ischubbu), welche ihren Träger aus dem Orte weisen läßt, kennen. Die medizinische Literatur Babylons bringt uns bisher aber nichts diesem Symptomenkanon Entsprechendes. Wir haben also bis heute nicht die Möglichkeit, zu entscheiden, wieviel Verdienst dabei dem jüdischen Priestertume zukommt, dem Verwahrer auch dieses wie alles übrigen Wissens des Judentums, während die Behandlung der Kranken schon früh in den Händen neben dem Priester genannter Ärzte (rophe, Heiler) lag. Daß es sich bei der Zaraath (çara'ath), wie die besprochene chronische Krankheit mit Beteiligung der Hautdecken genannt wurde, um Aussatz gehandelt haben muß, nicht um irgendeine harmlose Dermatose, ist für den, der das G a n z e ernsthaft erwägt, klar; so hat sie denn auch die frühe christliche Kirche im Orient und Okzident verstanden. Daß dieser „Aussatz" nicht von andern schweren chronischen Krankheiten mit Hautaffektionen, vor allem der Syphilis, geschieden wurde, liegt auf der Hand. —

IMMANUEL LÖWS aramäische Pflanzennamen haben uns den Arzneischatz dieses Volksstammes zu erschließen versucht und bilden zugleich eine wichtige Quelle zur Identifizierung babylonisch-assyrischer Medizinalpflanzen, ebenso desselben „aramäische Fischnamen", Nöldeke-Festschrift 1906.

Auch von der Medizin der P h ö n i z i e r ist unsere Kenntnis äußerst gering. Als Importeure von Arzneidrogen lernen wir sie schon im 2. Jahrtausend vor unserer Zeitrechnung in Ägypten kennen. Daß sie darum auch die Entdecker des Heilwertes solcher Drogen gewesen sein müßten, wäre ein Trugschluß. Auch die Endogenität des goldenen Bindewerks für Zähne, von dem ein einziges Exemplar in Phönizien gefunden wurde, ist ungewiß bei der Weltkundigkeit dieses großen vorgriechischen Handels- und Vermittlervolkes. Sehr beachtenswert ist jedenfalls, daß der einzige Tempel des phönizischen Heilgottes ESMUN, von dem wir gesicherte Kunde haben, auf einer Anhöhe bei Sidon in gesundester Lage nahe der Meeresküste errichtet war, wie ein Heiltempel zu Griechenzeiten.

WILH. FREIH. V. LANDAU, Vorläuf. Nachrichten über die im Eshmuntempel bei Sidon gefund. phönik. Altertümer. Mittl. der Vorderasiat. Gesellsch., 1904, H. 5 (Mitt. z. Gesch. der Medizin, 1905, S. 148—151); E. RENAN, Mission de Phénicie, Paris 1864, S. 417; WOLF WILHELM GRAF BAUDISSIN hat sich schon lange mit Studien über den Asklepios der Phönizier beschäftigt und schließlich seine Ergebnisse in einem großen Werke zusammengefaßt „Adonis und Esmun, Eine Untersuchung zur Geschichte des Glaubens an Auferstehungsgötter und an Heilgötter", Leipzig 1911, das, auch abgesehen von Esmun, für die Medizingeschichte von großer Bedeutung ist. Zum folgenden vgl. v. OEFELE, Vorhellenische Medizin Kleinasiens. Zeitschr. f. klin. Medizin, Bd. XXX. —

Über s y r i s c h e Medizin in alter Zeit fehlen uns bisher alle Nachrichten; eine ungewisse Spur bringt vielleicht das später, zu Beginn des Mittelalters, zu erwähnende syrische Arzneibuch, das BUDGE kürzlich veröffentlicht hat. Betreffend die Hettiter haben die Funde von el - Amarna und Bogatzköi uns Kulturzusammenhänge erkennen lassen, die auch der Medizingeschichte zugute kommen werden. Vorerst sind wir nur auf die Vermutung angewiesen, daß dort, wie in Syrien, babylonisches Erfahrungswissen Bedeutung besaß und noch weiter nach Kleinasien hinein bis nach Phrygien und Lydien hin. Dort trifft Wissen und Kunst Vorderasiens auf das Ioniertum, das für alles Griechische den Vermittler mit dem Orient bildet. In Ephesos, Milet und Rhodos und auf Kypros tritt das Hellenentum im 9. und 8. Jahrhundert vor Christo in nahen Konnex zu Hettiter- und Phönikertum, nachweisbar in der Kunst; doch wird auch so manches vorderasiatische Beobachtungsmaterial dem aufstrebenden Griechenvolke am Rande der Ägäis und des weiteren Mittelmeeres zu Händen gekommen sein — Rohmaterial zum griechischen Eigenbau, als dessen schließliches Ergebnis etwas völlig Neues im 5. Jahrhundert in die Erscheinung tritt, die Wunderblüte der medizinischen Wissenschaft, entsprossen dem ordnenden, und denkenden Griechengeiste, der sich forschend in die Fülle der Erscheinungen versenkte und sie gleichsam ein zweites Mal aus sich heraus neu erschuf und in ihrem wahren Wesen erschloß.

Über die Zusammenhänge frühgriechischer Kunst mit vorderasiatischer ist von grundlegender Bedeutung FREDERIK POULSEN, Der Orient und die frühgriechische Kunst, Leipzig 1912, Auf wichtige Übereinstimmungen griechischer astrologischer Texte mit assyrisch-babylonischen haben CARL BEZOLD u. FRANZ BOLL 1911 in den Sitzungsberichten der Heidelberger Akademie hingewiesen (7. Abhandlung): „Reflexe astrologischer Keilinschriften bei griechischen Schriftstellern"; doch stehen wir hier noch in den Anfängen. — Was die ägäische, was die trojanische, mykenische, minoische Kultur für die vorhellenische Heilkunde bedeuten werden, liegt noch im Dämmer; ein näheres Eingehn darauf wäre heute noch verfrüht. Wenden wir uns dem Hellenentum zu, soweit es in der Tageshelle der Geschichte liegt! —

Dritte Vorlesung.

Heilkunde der alten Griechen. Asklepiaden, Naturphilosophen, medizinische Schulen, HIPPOKRATES. Biographisches, Literarisches. Medizin der Hippokratiker. Ärztliche Ethik und Methodologie, Anatomie, Physiologie, Pathologie, Chirurgie und Geburtshilfe der Hippokratiker.

Meine Herren! Wir hatten uns bisher bemüht, einen wenn auch flüchtigen Blick zu werfen auf den Stand der Medizin bei einer Reihe von alten und uralten Nationen, als deren gemeinsames Charakteristikum ein durchweg trotz mancher schätzenswerter Einzelheiten der kulturellen Kindheit entsprechend niedriges Niveau der Heilkunde anzusehen ist, soweit man nämlich den Maßstab der Wissenschaftlichkeit zum Vergleich heranziehen darf, wie sie sich bei späteren Völkern zeigt. Zu diesen gehört unstreitig das Volk der **Hellenen**, dem es vorbehalten war, neben so vielen andern Wissenschaften und Künsten auch die Heilkunde zu einer freien Höhe zu führen, die Fundamente zu einem wissenschaftlichen Lehrgebäude zu legen, die auch noch die unserer heutigen Wissenschaft sind. Auch alles, was sich etwa aus andern Kulturen Medizinisches, z. B. in therapeutischen Traditionen, bis in unsere Zeit gerettet hat, ist durch das Griechentum uns vermittelt.

Die griechische Medizin hat ein ungemein vielseitiges Interesse in medizin-, wie in kulturhistorischer Beziehung. Einmal stammt sie von demjenigen Volk, das wir als das klassische Kulturvolk des Altertums par excellence verehren, dem wir originelle, mustergültige, fast allenthalben grundlegende Leistungen in den übrigen Wissenschaften und Künsten, auf den Gebieten der Philosophie, der Naturwissenschaften, der Bildhauer-, Maler-, Bau- und Dichtkunst verdanken. Zum zweiten besitzen wir gerade von der Heilkunde der Griechen (im Vergleich zu den übrigen Völkern des Altertums) wenn auch nicht in allen Teilen und absolut vollständige, so doch recht reichhaltige Sammlungen von Dokumenten, Berichten, Urkunden, aus denen wir einen ziemlich lückenlosen Einblick in den Zustand gewinnen können, wie er sich während der höchsten Blüteperiode (etwa um 5—300 v. Chr.) gestaltet hat. Drittens gehört der griechischen Heilkunde als oberster und vollkommenster Repräsentant derjenige Mann an, dem das Ehrenprädikat des geistigen Begründers der wissenschaftlichen Medizin noch heute gebührt, und der für die ethische und künstlerische Seite der Heilkunde vermutlich für immer dieses Epitheton ornans behalten wird, vor dessen Thronesstufen alle Depossedierungsversuche nach dieser Richtung hin, wie sie noch in jüngster Zeit unternommen worden sind, werden scheitern müssen, derjenige Mann, der als Typus eines Vertreters echter, wahrer Naturheilkunst für alle Zeiten gegolten hat und gelten wird, ich meine den großen Hippokrates, den Heilkünstler κατ' ἐξοχήν, dessen Name als ehrender Beiname auch für viele später in der Heilkunde hervorgetretene Größen hat herhalten müssen. Endlich — und das macht besonders das kulturgeschichtliche Interesse aus — gerade an der griechischen Heilkunde sind wir imstande, die allmähliche Entwicklung aus den Anfängen bis zu hoher Blüte und — bis zu ihrem Verfall zu verfolgen, zu sehen, wie die Medizin auch mit dem ganzen Kulturleben eines Volkes aufs innigste verknüpft ist, wie sie den Bildungsgrad der Nation während der verschiedenen Entwicklungsphasen widerspiegelt, wie nach und nach Mythe und Aberglaube verschwinden, reellen Kenntnissen, geistiger Aufklärung und exakter experimenteller Feststellung den Platz räumen, wie mit dem Fortschritt der allgemeinen Bildung auch der der Heilkunde Hand in Hand geht — aber auch wie mit dem politischen Zerfall und dem kulturellen Niedergang eine Periode des Stillstandes eintritt, der schließlich zum Rückschritt führt — alles dies an unserem Auge vorüberziehen zu lassen, verstattet besonders das Studium der griechischen Medizin. An ihr macht sich in unwiderleglicher Weise die Tatsache geltend, daß medizinische Geschichte ein wichtig Stück Kulturgeschichte ist.

Ähnlich wie in Ägypten sind auch in Griechenland die Anfänge der Heilkunde in den Mantel der Sage gehüllt. Apollo, Artemis, Pallas Athene, sind die Gottheiten, deren Walten als besonders heilkräftig galt. Daneben werden Orpheus und vorwiegend der Kentaur Chiron aus Thessalien als heilkundig gepriesen. Die Ausdrücke chironisches, d. h. hartnäckiges Geschwür, die Namen der Pflanzen Chironium und Centaurea entsprangen dieser Vorstellung. Der eigentliche Heilgott der griechischen Sage ist Asklepios, angeblich ein Schüler des Chiron. Seine Wirksamkeit greift ins Halbgeschichtliche hinüber, wenn es sich

auch wohl nicht wirklich um eine historische Person gehandelt hat, der
Mit- und Nachwelt hohe Heilkraft verlieh.   Uralt war offenbar die
Vorstellung von der Heilmacht eines Erdgottes, die von Norden mit
dem Griechenvolke in Hellas einwanderte; auf ihn ist vieles übertragen
worden, was sich an den AMPHIARAOS von Oropos u. A. knüpfte.
HOMER freilich nennt den ASKLEPIOS ausdrücklich den untadeligen
Arzt; aber das ist nicht das Ursprüngliche.

       Nachzulesen wären CH. DAREMBERG, La médecine dans HOMÈRE ou études
d'archéologie sur les médecins, l'anatomie, la physiologie, la chirurgie et la médecine
dans les poèmes homériques (Paris 1865) p. 5 Anmerkung 3, und die daselbst
angeführten Quellen; ferner PAUL GIRARD, L'Asclépieion d'Athènes, Paris 1881.
Nach neueren Funden ist der Heilgott ASKLEPIOS und seine Verehrung erst
420 v. Chr. in Athen eingeführt worden durch den tragischen Dichter SOPHOKLES,
und zwar aus Epidauros, während vorher AMYNOS als athenischer Heilgott verehrt
wurde (vgl. ALFRED KÖRTE, Das Heiligtum des Amynos in den Mitt. d. K. Deutschen arch. Init., Athen 1896; Janus, III, 178ff.). — Was übrigens HOMER und
seine Gesänge auch in medizinischer Hinsicht für das Griechenvolk als volks-
erziehlicher Faktor für die Verbreitung einer natürlichen Auffassung der Krankheitsvorgänge und deren Heilung und Genesung bedeutet, hat OTTO KÖRNER
(Rostock) in einem Vortrag über Wesen und Wert der homerischen Heilkunde,
Wiesbaden 1904, zu zeichnen versucht. Wie hoch die Beobachtungs- und Be-
urteilungsfähigkeit der Homerischen Lieder beispielsweise bei den Kampfverletzun-
gen der Helden zu bewerten ist, dafür mag Ihnen als Beweis dienen, daß der
tüchtige Kenner der alten Armeemedizin FRÖLICH allen Ernstes den Dichter
der Ilias für einen Militärarzt glaubte halten zu müssen.

    Der Heilgott ASKLEPIOS hat eine lange Entwicklung durchgemacht
im Griechenvolk und mancherlei Wandlungen vom Erdgotte Thessaliens,
der mit den Dorern nach Süden zog und in die dorischen Niederlassungen
Kleinasiens, bis zum σωτήρ τῶν ὅλων, als Heiland der Welt, als ZEUS-
ASKLEPIOS, des späteren Hellenismus, der am längsten von allen Bewohnern des Olymp der milden Lehre des Heilandes aus Galiläa widerstand. Und seine Tempel, die im frühen Griechenland des 5. und 4. vorchristlichen Jahrhunderts und später noch Wallfahrtsorte waren, nach
denen die Heilung Suchenden, frommen Glaubens Genesung hoffend,
pilgerten, um sie nach kurzen Tagen, nach Weihen und Tempelschlaf,
nicht selten „geheilt" oder doch „gebessert" zu verlassen, sie wurden
in der Kaiserzeit halb zu klimatischen Kurorten, halb zu Heilstätten
einer klugen Psychotherapie, wo die Kranken Wochen und selbst länger
verweilten und sich auf Priesterverordnungen allerhand diätetischen
und physikotherapeutischen Maßnahmen unterwarfen.   Aber das hat
mit der Förderung einer medizinischen Wissenschaft nichts zu tun,
sondern sind Entlehnungen aus ihren späteren Stadien, Anleihen, die
man aus ihrem reichen Rüstzeug in ihrer vollen Blüte gemacht hat.
Jedoch die Griechenmedizin sollte ja aus den alten Asklepieien hervor-

gegangen sein. Daher nannten sich ja die alten Ärzte Griechenlands Asklepiaden, und ihre Berufsnorm und ihrer Standesehre Gesetz heißt heute noch der „Asklepiadenschwur". Darum erwartete man auch von Ausgrabungen im Heiltempel zu Kos große Aufhellungen über die Frühgeschichte griechischer Medizin, aber das Ergebnis war relativ gering. Auch dort war wie in Epidauros nahe dem Heiligtume selbst eine Halle für den Tempelschlaf der beim Gotte Heilung suchenden Gläubigen, auch dort gutes Wasser und gesunde Lage auf waldiger Höhe über dem Meere. Eine im Heiligtum aufgestellte Dankstele lehrt uns, daß noch im 3. Jahrhundert vor Chr. ein Arzt nach Kreta gesandt wurde, als ein Krieg dort erhöhten Bedarf an ärztlicher Hilfe mit sich brachte. Versendet wurde der Arzt (HERMIAS) und der Dank ausgesprochen von der und an die politische Gemeinde von Kos. Unter ihrem Schutze stand also der Heiltempel sowohl als die Ärzteschule der ruhmreichen Ärzteinsel von Kos.

In den Heiltempeln, den Asklepiostempeln der Griechen, lag wie überall in allen Heiltempeln der Welt die Leitung des Gotteskultus wie der Heilhandlungen in den Händen der Priester. Sie überwachten die feierlichen Kulthandlungen, die körperlichen und seelischen Reinigungsmaßnahmen der Hilfesuchenden („Reine" nur durften den heiligen Ort betreten; Sterbende und Gebärende wurden ferngehalten), die diese in die günstige Seelenverfassung bringen sollten für ein wirksames Eingreifen der Heilkraft des Gottes. Sie wiesen ihnen die Stelle an zum Schlafe — ἐγκατακλίνεσθαι εἰς ᾿Ασκληπιοῦ. Hier war der Tempelschlaf anfangs Heilschlaf, aus dem man genesen erwachte, während dessen mit dem Kranken seitens der Heilpriester oder ärztlicher Gehilfen wohl auch allerhand heilende Manipulationen vorgenommen wurden, selbst operative Eingriffe, — zu andern Zeiten Heiltraumschlaf, aus dessen Erinnerungsbildern die Priester den Heilplan deuteten. Noch in frühchristlicher Zeit finden wir in Heiltempeln christlicher Märtyrer ähnliche Vorstellungen und Bräuche lebendig, die man direkt wieder in altgriechische Heiltempel übertragen kann, wie das vor allem LUDWIG DEUBNER in „De incubatione", Lipsiae 1900, und in „Kosmas und Damian", Leipzig und Berlin 1907, nachgewiesen hat, wozu auch OTTO WEINREICH, Antike Heilungswunder, Gießen 1909, heranzuziehen ist. JOHANNES ILBERGS Schulrede über Asklepios in den Neuen Jahrbüchern für klass. Altertumskunde, Jahrg. IV, Bd. 7/8, S. 297—314, führt vortrefflich in diesen ganzen Vorstellungskreis ein. Lesenswert ist auch TH. LEFORTS Aufsatz „Notes sur le culte d'Asklépios. Nature de l'incubation dans le culte". Musée Belge, Revue de Philol. classique, X, 1906, brauchbar LUDWIG HOPFS kleines Buch, Die Heilgötter und Heilstätten des Altertums, Tübingen 1904. — Unmittelbaren Einblick in die berühmteste Kultstätte des ASKLEPIOS im Altertum haben uns die Ausgrabungen in Epidauros durch die griechische Archäologische Gesellschaft geliefert, deren berufener Interpret vor allem der Leiter dieser Ausgrabungen KAWADIAS ist (Κα,βαδίας, τὸ ἱερὸν τοῦ ᾿Ασκληπιοῦ ἐν ᾿Επιδαύρῳ καὶ ἡ ϑεραπεία τῶν ἀσϑενῶν. Athen 1900), für das Architektonische das Prachtwerk von A. DEFRASSE und H. LECHAT, „Epidaure", Paris 1895 in Folio. Einen guten Überblick über die Ergebnisse gibt S. HERRLICH im Programm des Humboldt-Gymnasiums zu Berlin von 1898 (und ebenda 1911, „Antike Wunderkuren"). Der wichtigste Fund sind zwei der sechs Votivtafeln, von denen schon PAUSANIAS berichtete. Sie erzählen uns von 42 Wunderheilungen, die in diesem berühmten Tempel stattgefunden haben sollen mit Namensnennung der Geheilten. Seit wir diese Heilungsgeschichte kennen, ist es mit der Annahme, daß die griechischen Heiltempel die Geburtsstätte der griechischen medizinischen Wissenschaft seien, vorbei. Der Versuch, eine Verbindung zwischen diesen Wunderaufzeichnungen und den Schriften des Hippokratischen Schriftenkorpus herzustellen, ist zwar gemacht worden (A.P. ARAVANTINOS, 'Ασκληπιὸς καὶ 'Ασκληπιεῖα, Leipzig 1906), aber mißlungen. Diese „Ἰάματα τοῦ 'Ἀπόλλωνος καὶ τοῦ 'Ἀσκληπιοῦ" sind geschrieben zum Ruhm des ASKLEPIOS, der alles kann, auch das Unmögliche ferner um die Torheit und Schädlichkeit des Unglaubens zu erweisen und die Notwendigkeit der pünktlichen Erlegung des Heilhonorars. Als wichtigste Publikationen hierzu verweise ich Sie noch auf JOH. BAUNAK, Inschriften aus dem Asklepieion zu Epidauros (Studien a. d. Geb. der griech. u. der arischen Sprachen, Bd. I, Leipzig 1886, S. 77—218) und den köstlichen „Isyllos von Epidauros" von ULRICH VON WILAMOWITZ-MOELLENDORFF (Philol. Übers., 9. Heft, Berlin 1886), und KONRAD ZACHER im Hermes, XXI (1886), S. 467—474, sowie auf die Textausgabe der „Antiken Wundergeschichten" von PAUL FIEBIG in den „Kleinen Texten für Vorlesungen u. Übungen", Bonn 1911. (Über Kos s. weiter unten S. 51 f.)

Wie nahe die ältesten griechischen Ärztegenossenschaften ursprünglich mit den griechischen Heiltempeln in Verbindung standen, bedarf noch weiterer Aufhellung. Daß sie bestand, dürfte zweifellos sein. Der berühmte Asklepiadenschwur, der noch heute als grundlegender Ehrenkodex jedes Ärztekollegiums mutatis mutandis gelten kann, zeigt uns noch die Reste dieser patriarchalischen Verfassung, die auf eine ursprüngliche Familienzusammengehörigkeit hinweist. Heilende Tätigkeit wurde in den Tempeln Griechenlands und außerhalb derselben geübt. Das Große aber, was das Griechenvolk aus der menschlichen Heilkunst gemacht hat, die seit Jahrtausenden schon ihre Erfahrung gezeitigt und da und dort schon diese Erfahrungen zu sammeln begonnen hatte, die m e d i z i n i s c h e W i s s e n s c h a f t , die völlig das Eigenwerk des Griechentums und n u r des Griechentums ist, die ist aus andern Quellen geboren worden als aus Tempelriten und Priestergilden, die ist geboren worden aus dem Schoße der **ionischen Naturphilosophie.**

Die griechische N a t u r p h i l o s o p h i e bildet eins der interessantesten Kapitel historischer Forschung. Es ist unmöglich, hier eine umfassende Darstellung derselben zu liefern. Hier können aus den Lehren der Naturphilosophen nur diejenigen wichtigen Gesichtspunkte hervorgehoben werden, welche sich für den Fortschritt in der Medizin als so äußerst fruchtbringend erweisen sollten. Die Großartigkeit der Gedanken, der Geistesreichtum, vermöge dessen die alten Naturphilosophen auf dem Wege der logischen Abstraktion schon die Keime einer ganzen Reihe moderner Ideen in bezug auf die Genese des Kosmos, in bezug auf die allgemeine Entwicklungsgeschichte des Menschen, Probleme der

Physik und Chemie etc. ahnungsvoll erfaßten, erregt unser gerechtes Staunen. In erster Linie tritt uns die i o n i s c h e Schule mit Männern wie THALES aus Milet (um 640—548) und dessen Landsleuten und ungefähren Zeitgenossen ANAXIMANDROS und ANAXIMENES entgegen. Ihnen allen ist das Bestreben gemeinsam, rerum cognoscere causas, d. h. nach realistischer Naturbeobachtung, nach Erforschung der materiellen Substanz des Weltalls, um ein Erklärungsprinzip für alle Naturphänomene zu gewinnen.

Die Hauptkenntnis der Lehren der Naturphilosophie verdanken wir den Mitteilungen des ARISTOTELES. Wer sich eingehender mit den Lehren der griechischen Naturphilosophen beschäftigen will, dem sind zwei neuer Werke ganz besonders zu empfehlen: „Die Fragmente der Vorsokratiker." Griechisch und deutsch von HERMANN DIELS. Berlin, 2. Aufl., 2 Bände, 1906—1910, und der erste Band der „Griechischen Denker" von THEODOR GOMPERZ, 3. Aufl., Leipzig 1911. Ihren Gedankenschatz in nuce bringt WILHELM NESTLE in „Die Vorsokratiker, in Auswahl übersetzt und herausgegeben", Jena 1908. Zu empfehlen ist auch die Arbeit von ERNST CH. H. PEITHMANN, „Die Naturphilosophie vor Sokrates", im Archiv f. Gesch. der Philosophie, N. F., Bd. VIII. — Wie weittragend die Bedeutung dieser Grundlegung der Naturwissenschaft durch das Griechentum ist, hat kürzlich der Leipziger Historiker der Physik ARTHUR ERICH HAAS in seiner Antrittsvorlesung „Der Geist des Hellenentums in der modernen Physik" (Leipzig 1914) in glänzender Weise gezeigt. Mehr die medizinische Seite hat OTTO KÖRNER (Rostock) in seiner Rektoratsrede hervorgehoben: „Geist und Methode der Natur- und Krankheitsbeobachtung im griechischen Altertume," Rostock 1914.

Wesen, Entstehung, Veränderung der Körperwelt und die Ursache der Metamorphosen der natürlichen Vorgänge kennen zu lernen, betrachteten die Naturphilosophen als ihre Lebensaufgabe. THALES erklärt das Wasser als das Weltprinzip, dagegen polemisiert ANAXIMANDROS, der keine räumliche Schranke im Universum durch einen hypothetischen Urstoff etabliert wissen möchte; das „Unendliche" (τὸ ἄπειρόν) ist seiner Meinung nach das Urprinzip aller Dinge, der anfanglose und unzerstörbare Stoff. ANAXIMENES, der wiederum gegen ANAXIMANDROS streitet — Kampf muß sein, wenn auch mit Worten, denn ohne Kampf ist kein Fortschritt denkbar —, nimmt die Luft als Urstoff aller Dinge an und läßt diese durch Verdünnung (ἀραίωσις) und Verdickung (πύκνωσις) daraus hervorgehen. Nach ihm besteht auch die Seele aus Luft. — Ein mehr exaktes Prinzip sehen wir bei den P y t h a g o r ä e r n in der Betonung der Zahl Platz greifen, die allerdings hier noch mit metaphysischen Begriffen verquickt erscheint; trotzdem sind die Konsequenzen, zu denen die Vertreter dieser Lehre gelangen, wegen ihrer Tiefe ungemein bestechend. Nun, meine Herren, ein Geist, dem wir den bekannten Lehrsatz verdanken, dürfte, denke ich, auch mit seinen übrigen Anschauungen nicht despektierlich zu behandeln sein, wenn wir auch gerne zugeben wollen, daß wir in der Geschichte der Medizin oft die größten Denker nicht frei sehen von allerlei verkehrten Anschauungen. Vielleicht handelt es sich hierbei aber um eine absichtliche Konzession an die Denkweise der großen Masse und um Publikationen, die, weil nicht ernst gemeint, auch nicht ernst zu nehmen sind. — Weitere Repräsentanten der älteren griechischen Naturphilosophie haben wir in den E l e a t e n , so genannt, weil die meisten dieser Denker aus Elea, einer Stadt in Lukanien, stammten. Zu ihnen gehörten XENOPHANES aus Kolophon (um 600—550 v. Chr.), der Autor des bekannten „ἓν καὶ πᾶν", der u. a. die versteinerten Seetiere auf Bergen und in Steinbrüchen als Beweis für den Ursprung der Erde aus dem Meere anführt, und PARMENIDES, das eigentliche Haupt der eleatischen Schule, einer der scharfsinnigsten Denker des Altertums, in dessen Axiomen sich bereits eine Analogie des bekannten „Cogito, ergo sum" erkennen läßt. Eine besondere Stellung nimmt HERAKLEITOS von Ephesos ein, mit dem Beinamen des Dunkeln (um 500 v. Chr.), dessen kosmologischer Hauptgrundsatz die fortwährende Wandelbarkeit der Dinge betont, das πάντα εἶναι καὶ μὴ εἶναι, das unaufhörliche Sein und Nichtsein (ἐκ πάντων ἓν καὶ ἐξ ἑνὸς πάντα). HERAKLEITOS stellt sich das Universum unter dem Bilde des feuerartigen Äthers vor, durch dessen Umwandlungen sich Wasser und Erde bilden sollen; der menschliche Geist ist nur ein Ausfluß des Äthers. Durchaus modernen Anklängen besonders an D a r w i n istisches begegnen wir in den Lehren des EMPEDOKLES aus Agrigent (um 504 v. Chr.; vgl. W. KRANZ, Empedokles und die Atomistik, Hermes, XLVII). Deutlich findet sich hier der Gedanke der allmählichen Entwicklung der organischen Schöpfung ausgesprochen, ebenso wie die Anschauungen der sogen. Atomisten LEUKIPPOS und DEMOKRITOS aus Abdera (um 470 v. Chr.) unzweifelhaft die Keime des naturwissenschaftlichen Materialismus bergen. An Stelle der qualitativ verschiedenen Urstoffe treten unendlich kleine qualitativ identische, aber an Zahl und Größe verschiedene, von Ewigkeit her vorhandene, nach mathematischen Gesetzen verbundene und sich gegenseitig beeinflussende Körperchen, Atome; diese und der leere Raum sind die Prinzipien aller Dinge. Alles, was geschieht, geschieht durch die Notwendigkeit, die ἀνάγκη; ganz im Gegensatz zu ANAXAGORAS aus Klazomenai (500—428), dem berühmten Begründer der Lehre vom νοῦς, d. h. der weltschaffenden und weltbeherrschenden Vernunft. — Fast alle diese Naturphilosophen, meine Herren, deren Ansichten in zerstreuten Bruchstücken bei den späteren griechischen Schriftstellern erhalten blieben, waren — darüber kann kein Zweifel herrschen — hervorragende Naturforscher, Physiker und zum Teil auch Ärzte. Gingen sie auch bei der Aufstellung ihrer philosophischen Axiome vielfach auf

deduktivem und mehr spekulativem Wege vor, so haben sie doch auch
verdienstvolle, exakte Forschungen gemacht und die Naturwissenschaften, spez. Physik, Physiologie, Embryologie sowie Zoologie und
Zootomie mit manchem wissenschaftlichen Material tatsächlich bereichert, wenn auch in noch etwas unentwickelter Form. Damit schufen
sie sich eine tragfähige Basis für ihr praktisches Handeln. Ich will
beispielsweise erwähnen, daß auch PYTHAGORAS Arzt war und seine
Schüler gesunde, therapeutische Lehren verfochten (exspektatives Verfahren, Diätetik, Leibesübungen etc.), daß die Atomisten behaupteten,
daß aus nichts nie etwas werden, daß aber auch nie etwas untergehen
könne, daß EMPEDOKLES, der der Entdecker des Labyrinths im Ohr ist
und die Exspiration auf einen durch Bewegung des Blutes nach oben
erfolgenden Luftaustritt und die Inspiration auf einen durch Bewegung
des Blutes nach unten erfolgenden Eintritt von Luft in die Lungen
zurückführte. Auch sonst findet man gerade in den Lehren des EMPE-
DOKLES die großartigsten Gesichtspunkte. Sinnesempfindung beruht
nach ihm darauf, daß das Gleiche von dem Gleichen wahrgenommen
wird; indem gewisse Aussonderungen von den Körpern in den Körper
des Menschen dringen, z. B. in die Nasen- oder Augenhöhle, erfolgt
Riechen oder Sehen. Es nimmt daher nicht wunder, von ihm zu erfahren, daß er auch ein glücklicher und gesuchter Praktiker war, der
mit Erfolg praktisch-hygienische Maßnahmen traf, indem er eine Pestepidemie in der Stadt Selinus als Folge der Ausdünstungen des Flusses
Hypsas ansprach und durch Flußkorrektion beseitigte, auch Räucherungen, Anzünden großer Feuer prophylaktisch gegen Pest empfahl. —
Der bisher noch nicht erwähnte ALKMAION aus Kroton soll zuerst
Sektionen gemacht, die Eustachische Röhre bei Ziegen, den Sehnerv
beobachtet und beschrieben, das Gehirn als den Sitz der Seele, mit
welchem alle Sinne durch Gänge zusammenhängen, angesprochen haben
u. a. m. (Vgl. A. KAYSERLING in der Ztschr. f. klin. Med., XLIII,
S. 171 ff.) Ein tüchtiger Anatom war (nach einer Mitteilung bei ARISTO-
TELES) DIOGENES VON APOLLONIA, Verf. einer Schrift „Über die Natur",
worin sich verschiedene Arterien und Venen, der linke Herzventrikel
als ἀρτηριακὴ κοιλία mit dem Sitz des Pneuma, der Puls als φλεβοπαλία
(Aderklopfen) beschrieben und die Lehre von der Verbreitung der
Atemluft innerhalb des ganzen Körpers finden. DEMOKRITOS, den wir
vorhin als den Vater der Atomistik kennen lernten, gilt als Verf. verschiedener Arbeiten über Pathologie. Von ihm soll nach dem Zeugnis
des PLINIUS die erste Beschreibung des Chamäleon stammen. Er leitete
die Hydrophobie von einer Nervenentzündung her und erklärt merkwürdigerweise die Entstehung von Seuchen mit einer Zerstörung von
Himmelskörpern, die als Atome auf die Erde fallen. —

Auch das praktische Walten dieser Naturphilosophen war infolge
ihrer hervorragenden Naturkenntnis und systematischen Geistesschulung
außerordentlich bedeutungsvoll; was etwa die Priesterärzte leisten
mochten, kam demgegenüber kaum in Betracht.

Der Ruf der naturphilosophischen Ärzte wuchs immer mehr und
mehr; man konsultierte sie weit und breit, so daß einzelne schließlich
eine Art von Wanderpraxis als περιοδευταί betrieben, d. h. von Ort zu
Ort zogen und sich der Masse der Hilfebedürftigen zur Verfügung
stellten, wobei sie zugleich als Wanderapostel für ihre Lehren auf-
traten. Manche machten sich schließlich da, wo ihnen lohnende An-
stellungen winkten, ansässig und stellten sich dann in den Dienst von
Herrschern oder Gemeinden als Kommunal- oder Stadtärzte (δημόσιοι
ἰατροί, auch wohl δημιουργοί genannt) mit der Verpflichtung, die Eingesessenen auf Verlangen unentgeltlich zu behandeln. Diese Einrichtung
der Stadtärzte gewann langsam an Umfang und war schon im 5. Jahrhundert v. Chr. allgemein verbreitet, ihre Zahl schließlich so groß, daß
sie sich zu Korporationen zusammentaten, die zweimal jährlich dem
Heilgott Asklepios zu Ehren in dessen Tempel oder in dem der Hygiea
ein besonderes Dankfest begingen. Je mehr sich übrigens der Klienten-
kreis auch aus den unteren Volksständen erweiterte, desto mehr machte
sich die Notwendigkeit geltend, Heilanstalten (analog unseren Polikliniken), sogenannte ἰατρεῖα, zu begründen, wo man in der Lage war,
eine größere Zahl von Hilfesuchenden zu befriedigen und Operationen
und deren Nachbehandlung vorzunehmen, die sich in der Behausung
der Patienten mangels erforderlicher Instrumente, Vorrichtungen etc.
nicht durchführen ließen. Diese Heilstätten blieben in der ganzen Zeit
der griechischen Antike ganz vorwiegend mit der Wohnung des Arztes
in Verbindung, blieben Behandlungs- und Unterkunftsräume seines
Privathauses. Daß etwa das Wohnhaus des Arztes mit Operations- und
Krankenzimmer in einzelnen Fällen Gemeindebesitz gewesen wäre und
dem Gemeindearzte angewiesen und aus den Mitteln der Arztsteuer, des
ἰατρικόν, aus der man auch seine Entlohnung bestritt, erhalten worden
wäre, läßt sich noch nicht sicher beweisen.

Über diese angestellten Gemeindeärzte, neben denen auch freie Ärzte in
größeren Gemeinwesen bestanden, ist das Material gut gesichtet zusammengestellt
von Rudolf Pohl, „Der Graecorum medicis publicis," Berlin 1905. Die Frage der
Iatreien, wie der Krankenversorgung in den Tempelsanatorien (der Asklepieien
als öffentliche Krankenanstalten) ist einer gründlichen Darstellung unterzogen
von Theodor Meyer-Steineg in den Jenaer medizin-historischen Beiträgen,
Heft 3, „Krankenanstalten im griechisch-römischen Altertum," Jena 1912. Beiträge hierzu aus dem Leben des Tages heraus hat Sudhoff in den Studien zur
Geschichte der Medizin, Heft 5/6, „Ärztliches aus griechischen Papyrus-Urkunden",
Leipzig 1909, im Abschnitt „Von den Ärzten selber" gegeben.

Daß man nicht nur für ärztliche Versorgung der Städte und selbst kleinerer Orte in Altgriechenland besorgt war, sondern auch für besondere Fälle des Zusammenströmens großer Menschenmassen eine Art ärztlichen Stationsdienst schuf, scheint eine kleinasiatische Inschrift darzutun. In Dermendjik in Mysien, ganz in der Nähe des alten Parion, wurde eine griechische Inschrift gefunden, die von dem Archäologen MAURICE HOLLEAUX in der „Revue des études grecques", Tom. IX, 1896, S. 359—370 (Un décret du Koinon des villes de Troade) veröffentlicht wurde, und worin, soweit bekannt, zum ersten Male ein Unfallarzt für ein Fest erwähnt wird. In der Schrift, die mit Sicherheit als ein Ehrendekret des troischen Bundes erkannt ist, lobt der Bundesrat — σύνεδροι — den ἀγρονόμος aus Parion, der etwa als Präsident des Sanitäts- und Polizeikomitees zu bezeichnen wäre, daß er bei dem Fest der in Neu-Ilion gefeierten großen Panathenäen für billige und gute Verpflegung der zahlreichen Festteilnehmer, sowie insbesondere für die Bestellung eines Platzarztes zur Pflege der von Unwohlsein Befallenen gesorgt habe. Der Name dieses ältesten „Unfallarztes" ist in der etwas verstümmelten Inschrift nicht erhalten. Da jedoch der Name seines Großvaters ZOPYROS lautete, so wird er wohl auch ZOPYROS geheißen haben. Was das Alter der Inschrift betrifft, so ist sie etwa in das dritte Jahrhundert v. Chr. zu setzen.

Für die Geburtshilfe waren Hebammen vorhanden. Außerdem bildete sich im Laufe der Zeiten noch allmählich ein besonderes Heilpersonal niederer Gattung heraus, die sogenannten Gymnasten oder Iatrolipten. Es handelt sich dabei um Individuen, deren Aufgabe zunächst darin bestand, in den Palästren und Gymnasien als Pädotriben, Gymnasten oder Athleten (Vorturner, Turnlehrer etc.) zu fungieren. Diese Tätigkeit und der damit verbundene ständige Aufenthalt in den genannten Anstalten, die Notwendigkeit, die sehr wichtigen vorbereitenden Salbungen der Ringkämpfer selbst auszuführen, bestimmte Verordnungen wegen einer zweckmäßigen Muskeldiätetik und sonstiger hygienischer Maßnahmen zu erteilen, ja ab und zu aus Anlaß plötzlicher Unglücksfälle, Kontusionen, Luxationen und Frakturen zunächst bis zum Erscheinen des Arztes selbst einzugreifen resp. diesem zu assistieren, alles dies verschaffte schließlich manchem dieser Angestellten eine Menge von Erfahrungen, für sie die Veranlassung, selbstständig als Heilkünstler aufzutreten. Einzelne mögen immerhin Tüchtiges geleistet haben, und man darf ihre praktische Wirksamkeit nicht zu gering anschlagen. Die Griechen waren treffliche Beobachter; der Formensinn war bei ihnen gut ausgebildet, das Material, das ihnen zur Verfügung stand, ein großes; jedenfalls bildete sich schließlich aus diesen Gymnasten und Iatrolipten eine wohl organisierte Kategorie niederen Heilpersonals, besonders für chirurgische Krankheiten und selbst Stoffwechselkuren heraus, letzteres, weil sie oft genug Gelegenheit hatten, den Einfluß der Diät auf die Körperkräfte und die heilsame Wirkung gymnastischer Übungen in gewissen pathologischen Störungen zu beobachten. Als solche tüchtigen Gymnastenärzte, die auch in weiteren

Kreisen Ansehen genossen, werden uns aus dem griechischen Altertum
(von PLATON) der Tarentiner IKKOS und PRODIKOS von Selymbria genannt. Letzterer war von Hause aus selbst ein schwächlicher und kränk-
licher Mensch; er fungierte als Pädotribe (kurz vor dem Peloponnesischen
Kriege), beobachtete hierbei den günstigen Einfluß der Gymnastik,
wandte sie infolgedessen zur Stärkung seiner eigenen Gesundheit an
und empfahl dann die Mittel, die ihm selbst geholfen hatten, andern;
er kultivierte die Methoden und bildete die Heilgymnastik weiter aus,
als deren eigentlicher Erfinder er wohl aufgefaßt worden ist. (In einer
Abhandlung der Hippokratischen Schriftensammlung heißt es von ihm,
daß er sogar Fiebernden Ringen und Muskelübungen verordnete.)
Dauerlauf resp. protrahiertes Spazierengehen war eines seiner Haupt-
mittel.

    In der berühmten Schrift des PHILOSTRATOS, περὶ γυμναστικῆς aus dem
3. Jahrhundert unserer Zeitrechnung erhalten wir einen guten Einblick in die
spätere Entwicklung der Tätigkeit, Denkweise und Schriftstellerei dieser Berufs-
gymnasten in ihrer Rivalität mit den Ärzten, was alles von dem trefflichen Kenner
griechischer Gymnastik JULIUS JÜTHNER in seiner vorzüglichen, kommentierten
und mit deutscher Übersetzung versehenen neuen Ausgabe des PHILOSTRATOS,
Leipzig u. Berlin 1909, vortrefflich auseinandergesetzt ist.

Wir haben in der Schilderung der Entwicklung ärztlichen Berufs-
wesens im alten Griechenland über die Anfänge der ärztlichen Wissenschaft, wie sie sich als Frucht ionischer Naturphilosophie und ärztlicher
Gesamterfahrung entwickelte, hinausgegriffen. Ihre Wurzeln treiben
in den Pflegestätten ärztlichen Wissens, den **altgriechischen Ärzteschulen,**
die da und dort in den Gesamtgebieten griechischer Siedlungen an den
Küsten des östlichen Beckens des Mittelmeeres sich bildeten, bestimmt
in nur sehr teilweisem Anschluß an das Tempelärztetum der „Asklepiaden", die schließlich nur dem Namen nach mit dem Heildienste des
Gottes ASKLEPIOS in einem gewissen Zusammenhang blieben, innerlich
und äußerlich vom Tempeldienste gelöst und nur örtlich einen gewissen
Konnex aufrechterhaltend — wie in Kos — aus frommem Sinne, Gewohnheit und dem Vorteil des ständigen Zuströmens Hilfesuchender
an der heiligen Heilstätte.

    So möge denn an dieser Stelle auch der oben schon erwähnte Eid der
„Asklepiaden" von Kos Ihnen mitgeteilt sein, der Sie mit voller Unmittelbarkeit
einführt in die Hoheit der Gesinnung, die alles in den Dienst des Kranken stellt
und dessen Wohl als höchstes Gesetz anerkennt. Wie man nur reines Herzens
in den Tempel des ASKLEPIOS treten durfte (ἁγνὸν χρὴ νήοιο θυωδέος ἐντὸς ἰόντα ..
stand über der Tempelpforte zu Epidauros!), schwur der Jünger griechischer
Ärzteweisheit, rein und fromm sein Leben und seine Kunst zu bewahren:

    „Ich schwöre bei APOLLON, dem Arzte, bei ASKLEPIOS, HYGIEIA und
PANAKEIA, bei allen Göttern und Göttinnen und rufe sie als Zeugen an, daß ich

nach Kräften und Gewissen diesen Eid und diese Verpflichtung erfüllen werde; meinen Lehrer in dieser Kunst will ich achten gleich meinen Eltern, das Notwendige im Leben demselben gewähren, und wenn er Bedürfnisse hat, demselben mitteilen, seine Nachkommenschaft gleich Brüdern achten, sie in dieser Kunst, wenn sie dieselbe zu erlernen verlangen, unterrichten ohne Belohnung und ohne Verbindlichkeit, an Unterricht und Vorträgen und an der ganzen übrigen Wissenschaft sie teilnehmen lassen wie meine und meines Lehrers Söhne und die Schüler, welche durch Vertrag verbindlich gemacht und durch ärztliche Satzung beeidigt sind, außer diesen keinen. — Die Lebensweise will ich zum Nutzen der Kranken nach Kräften und Gewissen anordnen und vor Nachteil und Unrecht dieselben schützen. Ich werde keinem, wenn auch gebeten, ein tödliches Arzneimittel reichen, noch will ich dazu eine Anleitung geben; ebenso will ich keinem Weibe ein fruchtabtreibendes Mittel (Mutterzäpfchen) geben. Rein und fromm will ich leben und meine Kunst üben. Ich will bei keinem Steinkranken den Schnitt vornehmen, sondern solches in diesem Fache erfahrenen Männern überlassen. In welche Häuser ich komme, da will ich hineingehen zum Heile der Kranken, fern von jeder absichtlichen Schädigung und Verführung; besonders jeden Geschlechtsverkehr meiden bei Frauen und Männern, bei Freien und Sklaven. Was ich bei der ärztlichen Behandlung sehe und höre oder auch außerhalb derselben im gewöhnlichen Leben, das will ich, wenn es nicht öffentlich bekannt werden darf, verschweigen und als ein Geheimnis bewahren. Wenn ich diesen Eid vollkommen halte und ihn nicht verletze, möge Glück mir beschieden sein im Leben und in meiner Kunst, möge Ruhm ich erlangen bei allen Menschen auf ewige Zeiten; wenn ich aber diesen Eid übertrete und falsch schwöre, so möge mich das Gegenteil davon treffen!"

Diese Ärzteschulen wurden nun die eigentlichen Stellen einer wissenschaftlichen Begründung der Medizin. Ein freiheitlicher Geist herrschte in ihnen. Man hütete und verwendete die auf empirischem Wege gewonnenen Wissensschätze, Sammlungen von Krankengeschichten usw.; man begann schließlich auch von philosophischer Spekulation sich frei zu machen und neben und statt derselben die nüchterne Naturbeobachtung zu pflegen, und gelangte so zu bestimmten Ergebnissen und Anschauungen, welche anfangs durch mündlichen Unterricht fortgepflanzt, später schriftlich fixiert wurden.

Die früheste Ärzteschule war die zu K y r e n e, unfern von Ägypten in Nordafrika gelegen, literarisch kaum faßbar. Dort war auch der Stapelplatz für das hochgepriesene Allheilmittel σίλφιον, eine Narthex-Art, die schon zu PLINIUS' Zeiten ausgerottet war. Nach HERODOT († 425 v. Chr.) stammten von dorther die besten Ärzte und aus K r o t o n am Aisāros in Unteritalien, wo pythagoräisch Denken wirkte, und von wo die sikelische Ärzteschule sich herleitete, die WELLMANN uns näher kennen lehrte, worauf wir später zu sprechen kommen werden. Auch R h o d o s wird als Sitz einer Schule genannt. — E i n e n b e s o n - d e r e n R u f e r l a n g t e n d i e Ä r z t e s c h u l e n z u K o s u n d K n i d o s. Aus ihnen gingen nicht bloß bedeutende Ärzte, sondern auch bestimmte literarische Produkte hervor, die wir noch

bei HIPPOKRATES als „Knidische Sentenzen" oder „Koische Vorher-
sagungen" erwähnt finden, die als Kompendien, als Leitfäden beim
Unterricht in den betreffenden Schulen autoritative Geltung besaßen,
d. h. sie enthielten die maßgebenden Anschauungen, zu denen die Hauptvertreter der bezüglichen Schulen im Laufe der Zeit gelangt waren.
Die betreffenden Lehren differierten im einzelnen ganz wesentlich, und
diese Differenz der Meinungen führte nicht selten auch zu literarischen
Fehden, wie wir das gleichfalls beispielsweise aus dem Anfang der
Monographie in der hippokratischen Schriftensammlung wissen, die
betitelt ist: Über die Lebensweise in akuten Krankheiten, wo mitgeteilt
wird, daß die Knidische Schule unter Mißachtung der Ätiologie der
Krankheiten zu wenig Wert auf die Diät lege und schablonenhaft in
der Therapie verfahre, während die Koische Schule umgekehrt nicht
eine haarspalterische und spitzfindige Symptomatologie betone, sondern
mehr auf das Studium des tieferen Wesens der Krankheit, der eigentlichen Kardinalsymptome, eingehe, um so eine bessere Kenntnis vom
Krankheitsverlauf und eine solidere Handhabe zu einer richtigen Prognose
zu gewinnen.

Über Kyrene ist das Buch von FRANZ STUDNICZKA, Leipzig 1890, nachzusehen und ADOLF KRONFELD im Janus III (1898), S. 22ff., sowie MALTEN, Kyrene,
sagengesch. u. historische Untersuchungen. Phil. Unters., XX, 1911. Über
das gleich zu besprechende Kos haben Licht zu verbreiten gesucht die Ausgrabungen (1898, 1902, 1904 und 1905) RUDOLPH HERZOGS, der seine Ergebnisse
im Archäol. Anzeiger, XX, und in einem besonderen Buche „Koische Forschungen
und Funde", Leipzig 1899, veröffentlicht hat (vgl. auch Mitt. z. Gesch. d. Medizin,
II (1903), S. 218—226 und 378—382, IV (1905), S. 366—376).

Aus einer dieser Schulen, deren Hauptprinzipien einen erfreulichen
Fortschritt der Heilkunde verraten, ist zu ihrem ewigen Ruhme eben
jener Mann hervorgegangen, der als Typus eines echten Heilkünstlers
bis heute sich in unserm Andenken erhalten hat und als Träger der
griechischen Medizin in ihrer Blüteperiode gilt, nämlich:

Hippokrates II., der Große.

Die Geschichte dieses Mannes bildet immer noch eine nicht völlig
gelöste Frage, die seit den Tagen der Alexandriner unzählige Geister
und Federn in Bewegung gesetzt und neuerdings wieder lebhafte Diskussionen hervorrief. — Über das Leben des HIPPOKRATES besitzen wir
in den Angaben des berühmten Geburtshelfers SORANOS aus Ephesos,
der etwa im 2. Jahrh. n. Chr. lebte und 20 Jahre älter als GALENOS
war, leidlich zuverlässige Daten. Danach ist HIPPOKRATES etwa 460—450
v. Chr. auf Kos, einer Insel der Sporaden-Gruppe (dem heutigen Stanko),
geboren, und zwar als Sproß einer Asklepiaden-Familie. Sein Vater

HERAKLEIDES soll in gerader Linie seinen Stammbaum vom ASKLEPIOS, die Mutter PHAINARETE den ihren von HERAKLES abgeleitet haben: Sagenhaftes und Historisches gemischt! Unter den Lehrern des HIPPOKRATES werden, wenn auch nicht völlig beglaubigt, der Leontiner GORGIAS (für die Rhetorik), HERODIKOS von Selymbria (für die Medizin) und der Abderite DEMOKRITOS (nach CELSUS für Philosophie) genannt. Erdichtet ist wohl die Beschuldigung, HIPPOKRATES habe die Schriften der Knidischen Schule verbrannt, in der ehrgeizigen Absicht, sich die Priorität für einzelne Maximen derselben zu sichern. Bekannt ist die Anekdote, daß HIPPOKRATES aufgefordert worden sei, während einer Durchreise den Gemütszustand des des Wahnsinns von seinen beschränkten Landsleuten, den Abderiten, beziehtigten Philosophen DEMOKRITOS zu untersuchen. Er fand diesen mit tiefsinnigen naturphilosophischen Studien beschäftigt. Gefragt, was er treibe, antwortete DEMOKRITOS, er studiere die Torheit der Menschen, worauf HIPPOKRATES ihn für den Weisesten aller Menschen erklärte. Ungewiß ist ein angeblicher Aufenthalt in Athen, gut beglaubigt, daß HIPPOKRATES längere Zeit, gemäß der Sitte der naturphilosophischen Ärzte und anderer gebildeter Zeitgenossen, auf Reisen zubrachte, ein sogenanntes periodeutisches Leben führte und auf seiner Wanderschaft Thessalien, Thrakien, die Insel Thasos, Skythien, das Gebiet des Mäotischen Sees in der Nähe des Pontus Euxinus besucht hat und sogar bis nach Nordägypten gelangte. Das alles wissen wir aus einigen seiner Schriften (vorausgesetzt, daß wir diese für echt ansehen können), wo er im einzelnen über die Ergebnisse seiner Beobachtungen während des Aufenthalts in den genannten Ländern berichtet. Hauptsächlich verwandtschaftliche und Familienrücksichten sind es gewesen, (wie PETREQUIN in seiner klassischen Ausgabe der chirurgischen Schriften des HIPPOKRATES geistreich argumentiert), die ihn schließlich veranlaßten, sich in seinem Alter nach Thessalien zurückzuziehen, wo er in Larissa im ersten Drittel des 4. Jahrhunderts (etwa um 370) 83 oder nach einigen 85 Jahre alt gestorben ist. Er hinterließ zwei Söhne, THESSALOS und DRAKON, und einen Schwiegersohn POLYBOS. Letzterer fungierte als Lehrer der Asklepiaden-Schule in Kos, während die ersteren als Hof- und Leibärzte in Makedonien wirkten.

HIPPOKRATES' Leben fällt in jene Epoche, da Griechenland auf der Höhe seiner politischen und geistigen (künstlerisch-wissenschaftlichen) Entwicklung stand, da mit dem Sturze der Peisistratiden die Volksherrschaft begründet wurde, in die Zeit, in welcher HERODOTOS, THUKYDIDES, PERIKLES, AISCHYLOS, SOPHOKLES, EURIPIDES, ARISTOPHANES, PHIDIAS lebten, einige Jahrzehnte später PLATON und ARISTOTELES folgten, die uns über HIPPOKRATES wenn auch nur sehr vereinzelte Nachrichten geben. So heißt er an einer Stelle „der Große", an einer

andern „der Göttliche". Er gehört der Koischen Schule an und hat
zunächst in seiner Heimat medizinische Studien getrieben. Es ist eine
Übertreibung seiner Verdienste, wenn man ihn als materiellen Begründer der wissenschaftlichen Heilkunde angesprochen hat, wohl aber
kann man sagen, daß unter seinem Einfluß die griechische Medizin
einen gewaltigen Aufschwung genommen hat. Zur Entscheidung der
Frage, welche Anschauungen HIPPOKRATES persönlich vertreten hat,
gibt die unter seinem Namen gehende Schriftensammlung die hauptsächlichste Handhabe; doch sind die Schlüsse daraus mit großer
Vorsicht zu ziehen, da wir über den Kernpunkt in dieser Angelegenheit
noch völlig im unklaren sind; wir wissen noch nicht annähernd genau,
welche Schriften dem HIPPOKRATES selbst als von ihm verfaßte und
echte zukommen, und welche von andern Autoren stammen und nur
unter seinem Namen gehen. Wir schalten darum einstweilen besser die
Person des HIPPOKRATES ganz aus der Betrachtung aus und formulieren
die Frage dahin (im Wesen läuft das schließlich auf dasselbe hinaus):
„W a s   m a c h t   d e n n   n u n   e i g e n t l i c h   d e n   m a t e r i e l l e n
I n h a l t   d e r   g r i e c h i s c h e n   M e d i z i n   z u r   Z e i t   d e s
H i p p o k r a t e s   a u s ?" Diese wichtige Frage vermögen wir nur
zu beantworten aus dem Studium und mit Hilfe derjenigen Schriften,
welche unter dem Namen der Werke des HIPPOKRATES auf uns gekommen sind. D i e s e   S a m m l u n g   i s t   w o h l   e i n   b u n t e s
G e m i s c h   a u s   v e r s c h i e d e n a r t i g e n   A r b e i t e n , wir
können aber mit Bestimmtheit annehmen, daß alles vor der Mitte des
4. Jahrhunderts vor Christo entstanden ist, daß sie schon um das Jahr 300
den alexandrinischen Ärzten wesentlich in der gleichen Verfassung vorlag,
wie wir sie heute noch besitzen. Aber damals schon war die genaue
Kenntnis der wirklich von HIPPOKRATES selbst herrührenden Arbeiten
abhanden gekommen, und zweifellos in dem Bestreben, möglichst wenig
verloren gehen zu lassen, manches kritiklos mit aufgenommen gewesen,
was nicht hineingehörte. Einzelne Abhandlungen aber gehören bestimmt
dem HIPPOKRATES an, aber bei keiner einzigen sind die kompetentesten
Beurteiler völlig einig bis zum heutigen Tage, wie sehr man auch text-
kritische, etymologische, ethnologische und medizinisch-pragmatische
Gesichtspunkte heranzuziehen versuchte, auch vor allem den Dialekt
berücksichtigte, den echt hippokratischen Schriften dorische Form
vindizierend. Auch die Art der Darstellung, den inneren Zusammenhang
der einzelnen Teile, den Inhalt wie die Fassung hat man untersucht.
Der Amsterdamer philologische Mediziner ZACHARIAS FRANZ ERMERINS
(1808—71) ist in seiner griechisch-lateinischen Ausgabe (Utrecht 1859
bis 64 in drei Bänden) mit seinem hyperkritischen Verfahren so weit
gegangen, daß er an HIPPOKRATES kaum etwas übriggelassen hat. Aber

auch heute sind wir trotz glänzender Versuche eines Diels, eines
Gomperz, eines Schöne noch nicht viel weiter. Und doch gehört dem
Corpus Hippocraticum eine Reihe von Schriften an, die für alle Zeiten
zum Kostbarsten gehören werden, was die große medizinische Literatur
besitzt: nur als Geisteskinder eines einzigen wollen sie sich so recht
nicht fassen lassen.

Als auf die letzten Versuche zur Lösung der Echtheitsfrage weise ich auf
folgende Veröffentlichungen hin: C. Fredrich, Hippokratische Untersuchungen,
Berlin 1899; W. Schonack, Zur Hippokrates-Philologie, Janus XIII, 1909,
S. 661—681; H. Schöne, Echte Hippokratesschriften, Dtsch. med. Wochenschr.,
1910, No. 9 u. 10; H. Diels, Über einen neuen Versuch, die Echtheit einiger
Hippokrat. Schriften nachzuweisen. Berliner Sitzungsberichte, 1910, LIII;
— —, Hippokratische Forschungen, I—IV, Hermes XLV, 126, 320; XLVI, 260;
XLVIII, 378; Theod. Gomperz, Einige Bemerkungen zum Corpus hippocraticum. Anz. d. Wiener Akademie, 1910, No. IV, S. 20—25; — —, Die hippokratische Frage und der Ausgangspunkt ihrer Lösung. Philologus, LXX, S. 213
bis 241; S. Hornstein, Untersuchungen zum Hippokratischen Corpus. Primitiae Czernovicienses, 1911, S. 54—82.

Schon früh hat man begonnen, den Hippokrates zu kommentieren
und zu tradieren. Beispielsweise besteht ein nicht geringer Teil der
Schriften des großen Galenos, der uns später noch lange beschäftigen
muß, aus Kommentaren zu Abhandlungen der Hippokratischen Schriftensammlung. Von der sehr weitschichtigen Literaturgeschichte der letzteren
kann ich Ihnen hier nur die wichtigsten Daten anführen. Die berühmteste aller älteren Ausgaben ist die des Anutius Foesius (1528—91),
eines Metzer Arztes (um 1590), mit einer sehr guten lateinischen Übersetzung und zahlreichen kritischen Anmerkungen. Wegen ihres handlichen Formats beliebt ist die gleichfalls griechisch-lateinische Edition
von Joh. Antonides van der Linden (1609—64), einem auch sonst
um die Pflege der medizinischen Geschichte hochverdienten holländischen
Arzte (Leiden 1665). Das Beste bis heute hat für die Hippokratesforschung
der große französische Akademiker Emile Littré (1801—81) mit seiner
10 bändigen, wahrhaft klassischen Ausgabe geleistet (Paris 1839—61),
die eine neue Phase in der Geschichte der Hippokratischen Schriftensammlung bedeutet. Jeder, der über Hippokrates mitsprechen will,
muß die Littrésche Ausgabe in Händen haben und studieren. Von
gleicher Güte, aber nur die chirurgischen Schriften umfassend, ist die
des Lyoner Chirurgen J. E. Petrequin (1809—76, Paris 1877—78,
2 Bde., mit großartigen Kommentaren, der zweite Band erst nach dem
Tode von Petrequin durch Emil Ruelle ediert), eine volle Lebens-
arbeit, die uns u. a. beweist, daß man ein glänzender Operateur, tüchtiger
Praktiker und dabei ein ausgezeichneter Gelehrter und Historiker sein
kann. Die H. Kuehleweinsche, von ihm und Ilberg eingeleitete

Textausgabe ist über den 2. Band nicht hinausgekommen (Leipzig 1894 und 1902). Das von den Akademien zu Berlin, Kopenhagen und Wien unter Leitung von HERMANN DIELS ins Werk gesetzte große „Corpus medicorum graecorum", dessen erste Bände eben die Presse verlassen, wird als Krone des Ganzen eine neu gesichtete Hippokrates-Ausgabe uns bringen. —

Zum ersten Bekanntwerden mit HIPPOKRATES ist für den jungen Mediziner das hübsche Buch THEODOR BECKS in Basel „Hippokrates' Erkenntnisse im griechischen Texte ausgewählt, übersetzt und auf die moderne Heilkunde vielfach bezogen", Jena, E. Diederichs, 1907, ganz besonders geeignet. Auch der erfahrene Arzt sollte es als ärztliches Brevier täglich zur Hand haben. Leider ist das vortreffliche Buch GYULA HORNYÁNSKYS (jetzt Prof. in Klausenburg) über HIPPOKRATES (vgl. die Inhaltsübersicht in den Mitt. z. Gesch. d. Med., Bd. X, S. 480—489) noch nicht in das Deutsche übersetzt (A görög felvilágosodás tudománya, die Wissenschaft der griech. Aufklärung. Hippokrates, Budapest 1910). Eine köstliche kleine Gabe ist ULRICHS v. WILAMOWITZ-MÖLLENDORF Studie „Die hippokratische Schrift Περὶ ἱρῆς νούσου'· in den Berliner Sitzungsberichten 1901. Lesenswert ist auch F. KRAUS, Über den Hippokratismus in den Mitteilungen des Ver. d. Ärzte in Steiermark, XXXI, No. 7, 1894.

Zahllos sind die Partialeditionen und Übersetzungen in moderne Sprachen. Für deutsche Leser will ich unter Übergehung aller älteren Publikationen mich hier begnügen, Ihnen die modernste Bearbeitung von ROBERT FUCHS (München 1895—1900 in drei Bänden) anzuführen. Jeder deutsche Arzt, der nicht des Griechischen genügend mächtig ist, sollte es als eine Ehrenpflicht ansehen, sich die Werke des Vaters unserer Kunst durch die FUCHSsche Ausgabe zugänglich zu machen — sie in seine Bibliothek zu stellen!

Seit DIELS in den Abhandlungen der Berliner Akademie 1905/6 die beiden Kataloge der „Handschriften der antiken Ärzte" im Auftrage der Kommission der genannten Akademie herausgegeben hat, wird in den Berliner Sitzungsberichten alljährlich über den Fortgang dieses Unternehmens berichtet. — Ein Parademuster einer Partialausgabe ist z. B. die vom berühmten Wiener Akademiker THEODOR GOMPERZ 1890 publizierte Schrift Περὶ τέχνης unter dem Titel: „Die Apologie der Heilkunst"; zweite Aufl., 1910.

Als besonders wichtig seien folgende Schriften der Hippokratischen Sammlung hervorgehoben:

1. Περὶ ἀρχαίης ἰητρικῆς, de prisca medicina (LITTRÉsche Ausgabe I, 570—637; FUCHS, I, p. 18—40), über die alte Medizin; enthält eine Diskussion über gewisse zu HIPPOKRATES' Zeiten hauptsächlich schwebende Fragen in der Medizin. HIPPOKRATES legt darin seine Ansichten von den Aufgaben und Zielen der Heilkunde dar. 2. Προγνωστικόν, Prognostikon, Vorhersagung (L. II, 110—191; FUCHS, I, p. 451), Darstellung der Lehre von den akuten Krankheiten vom prognostischen Standpunkt. Diese Abhandlung ist für das Verständnis der Stellung,

die HIPPOKRATES in der Kunst und Wissenschaft eingenommen hat, sehr wichtig. 3. Ἀφορισμοί, Aphorismi, die berühmten Lehrsätze (L. IV, 458—609; FUCHS, I, p. 67—141), aber nur Buch (particula) 1—3, die übrigen Bücher sind sicher unecht. (Einige Bücher sind in ganz wüster Weise zusammengestellt und entbehren jeder vernünftigen Redaktion.) — Die Aphorismen und Thesen, kurz gefaßte Lehrsätze, welche die verschiedensten Gegenstände der Heilkunde behandeln, so in Buch 1 die Ausleerungen, sowohl die spontanen wie die künstlich erzielten, und die dabei zweckmäßigste Diät. Buch 2 ist wesentlich symptomatologisch; es bespricht die Erscheinungen bei Schlaf, Ernährung, Bewegung etc. etwas kraus durcheinander und ohne bestimmte Ordnung. Buch 3 ist wesentlich ätiologisch und behandelt vorzugsweise den Einfluß der Jahreszeiten auf die Gestaltung der epidemischen und interkurrenten Krankheiten. — Dazu kommen nun die drei bedeutendsten Arbeiten der Sammlung, nämlich 4. zwei Bücher Geschichte der epidemischen Krankheiten ἐπιδημιῶν (L. II, 598—717 und V, 72—139; FUCHS, II, p. 99ff.). Im ganzen sind es sieben Bücher (ἐπ. βιβλία ἑπτά, epidemiorum libri 7); Buch 1 und 3 gelten den meisten für echt, auch 2 und 4 stammen vielleicht von HIPPOKRATES, die übrigen aber nicht. Buch 1 und 3 enthalten eine Zusammenstellung aller zu gewissen Zeiten von HIPPO-KRATES beobachteten Krankheiten. Der Titel entspricht nicht wörtlich dem Inhalt, indem es sich nicht ausschließlich um epidemische Krankheiten handelt, sondern um das, was wir mit einem später geschaffenen Terminus als Katastascologie bezeichnen, d. h. die Art, wie sich gewisse Krankheiten zeitlich nebeneinanderstellen, und wie sie durch gewisse Grundkrankheiten in ihrem Verlauf und Charakter eine besondere Modifikation erleiden, also den „Genius epidemicus" und seinen Einfluß im weitesten Sinne genommen. Es ist das eine Lehre, der wir z. B. noch bei SYDENHAM im 17. Jahrhundert wieder begegnen werden. Die Ausführungen sind durch Krankengeschichten erläutert. — 5. Περὶ διαίτης ὀξέων, de victu in acutis, über die Diät in akuten Krankheiten (L. II, 192—529). Davon gilt aber nur der größere Teil als echt, ein von den Bädern handelnder Appendix ist schon nach dem Zeugnis des GALENOS für untergeschoben erklärt worden. 6. Περὶ ἀέρων, ὑδάτων, τόπων, de aëre, aquis et locis (L. II, 12—93; F. I, p. 376), über Klima, Wasser und Örtlichkeiten, eine hochberühmte Abhandlung, gewissermaßen eine medizinische Geographie oder Topographie in rudimentärer Form. (Von G. GUNDERMANN 1912 im Urtext mit der alten lateinischen Übersetzung in den Bonner „Kleinen Texten" neu herausgegeben.) HIPPO-KRATES hat hier die Erfahrungen niedergelegt, die er auf seinen Reisen gemacht hat, bezüglich der Witterungsverhältnisse, des Bodens, der sozialen Verhältnisse, der biologischen, d. h. physiologischen und patho-

logischen Zustände, die bei den von ihm besuchten Völkerschaften
herrschen (in Thrakien, Skythien, am möotischen See usw.). Neuere
Schädeluntersuchungen und sonstige anthropologische Beobachtungen
haben beispielsweise noch jetzt die Angaben des HIPPOKRATES über
Schädelbildungen in diesen Ländern bestätigt. Auch eine Reihe von
Gedanken finden sich hier, die in altem Gewande durchaus modernen
Ideen (der Transformismus-Lehre etc.) entsprechen. — Endlich gehören
7. noch die-chirurgischen Schriften zu denen, die allgemein dem HIPPO-
KRATES als durchaus echt zugeschrieben werden; doch ist es immerhin
fraglich, ob nicht eine Überarbeitung zu der jetzigen Form stattgefunden
hat. Es macht den Eindruck, als handelt es sich um ein größeres chirurgisches Werk, das später in einzelne Teile zerstückelt ist. Es kommen
in dieser Beziehung besonders fünf Schriften in Betracht: a) Κατ' ἰητρεῖον,
de officina medici, über die Werkstätte des Arztes, mit einem Inhalt,
den wir heutzutage als Akiurgie bezeichnen, also Instrumentarium,
Operationen, Assistenz, Apparate etc.   b) Περὶ τῶν ἐν κεφαλῇ τρωμάτων,
de vulneribus capitis, über Schädelverletzungen (L. III 150—261), eine
geradezu klassische Abhandlung wegen ihres klaren, durchsichtigen
Stils und sachgemäßer Bearbeitung des Gegenstandes selbst.   c) Περὶ
ἀγμῶν, de fracturis, über Extremitätenbrüche (L. III 339—563).   d) Περὶ
ἄρθρων, de articulis, über Gelenke resp. Luxationen (L. IV, 1—328),
eine Schrift, die von einem Arzt der empirischen Schule um 79 n. Chr.,
namens APOLLONIOS VON KITION, kommentiert und mit Abbildungen
versehen worden ist.   Dieser Kommentar ist handschriftlich in einer
Sammlung des Byzantiners NIKETAS auf uns gekommen und dann von
dem hervorragenden Königsberger Professor der Medizin REINH. DIETZ
(1804—36) zum ersten Male und 1896 von SCHÖNE (nach einem Florentiner
Kodex des 9. Jahrhunderts) abermals herausgegeben worden unter Beigabe von Reproduktionen der Einrenkungsbilder des Laurentianus.
e) Μοχλικός, vectiarius, Hebelvorrichtungen (L. III 328—395) eine kleine
Abhandlung mit Aufzählung und Beschreibung von Instrumenten zur
Reposition von luxierten und frakturierten Knochen. — Zu den
chirurgischen Schriften gehören noch kleinere Abhandlungen: Περὶ ἑλκῶν,
de ulceribus, über Wunden (L. III, 398—433). HIPPOKRATES kennt wenig
frische Wunden; er beschreibt sie in einem Zustand, wo bereits Geschwüre daraus geworden sind; Περὶ συρίγγων, de fistulis, über Fisteln
(L. VI, 446—461); Περὶ αἱμορροΐδων, de haemorrhoidibus, über Hämorrhoiden (L. VI, 434—446). — Mit dieser Aufzählung ist der Inhalt des
Corpus Hippocraticum keineswegs erschöpft, es kommen dazu noch
Schriften, die auch andere Gebiete der Medizin betreffen, anatomische,
gynäkologische, allgemein pathologische, z. B. die wahrscheinlich von
POLYBOS herrührende Περὶ φύσεως ἀνθρώπου, de natura hominis (L. VI,

32—69), interessant wegen der Übertragung der Elementarlehre auf die biologischen Anschauungen, u. a. Aber die meisten dieser Literaturprodukte sind von geringerem Werte; manches stammt aus der Knidischen, anderes aus der älteren Koischen Schule vor HIPPOKRATES. Uralt ist, wie wir bereits gesehen haben, der bekannte Asklepiaden-Eid. Wer außer HIPPOKRATES als Autor einzelner Schriften anzusehen ist, darüber ist noch weniger Gewißheit bis heute zu gewinnen gewesen als über die Zuteilung einiger Schriften an den großen HIPPOKRATES.

Bevor ich, meine Herren, nunmehr daran gehe, das Fazit zu ziehen und eine Inhaltsanalyse der hippokratischen Doktrinen im ganzen und der Leistungen der Hippokratiker in den einzelnen Disziplinen der Heilkunde zu geben, sollen Sie sich zunächst selbst eine eigene Meinung davon durch eine geordnete Blumenlese von charakteristischen Aussprüchen und Sentenzen aus den hippokratischen Schriften verschaffen.

Ich beginne zunächst mit der ärztlichen Ethik, von der HIPPOKRATES eine wahrhaft großartige Auffassung bekundet; es sind klassische Kernsprüche, denen wir an den verschiedensten Stellen der Sammlung begegnen, über die Würde des ärztlichen Berufs, das Sittliche in demselben, über die Eigenschaften und Pflichten des guten Arztes in beruflicher und propädeutischer Beziehung etc. — Den alten Asklepiaden-Eid, in seiner Knappheit ein bisher unerreichtes Muster, haben Sie bereits kennen gelernt. — „Die ärztliche Kunst", heißt es gleich zu Beginn des Νόμος (Gesetz; FUCHS I S. 3ff.), „ist von allen Künsten die vornehmste, aber einerseits wegen der Unerfahrenheit derer, welche sie ausüben, und andrerseits wegen der Oberflächlichkeit derer, welche solche Leute beurteilen, bleibt sie schon jetzt weit hinter allen andern Künsten zurück. Es muß nämlich derjenige, welcher sich die richtige Kenntnis der ärztlichen Kunst sicher aneignen will, folgendes besitzen: natürliche Anlage, Schulung, einen geeigneten Ort, Unterweisung von Kindheit an, Arbeitslust und Zeit. Zu allererst also muß er die natürliche Anlage haben, denn wenn die Natur widerstrebt, so ist alles eitel, wenn aber die Natur den Weg zum Besten zeigt, da läßt sich die Kunst erlernen. Diese aber muß man sich mit Verständnis aneignen. . . Die Wissenschaft von den auf der Erde wachsenden Pflanzen entspricht nämlich dem Wissen der ärztlichen Kunst . . . . Die Unerfahrenheit aber ist ein schlechter Schatz und ein schlechtes Kleinod für ihre Besitzer . . . , der Feigheit und Frechheit Nährmutter. Feigheit nämlich weist auf Ohnmacht hin, Frechheit aber auf Ungeschick; denn zweierlei gibt es, Wissenschaft und Einbildung, erste führt zum Wissen, letztere zum Nichtwissen." — In Περὶ τέχνης, Apologie der Heilkunst, wie der Wiener Akademiker GOMPERZ in seiner klassischen Separatausgabe (Wien 1910) diesen Titel übersetzt, heißt es u. a.: „Über die Heilkunst aber will ich im folgenden sprechen, indem ich zuvörderst bestimme, was ich für die Sache der Heilkunst halte: nämlich das völlige Beseitigen der Leiden der Kranken und das Mildern der Heftigkeit der Leiden; ferner aber das Sichgarnichtwagen an jene, die von den Krankheiten schon bewältigt sind, in der Erkenntnis, daß die Heilkunst nicht alles vermag.
Und das ist ein gewaltiger Beweis für den Bestand der Kunst, daß sie besteht, und daß sie mächtig ist, wenn es sich zeigt, daß auch jene, die nicht an sie glauben, durch sie gerettet werden. Denn notwendig müssen jene, welche, ohne einen Arzt zu gebrauchen, krank waren und wieder gesund wurden, wissen, daß sie irgend

etwas tuend oder unterlassend gesund wurden . . . . . Und im Falle des Nutzens müssen sie notwendig wissen, daß ihnen etwas nützte, im Falle des Schadens aber, daß ihnen etwas schadete. Was freilich durch Nutzen und durch Schaden voneinander gesondert ist, vermag nicht ein jeder zu erkennen. Versteht es aber der Kranke, etwas von dem, bei dessen Gebrauch er gesund wurde, zu loben oder zu tadeln, so wird er finden, daß dies alles der Heilkunst angehört. Und das, was sich schädlich erwies, ist kein geringerer Beweis für das Dasein der Kunst als das, was sich als nützlich bewährte. Denn das, was nützte, nützte durch den richtigen Gebrauch; was aber schadete, schadete dadurch, daß es nicht mehr richtig gebraucht ward. Wo aber dem Richtigen und dem Unrichtigen jedem seine Grenze zu setzen ist, wie sollte das nicht eine Sache der Kunst sein ? . . . . Nun sehen wir aber, daß die besten unter den Ärzten auch durch Veränderung der Lebensweise heilen und durch andere Dinge, die nicht nur jeder Arzt, sondern auch jeder unkundige Laie, der davon gehört hat, für Behelfe der Kunst halten muß. Wenn es nun aber weder für die guten Ärzte, noch für die Arzneikunst sonst etwas Unnützes gibt, sondern in dem meisten von dem, was wächst und was erzeugt wird, Weisen der Behandlung und der Heilung enthalten sind, so kann niemand mehr, der, ohne einen Arzt zu befragen, krank war und genaß, dies mit gutem Recht dem Ungefähr zuschreiben . . . . . was aber die betrifft, die in dem unglücklichen Ende der Kranken den Untergang der Kunst erblicken, so weiß ich nicht, mit welchem triftigen Grunde sie die Ohnmacht der Sterbenden für schuldlos halten, die Einsicht der Heilkundigen für schuldig, als ob es zwar möglich wäre, daß die Ärzte das Unrichtige verschreiben, nicht aber, daß die Kranken die Vorschriften übertreten. Und dennoch ist es viel wahrscheinlicher, daß die Kranken unvermögend sind, das Verordnete zu befolgen, als daß die Ärzte das Unrichtige verordnen . . . . . Es gibt aber einige, welche die Heilkunst um der Ärzte willen tadeln, welche die von den Krankheiten schon ganz Bewältigten gar nicht zu behandeln unternehmen, indem sie sagen, daß, was sie zu heilen versuchen, auch ohne sie gut würde; was aber ausgiebiger Hilfe bedarf, das fassen sie gar nicht an; sie müßten aber, wenn die Kunst wahrhaft bestünde, alles gleichmäßig heilen . . . . . Denn wenn jemand von der Kunst, was nicht die Kunst, oder von der Natur, was nicht die Natur vermag, verlangt, so irrt er, einen Irrtum, der eher dem Wahnwitz eignet als der Unwissenheit . . . . Die Macht der Kunst aber ziemt es sich mehr zu bewundern, wenn sie einem von dem an unsichtbaren Krankheiten Daniederliegenden wieder aufhilft, als sie zu verachten, wenn sie sich nicht an das Unmögliche macht." — Aus Περὶ ἀρχαίης ἰητρικῆς (Über die alte Medizin) sind folgende Zitate für unseren Gegenstand bemerkenswert: „Es gibt aber sowohl schlechte Zunftgenossen, als auch solche, die sich sehr auszeichnen, was gar nicht möglich wäre, wenn überhaupt keine ärztliche Kunst bestünde oder sie selbst weder Beobachtungen anstellte, noch irgendwelche Erfindungen machte, sondern vielmehr alle in ihr gleich unbewandert und unerfahren wären und das ganze Schicksal der Kranken durch den Zufall bestimmt würde . . . . . Für sie (scil. die ärztl. Kunst) ist sowohl das Prinzip, als auch die Methode gefunden, der zufolge die vielen schönen Entdeckungen in geraumer Zeit gemacht sind und auch das übrige noch entdeckt werden wird, wenn man befähigt und des bereits Entdeckten kundig, von da ausgehend seine Forschungen anstellt   S o a b e r h a t d i e N o t w e n d i g k e i t s e l b s t d i e M e n s c h e n g e z w u n g e n, n a c h d e r ä r z t l i c h e n K u n s t z u f o r s c h e n u n d s i e z u e n t d e c k e n. . . Daher ist es eine Aufgabe, das alles so genau zu erlernen, daß man nach der einen wie nach der anderen Seite nur einen geringen Fehler, macht und ich würde den

Arzt, welcher nur kleine Fehler macht, noch laut preisen. Aber die absolute Wahrheit kann man nur selten schauen. Der Mehrzahl der Ärzte ergeht es nämlich, wie mir scheint, ebenso schlimm wie den Steuermännern; denn auch bei diesen merkt man es nicht, wenn sie bei Windstille falsch steuern, wenn aber ein heftiges Unwetter und ein Sturm, der das Schiff aus dem Kurse verschlägt, über sie herein-bricht, da wird es jedem Menschen klar und deutlich, daß sie durch ihre Unkenntnis und ihre Fehler das Schiff ins Verderben gebracht haben. So ergeht es auch den meisten schlechten Ärzten. Wenn sie Leute behandeln, welche kein schlimmes Leiden haben, und denen auch die größten Fehler keinen erheblichen Schaden zufügen könnten — solcher Leiden gibt es aber viele, und sie befallen die Menschen viel häufiger als die schweren —, in solchen Fällen, sage ich, werden ihre Fehler den Laien nicht offenkundig. Hingegen, wenn sie an ein großes, heftiges und gefährliches Leiden kommen, da offenbaren sich alle ihre Fehler und ihre Un-erfahrenheit in der Kunst, und die Strafe ist nicht mehr fern von ihnen, sondern sie kommt rasch . . . . . . Ich bin überzeugt, daß man bezüglich der Natur durch nichts anderes zur wahren Erkenntnis kommen kann, als durch die ärztliche Kunst." —

Reiche Ausbeute bietet für ärztliche Pflichtenlehre und Technik die Ab-handlung „Der Arzt", besonders der Anfang: „Es ist für einen Arzt eine Emp-fehlung, wenn er, soweit es seine Natur zuläßt, eine frische Farbe hat und wohl-beleibt ist; meint doch das große Publikum, daß die, welche ihren Körper selbst nicht gut gepflegt haben, auch für das Wohlbefinden anderer nicht gut sorgen können . . . . . . Er muß nicht allein zur rechten Zeit zu schweigen verstehen, sondern auch ein wohlgeordnetes Leben führen; denn das trägt viel zu seinem guten Rufe bei. Seine Gesinnung sei die eines Ehrenmannes, und als solcher zeige er sich allen ehrwürdigen Menschen gegenüber freundlich und von billiger Gesinnungsart. Denn Überstürzung und Voreiligkeit liebt man auch dann nicht, wenn sie von Nutzen wären . . . . . Was seine Haltung angeht, so zeige er ein verständiges Gesicht und schaue nicht verdrießlich drein, weil das anmaßend und misanthropisch aussehen würde. Wer andrerseits gern lacht und allzu heiter ist, fällt einem zur Last, wovor man sich am meisten zu hüten hat." Den Gipfel-punkt ärztlicher Sittenlehre bieten die Schriften Περὶ εὐσχημοσύνης (über den Anstand), Παραγγελίαι (Vorschriften) und die Aphorismen. „Alle Wissenszweige," heißt es in der erstgenannten, „welche mit Gewinnsucht und unehrenhaftem Wesen nichts zu tun haben, sind schön, falls irgendeine technische Methode mit ihnen arbeitet; andernfalls werden sie mit gutem Grunde verachtet . . . . Daher muß man, wenn man jedes einzelne der vorgenannten Dinge sich aneignen will, Philosophie in die Medizin und Medizin in die Philosophie hineintragen; d e n n e i n A r z t , d e r z u g l e i c h P h i l o s o p h i s t , s t e h t d e n G ö t t e r n g l e i c h. (Vgl. hierzu den Aufsatz von HUBERT BÖCK, Das Hippokratische Wort von der Gottgleichheit des „philosophischen Arztes", Archiv für Geschichte der Medizin, Bd. VII, S. 253—272.) Ist ja doch kein großer Unterschied zwischen beiden, weil die Eigenschaften der Philosophie auch sämtlich in der Medizin enthalten sind: Uneigennützigkeit, Rücksichtnahme, Schamhaftigkeit, würde-volles Wesen, Achtung, Urteil, Ruhe, Entschiedenheit, Reinlichkeit, Sprechen in Sentenzen, Kenntnis des zum Leben Nützlichen und Notwendigen, Abscheu vor Schlechtigkeit, Freisein von Aberglauben, göttliche Ergebenheit . . denn sie besitzen das, was sie besitzen, lediglich um die Üppigkeit, das Handwerksmäßige, die unersättliche Habsucht, die Begierde, die Raublust und die Schamlosigkeit erkennen zu lassen." — In den genannten Schriften sind mit den ethischen Vor-

schriften zugleich gewisse zur t h e r a p e u t i s c h e n T e c h n i k gehörige
Kunstgriffe empfohlen. Diese mögen gleich hier an dieser Stelle folgen: „Man
muß in der ärztlichen Kunst unter Beobachtung der nötigen Würde Sorge tragen
für alles, was betrifft das Palpieren, das Einreiben, die Affusionen, die elegante
Haltung der Hände, die Charpie, die Kompressen, die Verbände, die Folgen der
Temperatur, die Purganzen, die Wunden und die Augenleiden, und zwar in diesen
Fällen wieder muß man für das Spezielle Sorge tragen, damit einem die Instrumente,
die Maschinen und das übrige Eisen in gutem Stande sei . Man habe aber auch
einfachere Hilfsmittel für den Handgebrauch auf Reisen bei sich, und zwar handlich
infolge der methodischen Anordnung; denn der Arzt kann nicht erst alles einzeln
durchgehen. In lebhafter Erinnerung aber seien dem Arzte die Heilmittel und
die einfachen Kräfte . . . die Kenntnis von der Behandlung der Krankheiten, von
ihren Methoden, auf wieviel Art und Weisen sie anzuwenden sind, und wie sie
sich in jedem Einzelfalle stellen; denn das ist in der ärztlichen Kunst Anfang,
Mitte und Ende . . . Beim Eintreten (scil. am Krankenbette) aber erinnere man
sich an die Art des Niedersitzens, an die würdevolle Haltung, an die gute Kleidung,
an den Ernst, an die knappe Sprache, an die Kaltblütigkeit beim Handeln, an
die sorgfältige Wartung des Patienten, an die Fürsorge, an die Antwort auf die
erhobenen Widersprüche, an die Gemütsruhe gegenüber den eintretenden Schwierigkeiten . . . Man mache häufig Krankenbesuche, untersuche genau, indem man
dabei Täuschungen bei den Veränderungen entgegentritt : . . Man muß aber auch
auf die Fehler des Patienten achten, da es schon häufig vorgekommen ist, daß sie
bezüglich des Einnehmens von verordneten Arzneien die Unwahrheit gesagt
haben . . Man hat aber auch auf die Lagerstätten zu achten, und zwar sowohl
was die Jahreszeit, als was die Art der Lagerung angeht. Die einen haben nämlich
ihr Lager an Stätten mit guter Luft, die andern an unter der Straße gelegenen,
dunklen Orten. Geräusche und Gerüche, namentlich den des Weines — denn
dieser ist der schädlichste —, hat man zu meiden und fernzuhalten. Dies alles soll
man mit Ruhe und Geschick tun, indem man vor dem Patienten während der
Hilfeleistung das meiste verbirgt. Was zu geschehen hat, soll man mit freundlicher und ruhiger Miene anordnen, dem Patienten, indem man sich von seinen
eigenen Gedanken losmacht, bald mit Bitterkeit und ernster Miene Vorwürfe
machen, bald ihm wieder mit Rücksicht und Aufmerksamkeit Trost zusprechen,
indem man ihm nichts von dem, was kommen wird und ihn bedroht, verrät, denn
schon viele sind hierdurch zum Äußersten getrieben worden.“ Aus den „Vorschriften“: „Die Heilung erfolgt durch die Zeit, zuweilen aber auch durch den
günstigen Augenblick. Folglich muß derjenige, welcher das weiß, die Heilung
bewirken, indem er sein Augenmerk zuvor nicht auf eine verläßliche Berechnung
richtet, sondern vielmehr auf die Praxis in Verbindung mit Berechnung
D e n n w o L i e b e z u m M e n s c h e n i s t, d a i s t a u c h L i e b e
z u r K u n s t v o r h a n d e n. Manche Patienten nämlich, welche fühlen,
daß ihr Leiden nicht ohne Anlaß zur Besorgnis ist, und sich doch auf die Tüchtigkeit des Arztes voll Vertrauen verlassen, erlangen ihre Gesundheit. Gut ist es, wenn
man die Kranken anleitet um der Gesundheit willen, wenn man für die Gesunden
besorgt ist, um des Nichterkrankens willen, und auch wenn man für die Gesunden
besorgt ist, um des Anstandes willen Es hat nichts Ungehöriges an sich,
wenn ein Arzt, der sich im Augenblick bezüglich eines Patienten in Verlegenheit
befindet und infolge seiner nicht genügenden Erfahrung nicht klar sieht, auch
andere Ärzte zur Konsultation hinzuzieht, damit man auf Grund einer gemeinsamen Besprechung den Zustand des Kranken klarlege und jene Kollegen mit-

helfen, um ein Mittel zur Heilung zu finden . Niemals sollen die zu einer gemeinsamen Beratung zusammentretenden Ärzte miteinander zanken oder sich gegenseitig lächerlich zu machen suchen . . . . . . Beiseite zu lassen aber hat man den Gedanken an das Zurschaustellen der Anwendung von pomphaften Instrumenten und dergleichen." Und nun zu den berühmten Aphorismen, die ihre Signatur gleich in No. 1 finden: „Das Leben ist kurz, die Kunst ist lang, der rechte Augenblick ist rasch enteilt, der Versuch ist trügerisch, das Urteil ist schwierig. Man muß aber nicht nur s i c h als einen erweisen, der das Nötige tut, sondern auch der Patient, seine Umgebung und die Außenwelt." —

Doch genug der Proben; man könnte sich sonst fast versucht fühlen, den größten Teil des HIPPOKRATES Ihnen verbotenus hier vorzuführen. Nur mag dieser Anthologie noch der berühmte Anfang des *Προγνοστικόν* einverleibt sein, wo es heißt: „Es scheint mir am besten zu sein, daß sich der Arzt in dem Voraussehen des Krankheitsausgangs Übung erwirbt; denn wenn er bei seinen Patienten vorher erkennt und vorher sagt den Status praesens, das Vorausgegangene und die Prognose, ferner das, was die Patienten bei dem Berichte über ihren Krankheitszustand weglassen, so wird man das feste Zutrauen zu ihm haben, daß er den Zustand des Patienten besser kenne, und es werden sich infolgedessen die Leute dem Arzt gern anvertrauen . . . Die Sachlage aber muß man bei akuten Krankheiten auf folgende Art prüfen. Zunächst muß man das Gesicht des Patienten betrachten, ob es wie das von gesunden Personen, vorzüglich aber, ob es wie gewöhnlich aussieht. In diesem Falle stünde es nämlich am besten; würde es sich aber bezüglich seines Aussehens weit davon entfernen, so wäre die größte Gefahr vorhanden. Das wäre aber folgendes: (und nun kommt die berühmte Schilderung der sogenannten „Facies Hippocratica") — die Nase ist spitz, die Augen liegen hohl, die Schläfengegend ist eingefallen, die Ohren kalt und geschrumpft, die Ohrläppchen umgebogen, die Stirnhaut ist pergamenthart, gespannt und trocken; die gesamte Gesichtsfarbe ist bleich oder schwärzlich oder bleifarbig." („Der Eid" und „Das Gesetz" sowie die wichtigsten Abschnitte der Schriften „Über die Heilkunst", „Über die alte Medizin", „Über den Arzt", „Über den Anstand" und „Die Vorschriften" sind als No. 120 in den Bonner „Kleinen Texten für Vorlesungen" von MEYER-STEINEG u. SCHONACK 1913 griechisch herausgegeben. Sie sollten in den Händen jedes Arztes sein, der noch ein Wort griechisch zu lesen vermag. — Lesenswert ist die Arbeit von G. WEISS [unter der Ägide von MEYER-STEINEG entstanden], Die ethischen Anschauungen im Corpus Hippocraticum. Archiv f. Geschichte der Medizin, IV, 1910, S. 235—261 und JOH. ILBERG, Zur gynäkologischen Ethik der Griechen. Arch. f. Religionswissenschaft. XIII, 1—9.)

Das Vorgeführte genüge, um Ihnen ungefähr zunächst ein Bild von der Auffassung der Hippokratiker über unsere Kunst im allgemeinen zu geben. — Was speziell der hippokratischen Medizin Rang und Charakter einer wissenschaftlichen verleiht, ist nicht zum wenigsten die Tatsache, daß wir die Existenz gewisser a l l g e m e i n - b i o l o g i - s c h e r A n s c h a u u n g e n durch das ganze Corpus Hippocraticum hindurch zu verfolgen und aus demselben gleichsam als Grundkern herauszuschälen vermögen. Diese dürften sich ungefähr in folgende Leitsätze zusammenfassen lassen: Alle Körper bestehen aus den Elementen. Damit fußt die Hippokratische Lehre offenbar auf den Grund-

sätzen der Naturphilosophen (in modifizierter Form), wie denn überhaupt erst in der Hippokratischen Sammlung die vorher auf Empirie
beruhende Heilkunde durch das Band der Philosophie in eine wissenschaftliche umgewandelt wird. Diese Elemente, vier an der Zahl (erst
bei ARISTOTELES kommt die quinta essentia hinzu), nämlich Luft,
Erde, Wasser, Feuer, sind die Urstoffe, welche als bindende Kräfte
zur Bildung der einzelnen Naturkörper und Teile zusammentreten, und
zwar in verschiedenen Quantitäten. Insofern nun jedem der vier Elemente eine eigenartige Qualität zukommt, d. h. der Luft das Kalte,
dem Feuer das Warme, der Erde das Trockene und dem Wasser die
Qualität des Feuchten (wer denkt dabei nicht unwillkürlich an unsere
H O C N), zeichnen sich auch die einzelnen Naturkörper und -teile
durch das Vorwalten eines Elements oder einer durch das Element
bedingten Qualität aus. Das gilt auch vom Menschen, dessen Körper
aus festen und flüssigen Teilen zusammengesetzt ist. In den festen
prävaliert das Erdige und in den flüssigen das Wässerige. Das Ver-
bindende dabei stellt das Feuer dar, das man sich nicht als Flamme zu
denken hat, sondern als einen durch den Kosmos ausgebreiteten, gleichsam ergossenen Äther, d. h. als ein luftförmig-feuriges Etwas, das gewissermaßen das Band zwischen den einzelnen Bestandteilen des
Universums liefert und die ganze Welt vermöge dieser bindenden Wirkung
erhält und belebt. Dieses πνεῦμα (später wird dafür das von dem
Wurzelwort αω abgeleitete ἀήρ gebraucht) ist dem Menschen eingepflanzt
und hat seinen Sitz im Herzen als ἐμφυτὸν θερμόν. Es geht von hier
aus durch alle Adern des Körpers, indem es zugleich die normale Mischung
der Teile konserviert, den ganzen Organismus belebt und namentlich
den princeps regulator für alle diejenigen Organe abgibt, von denen die
Absonderung der Flüssigkeiten ausgeht. Wie bekannt, stellt die Lehre
der Hippokratiker den krassesten Humorismus dar. Es kommen eigentlich bei der Analyse des Organismus fast nur Flüssigkeiten in Betracht;
die festen Teile werden bei den allgemein-physiologischen und pathologischen Ausführungen beinahe gänzlich außer acht gelassen, und zwar
sind es entsprechend den vier Qualitäten speziell vier Humores, die als
Elementarbestandteile figurieren: 1. das Blut, als dessen Quelle das
Herz bezeichnet wird; es repräsentiert sich durch das in ihm vor-
wiegende Element das Warme; 2. der Schleim; er repräsentiert die
Qualität des Kalten; also prävaliert in ihm das luftige Element. Man
nahm an, der Schleim werde vom Gehirn abgesondert (dessen Bedeutung
als Nervenzentrum die Hippokratiker noch nicht kannten), der abge-
sonderte Schleim flösse durch das Siebbein abwärts und könne so nach
allen Teilen des Körpers gelangen; daher denn das Niesen ein heilsamer
Vorgang sei (Diese Anschauung, auf der auch der bekannte Zuruf „prosit"

beim Niesen beruht, hat noch bis zum 17. Jahrh. existiert bis zu ihrer Widerlegung durch CONRAD VICTOR SCHNEIDER in seinem grundgelehrten Werk De catarrhis.); 3. die gelbe Galle, abgesondert von der Leber, repräsentiert die Qualität des Trockenen; endlich 4. konstruierten die Hippokratiker noch einen besonderen Humor, die schwarze Galle, die angeblich von der Milz in den Magen gelangt und dem Wasser, d. h. der Qualität des Feuchten entspricht. Beiläufig bemerkt hat diese Theorie auch mit einer kleinen Variation GALENOS adoptiert, wie dies später noch zu erörtern sein wird. Wenn nun diese vier Humores richtig gemischt sind, wenn in keinem ein Element in abnormer Weise überwiegt, und wenn das Pneuma normal im Organismus funktioniert, so besteht G e s u n d h e i t , d. h. derjenige Zustand, den man mit dem Namen κρᾶσις oder εὐκρασία belegte. Hat ein Fehler in der Mischung statt, so entsteht K r a n k h e i t oder δυςκρασία. Fast alle Krankheiten können so auf Gleichgewichtsstörungen in der Mischung dieser vier Kardinalsäfte zurückgeführt werden. Besonders sind es Schleim und gelbe Galle, deren Prävalenz die verschiedensten Störungen hervorruft. Der Schleim beispielsweise kann in Lunge und einzelne Teile herabfließen und erzeugt dann die Zustände, die mit κατάρροος und ρευματισμός (zu deutsch: Fluß) bezeichnet werden. Über die abnorme Wirksamkeit des Pneuma hören wir einstweilen sehr wenig; erst bei den Vertretern einer späteren Schule (der der Pneumatiker) spielt dies eine große Rolle.

Allerdings wollten v. OEFELE und SPAET nach dem von KENYON gefundenen überarbeiteten Auszuge aus den „Iatrika" des Aristotelesschülers MENON die Schrift „De flatibus" dem HIPPOKRATES als echt zuweisen und diesen zum Vorläufer der Pneumalehre stempeln.

Der Ausgleich der pathologischen Störungen erfolgt durch eine Potenz, welche HIPPOKRATES mit dem Namen der φύσις (Naturheilkraft) belegte, einer Kraft, deren allgemeinster Einfluß alle Vorgänge in der Natur regelt.

Es handelt sich hier um die Einführung eines Begriffs, dem wir noch oft in der Heiltheorie, wenn auch mit wechselndem Namen, als Archaeus (belebtes Prinzip) oder als Anima, als Lebenskraft (Vitalismus) auch bis in die erste Hälfte des 19. Jahrhunderts hinein begegnen.

Alle Krankheiten durchlaufen drei Stadien: 1. das der A p e p s i e , der Roheit, wo die in den Körper gedrungene Noxe als materia peccans im unverarbeiteten Zustande wirkt, 2. das der P e p s i s (Kochung oder Reifung), wo besonders unter dem Einfluß der Fieberhitze allmählich die Krankheitsstoffe unschädlich gemacht werden, um dann 3. im Stadium der K r i s i s ausgeschieden zu werden, und zwar entweder a) in Form einer eigentlichen Krise, indem die Ausscheidung schnell und gründlich erfolgt (durch Sekretion, z. B. Schweiß, Urin,

Sputa cocta oder Ablagerung eines aus der Reifung hervorgegangenen
Produkts, sogen. örtliche Krise); mitunter bedingt die kritische Ausscheidung dabei sogar eine völlige Vernichtung des betreffenden Organs
oder b) in Form der Lysis, bei der die Ausscheidungen allmählich erfolgen.

Diese Lehre von den Ausscheidungen und Ablagerungen hat durch LEOPOLD
SENFELDER (Wien) in einer gründlichen Quellenstudie eine gute Darstellung
erfahren (Wiener med. Wochenschr., 1896, No. 21 ff.).

Die akuten Krankheiten zeigen dabei einen ganz bestimmten Zyklus
im Verlauf, und zwar erfolgt die Krisis mit großer Regelmäßigkeit an
bestimmten, den sogen. kritischen Tagen, für welche eine siebentägige
Periode maßgebend ist. Diese Lehre, der noch neuere Kliniker, z. B.
TRAUBE in Berlin, mit gewissen Einschränkungen gehuldigt haben, ist
entschieden weniger reiner Naturbeobachtung, als aus aprioristischen,
philosophisch-deduktiven Annahmen hervorgegangen, die vermutlich
ihren ersten Ursprung in der bekannten pythagoräischen Zahlenlehre
hatten.

Diese Lehre von der Sieben- und der verwandten Neunzahl hat durch
WILHELM H. ROSCHER in einer Reihe quellenforschender Arbeiten eine erschöpfende Darstellung gefunden, die in den Abhandlungen der Sächs. Akademie
der Wissenschaften erschienen sind (Die enneadischen und hebdomadischen Fristen
und Wochen der älteren Griechen, 1903, XXI, 4; Die Hebdomadenlehren der
griechischen Philosophen und Ärzte, 1906, XXIV, 6; Über Alter, Ursprung u.
Bedeutung der Hippokratischen Schrift von der Siebenzahl, 1911, XXVIII, 5).

Des weiteren handelt es sich bei der N o s o l o g i e der Hippokratiker noch um folgende drei Punkte: 1. Veranlassung der Krankheit,
2. Feststellung der einzelnen an den Kranken hervortretenden Erscheinungen, 3. Aufgaben des behandelnden Arztes. In allen diesen Beziehungen stehen die Anschauungen der Hippokratiker auf imponierender
Höhe. Es gibt keinen, auch in heutiger Zeit anerkannten ätiologischen
Faktor, dessen Berücksichtigung nicht bereits seitens der Hippokratiker
bei ihren bezüglichen Auseinandersetzungen aufs speziellste erfolgte;
ebenso sind sie in der Symptomatologie außerordentlich nüchterne
Beobachter. Was die Therapie im allgemeinen betrifft, so ist zu
bemerken, daß allerdings theoretisch das Dogma von der Omnipotenz
der φύσις vorherrscht; aber man muß anerkennen, daß in praxi, in der
Auffassung des Krankheits- und Heilungsobjekts, HIPPOKRATES sich in
keiner Weise von seiner Theorie hat beeinflussen lassen. Ausdrücklich
wird vor dem Generalisieren und Theoretisieren am Krankenbett gewarnt.

In der schon erwähnten Abhandlung „Über die alte Medizin" heißt es zu
Anfang: „Die Heilkunde bedarf nicht leerer Voraussetzungen, wie zweifelhafter
Dinge, bei deren Erörterung man allerdings zu Hypothesen Zuflucht zu nehmen
genötigt ist. In der Tat, wenn ich höre, wie diese (nämlich die reinen Theoretiker)

urteilen, wie sie zu Hypothesen kommen von den empirischen Dingen, so begreife ich nicht, wie sie die Kranken in Übereinstimmung mit den Grundsätzen behandeln wollen etc."

Vielleicht die glänzendste klinische Leistung des HIPPOKRATES und seiner Schule war die Prognostik, die mit einer minutiösen Detaillierung und Treffsicherheit ausgebildet war, die uns in Erstaunen setzt und bis zu gewissem Grade einen Ersatz gewährte für die Geringfügigkeit der ihm zu Gebote stehenden diagnostischen Hilfsmittel, wie das MAX NEUBURGER in seiner feinen Studie „Zur Entwicklungsgeschichte der Prognostik" darlegt, die er 1907 in No. 1 der Wiener medizinischen Presse veröffentlicht hat, und TH. MEYER-STEINEG im Arch. f. Gesch. der Naturw., VI, S. 163—178, nach der Seite der praktischen Verwertung für eine individualisierende Therapie hin ausführt.

Der Standpunkt, den gerade HIPPOKRATES als Therapeut einnimmt, ist ein wesentlich künstlerischer, ein geläutert empirischer, der auf ein abstrahiertes, sogen. rationelles Heilverfahren, das in ein bestimmtes System gezwängt ist, vollständig verzichtet. HIPPOKRATES kennt nicht sowohl Krankheiten oder kranke Organe, als vielmehr kranke Menschen. — Aus den verschiedenen Krankengeschichten (in seinen Büchern über die Epidemien) kann man sein Verfahren, die Art und Weise seiner Behandlung resp. die Grundsätze, die ihn dabei leiteten, entnehmen. Eine spezielle systematische Nosologie kennt er nicht. Allerdings spricht er von erblicher, endemischer, epidemischer Krankheit, von schnell oder langsam verlaufenden Affektionen; einzelne derselben werden auch durch bestimmte Namensbezeichnung präzisiert, z. B. gewisse Fieber (καῦσος, Brennfieber, entsprechend unserer Febris cotidiana remittens). Auch den Begriff der Entzündung kannten die Hippokratiker ganz gut; sie sprechen von Entzündungen einzelner Organe (περιπνευμονία, Lungenentzündung), sie schildern die Wassersucht, Lähmung als Paralysis, Phthisis, Rückenmarksdarre, gewisse chirurgische Verletzungen des Schädels, Luxationen sogar in klassischer Weise. Aber der eigentliche Schwerpunkt der hippokratischen Praxis fällt in die Semiotik, Diätetik und Ätiologie. In diesen Punkten zeigt sich HIPPOKRATES, wie wiederholt betont werden muß, als ein durchaus klarer Denker und scharfer Beobachter, der vollkommen die ihm durch die sinnliche Wahrnehmung gesteckten Grenzen erkennt und sich lediglich innerhalb derselben hält. In der Einleitung zu seiner Schrift „De aëre, aquis et locis" (einer geographischen Pathologie in unbestimmten Umrissen) gibt er an, worauf der Arzt achten muß, auf Lebensweise der Bewohner, Klima, Kleidung,

Beruf, Alter, Geschlecht, physiologischen Zustand etc. etc. HIPPOKRATES muß — und das bestätigt auch PLATON — als der wissenschaftliche Begründer der Diätetik angesehen werden, und zwar mit seiner Schrift „De victu in acutis", worin er Anweisungen hinsichtlich überflüssiger Medikation, zu weit gehender Entziehung der Nahrungsmittel und über zu reichliche Ernährung erteilt. — Bezüglich der eigentlichen medikamentösen Behandlung steht H. vollständig auf dem Boden der Empirie; er richtet sich nach den ausgesprochen vorhandenen Erscheinungen, er ist lediglich Symptomatologe. Es hat ebensowenig Sinn, ihn als Begründer der Lehre von „Contraria contrariis", wie von „Similia similibus" hinzustellen (eine auf letzteren Satz scheinbar hinzielende Bemerkung in der Schrift „De locis in homine" erscheint durch die deutliche Gegenbemerkung in „De flatibus" aufgehoben).

KOBERT hat vollkommen recht, wenn er in seinem Lehrbuch der Pharmakotherapie, S. 16 (Stuttgart 1896) folgende Ausführungen dazu macht: „Man pflegt meist zur Begründung dieser unzweifelhaft recht alten Lehre (scil. der Homöopathie) anzuführen, daß schon HIPPOKRATES Homöopath gewesen sei, denn in der Schrift De locis in homine findet sich die Stelle: διὰ τὰ ὅμοια νοῦσος γίγνεται καὶ διὰ τὰ ὅμοια προςφερόμενα ἐκ νοσούντων ὑγιαίνονται, welche man später in den Satz zusammengezogen habe „similia similibus". Bei dieser Argumentation wird absichtlich verschwiegen, daß sich in derselben Hippokratischen Schriftensammlung in De flatibus hinter den Worten ὅμοια ὁμοίοις der nicht mißzuverstehende Nachsatz findet: τὰ ἐναντία τῶν ἐναντίων ἐστὶν ἰήματα, was auf lateinisch contraria contrariis auszudrücken ist. Ganz in Übereinstimmung damit heißt es im sechsten Buch der Epidemien: ‚Man wisse auch, daß bei einem und demselben Kranken mehrere Mittel mit Erfolg verordnet werden können, von denen einige in ihrer Wirkung gleich sind, während andere entgegengesetzte Eigenschaften besitzen.' Nach meiner Meinung standen also die Hippokratiker auf dem Standpunkte, daß sie die scheinbar homöopathische Wirkung einzelnen Arzneien in manchen Fällen wohl bemerkt hatten, während bei vielen anderen von einer wirklichen oder scheinbar homöopathischen Wirkung nach ihrer Meinung gar keine Rede sein konnte." Noch verweise ich Sie auf den Aphorismus II, 22 und die dort gebrauchte Wendung: καὶ τῶν ἄλλων ἡ ὑπεναντίωσις und bitte Sie, zur näheren Erläuterung die betreffende Stelle im Argument von LITTRÉ IV zu studieren.

HIPPOKRATES hat streng genommen gar kein Prinzip bei der Behandlung. Am wichtigsten für ihn ist die Regelung der Diät, besonders bei den akuten Krankheiten. Bekannt ist sein Ausspruch: In betreff der Krankheiten sind zwei Dinge nötig: n ü t z e n   o d e r   n i c h t   s c h a d e n. Die Zahl der angewandten Heilmittel ist sehr beschränkt. Eine Hauptrolle spielt die sogenannte Ptisane, ein durch Abkochung von geschroteter Gerste hergestelltes schleimiges Getränk; die Quantität der Gerste wird hierbei aufs genaueste bestimmt, und danach werden verschiedene Sorten am Krankenbette verabfolgt; ferner Hydromel (aqua mellis), Oxymel (eine Mischung aus Honig, Essig und Wasser), Milch, Wein etc. Zu gedenken ist ferner des Aderlasses bei sehr stürmisch verlaufenden fieberhaften Krankheiten, besonders bei robusten Personen, zumeist im Anfang der Krankheit, und zwar soll die φλεβοτομία so nahe als möglich dem leidenden Teil vollzogen werden. (Die später in Aufnahme gekommene, dieser Methode, der sogen. Derivation, entgegengesetzte, heißt die revulsorische). Den Hippokratikern sind ferner bekannt Blutentziehungen durch Schröpfköpfe (σικύαι) und Skarifikationen (Blutegel werden erst in späterer Zeit verwandt). — Eine große Rolle spielen bei HIPPOKRATES die Abführmittel, Klistiere, besonders mit Eselsmilch oder mit Mischungen von Honig und Salz, Dekokte von Mangold, weißer Rübe, eingedickter Saft von den Euphorbiaceen und von Veratrum album als Abführmittel; letzteres wirkte unter Umständen auch als Brechmittel. Als Diaphoretika werden vielfach warme Bäder, warme Getränke, als Diuretika Meerzwiebel, Sellerie und Kanthariden empfohlen, letztere in der Weise, daß sie nach Ausreißen der Füße und Flügel und Pulverisierung des getrockneten Körpers mit Honig und Wein vermischt werden. Narkotika hat HIPPOKRATES, wie es scheint, wenig verwendet, vorzugsweise Mekonium. — Metallische Mittel kommen bei ihm (wie überhaupt bis zum Auftreten des PARACELSUS im 16. Jahrhundert) nur äußerlich vor; innerlich wurde allenfalls Eisenrost verwendet. —

Was haben nun die Hippokratiker von Anatomie, Physiologie und spezieller Pathologie gewußt? Man hat darüber gestritten, ob die Ärzte im Zeitalter des HIPPOKRATES sich mit Anatomie beschäftigt haben; man hat gemeint, daß das Sezieren den religiösen Anschauungen und dem ästhetischen Sinn der Griechen widerstrebt habe. Indessen ist der positive Beweis aus den Schriften der Sammlung selbst zu erbringen, wenigstens für ein eifriges anatomisches Studium, soweit sich und sobald sich Gelegenheit dazu bot.

AUG. HIRSCH hat in seiner Habilitationsschrift: „De collectionis Hippocraticae auctorum anatomia, qualis fuerit et quantum ad pathologiam eorum valuerit" (Berlin 1864) die betreffenden Beweise beigebracht. Über das wissenschaftliche Experiment bei den Hippokratikern hat THEODOR BECK in den Verhandlungen des Baseler Philologenkongresses 1907, S. 197—201, gehandelt, desgleichen RUDOLF BURCKHARDT in der Kahlbaum-Gedächtnisschrift (Beiträge a. d. Gesch. der Chemie, Leipzig u. Wien 1909, S. 73—80), der auch (in den Verhandlungen der Naturforsch.-Gesellschaft in Basel, XV, 1904, S. 377—413) den dokumentierten Hinweis, wieviel echte Naturwissenschaft in dieser Ärzteschule steckte, dadurch zu erbringen vermochte, daß er zeigte, wie bei den K..ern schon ein vollständiges Tiersystem bestand als Vorstufe der zoologischen Systematik des ARISTOTELES.

Es ist vor allem als sicher anzunehmen, daß die Leichen von Verbrechern und auf der Straße gefundene Tote zur Sektion kamen; es wurden auch zootomische Übungen vorgenommen; sonst wäre die Mitteilung GALENS nicht begreiflich, wenn er sagt: Die Lehrer in den Asklepiaden-Schulen lehrten ihre Schüler τὸ ἀνατέμνειν, so wie sie sie das Schreiben und Lesen lehrten. Wir finden überdies einzelne vorzügliche anatomische Beschreibungen, z. B. des Schultergelenks, auch sogar von kleineren Ligamenten und Muskeln (Lig. teres, M. psoas), ja selbst Spuren der komparativen Anatomie, z. B. Angaben über die Länge des Darms bei Fleischfressern, bei Tieren mit gemischter und reiner Fleischnahrung; selbst pathologisch-anatomische Daten finden wir, z. B. die Beschreibung des Risus sardonicus als konvulsivische Bewegungen infolge Eindringens eines Schwerts in das Zwerchfell, die Beschreibung chronischer Eiterungen in der Nierengegend, des Empyema necessitatis, anatomische Beschreibung verschiedener Blasenkrankheiten etc. — Mit großem Scharfsinn werden ferner anatomische Diagnosen gestellt, die ohne Kenntnis der Anatomie nicht möglich wären. — Sehr gründlich findet sich in der Hippokratischen Schriftensammlung die O s t e o - l o g i e traktiert; die Hippokratiker unterscheiden lange und breite Knochen, Diaphyse und Epiphyse; sie kannten das Knochenmark und wußten wohl, daß es in dem Schädelknochen fehlt, sie kannten das Periost und Perikranium ganz ausgezeichnet; sie schildern einzelne Gelenkverbindungen vorzüglich und besaßen Kenntnis von der Existenz der Synovia. Die M u s k e l n heißen bei ihnen teils σάρκες (fleischige Teile), teils auch μῦες; beschrieben werden die Masseteres et temporales (κροταφῖται καὶ μασσητῆρες), die Muskeln des Humerus (Deltoideus), ferner der Pectoralis major, die anderweitigen Extremitätenmuskeln, Psoas, Glutäen, Achillessehne, Rückenmuskeln etc. Auch Muskelrisse, Atrophien und Ganglien (Hygromata) werden angeführt. Die Kenntnisse in der A n g i o l o g i e waren nicht bedeutend. Das Herz galt als Receptaculum des Pneuma und die Leber als Sitz des Zentralgefäßsystems. Die Adern φλέβες werden als mit Luft angefüllte Schläuche beschrieben, mitunter werden die ἀρτηρίαι von φλέβες unterschieden. Von N e u r o - l o g i e hatten die Hippokratiker keinen Begriff. Das Gehirn war ihnen eine Schleimdrüse. Allerdings kannten sie dessen Verbindung mit dem Rückenmark und beschrieben sogar einzelne Teile des Hirns. Das Wort νεῦρα, das sich vielfach findet, bedeutet aber niemals Nerv, sondern immer nur Sehne. Der Ausdruck τόνος kommt vor, aber die Bedeutung dieser Tonoi war unbekannt. Die S p l a n c h n o l o g i e war einigermaßen gut ausgebildet. Sie kennen und beschreiben das Peritoneum, desgleichen Milz und Leber, ebenso die Mesenterialdrüsen. Die Leber wird als ein zweilappiges Organ angesehen. Mit τραχεῖα wird das bekannte Organ als ein rauhes, röhrenförmiges Gebilde beschrieben, daher denn auch τραχεῖα ἀρτηρία genannt (oder ἡ τραχεῖα ἡ ἀρτηρία, die

starre Arterie); sie kennen die Epiglottis, aber merkwürdigerweise nicht
den Kehlkopf, auch nicht die Lage und Struktur der Nieren. Verhältnismäßig geringe Kenntnis hatten sie von den Geschlechtsorganen. —
Die P h y s i o l o g i e ist in der Hippokratischen Schriftensammlung
äußerst kümmerlich ausgefallen. Am deutlichsten ist die Ernährungs-
lehre zu eruieren. Danach wurde angenommen, daß die Nahrung ver-
flüssigt und in die Elemente zerlegt wurde; die einzelnen Organe eignen
sich nach dem Gesetz der Wahlanziehung aus diesen verflüssigten und
zerlegten Nahrungsmitteln dasjenige an, was ihnen zur Existenz notwendig ist. In der Leber wird das Blut gebildet, von hier aus durch
die Venen zum ganzen Körper geleitet. Das Arteriensystem dient zur
Aufnahme und zur Verbreitung des lebenden und beseelenden Pneuma,
für welches das Herz das Zentrum ist. Bei den Hippokratikern wird
noch verhältnismäßig wenig Gewicht auf den Puls gelegt. (Erst PRAXA-
GORAS, der etwa 340—320 blühte, sprach es aus, daß der Puls nicht
etwa bloß von der Bewegung des Herzens und dem Einströmen des
Pneuma abhängig sei, sondern auch davon, daß die Arterien selbst von
außen Luft aufnehmen, ein sehr vernünftiger Gedanke, den zu frukti-
fizieren erst HARVEY im 17. Jahrhundert vorbehalten war.) — Hinsichtlich der P a t h o l o g i e ist zu bemerken, daß bei den Hippokratikern alles, was sich mit den Augen wahrnehmen ließ und nicht
Substrat theoretisierender Expektorationen bildete, vorzüglich erörtert
ist. Es werden die Vorgänge der Eiterbildung geschildert, Kongestionsabszesse, Fistel- und Geschwürsbildung ziemlich gut beschrieben. Von
wassersüchtigen Anschwellungen (nach starken Blutverlusten), Chlorose,
Leberkrankheiten, skrofulösen Drüsengeschwülsten, Krebs, Askariden,
Oxyuris, Taenia ist die Rede. Erwähnt werden ferner verschiedene
Arten von Fiebern (die sich mit Malaria und typhösen Erkrankungen
identifizieren lassen); auch Andeutungen über akute Exantheme finden
sich, ferner Noma, Angina (als κυνάγχη oder ξυνάγχη).

Hernien werden erwähnt, ebenso Ileus. Krebs soll nur durch
radikales Ausschneiden in die gesunden Partien hinein zu heilen versucht werden; jede Ätzung des Krebses führt zu Verschlimmerung und
Tod. — Eins der interessantesten Kapitel in der Pathologie der Hippo-
kratiker ist die Lehre von den Krankheiten der Respirationsorgane;
namentlich die Affektionen der Lunge werden in den aus der Knidischen
Schule stammenden Schriften eingehender behandelt. Von eigentlichen
Krankheiten des Respirationstrakts kannten die griechischen Ärzte
damals schon Pneumonie περιπλευμονία, Pleuritis mit deren Verlauf und
Ausgängen (sputa cocta!). Unter chronischer Pneumonie verstehen sie
Empyem und die Eiterungsprozesse in der Lunge. Bei Pleuritis (bzw.
Pyopneumothorax) wandten sie die Untersuchungsmethode der Succussio

an, d. h. sie schüttelten den Körper des Patienten, um beim Auskultieren
des Brustkorbes mit darangelegtem Ohr ein etwaiges Plätschern des
Exsudats zu vernehmen. Sie wußten, daß der Patient auf der kranken
Seite besser liegen konnte als auf der gesunden, daß der Thorax dabei
abgeflacht ist, sie beschreiben das Krepitationsgeräusch („es knarrt wie
Leder", τρίζει οἶον μάσθλης), ferner gewisse Geräusche, die sie mit dem
Knistern vergleichen, welches entsteht, wenn Essig gärt (also unsere
kleinblasigen Rasselgeräusche). Mit größter Sicherheit läßt sich nachweisen, daß sie die Thorakokentese beim Empyem machten. Wir finden
ferner bei ihnen die Lungenschwindsucht beschrieben, Geschwülste
(φύματα), metastatische und Kongestionsabszesse. Den Prozeß der
Schwindsucht erklärten sie durch die Annahme, es handle sich
um eine Ablagerung von Schleim, Verdickung desselben und dadurch
hervorgerufene Zerstörung. — Von Krankheiten des Gefäßsystems
wußten sie wenig, ebenso von denen des Nervensystems. Bekannt ist
die Epilepsie als ἡ νόσος ἱερή. Auch daß nach Verletzungen des Rückenmarks Lähmungen eintreten, wußten die Hippokratiker; übrigens finden
wir auch Tabes dorsalis (φθίσις νωτιάς) und Hysterie beschrieben. Von
Krankheiten des uropoetischen Systems kannten sie die Pyelitis sehr
genau und deren Entstehung (durch Reizung der Nierenkelche und
-becken infolge kleiner Steine). Ferner beschrieben sie den chronischen
Blasenkatarrh. Ganz besondere Aufmerksamkeit verwandten sie auf
die Betrachtung des Urins (Uroskopie); die Kombination von Parotis
und Orchitis ist ihnen bekannt; Hydrokele wird beschrieben. — Von
den weiblichen Geschlechtskrankheiten wußten sie deshalb sehr wenig,
weil diese Organe höchst selten Gegenstand der Untersuchung waren.
Sie kennen Leukorrhoe, Geschwüre an den Schamlippen, an der Vagina,
Uterusprolaps, Uterusdislokationen, Uterustumoren (letztere werden
allerdings sehr phantastisch behandelt). — Mit großer Aufmerksamkeit
scheinen sie die Krankheiten des A u g e s behandelt zu haben. In
der Schrift „Περὶ ὄψεως" wird die ganze damals bekannte Anatomie
des Auges erwähnt, der Tarsus palpebrarum, der Rand der Cornea als
στεφάνη, die Iris (als ὄψις), die Pupille (als κόρη), dann die Humores oculi
ohne genauere Differenzierung von Linse und Glaskörper. Als Krankheiten des Auges werden erwähnt: Katarrh der Augen, Psora der Pal-
pebra, dann chronische Konjunktivitis, Trachom (zu deren Therapie
wird die mechanische Reizung der Schleimhaut versucht, ein Verfahren,
welches im 17. Jahrhundert WOOLHOUSE wieder aufnimmt). Auch bösartige Blennorrhöen, ägyptische Augenentzündung werden beschrieben,
von Korneaerkrankungen Ulzerationen, Perforationen, Trübungen,
Pterygium (Pannus). Star und Amaurose finden wir vielfach verworren
als Amblyopie beschrieben resp. als Glaukom; Synechien werden mit

Trübung der Iris verwechselt. Amblyopie heißt eben jede Sehstörung, wobei keine Farbenveränderung der Pupille eintritt. Therapie ist hiergegen unmöglich. Endlich werden noch En- und Ektropium, Trichiasis und Strabismus beschrieben.

Auf die Ohrenheilkunde der Hippokratischen Enzyklopädie gehe ich nicht genauer ein; ich verweise Sie in dieser Beziehung auf den 1895 auf der Naturforscherversammlung in Lübeck gehaltenen Vortrag von Otto Koerner (Rostock), sowie auf A. Courtade, L'otologie dans Hippocrate. Arch. internat. de laryngologie, Paris 1904, und desselben La rhinologie dans Hippocrate, ebenda 1903. sowie auf A. Pollitzer, Geschichte der Ohrenheilkunde, Stuttgart 1907 und 1913, S. 13—18.

Bei dieser Gelegenheit trage ich nach, daß die hydrotherapeutischen Prozeduren des Hippokrates in einer fleißigen Freiburger Doktordissertation von J. Hiller (1892) dargestellt worden sind, sowie in der Abhandlung von Leopold Senefelder (Wien): Die hippokratische Psychro- und Thermotherapie (Wiener klin. Rundschau 1897).

Hinsichtlich der H a u t k r a n k h e i t e n ist zu bemerken, daß die Griechen eine große Zahl von Formen unterschieden. Aber wir vermögen aus den Namen derselben nichts mit Sicherheit zu entnehmen, was zur Identifizierung mit den heute bekannten Krankheiten einen Anhalt gewährt. Wir begegnen den Namen ἀκνή (oder besser ἀκμή), λειχενες, λέπρα; doch ist die letztere nicht identisch mit unserem Aussatz, wie Münch (Kiew) vor einigen Jahren in einer höchst gelehrten Arbeit über den Zaraath der Bibel (Hamburg 1894) nachgewiesen hat. — Konstitutionelle Krankheiten waren den Hippokratikern ganz unbekannt. Sie hatten gar keinen Begriff von dem, was wir mit Krankheitsp r o z e ß bezeichnen. Beschrieben finden wir allerdings Skrofulose und vielleicht auch Syphilis; aber die Erkenntnis des Zusammenhangs dieser Affektionen mit und als Allgemeinleiden ging den Hippokratikern ab. — Den Glanzpunkt in der Hippokratischen Medizin bildet die C h i r u r g i e. Gerade zum guten Chirurgen erscheint Hippokrates als spekulationsfeindlicher Naturbeobachter wie prädestiniert. Den größten Teil der chirurgischen Schriften schreiben alle kompetenten Forscher in übereinstimmendem Urteil dem großen Hippokrates selbst zu. Die Diagnose der Schädelbrüche, Luxationen und Frakturen, Callusbildung, Reposition, Wundbehandlung, Instrumentarium, Vorbereitung zur und Assistenz bei der Operation — alles wird in z. T. heute noch mustergültiger Weise gezeichnet. Operiert haben die griechischen Ärzte des 5. und beginnenden 4. Jahrhunderts v. Chr. im ganzen wenig. Amputationen werden nur bei Brand der Extremitäten, und zwar im Brandigen, nicht im Gesunden vorgenommen. Die Trepanation wird erwähnt, die Thorakokentese bei Empyem mit einer Lanzette vorgenommen; die Kauterisation geschieht mit dem Glüheisen; auch Ätzmittel werden (zugleich zur äußerlichen Ableitung) empfohlen, Senfteige, spanische Fliegen, Haarseile, Moxen, letztere bei veralteten Luxationen, bei tiefen Gelenkentzündungen, Geschwülsten innerer Organe. — Die Lithotomie wurde geübt, aber nicht von Ärzten, sondern von professionierten Lithotomen (die erste Beschreibung der Lithotomie gibt CELSUS). Die Bruchoperation wird nicht erwähnt. Sehr entwickelt ist die Bandagenlehre (mitra Hippocratis!). Auch Spuren von Orthopädie findet man in dem Corpus Hippocraticum; bei Klumpfüßen werden die sogen. lesbischen Stiefel angelegt.

Was speziell die Lehre von den Luxationen anbetrifft, so ist dieselbe in der genannten Schrift Περὶ ἄρθρων niedergelegt. Einen Kommentar zu derselben lieferte der später noch zu erwähnende Empiriker APOLLONIOS VON KITION, der deshalb bemerkenswert ist, weil in ihm Abbildungen uns überliefert sind von den Repositionsmethoden der Hippokratiker (vgl. oben S. 58). — Große Verwirrung herrschte unter den Spezialforschern in bezug auf die Art der Luxationen infolge des Mißverständnisses der Hippokratischen Termini. Wie PETREQUIN gezeigt hat, legten die Hippokratiker als typische Stellung des Arms bei Beschreibung der Luxationen die Position bei frei herunterhängendem Arm mit nach außen gerichtetem Dorsum und den Rippen zugewandter Vola manus zugrunde. (Vgl. auch die Studien über die Chirurgie der Hippokratiker in der Dissertation von SAWELLI LURJE, Dorpat 1890, und KÜHLWEINS Ilfelder Schulprogramm v. 1898 „Die chirurgischen Schriften des Hippokrates".) — Zu weit geht der Athenische Ophthalmiater ANDREAS ANAGNOSTAKIS (1826—97), der in einer 1889 erfolgten Publikation („La méthode antiseptique chez les anciens") HIPPOKRATES als Antiseptiker im modernen Sinne anspricht, weil dieser für die trockene eiterungslose Wundbehandlung eingetreten ist. Ähnliche Ansichten verfocht SOULANGAS in einer umfangreichen Pariser Doktordissertation 1894 („Etude sur Hippocrate, son oeuvre, ses idées sur l'infection et ses moyens antiseptiques"). Ich habe anderweitig bereits das Bestreben, bei unseren alten Kollegen die Keime moderner Gedanken zu suchen, als die unhaltbaren Konsequenzen gezwungener oder mißverständlicher Interpretation hingestellt und vor Übertreibungen nach dieser Richtung gewarnt, hauptsächlich in meinem Aufsatz „Wundbehandlung im Altertum und Mittelalter" (Deutsche Medizinal-Zeitung 1891). Durch derartige Verhimmelung versündigen wir uns genau in demselben Maße, wie durch völlige Geringschätzung der älteren Medizin gegen den Geist geschichtlicher Wahrheit.

In bezug auf die Geburtshilfe und Gynäkologie bei den Hippokratikern beschränke ich mich darauf, Sie auf die 1897 erschienene grundlegende und geradezu klassische Schrift des Berliner Gynäkologen HEINRICH FASBENDER aufmerksam zu machen („Entwicklungslehre, Geburtshilfe und Gynäkologie bei den Hippokratikern") und Ihnen die wesentlichsten Resultate daraus mitzuteilen, namentlich soweit sie ältere Irrtümer korrigieren. Danach sind die Eierstöcke den Hippokratikern gänzlich unbekannt und die Hoden für sie nicht die samenbereitenden Organe des Mannes. Die auch in neueren Lehrbüchern vertretene Meinung, daß HIPPOKRATES den Knaben für ihre Entstehung den rechten Eierstock bzw. Hoden, den Mädchen den linken zugewiesen, ist irrig. — Im übrigen stehen die Kenntnisse dieser im wesentlichen auf Knidos zurückgehenden gynäkologischen Schriften auf niederer Stufe, da auch damals die Ärzte äußerst selten in die Lage kamen, sich mit dem Studium der weiblichen Geschlechtsorgane zu befassen. Entbindungen wurden lediglich von Hebammen geleitet. In den Fragen der Zeugung und Entwicklung stehen die Hippokratiker vielfach auf dem Standpunkt der alten Naturphilosophie, der sie manches entnommen, beispielsweise, daß die Knaben in der rechten, die Mädchen in der linken Seite der Gebärmutter sich entwickeln, der Uterus also bicornis ist; die Vagina wird als Teil des Uterus angesehen. Sie unterscheiden männlichen und weiblichen Samen, und die Ähnlichkeit der Frucht mit Vater oder Mutter richtet sich nach der größeren Menge des männlichen oder weiblichen Samens. Die Schädellage wird für die normale Lage angesehen; sie wird bei den Hippokratikern zum ersten Male durch die Gravitationsverhältnisse erklärt. Bei Erstgebärenden weichen die Hüftbeine intra partum auseinander und beharren in diesem Zustande. Bei Geburten in vollkommener Fußlage verhalten sich die Hippokratiker exspektativ. Sie unterscheiden bereits eine einfache Steißlage von einer gemischten. Armvorfall bei Schieflage beweist für die Hippokratiker den Fruchttod und indiziert die Embryotomie. Bei Schieflage und lebendem Kind ohne Armvorfall werden von den Hippokratikern zur Herstellung einer Kopflage Schüttelungen der Kreißenden empfohlen, die, abgesehen vom Prinzip, durch die Art der Ausführung im Widerspruch der gerade von ihnen für die Ätiologie der Kindeslage aufgestellten Gravitationstheorie stehen. Für die Wendung auf den Kopf haben sie äußere, innere und kombinierte Handgriffe. Sie kennen u. a. eine manuelle Entfernung der Nachgeburt durch Zug, sowie auch eine Herausbeförderung durch Schüttelungen. — Die Hippokratiker kannten die Unregelmäßigkeiten der Menstruation, die allerdings z. T. auch mit andern Gebärmutterflüssen und den Lochien in der Beschreibung konfundiert wurden. — Eine Reihe von Krankengeschichten bezieht sich unzweifelhaft auf Puerperalfieber; die Ursache der menstruellen Blutung wie die der Anwesenheit von Milch in den Brüsten ist eine physikalische und liegt in der spezifischen Beschaffenheit der weiblichen Gewebe. In bezug auf die Ätiologie der Sterilität nähert sich ihre Darstellung in vielen Stücken ganz modernen Anschauungen. Das Puerperium ist eine der häufigsten Ursachen der abnormen Uteruslagen; selbst die ersten Anfänge einer blutigen Prolapsoperation finden sich beschrieben. Zur Stillung starker Genitalblutungen wird Tieflagerung des Kopfes (zur Erschwerung des Abflusses) und Einwicklung der Extremitäten emp-

fohlen. Placenta praevia wird erwähnt. — So weit die Resultate
FASBENDERS.

Lesenswert ist J. W. TROITZKYS Aufsatz Hippokrates als Kinderarzt im
Arch. f. Kinderheilkunde, Bd. 29, S. 223—247.

Meine Herren! Die Medizin der Hippokratiker verdient mit Recht
unsere volle Aufmerksamkeit; sie bildet die Grundlage, auf der z. T.
die ganze spätere wissenschaftliche Entwicklung der Heilkunde beruht,
und ich brauche zur Kennzeichnung ihrer Bedeutung zum Schluß nur
das eine Moment hervorzuheben, daß unsere heutige Terminologie fast
durchweg bereits im Zeitalter der Hippokratiker entstanden ist. Auf
Schritt und Tritt begegnen wir ihr, und diese äußerliche Koinzidenz der
wissenschaftlichen Sprache bildet zugleich die beste Signatur für die
pragmatische Harmonie der griechischen und modernen Heilkunde.
Gehen auch diejenigen zu weit, welche bereits bei den Alten alles herauslesen oder vielmehr in ihre Schriften hineininterpretieren wollen, was
erst ein Produkt neuerer Zeit und jüngerer Arbeit ist, so ist doch andrerseits zweifellos, daß eine große Zahl moderner oder als modern angesehener Gedanken im Keime bei ihnen vorhanden, gleichsam instinktiv
vorausgeahnt und auf deduktiv-spekulativem Wege gewonnen ist. Daß
die Verwertung der Terminologie für den Zusammenhang zwischen alter
und neuer Medizin sehr wohl als kräftigstes Argument ins Gewicht fällt,
bestätigt, um auf ein anderes Analogon aus der Gegenwart zu exempli-
fizieren, die strategische resp. die militärische Wissenschaft, in der die
zahlreiche oder fast ausschließliche Verwendung französischer Ausdrücke
auf die Tatsache hinweist, daß die Reformation der Kriegskunst von
den Franzosen ausgegangen ist.

Vierte Vorlesung.

Griechische Heilkunde nach HIPPOKRATES. Dogmatiker. PLATON. ARISTOTELES.
Die Alexandrinische Schule. HEROPHILOS und ERASISTRATOS.
Empiriker. Die römische Medizin. ASKLEPIADES von Bithynien. Die
Methodiker. Die Enzyklopädisten CELSUS und PLINIUS.

Das Schicksal der griechischen Heilkunde nach HIPPOKRATES gestaltet sich folgendermaßen: Zunächst macht sich auch hier eine Erscheinung geltend, wie wir sie so oft in der Welt- und Kulturgeschichte,
besonders in der Geschichte der verschiedenen Religionen antreffen;
der vom Stifter intendierte natürliche Sinn der Lehre geht verloren,
die Jünger und Schüler wollen klüger sein als ihre Meister; unverständige

Nachbeter oder zelotische Deutler bemächtigen sich der ursprünglichen, einfachen und verständlicher. Grundsätze, um sie teils aus Mißverständnis, teils geleitet von einem nicht immer lauteren Enthusiasmus und in der Absicht der Propaganda, der dauernden Befestigung für die Zukunft mit allerlei Zusätzen aus eigener Erfahrung oder Erfindung zu vermehren und so eher zu entstellen und zu verunstalten, als wirklich rein zu konservieren. So sehen wir auch nach HIPPOKRATES wieder die gerade von ihm am Krankenbette eingedämmte und verworfene Sophistik wieder ihr Haupt erheben. Es muß dieser Zug eine zu tief gewurzelte Eigentümlichkeit des menschlichen Geistes sein, daß immer wieder da, wo das Wissen aufhört, die Neigung sich einstellt, zu spekulieren und die Lücken durch mehr oder weniger kühne Hypothesen zu ergänzen. Es sind die eigensten Kreise des HIPPOKRATES, die ihm im Leben am nächsten standen, die sich dieser Sünde gegen ihn und seine Lehren schuldig gemacht haben. THESSALOS, Arzt am Hofe des Königs ARCHELAOS von Makedonien, und DRAKO, dessen Sohn HIPPOKRATES IV., Arzt der Gemahlin des ALEXANDER, der ROXANE, war, sie und die übrigen unmittelbaren Nachfolger des HIPPOKRATES zeigen das intensivste Bestreben, zu theoretisieren über die Erfahrungen und Beobachtungen, die ihnen von ihrem Meister überliefert worden waren, in abstracto Reflexionen anzustellen und die Basis für ein sogenanntes „System" zu schaffen. Wir dürfen im übrigen dies Bestreben nicht allzusehr verurteilen; es mag, abgesehen von den genannten Motiven, noch der Wunsch dabei mitgewirkt haben, das Ganze durch rationelle Zusammenfassung für die Gedächtnisarbeit und damit für den Unterricht leichter faßlich zu machen und es für die rasche Entschließung am Krankenbette als feste Regel und dogmatischen Leitstern gegenwärtig zu haben. Auch der Schwiegersohn des HIPPOKRATES, POLYBOS, gehört in die Reihe dieser Dogmatiker. In der Hippokratischen Schrift „De natura hominis", die wahrscheinlich von ihm herrührt, finden wir den ausgesprochenen Versuch, eine Art von Biologie resp. allgemeiner Physiologie und Pathologie zu geben. GALEN, der, wie wir später sehen werden, um 170 n. Chr. lebte und uns eine Geschichte dieser Geistesbewegung nach HIPPOKRATES bis zu seiner Zeit hinterlassen hat, belegt die genannte Schule der Theoretiker, die sämtlich chronologisch unmittelbare Nachfolger des HIPPOKRATES waren, mit dem Namen der Λογικοί, d. h. D o g m a t i k e r , weil sie die traditionellen Lehren in ein System zu bringen, mit dem Mantel eines Dogmas zu umkleiden bemüht waren. Nur wenige Ärzte dieser Periode wußten im Sinne ihres Meisters einen relativ nüchternen Standpunkt zu wahren und waren bestrebt, statt aller aprioristischen Schuldogmatismen die Lücken des Wissens durch Beibringung neuen tatsächlichen Materials zu ergänzen. Zu diesen

Männern gehörten nach Galens Bericht **Diokles von Karystos** auf Euböa, der Stimmführer der Ärzte von Athen (der erste Arzt, der attisch schrieb) und zugleich in gewissem Sinne das Haupt der sikelischen Ärzteschule, und sein jüngerer Zeitgenosse und Schüler Praxagoras von Kos; beide waren fleißige Anatomen, gute Kenner der Botanik, aber auch sonst fruchtbare Schriftsteller auf verschiedenen Gebieten der Heilkunde.

Den bedeutenden Diokles, der sich die erste Sammlung hippokratischer Schriften angelegt haben soll, jedenfalls darin gut zu Hause war und trotzdem viel eigenes in seinen Anschauungen und Lehren besitzt, hat uns eigentlich zum ersten Male wirklich kennen gelehrt Max Wellmann in seiner hochwichtigen Schrift: Die Fragmente der sikelischen Ärzte Akron, Philistion und des Diokles von Karystos, Berlin 1901. Auch der Karystier muß zu dieser Schule gerechnet werden, ja als ihr geistiges Haupt betrachtet werden. Originell sind die Ansichten der Sikelioten über Ursache und Wesen der Entzündung, über das Pneuma und die Atmung und die Geisteskrankheiten, beachtenswert ihre Ausbildung der Diätetik, die im hygienisch geregelten Tage des Diokles ihren prägnantesten Ausdruck gefunden hat, einem Schriftstück, dem auch U. v. Wilamowitz-Möllendorff Aufnahme in sein Griechisches Lesebuch mit Recht gegönnt hat (II, 279ff.), wobei Einleitung und Erläuterungen auch für den Mediziner nicht umsonst geschrieben sind. Über die Kräuterkenntnis des Diokles und sein Kräuterbuch hat Wellmann auch in Fleckeisens Jahrb. f. Phil., 1898, S. 314ff., gehandelt und in der Festgabe für Susemihl (1898), „Das älteste Kräuterbuch der Griechen", wozu Hermann Stadlers Aufsatz „Neues zur alten Botanik" zu vergleichen ist (Bl. f. Bayr. Gymn., XXXIV, 1898, 609).

In die Zeit des Diokles u. Praxagoras ist auch das ophthalmologische Fragment eines dogmatischen Arztes des 4. Jahrhunderts v. Chr. zu setzen, das G. A. Gerhard eben zu Heidelberg 1913 veröffentlicht hat. Ob es tatsächlich, wie der Herausgeber vermutet, zu Diokles' Werk Πάθος, αἰτία, θεραπεία gehört, muß weitere Untersuchung lehren, ist aber wenig wahrscheinlich.

Namentlich von der sikelischen Schule gingen Anregungen aus, welche auch in der Zeit zwischen der Entstehung und Sammlung des Hippokratischen Corpus und dem Aufblühen der alexandrinischen Medizinschule einen Fortschritt bedingen. Auch auf Platon (427—347) hat in dessen „Timaios" der ἄλλος Ἱπποκράτης der Athener, Diokles, oder direkt der Sikeliot Philistion in allen anatomisch-physiologischen Fragen entscheidenden Einfluß geübt. Und der Timaios des Platon gehört zweifellos zu d e n Schriften der Antike, welche außer Hippokrates, Aristoteles und Galenos auf das Denken auch der Ärzte bis in die Neuzeit hinein anziehend und abstoßend den größten Einfluß geübt haben, wie wenig auch die Ideenlehre des hochfliegenden Ägineten auf die Entwicklung der medizinischen Wissenschaft eingewirkt hat.

Mit gutem Grunde hat darum auch der bedeutende Medizinhistoriker A. W. E. Th. Henschel eine Übersetzung des Platonischen Timaios in seiner Zeitschrift „Janus" (II, 425ff., 1847) erscheinen lassen.

Das einzige Wort „ohne Naturbeobachtung keine Medizin" hätte PLATON
für alle Zeit einen Ehrenplatz in Lehrvorträgen über Geschichte der
Medizin gesichert. Außer dem gleich zu nennenden Buche L. PHILIPP-
SONS und den Schriften LICHTENSTÄDTS (Platons Lehren auf d. Geb.
d. Heilkunde, Leipzig 1826) und POSCHENRIEDERS (Beil. z. Jahresbericht
d. Stud.-Anst. Metten, Landshut 1882) verweise ich besonders auf
GOMPERZ, Griech. Denker, II, S. 475—496.

Weit stärker gestaltet sich der Einfluß des **Aristoteles** (384—322)
auf den Entwicklungsgang der Heilkunde. Man übertreibt nicht mit
der Behauptung, daß sein Auftreten einen Wendepunkt in der Naturwissenschaft bedingt, der auch in der Medizin sich ausspricht. Die
Bedeutung dieses Mannes für die Naturwissenschaften ist so gewaltig,
daß es wohl geboten erscheint, wenn wir uns in aller Kürze diejenige
Stellung vor Augen führen, welche er in der Geschichte der Wissenschaften einnimmt. Er stammte aus Stageira (auf der Halbinsel Chalkidike
in Thrakien) und war der Sohn eines Arztes NIKOMACHOS, eines Zöglings
der Knidischen Asklepiadenschule, der später an den Hof des Königs
AMYNTAS in Makedonien kam. Über die Jugendzeit des ARISTOTELES
sind wir nur dürftig unterrichtet; er verlor ziemlich früh seine Eltern,
begab sich noch jung nach Athen und machte 367, d. h. im 17. Lebensjahre, die Bekanntschaft PLATONS. Vielleicht trat er hier vorübergehend
als Lehrer auf. Doch verließ er 348 als Mitglied einer Deputation an
den König PHILIPP von Makedonien Athen und ging später sukzessive
nach Mysos und Lesbos (Mytilene), wo er sich einige Jahre aufhielt,
um 343 abermals einem Ruf nach Makedonien, und zwar als Erzieher des
Prinzen ALEXANDER, zu folgen. Hier blieb er so lange, bis ALEXANDER
inzwischen König geworden, seinen berühmten Feldzug nach Asien
rüstete. Darauf kehrte er nach Athen zurück und lehrte hier dreizehn
Jahre lang im Lyzeum (Λυκεῖον) in seiner berühmten peripatetischen
Methode. In dieser Zeit trat zwischen ihm und seinem großen Zögling
eine Entfremdung ein, da ALEXANDER den Neffen des ARISTOTELES,
KALLISTHENES, gefänglich eingezogen und im Kerker hatte zugrunde
gehen lassen, weil er ihm Vorwürfe wegen des asiatischen Wesens gemacht hatte. Nach ALEXANDERS Tode mußte ARISTOTELES infolge einer
Anklage wegen Irreligiosität (ἀσέβεια) flüchten; er ging nach Euböa
und starb dort 322 an einem chronischen Magenübel. — Zwei Eigenschaften machen den ARISTOTELES unsterblich und stempeln ihn zu
einem der größten Geister, die je gelebt haben: seine Universalität und
seine Originalität. Ihm kommt das Verdienst zu, nicht bloß zum ersten
Male eine systematische Zusammenstellung und Beschreibung der gesamten Naturkörper geliefert, sondern auch im einzelnen die Forschung

in neue Bahnen gelenkt zu haben. ARISTOTELES ging nicht von abstrakten Ideen aus, sondern als ein echter Realist von den Gegenständen der Sinneswelt. Von ihm stammt der Ausspruch, der lateinisch lautet: Nihil est in intellectu, quod non antea fuerit in sensu. ARISTOTELES hat ein System der Logik geschaffen, dessen Ansehen sich bis auf KANT unerschütterlich erhalten hat. Freilich ist er damit der Begründer der deduktiven Methode geworden, die für die Naturwissenschaften fast ebenso bedenklich wurde, wie seine teleologische Richtung (die er übrigens mit PLATON gemein hat). Letztere hat namentlich GALENOS so ausgebildet, daß er mit diesem Prinzip die Wissenschaft der Physiologie förmlich in den Abgrund gestürzt hat. Diese deduktive Denkrichtung ist die Mutter der gefährlichen dialektischen Methode geworden; als deren Tochter ist die mittelalterliche Scholastik anzusehen, die bekanntlich eine Zeitlang die Heilkunde auf recht traurige Abwege geführt hat.

Auf eine wichtige Schrift möchte ich bei dieser Gelegenheit aufmerksam machen, nämlich auf die ''Ύλη ἀνθρωπίνη von LUDWIG PHILIPPSON, Berlin 1831, der das Verdienst hat, zum ersten Male die Physiologie des ARISTOTELES der des PLATON gegenübergestellt zu haben.

Die wichtigsten Schriften des ARISTOTELES sind Περὶ ζῴων ἱστορίας (Historia animalium, „Tierforschung"), Περὶ ζῴων μορίων (Von den Teilen der Tiere), Περὶ ζῴων γενέσεως (Von der Fortpflanzung der Tiere), sowie Περὶ ζῴων κινήσεως (Von der Bewegung der Tiere).

Eine unter seinem Namen gehende Schrift: εἰςαγωγὴ ἀνατομική ist entschieden apokryph, während eine andere, ἰατρικά betitelte, verloren gegangen ist. — Vielleicht ist diese mit der MENONschen identisch, von der gleich die Rede sein soll.

Von Gesamtausgaben des ARISTOTELES existieren zwei mustergültige griechisch-lateinische, die eine veranstaltet von der Berliner Akademie der Wissenschaften durch J. BEKKER (1831—70, 5 Bände); die Pariser Ausgabe A. FIRMIN-DIDOTS, 1854—1878, gleichfalls 5 Bände, bringt auch die pseudoaristotelischen Schriften, bes. die medizingeschichtlich bedeutenden „Problemata"; die beste griechisch-deutsche Ausgabe der zoologischen Schriften rührt von AUBERT und WIMMER her (Leipzig 1868). Vgl. RUD. BURCKHARDT in den Zool. Annalen, I, 1 (1904) über das erste Buch der Aristotelischen Tierforschung. In der Bibliotheca Teubneriana ist 1907 die wichtige Tierforschung (De animalium historia) von DITTMEYER neu herausgegeben worden, 1913 „De animalium motione" und „De animalium incessu" (Περὶ πορείας ζῴων) von W. W. JAEGER, die „Parva naturalia" von WILHELM BIEHL 1898.

ARISTOTELES war zweifellos ärztlich gebildet, hat sich aber kaum auch praktisch mit der Heilkunde beschäftigt, auch geht aus einer Stelle in Περὶ ζῴων μορίων hervor, daß er menschliche Anatomie nicht getrieben hat. — Seine Lehren und Leistungen lassen sich kurz folgendermaßen resümieren: Als lebende Naturkörper bezeichnet er die Wesen, welche das Prinzip der Bewegung in sich haben. Dem Menschen kommt aber noch die Seele zu, welche im Herzen ihren Sitz hat. Außer den vier bekannten Elementen unterscheidet er noch die sogen. quinta essentia, den Äther, als Urelement des Warmen und Kalten und als das eigentliche belebende Prinzip. Von ARISTOTELES rührt der Begriff der ὁμοιομερῆ μόρια her, der gleichartigen Teile, die sich aus den Elementen bilden. Als solche bezeichnet ARISTOTELES beispielsweise das Sehnen-, Knochengewebe u. a. Aus solchen gleichartigen Teilen bilden sich dann die ungleichartigen, d. h. die Organe, die ἀνομοιομερῆ μόρια. Damit ist ARISTOTELES gewissermaßen in den ersten Andeutungen der Begründer der a l l g e m e i n e n A n a t o m i e geworden, einer Disziplin, die von GALENOS noch weiter entwickelt wurde und bis zu den Zeiten BICHATS auf der von diesen Männern erreichten Stufe stehen geblieben ist. — Das Herz bildet den Sitz der Seele und zugleich das Zentrum des Gefäßsystems. Das Blut ist der Träger der eingepflanzten Wärme, des ἔμφυτον θερμόν der Hippokratiker. Vom Nervensystem hat ARISTOTELES ebensowenig eine Ahnung wie die Hippokratiker. Das Gehirn wurde als ein empfindungsloses, zur Absonderung des Schleimes bestimmtes Organ angesehen. Es wirkt dadurch abkühlend, daß es zu große Anhäufung von Wärme im Herzen verhütet. Νεῦρον ist Sehne, nicht Nerv. Interessant sind die embryologischen Anschauungen des ARISTOTELES. Der männliche Samen enthält den Keim zum menschlichen Körper; der weibliche Organismus gibt nur das Material zur Ausbildung her. — Einer der bedeutendsten Schüler des ARISTOTELES ist TYRTAMOS, bekannter unter dem ihm von seinem großen Lehrer beigelegten Namen THEOPHRASTOS, von Eresos auf Lesbos († 288 im 86. Lebensjahre), zugleich sein Nachfolger als Lehrer am Lykeion und besonders angesehen als B o t a n i k e r mit seinen neun Büchern Περὶ τῆς τῶν φυτῶν ἱστορίας (De historia plantarum), sowie mit seinem Werk Περὶ φυτικῶν αἰτιῶν (De causis plantarum). In letzterem gibt er sehr treffende Bemerkungen über Physiologie und Krankheiten der Pflanzen. Den Ruhm eines „Begründers der wissenschaftlichen Botanik" muß er heute mit DIOKLES teilen, den er stark benutzt hat. Er ist auch Verfasser einer kleinen mineralogischen Schrift unter dem Titel: Περὶ λίθων, sowie einer Reihe von Aufsätzen zur Physiologie, die als Fragmente auf uns gekommen und von CHRISTIAN GOTTFRIED GRUNER (1744—1815) gesammelt worden sind.

Mit der Ausarbeitung des medizinischen Teiles der großen Enzyklopädie hatte ARISTOTELES seinen Schüler MENON beauftragt, von dessen Sammelwerk Συναγωγὴ ἰατρική man nur aus GALENOS Kunde hatte, bis ein glücklicher Papyrusfund vor zwei Jahrzehnten uns einen überarbeiteten Auszug dieses Werkes kennen lehrte, auf dessen Be-

deutung zuerst KENYON hinwies, während HERMANN DIELS den Papyrus
musterhaft edierte. Man hat die Bedeutung des Fundes anfänglich
überschätzt und das Ganze als echten MENON genommen, während gar
manches Zutat eines Epitomators und Überarbeiters aus dem 1. Jahrhundert unserer Zeitrechnung ist. Immerhin ist die Bedeutung des
Fundes beträchtlich. — Ein Nachfolger von THEOPHRASTOS ist STRATON
von Lampsakos, der bekannte Physiker, der 18 Jahre lang am Lykeion
die peripatetische Schule leitete.

Eine vortreffliche Darstellung der Pneumalehre des ARISTOTELES und deren
Weiterentwicklung bei den Alexandrinern gab W. W. JÄGER im Hermes, Bd. 48.
Wie die naturwissenschaftliche Methodik des ARISTOTELES auf den Fortschritt
der Naturerkenntnis eingewirkt hat, zeigen die „Botanischen Forschungen des
Alexanderzuges" von HUGO BRETZL (Leipzig 1903). Über das physikalische
System des STRATON hat DIELS in den Berliner Sitzungsberichten, 1893, IX,
S. 101—127, gehandelt. Die DIELSsche Ausgabe der Menonia („Anonymi Londi-
nensis ex Aristotelis Iatricis Menoniis et aliis medicis Eclogae." Suppl. Aristo-
telicum, III, 1; vgl. auch DIELS, Über die Exzerpte von MENON's Iatrika in dem
Londoner Papyrus 137, Hermes 28, S. 407ff., und: derselbe, Medizin in der Schule
des ARISTOTELES, Preuß. Lehrbücher, 1893, Bd. 74, S. 412—429) haben BECKH
und SPÄT (Berlin 1896) übersetzt und namentlich letzterer in einer Reihe von
Publikationen die historisch-medizinische Ergebnisse des Fundes darzulegen
sich bestrebt und seine Ergebnisse schließlich in der Schrift „Die geschichtliche
Entwicklung der sogenannten hippokratischen Medizin im Lichte der neuesten
Forschung", Berlin 1897 niedergelegt. Seitdem ist man etwas skeptischer geworden,
vielleicht zu sehr.

Die Alexandrinische Schule. Hand in Hand mit dem politischen
Verfall Griechenlands und mit der Bildung eines neuen geistigen Zentrums
in Alexandrien findet allmählich auch die wissenschaftliche Pflege der
Heilkunde hier ihren Mittel- und Schwerpunkt. Zu neuer Blüte erhoben
sich hier die Naturwissenschaften und die Heilkunde und zeitigten hier
während einer mehrere Jahrhunderte umfassenden Epoche eine außerordentlich umfangreiche und die genannten Disziplinen wesentlich
fördernde literarische Produktivität. Hier begann die überaus ver-
dienstliche Sammlung, Redaktion und Konservierung zahlreicher
Schriften des Altertums, von hier aus wurde hellenische Wissenschaft
und Sprache nach dem fernsten Orient vermittelt, hier entstanden die
berühmten Anstalten des M u s e i o n und des S e r a p e i o n zur
Förderung aller Arten von Gelehrsamkeit und Gelehrten, hier wurden
die weltbekannten Bibliotheken von Hunderttausenden von Rollen zu-
sammengebracht, hier wirkten als hervorragende Repräsentanten der
realen Wissenschaften der vorher erwähnte STRATON, der Mathematiker
EUKLIDES (ca. 250 v. Chr.), der Physiker HERON, der Astronom PTOLE-
MAIOS u. A. Allerdings hatte die eifrige literarische Tätigkeit auch

andrerseits manchen gelehrten Luxus und eine gewisse Büchergelehrsam-
keit zur Folge, während die praktische Forschung, soweit sie in Auffindung neuer Tatsachen gipfelt, hinter dem großen Aufwand an geistiger
Arbeit zurückblieb. Es entwickelte sich dafür mehr die Kunst der
Dialektik. Das Hauptverdienst, das sich die Alexandrinische Schule
(außer durch Sammlung des Corpus Hippocraticum) noch um die
praktische Förderung der Heilkunde erworben hat, besteht in der
g r u n d s ä t z l i c h e n E i n f ü h r u n g m e t h o d i s c h e r U n t e r -
s u c h u n g e n a n m e n s c h l i c h e n L e i c h e n. Hieran k n ü p f t
s i c h   a u c h   e i n e   w e s e n t l i c h e   E r w e i t e r u n g   d e r
o p e r a t i v e n   C h i r u r g i e. Es ist das eine Kombination, der
wir oft in der Geschichte der Heilkunde begegnen, daß Fortschritte in
der anatomischen Erkenntnis einhergehen mit Förderung der chirurgischen Leistungen. Diese Tatsache bildet dem nichts Auffallendes, der
da weiß, wie eine gute anatomische Grundlage die erste Bedingung zu
chirurgischem Können bildet. (Wie wir aus CELSUS wissen, sind sogar
lebende Verbrecher in Alexandrien Gegenstand anatomischer Untersuchung geworden.) Die ersten Ärzte, die nach dieser Richtung hin in
Betracht kommen, sind HEROPHILOS und ERASISTRATOS.

Von **Herophilos** wissen wir nur, daß er, in Chalkedon geboren,
ein Schüler des schon genannten PRAXAGORAS von Kos und des CHRY-
SIPPOS von Knidos war und vor 300 v. Chr. in Alexandrien lebte. Er
muß entschieden als der Begründer der menschlichen Anatomie angesehen werden. Seine Hauptarbeiten betreffen das Nervensystem. Er
hat zuerst das Gehirn als Zentrum des wichtigsten Systems des Körpers,
des Nervensystems, erkannt und gleichzeitig den Sitz der Seele ins
Gehirn verlegt. Dieses erklärt er für den Vermittler von Bewegung
und Empfindung und unterscheidet zwischen sensibeln und motorischen
Nerven. Er beschreibt die Hirnsinus, die großen und kleineren Höhlen
(Ventrikel), den Calamus (in welchem er speziell den Sitz der Seele
sucht), („torcular Herophili"), Ursprung und Verlauf einzelner Hirnnerven; er unterscheidet bestimmt zwischen Arterien und Venen,
l ä ß t   d i e   e r s t e r e n   f ü r   d a s   B l u t   u n d   P n e u m a bestimmt sein, die letzteren nur für das Blut, er gibt eine sehr gute Schilderung der gröberen Verhältnisse des Gefäßsystems, ja er soll sogar die
Chylusgefäße gesehen haben, wenn er auch noch nicht ihre Bedeutung
erkannt hat. Die Arteria pulmonalis nennt er φλὲψ ἀρτηριώδης, d. h.
vena arteriosa wegen ihres Gehalts an Venenblut. Bei ihm finden wir
ferner auch einzelne Bemerkungen über den Darmkanal, die eine relativ
bessere Kenntnis dieses Tractus erkennen lassen; er unterscheidet bereits
mehrere Teile des Dünndarms, liefert eine Beschreibung der Speichel-
drüse, des Pankreas, bezeichnet die Hoden als die Organe, in denen

der Same gebildet wird, und erwähnt bei der Uterusbeschreibung die
später nach dem Namen des Anatomen FALLOPPIO bezeichneten Gänge.
Entsprechend seiner ganzen Anlage und Forschungsrichtung, die ihn
zu außerordentlichen anatomischen Entdeckungen führte, ist es nicht
auffallend, daß er in pathologischer Beziehung der theoretische Anhänger
einer Schule wurde, deren Lehrsätze wir weiterhin zu besprechen haben
werden, nämlich der sogenannten empirischen, einer Bezeichnung, die
übrigens nicht ganz demjenigen entspricht, was wir sonst unter dem
Wesen der Empirie zu verstehen gewohnt sind. — HEROPHILOS wird
von den späteren Schriftstellern und Ärzten (CELSUS, SORANOS und
GALENOS) sehr gelobt und mit Recht als einer der größten griechischen
Ärzte angesehen. Er ist Verfasser zahlreicher weiterer Arbeiten zur
praktischen Heilkunde, und er scheint der erste gewesen zu sein, der
die Untersuchung der Arzneimittel lehrte; er studierte besonders eingehend die pflanzlichen Mittel, führte viele vegetabilische Drogen neu
in die Pharmakopoe ein und war auch nach dem Zeugnis seines Schul-
gegners SORANOS ein tüchtiger Frauenarzt. Der letztere wenigstens
spendet den Leistungen des HEROPHILOS auf dem Gebiete der Frauenkrankheiten besondere Anerkennung.

Ein Zeitgenosse des HEROPHILOS war der zu Alexandrien geborene APOLLO-
DOROS, dessen Schrift über giftige Tiere (Περὶ ἰοβόλων θηρίων) für die gesamte
iologische Literatur der Antike von maßgebender Bedeutung gewesen ist, auch
in illustrativer Hinsicht (vgl. WELLMANN im Hermes, Bd. 43, S. 370). — Zu
HEROPHILOS sind immer noch beachtenswert die Arbeiten von MARX, Karlsruhe
1838, Göttingen 1842, und CH. DAREMBERG in der Revue scientifique. 1881.
I. S. 12 ff., über die Gesamtliteratur der Alexandrinerzeit SUSEMIHLS Gesch. der
griech. Literatur in der Alexandrinerzeit. 2 Bände, Leipzig 1891. Zur alexandrinischen Forschungsweise vgl. auch PAGEL, Über den Versuch am lebenden Menschen,
Deutsche Ärztezeitung, 1905, Heft 9, und MEYER-STEINEG, Die Vivisektion in
der antiken Medizin. Internat. Monatsschrift, 1912, No. 12.

Neben HEROPHILOS wird **Erasistratos** (310—250 v. Chr.) als einer
der bedeutendsten Ärzte des Altertums angesehen. Derselbe war in
Iulis auf Keos geboren, und bevor er nach Alexandrien kam, Leibarzt
des SELEUKOS I. NIKATOR.

Die rührende Erzählung, wie er die Liebe des ANTIOCHOS, Sohnes des NIKATOR,
zu seiner Stiefmutter STRATONIKE, die den Jüngling aufs Krankenlager geworfen
hatte, aus der Pulsbeschleunigung beim Erblicken des geliebten Gegenstandes
erkannte und durch den von ihm angeregten großmütigen Verzicht des Vaters
den Thronerben rettete, betrifft eine diagnostische Glanzleistung des V a t e r s
des ERASISTRATOS, KLEOMBROTOS mit Namen; dem Sohne wäre aber zweifellos
eine gleiche Schärfe des Blickes zuzutrauen gewesen. — Eine genaue Nachprüfung
alles dessen, was über ERASISTRATOS erhalten ist, hat ROBERT FUCHS in
einer Reihe tüchtiger Arbeiten geliefert: Erasistratea, quae in librorum memoria
latent, congesta enarrantur. Leipzig 1892; Die Plethora bei ERASISTRATOS. Fleckeisens Jahrb., 1892, S. 679 ff.; De Erasistrato capita selecta, Hermes, 29 (1894),

S. 171ff.; Ein Brief des ERASISTRATOS, Ärztliche Rundschau, 1897, No. 1.; Lebte ERASISTRATOS in Alexandreia, Rhein. Mus., N. F., 52, S. 377—390; Eine neue Rezeptformel des E., Hermes 33 (1898), S. 341ff. Über CHRYSIPPOS von Knidos u. ERASISTRATOS hat FR. SUSEMIHL im Rhein. Museum, N. F. 56 (1901), S. 313 bis 318, gehandelt; eine vortreff.. Gesamtschilderung des großen ERASISTRATOS WELLMANN in der Realenzyklopädie von PAULY-WISSOWA, VI, 323—350, gegeben.

Des ERASISTRATOS Lehrer waren METRODOROS in Knidos und der Knidier CHRYSIPPOS in Alexandrien.

Bei ERASISTRATOS finden wir gründliche Schilderungen des Acusticus, Opticus und anderer Hirnnerven. Auch beschreibt er die Anatomie des Gefäßsystems, die Herzklappen an der Vena cava und Art. pulmonalis und deren Zweck. Er bietet ferner einzelne Notizen aus der Splanchnologie, besonders bezüglich der Histologie der Leber, in der er die Gallengänge unterscheidet. Er schildert gleichfalls die Chylusgefäße, indem er von vasa lacte repleta spricht. In der Pathologie steht ERASISTRATOS (dem HEROPHILOS diametral entgegen) wesentlich auf humoralem Boden. Viele Krankheiten führte er auf eine abnorme Füllung der Venen mit nährenden Stoffen zurück, was den Zustand der Plethora hervorruft. In seiner milden Therapie kommen vor allem auch die physikalischen Heilfaktoren zur vollen Geltung und die Diätetik.

Ein Ausläufer der alexandrinischen ist die sogenannte **Empirische Schule.** Es verhält sich mit der Bezeichnung mutatis mutandis ähnlich wie mit der der Allopathen, welche uns von den Homöopathen angehängt worden ist. Die Anhänger der neuen Richtung haben sich diesen Namen nur beigelegt, um damit ihre Reaktion gegen die Schule der Dogmatiker zu kennzeichnen. Gegen diese hatte sich mit der Zeit ein starker Skeptizismus entwickelt, wie das in der Natur der Sache bei allen Geistesbewegungen liegt, wo eine Richtung, wenn sie lange genug die Geister beherrscht hat, schließlich von einer andern entweder reaktionären oder in ihren Konsequenzen und Tendenzen weiter gehenden abgelöst wird. Der Kulturhistoriker, derjenige, der den Gang der menschlichen Geschichte von höheren Gesichtspunkten aus beurteilt, freut sich dieser Erscheinung, weil in ihr die Garantie des Fortschritts liegt, ein Symptom der nimmer rastenden, in steter Bewegung begriffenen, über Kämpfe und Reaktion schließlich doch zur weiteren Erkenntnis führenden geistigen Arbeit. Auch die Grundsätze der empirischen Schule stellen in gewisser Beziehung zunächst einen Rückschritt dar; es zeigt sich hier wieder die nachteilige Verquickung philosophischer Spekulation mit an sich ganz vernünftig klingenden Argumenten und Prämissen. Sicher hat die Tatsache, daß die anatomischen Forschungsergebnisse der alexandrinischen Schule und die daraus sich aufdrängenden Schlüsse nicht mit den Hypothesen der dogmatischen Schule in Einklang zu bringen waren, zur Bildung dieser besonderen Richtung der Empiriker beigetragen; sie ist also aus einem Konflikt zwischen anatomischer Anschauung und den Theoremen der Dogmatiker hervorgegangen. Objektive Wahrheit, meinen die Hauptrepräsentanten der Empiriker, absolutes Wissen sind nicht zu erlangen; die schönsten anatomischen Entdeckungen haben uns über das Grundwesen der Dinge nicht aufzuklären vermocht und gewisse Widersprüche nicht beseitigt. Man muß sich also lediglich mit den subjektiven Eindrücken, die man von einem Gegenstande gewinnt, begnügen. „Wir wissen nur, daß der Honig süß schmeckt, aber was der süße Geschmack eigentlich ist, wissen wir nicht." „Non interesse, quid morbum faciat, sed quid tollat"; „Morbos non eloquentia, sed remediis sanari"; „ne agricolam quidem aut gubernatorem disputatione, sed usu fieri." Dies sind einige von den Kraftsentenzen (nach dem Bericht des CELSUS), mit denen sie ihre Prinzipien motivieren. Ein Hauptvertreter dieser Schule ist PHILINOS (aus Kos um 250 v. Chr.), Schüler des HEROPHILOS. Nach ihm ist jede Theorie ganz zu verwerfen; die Dialektik ist ein Verderb für die Wissenschaft, nur die Erfahrung, die Empirie entscheidet. Diese ist durch die Beobachtung zu begründen und zu erweitern, wobei natürlich alles durch Tradition überkommene Wissensmaterial zu berücksichtigen sei. Ein späterer Repräsentant dieser Schule, SERAPION aus Alexandrien (um 200 v. Chr.), fügte als drittes Hilfsmittel bei der Forschung noch die Berücksichtigung der Analogie hinzu. So entstand denn der berühmte e m p i r i s c h e D r e i f u ß , nämlich bestehend aus 1) τήρησις = Beobachtung, 2) ἱστορία = mündliche Überlieferung und 3) ἡ ἀπὸ τοῦ ὁμοίου μετάβασις, d. h. Übergang zu einer neuen Erfahrung durch Analogieschluß. — Obwohl später der Name der Empiriker zu einem Schimpfnamen wurde, läßt sich nicht leugnen, daß die Anhänger dieser Schule ihrerseits manches für die Entwicklung der Heilkunde geleistet haben; die Arzneimittellehre und operative Chirurgie hat ihnen zweifellos eine gewisse Förderung zu verdanken; eine Reihe von tüchtigen Wundärzten ist aus ihrer Mitte hervorgegangen. Ich erwähne HERAKLEIDES aus Tarent um 90 v. Chr. (über ihn WELLMANN in Hermes, Bd. 23 u. 35 S. 349 ff.), APOLLONIOS VON KITION (den Kommentator der Einrenkungsschrift des HIPPOKRATES, s. o.), MENODOTOS aus Nikodemien um 90 n. Chr., HERODOTOS aus Tarsos und SEXTUS EMPIRICUS um 180 n. Chr.

Sehr beachtenswert ist die treffliche Übersicht über die empirische Schule (ἀγωγὴ ἐμπειρική), die MAX WELLMANN in PAULY-WISSOWAS Realenzyklopädie, 1905 (10. Halbb., Sp. 2516 ff.) gegeben hat.

Mit dem Aufgeben des „Dogmatismus" wurde das bereits geknüpfte Band zwischen Physiologie und Pathologie allmählich wieder gelockert.

Bei ängstlicher Vermeidung jeder Spekulation sank die Medizin
wieder auf niedereres Niveau ; die Spekulation wurde ganz in den Hintergrund gedrängt und der Empirismus zum Prinzip erhoben. Die verderblichen Folgen blieben nicht aus. Die hie und da, besonders auch
durch den obengenannten HERAKLEIDES aus Tarent, geltend gemachten
reformatorischen Bestrebungen waren zu wenig energisch, um vor den
äußersten Konsequenzen zurückschrecken zu lassen; der wissenschaftliche Charakter der Medizin verlor sich gänzlich, man warf einfach alle
Anatomie und Physiologie über den Haufen, wollte nur das rein Praktische
gelten lassen, hielt sich nur an die äußeren Symptome der Krankheiten,
die man nach bestimmten Komplexen gruppierte, und gelangte so zu
einer Art ontologischer Anschauung der Krankheiten; der Epilogismus
feierte den schönsten Triumph in therapeutischer Beziehung, indem
man aus der Wirkung der Heilmittel Schlüsse auf die Natur und das
Wesen gewisser Krankheiten zu ziehen suchte. Einen günstigen Boden
fand diese Sekte besonders in Rom während der Kaiserzeit. Dort gab
sie Anlaß zur Entwicklung eines medizinischen Dilettantismus, den wir
am meisten in den Kreisen der vornehmen Herren und Damen vertreten finden. Mit Vorliebe wurde die Beschäftigung mit der Toxikologie
gewählt. Ein bekanntes Beispiel dafür bietet MITHRIDATES EUPATOR,
König von Pontus (124—64 v. Chr.), der zur Feststellung der Wirkung
von Giften und Gegengiften Versuche an Verbrechern machte und die
Resultate seiner Untersuchungen in einem Werk niederlegte: θηριακά,
(über giftige Tiere); er empfahl darin das sogenannte M i t h r i d a t i -
k o n , ein kompliziertes Mixtum compositum, als Mittel gegen Schlangen-
gift, das bis ins Mittelalter in Ansehen stand und als Vorbild für alle
Arten von T h e r i a k diente, wie sie später sogar offiziell fabriziert
und in den Apotheken gehalten wurden. Ein noch berühmterer Theriak
rührt vom König ANDROMACHOS her („Theriaca Andromachi"), der
schließlich so vielfach variiert und erweitert wurde, daß er zu einem
unförmlichen Gemisch aus zirka 80 Ingredientien anschwoll. Selbst die
Königin KLEOPATRA soll schriftstellerisch auf diesem Gebiete hervorgetreten sein. Einen Vorläufer dieser toxikologischen Beschäftigung hatte
MITHRIDATES bereits in dem letzten König von Pergamon, ATTALOS III.
PHILOMETOR, gehabt. Hiermit ging Hand in Hand die dilettantische
Verarbeitung der Kosmetik und Diätetik, deren eine gleichfalls der
KLEOPATRA angedichtet wird. Bemerkenswert ist die erhaltene Schrift
des Arztes, Dichters und Priesters am Tempel des Apollon zu Klaros bei
Kolophon, NIKANDROS (um 200—130 v. Chr.), betitelt Θηριακά, worin
die Zufälle, die nach Bissen und Stichen giftiger Tiere auftreten, be-
schrieben werden. Eine fernere Arbeit desselben Verfassers führt den
Titel ,,Ἀλεξιφάρμακα".

Beide Werke sind von diesem Vorbilde des Dichters Ovid in eleganten Versen geschrieben.

Die neueste Ausgabe rührt von O. Schneider her (Leipzig 1856). M. Brenning hat in der Allg. med. Zentral-Zeitung, 1904, No. 6—20, eine kommentierte deutsche Übersetzung gegeben.

Lukian, der sonst über alles spottet, spricht von den Nicandrea mit einem gewissen Respekt, was beweist, daß diese Schriften sich im Altertum eines großen Ansehens erfreut haben.

Ehe wir Alexandrien verlassen, das aber noch manches Jahrhundert auch für die Medizin die Hochschule κατ' ἐξοχήν bleibt, die Zentralstelle des „Hellenismus", möchte ich Ihnen einen kurzen Überblick über die hauptsächlichsten medizinischen Texte geben, welche die Papyrusliteratur bisher gebracht hat: Menons Iatrika, s. oben S. 81f.; Kalbfleisch, Papyri Argentoratenses graecae, Index Lect., Rostock 1901 (Ophthalmologisches; Fieberperioden); derselbe, Pap. graec. Mus. Brit. et Mus. Berol., ib. 1902 (Einrenkungsvorschrift des Heliodoros; Behandl. der Verstopfung, methodisch; Metrologisches); Pap. Oxyrhynchos II, No. 234 (Euporista des Apollonios Mys, 60 v. Chr.); J. Nicole, Un questionnaire de chirurgie. Arch. f. Pap.-Fsch., Bd. II, 1; E. J. Goodspeed, A medical papyrus fragment. Americ. Journ. of Philol., 1913, XXIV, S. 327ff.'(Rezept gegen Lepra [?]); A. Bäckström, Sextius Niger'und 2 griech. Pap. Golenitschew(Dioskurides-Fragm.) Journ. des Minist., 1904, S. 546ff.; derselbe, Fragm. einer Medizin-Schrift (Pap. Golenitschew). Arch. f. Pap.-Forsch., III, S. 158ff., 1906 (Uterusprolaps u. -inversion aus Soranos' ὑξ. κ. χρον.παθ); K. Kalbfleisch u. H. Schöne, Griech. Papyri mediz. u. naturw. Inhalts. Berl. Klassikertexte, 1905 (pseudohipp. Briefe; Anatom.-Physiologisches, nachherophiléisch; Unterrichtsmethodik; Rezepte gegen Nierenleiden u. Hysterie); J. Nicole, Fragment d'un traité de chirurgie (Pap. Cattaui). Arch. f. Papyrusforsch., IV, 3/4, S. 269—283 (Kommentar v. Ilberg; aus den Χειρουργούμενα des Heliodoros); The Oxyrhynchos Papyri, VIII, No. 1088 (gelbes Kollyrion, Wundpaste, Pflaster für λέπρα, Styptikum, gegen Nasenbluten, Nies- u. Schnupfmittel, Mittel für Fieber, Leberleiden, Wassersucht, Schlaflosigkeit); Oxyrh. Pap. IX, No. 1184 (vier pseudohippokrat. Briefe); G. A. Gerhard, Ein dogmatischer Arzt des 4. Jahrhunderts vor Christo, Heidelberg 1913 (glückliche Kombination schon anderweit publizierter u. neuer Papyrusfragmente aus Oxford, Manchester u. Heidelberg einer dogmat. Schrift über Augenleiden, die dem Diokles nahesteht). Sie sehen, die Ergebnisse der Papyri für die medizinische Literatur sind heute schon beträchtlich, und jeder Tag kann neue Schätze ans Licht bringen.

Der Einfluß der alexandrinischen und ihres Ausläufers, der empirischen Schule bestand bis ins zweite nachchristliche Jahrhundert hinein, ja in einzelnen Nachklängen sogar noch weit länger. Aber mit dem Überhandnehmen römischer Macht sehen wir inzwischen den Schwerpunkt sowohl der rein wissenschaftlichen als künstlerischen Bestrebungen von Alexandrien nach R o m verlegt.

Eine so subtile Wissenschaft wie die Heilkunde konnte im alten Rom keinen rechten Boden finden. Die ganze Medizin war hier durch Bader und Gaukler, Sklaven und Freigelassene repräsentiert. Aber selbst bei den kulturell in Altitalien am höchsten stehenden Etruskern ist eine literarische Pflege der Medizin, wie sie z. B. am Euphrat und Nil so frühe schon begann auch nicht in Spuren nachweisbar.

Die literarischen Quellen, die uns hierüber zur Verfügung stehen, entwerfen kein besonders anmutendes Bild von der Pflege der Heilkunde im alten Rom. Zusammenfassende Darstellungen gaben: GOTTFRIED RITTER VON RITTERSHAIN in seinem Vortrag: „Die Heilkünstler des alten Roms und ihre bürgerliche Stellung" (VIRCHOW-HOLTZENDORFFsche Sammlung, Berlin 1875); GÜNTHER ALEX. E. A. SAALFELD in: „Wie kamen die ersten Vertreter der Medizin nach Rom?" (Linguistisch-kulturhistorisch-medizinische Skizze in Virchows Archiv 1889.) Ferner empfehle ich u. a. das Studium von: EDMOND DUPOUY, „Médecine et moeurs de l'ancienne Rome d'après les poètes latins" (Paris 1895); R. LEPINE, „La thérapeutique sous les premiers Césars" (Paris 1890), und R. STUMPF, „Die Geschichte des Ehelebens, der Geburtshilfe, der körperlichen und geistigen Erziehung der alten Römer" (Deutsche Medizinal-Zeitung 1895). Besonders aber JOH. ILBERG, A. CORNEL. CELSUS und die Medizin in Rom. N. Jahrb. f. d. klass. Altertum, XIX, 1907, S. 377—387, und THEODOR MEYER-STEINEGS Einleitung zu s. Übersetzung des Theod. Priscianus. Jena 1909.

Erst um 218 v. Chr. trat eine Änderung in diesem Zustand ein, als ARCHAGATHOS als einer der ersten griechischen Heilkünstler nach Rom kam und hier die Praxis mit solchem Erfolge ausübte, daß er sogar das Bürgerrecht (jus quiritum) erhielt. PLINIUS, der ein Gegner der griechischen Ärzte war, fügt allerdings hinzu, daß sich die anfänglichen Erfolge des ARCHAGATHOS, besonders auf chirurgischem Gebiete, in Mißerfolge verwandelten und aus dem Vulnerarius, wie er anfänglich honorifice genannt wurde, der schimpfliche Beiname des Carnifex, des Schinderknechts, wurde. Da die Unparteilichkeit des PLINIUS überaus gering ist, kann man wohl aus seinem Bericht zwischen den Zeilen herauslesen, daß es sich bei dem ARCHAGATHOS um einen ganz verständigen griechischen Chirurgen gehandelt hat. Ein scharfer Gegner der griechischen Ärzte war auch schon MARCUS PORCIUS CATO der Ältere (234—149 v. Chr.); er selbst hielt Medizin überhaupt für das Überflüssigste von der Welt; einige Volksmittel, unter denen ihm Kohl in Wein gelegt als ein wahrhaftes Universalheilmittel obenan stand, hielt er für durchaus ausreichend gegen alle vorkommenden Schäden. Er selbst, dieser alte „Krauter", besaß ein Doktorbuch mit einer Sammlung von Laienrezepten und kurierte danach. Wie ihm alle griechischen Neuerungen verhaßt waren, so machte er besonders gegen die aus Griechenland importierte Heilkunde Front. — Da trat nun ein Mann auf, der die griechische Medizin in Rom zu Ehren bringen sollte und sie vermöge seines Geistreichtums den nach Neuem verlangenden Römern mundgerecht zu machen verstand. Dies war **Asklepiades aus Bithynien.** Von seiner Jugendzeit wissen wir, daß er um 130 v. Chr. zu Prusa in Bithynien geboren war, schon in der Heimat, später besonders in

Athen bei Apollodoros und Demetrios, dem Lakonen, in atomistisch-
epikuräischer Denkart ausgebildet und sich auch sonst in der Welt
umgesehen, bevor er 91 nach Rom gelangte. Hier erwarb er sich durch
seine glänzenden Gaben mit der Zeit eine hervorragende Stellung bei
den angesehensten Römern jener Periode; so war er beispielsweise
mit Cicero eng befreundet. Das Geheimnis seiner Erfolge lag nicht
zum wenigsten in seinen persönlichen Vorzügen begründet, aber auch
in seinem tüchtigen medizinischen Wissen. Asklepiades war ein
praktischer und feiner Weltmann von sehr gewandtem, bestimmtem,
selbstvertrauendem, dabei leutseligem und nachgiebigem Wesen, so daß
er fast wie ein vom Himmel Gesandter angesehen und auf das höchste
verehrt wurde. Mit großer Menschenkenntnis ausgestattet, hatte er
bald seine Klientel durchschaut. Daß bei den verweichlichten, an schwel-
gerischen Luxus gewöhnten Römern medikamentöse Mittel, denen er
in seiner mechanistischen Auffassung der biologischen Vorgänge sowieso
kühl gegenüberstand, keinen besonderen Erfolg versprachen, war ihm
klar. So waren denn seine diätetischen Maßnahmen, Gymnastik, Massage,
hydrotherapeutischen Prozeduren, Motionen aller Art, Stoffwechselkuren
hier so recht am Platze. Merkwürdig ist die anekdotenhafte Erzählung,
daß Asklepiades einmal von seiner Villegiatur aus einen Leichenzug
beobachtete und in dem (nach der Sitte jener Zeit) offenen Sarge einen
Scheintoten erkannt habe, dessen sofortige Wiederbelebung ihm gelang;
fast ebenso bezeichnend ist sein Diktum, man solle ihn für einen Betrüger halten, wenn er jemals krank würde. Wirklich erreichte er ein
hohes Alter. Einen Ruf an den Hof des Mithridates von Pontus hatte
er abgelehnt. Seine Tätigkeit hatte einen gewaltigen Umschwung in
der Medizin nach der theoretischen wie praktischen Seite zur Folge.
Daß er schriftstellerisch geradezu glänzend veranlagt war, läßt uns
der spärliche Rest des von ihm Erhaltenen klar erkennen; die Wirkung
seiner Schriften auf die Zeitgenossen war eminent, leider war aber der
grundstürzenden Konsequenz seines Denkens kein nachhaltiger Einfluß
beschieden, wenn auch die methodische Schule in ihm ihren Meister sah.
Die Fragmente seiner Schriften hat Christian Gottlieb Gumpert
(1770—1825) als Asklepiadis Bithyni Fragmenta (Weimar
1794) gesammelt. Wir ersehen daraus, daß er mit seiner Lehre wesentlich auf dem damals zu großem Ansehen gelangten Epikuräismus steht.
Mit der Verwerfung der Lehre von den Elementen war man wieder auf
den früheren sogenannten atomistischen Standpunkt zurückgekehrt;
danach nahm man an, daß die ganze Welt nach mechanischen Gesetzen
regiert werde. Die einzelnen Atome treten unter dem Vorgang der
sogenannten Synkrise zu gröberen Elementen und diese wiederum zu
röhrenförmigen, mit Empfindung begabten Räumen (πόροι) zusammen;

in diesen bewegen sich vermöge einer ihnen eigentümlichen, notwendig anhaftenden und anhaltenden Kraft mehr oder weniger feine Atome. Die Verbindungen dieser Kanäle setzen die einzelnen Teile des Körpers zusammen, und Gesundheit ist derjenige Zustand, bei dem sich die Atome in einer freien, anhaltenden, ungehinderten Bewegung befinden. Dies gilt nicht bloß von dem körperlichen, sondern auch von dem geistigen Leben. Die zur Erhaltung nötigen Stoffe werden dem Körper teils durch die Atmung, teils durch die Speisen zugeführt. Verdauung heißt Zerlegung der Speisen in die feinsten Atome. Krankheit entsteht, wenn deren Bewegung eine Störung erleidet. Diese Störung kann in verschiedener Weise erfolgen. Die Atome, welche nicht groß sind, bekommen ein Kaliber, für welches diese πόροι entweder zu klein oder zu weit sind. Oder es können diese Atome sich außerordentlich träge bewegen, sich anhäufen; es können Veränderungen in den Kanälen eintreten, oder es können auch die feinsten Atome qualitativ erkranken. Letztere Behauptung involviert allerdings eine Inkonsequenz gegen die Grundtheorie, da ja hiernach eine qualitative Erkrankung der Atome nicht denkbar ist. Die Bedeutung der Humores für das Leben leugnet ASKLEPIADES vollständig. Allerdings, sagt er, können diese Säfte krank werden, aber nur immer infolge jener primären Störungen in der Bewegung der Atome. Die Hippokratische Lehre von der Naturheilkraft ist nach Asklepiades ein Phantasiestück. Nur der Arzt heilt; die Natur schadet ebenso oft, wie sie nützt. ASKLEPIADES verwirft auch die Lehre des HIPPOKRATES von den kritischen Tagen, überhaupt alles, was irgendwie an dessen Humoralpathologie erinnert. Er verwirft Brech- und Purgiermittel; Hauptheilmittel sind diätetische Maßnahmen, Wasserprozeduren (Bäder, kalte Duschen, daher der Beiname ψυχρολούτης), sogenannte balnea pensilia, Roborantien in Gestalt von Wein und kräftiger, dabei aber natürlicher Kost. Tuto, cito, jucunde heilen, lautet sein Wahlspruch. Er ist der Begründer der Einteilung der Krankheiten in akute und chronische; bei ihm finden wir zuerst verschiedene Formen von Krämpfen beschrieben, die klonischen und tonischen; er macht darauf aufmerksam, daß sich manche Formen von Wassersucht akut, andere chronisch entwickeln, mahnt zur Vorsicht beim Aderlaß und verlangt allenthalben Individualisierung; eine Maßregel, die am Hellespont günstig wirke, könne in Rom und Athen schädlich sein. Bei ihm finden wir die Tracheotomie gegen drohende Erstickung empfohlen und beschrieben, ferner eine rationelle Behandlung des Tetanus, eine vortreffliche Schilderung der Malariafieber etc. ASKLEPIADES besaß großes Vertrauen zur Leistungsfähigkeit der ärztlichen Kunst. Es ist sein Verdienst, daß es gelang, dem ärztlichen Stand in Rom ein ganz außerordentliches An-

schen zu verschaffen, so daß schon zu Cäsars Zeiten die Ärzte eine
geachtete Stellung in Rom einnahmen, und sämtliche griechischen Ärzte
das römische Bürgerrecht erhielten. Viele von ihnen erhielten den Rang
als Leibärzte, besonders unter Octavian. Einer der Leibärzte des
Augustus, Antonius Musa, war es, der infolge seiner großen Verdienste
um die Behandlung des Kaisers sogar in den Adelstand erhoben wurde.
(Er hatte angeblich den Kaiser von einer chronischen Leberkrankheit
befreit.) Auch in materieller Beziehung wurde die Stellung der Ärzte
in Rom imponierend. Einzelne von ihnen erhielten Honorare, die heute
selbst den Neid der gesuchtesten Spezialisten wecken könnten.

Von neueren Arbeiten über Asklepiades sind besonders zu empfehlen die
kleine Monographie von Hans von Vilas, ,,Der Arzt und Philosoph Asklepiades
von Bithynien", Wien und Leipzig 1903, und der glänzende Vortrag Max Wellmanns auf der Kölner Naturforscherversammlung 1908, ,,Asklepiⁱdes aus Bithynien
von einem herrschenden Vorurteil befreit", der in grundlegender Weise die ganze
Beurteilung des Mannes auf eine neue sichere Basis stellt. (Erschienen 1910 im
XXI. Bande der Neuen Jahrbücher für das klassische Altertum, S. 684—703.)
— Die Wirksamkeit eines Asklepiades, die Art, wie er es verstand, auch hydro-
therapeutische Prozeduren mit Glück und Geschick zu verwerten, beweist am
besten die historische Ignoranz, um nicht zu sagen, die Verlogenheit der sogenannten ,,Naturheilkünstler" unserer Tage, die sich als die Original-Autoren
dieser therapeutischen Methode preisen. Sie erfahren durch Asklepiades und
zum Teil schon durch Hippokrates aus dem Appendix zur Schrift De victu in
acutis, wie uralt dieses Wasserheilverfahren ist. Freilich geriet es später wieder
in Vergessenheit bei der großen Masse der Ärzte, die keinen ausgiebigen Gebrauch
am Krankenbette davon machten, wurde dann aber immer von neuem durch
wissenschaftliche Ärzte in Erinnerung gebracht, so durch die Araber, die auf
die Bäder als diätetisches und therapeutisches Heilmittel großen Wert legten,
durch John Floyer (1649—1734), einen englischen Arzt, durch dessen Zeitgenossen Edward Baynard in London, durch die Brüder Johann Sigismund
Hahn und Johann Gottfried Hahn, Ärzte in Schweidnitz bzw. in Breslau um
1740, durch Carl Friedrich Schwentner in Jauer, durch Friedrich Hoffmann
in Halle († 1742), durch James Currie, Arzt in Liverpool (1756—1805) u. A. Die
neueste Phase der Hydrotherapie, in der Männer, wie die Laien Priessnitz und
Oertel, ferner Hallmann, Brand, Winternitz u. A., die Hauptakteure sind,
wird später noch besonders zu besprechen sein.

Eine eigentliche Schule hat Asklepiades selbst nicht begründet.
Seine Lehren wurden vielmehr von einem späteren Zeitgenossen,
Themison von Laodikeia, der um die Mitte des 1. nachchristlichen
Jahrhunderts lebte, aufgenommen und, ihrer Genialität entkleidet, zur
Kultivierung einer Doktrin benutzt, die von späteren Ärzten Thessalos,
Soranos und anderen bedeutenden Männern in erweitertem Maßstabe
durchgeführt und deren Vertreter als **Methodische Schule** bezeichnet
wurden. Von Galenos parteiisch beurteilt und von Sprengel über Ge-
bühr kritisiert, scheint uns diese Schule geradezu als Glanzpunkt der
nachhippokratischen Epoche anzusprechen zu sein.

Ihr entstammen einige der bedeutendsten Ärzte der gesamten griechischen Medizin. Rob. Fuchs glaubte in einem Anonymus Parisinus Reste von Themisons Werk über die akuten u. chron. Krankheiten gefunden zu haben (Rhein. Mus., N. F., LVIII, S. 67—114). Wellmann versuchte dagegen mit großem Scharfsinn den Nachweis, daß wir es hier mit einem Werke des Pneumatikers Herodot zu tun haben (Hermes 40, S. 580—604, 1905). —

Die Grundsätze der methodischen Schule sind im wesentlichen folgende: Alle festen Teile lebender Körper haben die Fähigkeit, sich zusammenzuziehen und auszudehnen, d. h. sie besitzen einen Tonus (τόνος), der je nach der Textur der Teile verschieden ist. Alle Erscheinungen am lebenden Organismus gehen von solchem Wechsel von Zusammenziehung und Erschlaffung der einzelnen Teile aus, und zwar wird dieser Wechsel angeregt teils durch äußere Einflüsse, teils auch durch den Einfluß, den ein Teil des Körpers auf den andern ausübt, indem die einzelnen Teile des Körpers miteinander in einem gewissen inneren Zusammenhang stehen, eine gewisse Sympathie zueinander haben. Wenn nun in diesem normalen Tonus eine Störung in irgendeinem Teil eintritt, so erscheint dieser Teil und die von ihm abhängige Funktion abnorm, d. h. es ist eine Krankheit eingetreten, und diese Krankheit kann sich in zweifacher Form äußern: entweder ist der Tonus abnorm gesteigert, es ist also eine abnorme Zusammenziehung vorhanden, dann entsteht der Zustand, den die Schule mit dem Namen S t a t u s s t r i c t u s s. s c l e r o s i s bezeichnet, oder der Tonus ist vermindert, es findet eine abnorme Erschlaffung statt, die die Schule als S t a t u s l a x u s s. a t o n i a bezeichnet. Gewöhnlich treten diese krankhaften Zustände lokal auf und verlangen eine örtliche Behandlung. Wenn aber wichtige Organe getroffen sind, treten sekundäre Störungen hervor, so daß schließlich der ganze Organismus erkranken kann. Es ist wichtig, das primär erkrankte Organ zu erkennen; zu diesem Zwecke ist die Kenntnis von Anatomie und Physiologie erforderlich. Man soll sich auch mit den Sympathien bekannt machen, welche zwischen den einzelnen Organen bestehen; endlich ist auch noch das Studium der Ätiologie wichtig. Der Status strictus charakterisiert sich durch auffallende Härte, Trockenheit, Spannung, Verminderung bzw. vollkommene Unterdrückung der normalen Sekretion, während der Status laxus das Gegenteil erkennen läßt. Zuweilen besteht ein S t a t u s m i x t u s, d. h. in einem Teil haben wir Sklerose, in einem andern Teil Atonie. Besonders wichtig sind die Sympathien zwischen Bauchorgan und Hirn, die sogen. „k o n s e n s u e l l e n" Beziehungen, die im Mittelalter z. B. die Entstehung des Erbrechens nach Kopftraumen, Hirnerschütterungen erklären mußten (Analogien dieser Anschauungen finden sich in den Lehren der BROUSSAISschen Schule im 19, Jahrhundert). Diese v e r s c h i e d e n e n Z u s t ä n d e und G r u n d f o r m e n h e i ß e n κοινότητες oder K o m m u n i - t ä t e n d e r M e t h o d i k e r. Wir sehen hier also die ersten Keime der sogen. Solidarpathologie und unzweifelhafte Abhängigkeiten von der von ASKLEPIADES verfochtenen allgemein-pathologischen Theorie. Die Therapie erfolgt nach dem Grundsatz: contraria contrariis. Die überwiegende Kommunität wird bekämpft, und je nachdem dienen dazu allgemeine und örtliche Blutentziehungen, Ableitungen, Adstringentien, aromatische Bäder, Friktionen.

In diese Zeit fällt das Auftreten der m e d i z i n i s c h e n E n z y k l o p ä d i s t e n , d. h. derjenigen Männer, die den Versuch unternahmen, die medizinischen Gesamtwissenschaften in kurzer, ge- drängter Form, enzyklopädisch, zu bearbeiten. Wie das CATO, VARRO u. A. für andere Wissenschaften getan haben, so **Celsus** für die Medizin, dessen Schrift für uns eine ganz hervorragende Bedeutung hat, da sie uns in wohlabgerundetem Bilde den Hochstand der antiken Heil- kunde zu Alexandrien zu Ende der vorchristlichen Zeit erkennen läßt. AULUS CORNELIUS CELSUS erwähnt den früher genannten ANTONIUS MUSA, Leibarzt des AUGUSTUS, nicht; daraus ist wohl der Schluß statthaft, daß CELSUS nicht in der nachchristlichen Zeit gelebt hat. Er erwähnt THEMISON als seinen Zeitgenossen, der in der Mitte des ersten vorchristlichen Jahrhunderts gewirkt hat. Nach HORAZ soll ein gewisser CELSUS den TIBERIUS auf seiner Reise nach dem Orient be- gleitet haben; indessen ist es nicht ganz sicher, ob es sich dabei um unseren CELSUS gehandelt hat. Im übrigen wissen wir über Ursprung, Familienverhältnisse, Geburts- und Wohnort des CELSUS gar nichts. Im ganzen Mittelalter wird er nicht ein einziges Mal erwähnt. Sein Werk war eine Enzyklopädie des gesamten Wissens und umfaßte Land- bau, Heilkunde, Rhetorik, Rechtskunde, Geschichte, Kriegskunst, Philosophie; alle diese Disziplinen hat CELSUS bearbeitet, aber alles ist verloren gegangen bis auf wenige kleine Fragmente, mit Ausnahme der acht Bücher Medizin. Sie sind im klassischen Latein geschrieben (ihr Autor heißt daher der Cicero medicorum) und bilden eine außerordent- lich geschmackvoll gehaltene und vorzüglich redigierte Darstellung der Heilkunde in ihrem damaligen Zustande, welche darum für uns so wertvoll ist, weil sie nächst der Hippokratischen Schriftensammlung das älteste Literaturdenkmal ist, das überhaupt über die griechische Medizin in vollständiger Form auf uns gekommen ist. Diese Schrift enthält eine große Zahl von Zitaten aus zahlreichen griechischen Ärzten, deren Arbeiten uns ganz verloren gegangen sind, und von deren Lei- stungen wir vielleicht gar nichts wissen würden, wenn nicht CELSUS über sie berichtet hätte. Es handelt sich um Zitate aus etwa 60—70 griechischen Autoren, und zwar besonders aus der Alexandrinischen Schule, die uns sonst vielleicht ganz unbekannt geblieben wären.

Daß CELSUS selbst n i c h t Arzt gewesen ist, wird heute allgemein angenommen, hauptsächlich aus folgenden vier Gründen: 1. weil PLINIUS ihn allgemein unter den Gelehrten und nicht besonders als Arzt aufführt, 2. weil die Ärzte der späteren Zeit seiner mit keinem Worte gedenken, 3. weil sich in der Schrift des CELSUS selbst nicht die geringste Andeutung davon findet, daß er selbst praktiziert hat. Er spricht manchmal sogar von den Ärzten in ihrer Funktion, wobei er einen Gegensatz zu seiner nichtärztlichen Beschäftigung durchblicken läßt. Endlich 4. weil bei dem enzyklopädischen Charakter des Werkes gerade ein Grund zur Annahme für die ärztliche Qualifikation des CELSUS nicht mehr vorliegt als zur Annahme, daß er Rhetoriker, Rechtskundiger etc. gewesen sei. — Unzweifelhaft war er ein hochgebildeter Mann, vielleicht in äußerlich angesehener und gesicherter Stellung, der als Dilettant sich wissenschaftlich beschäftigte und nun eine populäre Kompilation als Lesefrucht schrieb, speziell zum Gebrauch für das gebildetere Laienpublikum, das damals auch bereits in Rom auf allen möglichen Gebieten dilettierte. Was gegen CELSUS als Arzt noch spricht, ist auch der Umstand, daß sich nirgends in seinem Werk eine vorgefaßte Meinung, nirgends eine blinde Anhänglichkeit an irgendeine Schule findet. Allerdings stellt er die Hippokratiker sehr hoch; einzelne Stellen sind wörtliche Übersetzungen des HIPPOKRATES.

Die beste der älteren Ausgaben ist die des Veroneser Arztes LEONARDO TARGA († 1815), 1769 zu Padua erschienen; eine andere schätzenswerte ist die bereits 1687 in Amsterdam von ALMELOVEEN besorgte. Von neueren Ausgaben nenne ich Ihnen die ausgezeichnete deutsche und sehr eingehend kommentierte des braunschweigischen Stabsarztes EDUARD SCHELLER (Braunschweig 1846, 2 Bände), in neuer Bearbeitung 1906 von W. FRIEBOES herausgegeben. (Zur Einführung in den CELSUS empfiehlt sich die hübsche Arbeit von MEYER-STEINEG, „C. Celsus über die Grundfragen der Medizin", Leipzig 1912). Auch Italien hat seiner nicht vergessen, wie die Ausgabe der „Della Medicina Libri Otto" in der Umgewandung des ANGIOLO DEL LUNGO (mit dem lat. Urtext), Florenz 1904, dartut. Wertvoll ist die Ausg. von A. VÉDRÈNES († April 1894 in Paris), Paris 1876; dem lateinischen Text nach DAREMBERG sind hier zahlreiche Beilagen und Abbildungen von Instrumenten nach pompejanischen Ausgrabungen beigegeben. Handlich und gut ist die Original-Textausgabe von CHARLES DAREMBERG in der Bibliotheca Teubneriana (II. Ed., 1891), monumental die im Erscheinen begriffene von FRIEDR. MARX im „Corpus medicorum latinorum" der Puschmann-Stiftung. — Zur Quellenkunde des CELSUS handelt tiefdringend und ausführlich M. WELLMANN 1913 im 23. Hefte der Philologischen Untersuchungen von KIESSLING u. v. WILAMOWITZ, wo er das ganze Werk des CELSUS als eine Übersetzung einer Schrift des CASSIUS aus den ersten Regierungsjahren des TIBERIUS darzuweisen sucht[1]). —

---

[1]) PAGEL hat 1908 (VIRCHOW-HIRSCH, Jahresbericht über 1907, S. 397/398)

Sehr lesenswert ist ferner JOHANNES ILBERGS Arbeit: A. C. CELSUS und die Medizin
in Rom (Neue Jahrbücher f. d. klass. Altertum, 19/20, S. 377—412, 1907).

Die ganze Schrift des CELSUS — welche WELLMANN als ein Handbuch (Εἰσαγωγή) charakterisiert, das bestimmt war, die Kenntnis den
medizingebildeten Laien zugänglich zu machen, eine einheitliche Verarbeitung der Lehren des HIPPOKRATES, HERAKLEIDES VON TARAS,
ASKLEPIADES und seiner Schüler empirisch-skeptischer Richtung —
zerfällt in 8 Bücher. Vorrede und Einleitung (Prooemium) geben zunächst einen geschichtlichen Überblick über die Entwicklung der Heilkunde. CELSUS sagt, zu den Zeiten der A l e x a n d r i n e r sei die
Heilkunst in 3 Arten zerfallen: a) Heilung durch rationale Lebensweise,
Diätetik (διαιτητική), b) die Heilungsbestrebungen auf medikamentösem,
pharmazeutischem Wege (φαρμακευτική) und c) die operative Technik
(χειρουργική). Er sagt weiter: die Heilkunde bedarf der Theorie, aber
diese Theorie muß von bekannten Tatsachen ausgehen. Alles Dunkel
muß, wenn auch nicht vom Nachdenken, so doch von der Kunst ausgeschlossen werden. Bei der Besprechung der Anatomie erwähnt er
auch, daß lebende Verbrecher seziert worden sind. Im Buch I folgt
nun die Diätetik für Gesunde, teils nach dogmatischen, teils nach
methodischen Grundsätzen; sie enthält sehr verständige, vorurteilsfreie,
mit vieler Umsicht dargelegte Anschauungen. In bezug auf die in
Buch II gegebene Darstellung der allgemeinen Pathologie, Semiotik
und Prognostik folgt er wortgetreu dem HIPPOKRATES; in diesem Sinne
sind hier auch die Indikationen für den Aderlaß, Abführmittel, Schröpfen,
Brechmittel, Diuretika etc. festgestellt; in bezug auf letztere huldigt
er jedoch mehr methodischen Grundsätzen. Libri III et IV enthalten
eine spezielle Pathologie. Hier erklärt sich CELSUS nicht mit der Einteilung in akute und chronische Krankheiten einverstanden, er will
vielmehr zweckmäßiger an deren Stelle setzen die Einteilung in allgemeine und lokale Krankheiten (a capite ad calcem). Unter den allgemeinen Krankheiten führt er zunächst die pestilentialischen Fieber auf;
das bedeutet in jener Zeit nichts weiter, als die epidemisch herrschenden
resp. fieberhaften Affektionen. Einige davon werden beschrieben als
die Brennfieber; ferner findet sich eine ausführliche Beschreibung der
Malariaformen, verschiedener Formen der Geistesstörung (Phrenitis);
dann kommt die Wassersucht (die nach den Grundsätzen der Methodiker
als fieberhafte und fieberlose Art unterschieden wird), Schwindsuchten,
die als Atrophie und Phthisis unterschieden werden, Epilepsie (gegen
diese empfiehlt er u. a. den Genuß des noch warmen Blutes getöteter
Menschen, besonders Gladiatoren), Gelbsucht, darauf folgt ein Kapitel

die Möglichkeit ausgesprochen, daß „CELSUS seine griechische Vorlage einfach
und pure ohne große Skrupel lateinisch verarbeitet" habe.

mit der Beschreibung des Aussatzes und ein ziemlich mittelmäßiges über Apoplexie. Buch IV behandelt dann die einzelnen Lokalerkrankungen (unter voraufgehender Skizze der Anatomie); namentlich die Krankheiten der Lunge und des Verdauungsapparates werden ganz vortrefflich geschildert (Lungenschwindsucht, Lungenentzündung, Ruhr etc.). Buch V—VIII sind chirurgischen Inhalts und gehören zu den vorzüglichsten Partien des Werkes; Augenheilkunde und Geburtshilfe sind mit eingeschlossen. Im V. Buch werden zunächst alle äußerlich verwendeten Mittel aufgezählt, erst die Simplicia, dann die Composita, darunter auch das berühmte Mithridaticum. Es folgt dann die allgemeine Chirurgie, die Wundbehandlung, das Kapitel über vergiftete Wunden, in so systematischer, klarer, erschöpfender Darstellung, daß sie durchaus an ein modernes Buch erinnert, über Hydrophobie (gegen diese wird als Heilmaßregel empfohlen, man solle den betreffenden Menschen, ohne daß er es merkt, plötzlich ins Wasser werfen), schließlich ein Kapitel über Karzinom (ist man überzeugt, sagt CELSUS, daß es sich um eine krebsige Geschwulst handelt, so soll man nicht operieren). Buch VI behandelt die chirurgische Lokalpathologie. Buch VII, die Operationslehre, ist äußerst wertvoll; es werden erwähnt die Bruchoperation, der Seitensteinschnitt, die Bruchbänder, einige plastische Operationen, besonders die der Hasenscharte etc. Sehr interessant ist das Kapitel über die Augenoperationen, namentlich die Operation der Katarakt. CELSUS erwähnt die Augenheilmittelstempel (der römischen Augenärzte), die κολλύρια, Gemische von Heilmitteln fester Konsistenz, die durch verschiedene Bindemittel in eine ziemlich derbe Masse gebracht, getrocknet, und wenn man sie gebrauchen wollte, erst in einer Flüssigkeit gelöst wurden. Dazu gehörte auch eine Reihe von Mitteln gegen Augenkrankheiten. Man hat diese Stempel bei Ausgrabungen gefunden, auch wo römische Legionen lagerten, längs des Rheines, in Deutschland und Frankreich (über 200). Auf einzelnen hat man die Namen bekannter Ärzte entziffern können, damit also den Beweis dafür erbracht, daß die Okulisten neben den Bruchschneidern und Lithotomen bereits eine große Rolle in Rom gespielt haben. Am Schlusse des VII. Buches sind einige sehr wertvolle Angaben über geburtshilfliche Operationen, und zwar speziell in Hinsicht auf die Entfernung toter Früchte. Bemerkenswert ist hier die Wendung auf die Füße, welche die griechischen Ärzte vor SORANOS nicht erwähnen, die mithin aber früher schon geübt wurde

(Kap. 29, S. 317,₂₄ der zweiten Ausgabe von DAREMBERG, 1891: „Medici vero propositum est, ut cum manu dirigat vel in caput, vel etiam in pedes, si forte aliter compositus est".)

Buch VIII handelt von Krankheiten der Knochen, Karies, Nekrose, Fraktur, Luxation etc. Dieser Darstellung geht eine kurze Osteologie voraus. Das ganze Werk des CELSUS mutet uns durchaus wie ein modernes Kompendium der Medizin an. Eine Privatlektüre dieses Schriftstellers kann ich Ihnen, meine Herren, aufs wärmste empfehlen.

Eine zweite Enzyklopädie dieser Zeit rührt von dem bekannten Schriftsteller C a j u s P l i n i u s S e c u n d u s her; doch ist dieselbe an medizinischer Bedeutung mit dem Werke, das unter dem Namen des CELSUS geht, in keiner Weise zu vergleichen. Geboren 23 n. Chr. in Como, hatte PLINIUS lange Zeit beim römischen Heere gestanden, an den Feldzügen nach Germanien teilgenommen, dann größere Reisen durch Italien gemacht, dabei sich viel mit literarischen Arbeiten beschäftigt. Darauf war er Prokurator in Spanien geworden und im Jahre 79, als die Eruption des Vesuvs erfolgte, Flottenkommandant im Hafen von Neapel; er verlor bei diesem Vesuvausbruch das Leben. PLINIUS hat enorm viel geschrieben. Erhalten sind uns von seiner großen Enzyklopädie nur 37 Bücher, welche die Naturgeschichte mit Einschluß der Kunstgeschichte behandeln. Der Wert des Buches liegt in den gesammelten Materialien aus Tausenden von Schriften über Physik, Geographie, Botanik, Zoologie, Mineralogie Medizin und allen einschlägischen Aberglauben. Wenn Sie über irgendwelche Kuriositäten aus dem Altertum andere Quellen im Stich lassen, so sehen Sie bei PLINIUS nach, und Sie dürfen hoffen, dort wenigstens einen wenn auch dürftigen Anhaltspunkt zu finden. Das Werk ist für den Historiker als Fundgrube verschiedenartigster Notizen schätzenswert, wenn auch für die Medizin selbst wertlos. Überdies ist PLINIUS ein unversöhnlicher Feind der Ärzte, sein Buch in Stil und Ausdruck wechselnd und alles andere eher als eine angenehme oder gar leichte Lektüre.

Über die Quellen des PLINIUS in seinen medizinisch wichtigen Abschnitten hat die Forschung schon manches wertvolle Ergebnis zutage gefördert. Als bedeutsamstes kürzlich den Nachweis WELLMANNS (Hermes, XLII, 1907, S. 614 ff.), daß neben SEXTIUS NIGER (Hermes XXIV, 1889, S. 530ff.) für die Pharmakologie, für das Magisch-Abergläubische vor allem XENOKRATES VON APHRODISIAS in Betracht kommt. Vgl. auch HERMANN STADLER, Die Quelle des Plinius im 19. Buche „Schulprogramm", Neuburg a. D., 1890/91.

Fünfte Vorlesung.

Fortsetzung.   Pneumatiker, Eklektiker, DIOSKURIDES, SCRIBONIUS LARGUS, SORANOS, ARETAIOS, KASSIOS IATROSOPHISTA, RUFOS von Ephesos. GALENOS, allg. Charakteristik, Biographisches, Literarisches.

Meine Herren! In dem Auftreten der verschiedenen medizinischen Schulen und Sekten nach HIPPOKRATES haben Sie eine mehrhundertjährige Bewegung der Geister zu erblicken, die sich mit innerer Notwendigkeit einerseits aus dem nimmer rastenden Forschertrieb, andrerseits aus menschlichem Widerspruchsgeist und aus der Unzulänglichkeit des überkommenen Wissens ergeben mußte. Sie haben gesehen, wie das Bestreben der unmittelbaren Nachfolger des HIPPOKRATES, dessen Grundsätze in Dogmen zu zwängen, als bestimmte Glaubenssätze festzulegen, infolge der großartigen Bereicherungen der Erkenntnis in der Anatomie und Physiologie unter den Alexandrinern, unter einem HEROPHILOS und ERASISTRATOS, auf die Dauer sich als undurchführbar erwies, wie weiterhin die Ausläufer der letzteren als empirische Schule mit ihrem berühmten DREIFUSS wieder einen Ausgleich, eine Versöhnung zwischen Theorie und Praxis, zwischen Wissen und Können herbeizuführen suchten, wie aber auch diese Arbeit zum Teil scheiterte an dem Widerstand der Methodiker, die mit ihrer K o m m u n i t ä t e n - l e h r e der Wahrheit näher zu sein glaubten als ihre Vorgänger. Indessen mit diesen verschiedenen Strömungen war der geistige Kampf noch keineswegs zum Abschluß gekommen. Aus dem Widerstreit der Meinungen, aus der gegenseitigen Rivalität der verschiedenen Schulen sollte eine neue Theorie geboren werden. —

Die solidarpathologischen Lehren der Methodiker hatten sich in den Augen gewisser kritischer Geister mit der Zeit ebensosehr abgenutzt und als ungenügend erwiesen wie die ältere humorale Lehre; man glaubte, die gründlichste Arbeit zu leisten, wenn man versuchte, die alte Humoralpathologie wieder mit neuen Kräften und Elementen aufzufrischen. Hierzu sollte das P n e u m a herhalten, jene Substanz, die mit ihrem luftförmigen Aggregatzustand gleichsam die Rolle der Vermittlerin zwischen Solidarem und Humoralem zu übernehmen berufen erschien. Führer d i e s e r , später mit dem Namen der **pneumatischen** belegten Schule war (nach dem Bericht des GALENOS) ein geistreicher und universell gebildeter Arzt ATHENAIOS aus Attaleia in Kilikien, der um die Mitte des ersten Jahrhunderts n. Chr. unter Kaiser CLAUDIUS (41—54) in Rom lebte. Doch ist sein System im ganzen genommen nichts weiter als eine dürftige Modifikation der älteren Humoralpathologie in dem Sinne, daß eben statt der Humores dem Pneuma eine größere Bedeutung in bezug auf die Entstehung von Krankheiten zugestanden wird, als das bisher der Fall war, und zugleich damit gewisse Grundsätze der stoischen Philosophie in Einklang gebracht werden.

Auch die Pneumalehre fand, wie alles Neue, zahlreiche Anhänger, von denen AGATHINOS aus Sparta und seine Schüler HERODOTOS (s. oben S. 93 und unten S. 105), APOLLONIOS aus Pergamon und der Chirurg HELIODOROS (vgl. S. 126) aus dem 2. Jahrhundert genannt seien; der bedeutendste ist ohne Zweifel ARCHIGENES aus A p a m e a in S y r i e n

7*

und zugleich der einzige, über den bei SUIDAS eine Biographie erhalten ist. Er lebte unter TRAJAN in Rom, wurde 63 Jahre alt und verfaßte „πολλὰ ἰατρικά τε καὶ φυσικά“, ferner eine Schrift περὶ σφυγμῶν, Arbeiten, die im Altertum sehr angesehen waren und von späteren medizinischen Schriftstellern oft zitiert werden.

Eine vorzügliche Würdigung des ARCHIGENES findet sich in der überaus gründlichen, mit allen Finessen philologisch-historischer Kritik ausgestatteten Monographie über die pneumatische Schule von MAX WELLMANN. (Berlin 1895.)

Von den übrigen Vertretern der pneumatischen Schule werden hervorragende Leistungen jedoch nicht gemeldet, so daß die Bedeutung der Schule höchstens in der Opposition lag, die sie den Methodikern bereitete. Diese Opposition hatte das Gute, daß dadurch die Kritik von neuem herausgefordert und ein Sporn zu weiteren Besserungsbestrebungen geliefert wurde. In der Tat entwickelte sich bereits sehr bald nach dem Auftreten der Pneumatiker eine neue Bewegung, deren Anhänger nach eklektischem Prinzip keiner der genannten Richtungen ausschließlich huldigten, sondern sich aus den Lehren der übrigen Sekten das zweifellos Gute und Brauchbare heraussuchten, um so ein ihrer Meinung nach wertvolles Ganze zu bilden. Dieser Arbeit der **Eklektiker** kommt das Verdienst zu, den definitiven Abschluß der ziemlich fruchtlosen Schulzänkereien herbeigeführt und das Auftreten eines Mannes vorbereitet zu haben, der zugleich als ihr oberster Repräsentant uns bald ausführlicher zu beschäftigen haben wird, ich meine den berühmten Pergamener GALENOS, dessen Leben und Wirken in die zweite Hälfte des zweiten Jahrhunderts n. Chr. fällt.

Die Zeit zwischen seinem Auftreten und der Bildung der pneumatischen Schule wird ausgefüllt durch die Tätigkeit einer Reihe hochbedeutender Ärzte, die hier ohne inneren Zusammenhang als Typen ihrer Zeit und als literarische Repräsentanten gewisser Spezialdisziplinen, um deren Pflege sie sich in höchstem Maße verdient gemacht haben, vorgeführt werden sollen.

Doch lebten auch die alten Ärzteschulen noch, z. B. die Herophileerschule bei Laodikeia, deren bedeutendsten Vertreter im ersten Jahrhundert n. Chr. DEMOSTHENES, Schüler des ALEXANDER PHILALETHES, uns M. WELLMANN wieder kennen gelehrt hat (Hermes XXXVIII, 546—566) als Verfasser einer Schrift über Augenheilkunde (Περὶ ὀφθαλμῶν), aus der alle späteren geschöpft haben, bes. auch GALENOS und AËTIOS, sowie eines Werkes über den Puls (Περὶ σφυγμῶν) in 3 Büchern.

Da finden wir zunächst als der Verdientesten einen den Empiriker **Pedanios Dioskurides** aus Anazarbos bei Tarsos in Kilikien, der um die Mitte des ersten Jahrhunderts n. Chr. lebte und ein Zeitgenosse des PLINIUS war. Er hatte als Militärarzt (unter NERO und VESPASIAN) große Reisen gemacht und aus besonderem Interesse die Wirkung ausländischer

Drogen- und Arzneimittel studiert, die er dann in die wissenschaftliche
Heilkunde einführte. Eine große Zahl älterer Medikamente hat er auf
ihre Wirkung genauer nachgeprüft, neue eingeführt und die e r s t e
u n s a u s d e m A l t e r t u m b e k a n n t g e w o r d e n e r e s p.
e r h a l t e n e P h a r m a k o l o g i e veröffentlicht. Dies Hauptwerk, das etwa um 77—78 n. Chr. entstand, ist betitelt περὶ ὕλης ἰατρικῆς
und besteht aus fünf Büchern; es enthält eine sehr übersichtliche, wenn
auch nicht elegante, so doch klare und präzise Darstellung sämtlicher
damals bekannten Simplicia aus allen drei Reichen der Natur. Dazu
kommen noch vortreffliche Beschreibungen, die untergeschobenen Abhandlungen über Gifte und Gegengifte (Περὶ δηλητηρίων φαρμάκων), über
giftige Tiere (Περὶ ἰοβόλων) und Περὶ εὐπορίστων, d. h. solche Mittel,
welche in jedem Augenblick zur Hand sind, leicht zu beschaffende
Ersatzmittel (alle drei hat J. BERENDES im Janus, XII, 1907, und in
der Apothekerzeitung, XX, 1905, durch Übersetzungen zugänglich gemacht). Die Schrift des DIOSKURIDES bietet auch vom linguistischen
Standpunkte aus manches Interessante; es finden sich in ihr auch
barbarische, thrakische und keltische Worte, manche überdies so kor-
rumpiert, daß es nicht leicht ist, sich darüber klar zu werden, welche
Mittel DIOSKURIDES eigentlich gemeint hat. Das ist jedoch nur bei
wenigen der Fall; die meisten sind so gediegen beschrieben, besonders
die pflanzlichen, daß der berühmte Botaniker TOURNEFORT (1656—1708)
bei seinen Reisen im Orient (Arabien, Kleinasien) alle Pflanzen mit
und auf Grund der Beschreibung nach DIOSKURIDES identifizieren
konnte. Aus den Mitteln, die von ihm angeführt resp. eingeführt sind,
heben wir u. a. hervor: Ingwer, Pfeffer, Gentiana, Aloë, Rheum, Wermut.
Ferner rühren von DIOSKURIDES Metallpräparate her, z. B. Quecksilber
aus Zinnober, die Bereitung von Bleiazetat, die Herstellung von Kalk-
wasser, mehrere Kupferoxyde und deren Salze, die alle nur äußerlich
angewendet wurden, vorzugsweise bei Krankheiten der Haut und der
Augen.

Die Schrift des DIOSKURIDES ist für die Kenntnis der Pharmakologie
im Altertum besonders durch ihre zahlreichen historischen Mitteilungen
eine unschätzbare Quelle geworden, die auch von den späteren Ärzten
des Altertums, z. B. GALENOS, vielfach benutzt worden ist.

Wert behält von den Ausgaben des DIOSKURIDES die griechisch-lateinische
von KURT SPRENGEL, Leipzig 1829—30, in 2 Bänden wegen ihrer Benutzung der
gesamten vorhergehenden kommentierenden Literatur. Pharmakologisch brauchbar ist J. BERENDES' neue deutsche Übersetzung. Stuttgart 1902. Doch ist bei den
botan. Identifizierungen Vorsicht geboten (vgl. STADLER, Blt. f. Bayer. Gymnasialschulwesen, XXXIX, 543 ff.), und textlich ist alles Vorhergehende völlig überholt
durch WELLMANNS neue griech. Textausgabe: Pedanii Dioscuridis Anazarbei.
De materia medica libri quinque. Vol. I, 1907; Vol. II, 1906. (Lib. I—IV; Lib. V

ist im Abschluß.) — Als Grundlage für unsere Beurteilung der Fähigkeit der antiken Naturwissenschaft, Pflanzenformen zu erfassen, wie der antiken Pflanzensystematik, kann heute die Lichtdruckwiedergabe des berühmten Dioskurides-Kodex für die Kaisertochter ANICIA JULIANA dienen (im 5. Jahrhundert nach weit älteren Vorlagen gezeichnet und gemalt), die 1905 in den Codices graeci et latini photographice depicti duce Scatone de Vries als Vol. X zu Leiden erschienen ist. — Über die Quellen des DIOSKURIDES hat WELLMANN gleichfalls mit Erfolg Licht zu verbreiten gesucht (s. besonders Hermes XXIV) und eben jetzt den überzeugenden Beweis erbracht, daß die Euporista, oder wie es richtig heißt περὶ ἁπλῶν φαρμάκων, tatsächlich als echte Schrift des Dioskurides aufzufassen sind, kurz vor der Schrift περὶ ὕλης geschrieben (Berlin, Weidmann 1914).

Zu den Pharmakologen des ersten Jahrhunderts n. Chr., die etwas früher als DIOSKURIDES wirkten, gehört auch der Methodiker SCRIBONIUS LARGUS, dessen im barbarischen Latein abgefaßte Compositiones medicamentorum (geschrieben 47 n. Chr.) allerlei Kuriositäten, namentlich auch Volksmittel, bergen. Er macht zum ersten Male von der Elektrizität als Heilmittel Gebrauch, indem er die (elektrischen) Schläge der Zitterrochen zur Therapie der Kopfschmerzen empfiehlt. Auch ist sein Werk durch die erste richtige Beschreibung von der Gewinnung des Opiums bemerkenswert.

Den Text der Compositiones des SCRIBONIUS gab 1887 G. HELMREICH zu Leipzig neu heraus. Einen Teil des Buches übersetzte FELIX RINNE 1896 ins Deutsche (KOBERTS historische Studien, V); eine vollständige Übersetzung mit Arzneimittelerklärungen lieferte WILHELM SCHONACK Jena 1913, der im Jahre vorher eine eingehende kritische Studie über diese Rezeptsammlung ebendort veröffentlicht hatte.

Auch THESSALOS aus Tralleis in Lydien, den MEYER-STEINEG im Archiv für Geschichte der Medizin (IV, 89—108) einer gerechteren Beurteilung zugänglich gemacht hat, gehört der methodischen Schule an; er ist der Urheber des sogenannten m e t a s y n k r i t i s c h e n , d. h. umstimmenden Verfahrens und hat große Verdienste um die rationellere Ausgestaltung der Therapie der akuten und chronischen Erkrankungen.

Als der weitaus bedeutendste Vertreter dieser wissenschaftlichen Richtung ist aber **Soranos** zu bezeichnen, den wir schon als Verfasser einer Biographie des HIPPOKRATES kennen gelernt, jetzt aber vor allem als den literarischen Hauptrepräsentanten der Geburtshilfe im Altertum zu würdigen haben. Er war aus Ephesos gebürtig, hatte seine Bildung in Alexandrien erhalten und kam zu den Zeiten des TRAJAN und HADRIAN nach Rom, wo er etwa um 100 n. Chr. gelebt und gelehrt hat. SORANOS hat viel geschrieben, z. B. über Knochenbrüche und Verbände; es existieren von ihm ferner Fragmente über Pathologie, Heilmittellehre und Diätetik. Von diesen Arbeiten ist uns ein Teil in lateinischer Übertragung durch den mehrere Jahrhunderte später lebenden Schriftsteller CAELIUS AURELIANUS erhalten. Das größte Verdienst hat sich SORANOS jedoch durch die Bearbeitung der Frauenkrankheiten und Geburtshilfe erworben, durch seine Schrift: Περὶ γυναικείων παθῶν; ein gleichfalls von ihm herrührender, mit Kindslagen illustrierter Hebammenkatechismus ist uns in der lateinischen Bearbeitung eines MUSTIO (MUSCIO) überliefert.

Die betreffende Schrift ist erst 1838 von dem (schon bei APOLLONIOS von Kition, S. 58, genannten) genialen Königsberger Prof. der Med. REINHOLD DIETZ aufgefunden resp. im Original posthum durch den bekannten Philologen CHR. AUG. LOBECK herausgegeben worden (später noch einmal von ERMERINS, Utrecht 1869, und VAL. ROSE, Leipzig 1882). Eine deutsche Übersetzung veranstalteten LÜNEBURG und J. CH. HUBER, München 1894; eine Übersicht über seine gynäkologischen Lehren gab JOHANN LACHS in Volkmanns Vorträgen 1902, No. 335. — Als Vorläufer einer neuen Gesamtausgabe der erhaltenen Schriften des SORANOS im Corpus. med. graecorum hat JOHANNES ILBERG 1910 in den Abhandlungen der K. Sächs. Gesellschaft der Wissenschaften eine grundlegende Untersuchung über „Die Überlieferung der Gynäkologie des Soranos" erscheinen lassen, die dessen Bedeutung in der Medizingeschichte nach Gebühr zu würdigen unternimmt.

Was CELSUS' Werk für die innere Medizin und Chirurgie uns leistet, das bedeutet diese Schrift des SORANOS für die Geburtshilfe des Altertums. Wir erfahren daraus in der erschöpfendsten Weise den Stand der normalen bzw. pathologischen Geburtslehre und Geburtshilfe seiner Zeit. Wir lesen, daß damals Geburtsstühle bei der Entbindung gebraucht wurden, wir finden eine gute Schilderung der Nachgeburtsperiode und der Störungen durch Anomalien der Nachgeburt, die Empfehlung von Finger und Preßschwamm zur sanften Erweiterung des Muttermundes, die Beschreibung der Wendung auf den Kopf und die Füße, der Exenteration, die im Falle des Mißlingens der Wendung angewandt wurde, etc. Die Kapitel XXVI—XLVIII (Schluß) des ersten Buches enthalten auch eine ebenso klare wie fesselnde Schilderung über die Pflege des Neugeborenen (Kennzeichen der Reife, Durchtrennen der Nabelschnur, Wickeln, Lagerung, Ernährung des Säuglings, Ammenwahl, Lebensweise der Amme, verschiedene Krankheiten des Säuglings), während das ganze zweite Buch mit seinen 34 Kapiteln (leider sind einzelne sehr verstümmelt), die eigentliche Gynäkologie, die Frauenkrankheiten, behandelt, Menstruationsanomalien, Hysterie, Fluor albus, Lageveränderungen des Uterus, Sterilität, Ulcera genitalium, Tumoren, Uterusprolaps, Atresie, Anwendung des Mutterspiegels etc. etc. Im ersten Buche ist auch eine Art Deontologie für Hebammen (Kap. 1 und 2) enthalten. — Das ganze Werk ist von außerordentlich frischem Geiste erfüllt; nirgends werden auf Aberglauben beruhende Mittel empfohlen, wohl aber bietet SORANOS überall eigene Erfahrungen und ist weit entfernt von blindem Nachbeten älterer Autoren.

Die Säuglingspflege ist speziell in einer gediegenen preisgekrönten Arbeit von TRAUGOTT KRONER „Über die Pflege und Krankheiten der Kinder aus griechischen Quellen" (Jahrb. f. Kinderheilkunde, 1877—78) verwertet.

Von den Ärzten der eklektischen Schule ist als einer der ausgezeichnetsten zu merken **Aretaios** aus Kappadokien, von dessen Lebensverhältnissen uns nichts weiter bekannt ist, als daß er entweder unter DOMITIAN oder HADRIAN lebte, also etwa im 2. Jahrh. n. Chr., vielleicht erst zu Anfang des dritten. Weder GALENOS noch die Ärzte des 4. bis 5. Jahrh. gedenken seiner merkwürdigerweise auch nur mit einem Worte. Erst die Autoren der byzantinischen Periode AËTIOS VON AMIDA (6. Jahrh.) und PAULOS VON AIGINA (7. Jahrh.) erwähnen ihn. Da er den Genuß italienischer Weine empfiehlt, die Diphtherie als Ulcera syriaca bezeichnet, hat er wohl in diesen Ländern zeitweise gelebt. ARETAIOS war ein universeller, klassisch gebildeter Arzt. Wir besitzen von ihm zwei Schriften, jede in vier Büchern: 1. Über die Ursachen und Zeichen der akuten und chronischen Krankheiten, 2. über derenBehandlung (Περὶ αἰτιῶν καὶ σημειῶν ὀξέων καὶ χρονίων παθῶν und Περὶ θεραπείας ὀξέων κ. τ. λ.). Beide Schriften haben zwar Lücken, sind aber doch zum größten Teil vollständig erhalten. Seine andern Schriften über Chirurgie und Arzneimittellehre sind verloren gegangen. ARETAIOS war ohne Zweifel in der Anatomie sehr gründlich bewandert und hat auch nicht unbedeutende pathologisch-anatomische Kenntnisse besessen. Schätzenswerte Mitteilungen macht er besonders über die Verzweigung der Pfortader und der Gallengänge in der Leber. Auch das Wesen des Ikterus erklärt er gut. Die Nieren, Testikel, Mammae schildert er als drüsige Organe. Sehr vorgeschrittene Kenntnisse besitzt er über das Nervensystem. Das Gehirn bezeichnet er als den Sitz der Empfindung, das Rückenmark als den Sitz der Nerven; ferner lehrt ARETAIOS, daß d i e W i r k u n g d e r H i r n n e r v e n e i n e g e k r e u z t e , d i e d e r ü b r i g e n d a g e g e n e i n e g l e i c h s e i t i g e sei. In pathologischer Hinsicht war ARETAIOS ein tüchtiger Beobachter, der auch besonders die Ätiologie berücksichtigt. In der Darstellung derselben finden wir mitunter meisterhafte Detailschilderungen; besonders seine Beschreibungen der Pneumonie, Pleuritis (mit Empyem) sind musterhaft, vorzüglich auch die der Diphtherie als Ulcera syriaca und die der Epilepsie, bei der er zuerst die Aura erwähnt. Auch andere Nervenkrankheiten sind gut beschrieben. Bei ARETAIOS finden wir ferner die erste ordentliche Schilderung des Diabetes; allerdings sind mellitus und insipidus noch zusammengeworfen.

Vgl. Geschichte der Glykosurie von HIPPOKRATES bis zum Anfange des 19. Jahrhunderts von MAX SALOMON (Leipzig 1871), p. 11—12. Nach ARETAIOS ist der Diabetes ein mirus affectus (θωῦμα . . . οὐ κάρτα ξύνηθες ἀνθρώποισι).

Ferner gedenkt ARETAIOS der Ruhr und schildert die verschiedenen Geschwürsformen, die auf der Darmschleimhaut vorkommen. In der speziellen Therapie erscheint er ganz unbeeinflußt von allen Hypothesen.

Seine Heilmaßregeln sind ungemein nüchtern; nur in der Erfahrung findet er die Indikation zum Handeln. Großes Gewicht legt er auf die Diätetik, daneben spielen aber auch Brech- und Abführmittel eine Rolle. Den Aderlaß verwendet er gleichfalls, tadelt die Methodiker, weil sie oft die rechte Zeit für den Aderlaß verstreichen lassen. Er kennt auch die Verordnung von Schröpfköpfen und Blutegeln. Von Medikamenten ist neben Opium eins seiner Lieblingsmittel Castoreum. Äußerlich verwendet er reizende Salben, Einreibungen, Fomentationen. Etwas dunkel und unklar sind seine Bemerkungen über den Steinschnitt.

Wir sind bis heute auf die Aretaios-Ausgabe von K. G. KÜHN (Leipzig 1828) mit den voluminösen Kommentarien von PIERRE PETIT und die von ERMERINS, Utrecht 1847, angewiesen und die gute Übersetzung von WIGAN, Oxoniae 1723; bequem ist die engl. Übersetzung von ADAMS, London 1858 (Sydenham Society) und die deutsche von A. MANN, Halle 1858. Doch ist eine kritische Ausgabe des griechischen Textes ein überaus dringendes Bedürfnis; möge das „Corpus medicorum graecorum" uns bald sie schenken; die Vorbereitungen sind im Gange. — Eine Monographie über ARETAIOS mit Übersetzung der vorzüglichsten Partien verdanken wir HANS LOCHER (Zürich 1847.) ROBBY KOSSMANN glaubte 1902 (Münch. med. Wochenschrift, No. 30) den ARETAIOS dem 2. Jahrh. v o r Chr. zuweisen zu müssen. Über seine gynäkologischen Lehren schrieb J. LACHS 1904 in VOLKMANNS klin. Vorträgen, No. 381. Ob es dem ARETAIOS wirklich gerecht werden heißt, wenn man ihm, wie WELLMANN will, als den ionisierenden Nachtreter des ARCHIGENES bezeichnet, erscheint zweifelhaft. — Aus der Zeit des ARETAIOS stammte auch noch eine Reihe anderer Eklektiker, die hier zu nennen sind. Dem HERODOTOS, dem Schüler des AGATHINOS, glaubt WELLMANN die wichtige Schrift Διάγνωσις περὶ τῶν ὀξέων καὶ χρονίων παθῶν zuweisen zu dürfen, aus der FUCHS größere Abschnitte zum erstenmal veröffentlicht hat (s. ob. S. 93). Kurz nach diesem (um 180 n. Chr.) ist PHILUMENOS anzusetzen, dessen Kenntnis uns gleichfalls WELLMANN erst voll vermittelt hat (Hermes 43, S. 373 ff.) als eines Kompilators großen Stils, der sich in dem von WELLMANN zum ersten Male herausgegebenen Buche Über giftige Tiere und Behandlung ihrer Bißfolgen (Περὶ ἰοβόλων ζώων καὶ θεραπείας) vor allem auf ARCHIGENES, STRATON und den Makedonier THEODOROS stützt (Leipzig 1908). Einiges andere Fragmentarische hat PUSCHMANN 1886 in den Nachträgen zu ALEXANDER TRALLIANUS herausgegeben. Hier ist auch auf AILIOS PROMOTOS aus der ersten Hälfte des 2. Jahrhunderts n. Chr., aus dessen Ἰατρικὰ φυσικὰ καὶ ἀντιπαθητικά WELLMANN in den Berliner Sitzungsberichten, 1908, XXXVII, Fragmente herausgegeben hat, zu verweisen, und den Vater der gesamten antiken Tiergiftlehre, den großen Iologen APOLLODOROS, der freilich schon ums Jahr 300 v o r Chr. in Alexandrien schrieb.

Von KASSIOS, dem I a t r o s o p h i s t e n , ist nur eine einzige Schrift auf uns gekommen, betitelt: „ Quaestiones medico-naturales" (Ἰατρικαὶ ἀπορίαι καὶ προβλήματα φυσικά) enthält 84 Fragen, die sich auf Medizin und Naturkunde beziehen und von verschiedenen Standpunkten aus beantwortet werden. Auch er gedenkt der gekreuzten Wirkung der Hirnnerven.

Wichtig ist **Ruphos** a u s E p h e s o s , ein in Alexandrien gebildeter
und dort wirkender Arzt dogmatischer Richtung, der uns die einzige
aus jener Zeit vollständig erhalten gebliebene Schrift über Anatomie
hinterlassen hat. Die bezüglichen Untersuchungen hat Ruphos wahrscheinlich an Affen gemacht. Bescheiden betitelt er die Schrift „Über die
Benennungen der Teile des menschlichen Körpers" (Περὶ ὀνομασίας τῶν
τοῦ ἀνθρώπου μορίων); es handelt sich dabei um eine Art von Einführung
in den medizinischen Unterricht, eine Propädeutik für jüngere Zöglinge,
die zunächst ihre Studien mit der Anatomie begannen. Von Ruphos
rühren noch Abhandlungen her über die Krankheiten der Niere und
Blase, eine sehr lesenswerte über den Puls; bei ihm findet sich die erste
Beschreibung der orientalischen Beulenpest (nach dem Bericht des
Aëtios). Auf ihn und seine Schule gründen sich die Hippokrates-
kommentare des Galenos.

Die beste Ausgabe des Ruphos rührt von Ch. Daremberg her; doch ist sie
erst nach dessen Tod von Ch. Emil Ruelle vollendet worden (Paris 1879), als
Teil der auf Kosten der französischen Regierung veranstalteten Sammlung griechischer und römischer Klassiker derMedizin. Zu Ruphos vgl. die Arbeit von M. Wellmann „Zur Geschichte der Medizin im Altertum", Hermes, Bd. 47, S. 1—18,
und die von A. Bäckström hrsg. Ruphos-Fragmente im Journ. d. Minist. d. Volks-
aufklärung, Petersb., März 1899, S. 121—132 (Virchow-Hirsch, Jahresbericht
1899, I., S. 310). Die Anatomie des Ruphos hat Rob. Ritter von Töply zum
ersten Male ins Deutsche übersetzt (Anatomische Hefte von Merkel u. Bonnet,
I. Abt., Heft 76, Wiesbaden 1904).

Anhangsweise seien hier noch zwei anatomische Forscher aus dem
zweiten Jahrhundert n. Chr. nachgetragen, die zu der Schule der Empiriker
gehörten, nämlich Marinos und sein Schüler Quintos. Von beiden
spricht Galenos. Wahrscheinlich hat dieser viel von ihnen direkt
entlehnt.

Auch der Gegner des Galenos, Lykos, der Sohn von dessen Lehrer Pelops,
sei hier genannt; er schrieb ein Werk über Muskeln.

———

Nach einem wunderbaren Zickzackgange kreuz und quer durch
die verschiedenartigsten Schulen und Sekten laufen die Fäden der
Medizin endlich wieder auf einen Punkt zusammen. Weit über ein
halbes Jahrtausend war seit dem Wirken des Hippokrates verflossen,
die Heilkunde inzwischen in die divergierendsten Richtungen zerfallen;
trotz des guten Anlaufes, den einzelne Eklektiker nahmen, schien eine
Verschmelzung der verschiedenen Elemente zu einer wenigstens in
ihren Fundamenten einheitlichen Lehre beinahe unmöglich.

Da trat ein Mann auf, der mit enormem Fleiß und scharfem, kritisch
durchdringendem Verstande ausgerüstet, wissenschaftlich wie philo

sophisch hochgebildet, es unternahm, diesem Wirrwarr der sich gegenseitig befehdenden Schulsysteme ein Ende zu machen und auf den Trümmern der gestürzten Lehren einen neuen harmonischen Bau zu errichten. Dieser Mann ist Galenos.

Man muß ihm das Zeugnis ausstellen, daß der nicht leichte Versuch, den er in diesem Sinne unternommen hat, in glänzender, fast zu glänzender Weise gelungen ist und einen Erfolg gehabt hat, den der Autor selbst wohl kaum vorausgeahnt hat.

GALENOS war im Sommer 129 in Pergamon geboren.

Daß der Vorname „CLAUDIUS" (Gentilname) dem GALENOS nicht zukommt und erst seit dem 15. Jahrhundert aus einem „Cl(arissimus)" mißverstanden wurde, haben KLEBS, CRÖNERT u. KALBFLEISCH nachgewiesen.

Sein Vater, namens NIKON, war Architekt. Bei diesem (der ihm den Namen Γαληνός, der Friedliche [„Friedrich"] gab, damit aber nicht verhindern konnte, daß er sein ganzes Leben streitlustig blieb) genoß GALENOS z. T. den ersten Jugendunterricht, besonders in der Mathematik, einer Disziplin, die er mit Vorliebe auch noch später trieb. Neben der mathematischen Ausbildung erhielt GALENOS auch gründliche philosophische Unterweisung, namentlich in den platonischen und aristotelischen Lehren. Im 17. Lebensjahre begann er das Studium der Medizin, veranlaßt durch einen Traum seines Vaters. Er ging zu diesem Zweck nach Smyrna, wo er beim Anatomen PELOPS Unterricht genoß, einem Schüler von QUINTOS, der seinerseits seine anatomischen Kenntnisse dem MARINOS verdankte. Später wandte sich GALENOS nach Alexandrien, hielt sich hier längere Zeit auf und gab sich seiner Hauptneigung, der Beschäftigung mit der Anatomie, hin.

ILBERG, der sich neben HELMREICH, KAIBEL, MARQUARDT, IWAN V. MÜLLER ein großes Verdienst um die Darlegung der schriftstellerischen Tätigkeit des GALENOS erworben hat, teilt in im. Rhein. Museum für Philologie, Bd. 44 und 47, veröffentlichten Abhandlungen wesentlich auf Grund der autobiographischen Angaben des GALENOS aus dessen Schrift Περὶ τῆς τάξεως τῶν ἰδίων βιβλίων (Edit.KÜHN XIX, p. 49—61) mit, daß GALENOS schon als Jüngling, also wahrscheinlich schon während seiner Studienzeit in Smyrna von seinem Lehrer SATYROS angeregt, eine für Hebammen bestimmte „Anatomie des Uterus" verfaßte, sowie eine „Diagnostik der Augenkrankheiten" und eine Dissertation über die ärztliche Erfahrung niederschrieb, letztere aber nur als Reproduktion einer zwischen PELOPS und dem Empiriker PHILIPP stattgehabten Disputation, und drei Bücher über die Bewegung der Lunge, Arbeiten, die, vor 151 geschrieben, dem GALENOS 168 bei seiner zweiten Rückkehr in die Heimat zur Anerkennung und Durchsicht vorgelegt wurden. — Das meiste davon ist verloren gegangen resp. später überarbeitet worden, manches ist noch fragmentarisch in Zitaten vorhanden.

Etwa um 157 kehrte GALENOS nach Pergamon zurück und wurde bald Arzt der Gladiatorenschule. Dieses Amt eines Gladiatorenarztes, welches jedesmal vom Oberpriester (ἀρχιερεύς) von Pergamon verliehen

wurde, übte GALENOS, wie wir aus seiner eigenen Angabe wissen (Ed.
KÜHN XIII, 600 und XVIII² p. 567, 16), zum ersten Male im Sommer
des Jahres aus, in welchem er sein 29. Lebensjahr begann. Die Erfolge
des GALENOS bestimmten den nächsten Oberpriester, welcher bei Beginn
des Frühjahrs 158 sein Amt übernahm, GALENOS als Gladiatorenarzt
wiederzuwählen und ebenso die drei folgenden Oberpriester 159, 160
und 161. — In dieser Stellung sammelte bzw. erweiterte GALENOS seine
chirurgischen Kenntnisse und Erfahrungen. 162 kam er zum ersten
Male nach Rom und erregte hier durch seine Kuren, u. a. durch die
sichere Diagnose der Krankheit des angesehenen Peripatetikers EUDEMOS,
großes Aufsehen. Zu den Bewunderern gehörte auch der ὕπατος-Konsul
CN. CLAUDIUS SEVERUS. Seine glänzenden Erfolge in der Praxis ver-
schafften ihm bald einen sehr bedeutenden Ruf, so daß er zu den ausgezeichnetsten Männern in Beziehungen trat. Doch wandte er sich
mit Vorliebe schriftstellerischer bzw. wissenschaftlicher Tätigkeit zu
und hielt Vorträge über Physiologie, wodurch er in Rom noch mehr
bekannt wurde. Die vornehme Welt drängte sich förmlich zu seinen
Vorlesungen, denen u. a. auch sein Hauptgönner, der Konsul BOETHUS,
beiwohnte. GALENOS benutzte häufig die Gelegenheit zu Angriffen auf
die Methodiker resp. Solidarpathologen; diese, verletzt, intrigierten
gegen ihn. Schließlich verließ G. Rom ziemlich plötzlich, wie ILBERG
wahrscheinlich macht, um der von Osten heranrückenden Pest aus-
zuweichen, um derentwillen er auch seine Rückkehr trotz kaiserlichen
Drängens später verzögerte. In diese Zeit des ersten römischen Aufenthalts fallen die Schriften Ἀνατομικαὶ ἐγχειρήσεις (Niederschrift seiner
Vorträge über Anatomie), der ersten 6 Bücher Περὶ τῶν Ἱπποκράτους καὶ
Πλάτωνος δογμάτων (Über die Lehren des HIPPOKRATES und PLATONS)
und des Buches Περὶ χρείας μορίων (Über die Funktionen der einzelnen
Organe).

Wie ILBERG genauer nachweist, entstanden während seines ersten Auf-
enthaltes in Rom zwei Bücher „Über die Ursachen des Atmens", vier Bücher „Über
die Stimme" (nur in Fragmenten noch erhalten), sechs Bücher über die Anatomie
des HIPPOKRATES, drei Bücher über die Anatomie des ERASISTRATOS, zwei Bücher
über Vivisektionen und ein Buch über anatomische Dissektionen; hiervon, sowie
von einer Schrift über die Schädlichkeiten des Aderlasses ist nichts mehr vorhanden. Erhalten geblieben sind uns aus jener Zeit die für Studierende bestimmte
Schrift über die medizinischen Systeme, über die Knochen, über anatomische
Verbreitung der Venen, Arterien und Nerven.

Nunmehr (166) trat GALENOS wieder größere Reisen an, besuchte
Syrien, Phönikien und kam schließlich in seine Heimat zurück. Hier
traf ihn ein Ruf des Kaisers MARC AUREL. GALENOS sollte diesen auf
seinem Zuge zu den Markomannen begleiten. Er folgte zögernd dem
Rufe und war von 169 ab wieder in Rom, wo er als ärztlicher Beirat

des jungen Prinzen COMMODUS, Sohnes von MARC AUREL, fungierte und zugleich wiederum mit großem Fleiß wissenschaftlichen und schriftstellerischen Arbeiten oblag.

Es entstanden jetzt (nach ILBERG) Buch 2—17 von Περὶ χρείας μορίων, die verschiedenen Abhandlungen über die Pulslehre Περὶ διαφορᾶς σφυγμῶν, Περὶ τῶν ἐν τοῖς σφυγμοῖς αἰτίων, Περὶ προγνώσεως σφυγμῶν und Περὶ τῶν σφυγμῶν τοῖς εἰσαγομένοις (für Anfänger berechnet), ferner Σύνοψις περὶ σφυγμῶν, Περὶ χρείας σφυγμῶν, die letzten drei Bücher des Werkes über die Lehren des HIPPOKRATES und PLATON, die ersten acht Bücher von Περὶ κράσεως καὶ δυνάμεως τῶν ἁπλῶν φαρμάκων, die Überarbeitung der 'Ανατομικαὶ ἐγχειρήσεις. (15 Bücher, von denen nur die ersten acht und ein Teil des neunten im Originaltext erhalten sind, das Übrige nur in arabischer Übersetzung existiert, s. u.), die ersten sechs Bücher der θεραπευτικὴ μέθοδος (der „Megategni" des Mittelalters) und die 'Υγιεινά (hygienisch-diätetisches Lehrbuch). Dazu kommt eine Reihe kleinerer Schriften. — Nach 193, unter der Regierung des Kaisers SEPTIMUS SEVERUS schrieb GALEN Περὶ τῶν πεπονθότων τόπων (spezielle Pathologie), die Bücher 7—14 des sogen. Megategni, Buch 6—11 von Περὶ κράσεως καὶ δυνάμεως τῶν ἁπλῶν φαρμάκων und die übrigen pharmakologischen Werke Περὶ συνθέσεως φαρμάκων τῶν κατὰ γένη καὶ τῶν κατὰ τόπους. Dazu kommen noch Schriften: Über die Entwicklung des Embryo, Über Siebenmonatsfrüchte und Über die Kunst, Kinder zu zeugen.

Wann und wo schließlich GALENOS gestorben ist, läßt sich mit Sicherheit nicht bestimmen. Vermutlich ist es gegen Ende des zweiten Jahrhunderts in Rom geschehn, 198 oder 199 n. Chr. SUIDAS verlegt seine Todeszeit in das Jahr 201. — Wie aus dem eigenen Verzeichnis hervorgeht, ist die schriftstellerische Tätigkeit des GALENOS eine ganz enorme gewesen. Gegen 400 Schriften hat er verfaßt, darunter einige von sehr beträchtlichem Umfange. Philosophie, Mathematik, Grammatik, Medizin sind die von ihm bearbeiteten Gebiete. Von den zuletzt genannten, auch von den medizinischen, ist ein großer Teil verloren gegangen. Erhalten geblieben sind uns etwa 180 Schriften unter seinem Namen; einzelne bestimmt untergeschoben, andre nur flüchtige Entwürfe, Fragmente etc. Einen nicht unbeträchtlichen Teil, vielleicht ein Fünftel, bilden die weitschweifigen Kommentare zum HIPPOKRATES, die einen unschätzbaren historischen Wert für uns haben, wie denn überhaupt GALENOS' Arbeiten außerordentlich reichhaltig an historischen Notizen wertvollster Art und von ihnen förmlich durchsetzt sind; andrerseits hat GALENOS zweifellos mancher Verschlimmbesserung des HIPPOKRATES sich schuldig gemacht und den ursprünglich klaren und einfachen Sinn hippokratischer Dicta durch gekünstelte Deuteleien entstellt und verdunkelt (namentlich die chirurgischen Partien).

In der Dissertation von FRIEDRICH PETZOLDT (Berlin 1894) über die Hippokratische Schrift Περὶ διαίτης ὀξέων habe ich diesen Punkt unter Zusammenstellung der Kommentare näher beleuchten lassen.

Außerdem existieren noch zahlreiche unedierte Schriften des GALENOS, besonders in arabischen und hebräischen Übersetzungen,

wie Steinschneider in seinem großen preisgekrönten Werke „Die hebräischen
Übersetzungen des Mittelalters" (Berlin 1893) und in einer gediegenen Abhandlung
„Die griechischen Ärzte in arabischen Übersetzungen" (Virchows Archiv, Bd. 124,
1891) nachgewiesen hat. Als eins der wichtigsten, griechisch nicht erhaltenen
Werke hat Max Simon, 1906, Buch IX—XV, der anatomischen Encheiresen des
Galenos arabisch und deutsch zu Leipzig erscheinen lassen. Leider hat eine
genaue Nachprüfung des Textes durch Gotth. Bergsträsser das überaus günstige
Urteil, das anfänglich allgemein über die Ausgabe geäußert wurde, nicht ganz zu
bestätigen vermocht. S. Bergsträsser, Die bisher veröffentlichten arabischen
Hippokrates- u. Galen-Übersetzungen, Leiden 1912; Hunain ibn Ishak und seine
Schule, Leiden 1913. — Der griechisch nicht erhaltene Galenkommentar zu der
Hippokratischen Schrift Περὶ ἑβδομάδων erscheint eben arabisch mit deutscher
Übersetzung von G. Bergsträsser im Corpus med. graec., XI, 2, 1 (1914).

Die Vielseitigkeit und Fruchtbarkeit der schriftstellerischen Tätigkeit des Galenos erklärt sich daraus, daß er bereits sehr jung mit literarischen Arbeiten hervorgetreten ist und sein ganzes Leben lang in allen
Situationen diktierte und schrieb. Seine besten und umfangreichsten
Arbeiten sind die in der späteren Lebenszeit verfaßten. Alle leiden an
einer großen Weitschweifigkeit und Breite.

Dieser Umstand hat denn auch das Bedürfnis nach Auszügen (epitomae)
von Galenos' Schriften rege gemacht. Eine der besseren ist die Epitome des
Spaniers Andr. Laguna (Lacuna, 1490—1560), Basel 1551.

Eine lächerliche Selbstgefälligkeit und Eitelkeit tritt vielfach
deutlich hervor. Galenos läßt keine Gelegenheit vorübergehen, ohne
zu erzählen, wie ausgezeichnet er diesen oder jenen Fall diagnostiziert
und mit wie glücklichem Erfolge er ihn behandelt habe, während er die
schlechten Ausgänge oder gar Todesfälle verschweigt.

Es zeigt sich dies recht charakteristisch in einer ganz interessanten kleinen
Schrift, welche nun schon dreimal ins Deutsche übersetzt ist (in Pyls Repertorium
I, p. 39), Deutsche med. Wochenschrift, 1888 (Pagel) und Friedreichs Blätter
1889 (Frölich): Πῶς δεῖ ἐξελέγχειν τοὺς προςποιουμένους νοσεῖν; (Wie kann man
Simulanten entlarven? Kühn, XIX.) Eine kurze Reproduktion beweise das
und möge zugleich eine Illustration zu der vielgerühmten diagnostischen Kunst
des Galenos liefern. Der Stil d i e s e r Schrift empfiehlt sich durch seine
Knappheit und Klarheit. Es heißt da: Aus vielen Gründen simulieren die Menschen
eine Krankheit. Sache des Arztes ist es in solchen Fällen, die Wahrheit aufzudecken. Glauben doch selbst oft Laien, die Betrüger von den wirklich Kranken
unterscheiden zu können.

Auch Entzündung, Erysipelas und Ödeme, die durch äußerlich angewandte
Medikamente künstlich hervorgerufen sind, muß der Arzt von solchen unterscheiden können, die aus wirklichen körperlichen Leiden hervorgegangen sind,
ebenso, ob ein blutiger Auswurf aus der Mundhöhle oder aus tiefergelegenen Teilen,
wie Magen und Eingeweiden, oder gar aus den Atmungsorganen stammt. Es gibt
Leute, die ganz beliebig, so oft sie wollen, Blut ausspeien können, indem sie mit
der Zunge an irgendeiner offenen Stelle des Zahnfleisches oder Gaumens saugen
und das so gewonnene Blut unter einem künstlichen Hustenstoß zutage fördern
in der Absicht, dadurch einen tieferen Sitz des Blutes vorzutäuschen.

Auch Delirien und Wahnsinn werden nicht selten simuliert. Der Laie verlangt aber vom Arzt, daß er auch dies alles erkennt und richtig unterscheidet. Ich kenne auch Fälle, wo heftige, scheinbar ganz unerträgliche Schmerzen fingiert worden sind. So konsultierte mich u. a. jemand, der, wie er mir später selbst eingestand, um nicht in eine Bürgerversammlung gehen zu müssen, heftige Bauchschmerzen vorschützte. Ich ordnete warme Umschläge an, merkte aber sehr bald, daß es sich um Simulation handle, da der Mann, der mir als sehr ängstlich bekannt war, gar nicht so dringend um Hilfe bat, auch von mir nicht die Darreichung eines Theriaks verlangte, da, wie er wohl wußte, einem andern wirklich Kranken wenige Tage vorher geholfen hatte, was sicher sonst geschehen wäre, wenn der betreffende nicht simuliert hätte. Auch waren prädisponierende, zur Erzeugung von Schmerzen geeignete Momente, wie Indigestion oder starke Erkältung, nicht vorhergegangen. In meinem Verdacht wurde ich noch bestärkt dadurch, daß der angebliche Kranke sofort nach Beendigung der Versammlung gesund war. — In diesem Falle hatte ich meine Annahme nicht bloß auf eigentlich medizinische Gründe gestützt, sondern auch auf die äußeren, begleitenden Umstände, die zu eruieren Sache des gewöhnlichen Menschenverstandes ist, wie ihn jeder besitzen sollte, leider aber nur wenige in so vollkommenem Maße besitzen, daß sie in jeder Lage das Richtige zu treffen wissen. Versteht der Arzt aber auch diese mehr äußeren Umstände geschickt zu berücksichtigen, so wird er wohl immer in der Lage sein, zu unterscheiden, ob Verstellung oder wirkliches Leiden vorliegt. Dies beweist auch folgender Fall, wo ein Individuum über heftige Schmerzen in beiden Beinen klagte. Es handelte sich um einen jener Sklaven, welche die Verpflichtung haben, ihren Herrn im Falle einer Reise im Laufschritt zu begleiten. Ich wußte, daß der Herr des betr. Sklaven an jenem Tage gerade verreisen wollte, und schöpfte daher sofort Verdacht auf Simulation, die durch das eigentümliche Benehmen des Sklaven noch wahrscheinlicher wurde. Auch erfuhr ich auf meine Erkundigung bei einem seiner Kameraden, daß jener ein Liebesverhältnis mit einem Frauenzimmer unterhielt und ihm daher eine längere Abwesenheit von Hause sehr ungelegen sein mußte. Bei der Untersuchung konstatierte ich an einem Knie eine sehr große Anschwellung, die leicht einen Laien hätte stutzig machen können, aber dem Sachkundigen sofort den Charakter einer (durch Auflegen der Thapsiapflanze) künstlich erzeugten verriet. Die Möglichkeit, dies zu erkennen, beruhte auf der ärztlichen Erfahrung und hatte nichts mit der Kenntnis der äußeren Verhältnisse des Falles zu tun. Ebenso war es speziell Sache ärztlicher Erfahrung, die Momente zu wissen, welche etwa sonst noch als Ursachen des Tumors hätten angeschuldigt werden können, wie angestrengtes Laufen, Schlag oder Stoß. Doch lag hier nichts von alledem vor. Auch konnte es sich um eine von innen herauskommende Plethora nicht handeln, da der Mensch vorher ein weder bequemes noch üppiges Leben geführt hatte. Dazu kam, daß er mir auf die Frage nach dem Charakter des Schmerzes nur zögernd und unbestimmt antwortete und sich in Widersprüche verwickelte. Als ich daher nach der Abreise des Herrn ein Mittel anwandte, nicht gegen die Schmerzen, sondern nur zur Abschwächung der durch die Thapsia-Applikation hervorgerufenen Wirkung, so hatte dies zur Folge, daß der Kranke eine Stunde später vollkommen schmerzfrei zu sein bekannte. Dies wäre aber nicht der Fall gewesen, im Gegenteil wäre der Schmerz stärker geworden, wenn es sich um eine wirkliche Entzündung gehandelt hätte. — Auch auf den Grad der Heftigkeit des Schmerzes lassen sich aus dem Benehmen eines Patienten Schlüsse ziehen, insofern als bei wirklich heftigem Schmerz, gleichsam von demselben aufgerüttelt, die Kranken fortwährend ihre

Lage zu wechseln suchen, jede Art von Hilfeleistung bereitwilligst akzeptieren und von selbst in den Arzt dringen, doch nichts zu unterlassen, was nur irgendwie den Schmerz möglichst schnell beseitigen kann. Besteht dagegen nur geringer oder gar kein Schmerz, so verhalten sie sich gegen die ärztlichen Verordnungen, besonders wenn sie in knapper Diät und scharfen Medikamenten bestehen, ablehnend. Der Arzt soll aber solchen Kranken, die ein schweres Leiden vorspiegeln, sagen, daß nur eingreifende Maßregeln, wie Schneiden oder Brennen oder Enthaltung von den Lieblingsspeisen oder -getränken hier helfen können.

Noch andre Symptome können das wirkliche Vorhandensein eines heftigen Schmerzes glaubhaft machen, wie Kälte der Extremitäten, große Blässe, Ohnmachten, kalte Schweiße und nicht sowohl unregelmäßige (die auch bei geringem Schmerz vorkommen können), als vielmehr kleine und schwache Pulsschläge, endlich auch, daß die Patienten von selbst die richtige Beschreibung des für den affizierten Körperteil charakteristischen und ihm spezifisch eigentümlichen Schmerzes machen. Denn es gibt verschiedene Arten von Schmerzen: einige strahlen mehr über größere Flächen aus, andre sind gleichsam nur auf einen bestimmten Punkt fixiert; manche haben mehr stechenden, klopfenden und bohrenden, andre mehr reißenden Charakter. Einige rufen förmliche Ohnmachten hervor, andre sind mit dem Gefühl eines schweren Drucks verbunden. Auch sind manche mit Erbrechen, Unruhe im Leibe, Schwarzsehen u. dgl. kompliziert. —

　　So weit Galenos.

Es existieren von Galenos vier vollständige und zahlreiche Teil-Ausgaben und Übersetzungen, namentlich ins Lateinische. Am wertvollsten ist die Editio princeps, die Aldine von 1525 in 5 Bänden, die einer Handschrift gleichzuachten ist. Die bequemste, wenn auch leider recht fehlerhafte, ist die von dem schon oft erwähnten Leipziger Mediziner und Philologen Karl Gottlob Kühn in 22 Bänden (1821—28) veranstaltete; der griechische, an Druckfehlern und Entstellungen überreiche Text ist mit einer oft unrichtigen lateinischen Version ausgestattet. In Bd. I ist eine außerordentlich schätzenswerte biographisch-literarische Einleitung von dem auch durch anderweitige historische Arbeiten hochverdienten Joh. Christ. Gottlieb Ackermann (1756—1801) enthalten; ebenso ist der den Schlußband bildende Index locupletissimus, das sehr reichhaltige Generalregister von Assmann, recht wertvoll. Der berühmte Charles Daremberg (Paris), den ich Ihnen schon oft nannte, hat sich viel mit Galenos beschäftigt, seine physiologischen Experimente sogar selbst im Jardin des plantes wiederholt, auch• eine französische Übersetzung mit reichhaltigem Kommentar und Abbildungen begonnen, ist jedoch über die anatomischen und physiologischen Schriften (2 Bde., 1854—56) nicht wesentlich hinausgekommen. — Einzelne Schriften, wie die über die säfteverdünnende Diät (Περὶ λεπτυνούσης διαίτης) von Kalbfleisch 1898 (dtsch. v. Frieboes u. Kobert, Breslau 1903), sind namentlich von G. Helmreich, z. B. De usu partium (Περὶ χρείας μορίων), Lips. 1909, 2 Bde., De temperaments, Lips. 1904, und mit Marquardt u. Iwan Müller zusammen, 1884—1893, drei Bände „Scripta minora", in der letzten Zeit herausgegeben worden. Dringend tut aber ine neue kritische Gesamtausgabe not, die denn auch von den vereinigten Akademien rüstig in Arbeit genommen worden ist und in ihrem ersten Bande, die Kommentare zu De natura hominis, De victu acutorum, De diaeta in morbis acutis des Hippokrates enthaltend, eben erschienen; ein zweiter Band, gleichfalls Hippokrates-Kommentare (Προρρητικόν, Προγνωστικόν, Περὶ κώματος), ist beinahe ausgedruckt. Die Erfüllung unseres Wunsches liegt also nicht mehr allzu fern, zumal eine ganze Reihe von Gelehrten unter DIELS Führung damit beschäftigt ist. —

Zur Charakteristik des Mannes verdienen vor allem gelesen zu werden: JOH. ILBERG, Aus Galens Praxis. Neue Jahrb. f. d. klass. Altertum, XV, 1905, S. 276—312, und THEODOR MEYER-STEINEG. Ein Tag im Leben des Galen, Jena 1913.

Indem wir zur Besprechung der Anschauungen und Lehren des GALENOS schreiten, meine Herren, müssen wir uns darüber klar sein, daß wir in seinen Schriften den gesamten Wissensstand der antiken Medizin in den Tagen Kaiser MARC AURELS in uns aufnehmen, ohne daß wir heute schon sagen könnten, was dem Pergamener denn nun von alledem als sein Selbsterarbeitetes zu eigen gehört. Mancher, der vor ihm lebte, den er in seinen Schriften benutzt hat, ist ihm ebenbürtig gewesen, mancher vielleicht sogar ihm überlegen. Aber ein überaus scharfsinniger und unterrichteter Kenner und Darsteller der Medizin seiner Zeit war er zweifellos, wenn auch sein Nimbus schon merklich verblichen ist. Aber daß er solchen Nimbus im höchsten Maße besaß und lange, lange Zeit, ist an sich schon für die Medizingeschichte höchst bedeutsam und mahnt zu gründlichster Kenntnisnahme seiner Werke, mit der ein gut Stück vom Geiste der Griechenmedizin und der Fülle ihres Wissens am Ende der Antike in uns einzieht.

Sechste Vorlesung.

GALENOS' Bedeutung, allgemeine biologische Doktrin, Anatomie, Physiologie, Pathologie, Arzneimittellehre. Spezialdisziplinen.

Meine Herren! Wenn man nach dem Erfolg den Wert einer Person oder Sache beurteilen darf, so gehört GALENOS jedenfalls nicht bloß zu den allergrößten Ärzten, sondern auch zu den bedeutendsten Männern überhaupt. Was LYKURG und SOLON auf dem Gebiete der Gesetzgebung was MOSES, BUDDHA, CHRISTUS, MUHAMMED als Religionsstifter bedeuten, was der Codex Justinianus in der Rechtsgeschichte geleistet hat, was HIPPOKRATES für die Medizin des Altertums gewesen, das ist GALENOS für das medizinische Mittelalter, d. h. für eine Periode von buchstäblich 1½ Jahrtausenden geworden. Hunderttausende von Ärzten, deren Abgott er war, haben auf ihn geschworen; unerschütterlich und für die Ewigkeit geschaffen erschien sein Lehrgebäude, und was das Merkwürdigste ist: während wir sonst erleben, daß, wenn Dynastien gestürzt werden oder alte, begüterte Familien verarmen, sie so tief in den Abgrund sinken, daß niemals wieder an eine Rehabilitierung zu denken ist, ist der durch VESAL und HARVEY depossedierte GALENOS noch nicht völlig mit seinen Theorien und Anschauungen entwurzelt, sondern immer noch spuken einige seiner Gedanken, wenn auch nicht gerade im Kreise wissenschaftlicher Ärzte, so doch bei vielen Repräsentanten der Volksmedizin, die mit Erfolg auf Grund von Kenntnissen praktizieren, welche gewiß nicht auf höherer Stufe als die des GALENOS stehen.

Zwei Momente sind es, die selbst uns vom Geiste unserer Zeit aus die große Bedeutung GALENOS' anzuerkennen zwingen: 1. sein Bestreben, der Heilkunde eine auch in unserem Sinne wissenschaftliche Basis durch besondere Berücksichtigung der Anatomie und Physiologie zu geben, also alle Tatsachen der Pathologie auf Anatomie und Physiologie zurückzuführen, und 2. die richtige Erkenntnis, daß Beobachtung und Experiment die Quelle unseres Wissens in der Medizin bilden. Das spricht sich auch in der großen Verehrung aus, welche GALENOS dem HIPPOKRATES zollt. — Liegt in diesem Umstand ein Vorzug und eine Empfehlung seines Wirkens, so ist das bei einer andern Tatsache weniger der Fall, bei seinen philosophischen Anschauungen bzw. dem Versuche, die medizinisch-naturwissenschaftlichen Beobachtungen durch das Band der Philosophie miteinander zu verknüpfen, Wissen und Spekulation zu verquicken. Diese Schattenseite seines Lehrsystems hat manches sonstige Gute entwertet. Philosophische Spekulationen führten GALENOS dahin, daß er d i e T a t s a c h e n d e r P h y s i o l o g i e u n d P a t h o l o g i e v o m t e l e o l o g i s c h e n G e s i c h t s p u n k t e a u s e r k l ä r e n z u d ü r f e n v e r m e i n t e. D i e F r a g e: w o z u d i e n t d i e s e s o d e r j e n e s O r g a n? s o l l t e m i t t e l s t B e a n t w o r t u n g d e r F r a g e g e l ö s t w e r d e n: w a r u m m u ß t e e s z u d i e s e m o d e r j e n e m Z w e c k e d i e n e n? Dabei geht denn GALENOS von gewissen, nicht bewahrheiteten Voraussetzungen aus, richtet danach das Endresultat seiner Forschungen ein und beweist auf dem Wege der Dialektik eben alles. Es gibt in der Heilkunde tatsächlich keine Frage, die nicht von GALENOS aufgeworfen und glatt ohne jede Schwierigkeit beantwortet worden wäre. Für ihn existiert kein Zweifel; jeden weiß er auf dem Wege der Dialektik zu beseitigen. Darauf beruhte auch der Zauber seiner Autorität, mit der er die Geister jahrtausendelang in Fesseln schlug, so daß man ans GALENIsche System wie an Kirchendogmen bis ins 16., ja 17. Jahrhundert hinein glaubte. Es kostete Männer, wie PARACELSUS, VESAL, HARVEY nicht geringe Mühe, GALENOS zu entthronen.

Nicht wenig trug zum Ansehen des GALENOS noch der Umstand bei, daß er bereits monotheistischen Prinzipien in modifizierter Form huldigte; diese haben

ihm die Sympathien der Araber so gut wie die der christlichen Hierarchie ein-
getragen, so daß von der letzteren seine Lehren förmlich kanonisiert wurden,
ein Widerspruch gegen dieselben fast für einen Widerspruch gegen die Kirche
selbst galt.

Um einen Überblick über die pragmatischen Anschauungen des
GALENOS in biologisch-pathologisch-therapeutischer Hinsicht resp. in den
Spezialgebieten der Heilkunde zu gewinnen, würde es nötig sein, zu den
Quellen selbst hinaufzusteigen und an der Hand einer Inhaltsanalyse
derselben GALENOS sozusagen selbst sprechen zu lassen.

Dieser Weg, meine Herren, würde indessen zu weitläufig sein, da
wir zu diesem Zwecke, streng genommen, den ganzen GALENOS durch-
arbeiten müßten. Seien Sie daher mit einem gedrängten Extrakt zufrieden, und lassen Sie gleichsam als Signatur des Ganzen sich eine
kleine Probe gefallen.

Betrachten wir uns zunächst eine Schrift, die im Mittelalter sich
des größten Ansehens erfreut hat, nach der Tausende unserer Berufs-
genossen die Medizin erlernt, geübt und gelehrt haben, die bekannte
Ars parva, Μικροτέχνη oder kurzweg Τέχνη, in latinobarbarischem Idiom
Tegni, d. h. als Kunst par excellence bezeichnet (KÜHNsche Ausgabe [K],
Bd. I, p. 305ff.), im Gegensatz zu der denselben Gegenstand behandelnden
umfangreichen Μακροτέχνη oder Θεραπευτικὴ μέθοδος, Methodus medendi
(K. X), ein auf 37 Kapitel komprimiertes Kompendium der allgemein
pathologischen und therapeutischen Grundsätze des GALENOS, ein ge-
treues Miniaturbild seines ganzen Systems in verjüngtem Maßstabe.
Der den Alten geläufigste Kommentar zu dieser Schrift war der von
ALI (HALY) RODOAM, einem arabischen Arzte des 11. Jahrhunderts, in
lateinischer Übersetzung. Beim offiziellen Unterricht war die kombinierte Lektüre dieser beiden Schriften üblich.

In der Dissertation von A. MÜLLER-KYPKE (Berlin 1893) habe ich eine
kurze Inhaltsangabe der Mikrotechne liefern lassen:

GALENOS schickt zunächst eine kurze philosophisch gehaltene Einleitung
voraus mit einer haarspalterisch-subtilen Begriffsbestimmung des Terminus
„Doktrin", worin er zugleich seine toleologische Auffassungsweise in voller Glorie
dokumentiert. Es folgt dann die Definition der Medizin
als Wissenschaft vom Gesunden, vom Kranken und
von keinem von beiden (ἰατρικὴ ἐστιν ἐπιστήμη ὑγιεινῶν καὶ νοσωδῶν καὶ
οὐδετέρων). Das Gesunde und das Krankhafte kann nun wiederum nach drei-
facher Beziehung unterschieden und betrachtet werden, nämlich: 1. in bezug
auf den Körper selbst (ὡς σῶμα), 2. in bezug auf die ätiologische (ὡς αἴτιον) und
3. mit Beziehung auf seine semiologische Bedeutung (ὡς σημεῖον). Diese Bestimmungen werden nun nach Qualität, Quantität, Zeitverhältnissen etc. weiter
zerlegt. Es ergibt sich daraus eine unendliche Variation von Möglichkeiten, welche
selbstverständlich keinen praktischen, sondern bloß theoretischen Wert haben.
Sachlicher werden die Ausführungen von Kapitel 2 ab, wo gemäß den obigen
Definitionen im einzelnen dargelegt wird, wann ein Körper als gesund, wann als

krank und wann als im neutralen Zustand zwischen beiden verharrend angesehen werden kann. Es folgt die Auseinandersetzung über die Semiologie. GALENOS unterscheidet dreierlei Arten von Zeichen: diagnostische, die die vorhandene Gesundheit erkennen lassen, prognostische, die einen Schluß auf die zukünftige gestatten, und anamnestische, welche von dem früheren Zustande Kunde geben. Dies wird nun in den folgenden Kapiteln auf die einzelnen Organe a capite ad calcem, und zwar zugleich mit Rücksicht auf die bekannten 4 Elementarqualitäten (eine Lehre, die, wie wir weiter sehen werden, GALENOS nicht bloß pure akzeptiert, sondern auch weiter ausgebildet und in seinem Sinne vervollkommnet hat) übertragen und dann auseinandergesetzt, wann Gehirn, Augen, Herz, Lunge, Magen, Leber, Geschlechtsorgane etc. als gut, d. h. gleichmäßig temperiert, wann als kalt, warm, feucht, trocken etc. anzusehen sind, und aus welchen Zeichen sich der Arzt über den Zustand der Organe informieren kann. Hie und da werden kasuistische Angaben eingeflochten. Daß ein Körper krank ist, muß aus der Veränderung seines natürlichen Verhaltens in bezug auf Größe, Gestalt, Farbe, Konsistenz, Zahl, Lage usw. erschlossen werden; selbstverständlich kommt auch die Functio laesa in Betracht. Von Kapitel 21 beginnt die Auseinandersetzung über diejenigen Kennzeichen, die darauf hinweisen, daß eine Krankheit im Anzuge ist. Es ist eine Schilderung gewisser bei einzelnen Organen besonders charakteristischer Prodromalsymptome (die übrigens GALENOS' Scharfsinn und diagnostischem Talent alle Ehre macht). Dann kommen ätiologische Betrachtungen, mehr hygienischen (im modernen Sinne) als eigentlich pathologischen Inhalts. Von Kapitel 30 ab geht er zur Therapie über, wo zunächst der Modus der Heilung von Kontinuitätsstörungen (am Knochen, Weichteilen, Nerven), sowie die allgemeine Wundbehandlung besprochen wird. Dann folgen Betrachtungen über Heilung von Verstümmelungen, Lageveränderungen und Verkrüppelungen. Zum Schluß folgen Bemerkungen über Prophylaxe und eine Art von Diätetik für Greise und Rekonvaleszenten.

In dieser Schrift, meine Herren, ist sozusagen der Extrakt des ganzen medizinischen Wissens und Könnens des GALENOS enthalten. Daraus erklärt sich ihre Beliebtheit, so lange GALENOS noch als Autorität galt. Zur besonderen Empfehlung gereichte ihr überdies in den Zeiten des Mittelalters der Umstand, daß sie durch die nötigen philosophischen Zutaten auch ein pseudowissenschaftliches Mäntelchen erhalten hatte. — Heutzutage hat die Schrift nur literarischen Wert. Bei aller Kürze ist sie immer noch viel zu weitschweifig gehalten. Selbstverständlich genügt sie nicht, um GALENOS als anatomischen Forscher, als physiologischen Experimentator, als pathologisch-therapeutischen Systematisator kennen zu lernen; hierzu werden wir Umschau in einigen seiner übrigen Schriften halten müssen.

Im wesentlichen kommen da in Betracht:

1. Neun (bzw. 15) Bücher De anatomicis administrationibus (sein anatomisches Hauptwerk Περὶ ἀνατομικῶν ἐγχειρήσεων). (K. II, 215ff. und SIMONS, Übersetzung von Buch 9—15 a. d. Arabischen.)

2. De nervorum dissectione, Περὶ νεύρων ἀνατομῆς (ib. 831 ff.).

3. 17 Bücher De usu partium corporis humani, Περὶ χρείας τῶν ἐν ἀνθρώπου σώματι μορίων (K. III und IV), sein physiologisches Hauptwerk.

4. 6 Bücher Περὶ τῶν πεπονθότων τόπων, De locis affectis (K. VIIII), das pathologische Hauptwerk.

5. Die bereits erwähnten 14 Bücher Megatechne, Methodus medendi (K. X).

6. Die verschiedenen pharmakologischen Werke: a) 11 Bücher Περὶ κράσεως καὶ δυνάμεως τῶν ἁπλῶν φαρμάκων, De simplicium medicamentorum temperamentis et facultatibus, von der Mischung und den Kräften der einfachen Arzneimittel (K. XI—XII); b) 10 Bücher Περὶ συνθέσεως φαρμάκων τῶν κατὰ τόπους, De compositione medicamentorum secundum locos, von der Zusammensetzung der Arzneien nach den Teilen des Körpers (K. XII—XIII), und c) 7 Bücher Περὶ συνθέσεως φαρμάκων τῶν κατὰ γένη, De compositione medicamentorum secundum genera, von der Zusammensetzung der Arzneien nach den Arten derselben (K. XIII), Περὶ ἀντιδότων, Von den Gegengiften, 2 Bücher (K. XIV). — Dazu kommen verschiedene Einzelschriften über die Elementen- und Krasenlehre (Περὶ τῶν καθ' Ἱπποκράτην στοιχείων, Περὶ κράσεων, Περὶ ἀνωμάλου δυσκρασίας), kleinere anatomische und physiologische Schriften (myologische, Anatomie des Uterus, der Stimmwerkzeuge, vom Geruch, Atem, Samen), pathologische Schriften (von den Unterschieden der Fieber, Krankheitsperioden, nicht weniger als 16 Abhandlungen über den Puls: vom Nutzen, Unterschied, Diagnose, Ursache, Prognose des Pulses und eine besondere Übersicht, σύνοψις, über diese 16 Bücher, ferner über die Lehre von den Krisen, von den widernatürlichen Geschwülsten, zahlreiche Auseinandersetzungen über Ätiologie und Symptomatologie, Krise und kritische Tage, über Skarifikation, Blutegel, Schröpfköpfe, Aderlaß etc.), Abhandlungen hygienisch-diätetischen Inhalts (sechs Bücher Ὑγιεινά, De sanitate tuenda, drei Bücher Περὶ τροφῶν δυνάμεως, Von den Kräften der Nahrungsmittel, De attenuante victus ratione, Von der verdünnenden Lebensordnung, eine Schrift mit dem Titel: Ob die Lehre von der Erhaltung der Gesundheit zur Medizin oder zur Gymnastik gehöre, ferner die Monographie Ὅτι τὰ τῆς ψυχῆς ἤθη ταῖς τοῦ σώματος κράσεσιν ἕπεται, daß der geistige Charakter den Temperamenten folge etc., vom Ballspiel), endlich eine nicht unbeträchtliche Zahl historisch-medizinischer und hodegetischer Schriften (autobio- und bibliographische Mitteilungen über die medizinischen Sekten, beste Lehrmethode der Medizin, innere Verfassung der Heilkunst, daß der beste Arzt zugleich ein Philosoph ist etc. etc.). Sogar Andeutungen einer Psychiatrie finden sich bei GALENOS in der Schrift Περὶ διαγνώσεως καὶ θεραπείας τῶν ἐν τῇ ἑκάστου ψυχῇ ἁμαρτημάτων von der Erkenntnis und Heilung der Mängel in der Seele eines jeden.

Die Arbeiten des GALENOS bilden eine vielfach erweiterte, vermehrte und verbesserte Enzyklopädie der Medizin. Es existiert tatsächlich kein Gebiet der Heilkunde, das er nicht direkt in Angriff genommen und in Einzelabhandlungen bearbeitet oder gelegentlich ausführlich gestreift hat. Man muß sich dabei aber immer im Gedächtnis halten, daß er größtenteils nur das Gesamtwissen seiner Zeit wiedergibt, ohne daß man sagen könnte, was oder wieviel er selbst aus eigenem Beobachten und Forschen etwa hinzugetan haben mag; das gilt ganz besonders auch von der Anatomie.

Im allgemeinen lassen sich seine Hauptgrundsätze folgendermaßen zusammenfassen: Leben ist wesentlich an die Existenz des Pneuma geknüpft. Der Übersichtlichkeit halber teilt er das πνεῦμα in drei Arten ein: 1. πνεῦμα ψυχικόν (spiritus animalis), sitzt im Gehirn und vermittelt von da aus Empfindung und Bewegung, 2. πνεῦμα ζωτικόν (spiritus vitalis), sitzt im Herzen bzw. in den Arterien, dient zur Blutbewegung, zur Wärmeverteilung und -regulierung im Körper, 3. πνεῦμα φυσικόν (spiritus naturalis), hat seinen Sitz in der Leber, ist an der Blutbereitung, an der Ernährung und Erhaltung, am Aufbau und Stoffumsatz im Körper beteiligt. Es handelt sich nicht um verschiedene Qualitäten des Pneuma, sondern um einen und denselben Stoff, der aber je nach seinem Sitz in den drei genannten Zentren (Hirn, Herz und Leber) seine Funktion modifiziert und mit verschiedenen Grundkräften ausgestattet ist, einer anziehenden (Virtus attractiva, ἑλκτικὴ δύναμις), einer entleerenden (Virtus expulsiva, δ. πρωστική) und einer verarbeitenden (Virtus digestiva s. excretiva, ἀποκριτική) etc. Diese Grundkräfte sind allen vier Grundstoffen eigen. Dazu kommt noch eine spezifische Kraft, die der ganzen Substanz des Organs als solchen eigen ist, nicht den einzelnen Elementen. Diese Lehre hat später eine mystische Anschauung in die Heilkunde einschmuggeln helfen, wonach in jedem Stoff noch eine besondere geheimnisvolle, übernatürliche Kraft existieren sollte, die von den übrigen gewöhnlichen, sinnlich wahrnehmbaren Qualitäten abweichend eine magische Wirkung zu entfalten imstande ist, eine „qualitas occulta".

GALENOS' A n a t o m i e , die sich bis zum 16. Jahrhundert erhalten hat, ist Säugetieranatomie, von Affen, Bären, Schweinen etc. entnommen. Es werden zunächst vom physiologischen Standpunkte aus die Teile unterschieden, welche die Blutbereitung, die Zufuhr der Nahrung und die Ausscheidung unbrauchbarer Stoffe besorgen, ferner die, welche zur Aufnahme und Verbreitung des Pneuma im Organismus dienen, endlich Teile, welche die Verbindung zwischen den einzelnen Organen des Körpers und der Außenwelt herstellen, Nerven-, Muskel- und Knochensystem. Des weiteren betont GALENOS die Wichtigkeit anatomischer Studien besonders für die Chirurgie energisch und empfiehlt Sektionen, namentlich von Affen, die er auch speziell bei der Osteologie (vom Macacus ecaudatus) zugrunde gelegt hat. Allerdings sagt er ausdrücklich, man habe in Alexandrien auch leicht Gelegenheit, Osteologie am menschlichen Gerippe zu studieren. Die Knochen vergleicht er mit den Grundmauern der Häuser, mit den Stangen von Zelten. Er beschreibt das Periost, die Markhaut, Knorpel, Bänder, verschiedenartige Knochenverbindungen, wobei er mit Enthusiasmus, seiner teleologischen Auffassungsweise entsprechend, die Vorzüge gewisser Einrichtungen hervorhebt. Gut beschreibt er die Kau-, Rücken- und Halsmuskeln (Platysma myoides), den Popliteus, den Ursprung der Achillessehne aus den Wadenmuskeln; bei den Augenmuskeln nimmt er einen besonderen Muskel rings um das Foramen opticum an (genau wie bei den Tieren), dessen Lähmung Prolapsus bulbi bewirken soll. Mangelhaft ist seine Splanchnologie. Dagegen bildet die Neurologie den Glanzpunkt seiner Anatomie. Das Gehirn beschreibt er vom Ochsen. Er unterscheidet die harte Hirnhaut μῆνιγξ παχεῖα (auch σκληρά oder δερματώδης genannt); diese berührt den Schädel aber nicht unmittelbar, um die Pulsationen nicht zu stören, ist sehr nervenreich, während die μῆνιγξ λεπτή oder weiche Hirnhaut mehr gefäßreich ist. Nach GALENOS existieren am Gehirn selbst 13 Teile (der Balken τυλώδης, die 2 Vorder- (Seiten-) Kammern αἱ προσθίαι κοιλίαι, der 3. Ventrikel, der 4. Ventrikel, der durch einen πόρος, offenbar unseren jetzigen Aquaeductus Sylvii, in Verbindung mit den vorigen steht, Fornix, Vierhügel, Zirbeldrüse, Processus cerebelli ad corpora quadrigemina, Proc. vermiformis, Calamus scriptorius, Hypophysis und Infundibulum). Hirnnerven existieren nach GALENOS 7 Paare. Olfactorius und Abducens sind ihm ganz unbekannt geblieben; den Trigeminus kennt er nur teilweise; den Ramus ophthalmicus beschreibt er als selbständigen Nerven. Statt des Vagus hat er den Gastropulmonalis; ferner kennt er den Recurrens und beschreibt ihn ganz gut, stellt auch experimentell fest, daß dessen Durchschneidung Aphonie erzeugt, aber der Accessorius wird nicht besonders unterschieden. Außerdem nennt er noch N. palatinus und trochlearis. GALENOS kennt auch die Ganglien des Sympathicus und erklärt sie für Verstärkungsapparate der Nerven. Als siebentes συζύγιον (Paar) schildert er den Hypoglossus.

Eine interessante Untersuchung „Über die galenischen Hirnnerven in moderner Beleuchtung" hat THEODOR BECK (Basel) im Archiv f. Geschichte der Medizin, Bd. III (1909, S. 110 ff., veröffentlicht.

In seiner P h y s i o l o g i e kommt GALENOS' kraß-teleologischer Standpunkt zum vollen Ausdruck. Der Körper ist zum Dienst der Seele geschaffen, und die verschiedenen Organe sind die Werkzeuge, deren sich die Seele zur Ausübung ihrer Funktionen bedient; die Organstruktur ist der Organfunktion angepaßt, daher denn auch der Titel Περὶ χρείας μορίων (Über den Nutzen der Teile). GALENOS hat sich durch diese Voreingenommenheit in der Betrachtungsweise man kann sagen wahrhaft selbstmörderisch aller enormen Vorteile beraubt, welche das anatomische Wissen seiner Tage und das physiologische Experiment in die Hand gaben. Ein Wust willkürlicher Annahmen unter gar nicht oder nur halb bewiesener Voraussetzung haben ihn um Resultate gebracht, die zu erreichen waren, wenn er sich nicht von aprioristischen Spekulationen hätte leiten lassen. Die Hirn- resp. Nervenphysiologie ist relativ am besten dargestellt. Das Gehirn ist der Sitz der empfindenden, erkennenden und bewußten Seele (ψυχὴ λογιστική), keine Drüse, wie die Hippokratiker glaubten, sondern dem Knochenmark in den

übrigen Knochen vergleichbar. Es ist das edelste Organ, die Quelle
des πνεῦμα; die Seele sollte nach GALENOS im vorderen Hirnlappen
sitzen und die Ausbildung der Spiritus animales bewirken (während im
Herzen die ψυχὴ θυμοειδής und in der Leber die ἐπιθυμητική ihr Organ hat).
GALENOS unterscheidet die harten motorischen und die weichen sensiblen
Nerven. Wieviel GALENOS in alledem eigener experimenteller bzw.
vivisektionistischer Forschung, in der er technisch ein Meister war,
verdankt, bedarf noch eingehendster Prüfung. Fest steht, daß GALENOS
beispielsweise Rückenmark und Nerven durchschnitten und danach
entsprechende Lähmungen beobachtet, daß er Schichten des Gehirns
abgetragen, das Herz bloßgelegt hat, ob als erster, steht dahin. —
Bei der Verdauung werden drei Digestiones unterschieden, die erste
geht im Magen vor sich, die zweite in der Leber, die dritte in den Organen
resp. im Blute; jede liefert besondere superfluitates, überschüssige
Stoffe, welche als Kot, Urin, Schweiß und Ausdünstungen den Körper
verlassen. Chylusgefäße kennt GALENOS nicht. Der im Dünndarm
bereitete Speisebrei wird durch die Venae portarum der Leber zugeführt,
hier unter dem Einfluß des πνεῦμα φυσικόν in Blut verwandelt; die Milz,
die nur wegen Raummangels nicht dicht an der Leber sitzt, wohin sie
eigentlich gehört, sondern am Magen, ist dazu bestimmt, die dicken
und erdigen Teile der Nahrungsstoffe an sich zu ziehen und das Blut
vor Verunreinigungen zu schützen. Sie ist die Bildungsstätte der
μελαγχολία, der schwarzen Galle. Das in der Leber bereitete Blut geht
durch die Venae hepaticae und Vena cava ascendens zum rechten Herzen,
in welchem sich die unbrauchbaren Stoffe als λιγνύς (Fumus, Ruß)
ausscheiden, um bei der Ausatmung durch die sich eigens zu diesem
Zwecke öffnenden halbmondförmigen Klappen der Arteria pulmonalis
aus dem Körper geführt zu werden. Durch die Poren der Herzscheidewand geht dann das gereinigte Blut in den linken Ventrikel,
kommt hier mit dem durch die Venae pulmonales zugeführten Pneuma
in Berührung und wird dann dem Körper einverleibt. Höchst interessant
sind die Anschauungen des GALENOS über den Atemmechanismus, den
er ebenso wie HEROPHILOS (auf Grund eigener Experimente) als Wirkung
der Muskelkontraktion am Thorax anspricht. Dagegen sind seine Angaben über Bau und Funktion des Herzens resp. über das, was wir
heute als Zirkulation des Blutes bezeichnen, keineswegs so klar, daß
wir, wie einzelne meinen, in GALENOS bereits einen Kenner des Kreislaufs sehen dürfen. Am besten wird Ihnen das beifolgende Abbildung
zeigen, jedenfalls besser, als die Beschreibung mit Worten es leisten kann.

  Die betreffende ist der vorzüglichen Ausgabe von HARVEYs berühmter
Schrift über den Kreislauf durch CHARLES RICHET (Paris 1879), p. 17, entnommen
und von diesem auf Grundlage der DAREMBERGschen Übersetzung verfertigt.

In beistehender Figur bezeichnet
D den Magen; von ihm aus führen Äste
der Vena portarum (e) („sugunt a sto-
macho", wie es meist in den mittelaltor-
lichen Lehrbüchern heißt) den Speisebrei
zur Leber C, die das eigentlich blut-
bereitende Organ darstellt. Ein Teil des
hier aus der umgewandelten Nahrung
erzeugten Blutes geht durch besondere
Venenstränge (f) direkt zum übrigen
Körper, ein anderer Teil durch die Hohl-
vene (g) zum rechten Herzen (P). Zwischen
diesem und dem linken Herzen (I) findet
mittels besonderer in der Scheidewand
vorhandener Kommunikationsöffnungen
(h) ein ständiger Austausch von Blut
und Pneuma statt, das aus der von der
Arteria pulmonalis (o) mit Blut versorgten
Lunge (N) durch die Vena pulmonalis
(m) in den linken Vorhof (i) gelangt. Die
Aorta (a) vermittelt durch zahlreiche
Verästelungen (b), welche in die Venen-
zweige übergehen, auch das Pneuma
dem übrigen Körper. Blut und Pneuma
sind also hier stets untereinander gemischt.

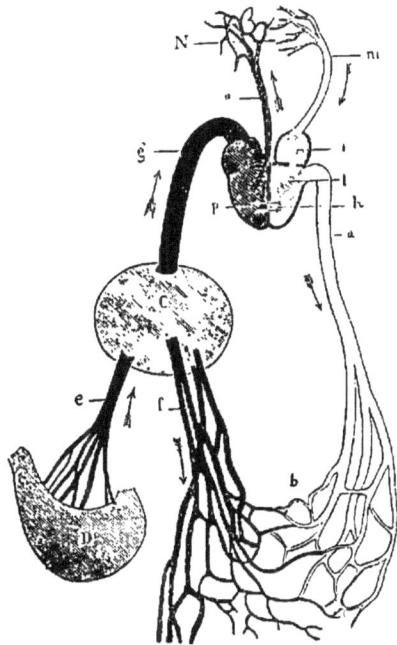

Die Herzbewegung selbst scheint GALENOS ganz gut gekannt zu
haben. Er hat die Verhältnisse teils experimentell durch Bloßlegen
am Schwein studiert, teils an einem mit Karies des Brustbeins behafteten
Knaben direkt beobachtet. Rechtes und linkes Herz bewegen sich
gleichzeitig, ersteres, um das ἔμφυτον θερμόν mittels der Venen dem
Körper zuzuführen, das linke, um in der Diastole des Pneuma aus den
Lungen und Venae pulmonales anzuziehen, mit dem vom rechten Herzen
durch das Septum ventriculorum ins linke übergegangene Blut zu ver-
mischen, durch das ihm anhaftende ἔμφυτον θερμόν zu kräftigen und dann
durch die Arterien den Körperteilen zuzuführen. Von einer eigentlichen
Zirkulation des Blutes weiß GALENOS nichts, aber er nimmt an — und
das bedeutet einen Fortschritt gegenüber dem Standpunkte des
ERASISTRATOS —, daß auch der linke Ventrikel resp. die Arterien zeitweise bluthaltig sind, nur ist das Blut durch Vermischung mit Pneuma
dünner. Dieses wird durch Anastomosen auch den Venen zugeführt.
Als Ursache des Pulses spricht GALENOS eine besondere Herzkraft an;
im übrigen ist der Puls von ihm in subtilster Weise beobachtet und
nach zahlreichen Arten unterschieden worden. Er klassifiziert ihn nach
der Länge (μῆκος), Tiefe (βάθος) und Breite (πλάτος); jede Dimension
hat drei Unterarten, und so unterscheidet er wieder den μακρός (longus),

βραχύς (brevis), den πλατύς (latus), den στενός (angustus), den ὑψηλός (altus), den ταπεινός (humilis) und von jeder Sorte noch einen mittleren Grad; dann ferner einen ἰσχνός (gracilis), ἁδρός (turgidus), λεπτός (tenuis), παχύς (crassus). Nach dem zeitlichen Verlauf trennt GALENOS den ταχύς (celer) βραδύς (tardus), den ἀραιός (rarus), πυκνός (creber sive frequens), nach dem Rhythmus den εὔρυθμος und ἄρυθμος, ferner einen παράρυθμος oder ἑτερόρυθμος resp. ἔκρυθμος. Je nach dem Spannungs- und Füllungsgrade der Arterien (τόνος) unterscheidet er einen σφοδρός (vehemens), ἀμυδρός (languidus) oder auch σκληρός (durus), μαλακός (mollis) oder πλήρης (plenus), κενός (vacuus), nach der Gleichmäßigkeit: ὁμαλός (aequalis), ἀνώμαλος (inaequalis), τεταγμένος (ordinatus), ἄτακτος inordinatus), μυουρίζων resp. μύουρος (mutilus seu decurtatus), μύουρος κατὰ μίαν διαστολήν (pulsus decurtatus in una distentione), κυματώδης (undosus), σκωληκίζων (vermiculans), μυρμηκίζων (formicans), κλονώδης (vibratus), σπασμώδης (convulsivus) δορκαδίζων (caprizans) etc. etc.

Gute Zeichnungen galenischer Pulskurven sind in der Berliner Inauguraldissertation von OTTO SCHADEWALD (Berlin 1866) enthalten. Wertvoll ist forner JUST. FRIEDR. CARL HECKERS „Sphygmologiae Galenicae specimen" (Berlin 1817).

Die Arterienwand besteht nach GALENOS nur aus zwei Hüllen, der inneren, die fünfmal so dick ist wie die äußere und aus Querfasern besteht, und der äußeren, die aus Längs- nebst einigen Schutzfasern besteht. Bei großen Arterien ist die innere Haut von einem spinnwebeartigen Häutchen ausgekleidet. (Irrtümlicherweise wird diese als dritte Arterienhaut nach GALENOS bezeichnet.) Dazu kommt dann noch der Bindegewebsüberzug.

So viel, meine Herren, zur Physiologie des GALENOS, imponierend zweifellos trotz ihrer Verquickung mit Teleologie!

Ich möchte Sie zur Ergänzung des Gesagten auf die schönen „Studien zur Physiologie des GALENOS" (Allg. Muskelphysiologie, allgemeine Nervenphysiologie, Physiologie der Verdauung und der Ernährung) hinweisen, die THEOD. MEYER-STEINEG 1912 u. 1913 im Archiv f. Gesch. d. Medizin, Bd. V u. VI, veröffentlicht hat.

Weniger erfreulich sind die allgemein - p a t h o l o g i s c h e n Anschauungen des GALENOS. Hier ist ein Rückschritt zum alten Dogmatismus unverkennbar, vor allem darin, daß GALENOS die alte Humoralpathologie voll und ganz adoptiert, freilich nach seinem Sinne zurechtgestutzt. Wir finden demgemäß die Krasenlehre durch eine Reihe von Begriffen und Definitionen erweitert. Vor allen Dingen legte er auf das Blut am meisten Gewicht; ferner betonte er, daß die bekannten vier Temperamente nicht überall in so reiner Form, sondern mit mannigfachen Veränderungen und Übergängen existierten, je nach Alter, Klima, Lebensart, Wohnungs- und andern Verhältnissen. Die

Säfte können auch eine Zersetzung erfahren, es kann der Zustand der Sepsis eintreten. Es sind überdies zwischen Gesundheit und Krankheit scharfe Grenzen nicht zu ziehen. Jeder Mensch lebt in einer mehr oder weniger großen Intemperies; das Temperamentum ist schon der Beginn eines leidenden, gestörten Zustandes; bei jedem Individuum besteht eine widernatürliche Präponderanz eines der vier Humores. Krankheit entsteht, wenn eine andauernde Veränderung in dem Verhalten der festen bzw. in der Zusammensetzung der flüssigen Teile vor sich geht. GALENOS unterscheidet die heiße Dyskrasie, die Plethora, die kalte Dyskrasie bei abnormer Verhaltung oder Verderbnis des Schleims, die feuchte und die trockene Dyskrasie. Diesen vier einfachen Dyskrasien reihen sich vier zusammengesetzte an: die heiß-feuchte (Alterationen in der gelben Galle), die heiß-trockene, kalt-feuchte und kalt-trockene, wobei der Schleim bzw. die schwarze Galle prävalieren. Die Krankheit spricht sich in den Symptomen aus, und zwar ist in den meisten Fällen abnormes Funktionieren auf Störungen im anatomischen Verhalten der festen und flüssigen Teile zurückzuführen. Bei dem Nervensystem unterscheidet GALENOS Störungen der Empfindung, Bewegung, Intelligenz, Hyperästhesien, Anästhesien, Schmerzen, krampfhafte Bewegungen, Akinesie, Sinnestäuschungen, Delirien, Wahnsinn, ferner Störungen im Gebiet der nutritiven Sphäre etc. Mit der Auffassung des HIPPOKRATES von der Kochung (Roheit und Krise) der Krankheit ist er ganz einverstanden. Zur Krisis fügt er auch den Begriff der Lysis hinzu, im übrigen aber teilt er die Krankheit nach dem zeitlichen Verlauf in vier Stadien ein; Anfang (ἀρχή), Zunahme (ἐπίδοσις, incrementum), Höhe (ἀκμή, augmentum s. status) und Abnahme (παρακμή). Entzündung rechnet er zu den ὄγκοι παρὰ φύσιν (tumores praeter naturam). Durch die Stockung der Säfte entstehen die vier berühmten Kardinalsymptome (rubor, calor, tumor, dolor) und die functio laesa. Der Ausgang der Entzündung ist entweder Zerteilung (apostasis) bzw. Ausschwitzung von ἰχώρ oder Eiterung resp. Sepsis. — Musterhaft wird die Ätiologie in dem Buch De causis morborum behandelt. — In der s p e z i e l l e n P a t h o l o g i e läßt GALENOS jedes Bestreben vermissen, zu irgendeiner Totalanschauung eines Krankheitsprozesses zu gelangen. Nirgends gibt er die Lehre eines in sich abgeschlossenen Symptomenkomplexes, wie wir sie z. B. bei ARETAIOS finden. Allerdings hat er das Bestreben, die Krankheit zu analysieren, aber er verfällt dabei in ungeheure Willkürlichkeiten. In particller Anlehnung an die sonst von ihm verfehmten Methodiker teilt er die Krankheiten ein a) in solche der vier Humores, b) in solche der gleichartigen Teile und c) in Organkrankheiten, unsere jetzige sogenannte Lokalpathologie. Von F i e b e r n unterscheidet er die Ephemera, Tertiana, Quartana, putride Fieber mit allen möglichen Unterarten. Bei den Respirationskrankheiten gibt er bereits eine Art von Differentialdiagnose zwischen Pleuritis und Pneumonie; letztere ist nach GALENOS durch größere Atemnot, blutige Sputa charakterisiert. Er kennt die größere Schmerzhaftigkeit bei Empyem und macht auf die bei penetrierenden Brustwunden austretende Luft aufmerksam. Ausführlich ist GALENOS' Beschreibung der Phthisis, bei der er eine ulzerative, entzündliche und schleichende, nicht auf Entzündung beruhende Form unterscheidet. Die Hämoptoë, oft aus Zerrungen der Lunge durch anhaltenden Husten entstanden, kann nach GALENOS Ursache der Phthise werden. Er beschreibt φύματα (Knötchen) in den Lungen (analog unserer Tuberkulose) und empfiehlt u. a. Klimawechsel, Aufenthalt in Ägypten, Libyen, an der See, z. B. zu Stabiae bei Neapel, einem Ort, der ebenso wie Sorrent in jenen Zeiten als besonders heilkräftig gegen Schwindsucht galt. Interessant ist die Angabe des GALENOS, daß hinzutretende Durchfälle die Prognose bei Phthise sehr verschlechtern. Von Digestionskrankheiten unterscheidet er Dyspepsien, Darmkatarrhe, Ruhr, die er als Darmverschwärung anspricht, Ikterus als Symptom der Verstopfung der Gallenwege, Milzkrankheiten. Von sonstigen Krankheiten, deren Symptomatologie bei GALENOS gut geschildert wird, sind zu nennen: Diabetes, Lithiasis, deren Verwandtschaft mit der Gicht er kennt (wie Tophi in den Gelenken entstehen, so Harnsteine in den Nieren), und gegen die er den Gebrauch eines aus den Steinen der Meerschwämme bereiteten Pulvers empfiehlt, Hämaturie, Ischurie, Epilepsie, Hysterie, Paralysen (die cerebralen sind gekreuzt, die spinalen traumatischen Ursprunges oder durch Wirbelerkrankungen erzeugt), Spasmen (ex inanitione et repletione), Ascites, als dessen Ursachen GALENOS Krankheiten der Bauchorgane, Menstruationsanomalien, Hämorrhoiden, Leberverhärtungen etc. beschuldigt. Er empfiehlt Hydragoga, besonders die Scilla zur Therapie. Fast ebenso subtil als die Pulslehre ist die Semiotik des Harns.

In der allgemeinen Therapie erreicht der Dogmatismus des GALENOS seine höchste Höhe. Er stellt drei Indikationen der Behandlung auf: a) die Indicatio causalis, die sich ergibt in Hinsicht auf die Beseitigung der vorhandenen Ursache, b) die Indicatio temperamentalis in Hinsicht auf die Korrektur des überwiegenden Humor bzw. der Dyskrasie, c) die Indicatio morbi aus der Natur der Krankheit selbst. Die Wirksamkeit der Arzneimittel ist abhängig von dem ihnen vorzugsweise zukommenden Temperament, von der in ihnen vorzugsweise wirksamen Elementarqualität, ob das Heilmittel die Qualität des Warmen, Kalten, Feuchten oder Trockenen hat, ob diese Qualität einfach oder potenziert herrscht, schwach oder stark entwickelt ist, und ob nicht gleichzeitig zwei Qualitäten sich bemerkbar machen. Dabei finden sich genaue, bis ins kleinste Detail ausgearbeitete Angaben, welche Qualitäten in den einzelnen Medikamenten vertreten sind, in welchem Grade resp. in welchem Bruchteil des betreffenden Grades, ob die Qualität aktuell (actu) vorhanden ist, d. h. unmittelbar wirksam ist, oder nur potentia, d. h. darin schlummert und gelegentlich hervorgerufen werden kann. In jedem Arzneistoff, wie überhaupt in jedem Naturkörper sind Unterschiede nicht bloß hinsichtlich der Qualitäten, sondern auch des Maßes, oder wenn man so sagen darf, hinsichtlich der Quantität jeder einzelnen Qualität vorhanden. Diese Unterschiede genau zu graduieren, war für ihn von der größten Wichtigkeit, weil nur so eine rationelle, d. h. genau individualisierende Therapie nach dem Prinzip contraria contrariis möglich war. Bei der Aufstellung der verschiedenen Grade der Arzneistoffe war ihm die Stärke der Wirkung selbst maßgebend. Wenn ein Mittel die betreffende Qualität kaum merkbar zur Geltung bringt, so ist es im ersten Grade derselben; tritt sie in der sinnlichen Wahrnehmung stärker hervor, so liegt der zweite Grad vor. Wirkt das Mittel durch seine Qualität leicht schädigend ein, so besteht die letztere im dritten Grade, und im vierten Grade, falls eine direkte Vernichtung durch die Höhe der Qualität erfolgt.

Man denkt dabei unwillkürlich an das bekannte, 1891 von FERD. HUEPPE aufgestellte, chemische Reizgesetz

Bei GALENOS finden wir den Arzneischatz sehr erheblich vermehrt, aber nicht gerade zum Vorteil für die Wissenschaft. Leider ist er hierin vorbildlich geworden für die medikamentöse Polypragmasie und Polypharmazie der späteren Ärztegenerationen; man staunt über die Fülle und wunderbare Varietät von z. T. geradezu lächerlichen Kompositionen von Pflastern, Salben, Wässern, Kollyrien, Dekokten, Infusen, Fomentationen, Embrocationes, und man wird bei deren Lektüre an die älteren Lehrbücher erinnert, wo einfache Verordnungen noch nicht als wirksam galten. In dieser Beziehung bildet die G a l e n i s c h e Therapie mit ihrer Dreckapotheke (Hundekot, Menschenkot etc.) im Stile ihrer Zeit einen großen Rückschritt gegen die hippokratische, wenn auch im übrigen GALENOS den physiokratischen Standpunkt, den Grundsatz ὠφελέειν ἢ μὴ βλάπτειν festgehalten hat. Vielleicht hat er in der Erkenntnis: populus remedia cupit, dieser Neigung und den Bedürfnissen der Ärzte Rechnung tragen wollen. Offenbar sind DIOSKURIDES und andere, jetzt verlorene pharmazeutische Werke jener Zeit (die uns WELLMANNS schöne Untersuchungen schon zum Teil kennen gelehrt haben) recht gründlich ausgeschrieben worden trotz seiner Versicherungen eigener Nachprüfung. Doch verfügte er als geschulter Therapeut bei seinem kolossalen Gedächtnis über ein reiches therapeutisches Armamentarium und war jedenfalls am Krankenbette nie um ein Mittel in Verlegenheit.

Er kennt und empfiehlt alle möglichen therapeutischen Methoden, Schröpfköpfe, Blutegel, Aderlässe, über deren Indikationen, Methodik, Kontraindikationen er sich verbreitet; er unterscheidet zwischen dem revulsiven Verfahren (ἀντίσπασις) und dem derivatorischen (παροχέτευσις), er verordnet Salbungen, Friktionen, Binden der Glieder usw. usw.

C h i r u r g i e hat er jedenfalls nicht viel getrieben[1]). Er spricht zwar über einige von ihm selbst gemachte und glücklich verlaufene Operationsfälle, doch sind die übrigen Mitteilungen genau so wie die pharmakologischen aus verlorenen Schriften wirklichen Chirurgen entlehnt. Seine Vorschriften über Wundbehandlung, prima reunio etc. sind mustergültig. Er empfiehlt bereits die Digitalkompression zur Blutstillung, Schafsdarm als Nähmaterial, spricht von Exzision eines zersplitterten Scheitelbeins, Trepanation, Reposition der Luxationen, Resektion des kariösen Sternums, behandelt die Verbandlehre sehr gründlich und ist ausführlich auch in der Z a h n h e i l k u n d e , allerdings einer fast ausschließlich medikamentösen Zahnschmerzbeseitigung ohne chirurgisches oder technisches Können.

Die G e b u r t s h i l f e ist bei GALENOS nur mit sehr dürftigen Notizen bedacht. Von seiner A u g e n h e i l k u n d e sind gerade die eigentlich pathologischen Teile bedauerlicherweise verloren gegangen; aus gelegentlichen Bemerkungen ist u. a. zu entnehmen, daß er den Sitz des Stars teils im Humor aqueus, teils in der Linse sucht.

Die Optik der alten Griechen hat J. HIRSCHBERG meisterhaft in der Zeitschrift f. Physiologie und Psychologie der Sinnesorgane im 16. Bande zur Darstellung gebracht (vgl. auch die Dissertation seines Schülers OTTO KATZ, 1890), ebenso die gesamte Ophthalmologie der Antike in seiner monumentalen Gesch. der Augenheilkunde in GRÄFE-SÄMISCHS Handbuch. Auch H. MAGNUS, Die Augenheilkunde der Alten, Breslau 1901, ist mit Nutzen zu gebrauchen.

An Schriften zu GALENOS möchte ich schließlich noch Ihnen nennen die Arbeit von W. BASLER „Über die blutreinigende Diät bei GALEN", Ztschr. f. diät. u. physik. Therapie, III, 652ff. (auch dessen „Theorie der Ernährung nach Ansicht der Alten" im Janus, III, IV, VII, und J. KLÜGERS „Lebensmittellehre der griechischen Ärzte" in den Primitiae Czernovicenses 1911 sind beachtenswert), von JOH. LACHS, Die Gynäkologie des Galen, Breslau 1902, von RUD. GOLDBECK, Die Laryngologie des Galen, Breslau 1898 (Diss.), von KARL KASSEL, Galens Lehre von der Stimme, Ztschr. f. Laryngol., 1911, und schließlich von PAGEL selbst „Galenforschung im letzten Jahrzehnt", Dtsch. med. Presse, 1911, XI, 3 (und die Dissertation von J. ZIMMERMANN, Material zur Würdigung GALENS als Geschichtsschreiber der Medizin, Forscher u. Kommentator, Berlin 1902).

Nicht zum wenigsten empfiehlt sich GALENOS durch eine Fülle

---

[1]) Solange uns die großen alexandrinischen Chirurgen, vor allen HELIODOROS und ANTYLLOS, nicht besser bekannt sind, als es bis heute der Fall ist, können wir weder über die Chirurgie des GALENOS noch über die gesamte Chirurgie der griechischen Spätzeit ein Urteil fällen.

rationeller Vorschriften h y g i e n i s c h - d i ä t e t i s c h e r Natur. In dieser Beziehung zeigt er sich ebenso sehr als einen physiologisch geschulten wie logisch denkenden Arzt, der die als Gladiatorenarzt gesammelten Erfahrungen nicht vergebens gemacht hat.

Siebente Vorlesung.

Die Medizin in B y z a n z und bei den A r a b e r n.

Mit GALENOS hat die griechische Medizin die Höhe ihrer wissenschaftlichen Ausbildung überschritten. Unter dem Einfluß einer Reihe politischer, sozialer, religiöser und anderweitiger Kulturmomente war ein Wendepunkt eingetreten, der zum allmählichen Verfall der Heilkunde führen sollte. Der große Eklektiker steht bereits an der Schwelle eines neuen Zeitabschnittes, dem ein Fortschreiten in den Wissenschaften fast auf allen ihren Gebieten versagt war, des Mittelalters. Selbst noch in antikem Boden wurzelnd, hinterläßt GALENOS, Repräsentant und Vermittler altgriechischer Heilkunde, seinen Nachfolgern eine Erbschaft, welche diesen trotz allen Scharfsinns und aller Methodik, die darin stecken, dennoch zum Unheil umschlug, weil man sich lediglich in den Besitz des kostbaren Schatzes setzte, dabei aber vollständig den Weg übersah, auf welchem er gewonnen war, daß es ähnlicher treuer Arbeit bedürfe, um weiterzukommen und zum Alten Neues hinzuzufügen. Schon GALENOS hatte berechtigte Klagen über den Mangel an wissenschaftlichem Sinn bei seinen Kollegen geführt, die nur auf ihren Erwerbsvorteil sahen; er verglich sie gar mit Räubern und sah nur d e n Unterschied, daß diese in Wäldern, jene in Rom ihr verbrecherisches Handwerk ausübten. — Das Galenische Lehrgebäude bot mit seinen großen Vorzügen: einer erschöpfenden, abgerundeten Zusammenfassung des Überlieferten, anatomisch-physiologischer Grundlage, monotheistischem Standpunkt, teleologischem Enthusiasmus, schlauer Eklektik, geschickter Verquickung von Theorie und Praxis, von Philosophie und Naturbeobachtung ein so vollendetes Ganze, daß bereits ein Menschenalter später die Ärzte gar nicht mehr daran dachten, in eine Kritik seines Inhalts einzutreten, sondern müde des ewigen Sektenhaders die Galenische Hinterlassenschaft mit Freuden begrüßten als bequemes Faulbett zu wissenschaftlichem Quieszieren. Eine allgemeine Abspannung hatte sich der Geister bemächtigt: auf den hohen Anstieg mußte naturgemäß der Abfall folgen. Auch die übrigen Zeitverhältnisse waren nicht danach angetan, wissenschaftliche Arbeiten zu fördern. Völker und Fürsten hatten bald anderes zu tun, als sich um Naturforschung und Heilkunde zu kümmern. Die Stürme der Völkerwanderung, die immer stärker drängende Macht des jungen Christentums, die nachgerade die Gemüter in Fesseln zu schlagen begann und religiöse Fragen als die fast einzig diskussionsberechtigten in den Vordergrund schob, auch ein starker Zug zum Mystischen, der durch die Menschheit ging und die Neigung zum Wunder- und Aberglauben begünstigte, der politische und sittliche Verfall der weltbeherrschenden Nation, die durch äußerliche Aufpfropfung des Griechentums, das sie nicht voll sich zu assimilieren vermochte, geschwächt war, die sonstigen gesellschaftlichen Wirren — alle diese Momente führten schließlich die Auflösung des Bestehenden herbei, mit der naturgemäß auch ein wissenschaftlicher Niedergang Hand in Hand ging. Das zeigt sich besonders darin, daß die ganze nachgalenische Periode auch nicht einen erheblichen Fortschritt, auch nicht einen nennenswerten brauchbaren Zuwachs in der Heil- und Naturkunde bringt. Von dem Wahne befangen, daß man den Höhepunkt des Wissens erreicht habe, daß Neues nicht mehr gefunden werden könne, glaubte man genug zu tun, wenn man sich das früher Erarbeitete aneignete, es exzerpierte und kommentierte, überdies mit so unkritischem Geiste, mit solchem Mangel an selbständigem Denken und Beobachten, mit derart sklavischem Haften am Überlieferten, daß wir in der langen Reihe der uns erhaltenen Schriftsteller eigentlich lauter Sammler und Kompilatoren haben, die vom alten Vorrat zehren und höchstens insofern eine Art von selbständiger Geistesarbeit dokumentieren, als sie meist das Gute unter einem Wust von abergläubischem, mystischem Kram, von Torheiten und Schwärmereien förmlich begraben. Handelte es sich nur um Mitteilungen der positiven Fortschritte gegenüber den früheren Resultaten, so könnten wir mit wenigen Worten über die ganze kommende Epoche vom 3. Jahrhundert n. Chr. zum 16. Jahrhundert hinweggehen, so wenig ist in diesem langen Zeitraum von fast 1½ Jahrtausenden an wirklich Brauchbarem zu registrieren. Die ganze Periode verdient in wissenschaftlicher Beziehung nur kurze Berücksichtigung und hat größtenteils nur kulturgeschichtliches Interesse. Für die Medizin handelt es sich für viele Jahrhunderte nicht mehr um organische Weiterentwicklung, sondern um Konservierung des Vorhandenen, also um Stillstand, der zum Rückschritt führt.

Noch fristeten zunächst die vorhandenen medizinischen Schulen kümmerlich ihr Dasein an den alten Arbeitszentren, zu denen allmählich in Byzanz ein neues trat, nachdem die Teilung in Ost- und Westrom vollzogen war. Die blinde Galenvergötterung setzte erst gegen Ende des 3. Jahrhunderts n. Chr. ein.

Als Vorläufer **byzantinischer** P e r i o d e d e r G r i e c h e n -
m e d i z i n sind einige Ärzte des dritten Jahrhunderts zu nennen, die
über bestimmte Organerkrankungen beachtenswerte Arbeiten geliefert
haben, so ALEXANDROS VON APHRODISIAS, ein Anhänger der pneumatischen Lehre, nicht zu identifizieren mit dem Aristoteleskommentator
gleichen Namens und gleicher Herkunft, der über Fieber geschrieben
hat, der Epirote PHILAGRIOS, von dem wir über Nieren- und besonders
über Milzleiden Fragmente besitzen, während sein Bruder POSEIDONIOS
sich mit Gehirnphysiologie und Gehirnpathologie beschäftigte. Auch
der Eklektiker MARKELLINOS mit dogmatisch-pneumatischer Richtung,
von dem wir eine Pulslehre besitzen, gehört wohl in diese Zeit.

Über MARKELLINOS hat vor allen HERMANN SCHÖNE uns zuverlässigen
Aufschluß gegeben in der Erstausgabe seiner Schrift Περὶ σφυγμῶν (Festschrift
zur Baseler Philologenversammlung 1907, S. 448 ff.). Auch SKEVOS ZERVOS
hat sich mit ihm beschäftigt und gleichzeitig eine Ausgabe nach den Handschriften
veranstaltet (Athen 1907) und über seine Pulslehre geschrieben. Seine Identifizierung mit MARKELLOS von SIDE scheint nicht das Richtige zu treffen. Über
PHILAGRIOS ist auf TH. PUSCHMANNS Beiträge zu Alexandros Trallianos, Berlin
1886, zu verweisen, über ALEXANDROS VON APHRODISIAS (in Karien) vor allem
auf WELLMANN, Die pneumatische Schule, Berlin 1895, S. 86ff. und IDELERS
Physici et medici Graeci minores Berlin 1841, Vol. I, S. 1—106. Für die ganze
nachgalenische Zeit der Griechenmedizin bis zum Falle von Byzanz ist die hübsche
Arbeit von H. CORLIEU, „Les médecins grecs depuis la mort de Galien jusqu'à la
chute de l'empire d'orient", Paris 1885, zu empfehlen.

Aus der byzantinischen Periode der Medizin besitzen wir eine
relativ reichhaltige Literatur, die hauptsächlich wertvoll ist, weil wir
ihr die Erhaltung kostbarer literarischer Dokumente früherer Ärzte
verdanken, die ohne sie gänzlich für uns verloren gewesen wären. —
An der Spitze steht **Oreibasios** aus Pergamon (325—403), dessen Lebensgeschichte uns ziemlich genau bekannt ist. Er stammte aus vornehmer
Familie und war zuerst bei dem späteren Kaiser JULIANUS (APOSTATA)
als Leibarzt tätig, begleitete diesen nach den westlichen Provinzen,
wurde dann Quästor in Konstantinopel, mußte aber nach dem Tode,
JULIANS vor dessen Nachfolgern, die ihn seines Vermögens beraubten,
landesflüchtig werden und ging zu den Ostgoten, wo er in der glänzendsten Weise aufgenommen wurde. Später wurde er nach Byzanz zurück-
berufen und in alle seine Ämter wieder eingesetzt. Wir besitzen von OREI-
BASIOS eine auf Befehl des Kaisers verfaßte umfangreiche medizinische
Enzyklopädie, worin er Anatomie, Physiologie, Chirurgie, Pathologie
und Pharmakologie behandelt. In dieser großen Sammelschrift sehen
wir das ganze Galenische System zur Basis der aus 72 Büchern bestehenden „Συναγωγαὶ ἰατρικαί" genommen; daneben aber finden wir bei
OREIBASIOS umfangreiche Exzerpte aus Vorgängern und Zeitgenossen
von unschätzbarem Werte, so daß daraus schon mancher sonst unbekannt

gebliebene Autor förmlich rekonstruiert werden konnte und noch mancher andre uns neu geschenkt werden wird. Leider sind fast zwei Drittel des Werkes verloren gegangen. Später (ca. 390) hat Oreibasios selbst für seinen Sohn, den Arzt Eustathios, einen Auszug aus der großen Enzyklopädie verfaßt, der vollständig erhalten ist.

Eine vorzügliche Ausgabe des Vorhandenen verdanken wir dem schon oft genannten Charles Daremberg im Verein mit dem Niederländer Bussemaker in sechs dickleibigen Großoktavbänden mit französischer Übersetzung und zahlreichen gelehrten Noten (Paris 1851—76; der 5. Band enthält die Σύνοψις, der 6. von A. Molinier die wichtigen fast gleichzeitigen lateinischen Bearbeitungen). Als Kommentar zum 49. Buche der συναγωγαί vgl. die Greifswalder Dissertation von Bernhard Faust: De machinamentis ab ant. med. ad repositionem articulorum luxatorum adhibitis. 1912.

Dem fünften nachchristlichen Jahrhundert gehört auch der I a t r o - s o p h i s t Palladios in Alexandrien an, der einige Kommentare zu Hippokratischen Schriften und eine Abhandlung über die Fieber (s. Ideler a. a. O. I, 107 ff.) verfaßt hat.

Bedeutender ist der als Repräsentant des sechsten Jahrhunderts zu merkende **Aëtios** aus Amĭda in Mesopotamien, der seine ärztliche Ausbildung gleichfalls in Alexandrien erhalten hatte (wie Oreibasios) und als „Comes obsequii" (Chef des kaiserlichen Gefolges) unter Justinian in Byzanz lebte. Aetios ist gleichfalls Verfasser eines großen Sammelwerks in 16 Büchern (Βίβλια ἰατρικὰ ἑκκαίδεκα), das bis jetzt merkwürdigerweise noch nicht vollständig im griechischen Original gedruckt erschienen ist.

Nur die ersten acht Bücher sind vollständig schon im 16. Jahrhundert griechisch herausgegeben (1534 in Venedig), und von der zweiten Hälfte nur einzelne Bücher, so Stücke des neunten Buches von Joh. Ernst Hebenstreit (1703—1757) und von Georg Κωστομοίρης (lies Kostomiris), Professor der Ophthalmologie und Otologie in Athen, das 12. Buch (Paris 1892 bei Klincksiek). Das 9. Buch über Magen- und Darmleiden hat Skevos Zervos dann 1912 zu Athen ediert, vorher schon das 13. über Tierbisse und giftige Tiere (Syros 1908), das 15. über Ödeme, Emphyseme, harte Geschwülste, Atherome usw. (Athen 1909), sowie das 16. über Geburtshilfe u. Frauenkrankheiten, mit dem er 1901 (Leipzig) seine Tätigkeit als Aëtiosbearbeiter eröffnet hatte. Eine Übersetzung ins Deutsche von Max Wegscheider war der griechischen Ausgabe der Gynäkologie damals auf dem Fuße gefolgt. In lateinischer Sprache lag der vollständige Aëtios schon seit der Mitte des 16. Jahrhunderts vor, von Montanus und weit besser von Janus Cornarius, Basel 1542. Seine Augenheilkunde (das 7. Buch) ist 1889 durch Leopold Danelius als Berliner Inauguraldissertation auf Veranlassung von J. Hirschberg publiziert worden. Hirschberg selbst hat sie dann nochmals 1899 zu Leipzig griechisch und deutsch ediert.

Leider stellt sich immer mehr heraus, daß die größere Selbständigkeit, welche man einem andern Autor des 6. nachchristlichen Jahrhunderts glaubte zuerkennen zu müssen, dem **Alexandros aus Tralleis** in Lydien (525—605, Christ), nur zum kleinsten Teile wirklich eigen ist.

Von ihm besitzen wir von Theodor Puschmann, weiland Ordinarius der Medizingeschichte in Wien, eine vortreffliche Originalausgabe mit deutscher Übersetzung in zwei Bänden Wien 1878—79, mit äußerst wertvoller und gründlicher biographisch-literarischer und historisch-pathologischer Einleitung.

Alexandros war der jüngste Sohn eines Arztes Stephanos; seine Brüder waren gleichfalls berühmte Männer, der eine, Anthemios, Erbauer der Sophienkirche in Konstantinopel, ein anderer Philologe, ein dritter hervorragender Jurist, ein vierter, Dioskuros, gleichfalls Arzt. Er hatte große Reisen gemacht, auch im Westreich, und hatte schließlich, ehrenvoll dahin berufen, sich in Rom niedergelassen. Hier schrieb er im hohen Alter, nachdem er bereits seine Praxis aufgegeben hatte, sein Werk in 12 Büchern, das von seiner reichen literarischen Kenntnis und praktischen Erfahrung zeugt.

In der Ausgabe von Puschmann macht eine Abhandlung über die Fieber den Anfang und ein Kapitel über die Eingeweidewürmer den Beschluß. Im übrigen ist die Anordnung a capite ad calcem und das Studium des Werkes dank der Puschmannschen Übersetzung ein so anziehendes, daß man sich bei der Lektüre von Alexander in ein modernes Lehrbuch versetzt glaubt. Reste einer Schrift des Alexander über Gifte hat Wellmann in einem Scorialensis nachgewiesen (Hermes, Bd. 42, S. 533 ff.), ihm ist auch der Nachweis vielfacher wörtlicher Anlehnung des Alexandros an Aetios zu danken.

Von späteren Autoren sind als Vertreter des siebenten Jahrhunderts zu erwähnen: Theophilos Protospatharios (der letztere Zusatz nichts weiter als ein leerer Hoftitel „Oberst der Garde"), Verfasser von Schriften über Anatomie (entdeckte den Nervus olfactorius), Urin und Puls. Einige Arbeiten von Theophilos hat Ideler in seine mehrfach genannte Sammlung aufgenommen. Die Schrift über den Puls, ein einfacher Auszug aus Galenos' Pulslehre, hat Ermerins, den wir als hyperkritischen Autor einer Hippokrates-Ausgabe (S. 54) kennen gelernt haben, in seinen Anecdota medica graeca (Leiden 1840) publiziert. — **Paulos von Aigina,** einer der letzten Alexandriner (denn bald nach seinem Auftreten wurde Alexandrien erobert), war als Arzt nicht bloß bei den Griechen, sondern auch bei den Arabern sehr beliebt und erfreute sich namentlich eines großen Rufes als Geburtshelfer, weswegen er in der arabischen Literatur „Alkawabeli" (der Geburtshelfer par excellence) heißt. In seinem „Ὑπόμνημα" (Erinnerungsbuch), das aus sieben Büchern besteht, imponiert uns besonders das sechste Buch, welches der Chirurgie gewidmet ist, deswegen, weil wir hier als Abglanz alexandrinischer Chirurgie in der Zeit des Hellenismus eine hohe Stufe dieser Disziplin erkennen. Namentlich ist die Behandlung der Luxationen und Frakturen eine auch den modernen Arzt ansprechende. Alle rohen Handgriffe und Marterwerkzeuge sind beseitigt; das Verfahren ist sehr vereinfacht gegen früher. Interessant sind die Vorschriften zur Blasenbehandlung,

bei der er Einspritzungen vornimmt. Ebenso sind seine geburtshilflichen
Anschauungen rationell.

Vom chirurgischen Teil veranstaltete der Pariser RENÉ BRIAU (geb.
1812), der sich auch durch seine Arbeiten über die römischen Archiater in unserer Literatur
einen Namen gemacht hat, eine schöne griechisch-französische Ausgabe (Paris
1855). Vgl. HERMANN SCHÖNE, Aus der antiken Kriegschirurgie. Bonner Jahrbücher, H. 118, 1909; Pauli Aeginetae Libri tertii interpretatio latina antiqua,
ed. Heiberg. Lips. 1912.

Im übrigen ist allerdings auch bei PAULOS VON AIGINA das meiste,
wenn nicht alles, aus älteren Schriftstellern, z. B. GALENOS, entlehnt
und wenn man einzelne Spezialkapitel herausgreift (etwa, wie ich vor
mehreren Jahren die die Zahnkrankheiten betreffenden) und sie bei
den verschiedensten Schriftstellern von GALENOS an bis tief ins Mittelalter hinein verfolgt, so erkennt man unzweifelhaft die große, mitunter
fast wörtliche Übereinstimmung; es ist wirklich derselbe Faden, kaum
hier und da eine andre Nummer. — PAULOS VON AIGINA bildet gewissermaßen den Übergang aus der griechischen Medizin in die bald zu besprechende arabische, da seine Schriften mit Vorliebe von den Arabern
benutzt (übersetzt und kommentiert) wurden, insbesondere der chirurgische Teil wenig modifiziert der Chirurgie des Arabers ABULKASIM zugrunde gelegt ist.   Aber auch im Abendlande kannte man schon früh
im Mittelalter den OREIBASIOS, ALEXANDROS und PAULOS neben dem
GALENOS.

AËTIOS, ALEXANDROS und PAULOS bilden den Höhepunkt medi-
zinisch-literarischen Schaffens in Byzantinerzeit; die noch zu nennenden
Vertreter beanspruchen allesamt keine sonderliche historische Be-
deutung; sie gehören dem 9.—13. Jahrhundert an, und eine bloße
Nennung der Autoren und ihrer Schriften ohne nähere Charakterisierung
muß genügen: Eine aus dem Ende des 9. Jahrhunderts stammende
Sammlung des NIKETAS enthält chirurgische Abhandlungen aus dem
Altertum, darunter auch den bereits erwähnten Kommentar   des
APOLLONIUS VON KITION.   THEOPHANES NONNOS verfaßte auf Befehl
des Kaisers KONSTANTINOS PORPHYROGENETA eine Epitome aus OREI-
BASIOS, AËTIOS, ALEXANDROS VON TRALLEIS und PAULOS VON AIGINA
(10. Jahrhundert); MICHAEL PSELLOS aus Konstantinopel (1020—1105)
schrieb eine Enzyklopädie von der früher charakterisierten Art De
omnibus rebus et quibusdam aliis. Das Werk fängt mit der Religions-
lehre an und schließt mit der Kochkunst.   Ferner verfaßte PSELLUS
ein medizinisches Lexikon, ein Werk über Diätetik, eine Schrift mineralogischen Inhalts u. a. m. — SIMEON SETH aus dem 11. Jahrhundert
ist der Autor einer kleinen, aber lesenswerten (ed. BERNH. LANGKAVEL,
Leipzig 1868) griechischen Schrift Σύνταγμα περὶ τροφῶν δυνάμεων (De
alimentorum facultatibus). Die Arbeit beruht zwar meistens auf dem

Wissen der Vorgänger, ist aber als erste griechische Quelle, welche arabische Heilmittel (das bekannte Haschisch, Kampfer, Moschus, die Sirupe, Julepe, Öle etc.) erwähnt, jedenfalls literarhistorisch denkwürdig. Seths Schrift ist alphabetisch geordnet, behandelt die Nahrungsmittel und Gewürze und auch die Brechmittel, letztere, weil diese öfter nach den Mahlzeiten eingenommen wurden. — Den Abschluß der byzantinischen Periode bilden drei Autoren des 13. Jahrhunderts: Demetrios Pepagomenos, Leibarzt des Kaisers Michael Palaiologos, Verfasser von Schriften über das Podagra und über die Pflege und Krankheiten der Jagdfalken; Nikolaos, genannt „Myrepsos" (der Salbenkoch), gebürtig aus Alexandrien, Verfasser eines „Δυναμερόν" betitelten Rezeptbuches, das allerdings bis jetzt nur in einer lateinischen Ausgabe vorliegt (übrigens nicht mit einem ähnlichen Werk, dem ein Jahrhundert älteren Antidotarium des Nicolaus Salernitanus, verwechselt werden darf), und Ioannes Aktuarios, Verfasser zahlreicher Schriften, von denen die über den Urin recht wertvoll ist. Diese sowie einige andre von Ioannes Aktuarios herrührende über Diagnose, über die normalen und abnormen Tätigkeiten des Seelengeistes und die auf dieselben bezügliche Diät sind in den Idelerschen „Medici graeci minores" abgedruckt und durchaus beachtenswert.

Im Archiv f. Ophthalmologie hat Hirschberg (Bd. XXXIII, 1) 1887 die Augenheilkunde des Aktuarios griechisch und deutsch herausgegeben.

Der Vollständigkeit halber, damit Sie wissen, worum es sich handelt, wenn Ihnen später bei eingehenden historischen Studien der Name begegnen sollte, habe ich noch ein anonym erschienenes literarhistorisch merkwürdiges Produkt des fünften Jahrhunderts nachträglich zu zitieren, betitelt: *Kyranides.* Man hat über seinen Ursprung viel gestritten, und es ist eine ganze Literatur über dieses an sich völlig unbedeutende Machwerk entstanden. Es besteht aus vier Büchern; das erste enthält allerhand Zauberheilformeln, die anderen Bücher rationelleren Inhalts bringen die als Heilmittel dienenden Luft-, Land- und Wassertiere. Zweifellos ist das Büchlein griechischen Ursprungs; in den „Lapidaires Grecs . . ." par F. de Mely avec la collaboration de Ruelle ist Κυρανἰς πρώτη bis τετάρτη, Paris 1898, S. 1—124, zum erstenmal in der Ursprache gedruckt worden, während diese Kyranides in lateinischer Gestalt lange verbreitet waren und ihre Rolle spielten.

Im Anschluß an dieses halb mystische, halb pharmakologische Literaturprodukt der „Kyraniden" möchte ich Sie auch auf die p s e u d o d e m o k r i t i - s c h e n Schriften magisch-medizinischen Inhalts hinweisen, die bis in das 9. Jahrhundert n. Chr. heruntergehen. Unter dem Namen des Demokritos gingen seit den Zeiten des Hellenismus nicht nur abergläubisch-sympathetische Rezeptsammlungen, sondern auch rationell-medizinische Rezeptorien, wie M. Wellmann in den „Pseudodemocritea Vaticana" (Berliner Sitzungsberichte 1908, XXXI) zuerst nachgewiesen hat. Auch „Orphisches" geht ja bis ins 4. Jahrhundert n. Chr. herunter (Wellmann, ebenda 1911, XXXIX).

Wir schließen damit die byzantinische Periode und wenden uns zu
einem andern Abschnitt der medizinischen Geschichte, dessen öfter
bereits Erwähnung geschah, ich meine die a r a b i s c h e Heilkunde.
    Hier ist es auch an der Zeit, auf die sogenannte talmudische Medizin hin-
zuweisen, auf den reichen medizinischen Gehalt, den die vom zweiten bis zum
sechsten Jahrhundert entstandenen Sammlungen der M i s c h n a , palästinensi-
schen und babylonischen G e m a r a enthalten. Dieser sog. ,,T a l m u d",
eine Riesenenzyklopädie menschlichen Wissens, voll der herrlichsten Bemerkungen
über alle möglichen Gebiete, aber auch zahlreiche Sonderbarkeiten und geradezu
Albernheiten bietend, hat hauptsächlich den Zweck, eine Zusammenstellung aller
der gelehrten, zum Teil äußerst spitzfindig und ganz in scholastischer Manier
gehaltenen Dispute zu geben, die behufs Interpretation der mosaischen Gesetzgebung unter den jüdischen Gelehrten nach der Zerstörung des zweiten Tempels
stattgefunden haben.   Naturgemäß mußten dabei auch manche in das Gebiet
der Natur- und Heilkunde einschlägigen Angelegenheiten erörtert werden, besonders pathologisch-anatomische Verhältnisse (wegen des rituellen Schlachtens),
Diätetik der Menstruation, Geburt u. a. m.   V o n   e i n e r   s y s t e m a t i -
s c h e n   M e d i z i n   d e s   T a l m u d   k a n n   e b e n s o w e n i g   w i e   v o n
e i n e r   s o l c h e n   d e r   B i b e l   o d e r   d e r   K i r c h e n v ä t e r   d i e   R e d e
s e i n. Wohl aber läßt sich eine sehr bedeutende Blumenlese sporadischer med.-
naturwissenschaftlicher Mitteilungen und Anschauungen aus dem Talmud ent-
lehnen, die uns zeigen, daß die bezüglichen Kenntnisse bei den alten Talmudisten
nach Quantität und Qualität auf recht hoher Stufe standen. Zahlreiche Analogien
mit griechischer Medizin sind unverkennbar.   Eine gewaltige Literatur über all
diese Dinge, vom medizinischen Standpunkte betrachtet, ist im Laufe der Jahre
angewachsen, die durch ein klassisches Werk vor wenige Jahre fast völlig entbehrlich geworden ist, durch JULIUSPREUSS', des meisterhaftenGelehrten, ,,Biblisch-
talmudische Medizin. Beiträge zur Geschichte der Heilkunde und der Kultur
überhaupt", Berlin 1911, eine der bedeutendsten literarischen Gaben, durch
welche die Geschichte der Medizin in den letzten Jahrzehnten bereichert worden
ist. Es lohnt sich kaum, daneben noch die beiden größeren Arbeiten von WILHELM
EBSTEIN, ,,Die Medizin im Alten Testament" und ,,Die Medizin im Neuen Testament
und im Talmud", Stuttgart 1901 und 1903, sowie MAX GRUNWALD, ,,Die Hygiene
der Juden", Verlag der historischen Abteilung der Internationalen Hygiene-
Ausstellung Dresden 1911, zu nennen, vielleicht noch BUMM, Spuren griechischer
Psychiatrie im Talmud, München 1903, und M. SALOMONSKI, Gemüsebau u.
Gewächse in Palästina zur Zeit der Mischna, Berlin 1911.

Meine Herren! Die A r a b e r haben in der Medizin des Mittelalters eine große Rolle gespielt. Wie haben sie diese erlangt, und worin
liegt die Bedeutung, die sie für die Medizin gewonnen haben ? Das sind
Fragen, die uns zunächst zu beschäftigen haben. Eine Antwort werden
wir, wie überall, leicht erhalten, wenn wir den verbindenden Faden,
den Zusammenhang suchen, der in der Kette der politischen Ereignisse,
der kulturellen Bewegung liegt, die sich nach einem Naturgesetz von
einem Volke auf das andre, zunächst das benachbarte, verpflanzt. Es

wird sich dabei zeigen, wie auch die arabische Medizin keineswegs autochthon entstanden, sondern nichts weiter als der Abkömmling griechischer resp. byzantinischer Weisheit ist. In der Tat, ein ununterbrochener Strom läuft von der spätgriechischen Medizin in Alexandrien und Byzanz zu den Arabern hinüber, wenn auch nicht unvermittelt. Bei den Arabern feierte die Griechenmedizin ihre erste große Renaissance!

Über die Eigenmedizin der Araber hat KARL OPITZ gehandelt: Die Medizin im Koran. Stuttgart 1906.

Der Boden Syriens ist uraltes Kulturland, wenn auch die Herrschaft dort vielfach wechselnd von einer Nachbarhand in die andre ging. Auch kulturell überwog bald babylonischer, bald hettitischer, bald ägyptischer Einfluß. Zu altpersischer Zeit mag der jüdische überwogen haben, jedenfalls machte ihm nach der Eroberung des Perserreichs durch ALEXANDER bald der griechischen Geistes und griechischer Wissenschaft den Rang streitig und wurde immer stärker und vorherrschender. Das blieb auch so in der christlichen Zeit, wo sich in E d e s s a , A r m i d und N i s i b i s im 5. Jahrhundert blühende Schulen der Nestorianer entwickelten, die neben Theologie aristotelische Philosophie trieben und auch für die Medizin Interesse hatten. Nach der Zerstörung des „Häretikernestes" Edessa 489 wanderten die Gelehrten z. T. nach Nisibis, andre gründeten die Schule zu Dschundêschâbûr in Persien (in Chusistan nahe dem alten Susa), die vorzugsweise Medizin pflegte als „Academia Hippocratica". Reich war die Übersetzertätigkeit an diesen syrischen Schulen, die Griechenweisheit nahm syrisches Gewand an.

Vor 10 Jahren veröffentlichte der französische Konsul zu Aleppo H. POGNON „Une version syriaque des Aphorismes d'Hippocrate", Leipzig 1903, von der er mit großer Wahrscheinlichkeit nachzuweisen suchte, daß sie lange vor der Abassidenzeit, lange vor HUNAIN entstanden ist. Ob das oben von WALLIS BUDGE herausgegebene syrisch-medizinische Manuskript (Syrian anatomy, pathology an therapeutics or „the book of medicines", London 1913) schon vorabbassidisch anzusetzen ist, wie der Herausgeber annimmt, muß weitere Untersuchung lehren. Das Buch besteht aus drei Teilen, die unwillkürlich an manche abendländische Literaturprodukte der sogenannten Mönchsmedizin erinnern, die mit einem geordneten Kompendium der Gesamtmedizin a capite ad calcem anheben, dann eine halb astrologische, halb mathematische Prognostik bringen und schließlich in ein ähnlich wie der erste Abschnitt geordnetes Rezeptbuch für den täglichen Gebrauch ausklingen. Bei dem syrischen Buche ist Heterogenes zusammengewachsen: Galenische Medizin, Intromathematik des Späthellenismus und endogen-syrische Medizin, vielleicht auf babylonisch-assyrischer Grundlage mit griechisch-ägyptischer Beimengung. Dieser 3. Teil, das endogen-syrische Rezeptbuch, verdient besondere Bearbeitung; er ist vielleicht das erste Stück einer bisher unbekannten Literaturgattung, deren Zusammenhänge erst bloßzulegen sind. Über syrische Medizin ist auch zu vergleichen ARON SANDLER, Medizinische Bibliographie für Syrien, Palästina u. Zypern. Ztschr. d. Dtsch. Palästina-

Vereins, XXVIII, 131 ff., 1905. Jedenfalls ist ein recht beträchtlicher Teil arabischer Medizin erst in syrischem Sprachgewande gewesen, ehe er in arabisches gekleidet wurde, manches wohl auch in mittel- oder neupersischem; doch scheint das Persische großenteils gleichfalls nach syrischen Übersetzungen gearbeitet zu sein, später auch nach arabischen. Wohl zweifle ich nicht daran, daß schon in Dschundêschâbûr ausnahmsweise direkte Übersetzungen aus dem Griechischen vorkamen, es bedarf dies aber noch weiterer Untersuchung. Eine erste Zusammenstellung der bisher kaum beachteten reichen neupersischen medizinischen Literatur hat ADOLF FONAHN als Beiheft zu den „Studien" der Puschmannstiftung in Leipzig 1910 herausgegeben (Zur Quellenkunde der persischen Medizin.) Nach einer Wiener Handschrift des 11. Jahrhunderts (Januar 1056) hat der Vorgänger PUSCHMANNS auf der Wiener Lehrkanzel für Medizingeschichte, ROMEO SELIGMANN 1838 persisch, 1831 und 1833 in lateinischer Übersetzung herausgegeben den Liber fundamentorum pharmacologiae, genauer „Das Buch der Grundlagen über die wahre Beschaffenheit der Heilmittel" von ABU MÄNSUR MUWÄFFAQ BIN ʿALI ÄL-HÄRÄWI, einem Nordperser aus der Mitte des 10. Jahrhunderts. RUDOLF KOBERT, dem die Geschichte der Pharmakologie so viel verdankt, hat es dann von dem Perser ABDUL-CHALIG ACHUNDOW ins Deutsche übersetzen und nach Durchsicht von Kennern des Mittelpersischen und Indischen ausführlich kommentiert im 3. Hefte der „Historischen Studien aus dem pharmakologischen Institut der Kais. Universität Dorpat" (Halle 1893) herausgegeben. Es beruht im wesentlichen auf dem damaligen arabischen Wissen vor AVICENNA; der Verfasser hatte sich aber auf Reisen und durch Studium der indischen Literatur auch eine ziemliche Kenntnis der indischen Medizin angeeignet. — Diese doppelte Quelle ist auch für die neupersische medizinische Literatur im allgemeinen festzuhalten, wenn auch die arabische entschieden überwiegt und damit noch direkter das Griechische, das ja auch in der mittelindischen Medizin einen großen Einfluß gewonnen hatte, ehe der arabische sie völlig beherrschte. Der größte Teil persischgriechischer Arbeit auf dem Gebiete der Medizin ist übrigens seit der Okkupation Dschundêschâbûrs durch die Araber (ca. 650) direkt in die „Arabische" Medizin übergegangen, d. h. in arabischer Sprache geschrieben, die in der „academia Hippocratica" schnell Unterrichtssprache geworden war. Ja, das Persertum hat der arabischen Medizin fast ausschließlich ihren Glanz verliehen, denn die einzigen wirklich großen Ärzte der Araber sind Perser: AR-RAZI, ʿALI IBN AL ABBAS und IBN SINA, der letzte, der große Meister „AVICENNA", der typischste Perser, den man sich denken kann.

Die Aufnahme griechischer Elemente aus Persien (Dschundêschâbûr), Syrien (Nisibis) und direkt aus Alexandrien (s. oben bei PAULOS AIGINETES) bildet den eigentlichen Hebel zur wissenschaftlichen Tätigkeit der Araber. Seine größte Höhe erreichte der Einfluß Griechenlands auf Arabien, als im siebenten Jahrhundert das Kalifat nach Damaskus, hundert Jahre später nach Bagdad verlegt wurde, das 762 am Tigris gegründet worden war, um eine Verschmelzung des Persertums mit dem Arabertum anzubahnen, da die völlige Herrschaft der Araber über die Perser sich als unmöglich herausgestellt hatte. Eine Nation aus Semiten und Indogermanen zu machen, gelang zwar nicht, aber die Schaffung einer gemeinsamen islamitischen-wissenschaftlichen Literatur in arabischer Sprache, und das ist das große Verdienst der Abbassiden.

Die Kalifen selbst entfalteten einen großen Eifer hinsichtlich der Beförderung der medizinischen Wissenschaften. Gelehrten und Forschungsbeflissenen wurden große Mittel zu weiten Reisen zur Verfügung gestellt, und umgekehrt erhielten gelehrte Nestorianer, christliche Ärzte Berufungen an den Hof der Kalifen, um hier praktisch und wissenschaftlich (bzw. schriftstellerisch als Übersetzer griechisch-medizinischer Werke ins Arabische) tätig zu sein.

Gerade diese Assimilation der griechischen Heilkunde mit arabischer Kultur, die Übertragung Galenischer Anschauungen auf einen verhältnismäßig noch unbeackerten Boden brachte in eine Doktrin, die bereits der Erstarrung anheimgefallen erschien, frisches Leben in Gestalt eigentümlicher Modifikationen und andrerseits dem Auftreten der Araber selbst jenen ganz enormen Einfluß in der medizinisch-naturwissenschaftlichen Literatur, der, obwohl zeitlich begrenzt, räumlich allmählich eine gewaltige Ausdehnung erfuhr, vom fernsten Punkte des Orients bis an die Säulen des Herkules und vom Norden Asiens bis weit hinein nach Afrika reichte. Ein Moment kommt dabei allerdings noch in Betracht, dessen Bedeutung wahrlich nicht gering zu schätzen ist, nämlich die religiöse Macht des Islam, der, wie bekannt, die indirekte Veranlassung zu der politischen Größe der Araber gebildet hat; und diese hatte denn auch die Ausbreitung arabischer Kultur bis an die fernsten Punkte des Orients und Okzidents zur Folge. Trotz alledem geht man nicht zu weit, wenn man sagt, die Araber haben unmittelbar Neues und Originelles, wenigstens in eigentlich leitenden Gesichtspunkten (bis auf kleine therapeutisch-diätetische Specialia) nicht produziert. Aber d a s Verdienst kann und darf ihnen nicht abgesprochen werden, daß sie reichlich das Empfangene der Wissenschaft wieder vergolten haben. Indem sie die Kenntnisse der griechischen Medizin durch Übersetzung sich aneigneten und für Verbreitung nach dem Westen sorgten, wohin durch Rückübersetzung ins Lateinische arabisierte griechische Heilkunde und griechisches Wissen zurückverpflanzt wurde, müssen die Araber als diejenigen angesehen werden, die das inzwischen auf eine niedrigere Wissensstufe gesunkene Abendland mit dem wesentlichen Inhalt der altklassischen Heilkunde wieder vertraut gemacht haben. Wenn auch griechische Medizin auf europäischem Boden nie gänzlich verschwunden war, so ist doch die erneute Würdigung und die systematische Pflege derselben im Mittelalter großenteils den Arabern zu danken. Helfershelfer und eifrige Vermittler dabei waren, in einer späteren Zeit (etwa vom 12. Jahrhundert ab), jüdische Ärzte, die besonders an den blühenden spanisch-arabischen Schulen in großer Zahl vertreten waren, wie denn überhaupt in Spanien gerade um die genannte Zeit das wissenschaftliche Leben außerordentlich entwickelt war.

Einige der Hauptrepräsentanten der späteren arabischen Medizin, die wir noch zu besprechen haben werden, stammten aus Spanien und waren zum Teil jüdischen Glaubens. Von hier ging die eigentliche Vermittlung arabischen Wissens nach dem übrigen Europa aus. Cordova mit seinen zahlreichen Schriftstellern, gelehrten Schulen, reichhaltigen Bibliotheken, desgleichen Toledo wurden Mittel- und Kristallisationspunkte der Wissenschaft. Hier strömten Gelehrte aus allen europäischen Ländern zusammen, um arabische Weisheit zu erfahren und durch Übersetzungen ins Lateinische den eigenen Landsleuten zugänglich zu machen. Spanische und italienische Fürsten, speziell die Herrscher von Neapel und Sizilien, unterstützten auf alle Weise derartige Bestrebungen. Islamitische, christliche und jüdische Gelehrte, Vertreter aller Wissenschaften und Künste, wurden an den Höfen eigens unterhalten, um durch lateinische Übersetzungen die Kenntnis der Werke arabischer Schriftsteller zu vermitteln. Leider, muß man sagen, haben die Araber griechische Medizin nicht in dem Geiste verarbeitet, wie sie ihnen überkommen war, sondern durch alle Künste der subtilsten Dialektik, durch eine eigentümliche Art philosophischer Spekulation und aprioristischen Raisonnements in spitzfindigster und haarspalterischster Weise noch verfeinert und den dogmatischen Charakter der Medizin noch weiter, als GALENOS es beabsichtigt und vermocht hatte, auf die Spitze getrieben, so daß die gesunde Basis der Empirie fast völlig der Heilkunde entzogen wurde. Diese Richtung erreicht ihren Höhepunkt in dem Hauptrepräsentanten der arabischen Medizin, dem bekannten AVICENNA und seinem riesenleibigen Kolossalwerke, dem Kanon, der, obwohl originell in der Form, nichts weiter gibt als ein sehr geschickt redigiertes, zum Teil aber auch recht breit und weitschweifig angelegtes und bis aufs feinste ausgearbeitetes Galenisches System. Die späteren Übersetzer, deren Arbeiten mehr die Bezeichnung perversiones als versiones verdienen, haben jedenfalls nicht dazu beigetragen, solche arabischen Produkte für uns schmackhafter und genießbarer zu machen, so daß die Tatsache, daß noch viele Tausende von arabisch-medizinischen Werken wegen Mangels an genügenden Kenntnissen der semitischen Idiome bei den professionierten Historikern der Medizin im Staub der Bibliotheken bisher ungedruckt verharren müssen, so beklagenswert sie an sich vom literarisch-historischen Standpunkte aus ist, vielleicht nach dem inneren Gehalt der bisherigen typischen Publikationen zu schließen, in pragmatischer Beziehung keinen allzu großen Mangel bedeutet.

In der nächsten Vorlesung werden wir in chronologischer Reihenfolge die wichtigsten arabischen Ärzte und ihre Schriften Revue passieren lassen, d. h. alle diejenigen Autoren, welche im Reiche des

Islam gelebt und gewirkt haben, gleichviel welchen Glaubens und welcher Nationalität resp. Abstammung sie im übrigen waren.

Als Quellen zur Kenntnis der arabischen Medizin, die leider immer noch aus dem eben angeführten Grunde eine recht lückenhafte ist, kann ich Ihnen zunächst einen Araber nennen, den im 13. Jahrhundert lebenden Arzt und Schriftsteller IBN ABI USAIBIʿA, der ein biographisches Werk über seine Vorgänger verfaßte. Wesentlich auf Grund desselben hat der Göttinger Orientalist F. WÜSTENFELD eine gedrängte „G e s c h i c h t e   d e r   a r a b i s c h e n   Ä r z t e   u n d   N a t u r f o r s c h e r" (Göttingen 1840) geliefert mit einer klaren einleitenden Auseinandersetzung über die arabischen Eigennamen und trefflichen Registern. Das WÜSTENFELDsche Büchlein, dem 1876 auch eine Göttinger Sozietätsabhandlung über die Übersetzer der arabischen medizinischen Werke als Supplement nachfolgte, ist viel brauchbarer als die zweibändige, leider aber registerlose „H i s t o i r e   d e l a m é d e c i n e a r a b e" (Paris 1876) des im übrigen um die Kenntnis von der Geschichte der arabischen Medizin verdienten Forschers LUCIEN LECLERC, französischen Militärarztes, der selbst längere Zeit in Algier sich aufgehalten, dort Fühlung auch mit der neuarabischen Literatur genommen und verschiedene arabische Mediziner in französischer Übersetzung ediert hat (z. B. den ABULQASIM). — Manche Bereicherung verdankt die Geschichte der arabischen Medizin vornehmlich dem Berliner Orientalisten MORITZ STEINSCHNEIDER († 1907), der eine unübersehbare Serie von Abhandlungen (hauptsächlich in VIRCHOWS Archiv) über verschiedene Partien der hebräisch-arabischen Medizin mit einer Fülle von literarischen Notizen publiziert hat: (Vgl. A. BERLINER, Verzeichnis der Schriften von M. STEINSCHNEIDER zu seinem 70. Geburtstage 30. III. 1886) —, Die hebräischen Übersetzungen des Mittelalters (Berlin 1893). —. Die arabischen Übersetzungen griechischer Ärzte (Berlin 1891). —, Zur pseudoepigraphischen Literatur, insbesondere der Geheimwissenschaften des Mittelalters (Berlin 1862). Ferner nenne ich die Orientalisten ALOIS SPRENGER (1813—1893) und FRDR. HEINR. DIETERICI (geb. 1821). „Über das Hebräische und Arabische in der Anatomie" lautet der Titel eines von dem berühmten Wiener Anatomen JOSEPH HYRTL verfaßten Buches (Wien 1879). Andere Arbeiten berühmter Orientalisten (RENAN, DIETERICI, MÜLLER, AHLWARDT etc.) betreffen hauptsächlich die Leistungen der Araber in den übrigen Wissenschaften: Philosophie, Mathematik, Naturwissenschaften. Bekanntlich waren auch diese hervorragend trotz der Autorität des in vielen Stücken bildungsfeindlichen K o r a n s . Unter dem Einfluß der Sekte der „lauteren Brüder", welche ähnliche Tendenzen wie die Neuplatoniker verfolgten und diesen in enzyklopädischen Werken Ausdruck gaben, feierte der Aristotelismus einen neuen Sieg; die meisten berühmten Ärzte der Araber sind Anhänger desselben und durch umfangreiche schriftstellerische Leistungen auf dem Gebiet der Philosophie bekannt; ja nicht selten suchten sie philosophische Spekulation in übertriebener Weise in der Heilkunde zur Geltung zu bringen. In Mathematik und Naturwissenschaften trägt das, was die Araber geleistet haben, entschieden den Stempel größerer Originalität als in der Medizin. Die Chemie ist von ihnen auf ägyptisch-griechischer Basis ausgebaut worden (vgl. BERTHELOT et RUELLE, Collection des anciens Alchimistes Grecs, Paris 1888, 3 Bde., griechisch und französisch). Manche Termini technici der Chemie sind arabischen Ursprungs (Alkali, Alkohol, Naphtha; vgl. S. 150 u. 204.). Ebenso ist die Botanik von den Arabern gut kultiviert worden und im Zusammenhang damit die Pharmakologie. — Die wichtigste Publikation zur Geschichte der arabischen Medizin im letzten Jahrzehnt ist JULIUS HIRSCHBERGS „Geschichte der Augenheilkunde bei den Arabern", Leipzig 1905, welche zum ersten Male auf der Gesamtkenntnis des gesamten ophthalmologischen Literaturmaterials in arabischer Sprache aufgebaut ist. Dort findet sich auch eine Zusammenstellung der arabisch gedruckten Schriften von Ärzten (S. 7), wozu ERNST SEIDEL 1906 in den Mitteilungen z. Gesch. der Medizin (VI, S. 92) einige Nachträge zu geben vermochte. Ferner hat HIRSCHBERG die arabischen Augenärzte, nach den Quellen bearbeitet, mit LIPPERT und MITTWOCH in drei Bänden herausgegeben, Leipzig 1904 u. 1905. — Von ganz besonderer Bedeutung für die Geschichte der arabischen Heilkunde sind auch ERNST SEIDELS Mitteilungen medizinischer Stücke aus den Heidelberger Papyri SCHOTT-REINHARDT, die in der Zeitschrift „Der Islam" seit 1910 erscheinen. Es war für den Herausgeber dieser zweiten Auflage von PAGELS Medizingeschichte eine ganz besondere Befriedigung, daß er die Überlassung dieser Papyrusschätze in die sachverständige Pflege Prof. SEIDELS zu vermitteln vermochte. Es sind bisher eine Anzahl Rezepte und Fragmente aus ABU GAFAR ACHMAD AL-GAZZAR und von ABULQASIM (über Urogenitalleiden) veröffentlicht; weiteres steht zu erwarten. — Völlig unentbehrlich ist für jeden, der sich mit arabischer Literatur (auch medizinischer) beschäftigen will, KARL BROCKELMANNS Geschichte der arab. Literatur. 2 Bde. Weimar 1898—1902.

Achte Vorlesung.

Die Ärzte des Islam und ihre Werke. Errungenschaften der Medizin des Islam.

Man kann zwanglos in der Geschichte der arabischen Medizin drei Perioden unterscheiden, die durch die entsprechenden Leistungen ihrer Vertreter wohl charakterisiert sind. In der ältesten Periode lehnt sich die arabisch-medizinische Literatur wesentlich an die griechische an, in der zweiten (vom neunten Jahrhundert ab) emanzipiert sie sich allmählich von fremden Elementen und manifestiert durch selbständige, respektable Leistungen ihren hohen Blütezustand (im 11. Jahrhundert), um dann (vom 12. Jahrhundert ab) wie alle menschlichen Gebilde sukzessive zu verfallen resp. gänzlich zu erlöschen. — Aus der ersten Periode ist erwähnenswert zunächst die Ärztefamilie der BACHTISCHUAHS, der Nachkömmlinge des syrischen Nestorianers BOCHD-JESCHU, d. h. Knechte Jesu, deren berühmtes Mitglied DSCHIBRAIL (GABRIEL) durch eine interessante Kur bemerkenswert ist.

Die Favoritin eines Kalifen litt an hysterischer Paralyse der Oberarme. Unser Kollege DSCHIBRAIL ließ die Kranke in den Kreis des versammelten Hofstaats bringen, ging dann auf sie zu und machte Miene, ihr unter die Kleider zu fassen, worauf die Kranke sofort abwehrend die Beweglichkeit ihrer oberen Extremitäten wiedererlangte. „Er kurierte sie durch Scham und Schreck," sagt SPRENGEL.

Durch eine bedeutende mathematische und philosophische Bildung ausgezeichnet ist ALKINDUS (AL-KINDI). Er lebte von 813—880 und

verfaßte eine später oft benutzte und gewissermaßen typische Schrift über die Grade der Arzneimittel, worin er gewisse mathematische Regeln angibt, mit Hilfe deren man die Gradbestimmung treffen kann. — Die kleine Schrift ist meist als Anhang zur Mesuë-Ausgabe in den Venediger Kollektionen abgedruckt. JOHANNES MESUE (JAHJA BEN MÄSAWAIHI) d e r Ä l t e r e (777—837), ein Christ, auch JOHANNES (JANUS) DAMASCENUS geheißen (nicht zu verwechseln mit dem 676—754 lebenden gleichnamigen Christen aus Damaskus, der in Diensten eines sarazenischen Fürsten stand), der Sohn eines Apothekers in Dschundêschâbûr, war Direktor des Krankenhauses in Bagdad, Leibarzt mehrerer Kalifen und verfaßte außer zahlreichen arabischen Übersetzungen griechischer Mediziner selbständig Aphorismen. — Der wichtigste Autor der älteren Übersetzungsperiode ist JOHANNITIUS (HUNAIN BEN ISHAQ, 809—73), wie er bei den Latinobarbaren heißt. Er war Nestorianer, also Christ, Leibarzt am Hofe in Bagdad, einer der ersten und besten Übersetzer der griechischen Schriften ins Arabische. Von selbständigen Schriften gehört seine „Isagoge in artem parvam", ein einleitender Kommentar zu GALENS Mikrotechne, zu den im Mittelalter viel benutzten, namentlich auf die Autorität des Scholastikers TADDEO DEGLI ALDEROTTI hin. —
Die Übersetzertätigkeit HUNAINS ist 1913 gründlich untersucht von GOTT-HELF BERGSTRÄSSER, „Hunain ibn Ishak und s. Schule", Leiden. Vgl. auch HIRSCH-BERG, Über das älteste arabische Lehrbuch der Augenheilkunde. Sitzungsber. der Berliner Akademie, phil.-hist. Kl., 1903, S. 1080ff., und MEYERHOF u. PRÜFER, Die aristotelische Lehre vom Licht bei Hunain. Islam II, S. 117—129, und Arch. f. Gesch. der Med., VI, 21—33.
Die zweite Periode der mehr selbständigen Schriftsteller setzt sofort mit einer medizinischen Leuchte der Araber ein, dem berühmten **Razes** (eig. ABU BEKR MUHAMMED BEN ZAKARIJA AR-RAZI, 850—923) aus Raj in der persischen Provinz Korasan, Verfasser des C o n t i n e n s (arabisch al-hāwi, der Behälter), eines mächtigen Folianten, in welchem die ganze damalige Medizin teils nach griechischen, teils nach arabischen Quellen kompilatorisch dargestellt ist, ohne jede Redaktion: die Exzerpte aus den einzelnen Autoren sind lose nebeneinandergestellt ohne System und ohne Ordnung; es sind nur die ungeheuren Kollektaneen zu einem Werke, kein fertiges Buch. Trotzdem besitzt die Sammlung großen historischen resp. literarischen Wert, weil bei jeder Notiz der Autor genannt ist. Der Verfasser hat sich erst im späteren Lebensalter der Medizin zugewendet, war Oberarzt am Krankenhause in Bagdad und starb hoch geehrt, aber in tiefster Armut. — Dem Statthalter seiner Heimatsprovinz MANSUR widmete er den berühmten K i t ā b a t - t i b b a l - M a n s ū r i (Liber medicinalis ad Almansorem), dessen neuntes, von den Lokalkrankheiten handelndes Buch, eine Art von spezieller Pathologie und Therapie, im Mittelalter zu den gebräuchlichsten Lehr-

büchern beim Studium der Medizin gehörte. Wertvoll in historisch-
epidemiologischer Beziehung ist der L i b e r   d e   v a r i o l i s   e t
m o r b i l l i s , worin die erste vollständige Beschreibung der Blattern
gegeben ist. Die dort erwähnten „Hasbah" kommen wohl unseren
Morbilli gleich. —

    J. CHANNING gab ar-Rāzīs Pockenschrift arabisch und lateinisch, London
1770, heraus; eine deutsche Übersetzung OPITZ in SUDHOFFS Klassikern der Medizin,
No. 12, Leipzig 1911. Arabisch ist das Büchlein auch 1872 zu Beirût erschienen.

    Unter dem Titel „Wissenschaft und Charlatanerie unter den Arabern im
neunten Jahrhundert" gab (in VIRCHOWS Archiv, Bd. 36, p. 570 ff.) STEIN-
SCHNEIDER eine Übersetzung der Abhandlung über die in der medizinischen Kunst
vorkommenden Umstände, welche die Herzen der meisten Menschen von den
achtbarsten Ärzten ab- und den niedrigsten zuwenden. Verteidigung des acht-
baren Arztes in allen Punkten und in allem seinem Tun (nach einem hebräischen
Text). — Die Abhandlung über Stein-, Blasen- und Nierenkrankheiten gab
P. DE KONING aus Haarlem nach einer Leydener Handschrift im Urtext und
französischen Übersetzung zusammen mit denselben Gegenstand betreffenden
Auszügen aus andern arabischen Schriften, z. B. aus Ali Abbas al-malikı (liber
regius), aus dem Kanon des AVICENNA etc. heraus (Leyden 1896). Die Schrift
„De morbis, qui intra horam sanari possunt" hat P. GUIGUES 1903 nach einer
arabischen Handschrift übersetzt: La guérison en une heure de Razès.

    „SERAPION   d e r   Ä l t e r e" ist der mittelalterliche Name eines
Autors des 9.—10. Jahrhunderts, JAHJA BEN SERAFIUN, von dem wir
nur lateinische Ausgaben der P a n d e c t a e   und   A p h o r i s m i
kennen, Arbeiten, die im arabischen Original bis jetzt dem Druck nicht
zugänglich gemacht sind. — Berühmter als dieser ist der bei den Latinobarbaren oft als Autorität zitierte (besonders mit seinen Schriften
D e   d i a e t i s   p a r t i c u l a r i b u s ,   D e   f e b r i b u s   u.   D e
u r i n i s , die der bekannte PETRUS HISPANUS, der nachmalige Papst
JOHANN XXI., kommentiert hat) jüdische Arzt ISAAK (gen. ISAAK
JUDAEUS, Ishāq ben Suleiman al-Israïli; † 932), er stammte aus Ägypten
und war auch ein tüchtiger Augenarzt. Der unter seinem Namen gehende,
hebräisch geschriebene musar harophim (Führer der Ärzte, eine ärztliche Ethik u. Politik), von SOAVE in Ceneda entdeckt und deutsch
zum ersten Male von Professor DAVID KAUFMANN, Budapest (Verfasser
einer vorzüglichen Monographie „Über die Sinne" nach hebräisch-
arabischen Quellen, Leipzig 1884) im Magazin für die Wissenschaft des
Judentums (Berlin 1884, XI) publiziert, rührt wahrscheinlich nicht
von ihm her. (In meiner „Medizinischen Deontologie", Berlin 1897,
habe ich einige Auszüge daraus veröffentlicht.) — Der im 10. Jahrhundert lebende ‘Ali ibn Al-Abbâs, al Magûsî‘ ein Perser, Leibarzt am
Hofe des Emirs von Bagdad († 994), schrieb das oben schon erwähnte
Buch   a l - m a l i k î   (die   r e g a l i s   d i s p o s i t i o), bis zum Erscheinen des Kanon von AVICENNA das angesehenste Lehrbuch der Me-

dizin bei den Arabern. Den geburtshilflichen Abschnitt daraus hat
v. Siebold in seiner berühmten „Geschichte der Geburtshilfe" über-
setzungsweise mitgeteilt und damit den Beweis geliefert, daß die Geburtshilfe bei den Arabern zum größten Teil in den Händen der Hebammen lag.

Aus der lat. Version des „Liber regalis" auf der Berliner Königl. Bibliothek
in Übersetzung des Johannes Saracenus als Fortsetzung der des Constantin
von Afrika hat Pagel 1906 im 81. Bd. des Archivs für klin. Chirurgie eine ein-
geschaltete „Chirurgie der Pantegni" herausgegeben. P. Richter hat über die
spez. Dermatologie des ʿAli ibn al-Abbās, Arch. f. Derm. u. Syph. (XIII, 849—864),
gut gehandelt. ʿAli ibn al-Abbās' „Königliches Buch" ist 1877 in zwei Bänden zu
Bulaq bei Kairo arabisch gedruckt worden.

Ibn al-Dschazzar, gestorben im ersten Dezennium des 11. Jahrhunderts, ist Verfasser eines oft erwähnten Reisebuchs, das bis jetzt
nur handschriftlich arabisch s. t. „Zad al Mosafer" und hebräisch s. t.
„Zedat al derachim" vorliegt. — Sein Zeitgenosse Ibn Dscholdschol
war ein tüchtiger Pharmakologe und schrieb über die Auslegung der
Namen der Heilmittel des Dioskurides. — In das 11. Jahrhundert fällt
vermutlich das Wirken des immer noch rätselhaften „Mesue junior",
dessen Werke bisher nur in lateinischen Ausgaben existieren, im
arabischen Original dagegen noch nicht einmal aufgefunden worden
sind, so daß dadurch überhaupt die Existenz dieses Autors angezweifelt
und die Vermutung ausgesprochen worden ist, daß ein lateinisch schreibender Christ des Mittelalters diesen Namen aus irgendwelchen Motiven
mißbraucht und für seine Arbeiten vorgeschoben hat. Pseudo-Mesue
gilt als Verfasser eines Werks über Abführmittel, ferner eines pharmakologischen Buchs „Antidotarium" s. „Grabbadin" (über
Rezeptkompositionen), sowie einer speziellen Pathologie und Therapie.
Diese Arbeiten sind z. T. unvollständig und von den später lebenden
Ärzten Pietro von Abano und Franz von Piemont fortgeführt worden.

Eine handschriftlich in einem Pariser Kodex vorhandene lateinische Chirurgie
mit der Überschrift „Cyrurgia Johannis Mesuë, quam magister Ferrarius Judaeus
cyrurgicus transtulit in Neapoli de Arabico in Latinum", auf die ich zufällig bei
Arbeiten über den Chirurgen Mondeville stieß, hat das Rätsel nicht gelöst,
sondern eher noch vergrößert. Das Manuskript ist in seinem ersten Teil wohl
arabischen Ursprungs, wofür die Anlage und die ganze Schreibweise sprechen,
in seiner zweiten Hälfte sicher zum Teil Plagiat, zum Teil Kompilation aus mittelalterlichen Chirurgien resp. dem Antidotar. Nicolai (vergleiche meine Publikation:
„Die angebliche Chirurgie des Joh. Mesue," Berlin 1893); die spätere Übersetzungsliteratur birgt zahlreiche Produkte angeblich arabischen Ursprungs, für
die wir aber kein Original bis jetzt haben, so die Augenheilkunde des Alcoati,
eines christlichen Augenarztes aus Toledo um 1159, von mir in den „Neuen literarischen Beiträgen zur mittelalterlichen Medizin" (Berlin 1896) veröffentlicht. Ähnliche Unterschiebungen angeblich arabischer Werke im Abendlande kommen auch
auf andern Wissensgebieten vor (s. u. bei Geber, S. 150f.).

Zu Beginn des 11. Jahrhunderts ersteigt die arabische Medizin ihren Höhepunkt in einer der glänzendsten Ärzte-Erscheinungen aller Zeiten, der als „Fürst der Ärzte", als „G a l e n der Araber" fortab die Rolle zufällt, des berühmten Pergameners Autorität fast zu verdrängen oder, besser gesagt, gerade durch seine Arabisierung zu stabilieren, in dem Maße, daß sie fortab beide in einem Atem genannt werden und einer ohne den andern überhaupt nicht mehr denkbar ist, ich meine **Avicenna** (Ibn Sina), den Verfasser des riesenleibigen Kanon (al-qânûn), jenes Werkes, das als Richtschnur im weitesten Sinne des Wortes bei den späteren Ärzten des Mittelalters galt. Auch als Philosoph hat er einen großen Namen.

Der Perser Avicenna, mit seinem vollständigen Namen — ich führe ihn an, damit Sie einmal eine Vorstellung von der Länge einer arabischen Personen-Nomenklatur erhalten — Abu ʻAli al-Hosain ben ʻAbdallah ben al-Hosain ben Ali asch-Schaih ar-Rais (die letzten Worte heißen „der Ehrwürdige, der Fürst") ibn Sina, ist etwa 980 in einem Flecken nahe bei Bochâra, der Hauptstadt der persischen Provinz Khorassan, als Sohn eines hohen Staatsbeamten geboren und genoß bei seinem Vater eine sehr gute Erziehung, so daß der begabte Knabe bereits im zehnten Lebensjahre die ganze arabische Bibel, d. h. den Koran und verschiedene andre Schriften auswendig wußte. Dem Studium der Medizin ergab er sich so frühzeitig, daß er mit 17 Jahren sich das Renommee eines guten Arztes, u. a. durch erfolgreiche Kur eines Sultans verschafft hatte. Die letztgenannte Tatsache erwirkte ihm auch die Erlaubnis zur Benutzung der Bibliothek seines fürstlichen Gönners, und dieser Umstand veranlaßte Avicenna, sich schriftstellerisch zu beschäftigen. In seinem 21. Lebensjahre hatte er schon viel geschrieben. Dann begab er sich auf Reisen und führte während dieser Zeit ein unstetes, ausschweifendes Wanderleben. „Seine Philosophie hatte ihn ebensowenig gute Sitten, wie seine Wissenschaft ihn die Kunst gelehrt, Gesundheit und Leben sich selbst zu erhalten." So urteilt über ihn selbst ein landsmännischer Dichter. Die späteren arabischen Ärzte haben ihm das Ehrenprädikat „Fürst der Ärzte" beigelegt. Avicenna starb um 1037 an einer zu starken Opiumdosis, welche er in einem Kolikanfalle einnahm.

Sein Grabdenkmal wird noch jetzt in Persien gezeigt, allerdings im verfallenen Zustande; eine Abbildung bietet Gustav Karpeles in seiner allgemeinen Geschichte der Literatur. Bd. I, S. 116.

Avicenna hat außerordentlich viel geschrieben: Medizinisches, Mathematisches, Philosophisches. Sein berühmtestes medizinisches Werk ist der weltbekannte „al qânûn fî 't-tibb" (das Gesetz der Medizin κατ' ἐξοχήν). Dies Buch ist klassisch redigiert; das Material ist so durchsichtig disponiert, so gründlich analysiert, jedes Faktum so klar in die einzelnen fraglichen Momente zerlegt, daß jedermann in eben demselben Maße seine Rechnung fand, der Denkfaule, wie derjenige, der gelehrten, tiefer dringenden Forschungen nicht abhold war. Beide Arten von Medizinern, der gewöhnliche Praktiker wie der gelehrte Forscher, haben alles darin gefunden, was sie gesucht haben. Das Buch zerfällt in Traktate, jeder Traktat wieder in Fen (d. h. Abschnitte, Plur.: Fasl oder Fanun) und jeder Fen in Doctrinae oder Summae und jede Summa oder Doctrina in bestimmte Kapitel. Als Ganzes ist der Qanun zweifellos bewundernswert, ein Werk aus einem Gusse, die gesamte Heilkunde einschließlich der Chirurgie in einem großen Wurfe darstellend — in dieser Hinsicht ohnegleichen in der Weltliteratur. Erstaunlich ist, wie vollkommen er ARISTOTELES beherrscht. Zitiert werden außer diesem vorzugsweise HIPPOKRATES, DIOSKURIDES, RAZES, 'ALI ABBAS. Wir finden im Qânûn eine Menge von neuen Tatsachen, welche den Beweis liefern, daß AVICENNA ein guter Beobachter war, die Krankheiten vortrefflich zu beschreiben verstand, beispielsweise die Neurosen, akuten Exantheme, Aussatz etc. In der Therapie huldigt er vollkommen den Satzungen GALENS, aber er imponiert als überaus vorsichtiger Arzt, namentlich im Gebrauch differenter und heftig wirkender Mittel. Musterhaft ist seine Diätetik, besonders des Wochenbetts und der Neugeborenen.

Ausgaben gibt es von AVICENNA in großer Anzahl. Eine arabische erschien zu Rom 1593, eine korrektere 1877 zu Bulaq in 3 Bänden. Am bequemsten sind für uns die lateinischen der Venediger Juntinen; eine korrekte lateinische Übersetzung des Niederländers VOPISCUS FORTUNATUS PLEMPIUS (1601—1671, Löwen 1658) umfaßt leider nur die ersten beiden der fünf Bücher und die Abhandlung über Fieber. Deutsche Übersetzungen erschienen vom 5. Buch über die zusammengesetzten Heilmittel von JOSEPH V. SONTHEIMER (einem württembergischen Militärarzt, 1788—1847) und von den „Primitiv-Nerven" (L. I Fen I Summa III, Kapitel 1 und 2) von CURT SPRENGEL nebst Originaltext in seinen „Beiträgen zur Geschichte der Medizin", Halle 1794. Die anatomischen Abschnitte des ar-Râzı, 'Ali ibn al-Abbâs u. ibn Sina sind 1903 zu Leiden von P. DE KONING arabisch und französisch herausgegeben worden. — Mit AR-RAZIS Buch „Vom Nutzen der Nahrungsmittel" ist IBN SINAS „Abwendung der allgemeinen Schädigungen vom menschlichen Körper" 1887/88 zu Kairo arabisch gedruckt. Die Augenheilkunde des IBN SINA haben HIRSCHBERG u. LIPPERT, Leipzig 1912, übersetzt und erläutert herausgegeben. Den stärksten Eindruck von der Wertschätzung, die IBN SINA und sein Werk genossen, erhält man wohl dann, wenn man die fünf riesigen Folianten auch nur durchblättert, in welchen 1523 LUCA ANTONIO DE GIUNTA aus Florenz die sämtlichen berühmten Kommentare des Ibn Ruschd, Taddeo degli Alderotti, Ugone da Siena, Gentile da Foligno, Matteo de' Gradi e tutti quanti zu Venedig zusammen drucken ließ.

Was uns an AVICENNA besonders auch heute noch imponiert, ist, daß er sich von dem astrologischen Schwindel bereits ziemlich emanzipiert hat. Im übrigen trifft ihn in bezug auf die Darstellungsweise allerdings mit einem gewissen Recht der Vorwurf der „fastidiosa ubertas", der schwülstigen Breite. Dieser Fehler ist nicht ihm speziell aufzumutzen, sondern lag im allgemeinen Charakter der Zeit und der Nation, der er angehörte, der persischen.

Gleichfalls dem Anfang des 11. Jahrhunderts gehört der Andalusier **Abulqasim** an (ABU 'l QASIM HALAF BEN ABBAS AL-ZAHRAWI), gebürtig aus der Residenzstadt Zahra bei Cordova, daher lateinisch „Alzaharavius" genannt. Er ist der Verfasser des „at-tasrif" („die Gewährung"), eines Handbuches der Medizin, dessen chirurgischer Teil das arabische Hauptwerk dieser Disziplin darstellt, auch für die abendländische Chirurgie (bes. auch den großen GUIDO VON CHAULIAC) vorbildlich geworden, trotzdem es sich zu nicht geringem Teil an PAULOS VON AIGINA anlehnt.

Ausgaben des chirurgischen Teils rühren von CHANNING (arabisch und lateinisch, Oxford 1778) und von dem S. 139 genannten Geschichtsschreiber der arab. Medizin LUCIEN LECLERC her (nur französische Übersetzung und Kommentar). Beide Ausgaben sind übrigens mit Abbildungen von Instrumenten ausgestattet, die sich auch in den Inkunabeldrucken dieser Chirurgie finden.

Wollen wir die Anschauungen der Araber in der Chirurgie kennen lernen, so greifen wir zur Lektüre der betreffenden Partien des ABULQASIM, der unzweifelhaft selbst praktischer Chirurg gewesen ist. Wir erfahren dann, daß die Araber im großen und ganzen messerscheu gewesen sind und den blutigen Operationen das Kauterium in verschiedensten Formen und bei den verschiedensten Krankheiten vorgezogen haben; auch zur Stillung von Blutungen wird neben den Stypticis, der Gefäßligatur und der völligen Durchschneidung der verletzten Arterie das Glüheisen empfohlen. — Übrigens kennt ABULQASIM die umschlungene, sog. Hasenscharennaht (besonders bei Bauch- und Darmwunden), ferner die vielleicht den Indern entlehnte Methode, Darmwunden durch Ameisenköpfe zu vereinigen (wonach VIDAL bekanntlich seine serres fines nachgebildet hat). — Recht ausführlich ist die Zahnheilkunde bedacht. ABULQASIM kennt das Abfeilen, das Befestigen loser Zähne mit Golddraht, den Ersatz verlorener durch künstliche aus Rindsknochen. Bevor zur Extraktion kariöser Zähne geschritten wird, versucht er, wie seine Vorgänger, zunächst eine Eradicatio der Zähne mit allen möglichen medikamentösen Mitteln zu erreichen. — Was die Behandlung von Blasenkrankheiten, Steinbildung etc. betrifft, so erörtert ABULQASIM dieselbe an verschiedenen Stellen. Als Einspritzungen in die Blase verordnet er steinauflösende Mittel; außerdem beschreibt er sorgfältig den Seitensteinschnitt und ein doppeltes Verfahren zur Entfernung von Harnsteinen, die in der Urethra sich festgesetzt haben. — Amputationen werden nicht, wie irrtümlich behauptet worden ist, mit glühenden

Messern vollzogen, sondern ebenso wie von den griechischen Ärzten, d. h. mit dem einfachen Messer zwischen zwei Binden, die oberhalb und unterhalb der Stelle angelegt sind, wo die Amputation gemacht werden soll. — In bezug auf die Geburtshilfe ist auch nicht der geringste Fortschritt gegen den früheren Zustand zu erkennen.

Von den späteren Autoren interessieren uns zunächst ALI RODOAM ('ALI BEN RIDWAN, † 1061 oder 1068), ein Ägypter, als Verfasser eines sehr beliebten Kommentars zu GALENS Mikrotechne und vieler anderer Schriften (vgl. S. 115), SERAPION jun. um 1090 (vielleicht auch ein pseudoarabischer Autor und Lateinisch schreibender Christ), Autor einer Kompilation über Simplicia, BEN DSCHAZLA, gleichfalls ein Christ, al-Kahhal (der Augenarzt, wörtlich der Schminker) mit seinem ,,Taqwîm", einer tabellarischen Nosologie, die als ,,Tacuini aegritudinum" im Mittelalter sehr geschätzt war, ABENGUEFIT (BEN WAFID) mit seiner Schrift über die einfachen Arzneistoffe, die den Venediger Ausgaben des MESUE junior beigedruckt ist, vor allem der berühmte Ophthalmologe 'ALI BEN 'ISA (JESU HALI im Abendlande); er lebte zu Anfang des 11. Jahrhunderts und schrieb ein ,,M o n i t o r i u m   o c u l a r i o r u m", das k l a s s i s c h e   L e h r b u c h   d e r   A u g e n h e i l k u n d e   f ü r   d e n   I s l a m.

Es war in den Venediger Collectiones chirurgicae zum öfteren gedruckt und von dem Dresdener Arzt C. A. FILLE gut analysiert und zum Teil lateinisch übersetzt (Dresden und Leipzig 1845), wurde aber wahrhaft uns erst geschenkt durch JULIUS HIRSCHBERG, Geschichtliche Bemerkungen über das Erinnerungsbuch des ALI BEN ISA, Janus VIII, und HIRSCHBERG u. LIPPERT, Ali ben Isas Erinnerungsbuch für Augenärzte, übers. u. erläutert, Leipzig 1907.

Auch JESU HALI heißt a l - k a h h a l (der Augenarzt, der Schminker), weil sich die Augenärzte des Kuhl, das ist der Augenpulver, vielfach bedienten.

Aus der dritten Periode heben wir zunächst noch als bedeutende Autoren hervor: AVENZOAR (ABU MARWAN IBN ZUHR), Abkömmling einer Ärztegeneration aus der Nähe von Sevilla (1113—1162), bedeutenden Philosophen, Verfasser des medizinischen ,,a t - t a i s î r" (Erleichterung scil. betreffend Heilung und Diät), eines Werkes, in dem im Gegensatz zu den früheren Literaturprodukten der arabischen Ärzte und Philosophen ein gesunder Realismus, eine Reaktion gegen die bisherige dialektische Art der Bearbeitung, eine wohltuende Unbefangenheit des Urteils hervortritt. AVENZOAR steht in der Beobachtung höher als die übrigen arabischen Ärzte, wenn er auch vom Aberglauben nicht gänzlich frei ist. (GABRIEL COLIN, Avenzoar, sa vie et ses oeuvres, Paris 1911; derselbe, La Tedkirà d'Abû 'l-'Alâ, ebenda 1911, vom Vater des ,,AVENZOAR"). Ferner AVERROËS (arab. IBN RUSCHD), Schüler des Vorgenannten, geb. in Cordova 1126 und nach mannigfach wechselnden Schicksalen als königlicher Leibarzt in Marokko 1198 gestorben, ist

Verfasser des im Mittelalter an Autorität fast dem Qânūn gleichkommenden „C o l l i g e t" (Kitāb al-Kullijāt, Buch der Allgemeinheiten), eines kurzen Überblicks über die gesamte Medizin. Neues findet man in diesem Buche nicht, man mag noch so sehr danach suchen. AVERROËS schrieb noch eine bekanntere und öfter von den späteren Autoren benutzte Abhandlung über den Theriak und einige andre kleine medizinische Schriften. Weit bedeutender ist er als Philosoph, der mit seinen Lehren die halbe Welt erschütterte.

Eine kleinere Abhandlung über den Durchfall maamar haschilschul veröffentlichte ISIDOR GOLDBLUM in seinen „Trésors d'Israel" (Vienne 1894) nach einer Pariser Handschrift p. 24—31. Vgl. auch STEINSCHNEIDER, Hebräische Übersetzungen des Mittelalters (Berlin 1893), p. 677 und E. RENAN, Averroès et l'Averroisme, Paris 1852, 1865 u. 1869.

Viel genannt, aber weniger an der Quelle studiert ist der jüdische Arzt MUSA BEN MAIMUN (abgekürzt: MAIMONIDES), als „Rabbi Moyse" bei den Lateinern des Mittelalters eine große Autorität (1135—1204), aus Cordova, ebenso bedeutend als Mediziner wie als Philosoph und Rabbiner. Seine kleine Abhandlung über die Toxikologie,

französisch von RABBINOWICZ, Traité des Poisons de Maimonide (Paris 1865), deutsch von M. STEINSCHNEIDER (VIRCHOWS Archiv 1873) publiziert,

wird namentlich bei den Chirurgen des Mittelalters viel zitiert. Dasselbe gilt von seinen Aphorismen (hebräischer Titel: Pirke Moscheh). Sie enthalten übrigens wenig Originelles. MAIMONIDES war zuletzt Leibarzt eines ägyptischen Granden in Kairo.

Eine gründliche Studie über ihn als Mediziner unter Benutzung der noch ungedruckten Arbeiten wäre erwünscht.

Die Biographien von ISAK MÜNZ (Die jüdischen Ärzte im Mittelalter, Berlin 1887, und MAIMONIDES als medizinische Autorität, Trier 1895), ebenso der hebräische Aufsatz von SAWELY KOWNER († 1896) in der Zeitschrift „Hameliz" 1894, No. 118 bis 132, genügen keineswegs. Das beste bis heute ist: PAGEL, Maimuni als medizinischer Schriftsteller, Leipzig 1908. Über die Makrobiotik des MAIMONIDES hat BANETH 1911 in den Fortschritten der Medizin, XXIX, S. 153, gehandelt, über dessen älteste astronomische Schrift LASAR DÜNNER, Würzburg 1902, S. 153 ff.

So viel läßt sich bestimmt behaupten, daß MAIMONIDES ein sehr rationell denkender, allem Mystizismus und Aberglauben abholder Arzt war, ein trefflicher, nüchterner Beobachter, der in der Therapie meist das diätetisch-exspektative Verfahren wählte.

Seinen gesunden philosophischen Sinn zeigt er besonders in dem gedankentiefen Werk „Führer der Irren" (more nebuchim), dessen freie Anschauungen und Bestrebungen, die Grundsätze der Religion mit der Vernunft zu versöhnen, bekanntlich bei den orthodoxen Juden einen Sturm der Entrüstung erregt und dem Verfasser das Prädikat eines Ketzers resp. Abtrünnigen eingebracht haben. Sein Buch De Coitu, eine raffinierte Ars amatoria, hat der Rabbiner H. KRONER nach mehreren Handschriften hebräisch u. deutsch mit Kommentaren im Selbstverlag 1906 herausgegeben („Ein Beitrag zur Geschichte der Medizin des XII. Jahrhunderts"). Derselbe KRONER hat auch „Die Lehre des Maimonides über die Hämorrhoiden" behandelt (Janus, 1911).

Im 13. Jahrhundert begegnet uns bei den Arabern als Hauptrepräsentant ihrer Pharmakologie IBN AL BAITAR (gestorben 1248),

desen höchst interessantes Werk in einer arabisch-deutschen Ausgabe (Stuttgart 1840—1842 in zwei Bänden) von dem oben schon erwähnten SONTHEIMER (vgl. S. 145) vorliegt. Hier möchte ich auch hinweisen auf die Textausgabe mit Übersetzung GAB. GUIGUES des „Livre de l'art du traitement de N a j n a d D y n", Beyrouth 1903.

Aus derselben Zeit stammt auch der Historiker der arabischen Medizin IBN ABU USAIBI'A (1203—73) aus Damaskus, den Sie bereits als Verfasser einer chronologischen Zusammenstellung von (399) arabischen, indischen, griechischen, christlichen Ärzten wesentlich in biographischer Form kennen (lateinisch: „Fontes relationum de classibus medicorum"). USAIBI'A gehört zu den letzten hervorragenden Ärzten der arabischen Periode.

Nähere Aufschlüsse über IBN ABU USAIBIA verdanken wir FRIEDRICH AUGUST MÜLLER in Königsberg (1849—92) in den Sitzungsberichten der Münchener Akademie, phil.-hist. Kl., v. 8. Nov. 1884, der auch diese wichtige Ärztegeschichte arabisch im gleichen Jahre herausgegeben hat (2 Bde.). WALY HAMED hat den Anfang derselben 1910 in deutscher Übersetzung zu Berlin erscheinen lassen (Drei Kapitel aus der Ärztegeschichte des IBN ABI OSAIBIA. Diss.) und die Übersetzung des Ganzen ins Auge gefaßt.

Von den zahlreichen nach vielen Hunderten zählenden, weniger bedeutenden Ärzten der arabischen Periode wollen wir keine Notiz nehmen. Wenn auch ihre größtenteils noch ungedruckten Arbeiten vom literarischen Gesichtspunkte nicht wertlos sind und bei ihren Zeitgenossen vielleicht ein nicht unbedeutendes Ansehen genossen haben, so kommen sie doch wegen des geringen Einflusses auf den Entwicklungsgang der Wissenschaft im allgemeinen für uns kaum in Betracht. Dies fällt in das Gebiet der Spezialforschung.

Hierhin gehört z. B. auch der Autor, von dem der Botaniker E. F. MEYER soviel Aufheben macht, ein in Bagdad lebender Armenier IBN EL KOTBI des 14. Jahrhunderts, gewöhnlich nach den Anfangsworten seines pharmakologischen, eine Verbesserung des IBN AL BAITAR anstrebenden Werks „M a l a j e s a u" (quod non licet ignorare scil. medico) genannt.

———

Es unterliegt keinem Zweifel, daß die arabische Medizin, so lange als ihr Blütezustand andauerte, ein außerordentlich großes Ansehen genossen hat; aber selbst mit dem Erlöschen einer arabischen Heilkunde im Verlauf des 13. Jahrhunderts hat ihr Einfluß noch lange nicht aufgehört. Im Gegenteil, wenn wir die späteren mittelalterlichen Schriften des 13. und 14. Jahrhunderts durchblättern und immer wieder auf Razes, Alkindus, Avicenna, Averroes, Isaac Judaeus, Rabbi Moyse, Jesu Haly, Mesue, Serapion stoßen, so geht doch mindestens das eine daraus hervor, daß die Autorität der Genannten die nachfolgenden Generationen noch lange beherrschte. Diese Tatsache genügt zum Beweise für die Intensität und Extensität und die Nachhaltigkeit arabischen Einflusses bei den europäischen Ärzten.

Wie dieser zustande gekommen ist, d. h. welche Männer durch Übersetzungen der arabisch-medizinischen Werke für die Verbreitung in Europa gesorgt haben, darüber wird später noch ein Wort zu sprechen sein.

Vielleicht kann dies als die einzige positive Leistung der Araber in der Medizin bezeichnet werden, daß durch ihre Vermittlung auf dem Umwege der arabischen Glossierung griechische Heilkunde erneut in Europa ihren Einzug gehalten hat. Die eigentlichen Bereicherungen, welche die Heilkunde den Arabern verdankt, sind allerdings äußerst sparsam. In der A n a t o m i e haben sie so gut wie gar keine Fortschritte aufzuweisen, da ihnen religiöse Rücksichten menschliche Sektionen verboten. Nur vereinzelte topographisch-anatomische Notizen finden sich in den auf Chirurgie bezüglichen Teilen der Hauptwerke. Die P h y s i o l o g i e ist gar nicht von ihnen bearbeitet und nicht um eines Haares Breite gegenüber Galen von der Stelle gerückt. Dasselbe gilt im großen und ganzen von der P a t h o l o g i e und T h e r a p i e im weitesten Sinne. Nur die P h a r m a k o l o g i e bietet einige erfreuliche Lichtseiten, insofern als die Fortschritte, welche die Araber in der Botanik und, soweit damals davon schon die Rede sein konnte, in der Chemie gemacht haben, nicht unbedeutend waren und der Erweiterung und Entwicklung der Materia medica zustatten kamen.

Auf eine völlig neue Basis hat unsere Kenntnis und Beurteilung der arabischen Ophthalmologie in den beiden S. 139 f. schon genannten Werken Hirschberg gestellt. Es ist hier ferner noch zu nennen seine Berliner Akademie-Abhandlung von 1905 über „Die arabischen Lehrbücher der Augenheilkunde".

Vgl. die einfachen Arzneistoffe der Araber im 13. Jahrhundert christlicher Zeitrechnung von E. Sickenberger († als Professor der Pharmakologie in Kairo 1896), Pharm. Post 1893. Guigues, Les noms arabes dans Sérapion „Liber de simplici medicina". Journal asiatique, Paris 1905 (auch separat erschienen).

Speziell die Chemie stand bei den Arabern auf beachtenswerter Stufe; eine Reihe namhafter Chemiker (darunter der berühmte Geber, Dschafar um 900) mit einer umfangreichen Literatur wird aus jener Zeit genannt. Allerdings gehören die großen unter Gebers Namen veröffentlichten chemischen Neuerungen, wie die Darstellung des Zinnobers, Sublimats, des roten Quecksilberoxyds, des Scheide- und Königswassers, des salpetersauren Silbers nach Berthelot einem abendländischen Pseudo-GEBER aus dem 14. Jahrhundert an, so daß dieser Glanzpunkt verbleicht. Den wirklichen Glanzpunkt in der arabischen Medizin bildet die D i ä t e t i k , die nicht bloß außerordentlich gründlich, bis ins minutiöseste Detail präzisiert, sondern auch fast stets in den üblichen Lehrbüchern, da, wo überhaupt von ihr die Rede sein muß, an die Spitze gestellt ist, ein Beweis, welchen Wert die Araber darauf legten und wie sehr sie deren Nutzen, sowohl nach der prophylaktisch-ätiologischen, wie nach der therapeutischen Seite erkannten. Es ist möglich, daß hierbei religiöse Momente eine Rolle gespielt haben. Bekanntlich schrieb der Stifter des Islam ähnlich wie einst MOSES in seiner Gesetzgebung den Gläubigen bestimmte Diätbeschränkungen vor. Der persönliche Lebenswandel des einzelnen strenggläubigen Individuums und die Anschauungen des Koran mögen auch auf die Ärzte nicht ohne Einfluß geblieben sein, die sicher das Bestreben gehabt haben, auch nach dieser Richtung hin Religion und Leben, Glauben und Wissen in harmonisches Einvernehmen zu setzen. Wissenschaftlich betrachtet ist aber auch dies — Griechengut!

Interessant ist die Vorschrift: einmal täglich zu essen (vgl. die griechischen „Monositen"), einmal wöchentlich zu baden, einmal monatlich den Coitus zu vollziehen und einmal jährlich zu purgieren.

Durch ERNST SEIDELS orientalische Studien ist uns ein neues medizingeschichtliches Wissensgebiet von Bedeutung zum erstenmal wirklich zugänglich gemacht worden, das der m i t t e l a r m e n i - s c h e n M e d i z i n. Wohl hat schon 1832 die Mechitharistenkongregation zu Venedig die im Jahre 1184 verfaßte pyretologische Monographie des Meisterarztes MECHITHAR a u s H e r in ihrer Druckerei armenisch herausgegeben nach einer Pariser Handschrift des 17. Jahrhunderts, aber erst die trefflich kommentierte deutsche Übersetzung SEIDELS hat uns mit diesem „Trost bei Fiebern" wirklich bekannt gemacht, Leipzig 1908, als Beiband zu den Studien zur Geschichte der Medizin hrsg. v. d. Puschmann-Stiftung. (Vgl. auch SEIDELS Dresdener Kongreßvortrag: Der Charakter und der Werdegang der älteren armenischen Heilkunde nach Ausweis ihrer Literatur; Verhandlungen der Gesellsch. Deutscher Naturforscher und Ärzte z. Dresden 1907, S. 91ff.)

Neunte Vorlesung.

Die Medizin im weströmischen Reiche nach dem Tode des GALENOS. — Die
Gotisch-Langobardische Periode. „Mönchsmedi-
zin" im irisch-angelsächsischen und den beiden fränkischen Reichen.

———

Meine Herren! Sie haben gesehen, wie die Griechenmedizin, die
erste grandiose Begründung und Entwicklung einer medizinischen
Wissenschaft, ins Stocken geriet und zu sinken begann, wie an die
letzte große Zusammenfassung des Ganzen in hippokratisch-dogmatischer
Schulnorm durch GALENOS sich zwar noch einige Gesamtdarstellungen
eines OREIBASIOS, AËTIOS, ALEXANDROS, PAULOS anschlossen, ohne das
rasche Sinken des allgemeinen wissenschaftlichen Niveaus in der Heilkunde aufhalten zu können. Dem Enzyklopädismus fehlt allüberall
jedes Moment des Aufstieges, weil das Schöpferische ihm abgeht; er
schafft wohl noch Handbücher, Lehrbücher und praktische Kompendien,
aber kein neues Originalwerk, keine eigene klinische oder experimentelle
Weiterarbeit, ohne welche ein wissenschaftlicher Fortschritt unmöglich
ist. Dialektische Umformung und wenig modifizierende Wiederholung
tritt an die Stelle der organischen Weiterentwicklung; Schulzwang und
autoritative Verknöcherung — auch heute noch die großen Gefahren
ständigen wissenschaftlichen Fortschrittes — beherrschen das Feld statt
frischen Eigenlebens in täglicher Beobachtung im wissenschaftlichen
Arbeitsraum, am Krankenbette oder im Operationszimmer, wie sie in
Alexandrien bis zu den Tagen des GALENOS herrschend waren.

Auch die kurze Renaissance der Griechenmedizin im persisch-
arabischen Zusammenarbeiten in der Medizin des Islam, die in einem
fein ausgearbeiteten Galenismus ihre höchste Entwicklungsstufe, ihre
Bekrönung fand, habe ich Ihnen in knappen Umrissen zu zeigen versucht. Wir fragen nun und suchen Antwort darauf, wie hat sich denn
die Medizin im Abendlande entwickelt, wo sie doch schließlich ihre
zweite große Neubegründung finden sollte, an deren Weiterbau wir noch
heute begriffen sind, in der modernen medizinischen Wissenschaft, aufgebaut auf direkter Tatsachenprüfung in streng naturwissenschaftlich-
klinisch-experimenteller Forschung, deren Wurzeln noch im Mittelalter
liegen und schließlich wie jede Wissenschaft aus der ersten Grundlegung
im Hellenentum ihre Kraft ziehen.

Lang ist der Weg von CELSUS und GALENOS bis zu PARACELSUS,
VESALIUS und PARÉ, länger noch über HARVEY, BOERHAAVE, HALLER
zu BICHAT, MAGENDIE, JOHANNES MÜLLER, PASTEUR und KOCH. Dem
Abendland war kein reizvoller Märchenfrühling in einem üppigen Zauber-
garten beschieden, der schnell wieder welkte und verdorrte, wie der kurze

Traum einer medizinischen Wissenschaft im Islam, die niemals so recht bodenecht als Ganzes aus Beobachtung und experimenteller Erfahrung emporgesproßt war — langsam in schwerem Ringen wurde der Geist der freien Naturbeobachtung im Westen geboren unter lastendem Druck und gegen harte Widerstände, deren härtesten schließlich der geistige Zwang des Arabismus bildete, der arabisierte Neogalenismus, wie er über Palermo und Toledo im Abendlande einrückte und in Paris und Bologna seine eifrigste Pflege fand. Nach dieser Zwangsjacke der islamitisch-neogalenistischen Scholastik ließ sich die junge Wissenschaft Westeuropas dann für kurze Zeit das elegantere, aber ebenso schlecht sitzende Gewand eines „echten" Galenismus umlegen, bis sie sich auf eigenes Schauen und Denken verließ, damit wieder in die alten Bahnen der Hippokratiker und Alexandriner einlenkt, nicht gerade in bewußter Anlehnung, aber in unbewußter Nachfolge auf der Bahn freier Naturforschung, prüfenden Experimentes und klinischer Beobachtung. Von alledem waren aber auch im abendländischen Mittelalter schon Spuren und Ansätze zu finden, während die medizinische Wissenschaft durch Nacht und Dämmer zum Tage das 16. Jahrhundert durchschritt. — —

Die Bedingungen waren zunächst wenig günstig. Eine Stätte echter wissenschaftlicher Pflege war Alt-Rom nie so recht gewesen, noch weniger die römische Medizin. Nicht so herrlich und bequem traf sich's dort für die Germanenstämme, die von Norden herabwanderten, wie für die Araberstämme, die von Süden kamen und in Syrien, im westlichen Persien, in Unterägypten auf blühendste Schulen der Wissenschaft trafen, auf denen auch die Medizin eine besondere Pflege genoß; da war kein Edessa, kein Nisibis, kein Dschundêschâbûr, kein Alexandrien, wo alles Griechische aus ersten Quellen zu haben war und übersetzt wurde, selbst nicht einmal ein Byzanz. Aber man war auch nicht ganz so arm, wie man es wohl dargestellt hat, selbst abgesehen davon, daß man sich durch die Aneignung des SORANOS im 5. Jahrhundert mindestens auf der gleichen Höhe befand und den wirklich praktischen Bedürfnissen der Heilkunde sogar näher, als bei den großen Kompilatoren AËTIOS, ALEXANDROS und PAULOS, deren einer überdies sein Werk im Abendland geschrieben hat! —

Schon in den Zeiten des Hellenismus war langsam, nicht ohne Zutun des Orients, viel mystischer Kram wieder hochgekommen, den doch HIPPOKRATES und seine Schule aus der Heilkunde so scharf hinausgefegt hatten. Auch in Griechenland war neben dem Glauben der Aberglaube gewuchert, und auf italischem Boden war er gleichfalls von jeher zu Hause gewesen. Aber was da in dem weiten Fachwerk der „Historia naturalis" des PLINIUS von Magisch-Sympathetischem zu-

sammengefahren war, war doch großenteils hellenistisches Gut aus
XENOKRATES VON APHRODISIAS und anderen, desgleichen in den Pseudodemocritea. Die φυσικά hatten einen Nebensinn erhalten, der zur vollen
Wandlung des Naturgemäßen ins Zauberhafte führte, bezeichnend für
die ganze Zeitrichtung. Man war in den höchsten Kreisen der Spirituellen
in Ost und West in römischer Kaiserzeit ebenso allem Über- und Widernatürlichen zugetan, wie das ungebildete Volk. Allerhand Afterwissen-
schaften fingen an sich breitzumachen, nicht nur in der Astrologie.
Jede Form von Geheimkram war salonfähig und auch in den Hallen
der Wissenschaft gelitten. Dazu kam die steigende Macht der religiösen
Mystik, der der platonisierende Neupythagoreismus ebenso Vorschub
leistete wie der jüdisch gefärbte Platonismus eines PHILO und Neu-
platonismus eines PLOTIN, der sich in scharfen Gegensatz stellte zu
dem jungen Christentum, das über alle Mysterienreligionen des Hellenismus, über Sarapiskult, Mithraskult, hermetisch-poimandrische Kult-
formen und Asklepiosdienst in gleicher Weise den Sieg davongetragen
hatte. All dies jenseits Gewandte und Vergangenheitsfrohe war einer
gesunden Wissenschaft, die ihr Ziel in etwas noch zu Erarbeitendem,
Zukünftigem sucht und suchen muß, so lange sie noch voll an sich
selbst glaubt und frisches Leben behalten will, gleich wenig günstig.
Daß das junge Christentum, als es Macht zu erlangen begann, also etwa
seit dem 4. Jahrhundert unserer Zeitrechnung, der medizinischen Wissenschaft besonders feindlich oder verderblich gewesen wäre, ist ein Verkennen der historischen Sachlage. Dafür hat das Christentum mit den
praktischen Konsequenzen einer erbarmenden Erlösung und Heilung
alles Menschenleides gerade für das Objekt der Medizin, den leidenden
und kranken Menschen in einer Weise Ernst gemacht, die selbst über
die der Asklepiosanhänger hinausging, wie sogar der große Wieder-
hersteller der Asklepiosverehrung anerkannte, Kaiser JULIANUS (360 bis
363), der den Christen auf diesem Gebiete der Versorgung der Kranken
und Unheilbaren und anderer Elenden nachzueifern befahl.

Daß die Krankenanstalten des jungen Christentums nicht ohne Beispiel
waren in vorchristlicher Zeit, sondern auch im griechisch-römischen Altertum
schon ihre Vorgänger hatten, hat THEOD. MEYER-STEINEG im 3. Heft der Jenaer
medizinhistorischen Beiträge, Jena 1912, nachgewiesen. Die übrigen Vorläufer
auf diesem Gebiete und die christlichen Anfänge in Byzanz und Vorderasien und
im Abendlande bis zum hohen Mittelalter hat SUDHOFF in knapper Skizze, aber
doch unter urkundlicher Dokumentierung dargelegt in den „Ergebnissen und
Fortschritten des Krankenhauswesens", Bd. II, Jena 1913, S. 7—30. Als Quellenwerke sind zu nennen: HEINRICH HAESER, Geschichte christlicher Krankenpflege
u. Pflegerschaften, Berlin 1857; GEORG RATZINGER, Geschichte der kirchlichen
Armenpflege, 2. Aufl., Freiburg 1884; G. UHLHORN, Die christliche Liebestätigkeit in der alten Kirche, Stuttgart 1882—1890. Die christliche Liebestätigkeit,
2. Aufl., Stuttgart 1890 (die Anmerkungen und Quellennachweise fehlen hier);

NUTTING-DOCK, Geschichte der Krankenpflege, übers. von A. KARLL, Berlin 1910, 1911 und 1914.

Nach diesen kurzen Andeutungen der allgemeinen Zusammenhänge und Zeitumstände kehren wir zur Medizin in Rom zurück und nehmen den Faden wieder auf, den wir bei CELSUS, PLINIUS, SCRIBONIUS haben fallen lassen. Nachher haben fast alle bedeutenden griechischen Ärzte des ersten und zweiten Jahrhunderts in Rom gewirkt, die wir schon kennen gelernt haben, längere oder kürzere Zeit. Kurz nach GALENOS, zu Anfang des 3. Jahrhunderts, ist ein medizinisches Büchlein in lateinischen Hexametern anzusetzen, das schon ganz die Anordnung der mittelalterlichen Arzneibücher zeigt, indem an einen ersten Hauptteil der Arzneibehandlung vom Kopf bis zu den Füßen Verordnungen für Verletzungen, Fieber, nervöse Erkrankungen und Vergiftungen und Störungen der Hautbedeckungen sich anschließen. Verfasser ist QUINTUS SERENUS SAMONICUS, Vater oder Sohn. Auch die wenig spätere „Medicinae ex oleribus et pomis" des GARGILIUS MARTIALIS sind populärer Natur, bilden sogar nur den Teil eines Büchleins über Landwirtschaft. Beide stammen vor allem aus dem PLINIUS, dem man in ärztlichen Kreisen des weströmischen Reiches steigende Beachtung schenkte.

Von SERENUS, der im Zeitgeschmacke auch das Magische nicht beiseite läßt (z. B. Erwähnung des „Abracadabra"), verdient textlich statt zahlreicher früherer Drucke nur die Ausgabe von BAEHRENS in den „Poetae latini minores", Vol. III, S. 103—158, für die Erläuterungen die Ausgaben von KEUCHENIUS, Amsterdam 1672, und von ACKERMANN, Leipzig 1786, Beachtung; eine neue Ausgabe durch FRIEDRICH VOLLMER ist in Vorbereitung. Über die Quellen vgl. J. KEESE (Quomodo Serenus a medicina Pliniana ipsoque Plinio pendeat), Rostocker Dissert. 1896; JOH. SCHMIDT im Hermes, XVII, 1882; R. FUCHS im Archiv für lat. Lexikographie, XI, S. 37—59, und MORITZ COHN in den Monatsheften f. Dermatologie, 28, S. 24 ff. — Den GARGILIUS (ca. 240 n. Chr.) hat VALENTIN ROSE in einem Exzerpt des 6. Jahrhunderts 1875 in Leipzig im Anhang zum Breviarium des Pseudoplinius (s. u.) neu herausgegeben mit Quellennachweisen und Parallelstellen. Zu beachten ist hierzu die Arbeit von WELLMANN im Hermes, 43, S. 1—31, „Palladius u. Gargilius Martialis".

Schon ins vierte Jahrhundert gehört des SEXTUS PLACITUS PAPYRIENSIS „Liber de medicina ex animalibus" und die Schriften des VINDICIANUS AFER, Comes archiatrorum unter VALENTINIANUS I. (364—375), mit dem heil. AUGUSTIN befreundet, deren nähere Kenntnis, soweit sie noch erhalten sind, wir VALENTIN ROSE und MAX WELLMANN verdanken. Sein Rezeptbuch „De expertis" scheint teilweise in dem gleich zu besprechenden „Esculapius" benutzt. Als seine Quelle kommt vor allem DIOKLES und SORANOS in Betracht; für Embryologisches nennt er selbst den um Christi Geburt lebenden Herophilëer ALEXANDER PHILALETHES. Weite Verbreitung fand sein Brief an seinen Neffen PENTADIUS über die vier Humores.

Von SEXTUS PLACITUS nenne ich Ihnen den Züricher Druck von 1539 mit den Scholien GABRIEL HUMELBERGS und die Ausgabe ACKERMANNS, Nürnberg 1788. (Eine angelsächsische auszügliche Übersetzung der ersten Hälfte der Pars Prior „De quadrupedibus" steht in COCKAYNES „Leechdoms", Vol. I, London 1864, S. 326—373, und ist kürzlich von JOSEPH DELCOURT in HOOPS Anglistischen Forschungen, Heft 40, Heidelberg 1914, neu ediert. Für VINDICIAN sind von neueren Ausgaben und Untersuchungen besonders wichtig VAL. ROSE in den Anecdota Graeca et Graecolatina, II, 177, und im Anhang zum THEODOR PRISCIAN, Leipzig 1894, S. 425—492, die Gynaecia-Fragmente nach zahlreichen Handschriften, die anatomische „Epitome" und der Brief an PENTADIUS. (Vgl. auch RUD. PEIPER, Ein zweiter Brief des Vindician. Philologus, 33, S. 561.) Ferner gab MAX WELLMANN in den Fragmenten der sikelischen Ärzte, Berlin 1901, S. 4—54, hochwichtige Quellenuntersuchungen u. S. 208—234 die wichtigen umfänglichen Fragmente aus dem Bruxellensis. Weitere Nachweise siehe bei CHR. FERCKEL, „Ein deutscher anatomischer Vindiciantext" (Arch. f. Gesch. d. Medizin, VII, S. 306—318), der gleichzeitig dartut, wie lang diese „Gynaecia" Verbreitung fanden. Der „Brief" an Kaiser VALENTINIAN ist beim MARCELLUS (ed. HELMREICH), Leipzig 1889, abgedruckt.

In dieser Zeit wurde auch zum ersten Male der direkt für die ärztliche Praxis verwendbare Teil der Naturalis historia des PLINIUS in ein „Breviarium" zusammengefaßt von Laienseite und mit einem ärztefeindlichen Vorwort in die Welt geschickt (vgl. die vortreffliche Ausgabe von VALENTIN ROSE „Plinii secundi iunioris de medicina libri tres", Lipsiae 1875). Später, in den ersten Zeiten der sog. Mönchsmedizin, folgten noch zwei andre selbständige Verarbeitungen dieser Plinianischen Medica, wie VALENTIN ROSE ausführlich auseinandergesetzt hat (Anecdota graeca et graecolatina, II, S. 105 ff.). Direkt daran anknüpfend und das Vorwort umgearbeitet herübernehmend, bringen die „Herbarum vires et curationes" des Pseudo-APULEIUS (LUCIUS APULEIUS, De medicina herbarum), zu Ende des 5. Jahrhunderts entstanden, vorwiegend nach griechischen Vorlagen gearbeitet, Auszüge aus DIOSKURIDES mit vielem anderen vermengt, dessen Einzelnachweis noch aussteht. Die Schrift „De Herba vettonica" des Pseudo-MUSA steht damit im engsten Zusammenhang und ist wohl ursprünglich nur ein Teil hiervon; der „Liber Dioscuridis de herbis femininis" ist eine davon unabhängige, auszügliche Dioskuridesbearbeitung.

Nachträge zur „Medicina" Pseudoplinii gab ALBRECHT KÖHLER nach einem Vaticanus Reginensis 1004 (X. Seec.) im Hermes, XVIII, S. 382—392. — Den Pseudoapuleius, auch Apuleius Platonicus genannt, hat ACKERMANN noch 1788 mit dem obengenannten SEXTUS PLACITUS zusammen herausgegeben. Vgl. auch die Ausgabe HUMELBERGS mit der Herba vetonica Tiguri (1537) und BERBER CH, Das Herbarium Apuleji in frühmittelenglischer Fassung. Diss. Heidelberg 1901. Der Pseudodioscuridische „Liber de herbis femininis" ist im Hermes,

Bd. XXXI, von H. F. KAESTNER (nach HERM. KOEBERTS Textvergleichungen)
nach 2 Laurentiani und einem Parisinus zum ersten Male ediert worden (1896).

Wichtiger als diese Bearbeitungen für rein praktische Bedürfnisse
sind die Schriften des THEODORUS PRISCIANUS und CASSIUS FELIX.
Letzterer gehört in die erste Hälfte des 5. Jahrhunderts und wirkte
in Karthago; auch seine dogmatische Schrift (ex Graecis logicae sectae),
eine „Medicina" vom Kopf zu den Füßen, die sich selbst als „Liber
translatus" bezeichnet (vorwiegend aus GALENOS), die er am Ende seines
Lebens im Jahre 447 abschloß (sub Artabure et Calepio consulibus)
hat uns ROSE in einer trefflichen Ausgabe zu Leipzig 1879 geschenkt,
desgleichen das „Euporiston" des THEODORUS PRISCIANUS, der zur
gleichen Zeit lebte und ein Schüler des VINDICIAN gewesen ist. Sein
Buch baut sich im wesentlichen auf der verlorenen Schrift des GALENOS
Περὶ εὐπορίστων auf, wenn auch vielleicht nicht direkt; sie behandelt
äußere, innere und Frauenkrankheiten in gesonderten Abschnitten (die
letzteren nach SORANOS) und ist zuerst griechisch geschrieben und später
vom Autor selbst lateinisch gearbeitet.

Von ihr besitzen wir, wie angedeutet, eine vortreffliche Ausgabe von
VALENTIN ROSE (Leipzig 1894) und eine kommentierte und mit wichtiger
Einleitung versehene deutsche Bearbeitung von THEOD. MEYER-STEINEG, Jena
1909. ROSE hat seiner Priscian-Ausgabe auch noch eine ganze Reihe beachtenswerter Schriften eines PSEUDO-THEODORUS, eines Bischofs GAUDIOSUS und
mehrere anonyme Antidotarien beigefügt, die aus dem 5.—6. Jahrhundert
stammen. — Zu CASSIUS FELIX sind zwei Arbeiten von OTTO PROBST zu erwähnen:
Biographisches zu Cassius Felix, Philologus, 1908, Bd. 67, S. 319 f., und Glossen
aus Cass. Fel., Philologus, 1909, Bd. 68, S. 550—559, und ALBRECHT KOEHLERS
Nachträge zu ROSES Ausgabe (nach einem Vaticanus) im Hermes, XVIII, S. 392
bis 395.

Gewaltig überragt wird alles dies von einem Autor, der gleichfalls
wie CASSIUS und wohl auch PRISCIANUS ein Nordafrikaner war und auch
erst in das 5. Jahrhundert, nach ROSE (Anecdota II, S. 115) sogar in
dessen Ende versetzt werden muß, Caelius Aurelianus, der von den
Geschichtsschreibern meist im Anschluß an den Geburtshelfer SORANOS
erwähnt wird, und zwar deshalb, weil sein Hauptwerk, die acht
Bücher „de morbis acutis et chronicis", eine lateinische Nacharbeit
nach einem griechischen, leider verloren gegangenen Original des
SORANOS ist. Die Schilderung der einzelnen Krankheiten ist klassisch,
die Therapie beruht auf Grundsätzen der Methodiker. Auch linguistisch
ist die Schrift von Interesse, weil sie bereits manches romanische Wort
enthält. Außerdem verfaßte CAELIUS AURELIANUS „libri responsionum",
aus denen VAL. ROSE in seinen „Anecdota graeca et graeco-latina"
(Heft II, Berlin 1870, p. 173—283) einzelne Bruchstücke publizierte.
Eine bequeme Ausgabe, vermehrt durch wertvolle Kommentare und

ein Lexicon Caelianum, ist die zu Amsterdam 1709 u. öfter erschienene
(von Conrad Amman, die Noten von Theod. Janssenius van Almeloveen [1651—1712]); einen vielfach besseren Text bieten die Erst-
ausgaben von Sichard (tardae passiones), Basel 1529, und Günther
v. Andernach (celeres passiones), Paris 1533, die direkt nach Handschriften gearbeitet sind.

Der Numidier Caelius schließt die späte Medizin des römischen
Westreiches würdig ab. Noch zu seinen Lebzeiten vermutlich war Rom
durch die Ostgoten erobert worden (410), hatte Walja das Westgoten-
reich in Toulouse begründet (415) und die Vandalen Mauretanien und
Numidien okkupiert und für ein Jahrhundert ihr nordafrikanisches Reich
mit der Hauptstadt Karthago begründet. Byzanz war schon 378 durch
die Schlacht bei Adrianopel von den Westgoten schwer bedroht worden
und konnte sich nur noch durch Verträge halten. Vorher schon hatte
der bedeutende Arzt Oreibasios nach dem Tode des Kaisers Julianus
bei den Goten Schutz und beste Aufnahme gefunden. Wissenshungrig
und kulturdurstig hatten die beiden nahverwandten hochbegabten
Gotenstämme fast das ganze Westreich okkupiert und namentlich
Italien bis weit nach Süden hinunter inne. Wir werden noch sehen,
wie die einzige selbständige Schrift des 6. Jahrhunderts in lateinischer
Sprache zur Heilkunde am Hofe des großen Theodorich entstand.

Man hat sich gewöhnt, die Periode etwa vom 5. bis 10. Jahrhundert
im Abendlande als die der **Mönchsmedizin** zu bezeichnen, zweifellos
mit einigem Recht, wenn auch weder die Pflege der Heilkunde, noch die
Ausübung der Heilkunst im ganzen Abendlande zu dieser Zeit ausschließlich an die Klöster gebunden war. Gewiß hat der 529 von Benedikt
von Nursia auf dem Monte Cassino begründete Orden um Pflege der
Kranken Verdienste, mehr noch in der Pflege der Wissenschaft, und
daß bei dieser Pflege die Medizin nicht zu kurz kam, darauf hat ein
ganz Großer, der Staatsmann M. Aurelius Cassiodorus († ca. 570),
der immer dem Orden nahe stand und schließlich in ihn eintrat, energisch
eingewirkt, als er zum Studium der ärztlichen Schriften in lateinischer
Sprache aufforderte („si vobis non fuerit Graecarum litterarum nota
facundia"), wenn sie des Griechischen nicht kundig seien, was also
auch noch stellenweise im süditalienischen Benediktinerorden vorkam.
Kassiodor nennt dabei die Schriften, die lateinisch schon vorlagen,
worauf wir gleich noch kommen werden.

Im vergangenen Jahre wurde von mir (Sudhoff) im Archiv für Geschichte
der Medizin, Bd. VII, S. 223—237, aus einer um 850 in Deutschland geschriebenen
Bamberger Handschrift eine Verteidigung medizinischer Studien und Übung
veröffentlicht, welche ein typisches Bild dieser mönchischen Pflege der Heilkunst
enthüllt, ihrer Ideale und ihrer Beurteilung bei Klerikern und Laien, wie sie in

der zweiten Hälfte des 8. Jahrhunderts lebendig waren. Auch über Würde und Ethik des heilenden Standes spricht der unbekannte Verfasser sich aus, dessen Glieder er zum Schlusse mit den Worten des CASSIODOR zum Studium der altklassischen Autoren ermahnt.

Gewiß ist das nicht gering anzuschlagen, aber für die medizinische Literatur des 5.—10. Jahrhunderts ist noch ein anderer Faktor von großer, vielleicht noch größerer Bedeutung: das Einarbeiten der keltisch-germanischen Völker Westeuropas in die Literatur der Antike. Gerade dies ist eines der wichtigsten Momente für die Entstehung dieser ganzen lateinischen Übersetzungsliteratur im frühen Mittelalter, besonders auf dem Gebiete der Heilkunde, dessen Wichtigkeit schnell begriffen wurde bei Goten und Langobarden und bei den Kelten naturgemäß schon früher verstanden worden war.

Für die germanischen Völkerschaften hat das schon vor bald 50 Jahren VALENTIN ROSE betont (z. B. Anecdota graeca et graecolatina, 2. Heft, Berlin 1870, S. 115, s. u.). Ich (SUDHOFF) bin auf andern Wegen zum gleichen Resultate gekommen und war sehr erfreut, die Bestätigung meiner Auffassung durch den besten Kenner der Medizin jener Zeit zu finden.

Als Vertreter dieser Richtung auf gallischem Boden hat schon MARCELLUS aus Bordeaux zu gelten, „Marcellus Empiricus" (Burdigalensis), ein hoher Staatsbeamter, der ums Jahr 410 etwa unter Benutzung des „Breviarium" der plinianischen Medizin (s. o.), des SCRIBONIUS und anderer Autoren, für seine Familie und andere ein Heilmittelbuch zusammenstellte, das auch keltischer Volksmedizin Aufnahme gewährte, wie schon WILHELM GRIMM und neuerdings besonders eingehend MAX HÖFLER dargelegt haben. Auf Wunsch und Anregung des Frankenkönigs THEUDERICH hat ein Jahrhundert später (um 515) der Grieche **Anthimus**, der in den Balkanländern und Byzanz schon bei den Goten geweilt hatte und mit ihnen unter THEODORICH, dem Großen, als dessen Arzt und politischer Berater aus seiner Beherrschung griechischen Wissens heraus ein Büchlein über Nahrungsdiätetik geschrieben „secundum praecepta auctorum medicinalium", in dem er auf die keltisch-fränkischen Volksbräuche Rücksicht nimmt (z. B. auf den rohen Speck als Allerweltsheilmittel der Franken), wie er sie kennen gelernt, während er als Gesandter des Gotenkönigs am Hofe des Frankenkönigs weilte. Auf die medizinischen Studien der Inselkelten und Angelsachsen kommen wir gleich noch zu sprechen.

Die Schrift des MARCELLUS, auch früher schon gedruckt, hat GEORG HELMREICH in einer musterhaften Ausgabe Leipzig 1889 ediert. Die „Epistula Anthimi de observatione ciborum ad Theudericum (511—534) Regem Francorum" hatte VALENTIN ROSE zum ersten Male in den schon mehrfach genannten Anecdota, Heft II, S. 63—98, veröffentlicht und 1877 erneut gesondert herausgegeben. An erster Stelle hat er sich S. 41—62 auch eingehend dazu geäußert, nachdem auch MORIZ HAUPT im Oktober 1867 in der Berliner Akademie („Über eine Diätetik des sechsten Jahrhunderts") darauf hingewiesen hatte. Über MARCELLUS ist zu beachten WILHELM GRIMM in den philologisch-historischen Abhandlungen der Berliner Akademie aus dem Jahre 1847 (28. Juni), Berlin 1849, S. 429—460. Als Arbeiten MAX HÖFLERS zu MARCELLUS sind besonders wichtig dessen „Volksmedizinische Botanik der Kelten" (Arch. f. Gesch. der Medizin, V, S. 1—35 u. 241—279), 1912, und „Organotherapie der Gallo-Kelten u. Germanen", Janus, XVII (1912), S. 3—19, 76—92 und 191—216.

Ausdrücklich zum Teil auf Anregung der germanischen Stämme von römischen und griechischen Ärzten bei den Goten und vor allem wohl in Süditalien, wo es noch bis in das 14. Jahrhundert griechisch redende Städte gab, für die im 13. Jahrhundert Kaiser FRIEDRICH II. sein Verordnungen in offiziellem griechischem Wortlaut nebenher verlautbaren ließ, entstanden im 5.—8. Jahrhundert die alten lateinischen Übersetzungen griechischer medizinischer Autoren, von denen CASSIODORUS ca. 560 als vorhanden die folgenden nennt: „Herbarium Dioscoridis", „Hippocratem atque Galenum latina lingua conversos", „Therapeutica Galeni ad philosophum Glauconem", „Aurelii Cocli de medicina et Hippocratis de herbis et curis, diversosque alios". Wir besitzen das alles noch. Die letztgenannte Schrift „de herbis et cibis", aus Περὶ διαίτης II des Corpus Hippocraticum zu Anfang des 6. Jahrhunderts übersetzt, hat ROSE in den Anecdota II, S. 151—156, zum ersten Male drucken lassen.

Die wichtigsten alten Hippokrates-Übersetzungen umfassen die Aphorismen, Prognostica, Regimen acutorum, de aere aquis et locis. Pseudepigraphisches schließt sich an, wie die späten lateinischen Hippokrates-Briefe und die „Dynamidia Hippocratis". GALENOS spielt eine geringere Rolle dabei, z. B. De febribus und „ad Paternianum" (= Ps. Oribas. lat. V).

Noch aus der Gotenzeit stammt die alte OREIBASIOS-Übersetzung (σύνοψις). Der ALEXANDROS VON TRALLEIS wurde direkt bei seinem Erscheinen ins Lateinische übertragen, was kaum zu verwundern ist; denn der ihn ehrenvoll nach Rom berief in höheren Jahren („ἐν τῇ πρεσβυτίδι ῾Ρώμῃ κατῴκησεν ἐντιμότατα μετακεκλημένος" sagt AGATHIAS; vermutlich GREGOR I., der Große, 590—604), hatte für seine Untergebenen doch nur an einem l a t e i n i s c h geschriebenen „Alexander" Interesse, das dem Trallianer denn auch lange treu blieb im früheren Mittelalter und nie ganz verloren ging; dieser latinisierte Auszug der Therapeutik des Alexandros war in 3 Büchern abgefaßt worden, wie denn die Bearbeitungen des latinisierten Wissensgutes direkt neben der Übersetzung hergingen. So stammte der in Rom 1509 gedruckte ausführlichere Pseudoplinius, den man auch „Plinius Valerianus" genannt hat, sicher von einem „Barbaren", höchstwahrscheinlich von einem Germanen, wie denn die Goten und Langobarden seit dem

6. Jahrhundert geradezu für einige Zeit die Träger der gelehrten Literatur in Italien wurden. Darum sollte man auch dem von STADLER herausgegebenen „Dioscurides Longobardus", der spätestens aus dem 7. Jahrhundert stammt, ruhig diesen Namen lassen: eine vollständige Übersetzung der 5 Bücher der ὅλη ἰατρική. Besonders interessant sind die beiden Bearbeitungen des CAELIUS, die „Oxea" des „AURELIUS", die mit den „Chronia" des „ESCOLAPIUS" ein Werk bilden, das auch anonym in alten Handschriften sich findet und vielleicht gar ein Werk eines andern Soranosschülers uns erhalten hat, das direkt mit dem des Numidiers CAELIUS AURELIANUS gar nicht zusammenhängt. Wie es heute vorliegt, stammt das Ganze aus dem 7. Jahrhundert, aus Langobardenzeit.

Hier sind allenthalben noch eingehende Untersuchungen vonnöten, die an ROSES „Anecdota" und vor allem auch an seine überaus wichtige Arbeit über die „Medicina Plinii" im VIII. Bande des Hermes (S. 18—66) anknüpfen müssen.

Der AURELIUS ist von HENSCHEL im alten „Janus", II, S. 478—499 und 690—731 (1847), herausgegeben, der ESCOLAPIUS bei SCHOTT in Straßburg 1544 im „Experimentarius" gedruckt. — Den DIOSCURIDES LANGOBARDUS haben AURACHER u. HERMANN STADLER in den „Romanischen Forschungen", I, 49—105; X, 181—247 und 369—446; XI, 1—121; XIII, 161—243; XIV, 601—636, herausgegeben, das Vorwort allein STADLER im Archiv f. lateinische Lexikographie, Leipzig 1900, Bd. XII, S. 11—20.

An den Schluß dieser Übersetzungs- und Bearbeitungsliteratur der gotisch-langobardischen Literaturperiode möchte ich eine Kompilation setzen, die wohl auch nicht jünger ist als das 7. oder der Anfang des 8. Jahrhunderts, vielleicht noch älter, vielleicht gar schon mit dem „anonymus quidam" gemeint, von dem CASSIODORUS sagt „ex diversis auctoribus probatur esse collectus", die noch ungedruckte „Concordantia Ippocratis, Galioni et Suriani", die sich in deutschen Handschriften erhalten hat und in Chartres, wie Sie noch hören werden, den Vorlesungen über praktische Medizin im 10. Jahrhundert zugrunde gelegt wurde.

Als direkte Anknüpfung an die langobardisch-italienische medizinische Literatur muß auch der „Passionarius Galeni" angesehen werden, der direkt auf AURELIUS-ESCULAPIUS basiert und den Namen, unter dem er gewöhnlich geht und besser bekannt ist, den des „GARIOPONTUS", nur insofern verdient, als dieser auf einen „WARIPOTUS" oder „WARBOD" zurückgeht, also auf einen Langobarden, der nicht viel mehr sein wird, als ein gelegentlicher Abschreiber oder Überprüfer alten Textes, den man für den Verfasser nahm, weil er seine Schreiber- bzw. Korrektortätigkeit am Ende des Buches verewigte, das sonst als „Passionarius" anonym sich findet.

Mit ebensoviel oder vielleicht mit noch mehr Recht hätte man den NORTHUNG oder den PALTGRIMM eines Cod. Sangallensis oder den merowingischen GARDE-MARIUS Referendarius einer Reichenauer Handschrift zu medizinischen Autoren stempeln können.

Auf den britischen Inseln hatte während der Stürme der Völker-wanderung namentlich bei den Iren die Pflege antiker Wissenschaft eine Stätte gefunden, die auch der Medizin zugute kam. Das griff auch auf die angelsächsischen Eroberer über. Iren, Schotten und Angel-sachsen wetteiferten an Gelehrsamkeit. Was unter den Schriften des BEDA VENERABILIS (674—735) Medizinisches sich findet, ist zwar alles pseudepigraphisch, war aber gangbares Wissensgut jener Zeit. Die gegenseitige Durchdringung zwischen Volksmedizin und populari-sierter klassischer Ärzteweisheit war auf den britischen Inseln eine be-sonders intensive und spricht sich dort besonders früh auch in Über-setzung gelehrter Schriften in die Volkssprache aus; BALDS ,,Laeceboc" (Leechbook) und die Sammlung der ,,Lacnunga" bilden dafür Beispiele.

Die oben schon genannte Sammlung COCKAYNES (Leechdom, Wortcunning and Starcraft of early England, 3 Bände, London 1865) bringt dafür die Belege und JOSEPH FRANK PAYNES vortreffliches Buch ,,English Medicine in the Anglo-Saxon times", Oxford 1904. Über alles weitere muß ich Sie auf SUDHOFFS Studie ,,Die gedruckten mittelalterlichen medizinischen Texte in germanischen Sprachen", Archiv für Geschichte der Medizin, 1909, Bd. III, S. 297—303, verweisen, sowie auf desselben Artikel ,,Arzneibücher", ,,Heilkunde" und ,,Arzt" in JOHANNES HOOPS Reallexikon der germanischen Altertumskunde, Straßburg 1911—1914, die auch für das festländische germanische Mittelalter als einziger Hinweis hier genügen müssen. — Ein Stück dieser Literatur, aus der auch die medizinischen Pseudo-Beda-Schriften entnommen sind, hat CRISTOPH FERCKEL aus der Trierer Handschrift No. 40 des 10. Jahrhunderts kürzlich mit Quellennachweisen publiziert (Arch. f. Geschichte der Medizin, VII, S. 129—143), das Beachtung verdient. Auch was P. PANSIER 1907 in den Mémoires de l'Académie de Vaucluse, 2. Sér., Tom. VII (Étude sur un Manuscrit médical du XIe Siècle) publiziert hat, gehört hierher.

Während im Süden der gelehrte Bischof von Sevilla, ISIDOR (Isidorus Hispalensis, 570—636) in seinen 20 Büchern der ,,Etymologiae" der Me-dicin zwei Bücher widmete (Liber IV De Medicina, 13 Kap.; Liber XI De homine et partibus eius 4 Kap.) und BENEDETTO CRESPO, Erzbischof von Mailand († 725) seine Neigung für die Medizin in 241 Hexameter eines ,,Comentarium medicinale" ergoß, hatte sich von Norden her die iroschotti-sche Missiontätigkeit über Nordwest- und Zentraleuropa verbreitet und auch medizinisch-literarische wie ärztlich-praktische Anregungen ergehen lassen, die namentlich durch ALHWINE (Alkuin), den angelsächsischen Berater KARLS DES GROSSEN, Nachdruck erhielt und nach Deutsch-

and von seinem berühmten Schüler HRABAN (RABANUS MAURUS 780
bis 856, später Abt in Fulda) hinübergetragen wurde und bis nach
St. Gallen hinunter und der Reichenau Wirkung gewann, wo Hrabans
Schüler WALEFRID mit dem Beinamen „Strabo" (der Schieler) die 23
Arzneikräuter seines Klostergartens in 444 Hexametern besang.

ISIDORS Etymologien sind im III. Bande von FRIEDRICH LINDEMANNS Corp.
Grammat. Lat. Vet. in FRIEDR. WILH. OTTOS Emendation Leipzig 1835 zur Hand
(Migne Pactr. lat. Vol. 82 nach AREVALO) und von LINDSAY kürzlich zu Oxford
(1911) neu herausgegeben worden. — Das Gedicht des S. BENEDICTUS CRISPUS
gab 1835 Jo. VAL. ULBRICH zu Kitzingen heraus; es ist von DE RENZI in seine
„Collectio Salernitana", Vol. I, S. 72—87, aufgenommen. — HRABANS „Physica
sive do Universo" benutzt stark die Etymologien ISIDORS, handelt im VI. Buche,
Kap. 1 u. 2, von menschlicher Anatomie, in XVIII, Kap. 5, von der Medizin,
wie Sie in der Ausgabe seiner Werke in MIGNES Patrologia latina, Vol. CXI, nach-
sehen können. (Zu vergleichen ist auch STEFAN FELNERS Kompendium der Naturwissenschaften an der Schule zu Fulda, 1879.) Von WALAFRIDS Hortulus sind
die Ausgaben von REUSS (Würzburg 1834), WALCHNER (Karlsruhe 1838) und in
den Monumenta Germaniae histcrica, Poetae lat. aevi Carolini, Tom. II. S. 335
bis 350 zur Hand; deutsch u. lateinisch in der Pharm. Post, 1908.

Auf der Medicina des Pseudo-PLINIUS, dem GARGILIUS, dem
DYASCORIDES und KONSTANTIN von Afrika baut sich auch der Versifex
ODO VON MEUN-SUR-LOIRE (MAGDUNENSIS) seinen Pseudo-MACER „De
Herbarum virtutibus" im letzten Viertel des 11. Jahrhunderts auf,
der lange beliebt war und schon im Mittelalter ins Deutsche übersetzt
wurde.

Starke Durchdringung mit germanischer Kräuterkunde und Volksmedizin zeigt die Schrift der Heil. HILDEGARD von Bingen (geb. 1099),
die sie „Physica" benannte, während ihre „Causae et Curae" dem gelehrten
Schreibwerk entsprechen. Wenn sie auch schon in das 12. Jahrhundert
gehört, sei sie doch hier bei den Vertretern der eigentlichen „Mönchsmedizin" genannt; tatsächlich begegnet bis zur Schwelle der Neuzeit
der Kloster- und Weltkleriker immer wieder als medizinischer Autor.

Über HILDEGARD mögen Sie SUDHOFFS Worte in den „Historischen Studien
und Skizzen zu Naturwissenschaft, Industrie und Medizin am Niederrhein",
Düsseldorf 1898, S. 25, nachsehn. Die „Physica" ist 1533 und 1544 zu Straßburg
in Folio gedruckt, sowie in MIGNES Patrologia latina, Tom. CXCII zu Paris 1882,
deutsch von BERENDES in der Pharm. Post 1896/97. Sonderdruck 110 S.; die
Causae et Curae hat PAUL KAISER 1903 zu Leipzig herausgegeben. — Über Pseudo-
Macer ist ROSE im Hermes, VIII, und HERMANN STADLER, Die Quellen des Macer
Floridus, Arch. f. d. Geschichte der Naturwissenschaft, I, S. 52—65 nachzusehen;
am bequemsten zur Benutzung ist die Ausgabe des Pseudo-Macer von CHOULANT,
Leipzig 1837, S. 63 ff.

Aber auch Laienärzte waren niemals völlig verschwunden, wenn
sie auch meist nur an Fürstenhöfen zu finden waren, da aber auch ständig
erwähnt werden, obgleich sie literarisch kaum hervorgetreten sind.

Auch jüdische Ärzte findet man schon vor dem 10. Jahrhundert, und
gerade an den Namen eines solchen knüpft sich in Italien ein Antidotarium, an SABBATAI BEN ABRAHAM, genannt DONNOLO, der im
äußersten Süden Italiens, in Otranto, lebte, wo das Griechische noch
eine lebende Sprache war bis in das 14. Jahrhundert und das Land
selbst zu DONNOLOS Zeiten noch dem oströmischen Reiche politisch
angehörte, wenn es nicht gerade von den Sarazenen okkupiert war.

MORIZ STEINSCHNEIDER, der Hochverdiente, hat das hebräische Fragment
1868 in Virchows Archiv (Bd. 38, S. 65—91; Bd. 39, S. 296—336; Bd. 40,
S. 80—124; Bd. 42, S. 51—112) in deutscher Übersetzung mit Kommentar herausgegeben; über seine quellenmäßige literarische Provenienz fehlen noch Untersuchungen.

Von den Klosterschulen, die auch nebenbei die Medizin pflegten,
hatte im 10. Jahrhundert besonders die von Chartres Ruf. Als namhafter
Lehrer daselbst wird ein Franke namens HERIBRAND genannt. Er zog
viel Schüler dorthin, wie der Mönch RICHER VON RHEÏMS in seinen
„Historien" II, 58 erzählt, der gleichfalls dort hörte und sich nicht damit
zufrieden gab, nur theoretische, diagnostische und prognostische Schriften
aus der Antike erklärt zu erhalten, was also für d i e s e schriftgelehrte
Schulmedizin die Regel bildete, sondern auch auf Vorträge über praktische
Medizin drängte, worauf der Meister HERIBRAND auch die „Concordantia
Ippocratis, Galieni et Suriani" mit seinen Schülern traktierte, die ich
Ihnen oben schon genannt habe (S. 161). Vom fränkischen Königshofe
erzählt RICHER uns aber noch ein Geschichtchen, dessen Bedeutung für die
Medizinhistorie recht groß ist. Der König KARL DER EINFÄLTIGE († 929)
hatte einen Kleriker zum Leibarzte, den DEROLD, späteren Bischof
von Amiens; die Königin zog, wohl weil er auch in Gynaecologicis Bescheid
wußte, einen salernitanischen Meister vor, sicher keinen Kleriker,
obgleich solche in Salerno nicht ausgeschlossen waren, sonst hätte der
Kleriker RICHER nicht von ihm geurteilt „nulla literarum scientia
praeditus". Daß aber der leider mit Namen nicht genannte salernitanische Arzt nicht einmal die Termini der Chirurgie, Pharmazeutik und
Botanik gekannt habe, will uns wenig glaublich dünken, trotz der aus-
drücklichen Betonung RICHERS, der aber auch nur von Hörensagen
berichtet. Jedenfalls geht aus der Erzählung in seinen Historien hervor,
daß schon zu Anfang des 10. Jahrhunderts (KARL III., der Einfältige,
kam 893 zur Regierung und herrschte bis 923) die Medizinische Schule
von Salerno bis an den fränkischen Königshof Ruf genoß, und daß
damals ein offener Gegensatz zwischen medizinischer Gelehrsamkeit der
Klosterschulen und der von Salerno bestand, ein neuer Beweis dafür,
daß es eine L a i e n schule der Heilkunde war, welche sich dort am
Meerbusen von Paestum, in der alten Handelsstadt Salerno, etabliert

hatte, mindestens seit einer Reihe von Jahrzehnten, eine Laienschule, die ihr Schwergewicht n i c h t auf formale Bücherweisheit legte, wie die „Mönchsmedizin" der Klerikerschulen.

Über die Schule von Chartres handelt ausführlich das Werk von A. Clerval, Les Écoles de Chartres au moyen-âge du Vᵉ au XVIᶜ S., Paris (1895). Die Schrift Richers von Rheims ist zwischen 995 und 998 geschrieben. Sie ist in den Monum. German. histor., Scriptores, Vol. III, erschienen. Vgl. den Aufsatz von Paul Diepgen „Medizinisches aus des Mönches Richer vier Büchern Geschichte". Medizinische Klinik, 1909, No. 16 und für die ganze Zeit M. Manitius, Geschichte der lat. Literatur des M. A., München 1911.

Zehnte Vorlesung.

Salerno — Arabismus — Scholastik (deren allgemeine Charakterisierung).

Meine Herren! Wir haben unsere letzte Vorlesung mit einem Hinweis auf **Salerno** und seine Medizinschule geschlossen, der aus dem Norden von Frankreich zu uns drang. Wie war das denn nun mit dieser Schule am Meerbusen von Salerno, 50 Kilometer südlich von Neapel, die das gespannteste Interesse des Historikers der Heilkunde verdient?

Man hat früher geglaubt, die Schule von Salerno vom Benediktinerkloster M o n t e   C a s s i n o herleiten zu sollen, und auch heute noch bekommt man wohl solches zu lesen. Doch kann davon ernsthaft keine Rede sein, nicht nur wegen der großen räumlichen Entfernung. Wenn e t w a s feststeht in der vorkonstantinischen Zeit Salernos, so ist es sein L a i e n charakter. Zu den Zeiten der ersten Anfänge der „civitas Hippocratica", die an Dschundêschâbûrs „Academia Hippocratica" unwillkürlich mahnt, im 9. und 10. Jahrhundert herrschten dort noch langobardische Herzöge, seit dem 11. Jahrhundert Normannenfürsten, später Staufen und Anjous. Unter den ersten Ärztenamen, die uns aus Salerno überliefert werden, sind denn auch langobardische, wie Rageni-frid, Grimoald, Warimpot. Doch ist darauf kein g r o ß e r Wert zu legen. Wichtig ist dagegen vor allem, daß diese Schule so weit im Süden von Italien liegt. In der Gegend, wo bis weit ins Mittelalter hinein aus dem Griechischen noch Übersetzungen in das Lateinische entstehen, und zwar gerade Übersetzungen medizinischer Werke, wo schon im 12. Jahrhundert nachweislich wieder griechische Werke aus Byzanz bezogen wurden, um sie aus dem Griechischen ins Lateinische zu übersetzen, mit der Kenntnis des Griechischen, die dort noch heimisch war, wo Kaiser Friedrich II., der Hohenstaufe, seine „Constitutiones" auch die gleich noch zu besprechenden Ärzteverordnungen neben dem

lateinischen Texte auch in griechischer Sprache veröffentlichen ließ,
wo noch im 14. Jahrhundert NICCOLÔ DA REGGIO mit der von Jugend
auf ihm eigenen Kenntnis der Sprache der Hellenen in der Lage war,
ärztliche Schriften derart trefflich genau in sein schlechtes süditalienisches
Latein zu übersetzen, daß man den griechischen Text unschwer daraus
rekonstruieren kann. Auch der Handel nach der Levante hatte ja
immer dafür gesorgt, daß die Beziehungen zum nahen Osten nicht gelöst
wurden. Gehörten doch sogar bis in das 10. Jahrhundert hinein Sizilien
und die Festlandzipfel von Reggio und Otranto zum griechischen Kaiser-
reich. Man fühlte sich dort im Süden also auch äußerlich noch im Konnex
mit den letzten Nachklängen der klassischen Antike aus den Tagen des
,,Magna Graecia'', und die Anfänge Salernos sind durch nicht zu über-
sehende Fäden mit den Zeiten verknüpft, wo man in Brindisi, in Reggio,
auf Sizilien und in Benevent griechisches Wissensgut in romanisiertes
Latein wandelte und aus latinisiertem Ärztegut der Griechen sich
immer neue praktische Leitfäden für den Tagesgebrauch zurecht machte.
Schließlich ist das l i t e r a r i s c h e Gut des vorkonstantinischen
Salerno in nichts fast von den Elaboraten des 6.—8. Jahrhunderts verschieden. Dort entstand die zum leichteren Gebrauch alphabetisch geordnete und aus PSEUDOAPULEIUS, ORIBASIUS, GARGILIUS etc. interpolierte und wiederum verkürzte lat. Dioskuridesbearbeitung, verschieden
von dem ,,Dioscurides Langobardus'', wenn auch auf ihm beruhend, und
zum Unterschied von ihm als ,,Dyascorides'' bezeichnet. Und wenn man
den ,,P a s s i o n a r i u s'', der unter dem Namen des ,,Gariopontus''
geht, wirklich noch nach Salerno mit einrechnen will, so hätte man
gleichzeitig zugestanden, daß Früh-Salerno von der gotisch-langobardischen Periode sich wesentlich nicht unterscheidet, was doch nicht so
recht stimmt. Mag aber immerhin ein Arzt GUARIMPONTUS, WARIMPOTUS,
WARIMBOD oder WARBOD der Salernitaner Schule angehört haben, das
unter seinem Namen laufende Literaturprodukt dürfte doch älter sein
und noch in das 8., spätestens 9. Jahrhundert gehören.

Auf dieses griechische Leben in Süditalien hat SUDHOFF in den ,,Mitteilungen
zur Geschichte der Medizin'', Bd. XIII, S. 180 ff. (,,Der griechische Text der
Medizinalverordnungen Kaiser FRIEDRICHS II.'') mit Eindringlichkeit hingewiesen.
Zu beachten ist besonders auch HARTWIG, Die Übersetzungsliteratur Unteritaliens
in der normannisch-staufischen Epoche, Zentralblatt f. Bibliothekswesen, Bd. III,
1886, S. 161—190, und V. ROSE, Die Lücke im Diogenes Laërtius und der alte
Übersetzer, Hermes I, 1886, bes. S. 376 ff., auch FRANCESCO LO PARCO, Niccolò
da Reggio, Antesignano del Risorgimento dell' antichità ellenica nel secole XIV,
Napoli 1913 (Atti R. Academia Arch. di Napoli, N. S., Vol. II, 1910). — Über
den Dioscurides Langobardus und den ,,Dyascorides'' vgl. besonders HERMANN
STADLER in der Allg. med. Zentralzeitung, 68. Jahrg. (1900), No. 14/15 (Auszug
im Janus, IV (1899), S. 548—550). — Über GARIMPOTUS wissen wir Authentisches
eigentlich nur durch die bekannte Stelle des PETRUS DAMIANI, der ihn als Greis

persönlich gekannt hat: ein gelehrter Arzt also (litteris eruditus ac medicus, das ist also zweierlei!), der um 1050 noch am Leben war.

Ob es unter den vorbesprochenen Umständen gelingen wird, einen festen Zeitpunkt für die Gründung der Medizinschule zu Salerno zu finden oder auch nur ein sicheres Kriterium zur literarischen Unterscheidung von der vorhergehenden Langobardenzeit mit ihren wissenschaftlichen Aneignungsbestrebungen alten Wissens? Eine Klosterschule, welche auch Medizin lehrte, wie z. B. in Chartres und Fulda, gab es dort wohl nicht. Weltliches Ärztetum, wie wir es aus Toskana in Langobardenzeiten kennen, bestand wohl in gleicher Weise auch in den Herzogtümern von Benevent und Salerno, und hieran schloß sich die Lehrvereinigung an, die bestimmt schon bestand, als Salerno zum Erzbistum erhoben wurde. Der Laiencharakter machte Salerno noch nicht antiklerikal; im Gegenteil, Angehörige des Klerus waren nicht selten Mitglieder der Lehrkorporation und deren Verhältnis zu Bistum und Erzbistum, soweit wir es beurteilen können, stets ein gutes. Medizinschule und Wallfahrten zu den Salernitaner Gnadenorten störten einander nicht, so wenig wie in Kos anderhalb Jahrtausende vorher. Aber das Laienärztetum bot die Möglichkeit zu unbehinderter chirurgischer und gynäkologisch-geburtshilflicher Tätigkeit. V i e l mehr als ein Zusammenwirken weiblicher Geburtshilfe durch Hebammen und kluge Frauen der Ärzte bedeuten die „Mulieres Salernitanae" wohl nicht, von denen man soviel Gescheites und Törichtes geredet hat, vielleicht eine Art Hebammenunterricht. Der einzige literarische Beleg, den wir dafür besitzen, das B u c h „T r o t u l a" (vgl. z. B. den Druck in den „Medici antiqui", Venetiis 1547, Bl. 71—80) hat ähnlichen antiken Ursprung wie der Passionarius, aber Konstantinisches ist schon eingeflochten. „Trotula" ist ein Buchtitel und keine salernitanische Dozentin. Auch daß es der Name der Gattin des Lehrers an der Medizinschule Joh. Platearius I. gewesen sei, der der vorkonstantinischen Periode angehört haben soll, erscheint wenig glaublich.

Aus der vorkonstantinischen I. Periode der Salernischen Medizinschule blieben uns somit nur noch zwei Namen und die daran geknüpften Schriften zu besprechen, Alphanus und Petroncellus. Von Alphanus, dem Erzbischof von Salerno (Mitte des 11. Jahrhunderts) wird uns zwar berichtet, daß er eine Schrift über die vier Kardinalsäfte des Körpers geschrieben habe („De quatuor elementis corporis"), ob aber das Fragment „De quatuor humoribus ex quibus constat humanum corpus" (bei de Renzi II,, S. 411 f.) damit identisch ist, dürfte nicht zu beweisen sein; wenn ja, dann spräche es auch für den nahen Zusammenhang Frühsalernos mit der literarischen Betätigung der vorhergehenden Periode. Das Gleiche läßt sich von der „Practica Petrocelli Salernitani"

sagen, welche DE RENZI (Coll. IV, S. 185—291) nach einem Pariser
Kodex des 12. Jahrhunderts herausgegeben hat. Es ist auch diese
Therapie a capite ad calcem griechisches Lehngut und steht den Libri
Πράξεων des sog. GARIOPONTUS vielfach nahe, desgleichen einem Traktate
Περὶ διδάξεων, der schon in der Mitte des 12. Jahrhunderts in das Angel-
sächsische übersetzt war und um seines griechischen Titels willen be-
sonders beachtenswert ist.

Zur Bibliographie Frühsalernos ist zu verweisen auf: „Passionarius Galeni . . .
egritudines a capite ad pedes vsque complectens: in quinque libros particulares
diuisus, vna cum febrium tractatu earumque sintomatibus . Lugduni . . Barthol.
Trot. M. d. xxv; 4⁰; GARIOPONTI vetusti admodum medici ad totius corporis
aegritudines remediorum Πράξεων Libri V. Eiusdem de febribus atque earum
symptomatis Libri II . . . Henricus Petrus Basileae . M. D. XXXI. 4⁰. — Der
„Dyascorides" ist schon 1478 zu Colle in Toskana und 1512 zu Lyon gedruckt. —
Für den Petrocellus und alles weiter noch zu besprechende Salernitanische ist
die wichtige Sammlung dieser Schriften zu benutzen, die der napolitanische Arzt
SALVATORE DE RENZI in 5 Bänden Napoli 1852—1859 als „Collectio Salernitana
ossia Documenti inediti e Trattati di Medicina appartenenti alla scuola medica
Salernitana" herausgegeben hat. Wichtige Nachträge hat PIERO GIACOSA in
seinen „Magistri Salernitani nondum editi" Torino 1898 (mit Atlas) gegeben, desgl.
in einem Münchener Vortrage 1899 (Verhandlungen der Ges. dtsch. Naturf. u.
Ärzte in Münch., II, 2, S. 618—622). — Die Schrift Περὶ διδάξεων ist bei COCKAYNE,
Leechdoms, Bd. III, S. 81—145, zum ersten Male gedruckt, ferner mit lateinischen
Parallelstellen von MAX LÖWENECK neu bearbeitet herausgegeben in den Erlanger
Beiträgen zur engl. Philologie, XII, 1896, S. 1—53. — Über ALPHANUS hat ANGELO
SCHIPA zu Salerno 1880 eine kleine Studie veröffentlicht „Alfonso I, arcivescovo
di Salerno." Er soll die Schrift περὶ φύσεως ἀνθρώπου unter dem Titel „premnon
fisicon i. e. stipes naturalium" (πρέμνον φυσικῶν) aus dem Griechischen übersetzt
haben, wovon in Frankreich nach E. RENAN noch mehrere Exemplare erhalten
sein sollen, z. B in Avranches (Journal des Savants, 1851, S. 244).

Das frühsalernitanische Schulwesen für Medizin und Jurisprudenz
gliedert sich ungezwungen in das Laienschulwesen der Langobarden in
Italien ein, das in Pavia, Ravenna, Lucca, Benevent, Neapel sich
betätigte, wie bei Angelsachsen und Franken als Palastschule usw.
In Benevent zählte die Laienschule um 850 beispielsweise 32 Lehrer
der Profanwissenschaften. Auf die toskanischen Leibärzte von Lango-
bardenfürsten habe ich schon hingewiesen, aus Pistoia kennen wir ur-
kundlich einen GAIDOALD (726) oder GALDOALD (766), einen FREDO (748)
und LEONE (777), und in Lucca lassen sich unter 17 aktenmäßig fest-
liegenden Ärzten des 8. und 9. Jahrhunderts eine ganze Anzahl mit
großer Wahrscheinlichkeit als Laienärzte nachweisen. Leider ist das
in gleicher Weise für Salerno einstweilen nicht möglich, wo die ganze
Frühgeschichte auf legendären Schulberichten sich aufbauen muß, die
so unsicher gründen wie Flugsand. Trotzdem ist an der Zuverlässigkeit
der frühen Medizinschule dorten nicht zu zweifeln, und man kann unbe-

denklich das anderwärts dokumentierte Laienschulwesen und die anderwärts nachweisbaren Laienärzte auch dort annehmen. L i t e r a r i s c h fester zu greifen wird die Schule erst zu der Zeit, als ein im Osten zu Wissen Gelangter sich zu Salerno für einige Zeit zur Rast niederließ, KONSTANTIN VON AFRIKA.

Ich verweise betreffend das italienische Schulwesen zur Langobardenzeit auf A. F. OZANAM, Documents inédits pour servir à l'histoire littéraire de l'Italie depuis le VIII. siècle jusqu'au XIII." und darin „Des écoles et de l'instruction publique en Italie aux temps barbares", bequem zugänglich in dem Neudruck in der Collection de reproductions en fac-simile et de réimpressions d'ouvrages rares du XIX. siècle, No. II, Leipzig, Paris, H. Welter, 1897 — betreffend die Ärzte auf ALBERTO CHIAPELLI, Medici e Chirurgici Pistoiesi nel medio Evo., Pistoia 1909, auch für die späteren Zeiten des Mittelalters von großer Bedeutung.

Aber ist denn damit wirklich alles über Frühsalerno gesagt, was sich sagen läßt? Ich glaube nicht! L i t e r a r i s c h zwar ist die dortige Medizinschule, wie bis heute die Dinge liegen, unfaßbar, aber daraus darf man doch nur schließen, daß auf diesem Gebiete die Stärke der historisch sonst zweifellosen Institution nicht lag. Literarisches Schaffen oder wenigstens literarische Beschäftigung mit der überlieferten medizinischen Lehre war die Sache der frühmittelalterlichen Mönchsmedizin, wenn auch nur in den engsten Grenzen des Bedarfs des Tages. Darüber zwar ist auch die „civitas Hippocratica" Salernos nicht hinausgegangen, aber sie hatte neben allem Genannten noch eine weitere besondere Quelle und Wurzel, die auch mit den langobardischen Laienschulen nicht erschöpft wird, ja selbst mit ihnen keinen eigentlichen Zusammenhang hat oder wenn doch, so erst mit ihnen nachträglich zusammengewachsen ist.

In Gallien, in Irland, in England und auch in Deutschland mischte sich in schüchterner Weise seit MARCELLUS von Bordeaux allenthalben in die auf klassischer Medizin beruhenden Arzneibücher auch das ärztliche Erfahrungsgut des Volkes ein. Daran wird es auch in Süditalien nicht gefehlt haben; dort gab es aber noch ein anderes, wofür es im Norden Europas keine Parallele gibt, ein praktisches Erfahrungswissen höherer Art, eine in der Ausübung fortgepflanzte, traditionelle, ärztliche Kunst, die sich vor allem im Süden erhalten konnte, in der „Magna Graecia", weil sie dort am festesten eingewurzelt war seit den Tagen der Ärzteschule von Kroton und den Eleaten. Dieses Zunftwissen, das in mündlicher Unterweisung und vielleicht auch in griechischen oder latinisierten Kompendien aufgezeichnet weitergegeben worden war seit Jahrhunderten, dürfte auch anderwärts in Italien nicht völlig gefehlt haben, besonders in Toskana. Darauf scheinen mir auch einige andre

nicht völlig geklärte Erscheinungen gleichfalls zu verweisen, vor allem
die uralte Pflege der griechischen Chirurgie am Golf von Santa Eufemia
in Kalabrien mit ihren Staroperationen, ihrem Uretralstrikturenschnitt
und den Radikaloperationen der Hernien und der Blasensteine. Daran
muß man auch bei der Salernitaner Chirurgie denken. Interne Traditionen
ähnlicher Natur mögen es gewesen sein, an welche die Ärztegilde zu
Salerno anschloß mit oder ohne Anregung einer langobardischen Laienschule. Jedenfalls kommt mit den Anfängen von Salerno das I t a l i e n e r -
t u m wieder hoch, das ja das Langobardische allmählich völlig assimilierte.
Von Salerno aus erhält all das praktische Arzneiwissen, was da und
dort in Italien sich erhalten hatte, so gut wie in manchen Städten zerstreut auch die Institution der „Medici publici", erneute Anregung.
Auf beiden basiert ja auch die Blüte der Chirurgie in Italien in den
kommenden Jahrhunderten und der ganze frühe Ruhmesweg des wieder-
geborenen Italiens, das langsam auch in der Medizin seine Flügel wieder
zu regen begann und gerade im Süden und in Toskana auch dem
Arabismus zäher widerstand und sich nie so ganz von ihm unterkriegen
ließ, wie in der Emilia und Venetien und der Lombardei.

So hat denn auch gerade in Salerno die Hinkunft des Konstantin von Afrika durchaus nicht so überwältigend gewirkt, wie später
der Toledaner Arabismus in Montpellier, wo jedoch vielleicht anfänglich
gleichfalls noch halbverschollene Traditionen aus der Antike in der
Narbonensis in der Ärztezunft lebendig gewesen waren.

Konstantin von Afrika, wenn auch in keiner Weise eine über-
ragende Persönlichkeit und auch wohl kaum so singulär in seinem
Auftreten, wie man ihn vielfach ansieht, bildet doch einen Markstein
in der Medizingeschichte des Mittelalters. Anderthalb Jahrhunderte
rund hatte die Sarazenenherrschaft in Sizilien gedauert, die mehr
als einmal und nicht immer nur kurz nach Süditalien übergegriffen
hatte, bis Salerno hin und weiter. Man hatte also das Arabertum
lange Zeit direkt vor den Toren Salernos gehabt. Gerade war dem
Zusammengreifen der Byzantiner, Langobarden und Normannen das
Reich des Islam in Sizilien erlegen, aber die hohe wissenschaftliche
Kultur des Islam, welche noch andauerte unter der verständnisvollen Pflege der normannischen Herrscher und der Staufen, sie
hatte doch auch schon vorher auf Sizilien geherrscht und in fried-
lichen Zeiten auch nach dem Festlande hinübergewirkt, wo doch auch
Sarazenenansiedlungen noch lange zerstreut bestanden. Das arabische
Kulturelement hat auch in Unteritalien seine stille Wirkung entfaltet;
so ist Konstantin von Afrika eigentlich nur ein Symptom eines großen

historischen Prozesses, aber ein hervorstechendes, wenn auch für Salerno zunächst nur eine Episode.

Als Grundlage für die durchaus noch nicht genügend in ihrer Einwirkung auf die Wissenschaft erforschte und klargelegte Sarazenenzeit Siziliens ist auf das glänzende Werk von MICHELE AMARI zu verweisen ,,Storia dei Musulmani di Sicilia", Firenze 1854—1868, in 3 Bänden, das auch die Geschichte der Wissenschaften berührt (bes. Bd. III, S. 689 ff.).

KONSTANTIN scheint um 1020 in Karthago geboren zu sein, und zwar als Christ, war aber im Reiche des Islam nach Kairo, Damaskus, Bagdad gezogen, um seinen Wissensdurst zu stillen. Daß sein tiefes Wissen ihn im Reiche des nordafrikanischen Islam bei den Berbern verdächtig gemacht haben sollte, klingt wenig glaublich. Für Salerno und Monte Cassino möchte das eher zugetroffen haben. Doch man nahm dort den aus irgendwelchen Gründen dem Islam Entfliehenden zu eben der Zeit in Unteritalien gut auf, als die letzten Kämpfe der Normannen und ihrer Bundesgenossen um Palermo, Catania und Siracusa gekämpft wurden. Ein fast ideales Zusammenwirken von Germanentum, Griechentum und Sarazenenweisheit hub damals auf italischem (bzw. sizilianischem) Boden an, besonders unter ROGER II., das unter dem Staufer FRIEDRICH II. seine letzte Spätblüte trieb, bis mit der Stauferherrschaft bei Tagliacozzo (1268) mit dem Staufertum auch das Sarazenentum in Italien und Sizilien sein Ende erreichte.

Ob KONSTANTIN VON AFRIKA wirklich in Salerno Medizin g e - l e h r t hat, ist ungewiß; doch hat er auch dort mit seinem Wissen gewiß nicht zurückgehalten, wo man für die Heilkunde doch nun schon seit mindestens 2 Jahrhunderten so sehr interessiert war. Nach kürzerem oder längerem Aufenthalte in Salerno ums Jahr 1070 etwa (als Sekretär des Herzogs ROBERT GUISCARD) zog der Weitgereiste und viel Unterrichtete mit seinen Handschriften arabischer Werke sich nach Monte Cassino zurück, wo der Abt DESIDERIUS ihm für den Rest seines Lebens Aufnahme gewährte. Dort, mehr als 150 Kilometer nördlich von Salerno, hat er seine zahlreichen Schriften verfaßt, die fast alle nur Übersetzungen aus dem Arabischen sind, und zwar meist von Schriften aus arabischer Frühzeit. Dort ist er um 1087 aus dem Leben geschieden.

Eine Gesamtausgabe seiner Werke ist in Basel 1536 und 1539 erschienen, weiteres im Anhang an die auch viele Übersetzungen von KONSTANTIN enthaltenden Opera Isaaci Judaei, Lyon 1515. Wieviel des Eigenen unter den Schriften ist, die seinen Namen tragen, ist noch nicht völlig gewiß. Doch ist der Prozentsatz gewiß nicht groß. Sein ,,Liber Pantegni" ist eine Übersetzung des Liber regalis von 'ALI IBN AL ABBAS, der ,,Viaticus" ist übersetzter Ibn al-Dschezzar, die Schrift De oculis ist HUNAIN BEN ISHAKS Lehrbuch der Ophthalmologie. Anderes stammt von KOSTA BEN LUKA, wieder anderes ist aus dem Arabischen rückübersetzter Galen und Hippokrates, dem Abendlande zum Teil schon aus direkter Übersetzung geläufig. Als Quellenstudie ist besonders STEINSCHNEIDERS Arbeit

in Virchows Archiv, Bd. 37, 1866, bedeutungsvoll („Constantinus Africanus
und seine arabischen Quellen"); vgl. auch BUMM, Die Identität der Abhandlungen
des Ishâk ibn 'Amran und des Const. A. über die Melancholie, München 1903. —
In Monte Cassino selbst ist von Originalmanuskripten des KONSTANTIN nichts
mehr vorhanden, nur ein Sammelkodex späterer Zeit. Ein sprechendes Zeugnis
für die Bedeutung, die KONSTANTIN's Schriften früh erlangten, sind die Übersetzungen ins Deutsche, die sowohl der „Viaticus" als auch der „Liber regalis"
schon im 12. Jahrhundert erfuhren (z. B. im Breslauer Arzneibuch und dem
mit ·seinem Anfang identischen „MIEMER'schen Arzneibuch" in Klosterneuburg),
wie FERCKEL in den Mitt. z. Gesch. d. Med., 1914, S. 560 nachgewiesen hat.

Die Wirkung dieser Schriften, von denen man nicht weiß, wie schnell
sie dort bekannt wurden, auf Salerno ist zunächst gering, aber mit der
zweiten Hälfte des 11. Jahrhunderts beginnt dort ein frischeres wissenschaftliches Leben, das sich in einer ganzen Reihe literarischer Werke
dokumentiert. Direkt an KONSTANTIN anzuschließen scheint sich nur
JOHANNES AFFLACIUS, der auch den Beinamen „Saracenus" trägt
(1040—1100) und über Fieber und Urin geschrieben hat („curae de
febribus et urinis", Coll. II, 737—767). Selbständige Darstellungen
der gesamten internen Medizin in scharfer Fassung, klarer Darstellung
mit einfacher Therapeutik bietet der Magister BARTHOLOMÄUS („Practica'
Coll. IV, 321—408), dessen Ruhm weit nach dem Norden erscholl, wenn
auch die in deutschen und nordischen Sprachen unter seinem Namen
laufenden Arzneibücher durchaus keine Übersetzungen seiner „Practica"
sind, ferner COPHO der Jüngere (eine „Ars medendi", Coll. II, 415—506),
und JOHANNES PLATEARIUS der Jüngere (Practica brevis, mehrfach in
Inkunabelzeiten gedruckt, in der Collectio nur ein diagnostischer
Harntraktat, IV, S. 409—412). Auch ARCHIMATTHAEUS schrieb eine
solche Practica (Coll. V, S. 350—376), die besonders die Diätetik berücksichtigt, aber auch eine ärztliche Berufshodegetik, die in doppelter
Form erhalten ist (De instructione medici, Coll. V, 333—350, und De
adventu medici ad aegrotum, Coll. II, 74—81), und viel kluge ärztliche
Politik mit praktischen Anweisungen zur Diagnostik und Therapie
verbindet. Das Hauptwerk über Krankheitslehre und Krankheits-
behandlung der Salernitaner, eine Art Enzyklopädie der sämtlichen
bedeutenden Autoren der Schule, ihrer Lehrmeinungen und ihrer Behandlungsweise, die nebeneinandergestellt werden, wobei die Practica
des PLATEARIUS das Gerüst bildet, ist der „Tractatus de aegritudinum
curatione" (Coll. II, S. 81—385). Das meiste zum Ruhm Salernos beigetragen, jedenfalls Veranlassung gegeben, daß man allerwärts diese
wackere Ärzteschule im Munde führte, hat das R e g i m e n S a n i -
t a t i s S a l e r n i t a n u s , zu Zeiten ARNOLDS VON VILLANOVA
(† 1311) noch ein kurzes Gedicht von 362 Versen, aus dem der Eifer
DE RENZIS und seiner Vorgänger schließlich ein Opus von 2130 Versen

werden ließ (Coll. I, 445—516), ja das in den Händen DE RENZIS von 1852—1859 zuletzt gar 3520 Verse erreichte, indem man alle zerstreute Verseweisheit in dieses große Gefäß zusammenwarf. Als Vorbild hat ein Literaturprodukt gedient, das zu Anfang des 12. Jahrhunderts, von dem getauften Juden JOHANN VON TOLEDO (JOANNES HISPANUS) latinisiert, als „Epistola Aristotelis ad Alexandrum de conservatione corporis humani" oder „De regimine sanitatis" in die Welt ging und in wenigen Jahrzehnten in Prosa und in Versen in so ziemlich alle europäischen Volkssprachen übersetzt wurde. JOHANN VON TOLEDO hatte das Büchlein einer spanischen Fürstin gewidmet, und so trägt auch das Salernitaner Regimen in Leoninischen Hexametern eine Widmung an einen König von England („Anglorum regi"), die aber auch wohl an den König der Franken („Francorum regi") in den Handschriften lautet. Zu dem Grundstatus von 362 Versen hat ARNALD VON VILLANOVA einen Kommentar geschrieben, ein Beweis, daß das binsenweisheitsfrohe Büchlein schon damals von einiger Bedeutung schien. Auch schon in seiner ersten Fassung sieht es wie ein Produkt des Zufalls aus, das aus gelegentlichen glücklichen Merkversen zusammengewachsen war. Vor der Mitte des 13. Jahrhunderts ist es nicht zu belegen. GILLES DE CORBEIL, der Apostel des Spätsalernitanertums in Frankreich, hat es offenbar zu Anfang des 13. Jahrhunderts noch nicht gekannt, trotzdem man das Gegenteil hat glaublich zu machen versucht.

Die Ausgaben und Bearbeitungen des „Regimen Salernitanum" sind zahllos wie Sand am Meere. Eine gut kommentierte Ausgabe in seiner frühesten abgekürzten Form hat ACKERMANN 1790 zu Stendal herausgegeben. Die „Epistola Aristotelis de conservatione corporis humani" findet sich vielmal in Handschrift in allen Sprachen u. Dialekten westeuropas, auch lateinisch u. arabisch; SUCHIER hat es in den Denkmälern provenz. Literatur u. Sprache, I, 473—480. lateinisch drucker lassen. Eine neue Ausgabe nach einer Handschrift des 12. Jahrhunderts hat aus dem Leipziger Institut für Geschichte der Medizin JOHANNES BRINKMANN 1914 veröffentlicht. Es bildet diese Gesundheitsregel ursprünglich das Mittelglied einer Trias von Weisheit (die andern beiden Stücke ein Fürstenspiegel und ein physiognomischer Katechismus der Menschenkenntnis) für Fürsten, die als „Secreta Secretorum" gleichfalls weit verbreitet war (arab. „Sirr al-asrâr"). Außer der Dissertation von BRINKMANN ist zu vergleichen RICHARD FÖRSTER, De Aristotelis quae feruntur secretis secretorum commentatio, Kiliae 1888. Weitere Literatur in WILHELM HERTZ, Gesammelte Abhandlungen, Stuttgart 1905, S. 156 ff. —

Manch gesunder hygienischer Grundsatz, manch guter therapeutischer Gedanke wurde durch diese Merkverse in Kurs gegeben und frische Nüchternheit, wenn auch vieles daneben und dazwischen gewuchert ist, was nur für den historischen Beurteiler als bequemes Belegstück bescheidenen Wert besitzt.

Was sonst noch von Salernitanischem Bedeutung hat, sind bequeme

Fassungen von Lehren der Spezialgebiete, zunächst pharmakologischer Natur, wie das „Antidotarium" NICOLAI Salernitani aus dem Anfang des 12. Jahrhunderts, ein Rezeptbuch komplizierter Formeln mit Wirkungsweise und Anwendungsart, die Grundlage aller späteren Pharmakopöen, dazu die Glossen des PLATEARIUS von dem auch ein Verzeichnis der Arzneistoffe stammt mit deren Beschreibung und Wirkung, ein Büchlein „De simplici medicina", genannt nach seinen Eingangsworten das „C i r c a   i n s t a n s". Alle drei sind unzählige Male gedruckt, daher von DE RENZI in seine Collectio nicht aufgenommen. Auch die Zubereitung der Speisen und Getränke hat man in besonderen Schriften gelehrt, z. B. PETRUS MUSANDINUS (Coll. V, 254—268, und II, 407—410). Allgemeine Kompendien der Medizin schrieb MAG. SALERNUS, die dann wieder kommentiert wurden. Über Semiotik, namentlich des Harns, handelten MAURUS, URSO und andere; eine vollständige spezielle Pathologie und Therapie am Faden der Harnsemiotik schrieb WALTHER AGILON, die PAUL DIEPGEN vor wenig Jahren mit einer Gesamtuntersuchung über die früheren mittelalterlichen Kompendien in den Leipziger „Studien zur Geschichte der Medizin", zum ersten Male in Druck gab (Gualteri Agilonis Summa medicinalis, 1911).

Besondere Bedeutung kommt der Salernitaner Schule zu durch ihre erneute Pflege der A n a t o m i e. Mag es auch anfangs und lange Zeit nur Tieranatomie gewesen sein, so war auch das schon dem reinen Buchstudium des sonstigen Mittelalters und des Islam gegenüber ein Fortschritt. Die Schweineanatomie unter dem Namen des COPHO, die namenlose „Demonstratio anatomica", die „Anatomia Magistri RICHARDI" und die auch aus Salernaner Zeit stammende „Anatomia vivorum" Pseudogaleni (Ende des 13. Jahrhunderts) sind zwar aller Originalität bar und beruhen völlig auf antiker Lehre, direkt oder durch arabische Vermittlung, sie zeigen aber doch das praktische ärztliche Interesse für die Kenntnis vom Bau des Menschenkörpers, die dieser süditalienischen Schule eignete und vorbildlich weiter wirkte. Sie war auch die Vorbedingung für eine gedeihliche Pflege der C h i r u r g i e, die einen besonderen Ruhmestitel bildet, vor allen die eines RUGGIERO DI SALERNO (1170), den ein Codex Monacensis aus dem Ende des 12. Jahrhunderts ROGERIUS FUGARDUS (anderwärts FRUGARDI) nennt. Man merkt es diesem kleinen Werke, trotz aller Anlehnung an KONSTANTIN = ALI IBN AL-ABBAS an, daß der Verfasser dieses Buches mit den Anfangsworten „Post mundi fabricam" aus eigener Erfahrung heraus schreibt. Welch großen Wert man in Salerno gerade auf die Pflege dieses Teils der Medizin legt, das beweist die Neubearbeitung desselben durch RUGGIEROS Schüler ROLAND VON PARMA und die gleichsam offizielle Gesamtkodifizierung des salernitanischen chirurgischen Wissens durch die „Q u a t u o r   m a g i s t r i", die auch nur eine Erweiterung ROGERS darstellt. Damit war der Grund gelegt zu der glänzenden Entwicklung, welche die italienische Chirurgie im 13. Jahrhundert im Norden genommen hat. Auch die Chirurgie des JAMATUS (JAMERIUS) muß bei Salerno genannt werden.

Für die Geschichte der Anatomie im Mittelalter ist immer noch das grundlegende Werk die „Studien" dazu von ROBERT RITTER von TÖPLY, Leipzig und Wien 1898; zur anatomischen Graphik und zur Anatomie selbst haben SUDHOFF (Leipziger Studien zur Geschichte der Medizin, Heft 4, 1908) und mit ihm FERCKEL in zahlreichen Aufsätzen im Archiv für Geschichte der Medizin Beiträge geliefert, aber noch immer ist viel zu tun, auch ruhen noch einige wichtige Traktate der vormundinischen Zeit in Handschriften verborgen. COPHO und die „Demonstratio anatomica" sind in der Collectio DE RENZIS publiziert (II, 388—390, und V, 174—198); um den Richardus haben sich schon drei Autoren bemüht (FLORIAN, Breslauer Dissertation 1875, TABRASCH, Berliner Diss. 1898, und J. SCHWARZ im Anhang zu den Medizinischen Handschriften der Univ. Würzburg 1907, wo auch COPHOS „Anatomia porci" neu ediert ist), und trotzdem wird eine vierte Ausgabe nötig werden. — RUGGIEROS Chirurgie ist bei DE RENZI (Coll. II, 426 bis 496) abgedruckt (besser fast in den chirurgischen Juntine von 1546). Eine Neuausgabe auf Grund des von PUCCINOTTI fast über Gebühr gepriesenen und in seinem Alter etwas überschätzten Magliabecchianus und eines noch älteren Münchener Kodex mit der Abfassungsjahreszahl „1170 regnante rege Guillermo" und der Nennung des vom Verfasser beauftragten Herausgebers, seines Schülers GUIDO VON AREZZO, ist notwendig und vorbereitet. — Die Chirurgia Jamati hat PAGEL 1909 zum ersten Male nach einem Münchener Manuskript herausgegeben.

Im Anschluß an die Chirurgie ist auch des Salernitaners BENVENUTO GRAFFEO „Practica oculorum" zu nennen. Aus seiner Bezeichnung B e n v e n u t o   d i   S a l e r n o haben verständnislose Schreiber einen Benvenutus de Jerusalem gemacht und allzu feine historische Weisheit hinter dem Namen einer alten begüterten süditalienisch-sizilianischen (ursprünglich griechischen?) Familie GRAFFEO das jüdische Wort für Arzt, „rophe", suchen zu müssen geglaubt. Der Sproß einer reichen Handelsfamilie Süditaliens bzw. Siziliens damaliger Zeit hatte sowohl das Arabische wie das Griechische ein wenig zu kennen von Hause aus reichlich Gelegenheit, namentlich die arabischen Drogennamen. Daß er nach Nordafrika kam und nach Konstantinopel, hat gleichfalls nichts Befremdliches. Aus allen Blüten, sowohl griechischen wie arabischen, hat er sich etwas Honig gesogen, nachdem er die Grundlagen seines Wissens in Salerno (ca. 1150) gelegt hatte (und in Kalabrien?); daß er dann den nötigen Tamtam für seine persönlich dazu errungene „nova scientia" machte, ist seine Spezialität; das lag wohl auch ein wenig im Starstechermetier, aber — der BENVENUTO DI SALERNO, der „Benvengut de Salern" des Provenzalischen, ist er trotzdem geblieben.

A. M. BERGER und T. M. AURACHER haben die „Practica oculorum" München 1884 zum ersten Male herausgegeben und 1886 eine zweite Ausgabe veranstaltet, der

dann viele durch PANSIER und GIUSEPPE ALBERTOTTI gefolgt sind, da die Texte
der Handschriften merkwürdig voneinander abweichen, offenbar aus Lehr-
vorträgen des Vielgereisten entstanden. Eine zusammenfassende Ausgabe dieser
Textvariationen wird trotzdem nötig sein. Auch provenzalische und französische
Bearbeitungen sind von BERGER-AURACHER, PANSIER-LABORDE-TEULIÉ und
M. LAURANS 1886—1903 herausgegeben worden. Hinweise auf die begüterte
Familie GRAFFEO findet man beispielsweise auch bei AMARI, a. a. O., Bd. III, S. 257.

Als Anhang zu Salerno und Übergang zum Folgenden sei kurz auf
GILLES DE CORBEIL hingewiesen, der eine Zeitlang in Salerno weilte
und sein Leben lang ein begeisterter Interpret salernitanischer medizinischer Weisheit blieb, trotzdem er heimkehrend schon in Montpellier die
übelsten Erfahrungen mit seiner Vorliebe für Salernitaner Medizin hatte
machen müssen, wo der Arabismus schon völlig herrschte (um 1180),
während auch damals noch Salerno als Nachfolgerin des HIPPOKRATES
und GALENOS galt, direkte antike Traditionen noch hochhielt, die auch
anderwärts in Italien dauernd lebendig blieben. „EGIDIUS CORBOLIENSIS"
hat dann in Paris in den letzten beiden Jahrzehnten des 12. und im
Anfang des 13. Jahrhunderts salernitanischen Galenismus gelehrt. Daß
er auch Leibarzt im eigentlichen Sinne bei König PHILIPP AUGUST geworden sei, ist nicht erwiesen, wohl aber erhielt er das Kanonikat bei
Notre-Dame und kam auch ärztlich an den Hof. Seine versifizierte
Salernanermedizin und sein freimütiger Antiklerikalismus flößen uns
Respekt ein.

Zu vergleichen ist die tüchtige Monographie C. VIEILLARDS „Gilles de Corbeil,
médecin de Philippe Auguste et chanoine de Notre-Dame", Paris 1909, und des
gleichen Autors „L'Urologie et les Médecins Urologues dans la Médecine ancienne",
Paris 1903. Das Harngedicht des EGIDIUS ist vielfach gedruckt und kommentiert
und zusammen mit dem Gedichte über den Puls und über die Medicamenta composita von CHOULANT herausgegeben, der „Viaticus de signis et symptomatibus
aegritudinum" 1907 zu Leipzig von VALENTIN ROSE. Große Auszüge der gleichfalls versifizierten „Hierapigra ad purgandos prelatos" sind mitgeteilt in dem
erstgenannten Buche von VIEILLARD.

Lauter als alles zum Ruhme Salernos im 12. und 13. Jahrhundert
spricht aber die Tatsache, daß so weitschauende Herrscher wie ROGER II.
von Sizilien und FRIEDRICH II. der Schule von Salerno allein das Recht
verliehen, in ihrem Reiche in Italien die künftigen Ärzte zu approbieren,
und daß bei dieser Approbation, ohne welche die Ausübung der medizinischen und bald auch der chirurgischen Praxis verboten war, der salernitanische Brauch der anatomischen Sektionen ausdrücklich als unent-
behrlicher Behelf des medizinischen, besonders chirurgischen Unter-
richtes ausdrücklich sanktioniert wurde: „praesertim anatomiam huma-
norum corporum in scholis didicerit" (1240).

Zu vergleichen ist hierüber die Dissertation von ALFRED BÄUMER „Die Ärztegesetzgebung Kaiser Friedrichs II.", Leipzig 1911, und SUDHOFF, „Der griechische Text der Medizinalverordnungen Kaiser Friedrichs II." in den „Mitteilungen zur Geschichte der Medizin", XIII (1914), S. 180 ff. und auch für das Folgende die treffliche Übersicht über die geistige Gesamtkultur jener Zeit und ihre Quellen in Hans NIESE „Zur Geschichte des geistigen Lebens am Hofe Kaiser Friedrichs II." Historische Zeitschrift. 1912. Bd. 108. S. 473—540.

Aber auch schon anderwärts hatte das Studium der Medizin festere Wurzel gefaßt. So schon im 12. Jahrhundert in B o l o g n a , zu Ende dieses Zeitraums in P a r i s (ca. 1180) und schon um die Mitte des Jahrhunderts zu M o n t p e l l i e r , anscheinend von Spanien her, wo Ärzteschulen des Islam blühten, an denen auch die berufenen Dolmetscher des Mittelalters in der spanisch-islamitischen Sphäre, jüdische Gelehrte mitwirkten. Jedenfalls kam M o n t p e l l i e r als medizinische Lehrstelle hoch gleichzeitig mit dem Eindringen des Arabismus, als dessen erste Frucht wir den Pseudo-Aristoteles-Brief an ALEXANDER in der Übersetzung JOHANNES' des Spaniers schon kennen gelernt haben. Fehlte Montpellier auch der große Name eines „Constantinus Africanus, monachus Cassinensis" und die geniale Leitung eines ROGER oder FRIEDRICH II., so war doch auch hier (wo vielleicht schon vor der eigentlichen Universitätsgründung ärztliche Gildenlehre in der Weise von Frühsalerno am Werke gewesen war) eine Austauschstelle für Abendland und Morgenland, besonders auf medizinischem Gebiete, nachdem 1085, also fast gleichzeitig mit KONSTANTINS Tode, Toledo in die Hände der Christen gefallen war, mit seinen gewaltigen Schätzen islamischer Literatur. Um 1130 begann dort die Übersetzertätigkeit aus dem Arabischen einen größeren Umfang anzunehmen und knüpft sich zunächst an die Person des Dominicus GUNDISSALINUS, dem Übersetzer besonders mathematischer Schriften schon vorausgingen (z. B. LUPICINUS in Barcelona), vielleicht gar bis in das 10. Jahrhundert.

Der schließlich gerade für die medizinischen Werke der Araber das Beste in Übersetzertätigkeit in das Lateinische leistete, war **Gerhard von Cremona,** bald auch „Girardus Tholetanus" geheißen, der schon bejahrt um 1170 nach Toledo eilte und dort Arabisch lernte, zunächst um die Σύνταξις des PTOLEMAIOS zu übersetzen, die er in Italien nirgends zu finden vermochte, dann aber auch zahlreiche rein medizinische Werke, arabische und arabisierte griechische, der in Toledo bis zu seinem Ende als 73 jähriger 1187 verblieb und dort eine Schule um sich versammelte, deren Schülernamen zu den besten jener Zeit gehören. Neben den Übersetzungen des SERAPION, des RAZES, des ISAAK (den auch KONSTANTIN schon zum Teil ins lateinische Gewand gebracht hatte), des Qânûn IBN SINAS und der Chirurgie des ABULQASIM durch GERHARD kommt noch eine ganze Reihe anderer in Betracht, besonders der in Sizilien tätige MICHAEL SCOTUS und der in Salerno gebildete Jude FARADSCH BEN SALEM (Feragut), der den „Continens" des RAZES und manches andere in Sizilien in das Lateinische übertrug. Für das ganze Geistesleben im Mittelalter im 13. und 14. Jahrhundert war aber von größter Bedeutung die Übersetzung der naturwissenschaftlichen Schriften des ARISTOTELES, der bisher fast nur als Meister der Logik geherrscht hatte, die nun neben den revolutionierenden Schriften des großen arabischen Peripatetikers IBN RUSCHD die größte Erregung der Geister hervorrief.

Über Toledo und die dortige Übersetzerschule, die sich bald zu einer Art Lehrschule der Astronomie und der Naturwissenschaften überhaupt entwickelte, ist besonders wichtig die Arbeit von VALENTIN ROSE im VIII. Bande des Hermes, S. 327—349 „Ptolemaeus und die Schule von Toledo" (1874). Für GERHARD VON CREMONA: BALDASSARE BONCOMPAGNI, Della Vita e delle Opere di Gherardo Cremonese, Roma 1851. (Atti dell' Academia Pontifica de' Nuovi Lincei Anno IV, 27 Giugno 1851.) Zu vergleichen ist ferner: WÜSTENFELD, Die Übersetzungen arabischer Werke in das Lateinische, Göttinger Akademie-Abhandlung 1879, S. 12ff.

Zunächst war auch in der Medizin die ungeheure Überschüttung mit neuen Wissensmassen von eminenter Bedeutung, wie sie dieses Zugänglichmachen so vieler bedeutender arabischer und Galenischer Werke mit sich brachte, deren Verarbeitung sachlich und formal wie Offenbarungen wirkte.

Schließlich freilich überwog das Formale, und es begann die Herrschaft des arabisierten Galenismus in seinem autoritativem Zwange das medizinische Schaffen und Denken in immer härter drückende Fesseln zu schlagen. Zu schnell nur wurden die Segnungen des neuen, aus der Antike herübergeretteten, durch die Araber vermittelten Wissens verkehrt in das Verhängnis der **medizinischen Scholastik.**

Die neue Denk- und Schlußmethodik, welche sich unter dem Einfluß der Wiedergeburt des Aristotelismus in ihrer spiegelblanken Syllogistik entwickelt hatte, das geistige Turnierzeug einer hochfliegenden Philosophie, war für die junge Beobachtungswissenschaft der Medizin so ungeeignet wie irgend möglich, die in Salerno so recht ihre Pflegestätte gefunden hatte in Dürftigkeit und Frische. Auf den geistigen Turnierfeldern der jungen Universitäten unter die anderen Wissenschaften hineingestellt, wurde auch die Medizin zur autoritätenfrohen Pflegestelle spitzfindiger Dialektik und haarspaltender Subtilitäten. Je mehr die Gelehrsamkeit wuchs, um so magerer wurden die tatsächlichen Ergebnisse, Sterilität und Stagnation traten an die Stelle bescheidenen Fortschrittes. Manch lustig treibender Keim und Sproß im Jungland abendländischer Erfahrung wurde überwuchert und erstickt durch die Üppigkeit der fertig übermittelten Doktrinen, die eigenes Denken nicht mehr aufkommen ließen.

Elfte Vorlesung.

Die Natur- und Heilkunde und ihre Sonderzweige in den Zeiten der Scholastik. — Positive Leistungen und Fortschritte auf einzelnen Gebieten. — Boten einer neuen Zeit.

Gehen wir zur näheren Betrachtung der Hauptrepräsentanten der scholastischen Epoche, so tritt uns zunächst für die Naturwissenschaften die bedeutende Gestalt ihres universellen Bearbeiters in dem berühmten Dominikaner **Albertus Magnus** (1193—1280) entgegen. Aus dem adligen Geschlecht derer VON BOLLSTÄDT zu Lauingen in Schwaben entsprossen, trat er dreißigjährig in den Dominikanerorden und erwarb sich durch seine große Gelehrsamkeit nicht bloß als Theologe, sondern auch als Naturforscher einen Weltruf. Anfangs in verschiedenen Klosterschulen als Lehrer tätig, kam er später nach Paris, von da nach Köln; seit 1248 zum Ordensprovinzial ernannt, hatte er in dieser Eigenschaft sämtliche Klosterschulen im westlichen Deutschland zu visitieren. Einige Jahre lang hatte er den Bischofssitz von Regensburg inne. Zuletzt ging er nach Köln, wo er bis zu seinem Lebensende verblieb. ALBERTUS MAGNUS teilt mit vielen Männern jener Zeit das Schicksal, von einer Seite geschmäht, von andrer dagegen in den Himmel gehoben zu werden. Der Grund für die divergierende Beurteilung liegt in dem verkehrten Maßstabe, den man an die Leistungen dieser Männer legt, indem man sie kritiklos für alles, was unter ihrem Namen veröffentlicht worden ist, als Verfasser verantwortlich macht, ohne die Einschiebungen und Fälschungen zu berücksichtigen, die in jener Zeit, wo man auf die handschriftliche Vervielfältigung der Werke angewiesen war, nur zu häufig sind. Wir besitzen unter ALBERTS Namen 21 Folianten, von denen fast die Hälfte unecht ist.

Eine sehr gründliche Darstellung seiner Leistungen als Naturforscher finden Sie in POUCHETS Histoire des sciences naturelles au moyen-âge ou Albert le Grand et son époque etc. (Paris 1853), ferner in E. F. MEYERS bekannter Geschichte der Botanik. Danach dürften wir ihn für acht Bücher physica, 7 Bücher de vegetabilibus (ed. JESSEN, Berlin 1867) und 26 Bücher de animalibus bestimmt als Autor ansehen. Vgl. auch G. Frhr. v. HERTLING, Albertus Magnus, Beitr. z. s. Würdigung. Köln 1880.

ALBERT ist der Aristoteles des Mittelalters genannt worden, ein Vergleich, der insofern stichhaltig ist, als A. in der Tat universelle Bildung und besonders große, auf eigene Beobachtung gegründete Naturkenntnisse besaß. Sein bedeutendstes naturwissenschaftliches Werk, die gewaltige Tiergeschichte, zu der er die Materialien als erster großer Naturbeobachter des Mittelalters auf seinen Visitationsgängen durch Westdeutschland sammelte, das aber in den Abschriften jämmerlich entstellt war, hat HERMANN STADLER im Originalmanuskript zu

Köln wieder aufzufinden vermocht. Eine monumentale durch ihn besorgte Neuausgabe ist im Druck. Dann wird man erst erkennen, wie ALBERT DER GROSSE einen Vergleich mit ROGER BACON nicht zu scheuen braucht, allerdings nicht auf dem Gebiete der exakten Naturwissenschaften errungen, sondern auf dem der Biologie.

Aus ALBERTS Schule ist nicht nur das Büchlein „De secretis mulierum" hervorgegangen, das etwas besser ist als sein Ruf, wenn es auch ALBERT selbst nicht zukommt. Als Zusammenfassung des naturwissenschaftlichen Zeitwissens ist von weit größerer Bedeutung die Enzyklopädie des THOMAS VON CANTIMPRÉ (Thomas Brabantinus), vollendet spätestens 1240, die bis heute nur zum kleinsten Teile gedruckt ist, trotzdem sie zweifellos den Vorzug verdient vor dem es benutzenden „speculum naturale" des VINZENZ VON BEAUVAIS († 1264). Auch des BARTHOLOMÄUS VON GLANVILLE (Bartholomaeus Anglicus) 19 Bücher De proprietatibus rerum (um 1260 verfaßt) stehen der ursprünglich gleichfalls aus 19 Büchern bestehenden Schrift „De naturis rerum" des THOMAS entschieden nach.

Auch von den immer neuen Universitätsgründungen hatte die Medizin nur den bescheidensten Vorteil. In England war schon im 11. Jahrhundert Oxford zur Blüte gelangt, im 12. Cambridge. In Italien waren Padua (1222), Messina und Neapel (1224), Pavia 1250 hinzugekommen. Auch in Deutschland besann man sich endlich auf diese Bildungspflicht. In Prag begründete man 1348 die erste deutsche Hochschule, die in ihrem ersten Halbjahrhundert gerade in der Medizin ein bescheidenes Blühen zeigte, bis die Zersplitterung des Nationalitätenhaders dem ein Ende machte; Wien folgt 1365, Heidelberg 1386, Köln 1388, Erfurt 1392, Leipzig 1409, Greifswald 1456, Tübingen 1477. In Spanien hatte man mit Italien Schritt gehalten; Valencia 1199, Salamanca 1243, Lissabon 1287, Coimbra 1290 wären hier und in Portugal zu nennen. Die Schule für Mathematik und Naturwissen in Toledo wurde niemals durch päpstliche Bestätigung autorisiert.

Über diese Universitätseinrichtungen sind als die wichtigsten Quellenwerke Ihnen zu nennen: H. DENIFLE, Die Universitäten im Mittelalter, I, Berlin 1885; G. KAUFMANN, Die Geschichte der deutschen Universitäten, I, Stuttgart 1888, und das dreibändige Werk von RASHDALL, The Universities of Europe in the middle ages, Oxford 1895.

Die medizinische Literatur aus jener Zeit, die zum größten Teil noch nicht einmal aus dem Dunkel der Bibliotheken durch den Druck zum Licht der Öffentlichkeit gelangt ist, erscheint quantitativ keineswegs spärlich, aber die Qualität ist nicht hoch. Die Arbeiten tragen samt und sonders rezeptiven Charakter, sind dem Inhalt nach nichts weiter als Überarbeitungen des GALENOS und AVICENNA, oft verbrämt durch glossierende und kommentierende Zusätze künstlichster Dialektik. Freilich war das Studium in jener Zeit nicht wenig durch den Umstand erschwert, daß Bücher vor Erfindung der Buchdruckerkunst ein rarer Artikel waren. Selbst gut dotierte Institute, wie z. B. die Pariser Universität, verfügten nur über eine ganz winzige Bibliothek. Man war daher schon im Besitz von kurzen Auszügen glücklich und auf diese beim Studium meist angewiesen. Die Autoren paßten sich mit ihren schriftstellerischen Produkten den Bedürfnissen und Wünschen des Publikums an. Entweder sind sie einfache A g g r e g a t o r e s , d. h. sie stellen das Wichtigste und Wissenswerteste aus den älteren Quellenwerken zusammen, oder C o n c i l i a t o r e s (differentiarum), d. h. sie bemühen sich, die infolge der dialektischen Methode des Räsonnements unausbleiblichen Widersprüche gleichfalls durch dialektische Künste zu beseitigen — und diese Tätigkeit steht bereits auf einer etwas höheren Stufe —, oder sie verfassen K o n k o r d a n z e n , wo unter Schlagwörtern tunlichst alle einschlägigen Sentenzen der autoritativen Ärzte in kurzen Exzerpten zu Worte kommen und durch ein sich anschließendes Résumé eine Übereinstimmung zwischen den verschiedenen Anschauungen vorgespiegelt wird, oder endlich kurze K o m p e n d i e n („Revocativum memoriae") und dgl. mehr. Selbständige Gedanken, wirklich neue Gesichtspunkte gegenüber den „arabisierten Griechen" treffen wir nur sehr spärlich.

CHRISTOF FERCKEL hat von den „Secreta" des Pseudoalbertus ausgehend zunächst den gynäkologischen Teil der Kompilation des Brabanters untersucht und mit einleitenden Quellenstudien 1912 in München erscheinen lassen: „Die Gynäkologie des Thomas von Brabant, ein Beitrag zur Kenntnis der mittelalterlichen Gynäkologie und ihrer Quellen." Er bereitet jetzt das für die Medizingeschichte wichtigste erste Buch, das die Anatomie enthält, zur Herausgabe vor. Den Liber III, De monstruosis hominibus orientis, hat ALFONS HILKA 1911 zu Breslau herausgegeben. — Einen überarbeiteten Thomastext hat KONRAD VON MEGENBERG um die Mitte des 14. Jahrhunderts ins Deutsche übersetzt, der als „Buch der Natur" vielmal gedruckt wurde, zuletzt von FRANZ PFEIFFER, Stuttgart 1861, in einer kritischen Ausgabe, die dann noch ins Neuhochdeutsche gewandelt und mit Anmerkungen ausgestattet wurde von HUGO SCHULZ, Greifswald 1897. Zu vergleichen sind noch: H. STADLER, Albertus Magnus, Thomas von Cantimpré und Vincenz von Beauvais. Natur und Kultur, 1906, 4. Jahrg., S. 86 ff.; derselbe, Albertus Magnus als selbständiger Naturforscher. Forschungen zur Geschichte Bayerns, Bd. XIV, S. 95—114; derselbe, Zur Geschichte der Fauna Deutschlands, Blätter f. d. Gymnasialschulwesen, 227. Bd., 1906, S. 26 ff. CHRIST. FERCKEL, Zur Bibliographie der Secreta mulierum. Arch. f. Gesch. der Medizin, Bd. VII, S. 47 f.; ALEXANDER KAUFMANN, Thomas von Chantimpré, Köln 1899.

Als Hauptrepräsentant der schulmäßigen Heilkunde des 13. Jahrunderts kann THADDAEUS VON FLORENZ, ein Scholastiker allerersten Ranges, unsere Aufmerksamkeit beanspruchen, den man wohl als den

direkten Begründer der scholastischen Bearbeitung der Medizin bezeichnen könnte. Er heißt eigentlich TADDEO DEGLI ALDEROTTI und
lebte von 1223 bis 1303, hauptsächlich (seit 1260) in Bologna. Seine
theoretischen Ausführungen sind durch den Wust von Disputationes,
Quodlibetationcs und wie alle diese schönen „Scholien" betitelt sind,
ungenießbar. Als Praktiker genoß er einen großen Ruf und soll fürst-
liche Honorare eingeheimst haben. Seine Konsilien, die noch in den
Handschriften schlummern, sind nicht uninteressant.

Aus denselben hat E. v. LIPPMANN kürzlich (Arch. f. Gesch. d. Medizin, Bd. VII,
S. 379—389 mit SUDHOFF) die Abhandlung über Herstellung und arzneiliche
Verwendung des Branntweins (aqua vitae) herausgegeben. Vgl. auch PUCCINOTTI,
Storia della medicina e documenti, Vol. I, Part I, Livorno 1855, Documenti S. XIII
bis LIV. Schüler und zum Teil Nachfolger von TADDEO sind einige Mitglieder
der Familie VARIGNANA, besonders BARTOLOMMEO VARIGNANA († 1318), ferner
(ALDOBRAN-)DINO DI GARBO († 1327) und dessen Sohn und Nachfolger TOMMASO
DI GARBO († 1370), Verfasser einer unbeendigt gebliebenen „Summa medicinalis"
endlich TORRIGIANO DE' TORRIGIANI (auch „Turrisanus"), bekannt als „Plusquam
commentator" durch seinen sehr weitschweifigen, aber lange beliebt gebliebenen
Kommentar zu GALENOS' Mikrotechne.

Während die eben genannten Männer hauptsächlich in Bologna
wirkten, sehen wir die Schwesteruniversität Padua durch eine Reihe
von Autoren glänzen, die bereits auf einer höheren Stufe stehen und
einen leisen Anflug von Selbständigkeit verraten. Der „Ketzer" PETRUS
APONENSIS (PIETRO DI ABANO) (1250—1315) sucht durch seinen
„C o n c i l i a t o r   d i f f e r e n t i a r u m" in dem oben angeführten
Sinne (S. 181) zu wirken, zeigt aber in andern Schriften schon einen
okkultistisch-faustischen Zug. Um Griechisch zu erlernen, fuhr er nach
Konstantinopel, ein Bereiter der Zukunft. GIACOMO DE' DONDI (1298
bis 1359) verfaßt eine Zusammenstellung der einfachen Arzneimittel
und figuriert deshalb als „Aggregator Paduanus" in der Literatur. Auch
ein wichtiges balneologisches Werk (über die Thermen von Abano um
1340) rührt von ihm her. Sein Sohn GIOVANNI DE' DONDI (1318—1389)
ist mehr durch tüchtige astronomische als eigentlich medizinische
Leistungen ausgezeichnet. GIACOMO DELLA TORRE (JACOBUS FORO-
LIVIENSIS, † 1413) ist als Autor eines großen Kommentars zur Ars parva
Galeni bekannt. FRANCESCO DA PIEDIMONTE († 1419) haben wir bereits
durch seine Ergänzung des JOHANNES MESUE kennen gelernt (S. 143;
vgl. FERD. V. HERFF, Die Gynäkologie des Franz v. P., Gießen 1843).
Einige Mitglieder der Familie SANTA SOFIA machen sich als Kom-
pendienschreiber einen Namen.

An anderen Orten wirkten Verfasser verschiedener medizinischer
bzw. pharmakologischer Wörterbücher und Kompendien: SIMON VON
GENUA (JANUENSIS) (1270—1303), Leibarzt des Papstes NICOLAUS IV.,
Verfasser von „S y n o n y m a   m e d i c i n a e   s.   c l a v i s   s a n a -

t i o n i s" (einem Wörterbuch der Arzneimittellehre); MATTHAEUS
SYLVATICUS († 1342) widmete 1330 dem König ROBERT von Sizilien
seine „P a n d e c t a e m e d i c i n a e" (daher auch „Pandoctarius"
geheißen), eine Kompilation, die teils ein Glossarium der medizinischen
Terminologie, teils eine ziemlich vollständige, aber kritiklos zusammen-
geschriebene Heilmittellehre enthält; GUILELMUS BRIXIENSIS (GU-
GLIELMO CORVI aus Canneto bei Brescia, 1250—1326), Leibarzt mehrerer
Päpste, zuletzt in Paris lebend, schrieb eine Practica, die auch den
Titel „Aggregator Brixianus" führt; JOH. V. ST. AMAND, Canonicus in
Tournai in Belgien, vermutlich auch vorübergehend Lehrer in Paris
(13. Jahrhundert), schrieb einen viel gelobten Kommentar zum Antidotarium Nicolai, ein dreiteiliges „Revocativum memoriae" (bestehend
aus Exzerpten der älteren griechischen und arabischen Autoren, einer
lexikalischen Konkordanz und den als Schulbuch sehr beliebten „Areolae"
pharmakologischen Inhalts).

Aus Tournai stammte der ein Jahrhundert später lebende Pariser Professor
JACOBUS DE PARTIBUS (JAQUES DESPARS), Verfasser eines Kommentars zu
AVICENNA, der durch seine Verurteilung des gemeinsamen Badens sich dem Zorn
der Baderzunft in einer Weise aussetzte, daß er, seines Lebens nicht sicher, schleu-
nigst wieder seine Stellung als Kanonikus in seiner Vaterstadt annahm. Beiläufig
bemerkt ist die Konkordanz des JOH. VON ST. AMAND von einem Pariser Autor
des 14. Jahrhunderts, PIERRE DE ST. FLOUR, erheblich erweitert herausgegeben
worden. Das gesamte „Revocativum memoriae" des JEAN DE SAINT AMAND hat
PAGEL 1894 zu Berlin herausgegeben. Nachträge dazu 1896 in „Neue literarische
Beiträge zur mittelalterlichen Medizin".

GILBERTUS ANGLICUS (Ausgang des 13. Jahrhunderts) schrieb ein
Kompendium der Medizin, das als „R o s a a n g l i c a n a" bekannt
ist, nicht zu verwechseln mit einer zu Anfang des 14. Jahrhunderts verfaßten „Rosa anglica" betitelten Schrift des JOHN GADDESDEN, eines
Oxforder Magisters, die nicht viel mehr ist als ein Auszug aus dem
ungleich wertvolleren „L i l i u m m e d i c i n a e" des **Bernhard
von Gordon,** Universitätsprofessors in Montpellier (um 1285—1310),
der auch eine Schrift über den Theriak und über die Grade der Arzneien
(1303) verfaßte, die erstere ganz in scholastischer Manier, die letztere
wesentlich auf die Lehre des Alkindus basiert, ferner ein Regimen
acutorum, eine Schrift De crisi, eine De ingeniis curandorum morborum,
zwei De prognosticis, eine De phlebotomia und De floribus diaetarum,
deren Chronologie R. VON TOEPLY in den Mitt. z. Gesch. d. Med., VI,
S. 94 f. festgestellt hat, ferner einen Tract. de urinis.

Das „Lilium medicinae" des BERNHARD GORDONIUS stand bei
den Zeitgenossen des Verfassers mit Recht in großem Ansehen.

Die Ausgaben der „Rosa anglica" hat G. DOCK in Janus, Bd. XII (1907),
S. 425 ff., zusammengestellt. Ihrem Verfasser und dem Buche selbst hat H. P.

CHOLMELEY eine Monographie gewidmet. (John of Gaddesden and the Rosa medicinae, Oxford 1912.)

An derselben Hochschule wie der eben genannte wirkten auch JOHANNES JACOBI, JOHANNES A TORNAMIRA, Verfasser eines „Introductorium s. clarificatorium juvenum" (um 1379) und VALESCUS DE TARANTA, ein Portugiese von Geburt, der um 1418 ein „Philonium pharmaceuticum et chirurgicum" schrieb.

Das Wort P h i l o n i u m ist aus dem GALENOS entlehnt, der uns das höchst gemischte Rezept eines schmerzstillenden Mittels des PHILO V. TARSUS, eines auch bei CELSUS erwähnten Arztes, mitteilt (vgl. F. P. HENRY, A notice of the life and writings of Valescus de Taranta. Maryland medical Journal, 1901, S. 238 bis 252). Von JOH. JACOBI gab WICKERSHEIMER im Arch. f. Gesch. der Medizin, Bd. III (1909), S. 41—62, einen Steintraktat, ausführlich kommentiert, heraus. Desselben Pestschrift ist unter dem Namen des „Canutus" oft gedruckt. Vgl. PANSIER, Jean de Tournemire, Avignon 1904 (Mém. de l'Ac. de Vaucluse).

Beide Schriften erfreuten sich mit Recht wegen ihrer Kürze und Vollständigkeit sogar mehrere Jahrhunderte lang einer gewissen Beliebtheit. Endlich sind noch aus dem 15. Jahrhundert als zu ihrer Zeit geschätzte Schriften bemerkenswert die sehr ausführlich angelegten S e r m o n e s m e d i c i n a l e s des NICOLO FALCUCCI (FALCUTIUS oder DE FALCONIIS) aus Florenz († 1412), die kompendiöse P r a c t i c a des MICHAEL SAVONAROLA (seit 1434 sukzessive Professor in Padua und Ferrara), eine wegen ihrer Emanzipation von aller Dialektik recht lesbare Darstellung der Heilkunde jener Zeit, und die gleichfalls „P r a c - t i c a" betitelten Kompendien von ANTONIO GUAINERI († 1440 als Professor in Padua) und MATTHAEUS DE GRADIBUS (MATTEO FERRARIO aus Gradi bei Mailand, † 1480 als Professor und Leibarzt in Pavia). — Der letztgenannte Autor bilde den Übergang zu einer höheren und mehr selbständigen Stufe der Darstellung, wie sie in den zahlreichen „C o n s i l i a" des 13. bis 15. Jahrhunderts gegeben ist, d. h. Sammlungen von kasuistischen, z. T. auch kulturhistorisch interessanten Beobachtungen, allerdings noch mannigfach mit dem Aufputz scholastischer Weisheit verbrämt.

Außer den Konsilien des TADDEO DEGLI ALDEROTTI (s. o.) besitzen wir solche von GENTILE DA FOLIGNO (FULGINEUS, GENTILE VON FULIGNO), † 1348 am schwarzen Tode, sukzessive Professor in Bologna, Padua und Perugia, ANTONIO CERMISONE, Professor in Pavia und Padua († 1441), BARTOLOMEO MONTAGNANA († 1470), dem Haupte einer bis in das 17. Jahrhundert hinein existierenden Ärztefamilie, BAVERIUS DE BAVERIIS, um 1480 Prof. in Bologna, GIOVANNI MATTEO FERRARI DA GRADO (DE GRADIBUS), zugleicher Zeit in Mailand, u. a. m.

Über GENTILE DA FOLIGNO vgl. GIUSEPPE GIROLAMI, Napoli 1844 und K. SUDHOFF in der Münchener med. Wochenschr., 1911, No. 34; über GIAMMATTEO

FERRARI die trefflich dokumentierte Schrift seines Namenvetters und Nachkommen: „Une chaire de médecine au XVᵉ siècle un professeur à l'Université de Pavie (1432—1472)", Paris, Thèse 1899. — Zur Ausübung und Lehre der Heilkunde zu Paris zu Ende des 14. und Anfang des 15. Jahrhunderts hat E. WICKERSHEIMER in den Bulletins de la Société française d'histoire de la médecine, 1909, S. 199—305, ein überaus wichtiges Dokument nach einer Wolfenbütteler Handschrift veröffentlicht, die Tagebuchaufzeichnungen eines jungen deutschen Arztes über Diagnostik und Heilplan, wie er sie in der täglichen poliklinischen Ambulanz der Dozenten GUILELMUS CARNIFICIS (BOUCHER) und PETRUS DANSON (PIERRE D'AUXONNE) um 1400 sich notierte. Man sieht, als Ergänzung zu den „Consilien", daß die verschrieenen „Scholastiker" am Krankenbette doch recht augenoffene Kliniker waren.

Kurz hinweisen möchte ich Sie noch auf eine Literaturgattung, die sich seit dem 13. Jahrhundert gleichfalls auszubilden begonnen hatte neben den Konsilien, aus praktischem Bedürfnis heraus unter dem Vorbilde der „Epistola" Pseudo-Aristotelis und des versifizierten „Regimen" von Salerno (s. oben S. 178), die recht weit verbreiteten **Gesundheitsregimina** für Fürsten und Herren und Hohe Frauen, ausgearbeitet von Leibärzten oder solchen, die es werden wollten, und wohl auch von Ärztekorporationen, wie das der Meister von Montpellier für Erzherzog ALBRECHT von Österreich — ganz allgemeiner Natur oder für bestimmte Lebenslagen (Schwangerschaft, Reisen, Heerzüge) oder für besondere Körperkonstitutionen und Krankheitsanlagen.

Sehr bekannt ist von diesen R e g i m i n a s a n i t a t i s das des ALDO-BRANDINO DA SIENA aus dem 13. Jahrhundert, dessen französischen Text LAN-DOUZY und PEPIN 1911 zu Paris herausgaben. GIACOMO ALBINI DI MONCALIERI schrieb vor 1400 sein Buch „De sanitatis custodia", das GIOVANNI CARBONELLI 1906 zu Pinerolo herausgab (Bibl. della soc. stor. subalpina, 35). Auch von TADDEO DEGLI ALDEROTTI existiert ein „Libellus sanitatis conservandae", der 1477 gedruckt wurde. Ein JOHANN VON TOLEDO des 14. Jahrhunderts, verschieden von dem Übersetzer des Aristoteles-Briefes (JOH. HISPANUS), hat einen „Liber de conservanda sanitate" verfaßt, den PAGEL 1907 in der Pharmaz. Post lateinisch und deutsch veröffentlicht hat. Ein Magister GREGORIUS schrieb ein ähnliches Büchlein, italienisch 1865 in der „Scelta di Curiosità Letterarie" zu Bologna, gedruckt. Auch die Prager Ärzte GALLUS und ALBICH schrieben Gesundheitsregimina. Das des GALLUS ist 1818 als „Vitae vivendae ratio in gratiam Caroli IV." zu Prag von FRANZ MÜLLER herausgegeben; der „Tractatulus de regimine hominis" von SIEGMUND ALBICH, kaiserlichem Leibarzte und zeitweiligem Erzbischof von Prag, wurde 1484 zu Leipzig gedruckt und in seiner Bedeutung von HAESER und andern etwas überschätzt. Diese paar Hinweise auf Gesundheitsregimina, die im Druck erschienen sind, mögen genügen. Die Zahl der handschriftlich noch vorhandenen ist erheblich. Auch in deutscher Sprache sind im 15. Jahrhundert solche verfaßt, andre ins Deutsche übersetzt worden.

Auf die ärztlichen Regimina für Land- und Seereisen hat zuerst SUDHOFF im Arch. f. Gesch. d. Med., Bd. IV, S. 263—281 (1911) hingewiesen; das älteste derselben, das bisher bekannt geworden ist (ca. 1227 verfaßt), hat er durch FRITZ HÖNGER als Doktorarbeit aus dem Leipziger Institut f. Gesch. d. Medizin herausgeben lassen: „Ärztliche Verhaltungsmaßregeln auf dem Heerzug ins heilige Land für Kaiser Friedrich II., geschrieben von Adam von Cremona". Leipzig 1913. ADAM VON CREMONA ist als ärztlicher Schriftsteller des 13. Jahrhunderts bisher nicht weiter belegt.

Spricht sich auch in vielen dieser Gesundheitsregimente des 14. und 15. Jahrhunderts ein gesunder Sinn für die Schädlichkeiten der gesamten Lebensweise und deren Vermeidung, ein reifes Verständnis für Anforderungen privater Hygiene aus, so ist doch auch dies fast alles antikes Gut, das seit HIPPOKRATES und DIOKLES in Kurs gekommen war, nur vernünftig angepaßt den veränderten Lebensbedingungen. Aber in einer verwandten Literaturgattung, die oft zwar in die allgemeinen Gesundheitsregimente hinüberklingt, kommen Anschauungen und daraus hergeleitete Maßregeln zur Darstellung und Verbreitung, die von denen der Antike und des Islam völlig sich entfernen, in den Pesttraktaten und Pestregimenten und Pestverordnungen, wie sie seit der Mitte des 14. Jahrhunderts, seit der großen Pestepidemie des „schwarzen Todes" in Kurs kommen.

Dies vorher kaum beachtete Literaturgut hat zum erstenmal gründlich untersucht und in einer großen Zahl von Einzelschriften aus den Handschriften ans Licht gezogen KARL SUDHOFF in der Artikelserie: „Pestschriften aus den ersten 150 Jahren nach der Epidemie des ‚schwarzen Todes‘, 1348", bisher VI Artikel (Archiv f. Geschichte der Medizin, IV, 191—222 und 389—424; V, 36—87 und 332—396; VI, 313—379; VII, 57—114. Das noch zur Veröffentlichung bereitliegende Material hat ungefähr den gleichen Umfang. Zur Geschichte der Pest selbst und der gesamten Pestprophylaxe grundlegend und erschöpfend in der Zusammenfassung ist die Darstellung von GEORG STICKER in den Abhandlungen zur Seuchengeschichte, I. Band, Teil 1 u. 2, Gießen 1908 und 1910.

Seit dem frühen Mittelalter schon war langsam hochgekommen in der Vorstellungswelt der Ärzte des Abendlandes aus den Kreisen der Geistlichkeit (also wohl auch der Mönchsmedizin!) der ätiologische Begriff der Kontaktübertragbarkeit von Krankheiten, wie er den Zaarathbestimmungen des 3. Buch Mosis (Kap. 13 u. 14) zugrunde liegt (s. oben S. 38), gleichzeitig der Gedanke der Vermeidbarkeit der Übertragung durch Ausschluß der Kranken aus dem Verkehr des gesunden Volksteils. Am Euphrat konzipiert und in die Tat umgesetzt, weitergebildet durch die Leviten Israels, wurde dieselbe Vorstellung zum leitenden Grundsatz in der Lepra-Reglementierung seit dem 6. Jahrhundert nach Chr. von Südfrankreich aus. Die Isolierungshäuser oder -kolonien überzogen in der Weiterführung dieser Aussatzbekämpfungsmaßregeln allmählich ganz West- und Mitteleuropa. Zu Ende des 13. Jahrhunderts gab es allein in Frankreich deren über 2000, als wichtigster Teil einer bis ins kleinste ausgeklügelten Reglementierung zum Zwecke der Erkennung und Unschädlichmachung der Leprösen.

Aber in den Ärztekreisen wenigstens war im Abendlande der Begriff der Kontaktinfektion nicht auf die Beurteilung der Aussätzigen beschränkt geblieben. Ein Merkvers „De morbis contagiosis", später dem Regimen Salernitanum eingereiht, sowie alles, was fest in Kurs kam, gab um 1300 die Ansehauung der abendländischen Ärzte wieder, der 8 ansteckende Krankheiten aufstellt, über die man sich einig geworden war.

BERNHARD VON GORDON überliefert den Vers in folgender Form in seinem „Lilium medicinae" (1305):

Febris acuta, ptisis, scabies, pedicon, sacer ignis,
Anthrax, lippa, lepra nobis contagia praestant.

(Pestartiges Fieber, Tuberkulose, Krätze, Fallsucht, Erysipel, Milzbrand, Augenblennorrhoe (und Trachom), Lepra; wie die Fallsucht darunter gekommen, ist im Archiv f. Gesch. der Med., VI, S. 449 ff., dargelegt.) Daß man auch in der Krankheitspolizei und Prophylaxe auf diese 8-Zahl kontagiöser Krankheiten der medizinischen Schule Rücksicht nahm, ist in der Wiener med. Wochenschrift, 1913, No. 48, gezeigt (SUDHOFF, Die acht ansteckenden Krankheiten einer Baseler Ratsverordnung).

Die im Laufe der Jahrhunderte gewonnene und geklärte Erfahrung fand dann sofort ihre Anwendung, als mit dem Jahre 1347/48 die Pest wieder einmal von Osten anrückte und ganz Europa verheerte. Während die „Pest des Justinian" (532—595 etwa) weder in der ärztlichen Literatur noch in den Maßnahmen der Behörden sich irgendwie dokumentiert, setzt im 14. Jahrhundert sofort die literarische wie die reglementäre Reaktion ein, und bis zum Ende des Jahrhunderts ist eine öffentliche Pestprophylaxe ausgebildet, welche in den Grundlinien die heutigen Maßnahmen wiedergibt: Absperrung zu Wasser und zu Lande, Quarantänen und Quarantänelazarette, Anzeigepflicht, Isolierung, Desinfektion. Die Seuchenprophylaxe ist theoretisch und praktisch im abendländischen Mittelalter geschaffen worden.

Die Grundzüge dieser ganzen Entwicklung sind von SUDHOFF im Oktober 1911 in der „Deutschen Revue" auseinandergesetzt (Hygienische Gedanken und ihre Manifestationen in der Weltgeschichte). Eine Fülle von Einzelheiten ist aus dem Katalog der historischen Abteilung der Dresdener Hygieneausstellung zu entnehmen (S. 229 ff.). Daß an der ganzen ätiologisch-prophylaktischen Aufklärung die Medizin des Islam keinen Anteil hat, ist von E. SEIDEL im Archiv f. Gesch. der Medizin, VI, S. 81 ff., dargelegt worden.

Auch als zu Ende des 15. Jahrhunderts die langsam aufgedämmerte Erkenntnis zum vollen Durchbruch gekommen war, daß aus dem weiten Gebiete der chronischen Kontagionsleiden mit Beteiligung der Hautdecken eine besondere Krankheitsform ausgeschieden werden müsse, die auf dem Wege des befleckten Geschlechtsverkehres sich verbreite und durch Quecksilbereinreibungen beseitigt werden könne, die „scabies grossa", die „grosse vérole", das „mal franzoso", die „bösen Blattern"

der „Morbus gallicus", die S y p h i l i s , wie sie seit FRACASTORO
genannt wird, da wandte man sofort auch auf diese kontagiöse Krankheit
die Isolierungsformel an, schloß vor solchen Kranken die Stadttore,
wies die von ihr befallenen Nichtortsansässigen aus und sperrte die
erkrankten Einheimischen in besondere „Franzosenhäuser" oder
„Blatternhäuser" ein, wo man sie der Schmierkur und späterhin der
„Holzkur" unterwarf und „geheilt" wieder entließ. So wurde aus dem
Isolierhaus für die Leprösen (Leprosorium, „Gutleuthaus"), das nur
eine Unterkunftsstelle zum Separationszweck, und dem Hospital, das
nicht viel mehr als ein Pfründnerhaus gewesen war, schließlich die
Krankenanstalt mit ausgesprochenem Heilzweck, neben denen sich das
„Inkurabelnhaus" entwickelte, als schlagender Beweis dafür, daß das
eig. Krankenhaus im modernen Sinn für die curabiles, ergo curandi
bestimmt war.

Können wir in der völlig selbständigen Ausbildung der Seuchenprophylaxe einen Ruhmestitel des medizinischen Mittelalters im Abendlande erblicken, so hat auch auf zwei andern Gebieten medizinischer
Wissenschaft und Praxis der Westen Selbständiges geleistet, wo
im Osten von Fortschritt kaum geredet werden kann, eher von
Verkümmerung und Stagnation: in der A n a t o m i e und C h i r -
u r g i e . Speziell die erstere lag bei den Arabern und Persern ganz
im argen. Diese hatten an der Galenischen Anatomie genug; religiöse
Vorurteile verboten ihnen anatomische Untersuchungen am menschlichen Kadaver; die Anfänge in Salerno sind oben besprochen. Recht
beachtenswert ist der topographisch-anatomische Abschnitt in der
Chirurgie des Placentiners WILHELM. Der Chirurg HEINRICH VON
MONDEVILLE hat in Montpellier (1304) vorübergehend Anatomie an
Abbildungen demonstriert, bevor er als Leibwundarzt nach Paris ging.
(Dies kleine Dokument habe ich nach einem Berliner Kodex, der offenbar
ein Kollegienheft bildet, 1889 hier veröffentlicht.) — Neues ist in beiden
nicht enthalten; verdienstlich ist nur die Betonung des Wertes anatomischer Studien, namentlich als Grundlage für die Chirurgie. Derjenige,
der im 14. Jahrhundert zum ersten Male wieder in ausgiebigerem Maße
systematisch menschliche Kadaver sezierte und Selbstgesehenes, wenn
auch nach älteren Vorbildern, frisch von der Leiche weg zur Darstellung
brachte, ist MONDINO DE' LUZZI (DE LIUCCI) (1275—1326), Professor in
seiner Vaterstadt Bologna. HAESER bezeichnet ihn mit Recht als den
mächtigsten Zergliederer des 14. Jahrhunderts. Seine 1316 verfaßte
„Anatomia" (zum ersten Male 1478 in Bologna gedruckt erschienen und
später vielfach aufgelegt) blieb bis zum Auftreten VESALS im 16. Jahr-

hundert der anatomische Kanon, das hauptsächlichste Lehrbuch der Anatomie für die ganze damalige medizinische Welt. Freilich findet sich kein wahrhafter Fortschritt in Mondinos Werk; vielmehr handelt es sich nur um den redlichen, aber völlig ergebnislosen Versuch einer Nachprüfung galenisch-arabischer Anatomie, der schon um deswillen mißlingen mußte, weil Mondino viel zu sehr von der Unfehlbarkeit des Galenos durchdrungen war. Trotzdem ist Mondinos Werk ein Merkstein historischer Entwicklung, weil M. nach einer fast tausendjährigen Pause wieder die Initiative zu selbständigen Sektionen ergriffen und auf Grund eigener Anschauungen — galenisch-arabische Anatomie in ansprechender, systematischer Form dargestellt hat. Sind ihm auch neue Entdeckungen, Verbesserungen alter Irrtümer nicht zu danken, so war doch schon mit dem Streben nach selbständigem Forschen auch für die übrigen Disziplinen ein gutes Vorbild gegeben, anregend namentlich für die chirurgischen Studien.

Zu vergleichen sind, außer der oben (S. 175) genannten Arbeit von Töply, Modestino del Gaizo, Della pratica dell' Anatomia in Italia sino al 1600, Napoli 1892 (Atti dell'Academia med.-chir. di Napoli anno 46); G. Martinotti, L'insegnamento dell'Anatomia in Bologna, Bologna 1911 (Studi e Memorie per la Storia dell'Università di Bologna).

Mit dem Aufblühen der Hochschulen im Norden Italiens, besonders von Bologna, tritt uns eine Reihe von Chirurgen entgegen, deren Leistungen gegenüber denen der Salernitaner entschieden einen Fortschritt bedeuten: Ugo dei Borgognoni aus Lucca († um 1250), der ein tüchtiger Praktiker war, auch sich als Feldchirurg Verdienste erworben dagegen schriftstellerisch nicht gearbeitet hat (seinen Anteil am chirurgischen Werke seines Sohnes Teodorico hat Pagel in einer Dissertation von Perrenon 1899 zusammenstellen lassen), während von dem nächsten Vertreter der Bologneser Schule, Bruno von Longoburgo (in Kalabrien), einem ungefähren Zeitgenossen des vorigen, zwei Lehrbücher der Chirurgie, ein größeres und ein kleineres, herrühren, die neben vereinzelten selbständigen Beobachtungen im großen und ganzen nur eine geschickte Zusammenstellung aus griechischen und arabischen Autoren (namentlich Abulqasim) enthalten. Beide werden überragt von Teodorico dei Borgognoni (1205—1298), dem Sohne von Ugo dei Borgognoni, Bischof von Cervia, der zum Teil den Nachlaß seines Vaters veröffentlichte, im übrigen aber wegen seiner eindringlichen Betonung des Werts der eiterungslosen Wundbehandlung, wegen der erstmaligen Beschreibung des Ptyalismus nach Hg-Gebrauch, wegen Empfehlung einer primitiven Form der Narkose mittels in wäßrige Lösungen narkotischer Pflanzen getauchter, dann in der Sonne ge-

trockneter, vor der Operation in heißem Wasser angefeuchteter und
den Kranken vor die Nase gelegter Schwämme und wegen mancher anderer, selbständiges Denken verratender Lehren aus dieser Chirurgen-
gruppe sich als bemerkenswertere Gestalt heraushebt. Noch mehr
gilt dies von dem Arzt und Wundarzt WILHELM VON SALICETO aus
Piacenza (daher GUILELMUS PLACENTINUS), der von Bologna gegen
Ende seines Lebens als Stadtarzt nach Verona übersiedelte und dort
um 1275—1280 seine an selbständigen kasuistischen Beobachtungen
reiche Chirurgie niederschrieb, auch eine umfangreiche Summa conser-
vationis et curationis verfaßte. Beide Werke bestätigen uns heute
noch das von einem späteren Genossen, dem hyperkritischen GUY DE
CHAULIAC über SALICETO gefällte günstige Urteil. Nachzulesen ist über
THEODERICH: MOD. DEL GAIZO, Il magisterio chirurgico di Teodorico dei
Borgognoni; Napoli 1894 (Atti dell' Academia med.-chir. di Napoli
anno 48).

In einer Dissertation von GRUNOW und in einem Aufsatz in der Allgemeinen
Medizinischen Zentralzeitung (1895) hat PAGEL einige Ergebnisse selbständiger
Forschungen über SALICETO niedergelegt. PAUL PIFTEAU hat 1898 zu Toulouse
eine französische kommentierte Übersetzung der Chirurgie WILHELMS VON SALICETO
erscheinen lassen; eine tschechische Übersetzung der Chirurgie WILHELMS erschien zu Prag 1867.

SALICETOS Schüler ist der berühmte LANFRANCO aus Mailand.
gestorben gegen 1306, der, infolge Beteiligung an den politischen Konflikten in seiner Vaterstadt verbannt, um 1295 nach Paris gelangte,
wo er einen für chirurgisches Lernen und Lehren geebneten Boden
antraf. Seit 1260 existierte hier die wesentlich auf Initiative von JEAN
PITARD, einem tüchtigen Praktiker, Leibwundarzt PHILIPPS DES SCHÖNEN
(vgl. SUDHOFF, ein chirurgisches Manual des Jean Pitard, Arch. f. Gesch.
der Medizin, II, 189—279), ins Leben gerufene Chirurgenschule, unter
dem Namen „Collège de St. Côme" (dem heiligen COSMAS als
dem Patron der Ärzte zu Ehren so genannt). Diese Anstalt stand unter
der Ägide der Fakultät, welche die Leistungen der aus dem Kolleg
hervorgegangenen Chirurgen zu überwachen hatte. Im Anfang besaß
es nur geringe Bedeutung, späterhin aber gelangte es zu großem Ansehen; eine Reihe ausgezeichneter Chirurgen ist aus dieser Schule
hervorgegangen; Mitglied war der Reformator der Chirurgie im 16. Jahrhundert, AMBROISE PARÉ und einzelne seiner Zeitgenossen und Schüler.
In späterer Zeit kam es aus Rivalität zu einem harten Kampf zwischen
dieser Chirurgenschule und der Fakultät einerseits und den Barbieren
andrerseits, welchen letzteren 1372 die Ausübung der kleinen Chirurgie
eingeräumt, wurde. Als dann die besseren Chirurgen prätentiöser auf-
traten und sich das Recht zu innerlichen Kuren anmaßen wollten,
wurden gegen sie seitens der Fakultät die Barbiere ausgespielt und

stark protegiert. 1713 hörte das Collège de St. Côme als solches zu existieren auf und ging in die Académie de chirurgie über. In dieses Collège de St. Côme trat nun LANFRANCO als Lehrer ein. Hier entstand auch z. T. seine C h i r u r g i a m a g n a , welche eine umfassende und recht lesenswerte Darstellung seines Spezialgebiets bietet. — Eine Vermittlung zwischen den Anschauungen des letzteren und den Doktrinen THEODERICHS unter besonderer Betonung der eiterungslosen Wundbehandlung erstrebte HENRI DE MONDEVILLE, nach 1325 gestorben, der bedeutendste ältere französische Chirurg,

dessen Werk unvollendet blieb und erst 1892 von mir im Urtexte, 1893 in einer kostbaren französischen Ausgabe von dem 1896 verstorbenen ausgezeichneten Chirurgen und Historiker der Chirurgie ED. NICAISE in Paris ediert wurde. Eine alte französische Übersetzung (unvollständig) aus dem Jahre 1314 hat A. Bos 1897 und 1899 in den Publikationen der Société des anciens textes français kommentiert herausgegeben. Eine spätere vollständigere, teilweise interpolierte französische Übersetzung von MONDEVILLES Chirurgie aus dem Jahre 1478 befindet sich auf der Univ.-Bibl. zu Upsala, von der Bos in den Bulletins der genannten Sozietät einen ausführlichen Bericht gab (Vol. XXVI, 1900). Vgl. PAGELS Jahresbericht 1905, S. 425, zu MONDEVILLES Todesjahr.

Sein ungefährer Zeitgenosse ist der niederländische Chirurg JEHAN YPERMAN aus Ypern, dessen Studium in Paris zweifelhaft ist. Außer einem Werkchen über innere Medizin schrieb er in flämischer Sprache 1310 eine (von CORNEILLE BROECKX) Antwerpen 1863 zum ersten Male und von E. C. VAN LEERSUM in trefflicher Neubearbeitung (1913) zu Leiden herausgegebene Kompilation über chirurgische Pathologie und Therapie. Auch der von PAGEL weiland zum ersten Male herausgegebene chirurgische Traktat des WILHELM VON CONGEINNA (CONGENIS) scheint nach Flandern in weiterem Sinne zu gehören (Berlin 1891). Sie alle werden überragt von dem bekannten französischen Chirurgen GUY DE CHAULIAC (einem Dorf in der Auvergne; geboren 1300, Leibarzt des in Avignon lebenden Papstes CLEMENS, Todesjahr unbekannt), dem die größte Bedeutung infolge eines umfassend angelegten und durchgeführten Lehrbuchs zukommt, das als „Guidon" (Führer par excellence) ähnlich wie MONDINOS Büchelchen für die Anatomie bis zu PARÉS Zeit sich in unvermindertem Ansehen erhielt und (neben der Schrift von ABULQASIM) vom 14. bis 16. Jahrhundert fast die einzige Quelle für Erlernung der Chirurgie bildete. Es führt den Titel: I n v e n - t o r i u m e t c o l l e c t o r i u m a r t i s c h i r u r g i c a l i s m e d i - c i n a e , wurde 1363 in lateinischer Sprache abgefaßt und behandelt den Gegenstand in sieben Traktaten, denen eine historische Einleitung voraufgeschickt ist. Traktat I betrifft ausschließlich die Anatomie. In bezug auf die von seinen Vorgängern lebhaft diskutierte und als sicher durchführbar hingestellte eiterungslose Wundbehandlung ver-

hält sich GUY sehr skeptisch, ja fast spöttisch und zeigt sich in diesem
Punkt als Rückschrittler. Dagegen ist in manchen anderen Fragen
seine Kritik einsichtsvoll und hier und da nicht unberechtigt. Übrigens
adoptiert er brauchbare Neuerungen gern und schildert besonders auch
die von THEODERICH (nach HUGO VON LUCCA) empfohlene Narkoti-
sierungsmethode. GUY fügt hinzu, daß nach Beendigung der Operation
den Kranken mit Essig und ähnlichen Analepticis getränkte Schwämme
vor die Nase gehalten werden sollen. Die Therapie des GUY DE CHAULIAC
zeichnet sich durch große Einfachheit aus; in seinen theoretisierenden
Anschauungen ist er noch ganz ein blinder Anhänger galenischer Humoralpathologie, auch ist er in andern Stücken (z. B. bezüglich der Aderlaß-
regeln) im astrologischen Aberglauben seiner Zeit völlig befangen. —
In epidemiologischer Beziehung ist sein Werk bemerkenswert, weil es
(in Tractatus II Doctrina II Caput 5 unter den Abszessen der Brust)
eine „transgressio de mortalitate", d. h. eine Schilderung des „schwarzen
Todes", bringt. Seine Schilderung gehört zu den besten, die wir über
diese Epidemie besitzen.

Eine gute lateinische Ausgabe lieferte der im 16. Jahrhundert zu erwähnende
Kanzler LAURENT JOUBERT der Universität zu Montpellier, eine ausgezeichnete
französische der vorhin genannte E. NICAISE (Paris 1891).

Über die Schlafschwämme vergleiche die ebenso gründliche wie gelehrte
Arbeit von HUSEMANN in der Deutschen Zeitschrift für Chirurgie, XLII, p. 517
bis 596; über YPERMAN vgl. noch die Arbeit VAN LEERSUMS im Janus XIV
393 ff.

Ein Zeitgenosse GUYS DE CHAULIAC ist der Engländer JOHN ARDERNE;
von ihm ist bis jetzt nur ein Traktat über Mastdarmfisteln gedruckt
(den in mittelenglischer Übersetzung der leitende Chirurg des Bartholo-
mäus-Hospitals D'ARCY POWER 1910, eingeleitet und kommentiert, in
den Publikationen der „Early English text Society" in London erscheinen
ließ). Spätere bemerkenswerte Chirurgen sind PIETRO DI ARGELATA
(† 1423 als Professor in Bologna). Ein auf selbständigen Erfahrungen
beruhendes Werk über Chirurgie schrieb auch LEONARDO BERTAPAGLIA
(† 1460 als Professor in Padua). Auch eines deutschen Chirurgen ist in
dieser Zeit zu gedenken: HEINRICH VON PFOLSPEUNDT, dessen um 1460
verfaßte „B ü n d t h - E r t z n e y" erst 1868 von H. HAESER und
MIDDELDORPF durch Druck zugänglich gemacht wurde. In diesem
Werk geschieht außer den S c h u ß w u n d e n auch einer andern
damals bereits zur Diskussion stehenden Angelegenheit Erwähnung,
nämlich der p l a s t i s c h e n O p e r a t i o n e n , welche durch
Angehörige kalabrischer Wundarztfamilien, die sogenannten N o r -
c i n e r oder P r e c i a n e r , wieder ins Leben gerufen und bis zu
einer relativ hohen Stufe der Ausbildung gebracht waren, nachdem

dem Bericht eines Laien zufolge (des Historiographen BART. FACIO) ein sizilianischer Chirurg BRANCA aus Catania und dessen Sohn ANTONIO die Heilung verstümmelter Nasen mittelst Transplantation gesunder Haut aus Gesicht resp. Oberarm geübt hatte. Später nahmen sich dieser Methode noch Angehörige der italienischen Familie VIANEO (um 1460—1500) an. Auch in Deutschland hatte man also Kenntnis von diesem Verfahren gewonnen, das, wie im Mittelalter noch allgemein üblich, als Familiengeheimnis ängstlich behütet wurde und nur durch Zufall allgemeinere Verbreitung erlangen konnte.

Ehe wir die Tage der Scholastik verlassen, haben wir noch der Leistungen zweier Männer zu gedenken, die aus dem Rahmen ihrer Zeit hinauswachsen: ROGER BACON und ARNALD VON VILLANOVA; beide waren von dem Wehen aus Toledo, wo Abendland und Morgenland ihre geistige Vermählung feierten, nicht unberührt geblieben, beide auch am Zentralsitz der Scholastik in Paris deren Geistes voll geworden. Daß sie trotzdem noch ihre eigenen Wege zu gehn wußten, zeigt ihre Größe.

Roger Bacon ist absolut genommen wohl der Bedeutendere, aber seine Beziehungen zur Medizin sind gering. In einer freiem Denken nicht völlig verschlossenen Umgebung in Oxford aufgewachsen (geb. 1214), empfing er früh von ROBERT GROSSETESTE den Hinweis auf die Mathematik und die Naturwissenschaften und behielt diese Richtung auf die Beobachtungswissenschaften bei, auch während er in Paris seine Fähigkeiten in dialektischen Turnieren stählte. Sein Forscherleben wurde zur Leidensbahn, weil er sich in Ordensfesseln begab und um seiner freien Denkrichtung willen sein Leben außer kurzen Freiheitsepisoden im Kerker verbringen mußte, den er erst kurz vor seinem Ende (1292 oder 1294) verlassen durfte. Experimentelle Forschung und eigenes Denken waren die Leitmotive seines Wissenschaftsbetriebes. In den exakten Naturwissenschaften haben sie ihm große Erfolge gebracht. Für das biologische Gebiet wußte er sie kaum zu nützen, wie sie ihn auch von der hohen Wertung der Astrologie nicht zu bewahren vermochten. Lebensverlängernde chemische Mittel waren in der Medizin sein Traum, aber auch im übrigen erhoffte er von der Alchimie Förderung der Medizin; wie auch in der Medizin die astrologischen, die sog. iatromathematischen Lehren ihn beherrschten, zeigen die beiden Traktate über die kritischen Tage. Seine glänzende Bearbeitung der Optik, die ihn zu wichtigen Entdeckungen führte, berührt das Medizinische nur sehr entfernt. Überdies mußte all sein Beobachtungswissen fast völlig

ohne Wirkung auf seine Um- und Nachwelt bleiben, weil es auch handschriftlich kaum zugänglich war und sein „Opus majus", „minus" und
„tertium" erst seit dem Jahre 1733 zu erscheinen begannen und vollständig eigentlich erst in den Ausgaben von BRIDGES 1897 (2 Bde.) und
1900 (3 Bde.) ans Licht kamen.

Was sonst noch handschriftlich sich findet und im Drucke fehlt, soll im
Jubiläumsjahr 1914 alles ans Licht kommen. Von den beiden Schriften über
die Kritischen Tage hat SUDHOFF die medizinisch wichtigere vollständig, die andre
in ihren medizinischen Abschnitten durch HANS ELFFERDING herausgeben lassen,
der auch eine recht lesenswerte Einleitung über BACONS medizinische Anschauungen
der Textedition vorausgeschickt hat (Leipzig 1913). Die wichtigste Literatur
über BACON ist dort angegeben. Wertvolle Beiträge zur Bacon-Kenntnis bringen
der Veröffentlichungen der „British Society of Franciscan Studies", bisher drei
schmale Bände, unter der Leitung von A. G. LITTLE, im 3. Band auch eine sehr
ausführliche Liste von „Roger Bacon's Works" (1911). — Bei der Korrektur
geht mir zu: Roger Bacon, Essays contributed by various writers on the
occasion of the commemoration of the seventh centenary of his birth, collected
and edited by A. G. LITTLE OXFORD 1914 (425 S, 8°), worin E. WITHINGTON
S. 337—358 über „Roger Bacon and Medicine" handelt.

War BACON vielleicht der erste, der im 13. Jahrhundert schon
erkannt und ausgesprochen hatte, daß Antike + Islam nicht die
endgültige Stabilierung aller Erkenntnis bedeuten, so hat **Arnald von
Villanova** in der Medizin diesen Gedanken als eigenen in die Tat umgesetzt und mit einer für seine Zeit bewundernswerten Energie und Folge-
richtigkeit Erfahrung und denkende Erwägung an Stelle von Autorität
und Dialektik gesetzt. Geboren in der Nähe von Valencia zwischen
1234 und 1240, hat ARNALD in umfassendster Weise sich das formale
und das Tatsachenwissen seiner Tage angeeignet, namentlich in Montpellier und Paris studiert und früh hohen ärztlichen Ruhm genossen,
auch Anstellung bei seinem König als Leibarzt gefunden. Schließlich
ließ er sich (um 1289) in Montpellier als Arzt und Lehrer nieder, wo
er ein volles Jahrzehnt unterrichtend und schriftstellernd wirkte. Vom
Jahre 1299 an wird das Ärztliche zum Beiwerk: Politik und religiöse
Phantastik im Bunde mit praktischer Betätigung reformatorischer Bestrebungen puritanischer und sozialethischer Richtung traten an deren
Stelle, wenn er auch mit seinem ärztlichen Können nach Möglichkeit
Nutzen zu stiften und sich Einfluß zu schaffen bestrebt war. Die letzten
Jahre seines Lebens hat ARNALD nach dem Verlassen von Paris, wo er
als Gesandter Aragoniens wegen seiner religiösen Phantastereien mit
den Theologen in Hader geraten war, vorwiegend in Spanien, Rom,
Unteritalien und Sizilien verbracht und ist 1311 bei Genua auf dem
Meere verschieden.

Zweifellos ist mit ihm die markanteste Ärzteerscheinung des gesamten Mittelalters dahingegangen, ebenso exzeptionell in seiner prin-

zipiellen Grundlegung des medizinischen Wissens wie in der rationellen Begründung therapeutischen Vorgehens. Gewaltig ist die Summe seines literarischen Schaffens, auch wenn man die Schlacken des Untergeschobenen beiseite läßt. Seine mehrfach aufgelegten „Opera" stehen als imponierender Markstein der beginnenden Wandlung in der Medizin am Beginn des 14. Jahrhunderts, die sich freilich nicht durchzusetzen vermochte und keine Aus- und Weiterbildung erfuhr, weil die Nachlebenden zu klein waren und die Scheu vor dem „Neuen" ebenso groß war wie die Anhänglichkeit an den altgewohnten Wortkram. Doch blieb namentlich seine konkrete Erfassung der einzelnen Krankheitserscheinungen in seinem grundlegenden Abriß der internen Gesamtmedizin, dem „Breviarium", nicht ohne Einfluß, während der gewaltige Lehrkanon prinzipieller Leitlinien für jedes heilende Tun gleichsam aus den Instinkten einer ewig gültigen Wahrheit und wirklichkeitsechten Wahrhaftigkeit erflossen, wie er sie in den „Parabolae medicationis secundum instinctum veritatis aeternae" niedergelegt hat, fast unbeachtet blieb. — Daß in dem Bilde des bedeutenden Mannes auch Schattenseiten gewesen sind, wird zugegeben werden müssen, auch wenn man alles Untergeschobene beseitigt; Astrologie und anderer Geheimkram drängen sich hinein, wenn auch gerade in der Alchemie der Fortschritt nach der iatrochemischen Seite, der Anwendung der chemischen Errungenschaften für die Heilzwecke fast alles wieder gut macht und eben in dem Fürernstnehmen der zauberischen Wunder der Natur bei allen großen Geistern auch der nächsten 3 Jahrhunderte einer der Hauptfaktoren eines wirklichen Fortschrittes in der Naturerkenntnis beruht gegenüber der flachen Selbstzufriedenheit der Anbetung großer Autoritäten der Vergangenheit.

Biographisch und pragmatisch haben die Untersuchungen PAUL DIEPGENS über ARNALD unsere Kenntnis des großen Katalanen auf eine neue Basis gestellt, und ich weise Sie gern zur weiteren Information auf dessen „Arnald von Villanova als Politiker und Laientheologe" und „Studien zu Arnald von Villanova" von Band III des Archivs für Geschichte der Medizin ab (III, 115—130, 188—198 und 369—396; V, 88—120), deren zweite Folge (VI, 380—400) noch fortgesetzt werden wird (auch DIEPGENS Ausgabe der „Improbatio maleficorum" im Archiv f. Kulturgeschichte, IX. 385—403, und die Bearbeitung der ARNALDschen Gynäkologie durch eine von DIEPGENS Schülerinnen, THERESE RENNAU, in einer Freiburger Dissertation 1912 verdienen Beachtung), und ganz besonders auf ARNALDS Werke selbst.

Zwölfte Vorlesung.

(Das Wiedererwachen des Studiums der antiken Literatur — PETRARCA und die Ärzte — Platonische Akademien — Bücherdruck — Studium der Arzneipflanzen, Entdeckung Amerikas, „neue" Krankheiten — Studium der griechischen Ärzte, neue Übersetzungen, die ärztliche Gräzistenschule — Studium der Anatomie, VESAL und seine Nachfolger.)

Gleichzeitig mit den reformatorischen Bestrebungen eines ROGER BACON und eines ARNALD VON VILLANUEVA zu Ende des 13. und zu Anfang des 14. Jahrhunderts begann sich auch eine andere Neuerung anzubahnen, mehr formal-traditionell-autoritativer Art, aber doch von Bedeutung, die Neueroberung des Wissensgutes der Antike durch wort- und sinngetreue Übersetzungen nach den griechischen Originalen.

Vereinzelt hatten ja schon vor der großen Überschwemmung mit arabisierter Griechen-Medizin und Griechen-Naturwissenschaft solche Bestrebungen wieder eingesetzt in Süditalien und Sizilien, wie ange- deutet (S. 165 f). So wurde um 1160 die Syntaxis des PTOLEMAEUS in Sizilien aus dem Griechischen direkt übersetzt, und zu gleicher Zeit (1159) vollendete der auch als Galenübersetzer bekannte BURGUNDIO VON PISA seine Übersetzung der Schrift περὶ φύσεως ἀνθρώπου des NEMESIUS. Aber erst zu Beginn des 14. Jahrhunderts finden wir Über- setzungen griechischer Ärzte in größerer Zahl aus der Ursprache direkt ins Lateinische hergestellt mit sklavischer Treue an das Original, aber. mit voller Beherrschung der griechischen Sprache und des vollen Wort- sinnes durch NICOLÒ DI DEOPREPIO da Reggio im Auftrage neapolitani- scher Könige aus dem Hause der Anjou in den Jahren 1308—1343.

„NICOLAUS RHEGINUS CALABER" († um 1350), in Salerno ärztlich ausgebildet, zu Neapel als Arzt am Hofe tätig, mit der griechischen Sprache von Geburt an vertraut, bearbeitete nach den Originalhandschriften, wie sie König ROBERT von Kaiser ANDRONIKOS III. aus Byzanz erbeten und erhalten hatte, namentlich eine große Anzahl GALENischer Schriften, von denen nur die wichtigsten hier genannt seien: De simplici medicina, De tumoribus praeter naturam, De subtiliante diaeta, De sanitate tuenda, Commenta Galeni ad Aphorismos Hippocratis, Therapeutica ad Glauconem, De notitia virtutum simplicium pharmacorum, De partibus artis medicativae, De usu partium, De subfiguratione empirica, De causis continentibus, daneben von HIPPOKRATES die Aphorismen, die Pro- gnostica, De regimine acutorum, De lege, und von NIKOLAOS MYREPSOS das Δυναμερόν (De Compositione medicamentorum) aus der zweiten Hälfte des 13. Jahr- hunderts (s. oben S. 133). Vgl. die Arbeit von FRANCESCO LO PARCO, Niccolò da Reggio, antesignano del Risorgimento dell' antichità ellenica nel secolo XIV. Napoli 1913. Auch in Toskana finden sich schüchterne Anfänge. Dort hatte ACCURSIUS aus Pistoia noch im 13. Jahrhundert Galenische Schriften wie den „Liber regiminis vel de virtutibus ciborum", und ein anderer, Pistojese Mag. BRACCINUS, Professor in Siena, einen „Liber rationum super chirurgiam Galeni", einen Kommentar zur Chirurgie des Pergameners geschrieben. Wie dort im ganzen.

Mittelalter eine lateinische Tradition aus römischer Kaiserzeit in der Medizin lebendig blieb in Übung und Lehre und durch den Humanismus nur einer unterstützenden Ermunterung bedurfte, hat A. CHIAPELLI kürzlich zu zeigen versucht am Beispiele des Ärztewesens in Pistoia (Medici e Chirurghi Pistoiesi nel Medio Evo. Pistoia 1909, bes. S. 161—171).

Darum fanden auch bei den Ärzten oder doch wenigstens bei einer Minderzahl derselben einen gewissen verständnisvollen Widerhall die scharfen Angriffe des Entdeckers und Bannerträgers des Humanismus, FRANCESCO PETRARCA (1304—1374) gegen die arabische Medizin, die sich freilich auch teilweise selbst gegen HIPPOKRATES, jedenfalls gegen den „Prahler" GALENOS (Hippocratis discipulum multa gloriantem) richteten und schon den Gedanken des PARACELSUS aussprachen, daß die griechischen Ärzte bei Kranken eines andern Landes, deren Natur auch eine andre sei, nichts nützen könnten. In der Hitze des Gefechts und seiner offenen Abneigung gegen alles ärztliche Fachwissen ging PETRARCA vielfach zu weit. Aber seine volle Verachtung der arabischen Medizin und seine unbarmherzige Bloßstellung des ärztlichen Gebarens in jener Zeit verfehlten dennoch ihre Wirkung nicht.

Wenn er es auch so darzustellen sucht, als hätten die Ärzte in ihrer Mißachtung der Dichtung ihn gereizt, so hat er doch den Streit im März 1352 vom Zaun gebrochen, und als dann ein Leibarzt des Papstes es albern fand, daß er an den kranken Papst solche Briefe schreibe und als Dichter nur bei seinem Lügenhandwerk bleiben solle, von Medizin verstehe er nichts, da schrieb er im April 1352 seine „Invectivae contra medicum quendam", deren 4. vom 12. Juli 1352 zu stammen scheint — ein bitterböser, leider der Wahrheit entsprechender Spiegel des Ärztetums jener Zeit, der durch manche der Privatbriefe PETRARCAS noch grimmig ergänzt wird, auch in der Richtung gegen die Araber, von denen niemals etwas Gutes gekommen sei. Trotzdem stand er mit manchen Ärzten nicht schlecht, mit einigen sogar freundschaftlich, wie mit GUIDO VON CHAULIAC und GIOVANNI DEI DONDI. — Die beste, wenn auch nicht absolut vollständige Zusammenstellung der Äußerungen PETRARCAS über die Medizin und die Ärzte ist immer noch die von HENSCHEL im alten Janus, I (1846), S. 183 ff.

Freilich waren diese Mahnungen wie die direkten Verbreitungsversuche griechischen ärztlichen Wissens durch neue Übersetzungen vorerst nur Stimmen in der Wüste; offiziell blieb der Arabismus noch herrschend an den hauptsächlichsten Lehrstellen der Medizin trotz aller in der vorigen Vorlesung angedeuteten praktischen Fortschritte und theoretischen Modifikationen. Noch fast zweihundert Jahre nach den „Invektiven" des PETRARCA schrieb LORENZ FRIES von Kolomar seine „Defensio medicorum principis Avicennae" (1530).

Dennoch kam allmählich die Erweckung der Antike allenthalben in Gang. Die Klosterbibliotheken in Italien, in der Schweiz, in Frankreich, in England, in Deutschland wurden nach den lateinischen Dichtern und Rednern und Geschichtsschreibern und der Brief- und sonstigen

Profanliteratur auf italienische Anregung hin oder durch Forschungs-
reisen italienischer Gelehrter durchstöbert und zunächst die klassische
l a t e i n i s c h e Literatur wiedergewonnen, auch der CELSUS, der
fast völlig in Vergessenheit geraten war. Griechische Autoren, die
schon im 12., mehr noch im 13. Jahrhundert aus Byzanz ihren Weg
nach Unteritalien gefunden hatten, wie Sie bei NICOLÒ da Reggio schon
gehört haben, wurden nun erst recht von Byzanz und den griechischen
Inseln bezogen, meist durch Vermittlung des Levantehandels, bis
italienische Gelehrte sich selbst auf die Reise machten und die Schätze
zu bergen begannen, die sonst dem heranrückenden Türkentum und
damit dem Untergange verfallen wären. Den ergiebigsten und energischsten Fischzug nach griechischen Handschriften in der Levante unternahm ein früherer Mediziner, GIOVANNI NOTO SICILIANO, genannt
AURISPA, von dem SUDHOFF ein Pestkonsilium von 1398 (im Archiv
f. Gesch. d. Med., V., S. 384—390 u. 396) veröffentlicht hat. Er kehrte
1423 mit einer ganzen Bibliothek griechischer Codices heim; ihm folgten
andere und neben diesen immer neue flüchtende Griechen, die hastig
auch ihre Handschriften mit nach dem Abendlande retteten, ehe im
Jahre **1453** Konstantinopel in die Hände der Türken geriet. Auch
Handschriften von griechischen Ärzten kamen damals wieder nach
Italien und auch später noch, wie die kostbare N i k e t a s - Handschrift
der Laurentiana zu Florenz dartut, die durch Kauf in Kreta im April
1495 im Auftrage LORENZO MEDICIS von JANOS LASKARIS erworben
worden war. Aber schon vor der Mitte des 15. Jahrhunderts wirkten
byzantinische Griechen als Lehrer ihrer Sprache und griechischen Wissens
in Italien, besonders in Florenz.

Dieses begeisterte Studium des Griechentums in Italien kam auch
der Medizin und der Naturwissenschaft zugute; mit den Universitäten
eroberte das Griechentum auch die Lehre der Heilkunde. An die Stelle
des arabisierten Galenismus trat ein an der Quelle geschöpfter, der
sich auch über Deutschland verbreitete und dort schließlich seine
eifrigsten Pfleger fand. Aber es zog doch auch noch anderes mit der
humanistischen Pflege der Griechenmedizin ein. Die Kritik der Texte
führte allgemach auch zur Kritik des Textinhaltes, und statt des durch
die Scholastik diskreditierten Aristotelismus kam auch in der Medizin
der Platonismus hoch, in der Form des Neoplatonismus aus Byzanz.
In Florenz wurde die „platonische Akademie" begründet; ihr Führer
wurde der Arzt MARSILIO FICINO (1433—1499, der auch in seinen rein
medizinischen Schriften, wie „De triplici vita" (zuerst 1489 gedruckt),
die manch gutes Wort zur Lebensregel besonders der Gelehrten enthält,
schließlich der hochfliegende neuplatonische Philosoph ist mit astro-

logischen (iatromathematischen) Liebhabereien, denen sein jüngerer Freund GIOVANNI PICO DELLA MIRANDOLA (1462—1494) mit den spiegelblanken Waffen der Dialektik in seinen „Disputationes adversus astrologos" den Garaus zu machen suchte — so zwiespältig war noch die Zeit!

Zu FICINO vgl. W. KAHL, Die älteste Hygiene der geistigen Arbeit, Neue Jahrbücher für klass. Altertum, 1906.

Gegen Ende des 15. und in den ersten Jahrzehnten des 16. Jahrhunderts kam aber auch noch anderes hinzu, das zum Wandel der Dinge in Natur- und Heilkunde in seiner Gesamtheit mächtig beitrug.

Die neue Erfindung der Vervielfältigung des Literaturgutes, die in Deutschland um die Mitte des 15. Jahrhunderts erfundene Buchdruckerkunst, machte zunächst das alte Wissensgut leichter zugänglich; „Mesue", PETER VON ABANO, NICOLAUS VON SALERNO, THADDEO DEGLI ALDEROTTI, der Kanon des IBN SĪNĀ, „Serapion" machten den Anfang; aber auch die Aphorismen des Hippokrates wurden schon 1473 gedruckt. Aktuelles Literaturgut kam gleichfalls schon früh in die Presse, wie der Leitfaden der Pädiatrik des Paduaners BAGELLARDUS a Flumine, der sich freilich nahe an AR-RĀZĪ anlehnte. Auch die wertvollen chirurgischen Werke eines WILHELM VON SALICETO und GUIDO VON CHAULIAC kamen früh in Druck, und der lange beiseite geschobene CELSUS 1478. Kurz, die Medizin in allen ihren Literaturformen hatte ihren reichlichen Anteil an den Gaben, welche das Füllhorn der neuen Kunst über die nach Wissensgut Hungernden ausschüttete. Und als man neue Erdteile entdeckte und Krankheiten, die man bisher kaum beachtet hatte, Interesse gewannen, da half die Druckerpresse gar eifrig mit, die Nachrichten zu verbreiten über neue Länder und Volksseuchen.

Kritische Pliniusstudien, wie ERMOLAO BARBARO sie einleitete mit seinen „Castigationes Plinianae" (1485), hatten Anregungen empfangen von den Entdeckungsreisen nach dem Süden und Osten. DIOSKURIDES, zum ersten Male lateinisch 1478 gedruckt, verlangte nach Sacherklärung und Identifizierung seiner kostbaren Heildrogen: die „Simplicia" rückten immer schärfer in den Mittelpunkt ärztlicher Interessen, wozu auch die E n t d e c k u n g A m e r i k a s 1 4 9 2 mit ihren neuen naturwissenschaftlichen Materialien nicht wenig beitrug. Das Pflanzenstudium zog die ersten großen Vorteile von der Vereinigung zuverlässigerer Texte mit der beginnenden eigenen Untersuchung der Naturobjekte. Die „Väter der Botanik", alles Ärzte, waren die ersten, welche systematisch und methodisch im Sinne des HIPPOKRATES und der Alexandriner der besten Zeit mit der Neueroberung der Natur durch direkte Beobachtung Ernst machten.

Wie die schon genannte Syphilis, gleichzeitig ein Zeugnis für die wiedererwachte Fähigkeit der Unterscheidung und Erkennung der dem

Auge sich bietenden Objekte, dartut, hat diese neue auf dem Wege
der Beobachtung errungene Erkenntnis auch fernerhin erzieherisch
gewirkt auf die Ärztekreise. Und sie blieb nicht allein als „neue" Krankheit. Bald trat eine Diphtherie-Epidemie auf, die man als „neu" glaubte
bezeichnen zu müssen, bald eine Typhusart, die man bisher nicht beachtet hatte. Dazu kamen wirklich neue Krankheiten, wie der „englische Schweiß", der überhaupt nur einmal nachweislich Nordeuropa
weiterhin durchzog, 1529. Daß man überhaupt damals immer und
immer wieder auf „neue" Krankheiten traf oder zu treffen glaubte, zeigt
die eingetretene Änderung in der seelischen Verfassung der Ärztewelt
wie des Publikums, wenn auch die echten Gräzisten unter den Ärzten
ihren Stolz darein setzten, alles bei HIPPOKRATES und GALENOS wieder-
zufinden, was sich etwa an epidemischen Krankheiten zeigte und darin
im Gelehrtendünkel gelegentlich zu weit gingen und die Gefahr dokumentieren, die für eine Beobachtungswissenschaft mit jeder autoritativen
Renaissance verbunden ist. Gerade auf dem Gebiete der Infektionskrankheiten und der Seuchenprophylaxe führte der Neogalenismus
und Neohippokratismus gelegentlich sogar zu Rückschrittlichkeiten
bei den eingeschworenen Verehrern der neugewonnenen echten Griechenmedizin, wie sie sich am Original bemühte oder an neuen getreuen
Übersetzungen sich erbaute.

Über die „neuen" Krankheiten sind zu vergleichen die Skizzen von SUDHOFF,
„Neue Krankheiten zu Ende des 15. und in der ersten Hälfte des 16. Jahrhunderts"
(Arch. f. Gesch. d. Med., VI, S. 120—128) und „Eine neue Krankheit, gen. ‚die
neuen krenckte' im Juni 1494 zu Düsseldorf" (ebenda, VII, 43—45). Der „englische Schweiß" trat schon 1485, 1508 u. 1517 regionär auf den britischen Inseln
auf, griff 1529 auf das Festland über und machte 1551 seinen letzten insularen
Ausbruch. Die Masse des Schriftwerks über die kontinentale Explosion von 1529
ist von CHR. GOTTFR. GRUNER († 1815) gesammelt und von H. HAESER in Jena
1847 herausgegeben worden als „Scriptores de sudore anglico superstites", wozu
noch kleine Nachträge sich ergeben haben. Die Geschichte der Syphilis ist literargeschichtlich von J. K. PROKSCH in der Arbeit eines langen Lebens emsig gepflegt
und in zwei fundamentalen Werken zusammenfassend bearbeitet worden: „Die
Literatur über die venerischen Krankheiten", 3 Bände, Bonn 1889—1900, und
„Die Geschichte der venerischen Krankheiten", 2 Tle., Bonn 1895. Kulturgeschichtlich hat BLOCH in seinem „Ursprung der Syphilis", Jena 1901 und 1911,
das Problem mit großem Geschick und weitem Blick zu lösen versucht, epidemio-
logisch ist es noch kaum in Angriff genommen. Vorarbeiten dazu stellen SUDHOFFS
Untersuchungen dar, die teilweise in der Literatur zu dessen Londoner Vortrag
(August 1913) „Der Ursprung der Syphilis", Leipzig 1913, angeführt sind. Hier
ist noch viel zu tun. — Wie grundlegend sich gerade auf dem epidemiologischen
Gebiete die Dinge seit dem 14. Jahrhundert geändert hatten, zeigen das unwillkür-
liche „Visis effectibus" des Pariser Pesttraktats von 1349 statt „Sicut dicit Avicenna" und das Wort JOHANNS VON BURGUND vom Jahre 1370, daß die „magistri
moderni" allenthalben mehr Erfahrungen in der Pest hätten als alle Ärzte seit
HIPPOKRATES. Das andere Extrem beleuchtet mit Blitzlicht die Verirrung des

LEONICENO, der die Syphilis, um sie in das altgriechische Schema hineinzupressen für eine Saisonkrankheit des HIPPOKRATES erklärte. (Vgl. den Leipziger Syphilis, streit in SUDHOFF, Die medizinische Fakultät Leipzig. Stud. z. Gesch. d. Med., Heft 8, Lpzg. 1909, S. 136—139.) — Zum Ganzen und zum Folgenden vgl. ROB. RITTER VON TÖPLY, Aus der Renaissancezeit, Janus VIII, 130—140.

Doch das mag zur allgemeinen Charakterisierung dieser Übergangs-zeit der Medizin genügen, die in ihrem Schoße die neue Zeit der auf eigene Beobachtung begründeten naturwissenschaftlichen Medizin barg, bis zu deren glücklicher Geburt noch gar manche Fährlichkeiten zu überwinden waren.

Eifrig studierte man also die griechischen Ärzte und suchte sich an ihnen zu bilden und frei zu werden von der sklavischen Anbetung der Araber, indem man die wahre Meinung eines HIPPOKRATES, eines ARETAIOS, eines ALEXANDROS, eines GALENOS daneben hielt. Dazu waren zunächst gute, zuverlässige, neue Übersetzungen nötig, die an NICOLÒ DA REGGIO anknüpften, und als die Kenntnis des Griechischen weiter um sich gegriffen hatte, Ausgaben der griechischen Originaltexte im Druck, wobei alles Wichtige nach und nach an die Reihe kam, soweit es erhalten war, meist in den ruhmreichen Offizinen Italiens eines ALDO und GIUNTA: HIPPOKRATES und GALENOS vor allem, aber auch die Byzantiner größtenteils. Die berühmtesten Humanisten sind daran mitbeteiligt, an den Übersetzungen wie an den Editionen. Von den italienischen Ärzten, die hieran teilnahmen, sind die hervorragendsten GIORGIO VALLA († 1499), FILIPPO BEROALDO († 1505), NICOLO LEONICENO aus Vicenza († 1524; vgl. die Biographie von DOMENICO VITALLINI, Verona 1892), der Aphorismen- und Galenübersetzer, Professor in Padua und Ferrara, und GIOVANNI BATTISTA DA MONTE (MONTANUS, † 1552), neben zahlreichen anderen, von den spanischen Ärzten FRANCESCO VALLES (VALESIUS). Auch die Engländer THOMAS LINACRE († 1524; vgl. die Biographie von Sir WILLIAM OSLER, Cambridge 1908) und JOHN CAIUS († 1573; Works ed. E. S. ROBERTS, Cambridge 1912) gehören in diesen Kreis und eine ganze Reihe von deutschen Medizinern, die zum ersten Male hier ebenbürtig in die Reihe der Vertreter anderer Nationen treten.

Es seien bei dieser Gelegenheit ein paar Worte im Zusammenhang über die Medizin im deutschen Mittelalter gesagt. Schon lange waren die deutschen Ärzte in wachsender Zahl nach Italien gezogen, auch nachdem man in Deutschland Hochschulen gegründet hatte, um sich dort die volle Weihe der ärztlichen Kunst zu holen. Langsam waren in allen einigermaßen namhaften Orten gelehrte Ärzte, z. T. als Stadtärzte angestellt. Man hat aber kaum von ihnen in der Medizin-geschichte bisher berichtet, vielleicht doch nicht so ganz mit Recht. Eine reiche deutsche Übersetzungsliteratur in die Landessprachen betraf hauptsächlich praktische Rezeptsammlungen, Harndiagnostik, Todesprognostik und Diätetik aller Art, einschließlich Aderlaß, Brennen und Schröpfen, meist aus Salernitaner

Schulweisheit entnommen. Vor allem hat man auch der Wundarznei sich zugewendet, und alle bedeutenderen Autoren der Chirurgie Italiens und Südfrankreichs
sind ins Deutsche übersetzt und deutsch verbreitet worden, ohne daß bisher die
Medikohistorik davon Kenntnis genommen hätte. Das 11. Studienheft der
Puschmannstiftung wird dem gewidmet sein, was in deutscher Sprache noch
vorliegt. Man hat sich bislang mit der Herausgabe einer nicht besonders guten
Handschrift der „Bündarznei" HEINRICHS VON PFALZPEUNT beholfen, trotzdem
bessere erhalten sind, desgleichen auch die Schriften deutscher Chirurgen, die er
als seine Lehrer nennt. Ein bescheidenes Blühen auf diesem Gebiete bestand also
schon vor dem wackeren HIERONYMUS BRUNSCHWIG, von dem unten noch die
Rede sein wird. Was in deutschen Sprachen Medizinisches bis 1500 bisher gedruckt
ist, hat SUDHOFF im Archiv f. Gesch. d. Med., III (1909), S. 274—304, zusammengestellt; es kann hier vor allem noch der völlig unbeachtete Druck des Breslauer
Arzneibuches ergänzend angeführt werden, den C. KÜLZ und E. KÜLZ-TROSSE
1908 zu Dresden veranstaltet haben, großenteils verdeutschter Konstantin von
Afrika, der auch anderwärts vorhanden ist, z. B. zu Klosterneuburg, in dem mit
dem Breslauer z. T. identischen „DIEMERschen Arzneibuch" (vgl. S. 172). Auf die
literarische Betätigung an der Schule zu Prag habe ich oben schon hingewiesen.
Auch die Pestliteratur des 14. und 15. Jahrhunderts läßt eine ganze Reihe deutscher
Ärzte hervortreten, die sich neben denen anderer Nationen recht wohl sehen lassen
können; weitere Forschungen werden weitere Ergebnisse zeitigen. Besonders
beachtenswert ist in der spätern Inkunabelzeit das starke Hervortreten gerade
der deutschen Publizistik auf dem illustrativen Gebiet der Naturwissenschaft
und Medizin. Das Pflanzenbild des (H)o r t u s   s a n i t a t i s (bzw. „Gart der
Gesundheit")bringt die Fülle der Handschriftenüberlieferung nochmals in Umlauf;
auch das frühe Anatomiebild in Skeletten, Situs- und Organbildern wird fast
ausschließlich in Deutschland gepflegt, ebenso das Operationsbild und die Abbildung chemischer Apparate. Ohne Verdienst ist das alles nicht, wie sehr es
auch zunächst in den Anfängen steckt. Beachtenswert ist auch, daß in den
Nebenfächern der G e b u r t s h i l f e und der Z a h n h e i l k u n d e die ersten
selbständigen Schriften in deutscher Sprache erschienen sind.

Zu den obengenannten altklassischen Bestrebungen stellten deutsche
Ärzte, wie gesagt, ein erhebliches Kontingent, die bei ihren Zeitgenossen
im Rufe großer Gelehrsamkeit standen. Allen voran nennen wir JOHANN
WINTHER (GÜNTHER) VON ANDERNACH (1497—1574), in Paris und in
Löwen gebildet, eine Zeitlang Leibarzt FRANZ' I. Er lehrte in Paris
die Anatomie und hatte die Ehre, den berühmten Anatomen, den wir
bald kennen lernen werden, VESAL, zu seinen Schülern zu zählen, zog
aber 1541 nach Metz und 1544 als Dozent nach Straßburg, wo er bis
an sein Lebensende blieb. WINTHER VON ANDERNACH hat viele Schriftsteller herausgegeben, z. B. den ALEX. VON TRALLEIS, PAULOS VON
AIGINA u. A. (vgl. JOH. JOS. HÖVELER im Jahresber. des Progymnas.
zu Andernach, 1898/99, und J. BERNAYS, Ztschr. f. d. Gesch. des
Oberrheins, XVI [1901], S. 28—58). Ferner gehören hierher JOHANN
CORNARIUS (HAGENBUT, HANBUT) aus Zwickau (1500—1558), der ganz
vorzügliche Übersetzungen ins Lateinische von HIPPOKRATES, GALENOS
und AËTIOS lieferte (s. OTTO CLEMEN, Janus Cornarius, N. Arch. f.

sächs. Geschichte, Bd. 33, S. 36—76, 1912); LEONHARD FUCHS (1501 bis 1566), Professor in Ingolstadt und Tübingen, den wir noch als tüchtigen Botaniker betrachten werden; ANUTIUS FOESIUS aus Metz (1528 bis 1591), der erste, der sich zahlreiche Codices manuscriptos Hippokratischer Schriften verschaffte und eine kritisch gesichtete Hippokrates-Ausgabe nebst lateinischer Übersetzung und reichhaltigem Kommentar (Occonomia Hippocratis alphabeti serie distincta) herausgab. — Man nennt diese Gruppe der Mediziner, zu denen auch noch einige weitere, sogleich zu erwähnende gehören, die philologischen Mediziner.

Als wichtigstes Werk für diese Zeitströmung des ausgehenden Mittelalters ist zu nennen GEORG VOIGT, Die Wiederbelebung des klassischen Altertums. 2 Bde., 3. Aufl., Berlin 1893.

Andere bearbeiteten an der Hand von Sammlungen und anderen Reiseergebnissen die antiken Pharmakologien (S. 87 u. 100 ff) oder lieferten mehr selbständige Bearbeitungen der Botanik. OTHO BRUNFELS, † 1538 als Stadtarzt zu Bern, gab die ersten vortrefflich naturgetreuen Abbildungen deutscher Pflanzen in seinen „Herbarum vivae eicones" in 3 Bänden, 1530—1539; der Tübinger Professor LEONHARD FUCHS (s. o.), ein scharfer Galenist, übertraf ihn noch in den Illustrationen seiner „Historia stirpium" 1542. Erwähnenswert sind auch die verdienstvollen Arbeiten von HIERONYMUS TRAGUS (BOCK) (1498—1554) aus der Nähe von Zweibrücken, der ein großes gleichfalls illustriertes „New Kreütterbuch von unterscheydt würckung" etc. schrieb, und seines Schülers JACOB THEODOR TABERNAEMONTANUS aus Bergzabern (1530—90) in Heidelberg. Als der eigentliche Begründer der neueren Botanik ist der berühmte Konrad Gesner aus Zürich anzusehen, 1516 daselbst geboren und 1565 an der Pest gestorben, ein vom Schicksal hart verfolgter Mann, der anhaltend mit Elend, Krankheiten der eigenen Person und seiner Familie zu kämpfen hatte und dennoch inmitten aller dieser herben Schicksalswidrigkeiten seine unsterblichen Arbeiten schuf, die ihm den Rang eines der größten Naturforscher aller Zeiten verliehen haben. Sein botanischer Nachlaß wurde erst 200 Jahre nach seinem Tode (1751—1771) herausgegeben. — Zu nennen ist noch ANDREA CESALPINO (1519—1603), Leibarzt CLEMENS' VII., Professor in Rom; er ist insofern als ein Vorläufer LINNÉS anzusehen, als er den ersten Versuch machte, die Befruchtungsorgane der Pflanzen als Einteilungsprinzip zu verwerten, und PROSPERO ALPINO (1553—1617), Verfasser eines sehr wertvollen Universalwerks über Ägypten, wovon noch später die Rede sein muß. — GEORG AGRICOLA aus Glauchau (1494 bis 1555), zuletzt Stadtphysikus in Chemnitz, ist Verfasser einer ersten systematischen Darstellung der Mineralogie in der „Historia fossilium".

— Auch die Physik ging bei diesen Arbeiten nicht leer aus, dank den Entdeckungen eines JOH. KEPPLER (1571—1630), welcher die Grundlagen einer physikalischen und physiologischen Optik schuf, desgleichen die Chemie, die ihre wissenschaftliche Grundlegung im 16. Jahrhundert empfing.

Als Literatur über die Kräuterbücher verweise ich neben dem 4. Band von MEYERS trefflicher Geschichte der Botanik auf AGNES ARBER, Herbals, Cambridge 1912; über GESNER auf die Biographie JOH. HANHARTS, Winterthur 1824, und GESNERS fast unvergleichlich wichtigen Briefwechsel „Epistolarum medicinalium Libri III", Tiguri 1577, für AGRICOLA auf die Monographie von REINHOLD HOFMANN, Gotha 1905. Über BRUNFELS vgl. ROTH in der Botan. Zeitung, 1901, S. 191 ff.

Unzweifelhaft ist die Wiege der Chemie in Ägypten zu suchen, die Ägypter kannten die Anfertigung des Glases, die Herstellung von Metallegierungen, die Bereitung der Farben; sie kannten eine ganze Reihe von Präparaten, welche für die Heilung von Augenkrankheiten, überhaupt für medizinische Zwecke verwandt wurden. Von dort kamen diese Kenntnisse nach Griechenland. Hier überwog die Spekulation den Drang nach empirischen Untersuchungen. Wir finden bei ARISTOTELES, THEOPHRAST, PLINIUS, DIOSKURIDES eine Reihe chemischer Prozeduren vorgeschrieben; doch reichte das Wissen auf diesem Gebiete nicht sehr weit. Im 3.—4. Jahrh. n. Chr. folgten dann die bekannten Bestrebungen, aus der Legierungs- und Fälschungsindustrie Ägyptens stammend, welche dahin zielten, auf chemischem Wege unedle Metalle in edle, in Gold, Silber etc., zu verwandeln, das ist die unter dem Namen „Alchemie" bekannte Richtung, welche seit späten Alexandriner Zeiten eine lange Geschichte und Literatur besitzt (S. 159 u. 160). Dieses Bestreben zieht sich durch die ganze Zeit vom 4.—16. Jahrhundert hin, und man pflegt dies Zeitalter gewöhnlich mit dem Namen des alchemistischen zu belegen. Die Kenntnis dieser Künste gelangte auch, wie wir bereits gesehen haben, ziemlich frühzeitig nach Arabien, und gerade die Araber gaben sich diesen Studien mit großem Eifer hin. Sie vermittelten die Alchemie auch den europäischen Völkern, Spaniern, Franzosen, Deutschen. Das eigentliche Problem war die Auffindung des sogenannten „Steins der Weisen". Mittelst dieses vermeinten sie imstande zu sein, Quecksilber sowie jedes andere schmelzbare, unedle Metall auf Zusatz in Gold, oder wenn es sich in geringerem Zustande der Vollkommenheit befindet, in Silber zu verwandeln. Gleichzeitig sollte dieses chemische Präparat die Eigenschaften eines Lebenselixiers besitzen, den Körper zu verjüngen bzw. als Verlängerungsmittel des Lebens zu wirken fähig sein. GEBER stammte aus der persischen Provinz Khorassan, lebte in Sevilla und starb um 765. Man schreibt ihm eine Reihe von Silber-, Gold-, Kupfer-, Quecksilberverbindungen, verschiedene Oxyde, weißen Arsenik, metallische Verbindungen des Schwefels, auch einige Mineralsäuren und deren Salze zu; er soll ferner das Verfahren, um chemische Zerlegung und Verbindung auf dem Wege der Destillation und Verkalkung herbeizuführen, gekannt haben; doch ist das größtenteils ihm zu unrecht zugeschobenes Wissensgut, wie Sie schon gesehen haben, das im Abendlande entstand, in Spanien. Allerdings waren diese Arbeiten noch unmethodisch; trotzdem wurde im Laufe der Zeit auf diesem Wege eine große Masse von Wissensstoff gesammelt, und der erste, der es versuchte, diese chemischen Errungenschaften für die Heilkunde in allerweitestem Umfange zu verwerten, war der Mann, dessen Person uns bald beschäftigen muß, der bekannte PARACELSUS, der auch der Chemie völlig neue Wege wies. Gegen Ende des 16. Jahrhunderts war es ein anderer deutscher Gelehrter, der zuerst klar aussprach, daß die Chemie eine Wissenschaft für sich sei und keineswegs im Dienste dieser oder jener Kunst stehe, ANDREAS LIBAVIUS aus Halle (1540—1616), sukzessive Professor der Geschichte in Jena, Gymnasiarch und Physikus in Rothenburg a. d. Tauber und zuletzt Gymnasialdirektor am Casimirianum in Koburg. Noch bestimmter trat für die Autonomie der Chemie ANGELO SALA ein (geb. in Vicenza, praktischer Arzt, zuletzt Herzoglich Mecklenburgischer Leibarzt; er lebte als solcher noch 1639 in Güstrow), der selbst eine große Zahl chemischer Entdeckungen gemacht hat und zuerst eine systematische Bearbeitung der Chemie versuchte. Im folgenden Jahrhundert spielte bekanntlich die Chemie eine große Rolle in der Heilkunde, insofern eine Kategorie als „Chemiatriker" bezeichnete Ärzte alle physiologischen sowie pathologischen Prozesse im Körper auf chemische Vorgänge zurückführen und die Heilung von Krankheiten auf diese Theorie basieren wollte; doch darüber später. Jedenfalls nahm seit ARNALD VON VILLA NOVA und PSEUDO-GEBER die Chemie im Chore der Naturwissenschaften eine immer bedeutungsvollere Stellung ein.

Wenn man das 16. Jahrhundert das „Zeitalter der Reformation" nennt, so trifft das für die Medizin nur teilweise zu, weil ja die Rehabilitierung der griechischen Medizin an sich keine Neuerung, sondern im wesentlichen ein Zurückgehen auf älteren Anschauungen bedeutet. Versteht man indessen unter Reform eine fundamentale Änderung bisheriger Anschauungen und Forschungsweisen, so war sie für einzelne Wissenschaftszweige wohl vorhanden; sie bahnte sich zunächst für diejenige Disziplin an, die von unserer Theorie und Praxis die Grundlage bildet, die Anatomie, nicht sprungweise, nicht mit einem Male, sondern langsam sich vorbereitend. Auch auf diesem Gebiete hatte man, wie in den übrigen Zweigen der Naturerkenntnis, begonnen, sich von vergilbten Folianten hinweg wieder der Natur und der Anschauung zuzuwenden; an Stelle der Autorität und dialektischer Tüfteleien war die freie Beobachtung, verbunden mit vernunftgemäßen Schlüssen aus den Erfahrungstatsachen getreten. Eine ganze Reihe hervorragender, besonders italienischer Ärzte hat das Verdienst, der Reformation der Anatomie vorgearbeitet zu haben. Ich nenne den auch als Philosophen bedeutenden ALESSANDRO ACHILLINI (1463—1512) in Bologna, der sehr gründliche Untersuchungen z. B. über die Anatomie der Schädelknochen und der Gehörknöchelchen anstellte; dessen ungefähren Zeitgenossen GABRIELE ZERBI aus Verona, zuletzt in Padua, Verfasser eines durch gute Detailbeschreibungen verschiedener Körperteile bemerkenswerten „Liber anathomie corporis humani et singulorum membrorum illius"; dessen Nachfolger in Padua, ALESSANDRO BENEDETTI (1460—1525), dem das anatomische Theater in Padua (seit 1490) seine Existenz verdankt, ebenso sehr der topographischen wie der pathologischen Anatomie beflissen, Autor von Untersuchungen über die Befruchtung der Tiere und eines Lehrbuchs der Anatomie in fünf Büchern, das allerdings noch ganz Galenischen Geist atmet. Bemerkt muß hierbei noch werden, daß Anatomen ex professo, welche ausschließlich als Lehrer mit dieser Disziplin sich beschäftigten, im 16. Jahrhundert noch nicht existierten. Die Anatomie wurde der Regel nach von Chirurgen oder praktischen Ärzten im Nebenamt vertreten.

Allerdings wurden seit Anfang des 14. Jahrhunderts in Bologna, später in Padua, Montpellier und sukzessive in Paris, Wien und anderwärts, wie wir bereits gesehen haben, menschliche Leichen zu Unterrichtszwecken seziert; aber die Sektion geschah meist nur einmal jährlich, war flüchtig und unvollständig und diente nur als praktische Demonstration zum Lehrbuch des MONDINO; der Dozent hielt dazu einen Vortrag, während unter seiner Leitung der Chirurgus oder Barbier das Messer führte.

Der bedeutendste dieser italienischen Ärztegruppe, die auch der Anatomie gebührende Berücksichtigung schenkten, ist unzweifelhaft JACOPO BERENGARIO DA CARPI (1470—1530), Professor der Chirurgie in Bologna. BERENGAR behauptet, bereits mehrere hundert Leichen für anatomische Zwecke benutzt zu haben. Er ist Verfasser eines Kommentars zum MONDINO, sowie eines kleinen Schulbuchs über Anatomie. In diesen beiden Büchern finden wir eine Masse neuer Daten, eine vorzügliche Bearbeitung der Kehlkopfknorpel, des Herzens bzw. seines Klappenapparats, eine gute Darstellung des Tränenapparats, gründliche Untersuchungen über die Nieren sowie über die Frage, ob sie sekretorische Organe im Sinne der Leber darstellten oder mehr wie eine Art von Sieb gebaut seien.

Ein zu hartes Urteil fällt ROTH (Basel) über BERENGAR in seiner klassischen Biographie VESALS (Allgemeine deutsche Biographie XXXIX, S. 639): „Der gänzlich verkehrten Unterrichtsmethode entsprachen die wissenschaftlichen Ergebnisse der Anatomen. Man kann dies aus den Schriften des berühmten BERENGAR VON CARPI (1521, 1522), der mit Unrecht als Vorläufer VESALS oder gar als Reformator der Anatomie bezeichnet wird, mit voller Sicherheit nachweisen. Nicht nur schreibt er ein barbarisches Latein, sondern ist in der Hauptsache Kompilator und Dialektiker; die Anatomie des GALENOS gilt ihm, wie dem ganzen Mittelalter und allen Ärzten vor VESAL, als unfehlbar; wenn er dennoch Angriffe auf GALENOS erhebt, so sind sie entweder bloßer Schein, oder wo er wirklich einmal von ihm abweicht, so hilft er sich mit irgendeinem scholastischen Dogma aus der Schwierigkeit, z. B. mit der Veränderlichkeit des Menschengeschlechts, einem Satz, der an sich genügte, um das Interesse für Anatomie in der Wurzel zu vernichten. Mit BERENGARS Texte stimmen die naturwidrigen Abbildungen zusammen; Text und Bilder sind ungenau, lückenhaft, widersprechend. BERENGARS Versuch mußte scheitern, da sein anatomisches Arbeiten mangelhaft war. Keine seiner Beobachtungen verdient diesen Namen, keine ist vollständig und bringt den Gegenstand zur Klarheit. BERENGAR wußte nichts gründlich; aus Vorurteil und Aberglauben ist er nicht herausgekommen."

Auch der vorhin bereits genannte WINTHER VON ANDERNACH verdient als Anatom Erwähnung. Nicht unbedeutend ist der Pariser Anatom und Arzt JACQUES DUBOIS (SYLVIUS, nicht zu verwechseln mit dem in der zweiten Hälfte des 17. Jahrhunderts lebenden Chemiater FRANZ DE LE BOË SYLVIUS), ein glänzender Lehrer, der auch das Verdienst hat, statt der hier immer noch gebräuchlichen Tieranatomie definitiv die Sektion menschlicher Leichen zu Lehr- und Forschungszwecken eingeführt zu haben. Doch hat er seinen Namen nicht gerade mit Ruhm bedeckt dadurch, daß er seinen Schüler, den nachmals so bedeutend gewordenen VESAL in verächtlichster Weise angriff und bekämpfte. Bemerkenswert sind ferner als anatomische Forscher dieser Periode: GUIDO GUIDI (VIDUS VIDIUS), † 1569, bekannt durch Auffindung des nach ihm benannten Canalis Vidianus. Er war der Arzt FRANZ' I. in Paris, späterhin als Professor der Medizin in Pisa tätig. Seine erst 1611 erschienene „Ars medicinalis" brachte in ihrem dritten Teil eine mit 77 Kupfertafeln ausgestattete Anatomie in sieben Büchern, darin u. a. interessante Untersuchungen über die Anatomie des Hirns und der Schädelknochen; GIAMBATTISTA CANANI aus Ferrara, anfangs päpstlicher Leibarzt und nachher Protomedicus in seiner Vaterstadt, lieferte wertvolle Beschreibungen mit Abbildungen der Muskeln, welche gegenüber den rohen Abbildungen, wie sie sich in den Schriften des JOH. PEYLIGK aus Zeitz, MAGNUS HUNDT, † 1519, beide Professoren in Leipzig, in dem „Spiegel der Arznei" von LAURENTIUS PHRYES (FRIES FRISIUS; vgl. SUDHOFF in der Allg. dtsch. Biographie 1905) finden, einen gewaltigen Fortschritt dokumentieren. CANANI beobachtete auch bereits 1546 in der Vena azygos klappenartige Gebilde.

Trotzdem sind die anatomischen Abbildungen dieser Veröffentlichungen von PEYLIGK, HUNDT, FRIES neben den Abbildungen des „Fasciculus Medicinae", der 1491 zum ersten Male zu Venedig unter dem Namen eines JOHANNES DE KETHAM Alemanns erschien, und andere von historischer Bedeutung (vgl. zur ersten Information die Arbeit von FRIEDR. WIEGER, Geschichte der Medizin, Straßburg 1885 und deren Abbildungen). Sie stellen die letzten Ausläufer anatomischer Illustration dar, wie sie in kontinuierlicher Traditionslinie bis zu Alexandrinorzeiten zurücklaufen, wie SUDHOFF in einer langen Reihe von Untersuchungen seit dem 1. und 4. Hefte der Studien zur Geschichte der Medizin (Leipzig 1907 u. 1909) im Archiv für Geschichte der Medizin, Bd. I—VIII, nachgewiesen hat. Die ersten graphischen Widergaben direkt nach der Natur finden sich am weiblichen Situsbilde des 2. Druckes des Fasciculus Medicinae (1493 u. 1495) und gleichzeitig in den ältesten Studienblättern LIONARDOS DA VINCI.

Unter intensiver Vertiefung in Bau und Funktion des Menschenkörpers beschäftigte sich der genialsten einer in dieser geniereichen Zeit um die Wende zweier Jahrhunderte, selbst Hand anlegend und das Präparierte zeichnerisch fixierend, LEONARDO DA VINCI (1452—1519) mit der Anatomie, nicht nur als Künstler und zu künstlerischen Zwecken, wie andere gottbegnadete Künstler, ein POLLAJUOLO, RAFFAEL und MICHEL ANGELO, sondern als biologischer Forscher, allerdings an der

Hand der anatomischen Schriften des GALENOS. Die historische Wissenschaft ist heute daran, klarzulegen, wie sich seit etwa 1489 bis nach 1510
LEONARDO in mehr als 20 Jahren an der Hand eigener Untersuchungen
an mehr als 30 Leichen in seiner anatomischen Kenntnis weiterentwickelte,
wie er Älteres verwarf und Neues an seine Stelle setzte, und wie weit er
schließlich gelangt ist in der Erkenntnis und zusammenfassenden Darstellung des Erforschten.

   Zur Grundlage historischer Studien über die Anatomie des LEONARDO
haben heute zu dienen: 1. „De l'anatomie Feuillets A", hersg. von THEODOR
SABACHNIKOFF, Paris 1898; 2. „De l'anatomie Feuillets B", hrsg. von GIOVANNI
PIUMATI, Turin u. Rom 1901, beide mit vollständiger Transskription des zu den
Zeichnungen beigeschriebenen Textes und französischer Übersetzung; 3. „Leonardo
da Vinci Quaderni d'Anatomia publicati da Ove C. L. VANGENSTEN, A. FONAHN,
H. HOPSTOCK", Christiania 1911—1914, bisher 4 Bände mit italienischer Transskription und deutscher und englischer Übersetzung (unter Mitwirkung von
M. HOLL-Graz, G. LESCA-Florenz, K. SUDHOFF-Leipzig u. W. WRIGHT-London),
wodurch die 9 Bände Reproduktionen der Zeichnungen im Schlosse zu Windsor
ohne Transskription der Beischriften in Spiegelschrift, welche bei ROUVEYRE in
Paris 1901 eilig und ohne Bevollmächtigung erschienen sind, entbehrlich gemacht
werden. Ein Florentiner Skelettblatt von LEONARDOS Hand hat SUDHOFF im Archiv
f. Gesch. der Medizin, Bd. VII (Tafel VIII u. S. 323—334) veröffentlicht, vielleicht
für die schließliche zusammenfassende Darstellung der menschlichen Anatomie
hergestellt, die Leonardo plante. — Wichtige kritische Arbeiten ließen ROTH
und HOLL im Arch. f. Anat. u. Phys. Anat. Abt. erscheinen, 1905; 1907 Suppl.,
1910 S. 115—190 und 319—360; 1911 S. 67—100; 1913 S. 225—294; 1914
S. 37—68; im Arch. f. Gesch. d. Med. VI. 1912. S. 129—148.

   Ob sich LEONARDO von der Autorität des GALENOS als Darsteller
menschlicher Anatomie jemals freigemacht hat, läßt sich heute mit
Bestimmtheit nicht sagen. Jedenfalls wäre dieses Ergebnis bis auf
die Gegenwart im Verborgenen geblieben. Der aber die zahlreichen
Irrtümer des GALENOS bewußt als solche erkannte und klarlegte, der
dessen Autorität von Grund auf erschütterte und ihre Beseitigung in
der Anatomie anbahnte und an ihrer Stelle die moderne Anatomie aus
eigenem Leichenstudium heraus begründete, ist der große Niederländer
Andreas Vesalius.

   Von diesem Heros der modernen Anatomie hat uns MORIZ ROTH in Basel
(* 1839) in einer der besten Monographien moderner medizinhistorischer Forschung
mit lapidarem Griffel ein treffliches Bild gezeichnet (Berlin 1892, mit 30 Tafeln),
des großen Forschers würdig. Auszüglich zusammengefaßt schilderte ihn ROTH
außerdem in der Allg. deutschen Biographie, Bd. 39, S. 639—648, sowie in einem
Aufsatz „Vesaliana" in Virchows Archiv, Bd. 141. In diesen und andern
Publikationen berichtigte ROTH eine ganze Reihe irrtümlicher Nachrichten und
machte alle früheren Biographien VESALS, unter anderem auch die von BURG-
GRAEVE, vollständig überflüssig. Im folgenden werden wir uns hauptsächlich an
ROTHS Darlegungen halten.

ANDREAS VESAL ist streng genommen ein Niederdeutscher, er entstammte der alten deutschen zu Wesel im Clevischen ansässig gewesenen Familie WITING, die später nach Nymwegen übersiedelte und sich nach ihrer Heimat VESALIUS nannte. Als Sohn eines Hofapothekers bei der Prinzessin MARGARETHE, der Tante KARLS V., 1515 (oder 1514) in Brüssel geboren, erhielt unser ANDREAS seine Schulbildung auf dem Pädagogium Castri in Löwen. Schon früh machte sich bei ihm ein ganz außerordentlicher Eifer für naturwissenschaftliche Untersuchungen, speziell anatomische, bemerkbar. Aus eigenem innerem Antrieb zerlegte er Mäuse, Maulwürfe, Ratten, zuweilen auch Hunde und Katzen. Seine eigentlichen medizinischen Fachstudien begann er um 1533 in Paris, wo er sich besonders an JAQUES DUBOIS und WINTHER VON ANDERNACH, auch zum Teil an VIDIUS (vgl. S. 207), anschloß.

„JACOB SYLVIUS, ein trefflicher Lateiner und Grieche, war geschätzt wegen seiner methodischen Darstellung, die sich in zwei- oder dreijährigen Kursen über die gesamte Medizin erstreckte, und weil er in den Vorlesungen anatomische Präparate und offizinelle Pflanzen vorzeigte. Daneben blieb er aber doch in mittelalterlicher Verworrenheit befangen. Er erklärte ausdrücklich des GALENOS Anatomie für unfehlbar, dessen Werk De usu partium für göttlich, einen Fortschritt des Wissens über GALENOS hinaus für unmöglich. Und was es mit SYLVIUS' Anatomie und Demonstrationen auf sich hatte, darüber erteilte späterhin VESALIUS Winke. Niemals machte SYLVIUS, sagt VESAL im Jahre 1546, auf Widersprüche oder Unrichtigkeiten des GALENOS aufmerksam; doch brachte er zuweilen Organe eines Hundes in die Vorlesung mit. Hierbei bewiesen wir Schüler solchen Eifer, daß ihn der Lehrer mehr als einmal nach der Vorlesung zu fühlen bekam. So zeigten wir ihm beispielsweise einst die Klappen der Lungenarterie und der Aorta, die er tags zuvor nicht hatte finden können. Des anderen Lehrers, JOH. GUINTERIUS' Anatomie, beleuchtet VESALS Scherz, daß er ihn nie mit dem Messer habe umgehen sehen als bei Tische. Dies die Koryphäen der Pariser Fakultät. Man nehme dazu den jammervollen Zustand, in welchem sich die öffentliche Zergliederung zu Paris befand. Sie dauerte nach VESALS Zeugnis nicht volle drei Tage und bot dem Zuschauer nichts außer einigen von Barbieren oberflächlich gezeigten Eingeweiden und den schändlich mißhandelten Bauchmuskeln. Keinen anderen Muskel, keinen einzigen Knochen, noch viel weniger die Nerven, Venen, Arterien bekam VESAL bei solcher Gelegenheit zu Gesichte". (ROTH a. a. O., S. 640.)

VESALS Vorliebe für Anatomie kam in Paris zu vollem Durchbruch. Ihr widmete er sich fast ausschließlich. Er zergliederte zahlreiche Hunde, studierte in stundenlangem Aufenthalte auf dem Friedhofe St. Innocents, sowie auf dem Richtplatz von Montfaucon menschliche Knochen, führte selbst die Sektionen unter großem Beifall seiner Kommilitonen aus, wobei er die Eingeweide genauer als bisher darlegte und sogar die Muskeln des Armes zeigte. Schon bei diesen Gelegenheiten entdeckte er mehrere GALENische Irrtümer. Auch beteiligte er sich an der 1536 erfolgten Herausgabe der Institutiones anatomicae von WINTHER VON ANDERNACH. In demselben Jahre mußte er infolge des dritten deutsch-französischen Krieges KARLS V. Paris verlassen. Nach Löwen zurückgekehrt, setzte er hier seine anatomischen Arbeiten unverdrossen fort und gab das neunte Buch von RHAZES ALMANSOR, das im Mittelalter eines der beliebtesten Lehrbücher der Pathologie und Therapie bildete, in modernisierter Gestalt heraus. Dann ging er nach Venedig und von hier aus 1537 nach Padua, wo er unmittelbar nach seiner Doktorpromotion, also schon im Alter von 22 bis 23 Jahren, die Professur der Chirurgie erhielt. In dieser Eigenschaft hatte er auch die Schulanatomie zu verrichten, und eine Zeitlang lehrte er sie noch nach GALENOS (unter Beiseitelassen von MONDINOS Buch). Aber schon 1540 hatte er sich auf Grund seiner unablässigen Forschungen unter gründlicher Verwertung der vergleichend anatomischen Methode zu der klaren Überzeugung durchgerungen, daß GALENOS im wesentlichen nur die Anatomie von Affen lehrt. Nun sagte er sich öffentlich von ihm los, machte im Laufe des öffentlichen Unterrichts auf mehr als 200 Irrtümer der alten Tradition aufmerksam und las fortab (auch bei mehrwöchigen Kursen in anderen Städten Italiens) Anatomie unter Hervorhebung seiner eigenen Forschungsergebnisse. 1543, also in einem Alter von 28—29 Jahren, gab er trotz vielfacher Warnungen seiner Freunde seine eigenen beiden Lehrbücher der Anatomie (die größere Fabrica und die kleinere Epitome) selbst in Basel heraus und erregte damit enormes Aufsehen, ja er entfesselte einen furchtbaren Sturm, so daß er, der Anfeindungen überdrüssig, schließlich Padua verließ und nach kurzem Aufenthalt in Bologna und Pisa einem Rufe als Leibarzt Kaiser KARLS V. an den Hof nach Brüssel folgte. In dieser Eigenschaft mußte er seinen Protektor öfter auf Reisen und in Feldzügen begleiten, wobei er mit großem Erfolge chirurgische, aber auch intern medizinische Praxis trieb und daneben schriftstellerisch tätig war. Namentlich arbeitete er an der zweiten Ausgabe seines größeren Werkes, die 1555 beendigt war. Als KARL V. 1556 die Regierung niederlegte und sich nach dem Kloster San Yuste zurückzog, trat VESAL in den Dienst seines Nachfolgers, PHILIPPS II., blieb zunächst noch in Brüssel und ging 1559 mit dem Hof nach Spanien — zu seinem Unheil. Hofkabalen aller Art verleideten ihm seine Stellung, die ihn überdies seinen anatomischen Studien entfremdete, so daß VESAL (nach allerdings nicht ganz sicher beglaubigter Quellenangabe infolge hypochondrischer Stimmung) den Entschluß zu einer Pilgerfahrt nach Jerusalem gefaßt haben soll. Tatsächlich verließ er Spanien, war 1564 auf der Durchreise in Venedig (nach dem Bericht des Buchhändlers FRANCESCO SANESE, in dessen Buchladen er einen Besuch machte), ist aber von dieser Reise nicht wieder zurückgekehrt. Ende 1564 gelangte vielmehr an seine in Brüssel lebende Frau von Pilgern die Nachricht, daß VESAL unterwegs in einer griehischen Stadt (wahrscheinlich auf Zante) einem Katarrh erlegen sei.

Die bisher über das Motiv zu VESALS Pilgerfahrt, über sein Ende etc. in den Lehrbüchern der Geschichte kursierenden Nachrichten von der angeblichen Sektion eines Scheintoten, der bei der Eröffnung des Thorax erwacht sein soll, von den Gewissensbissen, die VESAL darüber empfunden haben soll, und verschiedenes andere sind nach RCTH ins Reich der Legenden zu verweisen.

VESALS berühmtes größeres Werk führt den Titel „D e h u m a n i c o r p o r i s f a b r i c a libri septem", das kleinere: „Suorum de humani corporis fabrica librorum epitome." Das erstere in der editio princeps ein Folioband von ungefähr 700 Seiten, ist für Fachleute bestimmt; es enthält eine ausführliche Beschreibung, Kritik der Literatur, mehr als 300 ganz ausgezeichnete Holzschnittabbildungen, von denen die Mehrzahl von JOHANN STEPHAN VON KALKAR, einem Schüler TIZIANS, angefertigt sind, und die anatomische Technik; der kleinere Auszug daraus, der dem Anfänger nur einen vorläufigen Begriff der Anatomie beibringen soll, enthält nur den kurzen, rein dogmatischen Text und eine freiere anatomisch-physiologische Systematik; auch dieses Werk ist mit vorzüglichen Abbildungen in 14 Tafeln ausgestattet. Außerdem verfaßte VESAL noch eine Schrift über die Chinarinde und verschiedene kleinere Gelegenheitsabhandlungen, Consilia und dgl. Von den Verdiensten VESALS ist das Wichtigste die Opposition gegen das GALENische Dogma auf dem Gebiete der Anatomie und der dadurch angebahnte vollständige Sturz desselben. Zwar äußert er sich überall mit der größten Hochachtung und Pietät über GALENOS, aber er sagt, des GALENOS Anatomie mußte ein Phantom bleiben, weil sie wesentlich aus Tieruntersuchungen hervorgegangen war. — VESALS Auftreten war von enormer Wirkung. Das zeigt sich an der Bewegung der Geister, die sich an seine Publikation anschloß. Ein Teil der Zeitgenossen zollte ihm ganz unbedenklich Beifall. Ein anderer jedoch und namentlich eine Reihe dünkelhafter Professoren, die keine Autorität neben sich gelten lassen wollten und solche, welche, von einer in diesem Falle lächerlichen und übertriebenen Pietät erfüllt, vielleicht auch eifersüchtig auf den schnell wachsenden Ruhm des jungen Mannes waren, bekämpften VESAL aufs erbittertste. Alles boten sie auf, um ihren Gegner zu verderben. Sie setzten schließlich sogar das Reich und die Kirche gegen ihn in Bewegung und veranlaßten, daß Kaiser KARL V das verketzerte Lehrbuch der Anatomie an die theologische Fakultät nach Salamanca einschickte, mit der Anfrage, ob es einem Christen zustünde, menschliche Leichen zu eröffnen. Diese erklärte jedoch ein solches Verfahren für nützlich und erlaubt. Am ungebärdigsten benahm sich VESALS Pariser Lehrer DUBOIS, der den Namen VESALIUS in VESANUS änderte und ihn einen wahnwitzigen jungen Mann betitelte. Der Angegriffene verlor diesem Vorgehen gegenüber seine Ruhe und Würde nie. Die Mehrzahl seiner Gegner erschien ihm zu unbedeutend, ihre Angriffe so haltlos, daß die bloße demonstratio ad oculos zur Widerlegung genügte. Am würdigsten benahm sich ihm gegenüber FALLOPPIO (s. unten), dessen Kritik stellenweise nicht unberechtigt war, und der manche Irrtümer VESALS berichtigt und in vielen Punkten die Forschung über ihn weiter hinausgebracht hat. — Übrigens war VESAL auch als Arzt und Chirurg tüchtig. Er diagnostizierte u. a. 1555 bei einem Augsburger Patrizier ein Aneurysma der Aorta (pulsierende Geschwulst in der Gegend der Rückenwirbelsäule), eine Diagnose, die zwei Jahre später durch die Sektion bestätigt wurde, machte die Thorakozentese bei traumatischem Empyem etc. — Eine ihm zugeschriebene Chirurgie rührt nicht von ihm her.

In Basel, wo er den Druck seines Werkes überwachte und eine Sektion vollführte, befinden sich noch jetzt die erweislich echten Überreste des aus jener Leiche von VESAL gewonnenen und errichteten Skeletts, „das älteste historisch beglaubigte Anatomiepräparat der Welt" (ROTH).

Wie tief die Spuren waren, die VESALS Wirksamkeit speziell auf italienischem Boden hinterlassen hatte, beweist ein Blick auf die lange Reihe glänzender Anatomen, die hier nach ihm, zum Teil auch noch neben ihm existiert und durch gediegene Detailarbeiten sich einen Namen gemacht haben. Unzweifelhaft sehen wir damit eine so oft in der Geschichte beobachtete Erscheinung wiederkehren, daß ein großer führender Geist durch sein Vorbild eine ganze Kette von Forschern auf seine Bahnen nach sich zieht. Einen Beweis dafür bildet ein Anatom, wie der Professor in Rom BARTOLOMEO EUSTACCHI († 1574), ein sehr fleißiger und scharfer Beobachter, der lange von blindem Glauben an GALENOS gefesselt war. Er hatte die Absicht, eine große Anatomie zur Ergänzung VESALS zu schreiben; doch ereilte ihn der Tod, ehe er seinen Vorsatz ausführte. Von seinem Werk ist weiter nichts übrig als acht naturgetreue Kupfertafeln, welche fast 200 Jahre später der berühmte GIUS. M. LANCISI 1714 zu Rom herausgegeben hat. Besonders sind seine Untersuchungen über das mittlere und innere Ohr, die EUSTACCHIS Namen in der „Tuba E." verewigt haben, von Wert. EUSTACCHI beschreibt auch zuerst die Vena azygos und liefert vortreffliche Mitteilungen über den Bau der Nieren (vgl. G. BILANCIONI, BARTOLOMEO EUSTACHI, Rom 1910, Firenze 1913). Ganz Galeniker war noch GIOVANNI INGRASSIA (1510—1580), Professor in Neapel und zuletzt Archiater zu Palermo auf Sizilien, der trotzdem in einem Kommentar zur Galenischen Schrift „De ossibus" die Osteologie in sehr sorgfältiger Weise darstellte und mit verschiedenen Details bereicherte. Übrigens hat er sich auch durch einige Leistungen in der Medicina publica (Epidemiologie etc.) ausgezeichnet. Ein anderer Anatom jener Periode ist

REALDO COLOMBO († 1559), zuerst Prosektor unter VESAL, später sein
Nachfolger in Padua, von wo aus er nach Rom ging, um durch FALLOPPIO
ersetzt zu werden. COLOMBO war ein hochmütiger Mann von prahleri-
schem, eingebildetem Wesen, nebenbei gegen seinen ehemaligen Lehrer
boshaft und undankbar; trotzdem kann seinen anatomischen Arbeiten
eine Bedeutung nicht abgesprochen werden. Namentlich haben diese
die Anatomie des Auges gefördert, die COLOMBO besonders kultivierte.
Er kannte die später ZINN zu Ehren benannte Zonula Zinnii schon vor
diesem, war ein bedeutender Experimentator, machte Vivisektionen,
um sich über die Lageveränderungen und Bewegungen des Herzens zu
informieren, und gehörte zu den ersten, welche den kleinen Blutkreislauf
ziemlich gut geschildert haben. Von einzelnen Historikern wird er
geradezu als Entdecker des Blutkreislaufs vor HARVEY gepriesen;
jedenfalls kann nicht bestritten werden, daß er zu seinen Vorläufern
gehört.

Wir müssen auf diese Frage noch bei der Schilderung des nächsten Jahrhunderts zurückkommen, wo von der berühmten HARVEYschen Entdeckung näher
die Rede sein wird.

Ein Schüler VESALS war ferner GIULIO CESARE ARANZIO (1530
bis 1589), Professor in Bologna und bekannt durch seine meisterhafte
Arbeit „De foetu humano" (Ductus venosus Aranzii). Sein Nachfolger
wurde COSTANZO VAROLI aus Bologna (1543—1575). Dieser verfaßte
eine vortreffliche Arbeit über die Sehnerven und eine größere „Anatomia"
in vier Büchern; auch sind ihm sehr gründliche Untersuchungen über
das Gehirn zu verdanken. Auch LEONARDO BOTALLO gehört zum Teil
in diese Gruppe, nach welchem der zwischen Lungenarterie und Aorta
bei Fötus vorhandene Ductus arteriosus benannt wurde, dessen eigentlicher Entdecker allerdings der eben erwähnte ARANZIO ist. Es scheint,
als ob BOTALLO Entdeckungen anderer gern für seine eigenen ausgab.
Der bedeutendste Anatom dieser ganzen Epoche ist neben VESAL unzweifelhaft GABRIELLE FALLOPPIO aus Modena (1523—1562), der bereits
mit 24 Jahren Professor in Ferrara war und von da nach Pisa, später
nach Padua kam, wo er jedoch im blühenden Alter von 39 Jahren
starb. FALLOPPIO war ein durch Bescheidenheit, Offenheit, Wohlwollen,
männliches und würdevolles Betragen gegen seine Mitgenossen, ebenso
wie durch ungewöhnliche Geistesgaben ausgezeichneter Forscher. Er
hat sehr viel geschrieben. Am bedeutendsten sind seine chirurgischen
Arbeiten. Daneben hat er noch sein anatomisches Hauptwerk unter
dem Titel: „Observationes anatomicae" veröffentlicht, eine im wesentlichen gegen VESAL gerichtete Schrift, den er übrigens sehr verehrt,
und von dem er sagt, daß ein Mensch eben nicht alles leisten könne.
Er habe nur die Absicht, einige von VESALS Irrtümern zu berichtigen.

FALLOPPIO hat zuerst die nach BAUHIN benannte Klappe richtig beschrieben, er lieferte eine sehr gute Beschreibung des Gehörorgans, der weiblichen Geschlechtswerkzeuge (Tuba Falloppii), er behauptete, auf der Oberfläche der Ovarien bereits die kleinen gelben Körper gesehen zu haben, er bearbeitete zuerst die Entwicklungsgeschichte der einzelnen Knochen und der Zähne etc.; sein Name ist auch in dem bekannten Ligamentum Falloppii verewigt. Übrigens geht aus einer Stelle in FALLOPPIOS Schrift „De tumoribus praeter naturam" hervor (falls es sich dabei nicht um eine Fälschung durch den Abschreiber handelt), daß man zu jener Zeit in der Tat lebende Verbrecher für anatomische Zwecke verwertet zu haben scheint. FALLOPPIO hat ausgezeichnete Schüler herangebildet, und zwar Männer, die ihre Aufmerksamkeit der Entwicklungsgeschichte und vergleichenden Anatomie zuwendeten und so in die Fußtapfen von ARISTOTELES traten, bei dem, wie wir wissen, bereits die ersten Spuren dieser Disziplinen, allerdings nur andeutungsweise, vertreten sind. Zu erwähnen sind besonders der Niederländer VOLCHER KOYTER (1534—1600), der eine Zeitlang eine Professur in Bologna bekleidete, und GIROLAMO FABRIZIO AB AQUAPENDENTE (1537—1619), als Nachfolger seines Lehrers Professor in Padua, auch ein ausgezeichneter Chirurg (aber nicht zu verwechseln mit dem deutschen Chirurg FABRIZ VON HILDEN). Interessant ist das von ihm auf eigene Kosten erbaute herrliche anatomische Theater in Padua, das auch die nachmalige Wirkungsstätte eines MORGAGNI wurde. FABRIZIOS Arbeiten sind meist vergleichend anatomischer Natur. Zu nennen sind endlich noch: GIULIO CASSERI aus Piacenza (1561—1616), ein Nachkomme von FABRIZIO, Professor der Anatomie in Padua („Nervus perforans Casseri"), dessen Arbeiten, besonders aber die Stimm- und Gehörswerkzeuge, gleichfalls die vergleichende Anatomie berücksichtigen; JOHANN VESLING (1598—1649) aus Minden, seit 1632 Professor der Anatomie und Botanik in Padua, Verfasser eines brauchbaren Handbuches der Anatomie unter dem Titel: „Syntagma anatomicum", und derselben Epoche angehörig ADRIAAN VAN DEN SPIEGHEL (1578—1625) aus Brüssel („Lobulus Spigelii"), dessen Untersuchungen hauptsächlich die Leber und das Nervensystem zum Gegenstande haben. Er war Schüler und Nachfolger von CASSERI und lieferte in einer zwei Jahre nach seinem Tode edierten Schrift „De humani corporis fabrica libri X" u. a. auch eine vollständige Zusammenstellung der Errungenschaften auf dem Gebiete der Anatomie während des 16. Jahrhunderts. An dem Fortschritt der Anatomie in dieser Zeit sind auch Forscher aus anderen Ländern, aus Deutschland (außer den genannten), England, Spanien beteiligt. In dieser Beziehung treten uns entgegen als Hauptrepräsentanten — auf die Anführung aller Autoren muß ich verzichten — Männer,

wie FFLIX PLATTER (1536—1614) aus Basel, daselbst Professor und
Leibarzt, der erste nach VESAL, der dort (1557) eine menschliche Leiche
zerlegte und sich bemühte, die Anatomie durch selbständige Arbeiten
zu fördern; unter anderem verfaßte er „De corporis humani structura
et usu" (Basel 1583) mit ganz tüchtigen Stahlstichen; CASPAR BAUHIN
(1560—1624), Nachfolger von PLATTER im akademischen Lehramt,
dem das Verdienst zukommt, die meisten bis vor einiger Zeit noch
geläufigen und gebräuchlichen Termini technici der Anatomie eingeführt zu haben; SALOMON ALBERTI (1540—1600) aus Naumburg,
Professor in Wittenberg, Verfasser einer anerkennenswerten Arbeit
über die Tränenwerkzeuge („De lacrymis", Wittenberg 1581), und
schließlich PIETER PAAW (1564—1617) aus Amsterdam, Professor in
Leyden, der ein brauchbares, auch durch zahlreiche anthropologische
Daten schätzenswertes Buch über Osteologie schrieb („Primitiae anatomicae de humani corporis ossibus", Leyden 1615).

Als wichtige Quellenstudie zur Geschichte der Anatomie in Italien verweise
ich auf MODESTINO DEL GAIZO (Neapol): Della pratica della anatomia in Italia
sino al 1600 (1892). Die Bedeutung s p a n i s c h e r Anatomen des 16. Jahrhunderts, besonders des VALVERDE DE HAMUSCO, hat V. E. GARCIA, Granada
1902, dargelegt. Für die gesamte Geschichte der Anatomie der Neuzeit ist
R. VON TÖPLYS Darstellung im Handb. d. Gesch. der Medizin, Bd. II, S. 155 ff.,
von Bedeutung, über CASSERI die Monographie von G. STERZI, Venezia 1909.

Bei allen genannten Forschern ist vor allem der Mut und die Selbständigkeit des Denkens bewundernswert, welche sie an den Tag legen
mußten, um so tief eingewurzelte Vorurteile, wie sie auf dem Gebiete
der Anatomie bestanden hatten, zu beseitigen. Nachdem aber einmal
VESAL mit gutem Beispiel vorangegangen war und die erste Bresche
in des GALENOS Lehrgebäude gelegt hatte, war die Nachfolge leichter.
Die Lösung der gestellten Aufgabe gelang, und dies Gelingen bildete
für die Zukunft die Gewähr weiteren Fortschrittes.

Naturgemäß ergab sich nun die weitere Aufgabe, auch in eine
Prüfung der physiologischen Doktrinen der überlieferten griechischen
Medizin einzutreten und hier, wenn möglich, gleichfalls entsprechend
der veränderten, verbesserten und erweiterten anatomischen Erkenntnis,
eine Reform anzubahnen. Diese Aufgabe aber war unendlich viel
schwieriger, weil die alte, mehr spekulative Richtung noch nicht völlig
oder wenigstens nicht in genügendem Grade überwunden, die ganze
Methode der Forschung noch eine durchaus mangelhafte war und es
vor allem an einer Hauptvorbedingung zum gedeihlichen Fortschritte
in der Physiologie fehlte, nämlich an der klaren Erkenntnis von der
Notwendigkeit des Experiments. Und doch mußte erst die experimentelle
Basis geschaffen werden, um auch die anatomischen Errungenschaften

in gehöriger Weise verwerten zu können. Darum blieben diese einstweilen nicht bloß für die Physiologie noch steril, sondern erst recht für die Reform der Pathologie, die nur auf tieferer physiologischer Einsicht in das organische Geschehen sich hätte entwickeln können, weil als wichtigstes Verbindungsglied zwischen Anatomie und Pathologie eine systematische und den Gestaltsveränderungen der übrigen Wissenschaften angepaßte Physiologie fehlte.

Für diese Fragen ist die Einleitung zu der klassischen Monographie von MAX NEUBURGER (Wien) von klärender Bedeutung: „Die historische Entwicklung der experimentellen Gehirn- und Rückenmarksphysiologie vor FLOURENS." (Stuttgart 1897.)

So konnte die anatomische Forschung fast nur für die Chirurgie, also für die praktische Seite der Medizin, fruchtbar gemacht werden. Allerdings waren einzelne Tatsachen bekannt geworden, welche die Galenischen Satzungen im Gebiete der Physiologie bereits stark erschütterten. Beispielsweise hatte man sich überzeugt, daß die Herzscheidewand nicht porös, sondern fest ist, eine Beobachtung, welche selbst die kuragiertesten Anhänger des GALENOS hatten zugeben müssen. Ferner war die Existenz des Herzklappenapparates nachgewiesen worden; FABR. AB AQUAPENDENTE hatte 1603 in der Arbeit „De venarum ostiolis" auf die Venenklappen aufmerksam gemacht, die angeblich auch einem dem Servitenorden angehörigen Geistlichen PAOLO SARPI („FRA PAOLO") bekannt gewesen sein sollen; ja man war, wie wir von REALDO COLOMBO erfahren haben, sogar dazu gelangt, die ersten richtigen Ideen des kleinen Kreislaufes kennen zu lernen. Einer der ersten, der unzweifelhaft sowohl die Tatsache selbst wie ihre Bedeutung und Wichtigkeit erkannte, war der Spanier MIGUEL SERVETO (1509—1553) aus Villanueva in Aragonien, ein origineller Denker, von Hause aus Theologe, der vom strengen Dogma abweichende Anschauungen namentlich in der Dreieinigkeitslehre gewonnen hatte und infolgedessen als Setzer und Korrektor etc. das Studium der Medizin in Paris unter DUBOIS und FERNEL ergriffen hatte. Seine erste medizinische Publikation „Syruporum universa ratio ad Galeni censuram diligenter expolita" (Paris 1537), worin er die Lehren der Araber namentlich auf dem Gebiete der Therapie und Pharmakologie angriff und die Theorie von der „Kochung der Kardinalsäfte" beseitigte, verschaffte ihm die Feindschaft der Pariser Fakultät und einen Prozeß, in dem er aber mittels einer Verteidigungsschrift („apologetica disceptatio") Freisprechung erzielte, so daß er nach Erwerbung der Doktorwürde an verschiedenen Orten Frankreichs ungehindert praktizieren konnte. Doch mußte er schließlich, als Ketzer erkannt, fliehen, hielt sich an verschiedenen Orten schriftstellerisch und ärztlich tätig meist verborgen auf, geriet aber zu Genf

in die Hände des Reformators CALVIN, auf dessen Denunziation hin er
ergriffen, der Geistlichkeit ausgeliefert und mit dem Feuertode bestraft
wurde, während er sich der trügerischen Hoffnung hingegeben hatte,
in dem reformierten Genf unter dem Schutze CALVINS ungestört seiner
Überzeugung leben zu können. SERVETS berühmte Schrift „Christianismi
restitutio" war zu Vienne 1553 erschienen. In dieser kommt er bei der
Lehre von den Spiritus resp. dem heiligen Geist auch auf den Blutlauf
zu sprechen. In dem längeren Passus, der sich darauf bezieht, findet
sich die betreffende Stelle, aus der mit Recht der Schluß statthaft ist,
daß SERVET sehr wohl gewußt hat, daß Blut aus der Pulmonalvene
in das Herz strömt, daß diese also nicht, wie GALENOS meinte, Luft führt.

„Item a pulmonibus ad cor non simplex aër sed mixtus sanguine mittitur
ad arteriam venosam. Ergo in pulmonibus fit mixtio." — Der Versuch des
Magdeburger Theologen HENRI TOLLIN, der sich in zahllosen größeren und kleineren
Arbeiten ein hervorragendes Verdienst um die Kenntnis der Lebensdaten und
Leistungen SERVETS erworben, auch seine vorhin erwähnte Schrift „In quendam
medicum apologetica disceptatio pro astrologia" nach dem einzig vorhandenen
ursprünglichen Pariser Exemplare neu herausgegeben hat (Berlin 1880), seinem
Helden nunmehr auch die Kenntnis des großen Kreislaufs zu vindizieren, ist
ebenso fehlgeschlagen, wie die ähnlichen Bemühungen italienischer Ärzte in betreff
COLOMBOS, CESALPINOS und anderer. Alle diese Autoren können nur als Vorläufer
HARVEYS angesehen und diesem selbst die eigentliche Siegespalme nicht geraubt
werden. — Die weitschweifige Literatur über diese Angelegenheit hat hier keinen
Platz. Ich verweise auf P.-L. LADAME, Michel Servet, Genève 1913, sowie auf die
Ausführungen später bei der Besprechung HARVEYS.

Abgesehen von diesen Leistungen der italienischen Anatomen und
des Spaniers SERVET geht die Physiologie im 16. Jahrhundert noch
in alten Bahnen. Der Anlauf, der zu einer Kritik genommen wurde,
zeigte sich nicht kräftig genug und entbehrte vor allem der richtigen
Grundlage, um zu einem Sturz der Galenischen Dogmen zu führen.
Für die Physiologie war das erst dem folgenden Jahrhundert vorbehalten.

Auf die medizinischen Reformgedanken des spanischen Humanisten LUIS
VIVES (1492—1540) in Unterricht und Lehre hat MAX NEUBURGER 1902 in den
Wiener medizinischen Blättern, No. 22, hingewiesen. Als ärztliches Lebensbild
jener Tage ist O. EHRHARDS Skizze über den Königsberger ärztlichen Humanisten
LAURENTIUS WILDE, Breslau 1905, beachtenswert.

Dreizehnte Vorlesung.

Die praktische Medizin im 16. Jahrhundert. Die Hippokratiker. Die Reform
des PARACELSUS und die Paracelsisten.

Nicht so ganz negativen Erfolg wie in der Physiologie hatten die
Bemühungen, in der praktischen Medizin eine gesunde Kritik der älteren
Anschauungen vorzunehmen. Konnten gleich die Fortschritte mangels
einer reformierten physiologischen Grundlage keine erheblichen sein,
so war doch schon damit viel erreicht, daß man mit der alten dialektischen
Methode völlig brach und endlich den wahren ARISTOTELES erkannte,
wie er wirklich gewesen in seinen naturwissenschaftlichen Schriften.
Aus ihnen hatte man sich überzeugt, daß auch ARISTOTELES vor allem
auf die Beobachtung und Erfahrung hinweist, und so war denn auch
bei den Ärzten des 16. Jahrhunderts der Beobachtungsdrang erwacht.
Das gute Vorbild, welches die Anatomen gegeben hatten, äußerte auch
darin seine Wirkung, daß man nun anfing, in der praktischen Medizin
gleichfalls zu beobachten und die Ergebnisse niederzuschreiben. Auch
das Originalstudium des HIPPOKRATES drängte zur Erkenntnis von
dem Wert getreuer Naturbeobachtung.   Mehr und mehr überzeugte
man sich, daß die Lehren der Araber vielfach auf Entstellung der griechischen Medizin beruhten; die Kritik wendete sich speziell gegen den
Arabismus, während die Angriffe gegen den ursprünglichen Galenismus
auf pathologischem Gebiete noch sehr schüchtern und zahm blieben
und bleiben mußten, weil noch zu sehr die rechte Handhabe fehlte.
Immer noch kam man wieder auf GALENOS zurück. Wiederum war es
Italien, das mit gutem Beispiel voranging; die übrigen Länder folgten.
Als diejenigen Autoren, die sich durch schonungslose Kritik der Araber
hervortaten, sind hauptsächlich bemerkenswert (außer dem bereits ge-
nannten MIGUEL SERVETO, S. 216): GIOVANNI MANARDO aus Ferrara
(1462—1536), ebenso sehr ein Feind des Aber- wie des Autoritäten-
glaubens; ALOISIO MONDELLA aus Brescia, Professor in Padua († 1553);
ANTONIO BRASSAVOLA aus Ferrara (1500—1555), der, ebenso wie GIRO-
LAMO FRACASTORO aus Verona (1483—1553), als Schriftsteller über
Syphilis literarische Berühmtheit genießt. Von deutschen Gelehrten,
die schonungslos die Araber kritisierten, mögen genannt sein JOHANNES
LANGE aus Löwenberg in Schlesien (1485—1565), Schwiegersohn und
Freund MELANCHTHONS, der in seinen berühmten „Epistolae medicinales"
den Vorteil des direkten Quellenstudiums der griechischen Schriften
betont (vgl. FOSSEL im Arch. f. Gesch. d. Med., VII, 238—252). Auch
der schon erwähnte Botaniker LEONHARD FUCHS, Prof. in Tübingen
(S. 203), nahm den Kampf gegen die Araber auf. Von französischen

Autoren ist nach dieser Richtung erwähnenswert PIERRE BRISSOT (1478—1522), Professor in Paris, ein sehr gelehrter Hippokratiker, der mehrere Publikationen gegen die Araber richtete. Unter anderen hat er auch eine Schrift hinterlassen unter dem Titel: „Apologetica disceptatio, qua docetur, per quae loca sanguis mitti debeat in viscerum inflammationibus, praesertim in pleuritide" (Paris 1525). Diese Schrift hat großes Aufsehen erregt, obwohl weiter nichts darin, speziell in dem Abschnitt „De incisione venae in pleuritide ortae", unternommen war, als der gewiß harmlose und gutgemeinte Versuch, nachzuweisen, daß der von den Arabern gelobte revulsorische A d e r l a ß durchaus nicht so zweckmäßig sei wie die von HIPPOKRATES empfohlene derivatorische Methode (d. h. am Arm der leidenden Seite). Da diese Empfehlung aber den Aderlaß betraf, eine so hochgeschätzte therapeutische Methode, deren Handhabung bei den Ärzten das A und O aller Therapie war, so kann man sich die Wirkung von BRISSOTS Neuerungs- bzw. Wiederbelebungsversuch denken. Eine wahrhaft stürmische literarische Fehde schloß sich daran; die Angelegenheit wurde sogar zu einer religiösen aufgebauscht. BRISSOT war Katholik; man ging so weit, daß man ihn als schlimmeren Häretiker verdächtigte denn LUTHER; man schickte die Schrift an die Universität Salamanca resp. an den Kaiser KARL V. zur näheren Prüfung ein. Indessen die Universität erklärte den Inhalt der Schrift für unangreifbar. — Von demselben Geiste, der die Ärzte in dem Kampf gegen die Araber beseelte, sind auch die im Zusammenhang damit stehenden Angriffe gegen die in jener Zeit zur besonderen Höhe angestiegenen Mißbräuche der Pulslehre und Uroskopie diktiert, zwei Methoden, die bekanntlich von den Arabern stark bevorzugt und gepflegt waren. CLEMENTIUS CLEMENTINUS, Arzt in Rom (um 1510) und eine Reihe anderer Forscher, ganz besonders BRUNO SEIDEL in Erfurt, haben das Verdienst, beides, die Uro- und Pulsomantie, in eigenen interessanten Schriften lächerlich gemacht zu haben. Bekanntlich hatte speziell die Uroskopie in jenen Zeiten bei Ärzten und Laien eine solche Bedeutung, daß das Tagewerk bei hoch und niedrig, namentlich aber bei den Potentaten, zunächst mit einer Betrachtung des Urins begann, aus dessen Beschaffenheit man allerlei Schlüsse auf den Gesundheitszustand ziehen zu können vermeinte. Die Uroskopie war in einen reinen uromantischen Schwindel ausgeartet. Weitere Gegner sind: PIETER VAN FOREEST aus Alkmaar in Holland (1522—1597), der in seiner Schrift „D e i n c e r t o e t f a l l a c i u r i n a r u m j u-d i c i o" den Wert der Harnschau wieder in seine angemessenen Grenzen zurückführt; JEAN FERNEL (1485—1558), Professor in Paris, der sich rühmen darf, sogar direkt des GALENOS Autorität in der praktischen Medizin angegriffen zu haben; er spricht von „Faeces Arabum melle

latinitatis conditae"; LAURENT JOUBERT (1529—83), der berühmte
Kanzler der Universität von Montpellier, Leibarzt der KATHARINA
VON MEDICI, machte gleichfalls gegen GALENOS Opposition und leugnet,
daß man die Lebenskräfte von den natürlichen trennen könne; es gäbe
nur eine Kraft, und diese sei die Wärme; Febres putridae, wie sie GALENOS
statuiere, existieren nicht; die sogenannte Febris putrida könne nicht
von Fäulnis herrühren. — Natürlich fand diese reformatorische Richtung,
wie zu allen Zeiten, auch orthodoxe Gegner, die aus ihrem alten Gleise
sich nicht zu entfernen wagten, wie z. B. der uns schon als Opponent
VESALS bekannt gewordene DUBOIS (S. 209), ferner CHARLES ESTIENNE
(STEPHANUS) aus Paris († 1564), der italienische Anatom EUSTACCHI,
der Schweizer THOMAS ERASTUS (LIEBER) (1523—1583), Professor in
Heidelberg und Basel. Alle diese waren enragierte Galenisten, und
manche von ihnen in so extremer Weise, daß sie meinten, sie wollten
lieber mit GALENOS irren, als mit JOUBERT, FERNEL und andern Anspruch auf Scharfsinn machen, während einige Autoren eine vermittelnde Richtung einschlugen.

Neben diesen Reformatoren wird uns später noch eine revolutionäre
Gruppe von Ärzten im 16. Jahrhundert zu beschäftigen haben, die,
wenn auch nicht als die bedeutendste, so doch jedenfalls als die heftigste
imponiert, nämlich die Schule der Paracelsisten.

E i n Gutes hatten die reformatorischen Bestrebungen der Praktiker
während des 16. Jahrhunderts ohne Zweifel zur Folge: man machte
sich endlich daran, in ähnlicher Weise, wie das für die Anatomie geschehen war, auch für die praktische Medizin, für das große Gebiet der
Pathologie mit anerkennenswerter Selbständigkeit zusammenfassende
Darstellungen zu liefern, die ebensowohl rationelle Grundsätze der Bearbeitung wie einen in bezug auf Form und Inhalt geläuterten Geschmack
verrieten. Da ist zunächst zu erwähnen: JOHANNES HEURNE (1543 bis
1601), geboren in Utrecht, Professor in Leiden, einer der ersten, die
den Ruhm der dortigen medizinischen Fakultät begründeten. Er schrieb
unter anderem: „Institutiones medicinae" (Leiden 1592,
Hanau 1595 u. öfter) eine kompendiöse Zusammenstellung der gesamten
Medizin, ferner gelehrte Kommentare zu Hippokratischen Schriften und
eine vielgelesene Schrift über die Pest. HEURNE gehört zu denjenigen,
welche bereits eine Art von klinischem Unterricht am Krankenbette
einführten, und ist damit ein Vorläufer BOERHAAVES geworden.

Den ersten Anfängen eines klinischen Unterrichts begegnen wir in Italien;
der auch als philologischer Mediziner bekannte GIOVANNI BATTISTA DA MONTE
(MONTANUS) (1498—1552) erteilte am San-Francesco-Hospitale in Padua praktischen Unterricht für Studierende, der großen Anklang fand (vgl. auch V. FOSSEL
in den Mitt. d. Ver. d. Ärzte in Steiermark, 1897, No. 5 u. 6); seinem Beispiel

folgten 1578 ALBERTINO BOTTONI und MARCO DEGLI ODDI. Indessen bedeuten die von diesen Männern ergriffenen Maßnahmen nur schüchterne Versuche, welche als dauernde Einrichtungen sich erst in einer späteren Zeit einbürgerten. Nähere Belehrungen darüber bietet TH. PUSCHMANN's Geschichte des medizinischen Unterrichts (Leipzig 1889). Auch HOHENHEIM hat seine Schüler an das Krankenbett geführt. — Beiläufig mag hier bemerkt sein, daß man unter „i n s t i t u - t i o n e s" eine Art von Enzyklopädie des Gesamtgebiets der Medizin in knappen, kurzen Lehrsätzen zu didaktischen Zwecken verstand.

Der schon früher (S. 215) erwähnte FELIX PLATTER (1536—1614), Professor in Basel, versuchte in seiner „Praxis medica", die erst zu Anfang des 17. Jahrhunderts (1602—1608) in drei Bänden in Basel erschien, die Krankheiten nach dem symptomatologischen Prinzip zu klassifizieren. Unter anderm unterschied er: 1. Functiones laesae, Störungen der Seelentätigkeit und der körperlichen Bewegungen (welche etwa unsern jetzigen „Nervenkrankheiten" κατ' ἐξοχήν entsprechen), 2. Vitia, d. h. Krankheiten, charakterisiert durch sinnlich wahrnehmbare Fehler, Geschwülste, Mißbildungen, Deviationen, 3. Profluvia et retentiones, Krankheiten, bei denen es sich wesentlich um abnorme Entleerungen und Verhaltungen handelte — eine verständige und relativ vorgeschrittene Auffassung der Tatsachen. LUIS MERCADO aus Valladolid (1520—1606), Leibarzt PHILIPPS II. und III., ein tüchtiger Beobachter, gehört auch zu den besseren Kompendienschreibern; seine zahlreichen Monographien sind mit Geist und Geschmack abgefaßt und zeichnen sich durch einen freien Standpunkt aus, der nur wenige Spuren einer Abhängigkeit von alten Dogmen und Satzungen zeigt. — Neben diesen Autoren hat das 16. Jahrhundert noch eine besondere Reihe von Schriftstellern aufzuweisen, die sich als Verfasser von „Enarrationes", „Consilia" und dergleichen betätigten, worin eine Fülle kasuistisches Beobachtungsmaterial niedergelegt ist. Ich nenne als Repräsentanten dieser Richtung: ANTONIO BENIVIENI aus Florenz, der zum Teil noch in das 15. Jahrhundert hineingehört und bereits 1502 starb. Seine erst nach dem Tode des Verfassers herausgegebene Schrift „D e a b d i t i s m o r b o r u m e t s a n a t i o n u m c a u s i s" stellt eine schön geschriebene, reichhaltige Sammlung von Beobachtungen dar, die durch Mitteilungen über Sektionsergebnisse besonderen Wert besitzen. Unter anderm hat BENIVIENI zuerst Gallensteine untersucht. FRANCESCO VALLERIOLA (um 1550), Professor in Turin, ein gelehrter und tüchtiger Beobachter; den Inhalt seiner je sechs Bücher „E n a r r a t i o n e s m e d i c i - n a l e s" und „O b s e r v a t i o n e s m e d i c i n a l e s" bilden Krankengeschichten ganz nach hippokratischer Manier, nüchtern und treu erzählt. FRANCISCUS VALLESIUS, ein spanischer Autor zu Ende des 16. Jahrhunderts, war ein gründlicher Kenner des HIPPOKRATES, dessen Prinzipien er, wie seine vier Bücher „M e t h o d u s m e d e n d i" zeigen, in klassischer Weise adoptiert. Er hat unter anderm eine verständige Interpretation des Sinnes der Hippokratischen Schriften über die epidemischen Krankheiten geliefert. In dieser Gruppe nimmt auch der bereits als Gegner der Uroskopie (S. 219) genannte PIETER VAN FOREEST eine hervorragende Stellung ein; er wurde später Professor in Leiden und starb zu Delft. Seine XXXII Bücher „O b s e r v a t i o - n u m   e t   c u r a t i o n u m   m e d i c i n a l i u m“ sind eine summarische Darstellung der speziellen Pathologie und Therapie, aber in streng kasuistischer Weise mit kritischen Bemerkungen und Anhängen; an einzelnen Stellen trägt der Verfasser auch der pathologischen Anatomie Rechnung; auch finden wir bei ihm zahlreiche physiologische Daten; außerdem empfiehlt sich das Werk durch seinen völligen Mangel an Kuriositätenkrämerei und dadurch, daß gerade die gewöhnlichen, am häufigsten vorkommenden Krankheiten geschildert werden (vgl. L. MEUNIER im Janus, VII., und dagegen A. GEYL, Geneesk. Cour., Amsterdam 1910, LXIV, 57—65). — Erwähnenswert ist unter den deutschen Praktikern dieser Gruppe aus dem 16. Jahrhundert der Breslauer CRATO VON KRAFFTHEIM (1519—1586), ein Schüler und Freund LUTHERS und MELANCHTHONS, eine Hauptstütze des Protestantismus; er besaß bedeutende weltmännische Bildung, lebte viele Jahre am österreichischen Kaiserhofe und war trotz seines eifrigen Eintretens für die Reformation auch bei den Katholiken beliebt. Seine „C o n s i l i o r u m   e t   e p i s t o l a r u m   m e d i c i n a l i u m   l i b r i VII“ sind schön geschrieben und ebenso reichhaltig wie interessant; sie gehören mit zu den besten Literaturprodukten jener Zeit.

Über CRATO ist außer HENSCHEL (Bresl. 1853) bes. GILLET, Crato v. Crafftheim u. seine Freunde, Frankfurt 1860 (2 Tle.), zu nennen, und FOSSEL, Studien, 1909, S. 24—46. Die Schrift von CRATOS Freund THOMAS JORDANUS († 1585), Physikus zu Iglau in Mähren, genießt in der Literaturgeschichte der Syphilis eine gewisse Berühmtheit, weil sie die bekannte durch Schröpfköpfe erzeugte massenhafte Ausbreitung der Lues in Brünn schildert (vgl. TIB. VON GYÖRY, Der Morbus Brunogallicus, Gießen 1912). Der polnische Arzt JOSEPH STRUTHIUS (STRUŚ, 1510—1568) ließ 1555 ein Buch „Sphygmicae artis libri V“ erscheinen, das seit GALENOS die erste Etappe des Fortschrittes in der Pulslehre bedeutet. — Hier ist auch auf ANDREAS DUDITH VON HOREKOWICZ, CRATOS Freund, zu verweisen (1533—1589), dessen „Epistolae medicinales“ V. FOSSEL eine so hübsche Studie gewidmet hat (Arch. f. Gesch. d. Med., VI., S. 34—51; vgl. auch GOLDZIEHER, Beil. z. Allg. Ztg. 1903, No. 132 u. 133).

Auch JOH. SCHENCK VON GRAFENBERG (1530—1598), Stadtarzt in seiner Vaterstadt Freiburg im Breisgau, verdient als Verfasser von „O b s e r v a t i o n u m   m e d i c a r u m   r a r a r u m   n o v a r u m, a d m i r a b i l i u m   e t   m o n s t r o s a r u m   v o l u m e n“ nach hippokratischem Muster (zuerst 1600 erschienen) Erwähnung. —

Neben diesen klinischen Mitteilungen liegen auch eine große Reihe epidemiographischer Beobachtungen aus dem 16. Jahrhundert vor. Der bereits früher (S. 203) genannte Prospero Alpini, der eine Zeitlang ärztliches Mitglied einer Gesandtschaft in Kairo war, verfaßte ein vorzügliches medizinisch-historisch-geographisches Handbuch über Ägypten („De medicina Aegyptiorum libri IV"); der als Physiker und Astronom wie als Arzt gleich ausgezeichnete Girolamo Fracastoro lieferte in seiner Schrift „D e m o r b i s c o n t a g i o s i s" die erste zusammenfassende Darstellung der Infektionskrankheiten und darin eine sorgfältige Beschreibung des Typhus abdominalis; er leitet damit eine neue Periode in der Epidemiographie ein. (In deutscher Übersetzung neu herausgegeben in den „Klassikern der Medizin" v. Victor Fossel, Leipzig 1910.)

Charakteristisch für den neuen Geist, der die Forscher jener Zeit beseelte, ist die immer mehr Platz greifende Überzeugung von dem Wert pathologisch-anatomischer Untersuchungen. Solche sahen wir einen integrierenden Bestandteil der Schriften bei einer Reihe der oben genannten Forscher bilden. Daß die Resultate noch kümmerlich und mangelhaft ausfielen, ist bei dem Zustand der übrigen Medizin damaliger Zeitepoche nicht zu verwundern. Die kräftigste Unterstützung nach dieser Richtung ging von den Anatomen selbst aus, besonders von Eustacchi, der sehr bedauert, sich nicht schon in jungen Jahren mit der Anatomie beschäftigt zu haben und erst in späterer Zeit auf dieses so wichtige Gebiet der Heilkunde aufmerksam geworden zu sein; sein Alter hindere ihn aber daran, diese Wissenschaft aufzubauen. Ebenso erklärt Coyter, es sei die Aufgabe, ja die Pflicht der Behörden, die Leichenöffnung überall zu fördern; die Ärzte sollten dazu angehalten werden, nach jeder in der Diagnose dunkel gebliebenen Krankheit, Sektionen zu machen; er sei überzeugt, daß damit die Möglichkeit gewonnen werde, manche Krankheit, die bisher als unheilbar angesehen werde, schärfer zu erkennen und zu heilen. So urteilten auch Vesal, Colombo und andre Anatomen jener Zeit. Vorarbeiten zur pathologischen Anatomie bildeten noch zwei kleinere Schriften Joh. Kentmanns, Arztes in Dresden (ca. 1560): „De calculis, qui in corpore et membris humanis generantur", und Martin Weinrichs in Breslau (1595): „De ortu monstrorum commentatio", letztere eine Sammlung von Mißbildungen, die je nach Exzeß, Defekt, Zahl, Sitz, Gestalt etc. beschrieben werden, wobei freilich auch viel Abenteuerliches mit untergelaufen ist.

Sie werden aus den bisherigen Ausführungen wahrgenommen haben, daß im 16. Jahrhundert ein günstiger Umschwung in der Heilkunde sich geltend macht. Er zeigt sich in der Rückkehr zum Hippokratismus, in der freieren Forschung, in dem Betreten neuer Bahnen. Somit werden wir Männer wie CONRAD GESSNER, VESAL, FALLOPPIO, den Chirurgen PARÉ, der noch den Gegenstand unserer Besprechung zu bilden haben wird, mit Recht als wirkliche Reformatoren bezeichnen. Dennoch galt die Wirksamkeit aller dieser Männer in den Augen der Zeitgenossen lange nicht in dem Maße bedeutungsvoll und epochemachend, wie das bei uns im Hinblick auf den Niedergang der Heilkunde in der dem 16. Jahrhundert voraufgegangenen traurigen Zeit der Scholastik der Fall ist. Zu ihrer Zeit erregte eine Gruppe andrer Ärzte mehr Bewunderung und Widerspruch, trotzdem sie teilweise Richtungen einschlugen, die von den Bahnen ruhigen Weiterforschens abführten oder in kühnem Flug und Sprung Ziele zu erringen strebten, die nur unablässiger Arbeit von Generationen wirklich erreichbar waren. Auch die Schwingen des Genius vermögen auf dem Gebiete der Erfahrungswissenschaften die unentbehrlichen langen Ketten der Beobachtungsreihen nicht zu ersetzen.

Der überragend Größte dieser aller ist THEOPHRASTUS PARACELSUS, Platoniker wie alle Großen jener Zeit, aber auch nicht unberührt geblieben von den Verführungen des Neoplatonismus, wie auch die kleineren Geister dieser Gruppe, von denen er sich darin grundlegend unterscheidet, daß er trotz allem hohem Fluge des Genius auch für die realen Bedürfnisse eines sicheren Fortschrittes in der medizinischen Wissenschaft den Blick und die Maßstäbe nicht verloren hat. Auch hat er allem dem wuchernden Unkraut pseudowissenschaftlicher Verirrungen seiner Zeit wie Astrologie, Kabbalistik, Zauberkram und Alchimie gegenüber, trotzdem er sich damit von Grund auf vertraut gemacht hatte, eine starke Dosis Kritik bewahrt, die ihn die schlimmsten Irrpfade vermeiden ließ und die schlummernden Keime neuer Naturerkenntnis und praktischer Verwendbarkeit für die Erfüllung der vielseitigen Aufgabe des Heilens mit scharfem Blicke zu erfassen oder mit genialer Intuition zu erschließen lehrte. Blieb er darum auch nicht völlig unberührt von dem sinneverwirrenden Brodem, der aus diesen Niederungen der Pseudowissenschaften aufstieg, so versank er doch nicht darin wie viele andere, die in Zauberspuk und Hexenwahn sich verstricken ließen, von dem auch reife Denker und freie Geister betört wurden, daß sie in dem schauerlichen Massenwahn des Hexenglaubens und seiner entsetzlichen Konsequenz, den Hexenverfolgungen, wohl gar noch etwas Verdienstliches zu erkennen glaubten. Auch die führenden Männer des Protestantismus zweifelten nicht an der Tatsächlichkeit der Vorstellungen von Dämonen und Gespenstern, von bösen, übernatürlichen Gewalten, die Seuchen und Hagelschlag und Mißwachs der Allgemeinheit, dem einzelnen Krankheit und Mißgeschick, Tod und Verderben zu senden vermögen.

Auch gelehrte Ärzte traten für solche Wahnvorstellungen in die Schranken, wie der Heidelberger Arzt und Hochschullehrer THOMAS ERASTUS (s. oben S. 220), ein tüchtiger Kenner des ARISTOTELES, der trotzdem nicht nur den Hexenglauben und die Hexenprozesse verteidigte, sondern so weit ging, diejenigen eines Verbrechens zu bezichtigen oder wenigstens der Teilnahme an einem solchen, die es wagten, der Torheit dieses ganzen Hexenwahnes entgegenzutreten und die armen Irregeleiteten auf die rechte Bahn zurückzuführen. Solches ruhig und klar sehende, menschenfreundliche Tun ging von einem andern Manne aus, gleichfalls einem Arzte, dem tüchtigen JOHANN WEYER (VIERUS; 1515—1588), der am Niederrhein, am Hofe der Herzöge VON BERG in Düsseldorf, sein segensreiches Tun entfaltete und in einem mannhaften Buche „De praestigiis daemonum", das seit 1563 oft aufgelegt wurde, die Hexenprozesse bekämpfte und die armen Opfer derselben als erbarmungswürdige Geistesgestörte aufgefaßt wissen wollte, deren Macht zu schaden gleich Null sei.

Der Bonner Pharmakologe KARL BINZ (1832—1912) hat in seiner tüchtigen Schrift über WEYER (2. Aufl., Berlin 1896) das Verdienst des Mannes gut herausgearbeitet. (Beachtenswert ist auch die Arbeit von J. GEFFKEN in den Monatsheften der Comenius-Ges., Bd. XIII.)

Was verschlug's, daß der eifernde ERASTUS ihn nun selbst zu einem Hexenmeister zu stempeln versuchte. Der Bann war gebrochen; WEYERS Nachfolger führten schließlich den Sieg der Vernunft über den Irrwahn herbei. — Auch WEYERS Lehrer, der gelehrte Blender mit starkem Einschlag von wissenschaftlichem Hochstaplertum, HEINRICH KORNELIUS AGRIPPA VON NETTESHEIM (1486—1535) hatte ja schon einmal ein armes Weiblein dem Hexenrichter entrissen. Das Zwiespältige in seinem Leben, das sich auch äußerlich in seiner Schrift „De occulta philosophia", die das Textbuch aller Okkultisten wurde, und deren vollstem Gegensatze, der grimmigen Persiflage jeder Wissenschaft in seinem andern Buch „De incertitudine et vanitate scientiarum" ausspricht, hat vielfach dazu verleitet, das Wesen des Mannes allzu sehr in der Tiefe zu suchen; FRITZ MAUTHNER hat hier Klarheit geschaffen

in seiner vortrefflichen Einleitung zu einer deutschen Ausgabe der „Eitelkeit und Unsicherheit der Wissenschaften", 2 Bände, München 1913.

Weit ernster zu nehmen ist der große Interpret der Kabbala JOHANN REUCHLIN (1455—1522); doch war sein Einfluß auf die Medizin gering, geringer noch als der des AGRIPPA VON NETTESHEIM oder des in manchem diesem verwandten Lombarden GIROLAMO CARDANO, dem auch eine Reformation der Medizin vorschwebte in einer Umgestaltung des

Galenismus durch eine Verschmelzung mit Neopythagoreismus und Neoplatonismus, ein Hirngespinst, trotz mancher positiver Ansätze in seinen pathologischen und therapeutischen Aufstellungen. Sein Reformversuch verpuffte völlig.

HIERONYMUS CARDANUS wurde 1501 in Pavia als Sohn eines Polyhistors geboren, der Jurisprudenz, Mathematik und Medizin studiert hatte und als Jurist seiner Beschäftigung nachging. Wie es heißt, soll er ein uneheliches Kind gewesen und von seinem Vater in höchst unbarmherziger Weise behandelt worden sein. Schließlich kam er in eine Mönchsschule, wo er mehrere Jahre studierte und bereits in kurzer Zeit solche Fortschritte machte, daß er vielfach seinen mathematischen Lehrer übertraf. Vorzugsweise beschäftigte er sich mit Mathematik und Medizin. Die Jugendverhältnisse, die einen verbitternden Einfluß auf ihn ausgeübt hatten in Verbindung mit der blühenden Phantastik der neuplatonischen Lehren, haben in CARDANUS jene schroffen Denk- und Charaktergegensätze hervorgerufen, die man bei ihm in seltsamem Gemisch findet. Mit größter Offenheit und in anerkennenswerter Selbstkritik legt er zur Entschuldigung seines Tuns und Treibens alle seine Eigenschaften, die guten und bösen, dar. Er führt ein echtes Vagabundenleben und erwarb sich trotzdem die Hochachtung seiner Zeitgenossen. Trotz vieler Schicksalsschläge in eigener Familie erreichte er das hohe Alter von 75 Jahren und starb in Rom 1576. HALLER sagt von ihm: „sapientior nemo ubi sapit, dementior nullus ubi errat."

Es ist auffallend, bei einem so klaren und mathematisch denkenden Kopf, wie CARDANO unzweifelhaft war, die in allem Ernst vertretene Erklärung zu treffen, seine ganze Existenz hänge von Dämonen ab, und die Unstetigkeit und Ungunst seiner Verhältnisse sei die Folge einer entsprechenden Konstellation zur Zeit seiner Geburt, des Zusammentreffens von Venus, Merkur und Jupiter, und was dergleichen Unsinn sonst noch ist. CARDANO hat außerordentlich viel geschrieben, Mathematisches, Philosophisches, Medizinisches, Astrologisches etc. In seinen 18 Büchern „Paralipomenon", einer Sammlung von Aufsätzen, ist ein fürchterlicher Wust von Torheit und Mystik aufgehäuft. Wenn man die der PLEMPschen Avicenna-Ausgabe (S. 156) angehängten 13 Bücher „Metoposcopia" mit den Hunderten von Abbildungen und dem geradezu lächerlichen Inhalt studiert, wo der Versuch gemacht wird, aus Gesichtslinien, aus der Form der Gesichtshautfalten, aus Narben und sonstigen Merkmalen die Schicksale des Menschen, Charakter etc. herauszulesen, so kann man unmöglich an die Autorschaft eines Mannes glauben, der ein so hervorragender Denker und mathematisches Genie war. Andere Schriften rein medizinischen Inhalts, z. B. eine Schrift über Pleuritis, sind ganz verständig.

Vielleicht kann man die Cardanische „Metoposcopia" als Vorläuferin LOMBROSOscher Theorien ansprechen, wie das 1896 G. ANTONINI für eine 1615 in Straßburg erschienene Schrift eines sonst ganz obskuren Autors SAMUEL FUCHSIUS („Metoposcopia et ophthalmoscopia") versucht hat.

Kein Paktieren mit abgestandenem Galenismus gab es für einen Mann von wesentlich anderem Schrot und Korn, der eine völlige Reformation von unten auf für die ganze Medizin erstrebte auf den Grundpfeilern, die der große HIPPOKRATES fast zwei Jahrtausende vorher gelegt hatte, einen völligen Neubau, nachdem man alles vermorschte

Gebäu, das keine Haltbarkeit mehr besaß, abgetragen habe — mit dem Einreißen begann er sofort — das war **Paracelsus.**

THEOPHRASTUS BOMBAST VON HOHENHEIM, von Vatersseite aus dem alten schwäbischen Adelsgeschlecht der BOMBASTE VON HOHENHEIM stammend, ward zu Ende des Jahres 1493 bei Einsiedeln in der Schweiz geboren, wo sein Vater WILHELM BOMBAST VON HOHENHEIM 1491 eine Ehe mit einer Tochter aus dem alten Einsiedler Geschlecht der OCHSNER eingegangen war, das dem Stifte Einsiedeln bei Todesfällen abgabepflichtig (fallpflichtig) war. WILHELM VON HOHENHEIM, ein gelehrter Arzt und Lizentiat der Medizin, war 34 Jahre alt, als er an der Teufelsbrücke über die Sihl nahe bei Einsiedeln für mehr als ein Jahrzehnt seinen Wohnsitz aufschlug, wo der große Pilgerverkehr nach Einsiedeln und S. Meinrads Zelle vorbeiflutete. Nur der eine Sohn war dem Paare beschieden, der die Namen PHILIPPUS THEOPHRASTUS in der Taufe erhielt und belehrt vom Vater, geleitet von der Mutter, hier am Fuße des Etzel in stiller Bergeseinsamkeit seine Kindheit verlebte. Früh wurde die Mutter dem Knaben entrissen, und mit dem Vater allein zog er 9 jährig nach Villach hinüber, in die betriebsame Kärntner Stadt im lachenden Tale, wo der Vater als Arzt und, wie es heißt, als Lehrer an der Bergschule, bis zum 8. September 1534 lebte, ein ernster Mann, an dem der unruhige THEOPHRASTUS mit warmer Liebe hing. Man rühmt WILHELM VON HOHENHEIM den Besitz einer großen Bibliothek nach, jedenfalls hat der Sohn zuerst unter seiner Anleitung, dann auf Hochschulen Italiens (Doctor von Ferrara unter LEONICENO) das ärztliche Wissen jener Tage sich angeeignet und die neue Scheidekunst in Villach und den Bergwerken von Schwatz im Inntal, in den Schmelzhütten der Grafen FÜGER von der Pike auf kennen gelernt. In der freien Welt der Berge, in Laboratorien und Schmelzhütten war er dem Walten der Naturkräfte unmittelbar gegenübergestellt; er suchte sie nun auch im kranken Menschen zu erfassen durch prüfende Beobachtung in experimenteller Kontrolle und in denkender Erwägung — „experimenta ac ratio" ward sein Leitmotiv; der verstaubten Autorität der Jahrhunderte ward Valet gesagt, deren schablonenhafte Hohlheit er durchschaute gerade in den von allen für unantastbar gehaltenen allgemein-pathologischen Grundanschauungen. Er war der erste, dem sich auf dem Wege der Beobachtung und des chemischen Experimentes die gänzliche Unhaltbarkeit der Lehre von den vier Kardinalsäften Blut, Schleim, gelbe und schwarze Galle erschloß. Zweitausend Jahre hatte man mit pathologischen Schemen hantiert, nun sollte wieder die Wirklichkeit gelten. Aber wie sie erlangen ?

Die Lehrjahre waren vorbei; die Wanderjahre begannen: sie erstreckten sich über ganz Europa, durch den Osten und Westen Italiens,

durch Frankreich nach Spanien, nach England, nach Dänemark und
Schweden bis nach Stockholm, nach Rußland, Polen, den Ostsee-
provinzen und Siebenbürgen und Ungarn und durch das südslawische
Österreich, vielleicht bis nach Konstantinopel — allenthalben be-
obachtend und lernend von allen, die sich irgendeiner naturwissenschaftlichen oder heilenden Erfahrung zu rühmen wußten und „Kunst" besaßen, wie sie auch heißen mochte. Kein Lehrmeister war ihm zu gering,
wo er die Hohlheit der diplomierten Vertreter in ihrer Naturerkenntnis,
in ihrem Heilwissen oder -können durchschaut hatte.

Und die tausenderlei Erfahrungen und Erkenntnisse und Beobachtungen und erlauschten Geheimnisse und anvertrauten „Künste"
der geheimen Wissens frohen, oft anrüchigen Gesellen, der skrupel-
losen Sudelköche und beutelschneiderischen Quacksalber und wag-
halsigen „Experimentatores", die mit ihren Tränken und Tinkturen
und alchemistischen Rezepten alles versuchten, dessen Folgen ihnen unübersehbar waren, in alchemistischer Technik wie tollkühner Krankheits-
vernichtung — all dies bunte Erfahrungswissen, verbunden mit der
Beobachtung der allerorten herrschenden Krankheitszustände, mit ihren
scheinbaren oder wirklichen regionären Besonderheiten, die er zu erkennen glaubte, wie noch unbeachteter Gesundheitsstörungen im Be-
triebe der Bergwerke und Schmelzhütten, all dies suchte sein hoch-
fliegender philosophischer Schwabenkopf zu einem naturwissenschaftlichen Weltbild voller Willkür und kühner Kombinatorik, aber auch
voller intuitiver Wahrhaftigkeit und Unbestechlichkeit, die hinreißend
wirken, wenn man sich willig in sie versenkt, zusammenzufassen.

Gewiß, er hat von dem „Platonismus" eines Marsilio Ficino,
der mehr n e u platonischer Natur ist, seine geistige Nahrung empfangen und sich von ihm durchdringen lassen, aber er hat ihn auch
assimiliert und ist darüber hinausgewachsen. Man hat diesen Einfluß
doch vielfach überschätzt. Ist H. doch auch „in den Gärten aufgewachsen, in denen man die Bäume verstümmelt", d. h. den dumpfen
Schulen der medizinischen Scholastik und des doktrinären Neogalenismus, aber er hat es von sich abgetan all dies künstliche Scheren-
werk und ist hinausgetreten in den freien Garten der Natur voll frischen
Treibens und Blühens und hat dem mit neuen Augen zugeschaut. Sollte
er deswegen ein verschrobener Neupythagorer und Neuplatoniker geblieben sein, weil er auch von diesem Quell der Erkenntnis einen tiefen
Trunk getan? Sie waren alle Platoniker, die damals auf hohen Wegen
gingen in Kunst und Wissenschaft, und ein spintisierender und grü-
belnder Schwabenkopf ist Hohenheim sein Leben lang geblieben. Er
hat all seiner Tage kein Ding achtlos oder scheu beiseite geworfen, weil
es nach geheimnisvollem Wesen ausschaute. Er hat das scheinbar

Wunderliche und allzu Unwahrscheinliche nicht schon um dessentwillen achselzuckend von sich gewiesen. — Bei der Grundlegung einer neuen Naturwissenschaft schien ihm a l l e s beachtenswert und näherer Untersuchung würdig. Das Mystische reizte ihn gerade, und er unterlag dem Erkenntniszwange, in die Tiefen des Wesens aller Dinge hinab-zusteigen, und wenn es in Abgründe führen sollte.

Gewiß, das sind gefährliche Wege für einen Naturforscher, auch für einen Arzt. Aber gerade um des Heilzweckes willen war HOHENHEIM erst recht kein Erkenntnisweg zu gefahrdrohend; für alles Menschen-leid suchte er heißen Herzens einen Balsam, und hätte er ihn aus der Hölle holen müssen — trotz seiner gottergebenen Frömmigkeit! Das Seelenleben eines der größten Ärzte und drängendsten Wahrheits-sucher aller Zeiten birgt gar manche Rätsel und Tiefen, die hier nicht zu enthüllen versucht werden soll. Hier handelt es sich nur um den A r z t PARACELSUS. — —

Von langen Wanderwegen heimgekehrt, neuen Wissens und Könnens und neuer Gedanken voll, litt es ihn nicht lange daheim beim Vater in Villach. Der deutsche Mann wollte sich nun dem eigenen Volke widmen und zog nach dem Westen Deutschlands, heilend und forschend. Die Bäder des Schwarzwaldes wurden untersucht und geologische Schlüsse gezogen, die heute noch Bewunderung erregen. Und es reizte ihn, Schüler um sich zu sammeln und lehrend sein Wissen zu verbreiten; in Freiburg und in Straßburg fand er willige Hörer, aber auch Gegner und Kampf. In Straßburg machte er sich ansässig 1526 und wurde von dort zum Buchhändler FROBEN zur Konsultation nach Basel ge-rufen. Damals knüpften sich die Fäden, die ihn auf den Ruf des Rates nach Basel zogen im Frühjahr 1527, als Lehrer an der dortigen Uni-versität.

Nun schien die Stunde gekommen, Ernst zu machen mit der Reform der Heilkunde, wie sie ihm vorschwebte. Hier stellte er neben die philo-logischen Reformbestrebungen mehr formaler Natur, welche die Medizin „a facce barbarorum" befreien wollten, die seine, welche darauf ausging, sie von den schwersten Irrtümern zu reinigen — „ab erro-ribus gravissimis purgabimus". Nicht von HIPPO-KRATES oder GALENOS oder IBN SINA Erbetteltes, sondern Ergebnisse eigener Erfahrung und Arbeit wollte er vortragen — „quos summa rerum doctrice, experientia atque labore, assecutus sum" — nach eigenen Konzepten. Als Richtschnur gab er: „E x p e r i m e n t a ac ratio autorum loco mihi suffragantur." Und dem Axiom ist er treu geblieben sein Leben lang!

Freilich in Basel waren es nur zwei Semester, in denen er Intern-Medizinisches (lateinisch) und Chirurgisches (deutsch) las: Im Sommersemester 1527 allgemeine Pharmakologie und Arzneiverordnung (De gradibus et compositionibus receptorum et naturalium) und eine Übersicht über die spezielle Pathologie und Therapie (Libri Paragraphorum) und über Verletzungen: in den Sommerferien Puls- und Harndiagnostik, eine Besprechung der Aphorismen des HIHHOKRATES und der Kräuterverse des MACER, sowie über Purgieren und Aderlaß. Im Wintersemester 1527 auf 28 las er über chirurgische Erkrankungen (geschwürige Prozesse der Haut und Geschwülste), über die große Gruppe der „tartarischen" Erkrankungen und über spezielle Arzneibereitung (De Praeparationibus).

Im Februar 1528 fand HOHENHEIMS Lehrtätigkeit in Basel ein jähes Ende. Der Kampf mit der medizinischen Fakultät, die den Neuerer nicht ohne weiteres in ihren Schoß aufnehmen wollte und ihm Ordinariat und Promotionsrecht verweigerte, hatte all die Monate her angedauert; nun überwarf der heißblütige Mann sich auch mit dem Rate der Stadt und räumte das Feld. Er ist dann für ein volles Jahrzehnt erneut in ein unruhig Wanderleben (in deutschen Landen) geraten, mit wenigen kurzen Ruhepausen von kaum jemals Jahresfrist, bis er in Kärnten für einige Jahre nochmals 1538—1540 Ruhe fand und dann für sein letztes Lebensjahr, schon körperlich krank, wie er es seelisch schon länger gewesen, anscheinend auf Einladung des dortigen Erzbischofs ERNST, Prinz von Bayern, nach Salzburg zog, wo ihn am 24. September 1541 der Tod ereilte.

Wir können diesen Wanderungen der letzten 13 Jahre von HOHENHEIMS Leben hier nicht nachgehn, wieviel Interesse sie auch bieten. Nur eines Mißgeschickes, das ihn verfolgte, müssen wir noch ganz besonders gedenken, an dem leider die Ärzteschaft seiner Tage und deren Führer nicht schuldlos waren. Weder in Basel, noch in Kolmar, noch in Straßburg wollte es ihm gelingen, wichtige Schriften in Druck zu bringen. Erst in Nürnberg fand er 1529 eine Stadtverwaltung, die weitherzig genug war, den Druck zweier Schriften über die Syphilis zu gestatten — da legte sich die medizinische Fakultät der Universität Leipzig unter der Führung HEINRICH STROMERS VON AUERBACH ins Mittel, und wichtige weitere Schriften mußten ungedruckt bleiben. Ähnliches ist ihm 1537 in Wien passiert, und als er dann die Stände seiner zweiten Heimat Kärnten ersuchte, drei Schriften, zu seiner Verteidigung von ihm geschrieben, in Druck zu geben, versprachen sie das wohl, ließen aber das Bündel der Manuskripte 1538 ruhig beiseite legen, und es sollte noch ein volles Vierteljahrhundert darüber hingehn, ehe ein Kölner Arzt, aus eigenem Antrieb vorgehend, von den Kärntner Ständen die Herausgabe erwirkte und am Niederrhein zum Druck brachte, was mit heißer Seele in Wien und in den Bergtälern Kärntens den Blättern anvertraut worden war.

Werfen wir einen kurzen Blick auf HOHENHEIMS literarisches Lebenswerk, so fehlt ihm völlig die Abrundung, wie sie eine ruhige Lehr- und Forschertätigkeit eines oder zweier Jahrzehnte in Basel statt der 10 oder 11 Monate, die ihm dort wirklich beschieden waren, wohl hätte reifen lassen. Geschrieben und diktiert hat HOHENHEIM wahrlich

genug in der kurzen Lebensspanne, die ihm vergönnt war, darunter
auch vieles Nicht-Medizinische, wie er denn selbst berichtet, daß er
sich angewidert mehr als einmal ganz von der Medizin gewendet habe
und zu anderm hin, das, wie Naturphilosophie, Kosmologie, Chemie
und Theologie seinen Geist lebhaft beschäftigte. Und doch hatte es ihn
immer wieder zur Heilkunst hingewiesen und hingezogen, zu der „bewerten, nothaften Kunst, allen Kranken nützlich und hilflich zu ihrer
Gesundheit", ihn den Arzt von Gottes Gnaden, dem, wie 2 Jahrtausende
vor ihm dem großen Koer, als das innerste Wesen allen heilenden
Tuns, das große, sehnsüchtige Erbarmen mit den Leiden der Menschheit
und der tiefe, gewaltige Helfensdrang erschienen ist, was er in die Worte
kleidete — „d e r h ö c h s t e G r u n d d e r A r z n e i i s t d i e
L i e b e!" — —

Großer Konzeptionen voll hat er schon in der ersten Hälfte der
zwanziger Jahre des 16. Jahrhunderts seine schriftstellerischen Ausarbeitungen begonnen mit einem großen pathologisch-therapeutischen
Werke, das in einzelnen Abschnitten zusammengehörige Krankheits-
gruppen behandeln sollte; nur Fragmente davon sind uns erhalten,
ein Abschnitt über tartarische Krankheiten, über Kontrakturen und
Spasmen, über Neurosen und Psychosen. Daneben wurde in einem
großen Wurfe ein Abriß der gesamten Krankheitsätiologie verfaßt,
in grandioser Konsequenz und himmelstürmender Begeisterung. In
keinem seiner Werke ist so der feurige Elan des jungen Denkers zu
spüren wie in diesem ersten „Paramirum" mit seinen fünf krankmachenden „Entien", unter denen der ehrliche Mann auch die Schickung
Gottes, der mit Krankheit uns strafe, als ätiologischen Faktor kühnlich
mit aufnahm, auf den er ärztlich niemals wieder zurückgekommen ist.
Auch chemisch-therapeutische Fragen beschäftigen ihn schriftstellerisch
schon in den vorbasilianischen Zeiten und chemisch-pathologische, die
ja auch in dem ersten Paramirum nicht fehlen: chemische Arzneibereitung, wirksame Arzneiformen, Lebenserhaltung, Krankheitsver-
nichtung und Lebensverlängerung sind die Probleme seiner jungen
Tage voller Sturm und Drang, wie sie in den „Archidoxen", in „De
Renovatione et Restauratione" und in „De vita longa" ihre Aussprache
finden. Man hat den gärenden Wein dieser Jugendschriften vielfach
für den g a n z e n Paracelsus genommen, was doch nur seine ersten
enthusiastischen Konzeptionen sind, genial und groß und überaus
charakteristisch. Aber als es ausgegoren war, hatte doch alles einen
wirklichkeitsnäheren Zug auf das Tatsächliche, wie sich gerade bei
HOHENHEIM besonders gut nachweisen läßt, weil er fast alle seine großen
Entwürfe immer wieder neu bearbeitet und in immer abgeklärterer
Gestalt uns bietet. Wie jeder echte Naturforscher blieb er immer

ein Werdender, niemals ein Selbstzufriedener, Fertiger. Und k o n n t e
es denn auch anders sein? Man hat seine Systemlosigkeit viel gescholten, aber wie klein wäre er gewesen, wenn er seine ersten Versuche einer Neubegründung der gesamten Medizin auf eine durchaus
neue Erfahrung nun mit endgültigen Konstruktionen selbst hätte
zunichte machen wollen, er, der bescheiden erklärte von seinem
Schrifttum: „vielleicht grünet, was jetzt herfürkeimet mit der Zeit",
er, der auf das heranwachsende Geschlecht und alle nach ihm Kommenden
seine Hoffnung setzte — und bauen wir nicht heute noch auf dem
Grunde einer auf die reine Naturbeobachtung sich stützenden Heilkunde
weiter, den er zu legen versuchte? —

Die Basler Zeit, deren Vorlesungskonzepte und Ausarbeitungen
ich vorhin schon angedeutet habe, zog ihn auf den Boden der Wirklichkeit herab. Was vor Basel verfaßt wurde, hat viele Jahrzehnte
verborgen gelegen. Die Archidoxen sind 1569 zum erstenmal ans Licht
gekommen, das erste Paramirum gar erst 1575. Spätere Schriften
machen historisch den eigentlichen Paracelsus aus, da sie früh allgemein
bekannt wurden. Schon in Basel hat er nach den chirurgischen Vorlesungen nun auch eine wirkliche allgemeine Chirurgie auszuarbeiten
begonnen, die schon 1528 in Kolmar abgeschlossen vorlag, die sogenannte
„Bertheonea"; daneben war es vor allem die Syphilis, die ihn literarisch
damals beschäftigte und noch in seinen letzten Lebensjahren schriftstellerisch erneut beschäftigen sollte, gleichfalls im Anschluß an seine
letzte Ausarbeitung einer allgemeinen Chirurgie. Aber die Ausarbeitungen
der Jahre 1528 bis 1530 stellen doch den vollkommensten Niederschlag
seiner großartigen Beobachtungen und Zusammenfassungen über den
Krankheitsproteus der konstitutionellen Syphilis dar: trotz mancher
Irrtümer ist HOHENHEIMS Syhilidologie als Ganzes eigentlich erst in
der Mitte des 19. Jahrhunderts wieder erreicht worden. Und daß er
in den Fragen der Syphilisbehandlung als einziger die Hohlheit des ganzen
Guajak-Taumels durchschaute, wird immer eins seiner glänzendsten
Ruhmesblätter bleiben.

Besondere Beachtung verdient J. K. PROKSCHS Arbeit „Paracelsus über
die venerischen Krankheiten und die Hydrargyrose", Med.-chir. Zentralblatt,
Wien 1882, XVII, S.-A. 67 S.

Daneben reifte in den Jahren 1528 und 1529 die erste große Recht-
fertigungsschrift seines ganzen Vorgehens als Neuerer. Immer und
immer wieder ging er daran, sich selbst Rechenschaft abzulegen von
dem, was denn nun die naturwissenschaftlichen und ethischen Grundlagen der Heilkunst seien oder sein sollten. Sicher ist von diesen Diktaten
und Niederschriften vieles verloren gegangen, aber was wir noch in
Konzepten und Notizen und Ausarbeitungen neben dem fertigen Werke

besitzen, läßt uns doch mit voller Klarheit erkennen, daß er direkt
nach dem Verlassen von Basel daran gegangen ist, dies grundlegende
Werk zu schaffen, das wir in seiner schließlichen Gestalt vom Jahre
1530 noch besitzen, das „Paragranum", in dem er als die Grundlagen
der Heilkunst proklamiert: die allgemeine naturwissenschaftliche Erkenntnis des Naturganzen in seinem physikalischen Geschehen, tellurisch
und kosmisch (Philosophie) — die Erschließung der biologischen Vorgänge und die Beschaffung wirksamer Heilmittel durch die Scheidekunst, die Chemie (Alchemie) — und die selbstlose, opferfreudige,
allzeit hilfsbereite Gesinnung (Virtus) — diese drei miteinander
machen den wahren Arzt aus (wiederabgedruckt durch STRUNZ,
Leipzig 1903). Damit war er wieder in das allgemeine Fahrwasser
eingelenkt, und wenn auch eine Pestepidemie des Jahres 1530 ihm
dazu Veranlassung gab, seine Gedanken und Beobachtungen über diese
Seuche in Nördlingen zu Papier zu bringen, so war es doch die allgemeine Krankheitsätiologie, der die Jahre 1530 und 1531 hauptsächlich
gehörten — der Ausarbeitung des zweiten „Paramirum", das von dem
8—10 Jahre zurückliegenden ersten Jugendsturm weit verschieden ist.
Im ersten Buche setzt er an die Stelle der alten Qualitätenlehre die
chemisch gewonnene neue Elementarlehre von den 3 Grundeigen-
schaften aller Stoffe: der Sublimierbarkeit, der Verbrennlichkeit und
der Feuerbeständigkeit und ihre Manifestierung in den Krankheits-
vorgängen, eine Vorausahnung unserer Aggregatzustände und unserer
chemischen Elemente, eine chemische Elementartheorie, die zwar der
Beobachtung und dem Versuche im Laboratorium entnommen war,
aber doch in ihren Abstraktionen wenig fruchtbar sich erwies. Ganz
anders steht es mit dem zweiten Buche, das das Problem der „tartarischen" Erkrankungen abermals anfaßt, dem HOHENHEIM schon vor-
basilianisch eine kurze Darstellung gewidmet hatte, das er in Basel
in erneuter Form seinen Hörern vorgetragen hatte und nun zum dritten
Male in hochbedeutender Weise vornahm und schließlich noch ein
viertes Mal 1537 zur Darstellung brachte. Es behandelt in überaus
genialer Weise das große Gebiet der pathologischen Ausscheidungs-
und Niederschlagsvorgänge in den Körpersäften, die auf krankhafter
Säurebildung und deren Einwirkung auf die Gewebe beruhen. Diese
krankhaften Aussonderungen, Ablagerungen, Verkalkungen und Kon-
krementbildungen stellen eine seiner großen, konsequent beobachteten
und ebenso konsequent durchdachten und in große biologisch-patho-
logische Zusammenhänge gebrachten Erkenntnisse dar, ein erstes Ergebnis seiner Chemopathologie, die in Gicht, Rheumatismen, Verkalkungen, Ostitiden und exsudativen Diathesen einen großen Komplex
zusammengehöriger Zustände erfaßt — auch heute noch bewunderns-

würdig in ihrer großzügigen Konzeption und Analysierung und Re-
duktion auf ein einfaches chemisches Prinzip, das der Fällung aus
Lösungen, der Koagulation unter Einwirkung einer Säure, als „Heros
coagulationis", wie HOHENHEIM sich bildlich ausdrückt, ohne dahinter
etwa gar eine persönliche oder gar mystische Entität zu suchen, wie
man so oft verkehrtermaßen angenommen hat, wo er doch nur eine
Naturkraft am Werke sah.

Man vergleiche hierzu SUDHOFFS Ausführungen im 2. Heft der „Paracelsus-
forschungen", S. 107—114, und PAUL RICHTER, „Über Paracelsus und die tartarischen Krankheiten". Medizinische Klinik 1909, No. 38 und 39.

Auf diese erste chemische Fundierung eines großen Gebietes der
Stoffwechselkrankheiten in durchaus modernem Geiste geht HOHENHEIM
zu den Neurosen über, denen er schon vorher in den Schriften „De
Caduco" und „De Caduco Matricis" (Epilepsie und Hysterie) eine
Untersuchung gewidmet hatte, die er nun ausbaut und in das Gebiet
der Psychosen hinüber ausdehnt und gleichzeitig in großartigster Weise
mit den Untersuchungen der Einwirkung des Seelenlebens auf die
Körpervorgänge in gesunden und kranken Tagen, einschließlich des
religiösen Gebietes, des gesamten Aberglaubens und psychotherapeuti-
scher Momente. Diese Bücher „De origine morborum invisibilium"
gehören zu dem Genialsten, was der geniale Welt- und Seelenkenner
geschrieben hat. (Wieder abgedruckt durch STRUNZ mit den beiden
Paramira, Jena 1904). Für ihren Verfasser leiten sie gleichzeitig eine der
dunkelsten Perioden seines Lebens ein, in der er offenbar aus St. Gallen
nach Niederwerfung der Zwinglianer hatte weichen müssen und nun im
Hochgebirge kümmerlich unter einer armen Bevölkerung sein Leben
dahinbringt, in theologische Untersuchungen und Philosopheme sich
verlierend.

Die Pest, die ihm 1535 im oberen Inn- und Eisaktale entgegentritt,
führt seine Feder wieder auf medizinische Gebiete. Ein Pestbüchlein
für die Stadt Sterzing ist das Ergebnis. Zu gleicher Zeit war er durch
Besuche der Bergwerke jener Gegenden offenbar auf alte Beobachtungs-
gänge zurückgeleitet worden; er beginnt jetzt wieder und führt zu Ende
eine andere Untersuchung, abermals eine überaus bedeutende Neu-
schaffung auf dem Gebiete der menschlichen Pathologie, in dem er zum
ersten Male klar legt und zusammenfaßt, in welcher Weise chemische
Gewerbeschädigungen sich in akuten und chronischen Krankheits-
zuständen manifestieren: Die Schrift über die „Bergsucht", die „Berg-
krankheiten" findet ihre Entstehung — durchaus nicht etwa nur eine
kühne Vorausahnung künftiger pathologisch-chemischer Erkenntnisse,
nein, eine wirkliche Grundlegung voller eigener gut beobachteter Tatsachen. Dieses Buch mit seinen Darlegungen der Erkrankungsformen,

welche beim Arbeiten mit Quecksilber und anderen Metallen und Metalloiden in Bergwerken, Schmelzhütten usw. auftreten, sollte allein genügt haben, seinen Verfasser unsterblich zu machen; doch es war seiner Zeit zu weit voraus, auch wurde es erst 1567 zum ersten Male in Druck gelegt, ein Vierteljahrhundert nach Hohenheims Tode.

Es ist nun höchst bezeichnend, zu sehen, wie HOHENHEIM auf diesen neuen Wandergängen als ewig fortbildungsbereiter Naturbeobachter in Tirol, im Engadin, im oberen Rheintal beispielsweise über die tartarischen Krankheiten immer neue Studien macht an der eingesessenen Bevölkerung, und wie diese neuen Beobachtungsergebnisse zu einer letzten Bearbeitung dieses Gebietes der Pathologie ihm Anregung gaben, die er erst in seiner letzten Kärntner Zeit zum Abschluß brachte. Auch über die Bäder jener Region, bis nach Pfäfers hinunter stellte er Beobachtungen und Untersuchungen an und nimmt schließlich zum letzten Male die allgemeine Chirurgie der Verletzungen und Wundheilungsvorgänge und der Geschwürsbildungen einschließlich der syphilitischen Verschwärungen und die allgemeine Therapie dieser Gesundheitsstörungen in die Hand, um sie sukzessive in den Jahren 1536 und 1537 zum Abschluß und größtenteils auch zum Druck zu bringen.

Mit der eigentlichen operativen Chirurgie scheint sich HOHENHEIM kaum beschäftigt zu haben, wenn man aus seinem Schrifttum schließen darf, von dem er alles ausschloß, was man nur in der ständigen Übung lernen kann. Er zieht wohl die Grenze für die nichtoperative und operative Therapie, beispielsweise beim Steinschnitt, und zeigt sich auch über operative Maßnahmen wohl unterrichtet, doch nur vom Standpunkt des universellen Arztes, der sich mit beiden Gebieten im täglichen Verkehr mit Kranken und Ärzten und besonders auch Wundärzten vertraut gemacht hat. Ausübender Operateur ist er anscheinend nicht gewesen, abgesehen von den Erfordernissen des Feldes, der Kriegschirurgie, der er sich z. B. in Italien und Dänemark-Schweden gewidmet zu haben scheint. Um so mehr beschäftigten ihn die akzidentellen Wundkrankheiten in ihrem ganzen Umfang; ihnen und der Wundheilung ist das erste Buch seiner ,,Großen Wundarznei" gewidmet.

Auf diesen Teil Hohenheimischer Medizin ist ein Chirurg von Fach vor zwei Jahrzehnten näher eingegangen, KARL GUSSENBAUER in BILLROTH u. LÜCKE, Deutsche Chirurgie, Lief. 4, 1882; ich muß auf diese Darstellung verweisen, sowie auf meine (SUDHOFFS) kleine Skizze, Hohenheims Bedeutung als Wundarzt, Medizinische Woche, 1902, No. 1.

Auch von ärztlicher Seite fand er gerade auf diesen chirurgischen Gebieten teilweise Zustimmung. Das erste Buch der ,,Großen Wundarznei" erfuhr in zwei gleichzeitigen Drucken schnell große Verbreitung und beide Bücher nach sechs Monaten eine abermalige Drucklegung durch einen der ersten beiden Drucker, HEINRICH STEINER in Ausgburg. Aber dieser große Erfolg und die Auszeichnungen, die er auf seinen Reisen vielfach genoß, z. B. in Preßburg, scheint ihm den Boden in Wien, wohin er im Herbst 1537 gekommen war, ganz besonders heiß gemacht zu haben. Hatte er es doch auch gewagt, den zum römischen König gekrönten Bruder Kaiser KARLS V., Erzherzog FERDINAND, seine Große Wundarznei zu widmen. Die Absicht, in Wien seine letzte Zusammenfassung seiner grundlegend neuen Untersuchungen zur Pathologie der Stoffwechselkrankheiten, sein „Buch von den tartarischen Krankheiten" zum Druck zu bringen, wurde hintertrieben. Tief verstimmt verließ HOHENHEIM die Kaiserstadt an der Donau und schrieb nun in seinen Heimatbergen als sein letztes medizinisches Vermächtnis seine zweite Verteidigungsschrift: die „Sieben Defensionen", und den überaus scharfen Angriff gegen die gesamte Medizin seiner Zeit, den „Labyrinthus medicorum errantium" in deutscher Sprache, worin er seinen spärlichen Gesinnungsgenossen in der Ärztewelt als „Hippokratischen Doctoribus" seinen Gruß entbietet. Er knüpft also auch hier wieder in diesem seinem ärztlichen Vermächtnis, abgeschlossen am 3. September 1538, an die Grundlegung der Medizin durch HIPPOKRATES an, alles nach dieser mit herber Kritik überschüttend und abermals seine grundlegend neuen Forschungswege kurz skizzierend. Mit einem schrillen Mißklang schließt so HOHENHEIMS Schriftstellertum, mit einer scharfen Absage des Einsamen, den man nicht hören wollte. Erst drei Jahrzehnte später drangen diese beiden Schriften wirklich in die Ärztewelt, die er mit heißem Herzen in der heimischen Bergwelt zu Papier gebracht; wer einen Hauch seines Geistes sich entgegenwehen lassen will, der greife zu den Defensionen und dem Labyrinthus (wiederabgedruckt in den „Klassikern der Medizin" 1914).

Mit diesem Hinweis möge die Skizzierung von HOHENHEIMS medizinischem Schaffen geschlossen sein.

Eine bibliographische Übersicht wird am besten mit den zu HOHENHEIMS Lebzeiten erschienenen medizinischen Schriften eröffnet: 1527, die Baseler Vorlesungsanzeige (Programm). **1529** V o m H o l t z G u a i a c o g r ü n d l i c h e r h e y l u n g , D a r i n n e s s e n v n n d t r i n c k e n , S a l t z v n d a n d e r s e r l a u b t v n d z u g e h ö r t etc. (Nürnberg, bei FRIEDR. PEYPUS). **1530** D u r c h d e n H o c h g e l e r t e n H e r r n T h e o p h r a s t u m v o n H o c h e n h e i m , b e y d e r a r t z n e y D o c t o r e m , v o n d e r F r a n t z ö s i s c h e n k r a n c k h e i t D r e y B ü c h e r. (Nürnberg, bei FRIEDR. PEYPUS; nachgedruckt noch im gleichen Jahre zu Köln bei Heron FUCHS.) **1535** V o n d e m B a d P f e f f e r s i n O b e r s c h w y t z g e l e g e n , T u g e n d e n , K r e f f t e n v n n d w ü r c k u n g. — **1536** D E s H o c h b e r ü m p t e s t e n , v n d . . g r o s s e w u n d a r t z n e y v o n a l l e n w u n d e n , s t i c h , s c h ü s ß , b r ä n d , b i s ß , b e y n b r ü c h , v n d a l l e s w a s d i e w u n d a r t z n e y b e g r e i f f t , m i t g a n t z e r h e y l u n g

v n n d   e r k a n t n i ß   a l l e r   z u f e l l , g e g e n w o r t i g e r   v n d k ü n f f -
t i g e r   e n   a l l e n   g e b r e s t e n   a n g e z e y g t .   e t c .   Außgeteylt
in d r e y   T r a c t a t e n (Ulm bei HANS VARNIER D a s   E r s t   B ü c h .)
Dasselbe erschien unwesentlich im Titel verändert zu Augsburg bei HEINRICH
STEINER, vollendet im Druck am 28. Juli. — „D e r   g r o s s e n   w u n d a r t z
n e y ,   D a s   a n d e r   B ü c h . .“ ebenfalls bei STEINER, vollendet in Druck
am 22. August. — 1537. D e r   g r o s s e n n   W u n d a r t z n e y ,   d a s   E r s t
B ü c h . .“ eine neue Auflage, Augsburg bei STEINER, vollendet am 3. Februar. —
„D e r   g r o s s e n   W u n d a r t z n e y ,   D a s   a n d e r   B ü c h . .“ ebenfalls
in zweiter Auflage in völligem Neudruck wie das erste, noch in Hornung 1537
vollendet. — Das wäre es, was wir außer kleinen Praktiken, Kometenbüchlein usw.
von HOHENHEIM aus seiner Lebenszeit in Druck kennen. Und erst Jahrzehnte
nach seinem Tode setzt der Druck seines handschriftlichen Nachlasses ein —
allerdings allmählich eine gewaltig imponierende Masse, die bis zum Erscheinen
der ersten Sammelausgabe HUSERS fast 200 Einzelausgaben beträgt außer den
Drucken intra vitam. Von den Sammelausgaben ist die beste die von ERNST,
Prinz von Bayern, Erzbischof von Köln subventionierte HUSERsche, Basel 1589
bis 1591, in 11 Bänden, von der 1599 4 Bände im Neudruck erschienen (der erste
Druck war also vergriffen). Ferner die Straßburger beiden Folioausgaben in je
3 Bänden, welche zum erstenmal wieder die chirurgischen Bücher vollständig
bringen, 1603/1605 u. 1616/18. Dem Frankfurter deutschen Nachdruck von 1603
fehlen die chirurgischen Schriften. L a t e i n i s c h e Sammelausgaben erschienen 1575 (Basel) in zwei Bänden, die nur einen kleinen Teil des gesamten
Paracelsischen Schriftenbestandes enthalten; 1603 u. 1605 zu Frankfurt in
12 Bänden, der 12. einen kleinen Teil des Chirurgischen bringend; 1658 zu Genf
in 3 Bänden, die von dem Frankfurter Druck wenig abweichen, nur in der Chirurgie
weit vollständiger sind. Die alchimistisch-hermetisch-philosophischen Schriften
HOHENHEIMS erschienen 1894 in zwei starken Bänden zu London, übersetzt von
A. E. WAITE. Seit 1913 erscheint zu Paris eine sorgfältige französische Übersetzung von GRILLOT DE GIVRY. Für alles weitere muß auf SUDHOFFS „Biblio-
graphia Paracelsica“, Berlin 1894, verwiesen werden, deren Ergänzung aus dem
Handschriftengebiete desselben Paracelsus-Handschriften, Berlin 1899, bilden.

Nun noch ein paar Worte über die allgemeinen Anschauungen
HOHENHEIMS.

Zwei der fähigsten und tiefdringendsten Historiker der Medizin
und der Biologie haben in der letzten Zeit mit großem Geschick und teilweisem Erfolg versucht, HOHENHEIMS Wesen dadurch zu erfassen, daß
sie in ihm, im Gegensatz zur professionellen Wissenschaft, die intuitive
Vernunft des Volkes lebendig sehen wollten, daß er sich an der dem
Platonismus geneigten Volksphilosophie herangebildet habe. Mir will
das doch nicht so recht zutreffend erscheinen. — Gewiß ist der
einzelne große Genius ganz besonders das Erzeugnis der gesamten Geistes-
kraft eines Volkes und der innersten Volksseele näher als die Durch-
schnittsmenschen, und daß er seinem eigenen Volke gegenüber eine
besondere Aufgabe habe, vielleicht sogar sie von seinem Volke ausdrücklich erhalten habe, davon lebte wohl ein gewisses Bewußtsein in HOHEN-
HEIM, wenn er sich als den berufenen Arzt Deutschlands einmal geradezu

bezeichnet hat (ipsa me Germania in suum medicum necessarium delegit), wie Ficino der Arzt der Italiener sei.

Sein Stolz auf sich selbst und sein Volkstum den Welschen gegenüber hat wohl gerade die traditionelle Überheblichkeit der Italiener, deren Berechtigung ja auf medizinischem Gebiete schon zu verblassen begann, indem die Nordalpinen als mindestens gleichberechtigt in die medizinische Wissenschaft des 16. bis 18. Jahrhunderts einrückten, recht lebendig wachgerufen. Sein Deutschtum in Sprache und Wesen ist stark hervorstechend und ihm selbst voll bewußt, auch im Gegensatz zu griechischer Erudition und Entlehnung. das hat aber mit der vorliegenden Frage nichts zu tun.

Aber indem Hohenheim Beobachtungs- und Erfahrungsmaterial von allenthalben her entnahm, ging er doch ebenso wissenschaftlich vor wie die andern, die sich größtenteils mit gelehrten Brocken und altüberkommenem Regelkram behalfen. D a r i n, daß er die gesamte Medizin auf die Beobachtung und eigene Erfahrung stellte, darin sah er das fundamental Wichtige und Neue, aus d i e s e r neuen wissenschaftlichen Grundlegung heraus entnahm er für sich und sein Vorgehen die Berechtigung, den andern a l l e n zuzurufen: „Mir nach!" D a r a u s entnahm er die Gewißheit, daß „sein die Monarchei sein werde", früher oder später.

Aus der täglichen Beobachtung und Erfahrung im Laboratorium und am Krankenbette schöpfte er seine theoretischen Anschauungen; d a r u m sagt er: „die Theorica muß aus der Practica fließen", nicht nur, weil er Heilerfolge von seinen chemischen („spagirischen") Arzneien sah. Daß dies nur ein kleiner Teil seiner theoretischen Naturerfassung sei, war ihm klar. Grundlegend ist seine g a n z e Naturanschauung, auf der neuen Wissenschaft der Chemie aufgebaut, wenn auch nicht ausschließlich, wie Sie noch hören werden, im Organischen wie im Anorganischen. Dieselben chemischen Gesetze sieht er im Menschenkörper lebendig wie in der Sedimentierung der Gesteine: Abscheidung und Niederschlag aus Lösungen usw.

Wohl kann er noch nicht die sog. „Elemente" der aristotelischen Naturwissenschaft seiner Tage entbehren, aber er betrachtet sie wie alles Organische und Anorganische unter dem scheidekundigen Gesichtspunkte des an der Retorte Arbeitenden. Alle Mineralien und Metalle sollten nach der Ansicht seiner chemischen Vorgänger auf zwei Erscheinungsformen zurückzuführen sein, auf den „Sulfur", der mit Flamme brennt und den „Mercurius", der sich in der Hitze dampfförmig zu verflüchtigen vermag. Hier stutzt er und erkennt mit einem Schlage die Unzulänglichkeit dieser chemischen Auffassung. Nein, da ist noch ein drittes, was seine mit partieller Blindheit geschlagenen Vorgänger in der Scheidekunst sämtlich übersehen oder doch als unwesentlich beiseite gelassen hatten, das Feuerbeständige, die Aschenbestandteile, die Rückstände, die stets bleiben, ob man Organisches oder Anorganisches der Hitzeeinwirkung unterzieht. Diese seine d r e i Prinzipien sind nun die Grundlage seiner Naturbetrachtung und Naturerforschung. Allen dreien geht er mit gleicher Sorgfalt und Aufmerksamkeit nach, besonders dem Feuerbeständigen und dem Sichverflüchtigenden. Es entgeht ihm so wenig, daß man die Aschenbestandteile des „Sal" auch in anderer Weise aus den Lösungen der Körper gewinnen könne, z. B. durch Kochen oder durch Säurezusatz, was wir bei den tartarischen Krankheiten schon gestreift haben, wie er auch des Flüchtigen in seinen wechselnden Eigenschaften nicht nur auf feurigem Wege habhaft zu werden sucht, freilich vielfach nur intuitiv und auf dem Wege der logischen Erschließung. Das „Chaos" als besonders wirkende Substanz in der Atmosphäre ist nicht nur dem Gedanken, sondern auch dem Werte nach der erkenntnisgemäße Vorläufer des „gas" HELMONTS und unserer Gase.

In dieser Weise wird das gesamte Naturgeschehen chemisch aufgefaßt. Aber auf dem organischen Gebiete herrscht nicht der Chemismus allein; mit HOHENHEIMS chemischer Physiologie und chemischer Pathologie ist seine physiologische wie seine pathologische Beobachtung und Erfassung der Vorgänge im Menschenkörper n i c h t erschöpft. Neben den chemischen Gesetzen herrscht noch eine andere Gesetzmäßigkeit, die v i t a l i s t i s c h e; sie ist aber ebensogut naturwissenschaftlich gedacht wie die andere. Der „Geist des Lebens" und seine „Tugenden und Kräfte" sind an sich ebensowenig „mystisch" wie die Erscheinungen und Manifestationen des Chemismus, sie werden in HOHENHEIMS personifizierender Schreib- und Denkweise als „Archäus" bezeichnet, dem ebensowenig eine von den Vorgängen selbst losgelöste Persönlichkeit innewohnt, wie der Essigsäure oder einer Mineralsäure, die er wohl als „Heros coagulationis" bezeichnet, ohne ihr damit etwas Transzendent-Übernatürliches anzudichten. All dies ist naturwissenschaftlich gedacht — wie wenig er auch damit das volle Wesen der Dinge vielleicht erschöpft glaubt. Doch steht das „Mystische", das etwa noch hinter diesen Erscheinungen gesucht werden mag, wie alles was wir heute etwa mit „Weltanschauungsfragen" bezeichnen mögen, auch für HOHENHEIM durchaus auf einem anderen Blatte, von dem hier in keiner Weise die Rede zu sein braucht, so wenig wie ein gläubiger Christ von heute oder ein Monist ein Handbuch der allgemeinen Pathologie um deswillen in verschiedener Weise schreiben müßte.

HOHENHEIM ist tatsächlich Chemopathologe und Chemotherapeut ebensosehr wie Vitalist. So werden beispielsweise die chemischen Vorgänge bei der Verdauung in gesunden und kranken Tagen gleicherweise auch daraufhin angeschaut, wie die lebendigen Kräfte des Organismus. der „Spiritus vitae", der „Archäus", dabei in Wirkung treten.

Das sind die Grundanschauungen HOHENHEIMS; ich müßte ein Buch darüber schreiben, wollte ich das weiter ausführen. Auch auf zahlreichen anderen Gebiete betätigt sich Hohenheimsches Beobachten und Denken und Entdecken in ähnlicher Weise, wie aus seinem oben in Übersicht gegebenen literarischen Lebensbilde teilweise schon hervorleuchtet. Doch ich breche ab.

Überzeugt sie mich auch nicht allenthalben und nicht völlig, so weise ich doch gern auf die Darstellung der Lehre des PARACELSUS hin, die EM. RÁDL vor wenigen Monaten in der 2. Auflage seiner vortrefflichen Geschichte der biologischen Theorien in der Neuzeit gegeben hat. So tief wie er hat noch keiner in HOHENHEIMS Geisteswerkstatt hineingeschaut. Sehr erfreulich ist auch M. NEUBURGERS Versuch der Erfassung Hohenheimschen Forschens und Denkens in der glänzenden Darstellung der Entwicklung der Medizin in der Neuzeit in der Einleitung zum 2. Bande des PUSCHMANNschen Handbuchs, dem Feinsten, was über diese Periode von der Renaissance bis zu VIRCHOW gesagt worden ist. Ich bitte alle Leser dieses Buches, diese Arbeit NEUBURGERS nicht ungelesen zu lassen; jeder, der ihn befolgt, wird mir danken für diesen Hinweis. — Neben diesen beiden Darstellungen verweise ich für die allgemeinen Fragen auf KURD LASSWITZ, Geschichte der Atomistik, Bd. I, S. 294—306, und auf RUDOLF EUCKENS, Beitr. z. Einf. in d. Gesch. d. Philosophie, S. 21—37, ,,Paracelsus, Lehre von der Entwicklung", Leipzig 1906. — Es ist völlig untunlich, die Literatur über einzelne Gebiete der Medizin des PARACELSUS zusammenzustellen, da ihr Umfang zu groß ist. Einiges Wichtigere ist ja oben schon mitgeteilt worden. — Von den biographischen Schriften über HOHENHEIM seien nur die wichtigsten des letzten Vierteljahrhunderts genannt. ED. SCHUBERT u. K. SUDHOFF, Paracelsus-Forschungen, II. Heft. Dokumente zur Lebensgeschichte, Frankf. a. M. 1889. SUDHOFF, An Hohenheims Todestage. Dtsch. med. Wochschr., 1891, No. 39; ders., Zu Hohenheims Geburtstag. Beil. z. Allg. Ztg., 1893, No. 261. GEORG W. A. KAHLBAUM, Theophrastus Paracelsus, Basel 1894; P. RAYMUND NETZHAMMER, Theophrastus Paracelsus, Einsiedeln 1901; FRANZ STRUNZ, Theophrastus Paracelsus, sein Leben und seine Persönlichkeit, Leipzig 1903; R. JULIUS HARTMANN, Theophrast von Hohenheim, Stuttgart u. Berlin 1904; ANNA M. STODDART, The Life of Paracelsus, London 1911; K. ABERLE, Grabdenkmal, Schädel u. Abbildungen des Theophrastus Paracelsus, Salzburg 1891 (Mitt. d. Ges. f. Salzburger Landeskunde, 27., 28. u. 31. Band).

Völlig unbestritten ist heute die große Bedeutung, welche HOHENHEIM in der Einführung der chemischen Arzneistoffe in die Heilkunde gebührt, und seine überaus großen Verdienste in der Lehre von der Zubereitungs- und Anwendungsweise wirksamerer Arzneiformen als die vor ihm üblichen Elektuarien und Sirupe — der Extrakte und der Tinkturen.

Die Einwirkung der Lehren HOHENHEIMS auf seine Zeitgenossen war zunächst gering. Wohl findet man da und dort ein bewunderndes Wort oder einen vereinzelten Widerspruch in der gedruckten Literatur. Und doch beweist der buchhändlerische Erfolg seiner ,,Großen Wundarznei", daß das Buch in viele Hände kam. Trotzdem hat es die Chirurgie

kaum beeinflußt. Die einzigen namhaften Chirurgen, die sich an ihn anlehnen oder bewundernd ihn anerkennen, sind der Baseler Chirurg FELIX
WUERTZ (1514—1575) und der Pariser PARÉ-Schüler JACQUES GUILLE
MEAU (1550—1613). Als später durch eine Reihe von Ärzten, die für seine
Lehren sich erwärmten, aus den da und dort zerstreuten Handschriften
immer neue Schriften unter seinem Namen ausgingen, nimmt man allenthalben, natürlich vor allem in Deutschland, Stellung für und gegen seine
Lehre. Immer und immer wieder lesen wir von ihm und seinen Anschauungen in den gelehrten Briefwechseln jener Tage, z. B. dem GESNERschen
und dem CRATOS VON KRAFFTHEIM, und die Nachfrage nach seinen stark
wirkenden Arzneien wird immer allgemeiner, auch in den Kreisen derer,
die sich keineswegs zu seiner Lehre bekennen. Langsam finden diese
Aufnahme in die Pharmakopöen, ob sie sich nun ausdrücklich als ,,spagirische'' bezeichnen oder nicht. Bis weit in das 17. Jahrhundert hinein
tobt der Kampf um die chemischen Arzneien HOHENHEIMS, und in der
zweiten Hälfte des 16. Jahrhunderts brannte heftig schon das Feuer des
Streites um seine gesamte Lehre lange nach seinem Tode, ,,ohn' den Leib'',
wie er es vorausgesagt.

Aus der Schar derer, die sich in immer größerer Zahl zu ihm bekannten, seien nur einige herausgegriffen. Manche sind Gestalten recht
zweifelhaften Wertes, wie ja HOHENHEIM schon zu seinen Lebzeiten
lebhaft über viele seiner Schüler und deren niedere Denkart hatte Klage
führen müssen. Auch später waren es nicht ausschließlich lautere Motive,
welche zur Anhängerschaft an HOHENHEIMS Lehre und deren Umsetzung
in die Praxis Veranlassung gaben. Schon bei FEDRO VON RODACH, wie
sich ein GEORG FEDERLEIN nannte, der etwas in die Handschriftenschätze
hineingeschmeckt hatte, die in den Händen der Wittelsbacher (deren
Verdienste um HOHENHEIM und seinen Schriftsteller-Nachlaß nicht genügend bisher beachtet sind) in Neuburg a. d. Donau lagerten, tritt dies
Moment stark hervor und führt namentlich in Köln und im Jülich-Cleve-
Bergischen zu scharfen Konflikten mit den Galenisten am Niederrhein,
in denen besonders der Kronenberger BERNHARD DESSENIUS sich hervortut. Noch mehr kommt dies industrielle Moment bei LEONHARD
THURNEYSSER zum Ausdruck (1530—1595), der schon völlig das wissenschaftliche Hochstaplertum in die Erscheinung treten läßt, das ein ,,geheimes'' Wissen aller Art zu schnellem Gelderwerb auszunützen strebt
und ephemere Erfolge blendendster Art zu erringen weiß. Hängt sich
doch der ganze Alchimistenhaufe des späteren 16. und beginnenden
17. Jahrhunderts mehr oder weniger geschickt an HOHENHEIMS Rockschöße, trotzdem er sich ausdrücklich gegen den ganzen Goldmacherschwindel ausgesprochen hatte. Die theoretischen Aufstellungen HOHEN
HEIMS in der jungen Scheidekunst wurden von der ganzen Schar glatt

akzeptiert und zum Danke — in Falsifikaten niedergelegt (trotzdem
sie an der Statuierung des „Sal" als dritten chemischen Prinzips leicht zu
entlarven sind), denen man den Schein höheren Alters in wunderlicher
Mystifizierungssucht gab, um ihnen eine tiefere Wirkung, weil Glaub-
würdigkeit und Autorität zu sichern, als wenn man sie als sein eigenes
simpeles Geisteserzeugnis hätte hinausgehn lassen. Für den genialen
Vater dieser neuen Beobachtungsweisheit, dem alles zum Fluch werden
sollte, wurden schließlich diese angeblichen uralten Machwerke, die sich
mit seinen Geistesfedern schmückten, ganz besonders verhängnisvoll,
weil der Chor seiner Gegner neben den niedrigsten persönlichen Verdächtigungen, mit denen man bisher die Kosten des Kampfes und der
Erfolge hauptsächlich bestritten hatte, nun das weitere Kampfmoment
schnellsichtig in Anwendung brachte: auf seinem Eigensten, auf dem Gebiete der chemischen Naturerfassung, ist er nur ein Plagiator. Die
„Isaaci" und „Johannes Hollandi" wie der „Basilius Valentinus",
Elaborate des ausgehenden 16. und beginnenden 17. Jahrhunderts, sind
ihm, historisch betrachtet, die schlimmsten seiner „Schüler" und „Anhänger" geworden, weil sie ihren Vater verleugneten, ein Zug, der auch
bei HELMONT noch kaum verhüllt ist. Ihnen gegenüber sind Leute wie
der vielschreibende LIONARDO FIORAVANTI und der Veronese ZEFIRIELE
TOMMASO BOVIO, die sich in Italien an HOHENHEIM hängten, und GEORG
AMWALD in Deutschland harmlose Gesellen, denen es nur auf scharla-
tanistischen Gelderwerb ankam, während BERNHARD G. PENOTUS
schon zu den Verdächtigen gezählt werden muß.

Groß ist auch die Schar derer, die sich in reiner Begeisterung ihm
anschlossen, wenn sie auch manchmal den Tadel eines unberufenen
Nachlaßverwalters verdienen und in ihrer mangelhaften Verständnis-
fähigkeit einen schlechten Bundesgenossen für ihren guten Willen mit-
brachten. Als solche wackere und getreue Handlanger des sog. „Paracelsismus", vielfach tendenziös unterschätzt, sind zu nennen: ADAM VON
BODENSTEIN, ein Sohn des bekannten Theologen ANDREAS V. B., vorher
schon schriftstellerisch tätig, ehe er sich zu HOHENHEIMS Lehre und
Praxis bekannte († 1576), und MICHAEL SCHÜTZ, gen. TOXITES (vgl. die
Monographie über ihn von C. SCHMIDT, Straßburg 1888), die beiden
fleißigsten der Paracelsus-Editoren, denen sich der Belgier GERHARD
DORN anschließt, der mehr noch als die beiden anderen durch eigene
Schriften für die Fruchtbarmachung der Paracelsischen Heilkunde,
wie er sie verstand, beitrug. Weniger als Herausgeber Paracelsischer
Schriften trat hervor der selbständige Arbeiter auf dem Gebiete der
chemischen Medizin, ALEXANDER VON SUCHTEN aus Danzig, der namentlich das Antimon studierte, ein Vorläufer JOHANN THÖLDES, der unter
dem Pseudonym „BASILIUS VALENTINUS" technisch- und medizinisch-

chemische Schriften schrieb, ohne selbst Arzt zu sein. In der „Spagirik",
der medizinischen Scheidekunst (ein von HOHENHEIM aus dem griechischen σπάω [herausziehen] und ἀγείρω [sammeln] geschaffener Terminus
für das, was wir heute Analyse und Synthese nennen), steht THÖLDE
ganz auf den Schultern des sich zu PARACELSUS bekennenden SUCHTEN,
dessen „Antimonii mysteria gemina" er wenige Monate nach seinem
eigenen Werke, dem „Triumphwagen Antimonii", gleichfalls 1604 neu
edierte. Tüchtige paracelsische Ärzte in der zweiten Hälfte des 16. Jahrhunderts waren auch SAMUEL ARCHITECTUS und KARL WIDEMANN
in Augsburg, letzterer ein geborener Münchner († 1638), MARCUS AM-
BROSIUS in Neiße, LUKAS BATHODIUS in Pfalzburg, THEODOR BIRCKMANN
in Köln († 1586), GEORG FORBERGER (SADER) aus Mittweida in Meißen,
die Schlesier BARTHOLOMÄUS SCULTETUS in Görlitz und JOH. SCULTETUS
MONTANUS in Hirschberg († 1604), sowie BALTHASAR FLÖTER in Sagan,
ADAM SCHRÖTER in Krakau, CHRISTOPH PITHOPOEUS in Königsberg,
der Kaiserliche Leibarzt BARTHOLOMÄUS CARRICHTER aus Reckingen
(† 1574), die beiden MARTIN RULAND, Vater und Sohn, ANDREAS ELLINGER
in Leipzig, HENNING SCHEUNEMANN, OSWALD CROLL in Wittenberg
(† 1609), JOHANN HUSER aus dem Breisgau, der fleißige Veranstalter
der Sammelausgabe der Werke HOHENHEIMS, BENEDIKT FIGULUS,
JOH. JAKOB NIETHEIMER in Hanau, SEBASTIAN GREIFF in Erfurt. Daß
man den Mohorner Pfarrherrn BAPST von Rochlitz zu den Paracelsisten
gerechnet hat, ist zu Unrecht geschehen; er hat zwischen Paracelsisten
und Galenisten keinen Unterschied gemacht und ist nur symptomatisch
für das Ende des 16. und den Anfang des 17. Jahrhunderts von Bedeutung:
in gebildeten Laienkreisen standen beide Richtungen auf einer Linie
ziemlich unvermittelt nebeneinander, trotzdem schon einige gute Köpfe
versucht hatten, eine Verschmelzung zu erreichen, z. B. der bedeutende
Münchner Arzt ALBERTUS WIMPINAEUS in seiner mehrfach aufgelegten
Schrift „De Concordia Hippocraticorum et Paracelsistorum libri"
(zuerst 1569), der später manchen Nachfolger erhielt bis zu DANIEL
SENNERT hin. Das bedeutendste Werk zur Medizin des PARACELSUS
schrieb 1570 zu Florenz der Däne PETER SOERENSEN (SEVERINUS) in
seiner „Idea Medicinae philosophicae, fundamenta continens totius
doctrinae Paracelsicae, Hippocraticae et Galenicae", das 1571 zum ersten
Male zu Basel erschien, nachdem ihm im Jahre 1570 eine „Epistola,
scripta Theophrasto Paracelso", eine warme Verteidigung HOHENHEIMS,
von dem gleichen Autor vorausgegangen war. Bis zum Jahre 1668
erschien die „Idea" in 4 Auflagen. HEINRICH WOLF in Nürnberg nahm
mehr eine Mittelstellung ein, desgleichen JAKOB CURIO Hofhemianus zu
Basel, in seinem bedeutenden „Hermotimus", Basel 1570, der seine Hoch-
schätzung der hermetischen Medizin HOHENHEIMS schon im Titel seiner

Schrift dokumentiert. Auch SAMUEL EISENMENGER (Siderocrates) aus
Bretten nahm für HOHENHEIM Partei. Alle diese Leute sind auch lite-
rarisch für HOHENHEIM in die Schranken getreten; weit größer war natürlich die Schar der Anhänger paracelsischer Lehre in der Praxis. Kein
Wunder, daß die Schar der Gegner nicht stumm blieb in dem streitlustigen
Jahrhundert. Es war manch tüchtiger Kopf in der Reihe der Streiter
für GALENOS gegen HOHENHEIM. Aber es spricht nicht für die Güte ihrer
Sache, daß sie hauptsächlich in der Verächtlichmachung seiner Persönlichkeit und seiner Lebensführung sich die Waffen gegen seine neue
Forschungsrichtung suchten. Die Schmutzflut der Beschimpfung, die man
unter Heranzerrung von angeblichen Beweisstücken aus trüber Quelle
gegen diesen Toten bis ins 19. Jahrhundert hat anschwellen lassen, der
an edeler Begeisterung für den hehren Beruf eines Arztes von keinem
übertroffen wird, hat nur ganz wenige Parallelen in der Geschichte,
in der Medizingeschichte keine. Deutschland und die Schweiz haben
lange um die Palme in der Meisterschaft der Verunglimpfung gerungen.
Der fähigsten, aber auch der fanatischsten einer war der oben schon (S. 225)
mit wenig Ruhm genannte THOMAS LIEBER, genannt ERASTUS, Professor
in Heidelberg, der in vier langatmigen ,,Disputationes de Medicina Phi-
lippi Paracelsi" den Toten erneut erschlagen hat (in Basel seit 1572 erschienen). Ihm folgte die oben schon erwähnte ,,Medicinae veteris et
rationalis adversus   Sectae Paracelsicae imposturas, defensio" von
BERNARDUS DESSENIUS in Köln, zunächst gegen FEDRO gerichtet
(Coloniae 1573). Der Breslauer MICHAEL DÖRING, Professor in Gießen,
ließ seine zwei Bücher ,,De medicina et medicis adversus iatromastigas
et pseudiatros" zu Gießen 1611 hinausgehn, der Baseler Professor EMANUEL
STUPANUS sein dürftiges ,,Praeloquium . . adversus Arsenic. Bombast.
Suffitus", Basel 1620. — Vorhergegangen waren 1616 zu Frankfurt die
,,Noctes Medicae sive de abusu medicinae"   des fürstlichen Leibarztes zu Osnabrück JOHANN FREITAG. Mit diesen Namen sind von den
literarischen Gegnern HOHENHEIMS die wichtigsten genannt. BRUNO
SEIDEL in Erfurt gehört nur teilweise hierher, ebenso HEINRICH SMET,
der Flamländer (1537—1614), Prof. in Heidelberg, in seinen ,,Miscellanea
medica" (1611).

Auch außerhalb Deutschlands nahm man zustimmend oder ablehnend in Ärztekreisen Stellung zu HOHENHEIMS Reform. In den Niederlanden sind es vor allem die chirurgischen Neuerungen, die man in der
Landessprache bearbeitet. PETER VOLCK HOLST, Wundarzt in Delft,
nimmt scharf für ihn Partei, weniger die anderen Übersetzer seiner
Schriften, wie PHILIPP HERMANNI in Antwerpen, MARTIN EVERAERTS
und JAN PAUWELSZOON. In Frankreich ist die Schar warmer Anhänger
HOHENHEIMS beträchtlich. So gibt schon 1567 der Pariser Professor JACQUES

GOHORY unter dem Pseudonym LEO SUAVIUS ein „Compendium philo-
sophiae et medicinae utriusque universae Theophrasti Paracelsi" heraus,
das in Deutschland sofort nachgedruckt wird. Gleichzeitig wirken im
paracelsischen Sinne PIERRE HASSARD, CLAUDE DARIOT, CLAUDE
AUBÉRY DE TRÉCOURT († 1596), ROCH LE BAILLIF DE LA RIVIÈRE aus
Armentières, wenig später DAVID DE PLANIS CAMPY, PAUL RÉNÉAULME,
PIERRE PAULMIER, ISRAEL HARVET, JOSEPH DUCHESNE D'ARMAGNAC
(QUERCETANUS), MICHAEL POTIER (POTERIUS), THÉODORE TURQUET
DE MAYERNE, der am schärfsten mit der lange Zeit ganz besonders rück-
ständigen Pariser medizinischen Fakultät aneinander geriet in dem
berühmten Antimonstreit, in den auch andere der Genannten verwickelt
waren. Hier wollte man auch von den neuen A r z n e i mitteln nichts
wissen, die selbst scharfe Galenisten in Deutschland nicht völlig verwerfen, wie KONRAD GESNER, WINTER VON ANDERNACH, THEODOR
ZWINGER in Basel. Eine vermittelnde Stellung nimmt auch ein der
bedeutende Chemiker ANDREAS LIBAVIUS (1546—1616).

Die Schar der offenen und verkappten Anhänger HOHENHEIMS
war namentlich in praktischer Medizin allmählich recht groß geworden,
die „spagirischen" Pharmakopöen seit OSWALD CROLLS grundlegender
„Basilica Chymica" 1609 weit verbreitet und viel im Gebrauch. Schließlich gelangte die chemisch gerichtete Pathologie HOHENHEIMS, die
„Iatrochemie" des 16. Jahrhunderts, in der weit einseitigeren Chemiatrie
des 17. Jahrhunderts zum offiziellen Bürgerrecht in der theoretischen
Medizin, als eine der beiden anerkannten, gleichberechtigten Haupt-
richtungen in der Heilkunde.

Einen ersten Abschnitt seiner Studien zur Geschichte der sogenannten
„Paracelsisten" hat SUDHOFF 1893 im Zentralblatt f. Bibliothekswesen, X. Jahrg.,
S. 316—326 u. 385—407, veröffentlicht: „Ein Beitrag zur Bibliographie der Para-
celsisten im 16. Jahrhundert." Ein Nachtrag dazu erschien ebenda Jahrg. XI,
S. 169—172. Vgl. auch SCHUBERT u. SUDHOFF, Michael Bapst v. Rochlitz.
Neues Arch. f. sächs. Gesch., XI, 1890, S. 77—116, u. Zentralbl. f. Bibliotheks-
wesen, 1889, VI, S. 537—549.

Vierzehnte Vorlesung.

Chirurgie und Geburtshilfe im 16. Jahrhundert. AMBROISE PARÉ.

Meine Herren! Mit der Darstellung des PARACELSUS und
seiner Anhänger ist alles, was von den Leistungen auf dem Gebiete der
praktischen Medizin noch während des 16. Jahrhunderts zu vermelden
war, erschöpft. Es bleibt uns zur Vervollständigung des Bildes nur noch

übrig, auch bezüglich zweier Spezialwissenschaften eine kurze Umschau zu halten.

Nächst der Anatomie ist es die C h i r u r g i e , welche im 16. Jahrhundert die bei weitem bedeutendsten Fortschritte gemacht hat, und zwar, wie leicht verständlich, gerade infolge der Fruktifizierung der Ergebnisse der anatomischen Forschung. Auch hier sind von Italien (Rom und Bologna) und Frankreich (Paris) die eigentlich bemerkenswerten Errungenschaften ausgegangen. Gewissermaßen als der moralische Begründer der römischen Chirurgenschule ist GIOVANNI VIGO anzusehen, gestorben um 1520, dessen Name in dem aus einem Quecksilberpräparat bestehenden Emplastrum de Vigo verewigt ist. Er lebte zuletzt als päpstlicher Leibarzt in Rom und hat dort sehr tüchtige Schüler gebildet. Er ist Verfasser einer „Practica in arte chirurgica copiosa" (Rom 1514), welche eine große Zahl von Auflagen erlebte. Als Auszug daraus gab VIGO noch ein kürzeres Handbuch (Chirurgica compendiosa, um 1517) heraus. Einer seiner Schüler war MARIANO SANTO (1489—1550), der nach langjährigen Reisen schließlich in Neapel lebte und sich besondere Verdienste um die Lehre vom Steinschnitt erwarb (durch die Beschreibung des bis dahin geheim gehaltenen sogenannten Apparatus magnus). Bemerkenswert sind ferner MICHELANGELO BIONDO (BLONDUS) in Rom (1495—1565), der aus Venedig stammte und sich durch Vereinfachung der Wundbehandlung verdient machte; ALFONSO FERRI (um 1550), Nachfolger von VIGO am Vatikan in Rom, der in seiner Schrift über die Behandlung der Strikturen das Bugieren mit Sonden empfahl, auch eine nach ihm „Alphonsinum" benannte, an den Spitzen der Branchen gezähnte Schieberpinzette angab. Bedeutender noch ist die Schule von Bologna, vertreten durch den bereits unter den Anatomen genannten BERENGAR V. CARPI (S. 206), der kolossale Honorare durch die Anwendung der Quecksilberschmierkuren gegen die Syphilis verdient haben soll, BARTOLOMMEO MAGGI, gestorben 1552, einer der ersten, welche erklären: S c h u ß w u n d e n sind weder verbrannt, noch vergiftet, sondern gequetschte Wunden, deren Behandlung in der Hauptsache darin zu bestehen hat, daß die Geschosse entfernt werden. Diese Angelegenheit erregte eine lebhafte Kontroverse für und wider MAGGIS Ansicht, wobei diese noch von dem als Anatomen bekannten BOTALLO verfochten wurde (entgegen VIGO und FERRI). Ein anderes in dieser Zeit gefördertes Teilgebiet der Chirurgie betrifft die bereits im vorigen Jahrhundert zu kurzem Wiederaufleben gebrachten p l a s t i s c h e n O p e r a t i o n e n (vgl. S. 192), um die sich GASPARE TAGLIACOZZO (1546—1599), Professor in Bologna, der vornehmlich künstliche Ohren- und Nasenbildung pflegte, und dessen Schüler GIAMBATTISTA CORTESI (1553—1634), gleichfalls in Bologna, ein Verdienst erworben haben.

Die grausame Strafmethode jener Zeit diente so indirekt dem technischen Fortschritt in den Operationsmethoden.

Weit übertroffen wurden die italienischen Chirurgen jener Zeit in ihrer geschichtlichen Bedeutung von einem Franzosen, Mitglied des bekannten Collège de St. Côme, das bis zum 16. Jahrhundert ein nur sehr bescheidenes Dasein gefristet hatte. Ihm sollte jetzt ein Mann angehören, der dazu berufen war, in der Chirurgie dieselben Rolle zu spielen, wie VESAL in der Anatomie, nämlich: **Ambroise Paré.**

Er war als Sohn armer Eltern 1510 in einem Dorf der Bretagne geboren und trat zuerst bei einem Pariser Barbier in die Lehre, um sich in der Chirurgie auszubilden. Bald zeichnete er sich so sehr aus, daß er unter die barbiers-chirurgiens des Hôtel-Dieu aufgenommen wurde. In dieser Eigenschaft nahm er als Wundarzt der Armee 1536 am Feldzuge FRANZ' I. gegen KARL V. teil und hatte dabei Gelegenheit zu reichen anatomischen und chirurgischen Beobachtungen. Nach Paris zurückgekehrt wurde er von JACQUES DUBOIS zum Prosektor gewählt, mußte aber diese Tätigkeit unterbrechen, um verschiedene Feldzüge sukzessive mitzumachen, wurde nach wechselnden Schicksalen 1554 in das Collège de St. Côme trotz des Widerspruchs der Fakultät aufgenommen und schließlich 1563 zum premier chirurgien des Königs KARL IX. und Oberwundarzt am Hôtel-Dieu ernannt. Damit hatte er die höchste Staffel der Ehren erreicht, die jemand überhaupt als Chirurg in Frankreich zu damaliger Zeit nur erlangen konnte. Er verdankte das nicht bloß seinen geistigen Eigenschaften, seiner Gewandtheit im Operieren, seinen glücklichen Kuren, sondern auch seinen Eigenschaften als Mensch, seiner Humanität, seinem Wohltätigkeitssinn. PARÉ starb 1590. Er hat eine ziemlich große Zahl von Schriften in französischer Sprache abgefaßt, die nachher von seinem Schüler JACQUES GUILLEMEAU in lateinischer Übersetzung herausgegeben worden sind.

Eine kostbare Ausgabe seiner Schriften hat der französische Chirurg JOSEPH-FRANÇOIS MALGAIGNE (1807—1865) mit einer gediegenen historischen Einleitung (Paris 1840—1841 in drei Bänden) veranstaltet.

Die Bedeutung PARÉS für die Chirurgie kann man nicht besser würdigen, als indem man ihn in Parallele mit VESAL stellt und sagt: er ist das für die Chirurgie gewesen und geworden, was VESAL für die Anatomie war, d. h. er hat unabhängig von den Satzungen der griechischen und arabischen Ärzte ganz selbständig gearbeitet, wo er Irrtümer in der älteren Medizin fand, sich freimütig dagegen ausgesprochen und sich nicht gescheut, dem Autoritätenglauben überhaupt entgegenzutreten. Er war geradezu eminent befähigt und so konnte es bei den reichen Gelegenheiten, die sich ihm zu chirurgischen Beobachtungen und Arbeiten darboten, nicht fehlen, daß er schließlich auch Großes für seine Wissenschaft leistete. Auch nach einer anderen Seite scheint der Vergleich zwischen PARÉ und VESAL gerechtfertigt, insofern beide in Bezug auf die allgemein theoretischen Fragen, die sie in den Kreis ihrer Betrachtungen ziehen, sich vollständig dem Galenischen Dogma anschließen. Trotzdem gibt es kein Kapitel der Chirurgie, in dem PARÉ nicht reformierend aufgetreten wäre. Wesentlich und wichtig ist seine Kritik der chirurgischen Wundbehandlung, die er möglichst vereinfacht hat. Allerdings bediente er sich noch eines großen Schatzes von Instrumenten beim Operieren und einer Unmasse von Heilmitteln; allein die technische Handhabung derselben gestaltete er weniger kompliziert, und seine Salben und Pflaster enthielten nicht so unzählige Ingredienzien. Ein großes Verdienst hat er ferner um die Lösung der damals schwebenden Frage der Schußwunden, die er ebenfalls nur für einfache Quetschwunden erklärte, für deren Behandlung er ein möglichst exspektatives Verfahren empfahl und das vorher übliche Ausbrennen mit heißem Öl verpönte.

Bekannt ist sein Erlebnis, daß er nach einem Gefecht die zahlreichen Verwundeten wegen Mangels an Öl ohne diese Methode behandeln mußte. Besorgt wegen des Ausganges konnte er die ganze Nacht nicht schlafen, und siehe da! zu seiner nicht geringen Überraschung machte er, als er schon in aller Frühe zur Besichtigung seiner Pflegebefohlenen schritt, die Wahrnehmung, daß die nicht Gebrannten sich samt und sonders viel wohler befanden als die der früheren Behandlungsweise Unterworfenen. Diese Beobachtung gab bei PARÉ den Ausschlag für die definitive Beseitigung der alten Methode.

Meisterhaft ist die von PARÉ gegebene Darstellung der Kopfverletzungen und die Indikation zur Trepanation, für die er die allerrationellsten Grundsätze aufstellte. Ferner finden wir bei ihm die Gefäßligaturen nach der Amputation zwar nicht zum ersten Male angewendet, aber doch von neuem lebhaft und eindringlich betont und ihren Wert und ihre Vorzüge gegenüber der früher gebräuchlicheren Glüheisenapplikation gebührend hervorgehoben. Auch um die plastischen Operationen, so beispielsweise die Hasenscharten- und Wolfsrachenoperation, hat er sich durch Vereinfachung und Beseitigung grausamer Methoden verdient gemacht. Ein weiteres Verdienst PARÉS, besteht darin, daß er die in Vergessenheit geratene Thorakozentese wieder in Erinnerung brachte. PARÉ lehrte ferner erneut die Verwendung von Bruchbändern und verurteilte die früher geübte Radikalheilungsmethode der Hernien in Verbindung mit der Kastration als ein ganz verkehrtes, nicht zu verantwortendes Verfahren.

Eine trefflich kongeniale Darstellung des Lebens, der Persönlichkeit und der Bedeutung des großen PARÉ verdanken wir dem englischen Chirurgen STEPHEN PAGET: Ambroise Paré and his time, New York and London 1897. Auch LE PAULMIERS Paré-Biographie, Paris 1884, ist ein tüchtiges Werk.

Die Augenheilkunde des PARÉ hat der Augenarzt und Historiker ED. PERGENS in Maeseyck zum Gegenstand einer besonderen kleinen Abhandlung (in den Annales d'oculistique 1896) gemacht.

PARÉ hat ausgezeichnete Schüler herangebildet, welche den Glanz der französischen Chirurgie noch bis ins 17. Jahrhundert hinein aufrecht erhielten. Dahin gehört der schon genannte JACQUES GUILLEMEAU aus Orléans (1550—1630), sein Nachfolger in der Armee, wie am Hôtel-Dieu, Leibwundarzt KARLS IX. und HEINRICHS IV., ein auch als wissenschaftlicher Arzt höchst gebildeter Chirurg, während PARÉ die höhere Bildung (Kenntnis des Lateinischen usw.) infolge seines ganzen Studienganges mangelte; neben PARÉ erwarb sich GUILLEMEAU auch um die operative Seite der Geburtshilfe bedeutende Verdienste; doch darüber später einige Worte. Ferner JACQUES DE MARQUE aus Paris (1569—1622), ebenfalls ein gebildeter Mann, erster Bearbeiter einer wissenschaftlichen Bandagenlehre; NICOLAUS HABICOT aus Bonny (en Gâtinais, 1550 bis 1624), ein auch als Anatom tüchtiger Wundarzt.

Eine gediegene Studie über diesen verdanken wir unter dem Titel „Étude sur Habicot, sur l'anatomie et la chirurgie de son temps" (Paris 1890, Thèse) RENÉ VAUCAIR.

Fast an PARÉS Höhe ragt heran PIERRE FRANCO aus Turriers en Provence, ein ausgezeichneter Arzt und Chirurg, sukzessive in Orange, Lausanne und Genf tätig. Seine Lebenszeit umschließen vermutlich die Daten 1500 resp. 1505 und 1562. Er hat sich bedeutende Verdienste um die Bearbeitung der Lehre von den Hernien, Ligaturen und besonders auch vom Steinschnitt erworben. Von ihm rührt die erste Schilderung der Sectio lateralis und der Epikystotomie her — was er anfaßte, rückte er ein mächtig Stück weiter.

Eine der letzten literarischen Arbeiten des tüchtigen Pariser Chirurgen ED. NICAISE († 1896) ist die kostbare Ausgabe von PIERRE FRANCOS Schriften mit klassischer Einleitung zur Geschichte der Chirurgie im 16. Jahrhundert, einer Histoire abrégée des Collège de chirurgie und anderen äußerst wertvollen Beigaben. — Die Abhandlung über die Hernien hatte vorher schon in Rohlfs Archiv (1881) der Wiener Chirurg E. ALBERT († 1900) nach einem Exemplar aus der Bibliothek des Göttinger Professors WILHELM BAUM (1799—1883) herausgegeben. Die betreffende Schrift war in den älteren Auflagen von 1556—1561 mittlerweile sehr selten geworden.

Weit weniger glänzend sah es in Deutschland während des 16. Jahrhunderts mit der Chirurgie aus. Die Kunst befand sich noch größtenteils in den Händen der Scherer und Bader. Nur sehr wenig wissenschaftlich gebildete Ärzte beschäftigten sich praktisch mit ihr. Was sie allenfalls machten, waren die großen Operationen; die kleine Chirurgie wurde dagegen nur von zunftmäßigen Wundärzten niederen Ranges geübt. Nennenswert ist HIERONYMUS BRUNSCHWIG, Wundarzt in Straßburg, der noch der zweiten Hälfte des 15. Jahrhunderts angehört und im ersten Viertel des 16. Jahrhunderts (anscheinend schon vor 1510) verstorben ist. Wir besitzen von ihm ein in deutscher Sprache 1497 in Straßburg gedrucktes „B u c h   d e r   C i r u r g i a", das großenteils nach den Arabern gearbeitet ist, aber auch eigene Beobachtung bringt.

Über die Bibliographie der „Chirurgia" BRUNSCHWIGS und seine Anatomie handelt SUDHOFF im Archiv f. Gesch. d. Med., I. (1907), S. 41—101 und 141—156, wo auch die Anatomie neu gedruckt, die Cirurgia durch G. KLEIN, München 1911.

Ein anderes deutsches Literaturprodukt auf dem Gebiete der Chirurgie aus dieser Zeit ist das „F e l d b u c h   d e r   W u n d a r z n e y" des gleichfalls Straßburger Chirurgen und Militärarztes HANS VON GERS-DORFF, der wegen seines Schielens auch „Schyl-Hans" genannt wurde (um 1517). Der bedeutendste deutsche Wundarzt dieser Periode ist der Bäseler FELIX WÜRTZ (1518—1574), der mit KONRAD GESNER intim befreundet war und sich begeistert an PARACELSUS anschloß, ohne ihm noch persönlich nahe getreten zu sein. Sein Buch behandelt nur die niedere Chirurgie, Wunden, Verrenkungen, Frakturen usw. Auf die höhere, operative Chirurgie läßt er sich gar nicht ein. Mit großer Ent-schiedenheit spricht er sich namentlich gegen das Nähen, Brennen, Meißeln, Sondieren, die zahllosen Salben und Pflaster aus, wie sie damals allgemein im Gebrauch waren; er eifert ferner gegen die Streckapparate, deren man sich bediente, um bei komplizierten Frakturen und Luxationen eine Reposition herbeizuführen. Er beschränkt sich auf den bloßen Schienenverband und lehrt ausdrücklich, daß zur eigentlichen Heilung der Chirurg nichts beizutragen vermöge; wenn nur der Wundarzt dafür sorgt, daß die gebrochenen Knochenenden miteinander wieder in Be-rührung kommen und in dieser verharren, so erfolgt die Heilung der Fraktur von selbst. Das Buch von WÜRTZ hat ein Jahrhundert lang mit Recht in großem Ansehen gestanden.

Eine Abhandlung über diesen Wundarzt verdanken wir dem Züricher Chirurgen CONRAD BRUNNER (v. Langenbecks Archiv, XL, 1890). Von früheren Arbeiten ist die von TRÉLAT in den „Conférences historiques faites pendant l'année 1865", Paris 1866, S. 237—268, über WÜRTZ zu beachten, über BRUNSCHWIG und GERSSDORFF die Untersuchungen WIEGERS in seiner Gesch. d. Medizin u. ihrer Lehranstalten in Straßburg 1885, S. 4—13, über alle drei E. GURLT in seiner Gesch. d. Chirurgie, Berlin 1898, II., 200—232, u. III., 238—263.

Auch Spanien hat noch einen tüchtigen Chirurgen in der Person des DIONISIO DAÇA CHACON (1510—1596) aufzuweisen.

In Verbindung mit der Chirurgie ist es die Geburtshilfe, auf welche die Fortschritte der Anatomie ihren Einfluß geäußert haben. Diese Dis-ziplin hatte bis jetzt vollkommen brach gelegen. Zum Teil erklärt sich das aus der Tatsache, daß das erste Desiderat zum gedeihlichen Fortschritt der Geburtshilfe, nämlich die Kenntnis der normalen Geburtsvorgänge, bisher nicht erreicht worden war. Die großen Leistungen der BERENGAR V. CARPI, FALLOPPIO, VESAL u. a. in bezug auf die anatomische Kenntnis der weiblichen Generationsorgane hatten für die Praxis keinen Wert gewinnen können, da kein einziger der damaligen wissenschaftlich gebildeten Ärzte den wirklichen Geburtsvorgang kannte; es darf daher nicht auffallen, daß die anatomischen Fortschritte nicht den erwarteten günstigen Einfluß nach dieser Richtung hin äußern. Ein deutscher Arzt EUCHARIUS RÖSSLIN (RHODION) in Worms, später in Frankfurt a. M. († 1526) machte den ersten Anfang dazu mit seinem bekannten, zuerst 1513 erschienenen Hebammenbuch betitelt: „D e r S w a n g e r n F r a w e n u n d H e b a m m e n R o s e g a r t e n" usw., das eine Menge von Auflagen erlebte und als erste gesonderte Darstellung der Geburtshilfe nach SORANOS bzw. MUSTIO Bedeutung hat, wie sehr er auch alle seine Vorgänger bis zu THOMAS herab benutzt hat, so daß selbst seine Kindslagenbilder den Handschriften des Hebammenkatechnismus MUSTIOS (S. 103) entnommen sind.

Ich muß Sie auf zwei französische Arbeiten aufmerksam machen, in denen die bezüglichen Verhältnisse auch bildlich sehr gut veranschaulicht sind, nämlich von A. ANDUREAU „Etude sur l'obstétrique en occident pendant le moyen-âge et la renaissance" (Dijon 1892) und EMILE PLACET „L'obstétrique au XVII et XVIII siécles   précédé d'une étude sur l'obstétrique depuis la renaissance" (Paris 1892). Zu RÖSSLIN verweise ich auf: KARL BAAS in „Vom Rhein", Monatsh. des Wormser Altertumsvereins, Mai 1903, u. Arch. f. Gesch. d. Med., I, 429—441; auf die Arbeit von INGERSLEV im Journal of Obstetrics and Gynaecologie, Vol. XV, No. 1 u. 2 (1909), und auf den durch GUSTAV KLEIN veranstalteten Neudruck des „Rosengartens", München 1910. Auch eine kurze Diätetik für Schwangere und Gebärende, die noch vor 1500 in deutscher Sprache gedruckt war und als Verfasser „ORTOLFFUS, Doctor der artzney", nennt, ohne daß man diesen mit dem vermutlich gleichfalls pseudonymen „ORTOLFF VON BAYERLAND" sicher identifizieren könnte, hat GUSTAV KLEIN nach dem ersten Drucke reproduzieren lassen („Das Frauenbüchlein des Ortolff v. B.", München 1910). —

Über viel mehr eigenes Wissen und Können als RÖSSLIN verfügt der wackere Zürcher Wundarzt (Steinschneider) JAKOB RUEFF, der zwar an dilatierenden und Zangeninstrumenten eine etwas gefährliche Freude hat, aber seinen VESAL kennt und auf anatomische Kenntnis der weiblichen Organe drängt.

Sein Hebammenbuch: „E i n s c h ö n l u s t i g T r o s t b ü c h l e v o n d e n e m f a n g k n u s s e n u n d g e b u r t e n d e r m e n s c h e n u n d j r e n v i l f a l t i g e n z u f ä l e n u n d v o r h i n d e r n u s s e n etc." erschien 1554 zu Zürich. Seine Illustrationen sind z. T. dem RÖSSLIN entlehnt.

Während RÖSSLIN und RUEFF mehr für die Hebammen schrieben, betonten die andern Geburtshelfer des 16. Jahrhunderts mehr die dem Arzte vorbehaltene operative Seite. Als die bedeutendsten operativen

Geburtshelfer dieses Zeitraumes haben zu gelten der große PARÉ und sein bedeutender Schüler GUILLEMEAU, die sich durch die Wiedereinführung der von den Alten bereits empfohlenen (SORANOS, PAULOS VON AIGINA u. a.), aber in Vergessenheit geratenen Wendung auf die Füße ein großes Verdienst erworben haben. Zum Teil hatte diese allerdings bereits RÖSS, LIN den Alten folgend, empfohlen, aber nur in sehr unbestimmter Weise. Was PARÉ aus der überlieferten Wendung auf die Füße gemacht hat, ist in Technik und Indikation eine umwälzende Neuerung von der allergrößten Bedeutung. PARÉ und GUILLEMEAU lehrten ferner die Lagerung der Frau auf dem Querbett bei Operationen und schilderten bereits relativ gut die regelmäßigen Geburtsvorgänge.

Zu vergleichen ist über PARÉs Leistungen die treffliche Darstellung HEINRICH FASBENDERS in seiner phänomenalen Geschichte der Geburtshilfe, Jena 1906, S. 124—129.

Das Buch von Rueff wurde ins Lateinische und Holländische übersetzt und wie das Rösslins in allen drei Sprachen oft gedruckt.

Eine kleine Episode aus der Geschichte der Geburtshilfe kommt hier noch in Betracht, sie betrifft den Kaiserschnitt an der Lebenden. An der Toten ist diese Operation bekanntlich ein überaus altes, den Römern (Lex Julia) und anderen bekanntes und von der christlichen Kirche sanktioniertes Verfahren; dagegen hat von der Operation der Sectio caesarea an der Lebenden in den vergangenen Jahrhunderten noch nichts verlautet.

Der Anfang dieser Operation fällt ins 16. Jahrhundert. CASPAR BAUHIN, den Sie bereits (S. 215) kennen gelernt haben, erzählt in der lateinischen Übersetzung einer französischen Schrift des Pariser Wundarztes FRANÇOIS ROUSSET, daß im 15. Jahrhundert ein schweizerischer Schweineschneider (ὀρχοτόμος) JACOB NUFER aus Siegershausen im Kanton Thurgau es unternommen hat, bei seiner eigenen Frau die Sectio caesarea mit gutem Erfolg für Mutter und Kind auszuführen. Die Geschichte klingt höchst abenteuerlich; die Frau war zum ersten Male schwanger; 13 nach und nach herbeigerufene Hebammen und Lithotomen hatten keine Hilfe bringen können. Nachdem NUFER die Erlaubnis von den Behörden eingeholt hatte, machte er „non secus ac porco, veterinario more" den Schnitt. Die Mutter genas und soll nachher noch lebende Kinder geboren haben. Die oben erwähnte Schrift von ROUSSET erschien als „Traité nouveau de l'hysterotomotokie ou enfantement Césarien etc." (Paris 1581). Darin sind die bis damals bekannt gewordenen sogenannten Fälle von Kaiserschnitt gesammelt, und zugleich ist der Beweis geliefert, daß die Operation unter bestimmten Indikationen, auch an der lebenden Kreißenden mit gutem

Erfolge gemacht werden könne. Allerdings hat ROUSSET persönlich keinen Kaiserschnitt gemacht, nicht einmal einen gesehen. PARÉ und GUILLE-MEAU sprachen sich nach fünf operativen Fällen, die alle ungünstig ausliefen, gegen den Kaiserschnitt an der Lebenden aus. — Der Wundarzt CHRISTOPH BAIN soll gleichfalls 1540 in Italien an einer Lebenden die Sectio caesarea vollzogen haben; der Fall ist von MARCELLO DONATO, einem italienischen Wundarzt († 1600), beschrieben worden; hier war jedoch der Knabe bereits abgestorben. — Erst im folgenden Jahrhundert (1610) wurde die Operation von dem auch als Chirurgen namhaften JEREMIAS TRAUTMANN in Wittenberg, vollzogen und von dem berühmten Wittenberger Arzte DANIEL SENNERT beschrieben und von FABRY VON HILDEN (s. u.) sicher verbürgt.

Auch zum „Kaiserschnitt an der Lebenden" im 16. Jahrhundert ist FAS-BENDERS oben genanntes treffliches Buch, S. 136 ff., zu vergleichen.

Fünfzehnte Vorlesung.

Das 17. Jahrhundert. Die induktive Methode in der Naturwissenschaft — FRANCIS BACON und RENÉ DESCARTES' Fortschritte in der naturwissenschaftlichen Erkenntnis. WILLIAM HARVEY und seine Nachfolger. VAN HELMONT, Chemiatrik und Iatrophysik.

Während im 15. und 16. Jahrhundert alle führenden Geister an PLATON sich begeisterten und den Platonismus als Reaktion gegen den mißverstandenen Aristotelismus auf ihre Fahnen schrieben, hatten die Großen alle der Naturwissenschaft die aristotelische Arbeitsmethode in unbewußter Selbstverständlichkeit geübt, LEONARDO DA VINCI so gut wie VESAL und PARACELSUS. Das Genie fragt nicht nach Regeln und Arbeitsnormen und Hilfsmitteln, es greift sein Werkzeug und schafft.

Aber in der Naturwissenschaft, belebter wie unbelebter, ist es mit den großen Zielsetzungen allein nicht getan, wie sie immer nur das Genie zu geben vermag, auch nicht mit großen Einzelergebnissen weniger Auserwählter a l l e i n. Rastlose Einzelarbeit vieler muß das Erschaute erst erwerben und feste Wege, Dämme und Brücken bauen, um das Neuland kühn erflogener Wissensgebiete erst völlig zu erwerben, dem Geistesbesitz der Menschheit einzufügen unter sorgfältigster Prüfung des Untergrundes, auf dem die Kunstbauten zu errichten sind — Organisation und Methodik verlangen ihr Recht, ohne die alle fruchtbare Geistesarbeit in den Beobachtungswissenschaften Gefahr läuft, um ihre Früchte betrogen zu werden. Hier muß die Schwesterwissen-

schaft Philosophie der Naturwissenschaft Hilfe geben. Darum stehen
an der Schwelle der modernen Naturwissenschaft zwei philosophische
Namen: FRANCIS BACON VON VERULAM und, als der größere, RENÉ
DESCARTES.

Diesen großen Nomotheten und Wegweisern im Reiche der Naturwissenschaften waren philosophische Skeptiker voraus gewandert als
Späher und Kundschafter, so ein THOMAS CAMPANELLA († 1639), der
27 Jahre lang für seine reformatorischen Ideen im Kerker hat schmachten
müssen, trotzdem er noch mit einem Fuße in der Kirche steht. Ihm
ist noch immer die Offenbarung die Quelle alles Wissens, aber mit dem
anderen Fuße berührt er bereits den Boden der Natur. „Sentire est
scire" lautet sein Wahlspruch; jedoch bedarf es, um die Natur zu begreifen, nicht bloß der unbefangenen Auffassung durch die Sinne; der
Verstand muß die Kenntnisse ordnen. Dennoch vermag er sich noch
kein klares Bild von einer rationellen Naturforschung zu machen; seine
Lehre von der Induktion ist noch sehr vage. Ein zweiter reformatorischer
Vorläufer BACONS war FRANCESCO SANCHEZ (1562—1623) aus Bracara
in Portugal; er lebte in Toulouse, wo 1636 seine „Opera medica et
philosophica" erschienen. Sein Hauptwerk ist betitelt: „De multum
nobili et prima universali scientia, quod nihil scitur." Hier proklamiert
er den Zweifel am Wissen als den Ausgangspukt der Erkenntnis.
Um gründlich zu forschen, bedarf es des Experiments und der dieses
bewachenden und kontrollierenden Vernunfttätigkeit. Positives gibt
SANCHEZ noch nicht; er übt nur scharfe Kritik. Weit zielbewußter
tritt uns ein anderer Reformator der Philosophie entgegen, der Deutsche
JOACHIM JUNG (JUNGIUS) aus Lübeck (1587—1657), zuerst Professor
der Mathematik in Rostock, dann der Medizin in Helmstedt und schließlich Rektor am Gymnasium in Hamburg. JUNG, der über umfassende
Kenntnisse in den Naturwissenschaften verfügte, suchte gleichfalls
eine Emanzipation von der scholastischen Dialektik und von den Anschauungen der peripatetischen Schule herbeizuführen. Zunächst sind
seiner Meinung nach alle Fragen nach Gott und der Seele von der Philosophie ganz auszuschließen. Die Verbesserung des Denkens und Philo-
sophierens muß von der Physik ausgehen. Es handelt sich also vor
allem um die Erforschung der materiell wirkenden Ursachen; die
„Endursachen" scheiden bei der Forschung aus. Für die Bearbeitung
der Naturforschung wünscht er die mathematische Methode eingeführt
zu sehen. Ohne Grund hat man angenommen, daß JUNG bereits unter
dem Einfluß des eigentlichen R e f o r m a t o r s d e r M e t h o d e
gestanden habe, unter dem BACONS VON VERULAM, dessen Schriften
sozusagen wie ein naturwissenschaftliches Evangelium gewirkt haben.

Als Sohn des Großsiegelbewahrers NICOLAUS BACON 1560 in London geboren, hatte **Francis Bacon** eine glänzende Erziehung genossen, sich mit der Rechtswissenschaft beschäftigt, war dabei vielfach auf philosophische Studienwege geraten und zu der Überzeugung von der vollkommenen Leerheit der damaligen Philosophie gekommen. Behufs diplomatischer Ausbildung ging er später nach Paris, wo er vorzugsweise Geschichte und Politik studierte. Der Tod seines Vaters und seine ökonomischen Verhältnisse zwangen Bacon zur Rückkehr nach London, wo er die einfache Advokatenlaufbahn einschlug. Dabei entwickelte er ein so eminentes Talent, eine solche Schärfe des Geistes, verbunden mit oratorischen Fähigkeiten, daß er sich, von Ehrgeiz gestachelt, bald zu hoher Stellung aufschwang und in London eine große Rolle spielte. Er wurde schließlich Großkanzler und erhielt noch andere hohe Ämter, ließ sich aber amtswidrige Handlungen zuschulden kommen, die er, in den Anklagezustand versetzt, ruhig eingestand. Er wurde, 60 Jahre alt (1621), aller seiner Ämter und Würden entsetzt, zu der bedeutenden Geldstrafe von 10 000 £, lebenslänglichem Gefängnis und Ehrverlust verurteilt. Auf Betreiben seiner Freunde wurde er zwar nach wenigen Tagen amnestiert und starb als Privatmann 1626.

Justus von Liebig und andere haben vor einem halben Jahrhundert die Lobeshymnen auf Bacons Leistung herabzustimmen versucht und nicht mit Unrecht. Er sprach nur aus, was in der Luft lag, beschritt auch nicht selbst den Weg, den er wies, und mancher schon war vorher mit Erfolg diesen Weg der induktiven Forschung, der schrittweisen Verwendung des Einzelgeschehens zur allmählichen Ableitung von Gesetzen, gewandelt. Und doch war für seine Zeit sein Vorgehn von grundlegender Bedeutung. Der bisherige Grundfehler lag in dem Bestreben, zur Entscheidung der Probleme zu gelangen, ohne daß ein sicherer Boden für die Forschung geschaffen war. Statt rationeller Erfahrung hatte die ungeprüfte Überlieferung Platz gegriffen. Die teleologischen Gesichtspunkte will er aus der Naturwissenschaft ganz verbannen. Die Naturwissenschaft hat es nur mit der Erforschung der Tatsachen und mit der Feststellung ihrer Ursachen zu tun.

„De dignitate et augmentis scientiarum" (1605 bzw. 1623) und „Novum organum scientiarum" (1612 bzw. 1620) lauten die Titel der Schriften, die uns hier interessieren; sie enthalten zwar kein philosophisches System, was den Verfasser bei den Philosophen von Fach diskreditiert hat, wohl aber eine Lehre, die für die Naturforschung geradezu eine Revolution bedeutet. Der Anfang alles Wissens, sagt Bacon, ist der Zweifel. Man muß sich vor dem Irrtum hüten, die Dinge kennen zu wollen, ohne sie wirklich erforscht zu haben. Der wichtigste Prüfstein ist der Versuch, und hierbei dürfen wir uns nicht auf unsere Sinne allein, auch nicht auf unseren Verstand allein verlassen, sondern müssen beide zu Hilfe nehmen („experimenta ac ratio", wie Hohenheim es verlangt). Jede Erkenntnis, jede richtige Erklärung der Naturerscheinungen gewinnen wir durch das Experiment. wobei der Verstand über das Experiment und das Experiment über das Objekt

entscheidet. BACON bespricht auch die methodische Behandlung der einzelnen
Disziplinen der Naturforschung und zieht dabei auch die Heilkunde in den Kreis
seiner Betrachtung, die er zur angewandten Naturwissenschaft gewandelt wissen
will. Er äußert sich darüber ungefähr folgendermaßen: Man solle nach dem
Vorbild des HIPPOKRATES zunächst gewissenhaft beobachten, die Krankheitsursachen, den Verlauf und die Heilungsvorgänge feststellen. Ferner verlangt er,
der Arzt solle die Abweichungen der einzelnen Organe in Krankheiten von den
normalen Verhältnissen genau studieren, nicht immer (nach der alten Schablone)
die unschuldigen Säfte anklagen, sondern auch einmal sich nach den festen Teilen
umsehen resp. nach deren Veränderungen; er glaube, daß die pathologische Anatomie
in dieser Beziehung noch sehr wichtige Aufschlüsse werde liefern können. Ferner
geißelt er das Verhalten vieler Ärzte, manche Krankheiten ohne weiteres für
unheilbar zu erklären; damit würde der Pfuscherei Tür und Tor geöffnet; es sei
Pflicht der Ärzte, auch bei Unheilbaren immer noch zu versuchen, ob sich nicht
vielleicht doch noch eine Heilung erzielen lasse. Auch bleibe es dann immer noch
Aufgabe des Arztes, Schmerzen zu lindern, lästige Symptome zu beseitigen, für
Euthanasie zu sorgen. Zweckmäßig seien auch Sammlungen von Arzneimitteln
in Offizinen, nicht bloß von solchen, die einer allgemeinen Indikation genügen,
sondern auch von denen, welche bei bestimmten Krankheiten eine spezifische
Gegenwirkung entfalten (offenbar schweben ihm hier Paracelsische Heil-
anweisungen vor, der zuerst von ,,spezifischer" Heilweise spricht). Interessant
ist eine andere, von ihm aufgestellte, aber erst in viel späterer Zeit beachtete
und zur Realisierung gelangte Forderung, nämlich die künstliche Darstellung
der in der Natur vorkommenden Mineralwässer, die dem Gebrauch derselben
sehr wesentlich zugute kommen würde. BACON wünschte, daß die Chemie sich
dieser Idee annehmen solle.

Die Realisierung dieses Gedankens ist bekanntlich das Verdienst des
Dresdener Arztes FRIEDRICH ADOLF AUGUST STRUVE (1781—1840), in seinem
Werk: ,,Über die Nachbildung der natürlichen Heilquellen" (Dresden 1824—1826).

Über JOACHIM JUNGIUS hat EMIL WOHLWILL 1887 in der Festschrift zur
Feier des 50jährigen Bestehens des Naturwissenschaftlichen Vereins zu Hamburg
eine grundlegende Studie geschrieben (,,Joachim Jungius und die Erneuerung
atomistischer Lehren im 17. Jahrhundert"), eine umfassende Monographie über
ihn vorher schon G. E. GUHRAUER (,,Joachim Jungius und sein Zeitalter"), Stuttgart und Tübingen 1850. — Über FRANCIS BACON ist von Bedeutung das Werk
von KUNO FISCHER (,,Fr. Baco v. Verulam, Die Realphilosophie und ihr Zeitalter"), Leipzig 1856. 2. Aufl. 1875. Die Rektifizierungen LASSONS u. LIEBIGS
erschienen 1860 u. 1863. Von den Antworten ist besonders wichtig die von EMIL
WOHLWILL in den D. Jahrb. f. Pol. u. Literatur, IX, 1863, S. 383—415, und
X, 1864, S. 207—244. Interessant ist auch H. v. BAMBERGERS Skizze (,,Über
B. v. V., besonders vom medizinischen Standpunkte"), Würzburg 1865, und die
ältere Arbeit von K. F. H. MARX (,,Baco von Verulam und das letzte Ziel der
ärztlichen Kunst"), Göttingen 1861. Wichtiger des bedeutenden französischen
Aristoteleskenners J. BARTHÉLEMY-St. Hilaire, ,,Etude sur François Bacon",
Paris 1890.

Neben BACON tritt uns ziemlich gleichzeitig ein anderer Mann
entgegen, dem noch weit mehr das Verdienst zukommt, die Philosophie
auf ganz neue Grundlinien gestellt zu haben: **René Descartes (Cartesius)**
(1596—1650), geboren in der Grafschaft Tourennes, aus reicher Familie

und im Besitz einer glänzenden Bildung, besonders in der Mathematik und Physik, auch in der Heilkunde, namentlich in Anatomie und Physiologie bewandert. CARTESIUS machte große Reisen, trat später in Kriegsdienste, ließ sich 1629 in den Niederlanden nieder und beschäftigte sich ausschließlich wissenschaftlich. 1649 folgte er einem Rufe der Königin CHRISTINE an den Hof nach Stockholm, wo er starb. CARTESIUS war ein Mann von ungewöhnlicher Schärfe des Geistes. Auch er beginnt mit dem Zweifel, aber nicht bloß in der Philosophie, sondern mit dem Zweifel überhaupt. Er stellt alles in Frage. Alles muß nach seiner Herkunft und auf seine Begründung geprüft werden, auch die Aussagen unserer Sinne, die täuschen können. Wir haben nur e i n e sichere Erkenntnis, die unseres Denkens. „Cogito, ergo sum!" Das Denken liefert uns eine Reihe allgemeiner Begriffe, die wir nicht aus der Erfahrung haben, die vielmehr angeboren und auch wahr sein müssen, weil sie vor unserer Erkenntnis vollkommen klar und deutlich stehen. Dazu gehört auch der Begriff eines unendlichen, vollkommenen Wesens, der Begriff von Gott und der Begriff einer Körperwelt außer uns.

Hier macht CARTESIUS offenbar einen Fehlschluß; er fühlt das, verteidigt sich aber damit, daß er sagt, dieses große Wesen Gott würde es nicht zulassen, daß wir uns solcher Täuschung hingeben, eine große Körperwelt um uns zu sehen, wenn sie nicht wirklich existierte. DESCARTES entwickelt also drei Grundbegriffe: 1. denkende Substanz, Geist, 2. ausgedehnte Materie, Körper, 3. unendliche Substanz, Gottheit. Das Wesentliche an der Materie ist, daß sie den ganzen Raum einnimmt. Sie ist bis ins Unendliche teilbar, besitzt eine ihr von Gott zugestandene, also natürliche Bewegung, die sich bis in die allerkleinsten Teile erstreckt, und aus diesen an den kleinsten Teilchen haftenden Bewegungen resultieren die verschiedenen Naturerscheinungen und Veränderungen, die wir sehen. Vorahnend spricht er den Gedanken aus, daß diese elementaren Bewegungen nicht in einer geraden Linie, sondern in Wirbel- resp. Wellenbewegung erfolgen. Der menschliche Körper ist eine Maschine, ein von Gott geschaffener Automat, eine Maschine, in welcher die Seele, der denkende Geist, wohnt. Allein diese Verbindung ist eine ganz gewaltsame; sie hindert nicht, daß sich Geist und Körper nebeneinander ganz selbständig erhalten. Die durchgängige Übereinstimmung zwischen den geistigen und leiblichen Teilen, die sich nachweisen läßt, kann man daraus erklären, daß beide in gleicher Weise von einer dritten Ursache abhängig sind, daß sie in allen Punkten von der göttlichen Wirksamkeit für einander bestimmt sind. Beide Teile, sagt CARTESIUS, sind eben nur Erscheinungen und Produkte des alles bestimmenden höchsten Wesens. Die einzige wirkliche Substanz ist die Gottheit. Körper und Geist sind nur die Formen, unter welchen sich die Gottheit darstellt und offenbart. CARTESIUS hat offenbar den Dualismus zwischen Geist und Materie durch seine Theorie noch nicht beseitigen, vermitteln, überbrücken können. (Sein großer Nachfolger BARUCH DESPINOZA [BENEDICTUS DE SPINOZA, 1632—1677] ist es, welcher diesen Dualismus dadurch ausgeglichen hat, daß er Geist und Körper in der Lehre von der All-Einheit identifiziert und dem modernen Pantheismus vorarbeitet.) CARTESIUS leitet alle Tätigkeiten und Funktionen, die am Organismus vorkommen, aus Bewegungen her und hält ihre Beurteilung und Untersuchung vom mathematisch-physikalischen Standpunkte aus für möglich und nötig. Diese Lehre wurde zum Ausgangspunkt der sehr fruchtbaren iatrophysischen Doktrinen und Experimente, die auf die Entwicklung der Heilkunde überaus befruchtend gewirkt haben, zumal DESCARTES auch die chemischen Vorgänge im Körper nicht ganz außer acht ließ und so zum Führer b e i d e r Lager wurde. Mit der größten Klarheit lehrt CARTESIUS bereits die Theorie von der Reflexbewegung, und wenn man will, kann man ihn bereits als Vorläufer von JOHANNES MÜLLER, dem Vertreter der Lehre von der spezifischen Energie (d. h. der subjektiven Sinneserkenntnis) ansehen, wonach wir nicht den Gegenstand wahrnehmen, sondern diejenigen Veränderungen, die infolge der Wahrnehmung in den Sinnesorganen vor sich gehen, so daß letztere die Vermittler zwischen dem Objekt und dem Subjekt werden. (In der großen Ausgabe der „Oeuvres de Descartes publiées par CHARLES ADAME et PAUL TANNERY" stehen die medizinisch wichtigsten Schriften im Vol. XI, Paris 1909: L'Homme [De Homine 1664], Description du corps humain, Generatio animalium und kleineres Anatomische.) CARTESIUS ist für Medizin und Naturwissenschaft im 17. Jahrhundert ebenso epochemachend, wie etwa LEIBNIZ im 18. Jahrhundert.

Neben diesem Aufschwunge der philosophischen Doktrinen zeigt sich als weiteres Symptom regen wissenschaftlichen Lebens die Vermehrung der Universitäten und gelehrten Gesellschaften, Akademien, wie sie bereits im 16. Jahrhundert in größerer Zahl entstanden waren.

Es kamen hinzu die Academia dei Lincei 1603 (Fürst CESI, so genannt, weil sie einen Luchs im Siegel führten und sich häufig des Mikroskops bedienten), die Academia Leopoldino-Carolina Caesarea Naturae Curiosorum 1652 (LORENZ BAUSCH in Erfurt), die Academia del Cimento (Akademie der Experimente) 1657 in Florenz resp. in Bologna, die Royal Society 1662 (ROB. BOYLE, zuerst in Oxford, später in London), die Académie Française, 1666 (RICHELIEU), endlich gegen den Schluß des Jahrhunderts um 1701 die Berliner Akademie der Wissenschaften auf Betreiben von LEIBNIZ. — Kann auch diesen gelehrten Körperschaften ein gewisser philiströs zopfiger Geist und einseitiger Gelehrtendünkel nicht abgesprochen werden, so war doch ihre Wirksamkeit für die Wissenschaften eine belebende und fördernde. Komplizierte Probleme wurden mit gemeinsamer Kraft in Angriff genommen, ihre Lösung, zum Teil durch materielle Unterstützungen, erreicht und wesentlich bemerkbare Fortschritte in der Naturerkenntnis angebahnt.

Man braucht nur die Namen der GALILEI, KEPPLER, MARIOTTE, TORRICELLI, GUERICKE, NEWTON, ROB. BOYLE, HUYGENS zu nennen, um sich ein Bild von der lebhaften Arbeit jener Zeit auf den Gebieten der Naturwissenschaften zu machen. Diese Männer haben einzelne Zweige der Physik teils ganz neu begründet, teils in neuerer wissenschaftlicher Bearbeitung dargestellt. Am meisten spricht sich die fortschreitende Richtung der Zeit durch die Bereicherungen der Heilkunde selbst aus. Die Spezialdisziplinen derselben erhalten vorwiegend eine mathematisch-physikalische Basis. Aber auch auf dem Gebiete der Chemie machten sich in gleicher Weise Fortschritte bemerkbar; die Goldmacherkunst trat in den Hintergrund; schon JUNGIUS entfaltete auch hier das Banner der Skepsis; die Frage nach der Zerlegbarkeit

der Körper rückt in den Mittelpunkt. Johann Hartmann erhält 1609
in Marburg den ersten Lehrstuhl für Chemie. Im „Chymista scepticus"
(Sceptical chemist, 1661) schenkt Robert Boyle († 31. Dez. 1691)
der Chemie ihre erste kritische Darstellung. Den Goldmacherschwindel
hatte schon Paracelsus und mancher andre Chemieverständige nach
ihm von sich gewiesen. Johann Baptist van Helmont, dessen Leistungen in der eigentlichen Medizin wir später noch ausführlicher zu
erörtern haben werden, ist der erste gewesen, der den Begriff „Gas"
in die Wissenschaft eingeführt, auch Untersuchungen über die Verbrennungserscheinungen angestellt und eine bestimmte Grenze zwischen
„Gasen" und „Dämpfen" gezogen hat. Auch Johann Rudolf Glauber,
besonders verdient durch Darstellung verschiedener Salze („Glauber-
salz"), hat relativ klare Anschauungen über die chemischen Affinitäten
gehabt.

Rob. Boyle in Lismore (Grafschaft Cork), 1626 geboren, machte ausgedehnte wissenschaftliche Reisen. Als er nach England zurückkehrte, fand er
seinen Vater tot und mußte aus Not ein äußerst zurückgezogenes Leben führen.
Er beschäftigte sich mit naturwissenschaftlichen, philosophischen und theologischen Studien und trug wesentlich zur Begründung der einflußreichen Royal
Society bei, die zunächst in Oxford als sogenanntes „unsichtbares Kollegium"
entstand und 1668 mit ihm zusammen nach London übersiedelte, wo er deren
Sekretär war. Es gibt kaum ein Gebiet der Chemie und Physik, auf dem Boyle
nicht Hervorragendes geleistet hätte. Glänzendes Experimentiertalent und die
Fähigkeit, seine Resultate deutlich zu beschreiben, zeichneten ihn aus. Er hat
zuerst das Experiment als die Grundlage aller Erkenntnis in der Chemie proklamiert, vom chemisch-wissenschaftlichen Standpunkte aus die Elementartheorie der alten ionischen Philosophen sowie die Anschauungen des Aristoteles
widerlegt und ihre Unhaltbarkeit nachgewiesen. Er hat gründliche Untersuchungen
über die chemischen und physikalischen Eigenschaften der Luft angestellt und
ist eigentlich auch der Entdecker des Mariotteschen Gesetzes. Seine gediegenen
Experimente mit der Luftpumpe erzielten auch wesentliche Verbesserungen derselben. Er war der Entdeckung des Sauerstoffes viel näher als die Ärzte des
18. Jahrhunderts. Priestley, Lavoisier, Scheele (Ende des 18. Jahrhunderts)
haben eigentlich erst da wieder angeknüpft, wo Boyle aufgehört hat. Vorzugsweise hat er die Verbrennungseigenschaften studiert; er spricht von einem aus
der Luft hinzutretenden Stoff, wodurch die Verbrennung vermittelt wird, und
wenn er auch noch nicht zu einer klaren Anschauung über das Wesen dieses Stoffes
(des Sauerstoffes) gekommen ist, so hatten er und die Angehörigen dieser Theorie
doch eine viel zutreffendere und der Wahrheit näher kommende Ansicht als die
Vertreter der Stahlschen „Phlogistontheorie", wonach aus dem brennbaren
Körper bei dem Verbrennungsprozeß ein Stoff frei werden sollte. In der Zurück-
führung der chemischen Affinitäten auf die noch jetzt in veränderter Form be-
stehende Korpuskulartheorie, die sogenannte Atomenlehre, ging ihm Juncius
voraus.

Einen großen Einfluß auf den Fortschritt in der Naturerkenntnis
gewann im 17. Jahrhundert die Erfindung des zusammengesetzten

Mikroskops, gewöhnlich dem Holländer CORNELIUS DREBBEL (um 1621) zugeschrieben, wohl nicht ganz mit Recht. Nachdem das Fernrohr um 1600 durch Brillenmacher in den Niederlanden entdeckt war, kommt wohl GALILEI und CHRISTOPH SCHEINER das größte Verdienst bei der Gewinnung des Mikroskops zu, das noch lange ein einfaches blieb; das zusammengesetzte geht bis auf E. DIVINI zurück (um 1660).

Die Alten haben keine optischen Instrumente gekannt, die sich auf die Brechung des Lichts gründeten. Der Gebrauch von Linsen aus Bergkristall oder Beryll (Bericles oder Besicles der Franzosen, Baricole der Piemontesen, Brillen der Deutschen), um die Mängel des Gesichts zu verbessern, wird zum ersten Male von ROGER BACON im Jahre 1276 besprochen; aber erst zwischen 1280 und 1300 wurde der Gebrauch der Brille durch die Erfindung SALVINO DEGLI ARMATIS von Florenz († 1317) volkstümlich. 1300 fabrizierte man schon in Venedig Glaslinsen, die man als Bergkristall- oder Beryll-Linsen verkaufte.

Konkurrenten für die Erfindung des Fernrohrs sind die Männer aus der praktischen Optik ZACHARIAS JANSEN, JAKOB METIUS und HANS LIPPERSHEY, von dem zwei Exemplare aus dem Jahre 1608 bekannt sind (S. GÜNTHER).

Der italienische Gelehrte GOVI hat kürzlich der französischen Akademie eine Abhandlung eingesandt, in welcher er auf Grund einer 1610 erschienenen Druckschrift nachweist, daß GALILEI bereits damals dazu gelangt war, das LIPPERSHEYsche Fernrohr (GALILEIsches Fernrohr) auf kleine, sehr nahe befindliche Gegenstände anzuwenden und daraus ein zusammengesetztes Mikroskop zu machen, mit welchem er ,,die Bewegungs- und Sinnesorgane der kleinsten Tiere" beobachten konnte. Er sprach darüber im Jahre 1614 mit JEAN DU PONT, Herrn von Tarde, der ihn in Florenz besucht hatte, und welcher uns in seinem Reisebericht erzählt, GALILEI habe ihm mitgeteilt, daß er mit diesem Instrument die Fliegen so groß wie Schafe gesehen, und daß er beobachtet hätte, wie sie mit Haaren bedeckt und mit sehr spitzen Klauen versehen seien. Einige Jahre später (1619—1623) spricht GALILEI in seinem gegen den Pater GRASSI gerichteten Buche ,,il Saggiatore" von dem ,,Teleskop, welches zum Sehen sehr naher Gegenstände eingerichtet ist", indem es dieselben vergrößert. Man darf sich also nicht wundern, wenn GALILEI die Erfindung für sich in Anspruch nahm. Der Name Mikroskop stammt von dem Sekretär der Accademia dei Lincei JOHANN FABER. STELLUTI hat schon 1625 dessen Brauchbarkeit für zootomische Untersuchungen gezeigt.

Das Verdienst, diese segensreiche Erfindung zuerst am ausgiebigsten für die Anatomie fruktifiziert zu haben, gebührt ANTONY VAN LEEUWENHOEK aus Delft (1632—1723), einem ebenso geschickten als fleißigen Forscher, der mit dem von ihm selbst sehr wesentlich vervollkommneten Instrument zu außerordentlich zahlreichen und glücklichen Funden gelangte. Unter anderem fand er zuerst, daß die Linse im Auge aus Fasern bestünde, und erklärte das Zustandekommen der Akkommodation durch den Druck und die Formveränderungen der elastischen Linse. Großes Aufsehen erregte LEEUWENHOEK mit der Entdeckung der Infusionstierchen (1675), die bekanntlich die erste Grundlage der modernen Mikrobiologie bildet. Seine mikroskopischen Forschungen äußerten einen ganz enormen Einfluß auf alle Zweige der beschreibenden Naturwissenschaften, am meisten aber und am entschiedensten auf die A n a t o m i e und die damit im Zusammenhang stehende Disziplin der P h y s i o l o g i e. Die gröbere Anatomie war ja im 16. Jahrhundert bereits so weit gefördert, als es den Forschern (speziell auf italienischen Hochschulen) mittelst der damals zu Gebote stehenden Untersuchungsmethoden möglich war. Dem 17. Jahrhundert war der große Wurf vorbehalten, nunmehr auch die wichtigsten Kapitel der Physiologie, die Lehre vom Kreislauf, von der Generation, der tierischen Bewegung, der Respiration grundlegend zu erklären, ja teilweise zum wirklich abschließenden Verständnis zu bringen.

In dieser Beziehung strahlt in erster Linie **William Harveys** große Tat, die **Entdeckung des Blutkreislaufs,** hervor.

WILLIAM HARVEY, am 2. April 1578 in Folkestone an der Südküste Englands aus angesehener Familie geboren, genoß seine medizinische Ausbildung in Cambridge, dann in Padua, hier besonders unter FABR. AB AQUAPENDENTE. Nach London zurückgekehrt, war er Arzt am St.-Bartholomews-Hospital, dann Professor der Anatomie und Chirurgie in London, Leibarzt JACOBS I. und KARLS I. 1615 wurde er Mitglied des R. C. P. L. (Abkürzung für „Royal College of Physicians of London“). Bei Ausbruch der Revolution folgte er dem König nach Oxford; nach Beendigung derselben kehrte er wieder nach London zurück, lebte hier nur wissenschaftlich beschäftigt in strengster Zurückgezogenheit und starb (durch den Bürgerkrieg seines Vermögens, seiner Bibliothek und anderer Güter beraubt) am 3. Juni 1657. HARVEY war ein sehr gelehrter, allgemein beliebter, rechtlicher, bescheidener und liebenswürdiger Mann. Er hat viele, viele Jahre darüber vergehen lassen, ehe er es wagte — und ein Wagnis war es damals immer noch, mit umwälzenden Neuerungen auch in der Wissenschaft (nicht bloß in der Religion und Politik) hervorzutreten, es kostete ihn selbst nahezu seine ganze Praxis —, die von ihm gemachte große Entdeckung des Blutkreislaufs dem Publikum allgemein bekannt zu machen. Diese sowie die epochemachenden Arbeiten zur Generationslehre haben ihm in der Geschichte der Heilkunde für alle Zeiten einen der ersten Plätze gesichert. Daß und welche Vorläufer er gehabt hat, die bereits der Entdeckung des Blutkreislaufs ziemlich nahe gekommen waren, ist Ihnen schon bekannt. Wenn auch zweifellos die Ansicht zu weit geht, daß bereits GALENOS, LEONARDO DA VINCI, SERVET, CESALPINO, COLOMBO — um nur die wichtigsten der hierfür in Betracht kommenden Namen hervorzuheben — den Blutkreislauf gekannt resp. andeutungsweise beschrieben haben, so ist doch andrerseits sicher, daß der Gedanke selbst den Genannten nicht mehr allzufern lag. Aber als Vater einer

Entdeckung oder Erfindung haben wir nicht den, anzusehen, der vielleicht die Möglichkeit theoretisch erwogen oder in vager Form ausgesprochen hat, sondern lediglich den, der in zielbewußter Weise auf Grund exakt geführter Experimente den Gedanken verarbeitet und in streng wissenschaftlicher Form den Beweis der Wahrheit so gründlich geliefert und die Idee so siegreich und nachhaltig verfochten hat, daß jeder Zweifel daran verstummen mußte.

Die Literatur zur Geschichte des Blutkreislaufs ist außerordentlich groß, so daß ich Ihnen hier keine bibliographische Übersicht geben kann. Hervorheben will ich als zur vorläufigen Orientierung wichtig, ja fast unentbehrlich die vorzügliche Dissertation von MARTIN KIRCHNER (Berlin 1878), die in geschickter und scharfsinniger Kritik diejenigen widerlegt, welche HARVEY die Palme der Entdeckung rauben wollten, ferner die deutschen Ausgaben der HARVEYschen Originalabhandlung über den Kreislauf von JOHANN HERMANN BAAS (Stuttgart 1878), und die ROB. RITTER VON TÖPLYS im I. Bd. von SUDHOFFS Klassikern der Medizin, Leipzig 1910, beide mit trefflicher Einleitung. — Eine vortreffliche Faksimile-Ausgabe des ersten Druckes mit englischer Übersetzung ist 1894 als Privatdruck erschienen: „For G. Moreton, 42, Burgate Street, Canterbury." Vgl. auch die englische Gesamtausgabe der Werke HARVEYS von der Sydenham Society 1847. Sowie WEIR MITCHELL, Some recently discovered Letters of Harvey, Philadelphia 1912. — Die Monographie von R. WILLIS, William Harvey, a History of the discovery of the circulation of the blood. London 1878, und von dem Franzosen CHARLES RICHET (Paris 1879), (hieraus unsere Abbildung S. 121 entnommen. Über HELLWIG DIEDERICH, der schon 1622 den Blutkreis an Hunden demonstriert haben wollte, vgl. RICH. LANDAU im Janus, VII, S. 60 ff. HARVEYS erste Vorträge hierüber sind älter. Im British Museum zu London sind die eigenhändigen Aufzeichnungen HARVEYS hierzu vom April 1616, worin er von dem „sanguinis motus in circulo" spricht. Vgl. die prächtige Ausgabe derselben: Praelectiones anatomiae universalis by William Harvey, edited with an autotype Reproduction of the Original by a commitee of the Royal College of Physicians of London. London (J. & A. Churchill) 1886. — Nicht dringend genug, meine Herren, kann ich Ihnen das Studium der HARVEYschen Arbeiten ans Herz legen, schon um an der Methode ein Vorbild für eigene experimentelle Arbeiten zu gewinnen.

HARVEYS Forschungen knüpften hauptsächlich an die Frage an: Wozu sind die Herz- und Venenklappen da? Zur Beantwortung dieser Frage stellte er 17 Jahre lang Beobachtungen, Vivisektionen und Leichenöffnungen an. Zuerst trug er die Ergebnisse seiner Untersuchungen mündlich vor, dann ließ er das Manuskript seines Werkes noch eine Reihe von Jahren liegen, prüfte alle Resultate nochmals, und erst im Jahre 1628 endlich trat er mit seiner klassischen Schrift „E x e r c i t a t i o a n a t o m i c a d e m o t u c o r d i s e t s a n g u i n i s i n a n i m a - l i b u s" hervor. (Unmittelbar nach dieser Publikation und in direkter Folge derselben wurde nun die Lösung einer ganzen Reihe wichtiger physiologischer Fragen angebahnt, und die großen Physiologen schossen wie Pilze aus der Erde hervor, lediglich angeregt durch HARVEYS Ent-

deckung.) Ähnlich wie s. Z. VESAL für die Anatomie, stellte sich HARVEY
zunächst die Aufgabe, eine Nachprüfung der Galenischen Lehren vorzunehmen; Schritt für Schritt rückt er ihnen zuleibe und widerlegt
sie im einzelnen derart, daß damit das ganze Bollwerk des Galenischen
Systems, soweit es nicht schon durch VESAL und PARACELSUS erschüttert
war, mit seinen eigentlichen Grundfesten, der physiologischen Basis,
den definitiven Todesstoß erhält. Diese Widerlegung der Galenischen
Anschauungen ohne jegliche scharfe persönliche Spitze gegen den großen
Pergamener bildet den Inhalt des Vorworts der übrigens nur kurzen
Monographie HARVEYS. An diesen negativ kritischen Teil schließt sich
der positiv experimentelle in 17 Kapiteln, worin klipp und klar der
Nachweis (durch Vivisektionen an Kaltblütern und sterbenden Warm-
blütern) geführt wird, daß eine vollständige Zirkulation des Blutes
stattfindet (bissig nannten HARVEY seine Widersacher daher den
„Circulator"=Charlatan), daß das Herz bei der Systole sich (unter Veränderung der Farbe und Gestalt) zunächst an den Atrien, dann in den
Ventrikeln kontrahiert, das Blut aus der rechten Herzkammer durch
das Lungenparenchym in die Arteria venosa (pulmonalis) und aus der
linken Kammer in das Aortensystem treibt, und daß während der Erschlaffung in der Diastole, die sich in derselben Folge wie die Kontraktion in der Systole vollzieht, das in den großen Venen befindliche
Blut passiv sich in die Vorhöfe und von da in die Ventrikel ergießt.
Der Schwerpunkt dieser Argumentationen bildet den Inhalt des
siebenten, achten und neunten Kapitels. In den Schlußkapiteln führt
HARVEY noch einige Wahrscheinlichkeitsgründe für den Umlauf des
Bluts und die Konsequenzen dieser Lehre an. Man schuldet dem experimentellen und kritischen Genie HARVEYS um so größere Anerkennung, wenn man bedenkt, daß ihm eines der wichtigsten Glieder
in der Kette seiner Schlußfolgerungen, die Kenntnis der Kapillaren,
noch mangelt, die wir dem bald zu nennenden MALPIGHI verdanken.
Auch weiß er noch nichts von der Mündung des Chylus-Lymphstromes
in den Kreislauf; diese Tatsache aufzufinden, war einigen Nacharbeitern
vorbehalten. Einen Ersatz dafür bieten uns zahlreiche Nebenfunde,
auf die HARVEY bei seinen Experimenten (namentlich den Ligaturen
und artifiziellen Kompressionen der Gefäße) gelenkt wurde, und die er
in scharfsinnigster Weise zur Stütze seiner Lehre benutzte. Über die
oben angedeutete Lücke seiner Beobachtung ist er allerdings genötigt
sich mit der hypothetischen Substitution von Anastomosen hinweg-
zuhelfen.

HARVEYS Neuerungen fanden zunächst, wie begreiflich, einen
großen Widerstand, und zwar nicht bloß bei streitsüchtigen Gelehrten
und bei neidischen Genossen, sondern auch bei bedeutenden, ernsten

und lauteren Forschern. Erst als CARTESIUS, der später zu besprechende FRANCISCUS SYLVIUS u. a. nach eingehender Prüfung sich auf die Seite HARVEYS stellten, da überzeugten sich auch seine früheren Gegner, vor allem der allzeit fehdelustige JEAN RIOLAN DER JÜNGERE (1580 bis 1675) zu Paris,

über den wir ROBERT RITTER VON TÖPLY (in der Wiener Internationalen klinischen Rundschau, 1894) einen kurzen, aber gediegenen Aufsatz verdanken, von der Richtigkeit seiner Lehren, und so sehen wir diese nach einem Dezennium harter Kämpfe um die Mitte des 17. Jahrhunderts allgemein anerkannt und als dauernde Bereicherung der Physiologie einverleibt.

Nach und nach nahmen sich auch die Anatomen von Fach der HARVEYschen Entdeckung an, studierten dieselbe, unterzogen speziell ihre anatomischen Grundlagen einer eingehenden Nachprüfung und gelangten so nicht bloß zu einer glänzenden Rechtfertigung HARVEYS, sondern auch zu weiteren ergänzenden Entdeckungen.

NIELS STENSEN (STENO) aus Kopenhagen (1638—1686) kam auf die Lehre zurück, daß das Herz ein Muskel sei, wie er denn die gesamte Muskelaktion einer exakten mechanisch-mathematischen Untersuchung unterzog. RICHARD LOWER in London (1631—91) schrieb einen „Tractatus de corde, item de motu et colore sanguinis et chyli in eum transitu", worin er über die Muskulatur, Lageveränderungen, Bewegungen, Innervation des Herzens (Vagus) neue Untersuchungen anstellte (Tuberculum Loweri; s. S. 269); ALFONSO BORRELLI aus Neapel (1608—'79) versucht in seinem berühmten Werk „De motu animalium" die Lehre vom Blutkreislauf auf die Gesetze der Statik zurückzuführen, ein Versuch, der allerdings mißlungen ist, immerhin von dem exakten Geist zeugt, der die damaligen Forscher beherrscht; RAYMOND VIEUSSENS in Montpellier (1641—1717) stellt in seinem „Traité des causes des mouvements du coeur" die Leistungen aller seiner Zeitgenossen zusammen und zieht das Herz vom pathologischen Standpunkt aus in den Bereich seiner Untersuchungen, so daß er der Begründer der Lehre von den Herzkrankheiten wird („Isthmus V.").

Im Verlauf dieser und ähnlicher Arbeiten wurden die Forscher allmählich auf die Vervollkommnung der Untersuchungstechnik hingeführt; man erfand die Injektionen des Gefäßsystems. Ein Amsterdamer Arzt STEPHAN BLANCAARD aus Middelburg (1650—1702) machte 1675 die ersten gelungenen Injektionen; DOMENICO DE MARCHETTI, Professor in Padua (1626—1688), konnte mit Hilfe dieser Methode nachweisen, daß die feinsten Zweige der Venen und Arterien miteinander kommunizieren. Besondere Erwähnung wegen ausgezeichneter Injektionsarbeiten verdient ein anderer Niederländer, FRIEDRICH RUYSCH (1638—1731) aus dem Haag, Professor in Amsterdam (membrana

Ruyschiana). Daran schließen sich die Untersuchungen des Kreislaufes auf mikroskopischem Wege. Allen voran sind die von MARCELLO MAL-PIGHI (1628—1694), zuletzt päpstlichem Leibarzt in Rom, zu nennen, der 1661 zuerst an Lunge und Mesenterium des Frosches den K a - p i l l a r k r e i s l a u f beobachtete und damit die wichtigste Er-gänzung zu HARVEYS Entdeckung lieferte. 1665 sah er zuerst die Blut-körperchen; diese Entdeckung wurde später von LEEUWENHOEK (1688) bestätigt. Beiläufig bemerkt muß neben ROBERT HOOKE („Micro-graphia or some physiological descriptions of minute bodies by magnifying glasses", London 1665) MALPIGHI noch als der E n t d e c k e r d e r P f l a n z e n z e l l e n angesehen werden, die er „utriculi" nannte. Endlich gelang es auch WILLIAM COOPER (1666—1709), Arzt in London, den Kapillarkreislauf an Katzen nachzuweisen. MALPIGHIS weitere gründliche Untersuchungen über den Bau der Lungen brachten auch nach einer anderen Richtung die Bestätigung der HARVEYschen Lehre, indem sie zeigten, daß das, was Parenchym genannt wurde, nur die äußersten Ausläufer der Bronchien wären, so daß von Übergang von Luft (spiritus) ins Herz nicht die Rede sein kann. Auch BORRELLI suchte die Vorgänge beim Atmen rein mechanisch zu erklären. GASPARE ASELLI (1581—1626), Professor in Pavia, machte 1622 eine Vivisektion bei einem vorher durch eine gehörige Mahlzeit gefütterten Hunde und entdeckte dabei die Chylusgefäße im Gekröse, die er in der Schrift: „De lactibus scil. lacteis venis quarto vasorum mesaraicorum genere novo invento dissertatio" etc. beschrieb. Allerdings verlegte er die Mündung derselben noch fälschlicherweise in die Leber, weil er die aus derselben hervortretenden Gefäße, welche sich in ein Lymphdrüsen-paket an der Wurzel des Gekröses (Pancreas Asellii) hineinbegeben, für die Fortsetzungen der von ihm entdeckten Gefäße hielt. JEAN PEQUET aus Dieppe (1622—74) fand 1647 als Student in Montpellier den Ductus thoracicus beim Hunde und wies in der Vena cava superior den milchweißen Chylussaft nach, den er anfangs für Eiter hielt („Canalis Pequeti"). In eben jene Zeit fällt die Entdeckung des Ausführungs-ganges des Pankreas durch GEORG WIRSUNG aus Augsburg, welcher ge-meinschaftlich mit MORITZ HOFMANN aus Fürstenwalde (1621—98), später Professor der Anatomie und Botanik in Altdorf, in Padua unter JOH. VESLING (vgl. S. 214) studiert hatte. HOFMANN entdeckte den Ductus 1641 am Truthahn und bald danach WIRSUNG am Menschen. Beide hielten aber das Pankreas noch für eine Gekrösedrüse. Der Schwede OLAUS RUDBECK (1630—1702), Professor in Upsala, entdeckte bereits als Student in Padua durch Zufall am 27. Januar 1651 die Lymphgefäße des Darms; gründliche Untersuchungen lehrten ihn später, daß die bisher für Chylusgefäße gehaltenen Gebilde, welche eine Ver-

bindung zwischen Leber und Chylus anbahnen sollten, gar nicht Chylusgefäße seien, sondern einer andern Gruppe, den Lymph- oder serösen
Gefäßen, wie er sie nannte, angehören. THOMAS BARTHOLINUS, ein
dänischer Anatom (1616—80), Sohn des gleichfalls berühmten Anatomen
KASPAR BARTHOLINUS, nahm diesen Gegenstand wieder auf; er untersuchte das Verhältnis der Chylus- zu den Lymphgefäßen von neuem
und veröffentlichte: „Vasa lymphatica in homine nuper Hafniae in
animantibus inventa" (Kopenhagen 1652), sowie: „De lacteis thoracicis
in homine brutisque nuperrime observatis historia anatomica" (ibid.).
In beiden Schriften beschreibt er das ganze Lymphgefäßsystem im
Zusammenhange und brachte eine erschöpfende Aufklärung über diese
einzelnen den Gefäßsystemen zugehörigen Gruppen. FRANCIS GLISSON
(1597—1677), Professor in Cambridge, später Arzt in London, ein Schüler
von HARVEY, stellte wertvolle Untersuchungen über den Zusammenhang dieser Gefäße mit dem Verdauungskanal an. Bedeutend sind auch
seine Forschungen über die Leber („capsula Glissonii"), sowie über die
tierische Bewegung, von denen später noch die Rede sein muß. Auch
GUICHARD DUVERNEY in Paris (1648—1730), später Lehrer von ALBR.
v. HALLER, gehört mit seinen Abhandlungen über den fötalen Blutlauf
hierher. Zu nennen ist ferner der mit FRANCIS GLISSON befreundete
THOMAS WHARTON aus Yorkshire (1610—73), Arzt in London, der
Entdecker des nach ihm benannten Ausführungsganges der Unter-
kieferdrüse, der das erste bedeutende Werk über Drüsen publiziert hat,
unter dem Titel: „Adenographia seu glandularum totius corporis de-
scriptio", worin er zunächst den Bau der Drüsen im allgemeinen, dann
im einzelnen beschreibt, Thymus, Pankreas, Submaxillardrüse etc.
Der vorhin erwähnte NIELS STENSEN entdeckte den nach ihm benannten
Ausführungsgang der Speicheldrüsen. Eine der bedeutendsten Leistungen auf diesem Gebiete datiert von einem Deutschen, KONRAD
VICTOR SCHNEIDER (1614—80), Professor in Wittenberg, der in seinem
von Gelehrsamkeit strotzenden Werke „De catarrhis" die physiologische
Bedeutung des Lymphgefäßsystems darlegt. Er wies nach, daß die
Lymphgefäße nicht zur Vermittlung der Sekretion bestimmt sind,
sondern nur dazu, um die von den Arterien ausgeschiedene Feuchtigkeit, welche nicht anderweitig verwendet werde, wieder aufzusaugen,
dem Lymphgefäßsystem also eine resorbierende Eigenschaft zukomme.
SCHNEIDER hat auch die Schleimhäute gründlich untersucht, besonders
die der Nase („membrana Schneideri") und mit der alten Lehre, daß
der Schleim im Gehirn entsteht, definitiv aufgeräumt,

    womit den unzähligen Rezepten zu caputpurgiis, wie sie in der alten und
mittelalterlichen Pharmakopoe eine Rolle spielen, der Boden entzogen war.

    Die Quelle des Sekrets in den Schleimdrüsen nachzuweisen gelang
ihm nicht; dies ist vielmehr STENSENS Verdienst.

Auch die Darmschleimhaut wurde in dieser Zeit zum Gegenstand eingehender Forschungen gemacht. Den Follikelapparat des Darmes schildert JOHANN CONRAD PEYER (1653—1712), Arzt in Schaffhausen, ferner dessen Landsmann JOH. CONRAD BRUNNER (1653—1727), Leibarzt und Professor in Heidelberg und Mannheim, die nach ihm benannten Drüsen sowie den Bau des Pankreas; AUGUSTUS QUIRINUS RIVINUS (1652—1723), Professor in Leipzig, auch ein verdienstvoller Botaniker, entdeckte den Ausführungsgang der Glandula sublingualis und schrieb „De dyspepsia" (Leipzig 1679), worin er den Darmdrüsenapparat im Zusammenhang darstellt. JOH. BOHN (1640—1718), Professor in seiner Vaterstadt Leipzig, einer der Begründer der gerichtlichen Medizin und tüchtiger Physiologe, liefert in seinen „Exercitationes physiologicae"(Leipzig 1668—1677) wichtige Beiträge zur Verdauungsphysiologie, wobei er mit manchen vorschnellen Generalisierungen der Chemiatriker aufräumte.

In einer ausgezeichneten kleinen Studie (Deutsche med. Wochenschr., 1897) über die Experimentalphysiologie des 17. Jahrhunderts von MAX NEUBURGER, Wien (vgl. S. 216), erfahren BOHNS Verdienste die entsprechende Beleuchtung. Über PEYER ist zu vergleichen die Arbeit F. VON MANDACKS im Korrespndzbl. f. Schweiz. Ärzte, 1903, No. 13 u 14. Über STENSEN die Arbeit von PLENKERS, Freiburg i. B., 1884. STENSEN ist 1667 zum Katholizismus übergetreten und weihte sein Lebensende ganz seiner neuen Kirche. Eine würdige Gesamtausgabe seiner wissenschaftlichen Werke ist mit englischem Begleittext herausgegeben von VILHELM MAAR, zu Kopenhagen in zwei Quartbänden (zus. 628 Seiten) erschienen. Über MALPIGHI vergleiche man GAETANO ATTI, Notizie edite ed inedite delle vite e delle opere di MARCELLO MALPIGHI e di LORENZO BELLINI, Bologna 1847 und die Autobiographie zu Anfang seiner „Opera posthuma" (zuerst 1697), sowie PAGEL in der Deutschen med. Wochenschrift, 1894, No. 48. Zu STENO s. auch LUTZ im Med. Libr. a. hist. Journ., July 1904.

TEHODOR KERCKRING aus Hamburg (1640—1693), eine Zeitlang Arzt in Amsterdam, beschreibt die noch jetzt seinen Namen führenden Valvulae des Darmkanals. — Die bedeutendsten Arbeiten nach dieser Richtung sind die des Niederländers ANTON NUCK aus Harderwyk (1650—1692), seit 1687 Professor in Leiden, dessen Untersuchungen über die Drüsen und Lymphgefäße noch heute mustergültig zu nennen sind. Um die Anatomie der Nieren machten sich verdient LORENZO BELLINI aus Florenz (1643—1704), der oben genannte BARTHOLINUS u. a. — So viel über die anatomisch-physiologischen Lehren zum Gefäßsystem und zur Zirkulation.

So sehen Sie, meine Herren, wie die Harveysche Lehre und die sich daran schließenden Entdeckungen allmählich das stattliche Skelett, oder wenn man will, den Kristallisationspunkt zum Aufbau einer ganz neuen Physiologie abgeben. Freilich trugen einzelne Gebiete derselben immer noch ein recht dürftiges Aussehen. U. a. bot das Gebiet der

Verdauungsphysiologie bei dem Mangel genauerer chemischer Kenntnisse noch viel Lückenhaftes und Hypothetisches. Man sah in der Verdauung noch allgemein eine Art von Verreibung (trituratio), wobei die Speisen aufs feinste verteilt, in ihre Elemente zerlegt und dann in die Blutmasse eingeführt würden.

Ebenso dürftig war es mit der Physiologie des Nervensystems bestellt, da die anatomischen, namentlich die mikroskopischen Kenntnisse des Gehirns und der Nerven noch recht unvollkommen und fehlerhaft waren. Einigermaßen bemerkenswert sind aus dieser Zeit nur die Untersuchungen von FRANZ DE LE BOE (SYLVIUS), den wir später noch bei der Darstellung der praktischen Medizin zu berücksichtigen haben werden, über Gehirn und Gehör („Fossa Sylvii"); ferner die vortrefflichen Schilderungen über das Gefäßsystem des Gehirns von JOHANN JACOB WEPFER (1620—1695), Arzt in Schaffhausen, in seinen voluminösen, doch wertvollen Schriften über die Krankheiten des Gehirns („Observationes medico-practicae de affectionibus capitis internis et externis" und in seinen „Observationes anatomicae ex cadaveribus eorum, quos sustulit apoplexia, cum exercitatione de loco eius adfecto"); besonders in der letztgenannten gibt er die ersten richtigen Beschreibungen von dem Lauf der Karotiden und ihrer Äste, von den Gehirnhäuten, von den Gefäßen derselben, deren Austrittstellen aus der Schädelhöhle usw. Meisterhafte Arbeiten darüber haben wir ferner von THOMAS WILLIS (1622—1675), Arzt in London („Circulus Willisii"). Auch dem oben bereits genannten VIEUSSENS verdanken wir brauchbare Untersuchungen über das Nervensystem. Ihre eigentliche Begründung erfuhr die Nervenphysiologie erst im 18. Jahrhundert durch ALBR. VON HALLER. — Die Anatomie des Sehorgans ist durch einzelne wenige Entdeckungen bereichert worden, so durch die Auffindung der „Membrana Ruyschiana" (vgl. S. 264), durch die Ergebnisse der mikroskopisch-anatomischen Untersuchungen, welche von LEEUWENHOEK ausgingen und die Linse betrafen (vgl. S. 265); wahrscheinlich hat LEEUWENHOEK auch bereits die Stäbchenschicht der Retina gesehen. Für die eigentliche Physiologie des Sehens geschah viel mehr durch die Physiker (KEPLER, SCHEINER, NEWTON und andere). — Zur Physiologie der Atmung ist die chemische Hypothese von JOHN MAYOW (1645—1679), Arzt in London, eine Erleuchtung ersten Ranges, mit dem er seinem Zeitalter um ein Jahrhundert vorausgeeilt ist. MAYOW behauptet in seinem Traktat „De respiratione", daß die „nitrösen" Bestandteile der Luft die Veränderungen des Blutes im Lungenkreislaufe bewirkten, erkannte also den Chemismus der Atmung.

Ich ergreife die Gelegenheit, Sie auf die glänzenden Lectures on the history of Physiology during the 16., 17. and 18. Centuries von Sir MICHAEL FOSTER

(Cambridge 1901) aufmerksam zu machen, wo auch die chemische Physiologie dieser Zeit, bes. JOHN MAYOW, vortrefflich herausgearbeitet ist. Vergl. auch FRANCIS GOTCH, Two Oxford Physiologists, RICHARD LOWER, JOHN MAYOW, Oxford 1908.

In bezug auf die übrigen Gebiete der Physiologie ist besonders bemerkenswert das Buch von **Borrelli** (vgl. S. 264) „De motu animalium" und der hierin gemachte geniale Versuch, die Gesetze der Mechanik und Statik auch in der menschlichen Physiologie zu verwerten, sowohl zur Fixierung der physikalischen Verhältnisse des Kreislaufs, wie zur Darlegung der Mechanik der Atmung und vor allem zur Erläuterung der Muskelbewegung. Jede grobsinnliche Bewegung, sagt BORRELLI, ist abhängig von einer Muskeltätigkeit; diese beruht auf gewissen Veränderungen in der Substanz des Muskels, und diese wiederum sind eine Folge der dem Muskel zukommenden Elastizität. Die Anregung zu den Muskelbewegungen erfolgt vom Nervensystem. Diese Lehre bildete eine der Hauptstützen des sogenannten iatrophysikalischen Systems in der praktischen Medizin, mit dem wir uns noch zu beschäftigen haben werden. Einer der bedeutendsten Anhänger desselben, BAGLIVI, der später uns ebenfalls beschäftigen muß, schreibt gleichfalls den Muskeln Elastizität zu; ebenso führt THOMAS WILLIS die Muskelbewegung auf die Copula elastica zurück. Am merkwürdigsten ist jedenfalls die Theorie von FRANCIS GLISSON (vgl. S. 266), Schüler von HARVEY. Er führte die Lehre der Bewegung von noch allgemeineren Gesichtspunkten aus, indem er sagte (in der Schrift „De naturae substantia energetica"): Jeder lebende Körper besitzt die Fähigkeit, von relativ und absolut äußeren Einflüssen zu einer Tätigkeit, Bewegung angeregt zu werden; diese Bewegung bezeichnet er mit dem Namen „Irritabilität", Reizbarkeit, die dem tierischen Körper vorzugsweise zukommt, aber sich nicht in den gewöhnlichen sogenannten Bewegungen ausspricht, sondern sich in jeder physiologischen Tätigkeit auch der einzelnen Organe manifestiert, also bei Ernährung, Resorption, Sekretion etc. Alle diese Funktionen sind das Resultat eines Einflusses äußerer Reize auf die mit Irritabilität ausgestatteten Organe. Eigentliche Trägerin dieser Eigenschaft ist die „Fibra", d. h. ein feines, spinnengewebeartiges, aber nur schwer zerreißbares, kontraktiles und expansibles Gebilde. Zum Bewußtsein kommt diese Bewegung nur dann, wenn der Reiz nicht allgemein die tierische Faser trifft, sondern speziell die Nervenfaser.

Diese von GLISSON gelehrte „Irritabilität" hat wenig mit der im 18. Jahrhundert von HALLER auf experimentellem Wege nachgewiesenen Muskelirritabilität gemeinsam. Während es sich bei letzterer um eine exakt festgestellte Tatsache handelt, supponiert GLISSON auf hypothetisch-spekulativem Wege dem Organismus eine vitale Eigenschaft in ganz allgemeinem Sinne.

Zu BORRELLI ist eine ganze Reihe von Neapeler Akademieabhandlungen und sonstigen Studien MODESTINUS DEL GAIZO zu erwähnen, die von 1886—1908 erschienen sind. Übrigens haben sich BORRELLI und BELLINI, wie ich in Ergänzung der früheren Mitteilungen hier anschließe, in gut gemeinten, aber zu fehlerhaften Resultaten führenden Versuchen bemüht, die physikalischen Verhältnisse des Blutkreislaufs festzustellen.

Auch die Physiologie der Zeugung und Entwicklung erfuhr im Zeitalter HARVEYS eine gründliche Reform, vor allem durch ihn selbst. Bis dahin hatte man an der alten Aristotelischen Anschauung festgehalten, daß das Individuum sich entwickelt aus dem Zusammentreten gewisser Keime des männlichen und weiblichen Organismus. Die Untersuchung an bebrüteten Eiern hatte nur sehr mangelhafte Resultate ergeben, namentlich war man sich über die eigentliche Bildung des Fötus keineswegs klar geworden. Diesem Gegenstande wandte nun HARVEY seine Aufmerksamkeit zu. Er hat zuerst den fruchtbringenden Satz aufgestellt, wonach wir ihn als Begründer der ovistischen Theorie ansehen müssen. In seinen „Exercitationes de generationibus animalium" (1651) erklärt er als Ergebnis seiner Untersuchungen, daß die Frucht sich nicht aus einer Vermischung männlichen und weiblichen Samens bildet, sondern alle Geschöpfe aus präformierten Eiern hervorgehen, daß also die sogenannte „Generatio aequivoca", die Entstehung organisierter aus nichtorganisierten Wesen, eine falsche Annahme ist — „O m n e v i v u m e x o v o". Diese HARVEYsche Schrift regte zu neuen Forschungen an. NATHANAEL HIGHMORE (1613—1684), Arzt in Shaftesbury, bekannt durch seine Untersuchungen über die Oberkieferhöhle, lieferte in seiner Schrift „The history of generation" (1651) eine zusammenfassende Darstellung des Baues der männlichen Geschlechtsorgane; der Niederländer REIGNIER DE GRAAF (1641—1673) wies nach, daß der Eierstock der Sitz der Bildung der Eier sei; auch MALPIGHI studierte den Bau der Ovarien; der Naturforscher JOH. SWAMMERDAM aus Amsterdam (1637—1680), Verfasser der „Bijbel der natuur", bestätigte die HARVEYsche Lehre von der Entwicklung der Frucht aus dem Ei auch bei zahlreichen niederen Tieren. Noch bedeutender sind in dieser Beziehung die Arbeiten von FRANCESCO REDI aus Arezzo (1626—1694), einem „durch vielseitige Gelehrsamkeit, praktische Tüchtigkeit und poetische Begabung hervorragenden Naturforscher", von dem gediegene Untersuchungen über die Fortpflanzung der niederen Tiere herrühren, die auf das bestimmteste die Generatio originaria widerlegen. REDI verfaßte auch Arbeiten über das Vipergift und zur Helminthologie. Schließlich entdeckte noch der Student JOH. HAM aus Arnheim in Leiden 1677 die Samentierchen, und ANTONIO VALLISNERI (1662 -1730), Professor in Padua, machte dem infolge der HAMschen Entdeckung entbrannten Streit zwischen den „Animalkulisten" und den „Ovisten", d. h. denjenigen, die ausschließlich in

die Samentierchen resp. in die Eier die eigentlichen Keime der Frucht
verlegten, dadurch ein Ende, daß er in seiner „Istoria della generazione
dell' uomo e degli animali" experimentell die Bedeutung des Eies für
die Entstehung und Entwicklung des Fötus darlegte. —

Diese außerordentlichen Fortschritte in Anatomie, Physiologie und
den übrigen Naturwissenschaften, nicht zum wenigsten aber die
veränderte philosophische Betrachtungsweise äußerten auch auf die
Entwicklung der p r a k t i s c h e n H e i l k u n d e ihren segensreichen Einfluß, der sich vor allem in einer Bereicherung des wissenschaftlichen Materials der Pathologie ausspricht. Zahlreiche Monographien über einzelne Krankheiten, Sammlungen von pathologisch-
anatomischen Präparaten und Beschreibungen derselben zeigen das
Bestreben, auf dem Wege gesunder, nüchterner und kritischer Beobachtung die bisherigen Kenntnisse zu erweitern.

Doch mit diesen großen Fortschritten auf den theoretischen Gebieten waren die älteren Anschauungen über Krankheitsentstehung
und -heilung noch nicht beseitigt, die Fäden des Irrtums so wenig abge-
rissen wie die jeder anderen Entwicklung. Ja das blendende Licht
der neuen Entdeckungen verleitete sogar nicht selten dazu, verkehrte
Wege einzuschlagen. Falsche Schlüsse aus richtigen Prämissen zu
ziehen war von jeher das Verhängnis auch redlicher Jünger der Wissenschaft. Und für die Therapie vollends war das Ergebnis von all der
neuen Aufklärung physiologischen Geschehens recht mager, mehr ver-
wirrend als wegweisend.

Noch war die Schar der Anhänger der chemischen, auf die Verwendung spezifischer Heilweisen gerichteten Lehren des PARACELSUS
nicht gering, in Deutschland und auch in Frankreich, und namentlich
die konziliatorische, zwischen Galenismus und Paracelsismus zu vermitteln bestrebte Richtung hatte beachtenswerte Vertreter. DANIEL
SENNERT aus Breslau (1572—1637), Professor in Wittenberg, ist in
dieser Beziehung der berühmteste Autor seiner Zeit, ein sehr fleißiger
Gelehrter, Verfasser einer vielbändigen Darstellung der praktischen
Medizin, einschließlich der Kinderheilkunde, auch in der Philosophie
und Physik nicht unbedeutend.

SENNERT ist der Erneuerer des Atomismus. Er stellte bereits eine Art
Korpuskulartheorie auf und unterscheidet die atoma corpuscula, welche so weit
geteilt sind, als die Natur es irgend zuläßt, und aus denen die zusammengesetzten
Körper entstehen, von den Elementaratomen, deren es vier Arten nach den vier
Elementen gibt. Die Bewegung der Atome, welche nach von vornherein unver-
änderlichen, bestimmten Gesetzen und Formen erfolgt, ist das Substrat jeder
Veränderung, auch der scheinbar qualitativen. Über SENNERTS Bedeutung als
Philosoph publizierte LASSWITZ 1879 in der Vierteljahrsschrift für wissenschaft-

liche Philosophie III, S. 408—434, eine gediegene Studie unter dem Titel: „Die Erneuerung der Atomistik in Deutschland durch DAN. SENNERT und sein Zusammenhang mit ASKLEPIADES von Bithynien."

Übrigens haben wir SENNERT bereits bei der kurzen Geschichte des Kaiserschnitts an der Lebenden, die ich Ihnen gab (S. 253), kennen gelernt. Außerdem rührt von ihm eine der ältesten Mitteilungen über eine Scharlachfieberepidemie (in Wittenberg 1627) her.

Als ausgesprochenere Anhänger der Paracelsischen Therapie im 17. Jahrhundert sind ferner zu erwähnen: ADRIAN MYNSICHT (eigentlich SEUMENICHT) aus Ottenstein (Braunschweig), 1643—1683, herzoglich mecklenburgischer Leibarzt, der um 1650 den Brechweinstein entdeckte, auch die Tinctura aromat. acida („Elixir Mynsichtii") komponierte; RAYMUND MINDERER († 1621, Liquor ammon. acet. = Spiritus Mindereri); LAZARUS RIVIÈRE (1589—1655), Professor in Montpellier, u. a.

Wie geringe Festigung noch die naturwissenschaftliche Gedankenrichtung der Zeit erfahren hatte, dafür kann das sogenannte „Rosenkreuzertum" als Beleg dienen, im Grunde einer groben Mystifikation entsprungen, die sich der schwäbische Theologe JOHANN VALENTIN ANDREAE (1586—1654) mit der allem Mystizismus zugeneigten Theosophen- und Alchemistengesellschaft seiner Tage erlaubt hatte — leider mit durchschlagendem „Erfolge". Doch läßt sich nicht sagen, daß diese absonderliche Mischung von Humbug und Verstiegenheit in der praktischen Medizin einen nennenswerten Schaden angerichtet hätte. Es blieben doch immer nur Vereinzelte, und selbst die extremste Phantastik verhinderte es nicht völlig, daß im gleichen Gehirne auch eine vernünftige experimentelle Richtung sich betätigte, wie das zum Beispiel der allerüberspanntesten einer, der Engländer ROBERT FLUDD (1574—1637), erkennen läßt, der trotz seiner neuplatonischkosmogonischen Kabbalistik doch ein Thermometer zur Bestimmung der Blutwärme angab und verwendete.

Den Vitalismus HOHENHEIMS spann, ganz unter dessen Einfluß stehend und doch in beabsichtigter Gegensätzlichkeit zu ihm sich gebend, in besonderer Weise aus der vielfach überschätzte, aber doch bedeutende Flamländer JOHANN BAPTISTA VAN HELMONT (1577—1644).

Er gehörte einem altadeligen Geschlechte an und war zu Brüssel geboren. Früh voller Lerneifer und Wißbegierde, hat er sich in sorgfältiger Erziehung eine vollendete klassische Bildung angeeignet und auch in der Philosophie sich ausgebildet, noch ehe er das 17. Lebensjahr vollendet hatte. Er bezog sodann die Universität Löwen und studierte dort zuerst Mathematik und Astronomie, wandte sich später der Theologie zu, dann der Jurisprudenz und Kameralwissenschaft, hierauf der Botanik und schließlich der Heilkunde. Er erklärt, von der Hohlheit der Medizin jener Zeit zurückgeschreckt worden zu sein, aber erst bei PARACELSUS habe er Anschauungen entdeckt, mit denen seine eigenen harmonierten. Seine Hauptschrift: „Ortus medicinae id est initia physicae inaudita. Progressus medicinae novus in morborum ultionem ad vitam longam" wurde erst nach seinem Tode von dem Sohne FRANC. MERC. V. HELMONT (Amsterdam 1648) herausgegeben. VAN HELMONT, der übrigens nie praktiziert hat, war ein eigentümlicher Charakter, ein Mensch mit zwei Seelen in der Brust, und erinnert in vielem an CARDANO, auf der einen Seite in tiefer Orthodoxie und seltsamem Aberglauben befangen, auf der anderen Seite aber ein äußerst skeptischer, scharf kritischer und gewissenhafter Beobachter, dabei voll Begeisterung für die Wissenschaft.

HELMONT sieht ähnlich wie PARACELSUS die Natur als den Ausdruck einer göttlichen Macht an, diese wird aber in dem Menschen als besondere Lebenskraft unter dem Begriff des sogenannten „A r c h a e u s" vorgestellt und als „Archaeus insitus", d. h. als lebende, körperliche Kraft, welche wie ein Keim von außen her in den Menschen gelegt ist, von dem „Archaeus influus", d. i. dem eigentlich göttlichen Teil im Menschen, dem princeps regulator aller physischen und psychischen Vorgänge, unterschieden. Die normalen Vorgänge sind abhängig von dem normalen Einflusse des Archaeus insitus jedes einzelnen Teiles, und eine Störung, eine Krankheit erfolgt durch die „Idea morbosa", d. h. wenn der Archaeus nicht nach der Richtung hin tätig ist, welche für die normale Funktionierung und für den Bestand dieses Teiles notwendig ist. Wenn die ursprüngliche Idee dieses Keimes abgeändert ist, wird sekundär auch die Materie verändert. VAN HELMONT führt nun diese Theorie in geistreicher Weise an den verschiedensten Organkrankheiten durch und gelangt merkwürdigerweise bei seinen spekulativen Reflexionen gleichsam divinatorisch zu Ergebnissen, die später durch die exakte Beobachtung wirklich bestätigt worden sind, so daß er also in gewisser Hinsicht seinen Zeitgenossen weit vorausgeeilt ist. Namentlich gilt dies von seinen Versuchen, die Entstehung mancher Krankheiten auf chemischem Wege, durch eine gewisse Alteration der Säfte, durch Gärungsvorgänge etc. zu erklären, wobei er vielfach HOHENHEIM widerspricht, ohne selbständig Neues zu geben, z. B. bei den tartarischen Krankheiten, die durchaus kein Zugeständnis an den Galenismus bei HOHENHEIM darstellen, wie VAN HELMONT glauben machen will. Auch in der Krankeits-Erblichkeit, die er vielfach geistvoll betont, steht er auf HOHENHEIMS Schulter, von dem er auch die „Gas"- und „Blas"theorien hergenommen hat, sowie zahlreiche Terminologien.

Entsprechend der ontologischen Auffassung der Krankheit („ignotus hospes morbus est, ens reale subsistens in corpore") ist VAN HELMONT auch Anhänger der Arcana, in seinem Sinne Mittel, mit denen man imstande ist, die Idea morbosa zu beseitigen; er legt also Gewicht auf diejenigen Indikationen, welche aus den Krankheitsursachen hervorgehen. Den von HOHENHEIM geschaffenen Begriff der „spezifischen" Arzneiwirkung hat VAN HELMONT nicht weiter ausgebaut.

Obwohl bei Lebzeiten des Autors seine Lehren manchen Anklang gefunden haben, ist dennoch für die Folgezeit das ganze System des VAN HELMONT ohne nachhaltigen Einfluß auf den Entwicklungsgang der Heilkunde geblieben. Weder von Zeitgenossen noch von späteren Ärzten sind die Gedanken VAN HELMONTS aufgenommen oder der Versuch gemacht worden, auf ihrem Grunde weiter zu bauen und hier anzuknüpfen. Übrigens hat sich VAN HELMONT um die Chemie große Verdienste erworben; er war ein tüchtiger Experimentator und ist der Begründer der „pneumatischen Chemie" geworden, indem er die luftförmigen Körper (für die er den Ausdruck „Gas" einführte) genauer analysierte und ihre Unterschiede von der atmosphärischen Luft darlegte; namentlich lehrte er die Kohlensäure kennen. Seine chemischen Arbeiten bewirkten zugleich eine allgemeinere Anerkennung der chemischen Mittel im Arzneischatz, zu deren Bereitung er übrigens in dem „Pharmacopolium ac dispensatorium modernum" überschriebenen Abschnitt seines „Ortus medicinae" allgemeine Anweisungen gab. Durch diese praktische Leistung kann VAN HELMONT größere Wertschätzung in der Geschichte der Heilkunde beanspruchen als durch seine theoretischen Spekulationen.

Am 15. Juli 1889 wurde VAN HELMONT auf dem Nouveau-Marché-aux-Grains zu Brüssel ein Denkmal enthüllt. — Die Schrift von GUSTAV ADOLF SPIESS (J. B. v. H.s System der Medizin verglichen mit den bedeutenden Systemen älterer und neuerer Zeit, Frankf. a. M. 1840) ist noch immer von Wert. In neuester Zeit hat FRANZ STRUNZ eine ganze Reihe von Arbeiten J. B. VAN HELMONT gewidmet, ohne sich allenthalben von Überschätzung HELMONTS freihalten zu können (z. B. Grundlagen seiner Naturphilosophie. Monatsh. der Comenius-Gesellschaft, X, 1901, S. 274—295; Chem. Zeitung, 1901, No. 77, und Wiener med. Wochenschrift, 1901, No. 37—39, über seine Therapie. Johann Bapt. van Helmont, ein Beitrag z. Gesch. d. Naturwissenschaft. Leipzig u. Wien 1907, u. a.). Über das Verhältnis der Chemie HELMONTS zu der HOHENHEIMS vgl. ED. VON LIPPMANN, Zur Geschichte des Namens Gas (Abhandlungen u. Vorträge z. Gesch. d. Naturw., II. Bd., 1913, S. 361—382).

Sechzehnte Vorlesung.

Chemiatrie und Iatrophysik. Hippokratiker: SYDENHAM. Monographische Bearbeitung einzelner Abschnitte der Pathologie: Arzneimittellehre, Chirurgie (Transfusion) u. Geburtshilfe im 17. Jahrhundert.

Meine Herren! Sie haben gesehen, wie HOHENHEIM und VAN HELMONT auf ihre reiche chemische Kenntnis und experimentelle Erfahrung nicht nur ihre Therapie, sondern auch ihre Auffassung der Vorgänge im Menschenkörper in gesunden und kranken Tagen begründeten, wie sie namentlich auch ihre Krankheitsätiologie in großem Umfange auf chemischen Veränderungen in den Körperflüssigkeiten aufbauten. Man hat wohl von einer Iatrochemie des 16. Jahrhunderts gesprochen, die sich von HOHENHEIM herleite und ihren Nachdruck auf die therapeutische Verwendung chemischer Präparate gelegt habe. Und im Gegensatz zur vorhergehenden Metallverwandlungschemie der Alchimisten trifft das ja auch zu, aber nicht generell. Die in chemisch-experimenteller Erfahrung erworbenen Einblicke in das Naturgeschehen wurden von HOHENHEIM und einigen seiner Schüler direkt auf die Physiologie und Pathologie mit übertragen: hat doch HOHENHEIM unbestreitbar reformatorisch auf dem Gesamtgebiete der Chemie gewirkt. Und an Zustimmung und Widerspruch gegen die Aufstellungen HOHENHEIMS und seiner Anhänger einschließlich VAN HELMONTS erwuchsen eben dann die chemischen Einzelkenntnisse wie die chemischen Gesamtanschauungen des ausgehenden 16. und beginnenden 17. Jahrhunderts. Sie beruhen alle schließlich auf HOHENHEIM — bestimmt, soweit die Medizin dabei in Frage kommt —, dem Begründer nicht nur einer chemisch gerichteten Therapeutik, sondern auch einer chemischen Pathologie und Physiologie. Ein unabreißbarer Faden geistiger Entwicklung verbindet die „Chemiatrie" des 17. Jahrhunderts mit den chemischen Grundlegungen eines PARACELSUS, ALEXANDER VON SUCHTEN, GERHARD DORN etc., der „Iatrochemie" des 16. Jahrhunderts. Ja das chemopathologische Programm HOHENHEIMS ist ein wesentlich umfassenderes als beispielsweise der einseitige chemische Humorismus eines SYLVIUS, der es zweifellos mit Entrüstung abgelehnt hätte, wenn man ihm erklärt hätte, du stehst auf den Schultern HOHENHEIMS und seiner Schule — und er hätte in seinem Sinne völlig recht gehabt. Tatsächlich ist denn auch die Chemiatrie eines SYLVIUS von dem chemischen Vitalismus HOHENHEIMS recht sehr verschieden. Man darf dabei aber eines nicht außer acht lassen, was in der ganzen Weiterentwicklung der Medizin immer wieder zutage tritt — auch in der Gegenwart —, jede chemische Richtung in der Pathologie wird mit Naturnotwendigkeit zu humoralpathologischen Anschauungen hindrängen („corpora non agunt nisi fluida") und (trotzdem die physikalische Reform in der Physiologie von der Hydraulik ausging) jede physikalische Richtung zur „Solidarpathologie" Doch nun zu dem Begründer der chemiatrischen Richtung in der Medizin, **Franz de le Boe (Sylvius).**

Dieser Arzt entstammte einer niederländischen Familie, die nach Deutschland ausgewandert war. Geboren 1614 in Hanau, machte er seine medizinischen Studien in Basel, wo er 1637 die Doktorwürde erlangte, ließ sich in seiner Vaterstadt nieder, um hier einige Jahre zu praktizieren, und begab sich dann auf Studienreisen. Diese führten ihn auch nach den Niederlanden (Leiden und Amsterdam), wo er sich durch praktische, schriftstellerische, insbesondere durch vorübergehend in Leiden ausgeübte Lehrtätigkeit einen solchen Ruf erwarb, daß er 1658 am letztgenannten Orte eine Professur der praktischen Medizin (als Nachfolger von

ALBERT KYPER, der hier seit 1648 gewirkt hatte) erhielt, die er bis zu seinem 1672 erfolgten Ableben bekleidete. SYLVIUS erlangte in seiner Stellung schnell einen europäischen Ruf und lockte zahlreiche Schüler nach Leiden. Dieser Ruf war in erster Linie bedingt durch seine persönlichen Vorzüge und sein Lehrtalent, aber auch durch die bestechende Einfachheit seines Systems.

Der Standpunkt, von dem SYLVIUS bei seinem System ausgeht, ist ein durchaus moderner. Er sagt: Die Basis der Medizin ist Anatomie, Physiologie und klinische Erfahrung. Wie sehr diese Behauptung auch seiner wirklichen Überzeugung entsprach, ist aus der Tatsache zu entnehmen, daß er selbst, wie Sie früher bereits erfahren haben (S. 268), keine Anstrengung scheute, die Anatomie und Physiologie wissenschaftlich zu fördern. War er doch einer der ersten, welche die Lehre vom HARVEYschen Blutkreislauf akzeptierten. Auch insofern ist sein Standpunkt als modern zu bezeichnen, als SYLVIUS die Anschauung vertritt, daß man für die physiologischen und pathologischen Vorgänge im Organismus einen physikalischen und chemischen Ausdruck zu finden bestrebt sein müsse. Man hat SYLVIUS den Vorwurf gemacht, er habe nichts weiter getan als chemische Grundsätze auf den Galenismus aufzupfropfen, und in der Tat hat SYLVIUS einzelne chemische Prinzipien als das Fundament seiner Lehre benutzt und dabei viele Voraussetzungen der Galenischen Medizin festgehalten. Allein mit dem eklektischen Standpunkt, welchen er seinen Vorgängern gegenüber wählte, vertrat er doch auch Selbständiges. Er erkannte die großen Lücken in den chemischen und physikalischen Kenntnissen der damaligen Zeit, sowie die Unmöglichkeit, ein vollständiges Verständnis der pathologischen Vorgänge auf Grund der bisherigen naturwissenschaftlichen Kenntnisse zu erlangen. Trotzdem glaubte er mit diesen den Ansprüchen, die man an ein medizinisches System stellen dürfe, gerecht werden zu können. Indem er zu diesem Zwecke genötigt ist, chemische Hypothesen zu Hilfe zu nehmen, artet sein ganzes Lehrgebäude in eine Art idealisierten Chemismus aus, ohne daß er übrigens die physikalischen Vorgänge ganz außer acht läßt. Für die vegetativen Vorgänge hat er den allgemeinen Begriff der „Fermentation" von HELMONT übernommen, nicht in dem Sinne, wie wir ihn heute verstehen würden, sondern SYLVIUS bezeichnet damit alle Arten von Umwandlungsprozessen, die im Organismus vor sich gehen. Danach erfolgt also beispielsweise Fermentation beim Zusammentritt der Nahrung mit den verschiedenen Drüsensekreten in Mund, Magen, Darm einschließlich eines von SYLVIUS irrtümlich angenommenen Milzsekretes. Diese Sekrete wirken umsetzend auf den Chymus und tragen zur Bildung des Chylus bei. Letzterer gelangt durch den Ductus thoracicus in das rechte Herz. Hier tritt die Wirkung der Wärme hinzu, welche — ganz nach Galenischen Anschauungen — das Blut noch reifer macht; nun gelangt es in die Lungenarterie, dann in den linken Ventrikel, von da aus durch das arterielle System in den ganzen Körper, wo es zur Ernährung usw. dient. Alle Lebensvorgänge stehen unter Leitung der sogen. Spiritus animales und volatiles; unter diesen, seinem ganzen System ziemlich unorganisch eingefügten Spiritus begreift SYLVIUS fein verdünnte, leicht verdunstbare und verteilbare, im höchsten Zustande der Rarefaktion befindliche Flüssigkeiten, welche auf chemischem Wege aus dem Blute abgesondert werden. Diese Lebensgeister werden u. a. auch im Gehirn gebildet (als Absonderungsprodukte aus einem Teil des dahin fließenden Blutes) und bewirkten von hier aus (nachdem der Überschuß durch die Lymphgefäße resorbiert und wieder zum Blute zurückgeführt ist) die Sinnestätigkeiten, die Bewegung in den Muskeln und Gefäßen, die verschiedenen Mischungsveränderungen im Organismus etc. Auch für die pathologischen Vorgänge legt SYLVIUS das Hauptgewicht in dieser ganzen, wie man sieht, auf einer großen Zahl willkürlicher Annahmen beruhenden Theorie auf seine angeführten hypothetischen Drüsensekrete. Fast alle Krankheiten sind danach auf Beimischungen chemisch abnormer Sekrete zur Blutmasse — also entweder abnorm alkalischer oder hyperazider Säfte — zurückzuführen. Diese in das Blut dringenden Schädlichkeiten nennt er acrimoniae, Schärfen, und zwar unterscheidet er acrimoniae acidae und alcalinae bzw. lixiviosae. Vorzugsweise ist es die Galle, und zwar eine abnorme Azidität der sonst alkalisch reagierenden Galle, welche die zahlreichsten Krankheiten hervorruft. (Beiläufig bemerkt spielt der Begriff der „acrimonia" auch noch in anderen humoralpathologischen Systemen eine große Rolle, bekanntlich auch noch in der heutigen Laienmedizin, die ihre Hauptnahrung aus alten Irrtümern der medizinischen Wissenschaft zieht.)

Die Plumpheit dieser Mischung von Galenismus und Chemismus springt in die Augen, und wir können die Tatsache, daß dieses System einen solchen Zauber selbst auf hervorragende Männer des 17. Jahrhunderts geäußert hat, nur dann verstehen, wenn wir bedenken, daß SYLVIUS jeden Fortschritt der Wissenschaft, alle damals bekannten neuen Tatsachen zu seinem System mit herangezogen hat, auf physiologischem so gut wie auf pathologisch-anatomischem und epidemiologischem Gebiete, und daß er seine Theorie auf seine klinisch-praktische Auffassung fast ganz ohne Einfluß bleiben ließ. Niemals verleugnete er in der Therapie rationell empirische Grundsätze, selbst wenn er von theoretischen Indikationen dabei ausging. Seine allgemeinen Indikationen gehen einfach dahin, die Kräfte der Patienten zu erhalten, fehlerhafte Säfte und krankhafte Störungen, die durch dieselben hervorgerufen werden, zu eliminieren, die Ursachen der Krankheiten zu entfernen und den dringendsten Symptomen zu genügen. Diesen Indikationen entspricht die von SYLVIUS angewandte roborierende, wie die ausleerende Methode durch Brech- und Abführmittel. Außerdem benutzte er mit Vorliebe noch umstimmende Mittel (alterantia), die direkt auf die hypothetischen „acrimoniae" einwirken sollten, je nach dem Überwiegen der „acida" oder „alcalina". Der Arzneischatz des SYLVIUS ist ziemlich groß; besonderes Vertrauen schenkt er metallischen Mitteln, z. B. dem Tartarus stibiatus, Quecksilberpräparaten usw. Doch auch Pflanzenmittel hat er angewandt, Opium sogar recht viel. — So fand er lebhaften Anklang. Fast in allen europäischen Ländern finden wir in jener Zeit Ärzte, die den Lehren des SYLVIUS huldigen.

Schüler und Landsleute des SYLVIUS von Ruf waren z. B. auch CORNELIS BONTEKOE (1647—1685) aus Alkmar und THEODOR VON CRAANEN (1620—1690), beide in ihren letzten Lebensjahren Leibärzte am Hofe des Großen Kurfürsten in Berlin, wo holländische Leibärzte wegen der Intimität zwischen beiden Fürstenhäusern sehr beliebt waren. Als Anhänger der Chemiatrie wäre sonst noch zu nennen STEPHAN BLANKAART (1650—1703) und in Deutschland OTTO TACHENIUS († 1670), MICHAEL ETTMÜLLER (1644—1683), GEORG WOLFGANG WEDEL (1645 bis 1721), in Frankreich RAYMOND VIEUSSENS (1641—1716, S. 264) in Montpellier, das jetzt in Frankreich den Fortschritt repräsentierte. — SYLVIUS' Schrift „De phthisi" hat P. SEYFFERT 1907 mit deutscher Übersetzung zu Berlin herausgegeben.

Einer der bedeutendsten Anhänger, der allerdings einige Änderungen vornahm und das System den iatrophysischen Anschauungen näher brachte, trotzdem er in vielem von HOHENHEIM stark beeinflußt sich zeigt, war THOMAS WILLIS (1622—1675; s. S. 268). Er faßte den Begriff „Fermentation" noch weiter als SYLVIUS und bezeichnet damit alle organischen Vorgänge überhaupt, jeden Stoffumsatz im Körper. Alle stehen sie unter dem Einfluß der Spiritus, und das Wesentliche für den normalen Zustand und für die krankhaften Bildungen ist der normale beziehungsweise abnorme Einfluß der Spiritus. Die von SYLVIUS angenommene hypothetische Säure oder Alkaleszenz tritt gegenüber diesen Spiritus vollständig in den Hintergrund. Die Lehren von WILLIS tragen bereits den Charakter derjenigen Theorien, welche wir im 18. Jahrhundert als Neuropathologie, und deren Anhänger wir als sogenannte „Nervosisten" kennen lernen werden. WILLIS faßte die Spiritus als feine Körper auf, als tropfbare Flüssigkeit, zugleich als eine Substanz, welche unter Umständen erkrankt (die sogenannte „Dyskrasie der Spiritus animales") und zu einer abnormen Tätigkeit der Nerven führt. Besonders sind es gewisse Fieberformen und fieberhafte Erkrankungen, welche WILLIS auf die hypothetischen Veränderungen der Spiritus animales zurückführt. Er hat zunächst von diesem Standpunkte aus den Begriff der „Nervenfieber" gebildet, eine Anschauung, die wir bei

WEDEL (s. o.), dem Lehrer von FRIEDR. HOFFMANN, und STAHL (im 18. Jahrhundert) wiederfinden, annähernd auch bei VIEUSSENS (s. o.). In Italien vermochte die Chemiatrie so recht keinen Boden zu fassen; hier herrscht fast ausschließlich die I a t r o p h y s i k. Bei der Würdigung dieser physikalischen Richtung muß allerdings unter Anerkennung der exakten Bestrebungen, die ihren Lehren zugrunde liegen, als wesentlich die Tatsache im voraus eingeräumt werden, daß es wohl kaum eine medizinische Schule gegeben hat, die so streng zwischen Praxis und Theorie unterschied, wie die der Iatrophysiker, deren bestimmte Devise lautete: „Kümmert euch in der Praxis nicht um die Theorie!" Der Begründer der Iatrophysik und der erste bedeutende Vertreter dieser Richtung ist der berühmte SANTORIO SANTORO (1561 bis 1636), Professor in Padua und Venedig. In seiner „Ars de statica medicina" (1614) legte er die Resultate einer mit bewundernswerter Ausdauer durch fast drei Jahrzehnte hindurch mit Hilfe ingeniöser Instrumente (Thermometer, Hygrometer, Pulsilogium, eines mechanischen und hydrostatischen mit Wage verbundenen Bettes in wunderbarer, recht komplizierter Konstruktion) an sich selbst durchgeführten Versuchsreihe dar, zum Zwecke, die verschiedenen physiologischen und pathologischen Probleme auf dem Wege der mathematischen Physik zu lösen. Besonders bekannt ist SANCTORIUS durch die Aufstellung des Begriffs der „Perspiratio insensibilis" geworden. Die unmerkliche Ausdünstung sollte die Differenz erklären, welche sich bei der Feststellung der Körpergewichte vor und nach Aufnahme der Speisen bei dem Versuch ergab, zu ermitteln, wieviel der Mensch von den aufgenommenen festen und flüssigen Stoffen wieder verliert. Was daran noch fehlte im Vergleich zu der Nahrungsaufnahme und dem Körpergewicht nach derselben, das war eben durch die sinnlich nicht wahrnehmbare Entleerung ausgeschieden. Dabei kam SANTORO, wie das bei seinen primitiven Apparaten nicht anders zu erwarten war, zu ganz abenteuerlichen Resultaten, z. B. daß bei einer täglichen Aufnahme von etwa 5 Pfund festen und flüssigen Stoffen 2½ Pfund durch Harn und Exkremente entleert werden; der Rest wird durch die Perspiratio insensibilis, also durch Haut und Lungen wieder ausgeschieden. Sobald nun, argumentiert SANTORO weiter, in der Haut und Lungentätigkeit die geringste Störung vorhanden ist, diese also nicht normal vonstatten geht, sondern die Ausscheidungen im Körper zurückgehalten werden, müssen Krankheiten entstehen. Auf diesem Wege kommt dann SANTORO zu dem allgemeinen therapeutischen Schluß, schweißtreibende Mittel als die wichtigsten zur Behandlung zahlreicher aus dieser unterdrückten Perspiratio insensibilis entstandener Krankheiten zu empfehlen.

Über SANTORO, ebenso wie über BORRELLI (siehe unten) hat Professor

MODESTINO DEL GAIZO (Neapel) neues urkundliches Material in mehreren vortrefflichen Akademieabhandlungen (Neapel 1889 und 1891) beigebracht. Zu vergleichen ist auch die treffliche Marburger Dissertation von ERNST HEINRICH,
„Zur Geschichte der Lehre von der Perspiratio insensibilis bis auf BRYAN
ROBINSON" 1897.

Auch der bereits (S. 264 u. 269) erwähnte Physiologe ALFONSO
BORRELLI versuchte, das Zustandekommen der verschiedenen Krankheitsformen physikalisch zu erklären. Er stellte sich dabei auf denselben
Standpunkt wie WILLIS, indem er gleichfalls eine Dyskrasie der Nerven-
säfte annimmt; aber diese erklärt er als ursprünglich aus Störungen in
der Statik, aus Verstopfung der Nervenmündungen in den Hautdrüsen
hervorgegangen, wodurch diese hypothetischen Säfte zurückgehalten
werden, die dann krankhafte Veränderungen erfahren und rückwirkende
Kraft auf den Organismus ausüben. Eine sehr wesentliche Stütze fand
die Theorie in der Entdeckung der Blutkörperchen durch MALPIGHI.
Namentlich war es ein Schüler von BORRELLI, LORENZO BELLINI, der
eine Stockung des Blutes in dem Kapillarsystem als die Hauptursache
der verschiedenen fieberhaften und entzündlichen Krankheiten bezeichnete und nach Analogie der dyskrasischen Zustände des Nervensystems, wie BORRELLI sie annahm, die Lehre aufstellte, daß innerhalb
der Blutmasse derartige Säfteverderbnis erzeugt werde und zu dem
Auftreten der Krankheiten Anlaß gebe. Zu den bedeutendsten Iatro-
physikern dieser Periode gehört **Giorgio Baglivi** (1668—1707). Geboren in Ragusa, machte er seine Studien hauptsächlich in Neapel

nach MAX SALOMONS vortrefflicher Studie „Giorgio Baglivi und seine Zeit",
Berlin 1889, zu welcher P. FABRE 1896 einige Ergänzungen lieferte (vgl. auch
SUDHOFF in der Münch. med. Wochschr., 1907, No. 25),

und erhielt nach längeren wissenschaftlichen Reisen 1696 vom Papst
einen Ruf als Professor der Anatomie und der medizinischen Klinik an
die Sapienza in Rom, wo er jedoch bereits im Alter von 39 Jahren
einer chronischen Krankheit erlag. BAGLIVI führt die Deutung der
Lebensvorgänge vom Standpunkte der Physik am allerweitesten aus,
wobei er vielfach an antiken Methodismus erinnert, sich aber zu einem
fast schablonenhaften Mechanismus gelegentlich versteigt. Das ganze
Gefäßsystem vergleicht er mit hydraulischen Maschinen, die respiratorischen Vorgänge mit der Funktion eines Blasebalgs, die Eingeweide und
Drüsen mit Sieben usw. Die chemischen Vorgänge führt er auf mole-
kulare Prozesse zurück, leitet aber gleichfalls alle Bewegung von einem
Nervenprinzip her. Dagegen erklärt er ausdrücklich, daß sich die Praxis
um die Theorie gar nicht zu kümmern habe. Vielmehr dringt er als
Kritiker auf sorgfältige Beobachtung am Krankenbette und ein rationell
empirisches Verfahren, ein Standpunkt, den zahlreiche Landsleute
BAGLIVIS befolgten. (Einem Versuch, die Harmonie zwischen dieser

nervosistischen Theorie und der Praxis herzustellen, begegnen wir erst wieder bei FRIEDRICH HOFFMANN, dem Systematiker des 18. Jahrhunderts.) BAGLIVI bildet in dieser Hinsicht den Übergang zu einer Reihe von Ärzten, welche vorzugsweise den hippokratischen Standpunkt festhielten. Unter ihnen der hervorragendste und bedeutendste ist **Thomas Sydenham** (1624—1689). Geboren in Windford-Eagle, hatte er seine Studien zuerst in Oxford, dann in Montpellier, der eigentlichen Schule des Hippokratismus, gemacht, war dann nach England zurückgekehrt und hatte bis zu seinem Lebensende als praktischer Arzt in London gewirkt. SYDENHAM, der „medicus in omne aevum nobilis", wie ein Zusatz auf seinem Grabdenkmal in der Westminsterabbei besagt, war — und darum fesselt uns seine Persönlichkeit ganz besonders — in erster Linie praktischer Arzt. Er hatte keine Lehrtätigkeit entfaltet, keine Schule in engerem Sinne gemacht, er hat kein „System" geschaffen und nur wenig geschrieben (seine Schriften füllen in der bekannten KÜHN-RADIUSschen Ausgabe, Leipzig 1827, einen Kleinoktavband von 572 Seiten exkl. Index); keine epochemachende Entdeckung rührt von ihm her; SYDENHAM war und wollte nichts weiter sein als Praktiker. Trotzdem bildet er eine historische Größe und trägt das Ehrenprädikat eines „englischen Hippokrates" nicht mit Unrecht, einmal, weil er in der Tat nach dem Vorbild des Vaters unserer Kunst, von der Wertlosigkeit aller hypothetischen Erklärungen am Krankenbette durchdrungen, für reine Naturbeobachtung, für gründliche, objektive Untersuchung des Kranken, für ein möglichst diätetisches Heilverfahren eingetreten ist, und dann, weil er sich bemüht hat, echt prinzipientreu von allem Theoretisieren abzusehen und lediglich möglichst präzise Krankheitsbilder zu liefern. Wir verdanken ihm u. a. vorzügliche, noch heute mustergültige Beschreibungen, hauptsächlich mit treffender symptomatologischer Charakteristik von Rheumatismus, Erysipelas, Pleuritis, Pneumonia notha (katarrhalischer Pneumonie), Krupp, Hysterie, Gicht. Auch insofern ist eine Parallele zwischen SYDENHAM und HIPPOKRATES deshalb nicht ohne eine gewisse tatsächliche Unterlage, weil beide das Schicksal geteilt haben, daß spätere Ärzte bei ihnen die Grundzüge eigener, jeweilig vertretener Richtungen entdecken zu können geglaubt haben. Wie man aus dem H i p p o k r a t e s alles herauslas oder in ihn hineininterpretierte, was man bei ihm suchte, so hat man in SYDENHAM die Vorherahnung verschiedener späterer Anschauungen, z. B. der naturphilosophischen, der naturhistorischen, selbst RADEMACHERschen Anschauungen finden wollen. Und doch lag gerade SYDENHAM nichts ferner als die Absicht, ein geschlossenes System zu geben. Bei verschiedenen Gelegenheiten bekennt er sich ausdrücklich als Feind aller solcher Bestrebungen, denen er keine Berechtigung zugesteht; höchstens kann nach seiner Ansicht eine derartige allgemeine Theorie zur Erklärung einer letzten, der Beobachtung sich entziehenden Ursache dienen, ist also ohne jeden praktischen Wert. Freilich muß er oft auf die seine Zeit beherrschende Chemiatrie zurückkommen; doch läßt er sich nie von ihr in seinen Beobachtungen und deren Schilderung beeinflussen; überall merkt man, daß es ihm um möglichst nüchterne und getreue Wiedergabe der klinischen Erscheinungen zu tun ist. So unterschied er drei Gruppen von Symptomen, 1) die wesentlichen, die als eigentliche Folge der Materia peccans die Krankheit speziell charakterisieren; 2) die akzidentellen, die aus dem Heilbestreben der Natur hervorgehen; 3) die artifiziellen, die durch die ärztliche Therapie erzeugt werden. — Der natürliche Scharfblick, mit dem SYDENHAM an die Aufklärung der Symptomatologie herantrat, der glückliche Instinkt, mit dem er es verstand, scheinbar gleiche Symptome als in ihrem Grundwesen und ätiologisch different zu erkennen und auseinanderzuhalten, führten ihn zu der großartigen Gesamterfassung des Krankheitsprozesses, dessen Begriff er noch schärfer durchführt, als PARACELSUS es getan. SYDENHAM faßt die Krankheit in streng ontologischem Sinne als ein dem Organismus fremdes, personifiziertes Wesen auf, und zwar sind es hauptsächlich Fehler der Säfte, die er für die Entstehung heranzieht. Andererseits beschränkt er sich aber nicht auf diese allein, sondern berücksichtigt auch die andern ätiologischen Faktoren, namentlich die epidemiologischen und Witterungseinflüsse, den genius epidemicus, das, was man mit dem terminus technicus κατάστασις („Katastaseologie") seit HIPPOKRATES bezeichnet hat. Diese Lehre von der κατάστασις oder „constitutio" hat SYDENHAM nicht bloß wieder aufgefrischt, sondern erheblich erweitert. Er vergleicht die Krankheit mit den Zugvögeln und spricht von einem „geheimen Instinkt der Natur", der dabei zur Geltung komme. Je nach den Jahreszeiten unterscheidet er als Unterabteilungen der „constitutio annua" Frühlings-, Sommer-, Herbst- und Winterkrankheiten. Daneben gibt es nach SYDENHAM noch eine besondere constitutio epidemica, bei deren Entstehung namentlich gewisse kosmische und tellurische Einflüsse, allerlei Miasmen, die aus dem Erdinnern emporsteigen, Unreinigkeiten der Atmosphäre und ähnliche Faktoren eine Rolle spielen. Diese spezifischen Schädlichkeiten gestalten mitunter die constitutio zu einer loimodes (pestartigen) oder scorbutica, variolosa, dysenterica etc., so daß alle in der betreffenden Zeit vorkommenden Affektionen einen mehr oder weniger pestartigen, skorbutischen, ruhr- oder wechselfieberartigen usw. Charakter annehmen. Ziemlich konsequent legt er bei seinen ausführlichen epidemiologischen Schilderungen der mannigfachen Erkrankungen in London während der Jahre 1661—1680 die obige Gruppierung zugrunde und sucht im ein-

zelnen an der Hand der Symptomatologie der verschiedenen Fälle den
Nachweis für die Richtigkeit seiner Auffassung zu liefern. So bestechend
diese Ausführungen in mancher Beziehung klingen, und so sehr das
Dogma, daß verschiedenartige Krankheiten, welche zu gleicher Zeit
beobachtet werden, gemäß der herrschenden Konstitution gemeinsamen
Charakter annehmen, gerade im Zeitalter der Bakteriologie, die ein
neues Licht auf jene Lehre geworfen hat,

wie unter anderm auch Otto Lanz „(Zum Begriff des Genius epidemicus",
Deutsche medizinische Wochenschrift, 1893, No. 10) nachgewiesen hat,

uns Moderne besonders anzumuten geeignet ist, so läßt sich doch nicht
leugnen, daß Sydenham den Tatsachen damit gewaltigen Zwang angetan
hat. Wäre man jedoch berechtigt, diese Auffassung nach dem Maßstabe der therapeutisch-praktischen Erfolge Sydenhams zu prüfen, so
würde ihm d i e s e Tatsache allerdings recht geben. Denn Sydenham
war ein außerordentlich glücklicher Praktiker, wie wir das aus über-
einstimmenden Meldungen seiner Zeitgenossen wissen. Seine Kuren, bei
denen ihm sicherlich sein praktischer Blick, seine „Systemlosigkeit",
die feine Gabe der Beobachtung und geschicktes exspektatives Verhalten
am meisten zustatten gekommen sind, waren so erfolgreich, daß er von
seiner Klientel förmlich vergöttert wurde. Übrigens legt er bei aller
Betonung des diätetisch-hygienischen Verfahrens, bei allem Vertrauen
auf die Souveränität der Naturheilkraft, die er gleichfalls wie die Krankheit als einen ontologischen Begriff auffaßt, die Hände am Krankenbette keineswegs in den Schoß, sondern geht unter Umständen auch zu
einem recht kräftigen Heilverfahren über. Namentlich hat er von
Aderlaß, Opium und Abführmitteln mit Vorliebe, weniger dagegen vom
reizenden und diaphoretischen Verfahren Gebrauch gemacht. Eines
seiner Lieblingsmittel, dem er den Rang eines Spezifikums par excellence
zuspricht, ist die Chinarinde, von deren großer, geradezu revoltierend
wirkender Bedeutung noch zu reden sein wird (S. 287). Sydenham
hegt den Wunsch und die Hoffnung, daß es gelingen möge, noch mehrere
derartige Arkana zu entdecken.

Aus der Literatur verweise ich auf: Ferdinand Jahns Monographie (Eisenach
1840), Fréderic Picard (Paris und London 1889), ferner auf Finkenstein in
der Deutschen Klinik, 1869, und Behrings Publikation „Die ätiologisch-thera-
peutischen Bestrebungen der Gegenwart" (Deutsche Med. Wochenschr., 1893),
sowie auf Milroy in Lancet, 1847, auf Heinr. Andrae, Über die Medizin Th.
Sydenhams, Leipzig 1900 (Diss.), J. F. Payne, Sydenham, London 1900. In
den Klassikern der Medizin bildet Sydenhams Arbeit über die Gicht (1681),
übersetzt von Pagel, den 6. Band, Leipzig 1910.

Fassen wir Sydenhams Leistungen zusammen, so werden wir
sagen müssen: er ist ein nüchterner und vorurteilsfreier Beobachter,
auch in vielen Beziehungen der Mehrheit seiner Zeitgenossen weit

voraus, läßt sich aber in seinen Auffassungen doch zu mancher Willkürlichkeit hinreißen, welche bei späteren Ärzten zu Irrtümern geführt hat. Ein großes Verdienst hat er sich jedenfalls dadurch erworben, daß er mitten in der Zeit der schlecht begründeten Systeme an dem geläuterten Hippokratismus festhielt, ein noch größeres dadurch, daß er die Lehre von den Krankheitsprozessen entwickelte und die alten Gedanken der sogen. Katastaseologie wieder aufnahm und weiterbildete: schließlich — ein geborener Arzt im höchsten Sinne des Wortes.

Es konnte nicht fehlen, daß die von SYDENHAM vertretene Richtung eine Reihe von Ärzten den iatromechanischen und chemiatrischen Theorien mit der Zeit abspenstig machte. Allerdings hatte SYDENHAMS Lehre zunächst noch einen sehr schweren Stand gegenüber ihrer Hauptrivalin, der von dem Schotten ARCHIBALD PITCAIRN (PITCARNIUS) aus Edinburg (1652—1713) verfochtenen Modifikation der Iatrophysik. PITCAIRN hatte die Grundsätze der letzteren sehr geschickt und unter Anlehnung an CARTESIUS auf Physiologie und Pathologie übertragen, namentlich in seinem Buche „Elementa medicinae physico-mathematica" (Haag 1718).

Vgl. die Darlegungen von R. SOMMER in: „Die Entstehung der mechanischen Schule in der Heilkunde am Ausgang des 17. Jahrhunderts" (Leipzig 1889).

Doch überwog im allgemeinen der gesunde Sinn für Natur und Beobachtung bei vielen Praktikern auch aus den letztgenannten Schulen viel zu sehr, als daß sie ihre Geister auf die Dauer hätten von vagen Systemen in Beschlag legen lassen. Das zeigt sich am entschiedensten in der ärztlichen Literatur des 17. Jahrhunderts, welche überaus reich ist an ganz vortrefflichen Monographien über einzelne Krankheitsformen sowohl wie auch an wertvollen kasuistischen Sammlungen, an epidemiologischen Berichten und sogar an rudimentären pathologisch-anatomischen Mitteilungen. Hier und da begegnet sogar schon der Versuch, die letzteren einheitlich vom wissenschaftlichen Standpunkte aus zusammengefaßt zu bearbeiten. THÉOPHILE BONET (1620—1689) aus Genf, Leibarzt des Fürsten von Neufchâtel (kein Angehöriger der später namhaften Genfer Ärztefamilie BONNET), gab als „Sepulchretum seu anatomia practica ex cadaveribus morbo denatis" 1679 ein großes Werk in zwei mächtigen Folianten heraus, worin er alle pathologisch-anatomischen Daten aus den Schriften des 16. und 17. Jahrhunderts gesammelt und zahlreiche neue Daten, eigene oder von anderen erfahrene, zusammentrug. Die Schrift ist auf anatomischer Grundlage bearbeitet; es finden sich in ihr zwar noch zahlreiche Kuriosa, auch fehlt vielfach die Kritik, aber sie war selbst für den großen MORGAGNI kritisch verwendbar

und ist z. T. dessen Fundamentalwerk einverleibt (vgl. S. 330). Auch
JOHANN RUDOLF SALTZMANN (1573—1656), Professor in Straßburg,
publizierte eine kleine Sammlung pathologisch-anatomischer Beobachtungen, freilich zum größeren Teil noch ziemlich primitiver Art. —
Auch die in das Gebiet der rein praktischen Medizin fallenden Publikationen, speziell die verschiedenen kasuistischen Sammelwerke, sind
in geläutertem Geschmack geschrieben und zeigen dem 16. Jahrhundert
gegenüber einen erkennbaren Fortschritt. Wir nennen die Arbeiten von
GEORG HIERONYMUS WELSCH in Augsburg (1624—1677), von JOHANN
NICOLAUS PECHLIN (geb. 1646 in Leiden, † 1704 als Professor in Kiel),
von dem Amsterdamer Arzt und Bürgermeister NICOLAAS PIETERSZOON
TULP (1593—1678), der als Anatom durch das bekannte Bild von REM-
BRANDT im Haag verewigt ist (sein Wahlspruch: „aliis inserviendo
consumor"), von ISBRAND VAN DIEMERBROEK (1609—1674), Arzt in
Nymwegen und zuletzt Professor in Utrecht, etc. Auch einzelne italieni-
sche und französische Ärzte haben sehr wertvolle Sammlungen geliefert:
GIOV. MARIA LANCISI aus Rom (1654—1720), FABRIZIO BARTOLETTI
aus Bologna (1588—1630), Professor in seiner Vaterstadt und in Mantua.
Auch der Kopenhagener Anatom CASPAR BARTHOLINUS (1655—1738),
Sohn von THOMAS BARTHOLINUS und Enkel von CASPAR BARTHOLINUS
(vgl. S. 266), gehört mit einigen seiner Arbeiten in diese Gruppe.

Über die „Hygiina" des BARTOLETTI nach dessen „Encyclopaedia her-
metico-dogmatica" 1619 handelte W. EBSTEIN im Arch. f. Gesch. der Med. I.
S. 205—218 (1908).

Neben diesen finden wir im 17. Jahrhundert zum ersten Male
monographische Bearbeiter einzelner Krankheiten, beispielsweise
WEPFER, Arzt in Schaffhausen (vgl. S. 260), mit seinen Publikationen
über Hirnapoplexie, THOMAS WILLIS (S. 268), der die im Gehirn vorkommenden Krankheiten behandelte, den eben genannten LANCISI,
der gleichfalls über Apoplexie, eine zu seiner Zeit häufig in Rom vor-
kommende Krankheit, schrieb, auch zum ersten Male als ganz neues,
von früheren Autoren so gut wie gar nicht behandeltes Gebiet, die Herzkrankheiten, zum Gegenstand exakter Forschung machte. Hierher
gehören auch die Observationes von RUYSCH (vgl. S. 264), von GIOVANNI
BATTISTA FANTONI (1652—'92), Professor in Turin, die Schrift von
VIEUSSENS (vgl. S. 264) über den Bau des Herzens, zwei Werke über
Lungenschwindsucht von CHRISTOPH BENNET (1617—1655) aus Raynton
(Sommersetshire) und RICHARD MORTON († 1698) in London, einem
Zeitgenossen und Rivalen von SYDENHAM, dessen großes Werk „Phthisio-
logia" (vgl. W OSLER im Med. Libr. and hist. Journal, II, 1904) auch
ins Deutsche übersetzt wurde. Ferner rührt von SYLVIUS (S. 275) in
Leiden eine vortreffliche Schilderung der Malariafieber her, von dem

oben erwähnten DIEMERBROEK in Utrecht eine wichtige Arbeit über die damals dort herrschende Pest. Aus jener Zeit haben wir ferner einen medizinisch-geographischen Bericht über die Krankheiten Indiens („De medicina Indorum" um 1642) von JACOB BONTIUS aus Leiden (eine Zeitlang Arzt in Batavia, wo er seine Beobachtungen gesammelt hatte), außerdem die Schilderung der einheimischen Cholera Brasiliens von BONTS Landsmann PISO (GUILLAUME LE POIS) in dessen berühmtem Werk „De medicina Brasiliensi", (1658) zugleich mit den übrigen naturhistorisch-medizinischen Verhältnissen bzw. einer medizinischen Topographie Brasiliens, das LE POIS als Reisebegleiter des Grafen MORITZ von Nassau kennen lernte. (Beide Werke von BONTIUS und PISO sind übrigens zusammen gedruckt unter dem Titel: „De Indiae utriusque re naturali et medica", Amsterdam 1658 erschienen.) Auch ist PISO der erste, der die nach Diphtherie auftretenden Lähmungen kennt. Bemerkenswerte Ärzte jener Zeit sind ferner die Engländer: GEORGES CHEYNE (1671—1743) in London und Bath, Iatromechaniker, wie sein Landsmann JAMES KEILL (1673—1719) in Northampton, der mit den subtilsten mathematischen Berechnungen die Lehre von der Blutbewegung, Ernährung und Absonderung auszubauen bemüht war; RICHARD MEAD (1673—1754), ein sehr angesehener Londoner Praktiker, dessen Hauptwirksamkeit bereits in das folgende Jahrhundert fällt, ebenso wie die des gelehrten JOHN FREIND (1675—1728),

welcher 1725—1726 eine Fortsetzung des 1696 zuerst erschienenen Geschichtswerks von DANIEL LECLERC (1652—1728) aus Genf herausgab. — Auf einen bisher kaum beachteten Autor dieser Zeit, BATHOLOMAEUS DE MOOR (1649—1724) ha NEUBURGER int den Wiener Med. Blättern, 1899, No. 5, hingewiesen, der 1704 in einer „Verae oeconomiae animalis.. delineatio.." betitelten Schrift neben iatromechanischen Wunderlichkeiten tiefe Einblicke in das Wesen der Hysterie verrät.

In hohem Grade bemerkenswert ist, daß im 17. Jahrhundert auch die Krankheiten einzelner Stände und Berufsarten, wie der Seeleute und anderer, zum Gegenstand monographischer Bearbeitung gemacht werden. Vor allem verdient nach dieser Richtung die klassische, lange Zeit als Unikum dastehende Schrift „De morbis artificum diatribe" von BERNARDO RAMAZZINI aus Carpi bei Modena (1633—1714), zuletzt Professor in Padua, als eine Musterdarstellung der Gewerbehygiene rühmlich hervorgehoben zu werden. Ihr Verfasser ist auch als Polyhistor (Dichter und Physiker) erwähnenswert und hat sich ebenso durch seine gediegenen epidemiologischen Arbeiten wie durch die energischen Bemühungen um die Einführung der Chinarinde ein großes Verdienst erworben.

Vgl. A. MAGGIORA, L' opera igienica di Bern. Ramazzini (Ann. d. R. Università di Modena, 1901/1902; FRANZ KÖLSCH, Bernardino Rammazzini, der

Vater der Gewerbehygiene. Stuttgart 1912. — Grundlegende Untersuchungen über die Krankheiten der Bergwerks- und Hüttenarbeiter hatte zuerst HOHENHEIM gemacht (vgl. S. 234 f.).

Diese Tatsache veranlaßt uns, von der Erweiterung Kenntnis zu nehmen, welche auch der Heilschatz im 17. Jahrhundert besonders durch die Einführung der Chinarinde erfuhr. Die Geschichte dieses Ereignisses ist ebensosehr in medizinischer wie in kulturhistorischer Beziehung wichtig; für die Weiterentwicklung der theoretischen Medizin ist es ebenso bedeutungsvoll geworden, wie für die der medizinischen Praxis. Seine augenscheinliche Wirkung ohne irgendeine Form von nachweisbarer Ausscheidung eines Krankheitsstoffes durch Stuhl, Harn, Schweiß oder Sputum diskreditierte alle humoralen Theorien physikalischer wie chemischer Natur von Grund auf, als erstes großes „Spezifikum", wie HOHENHEIM solche Mittel zuerst genannt und gefordert hatte. Die große Heilwirkung des Quecksilbers hatte man noch durch die eintretende Salivation ohne viel Zwang scheinbar zu erklären vermocht: bei der China versagten alle Scheinerklärungen.

Die Gemahlin des Vizekönigs von Peru litt an Wechselfieber, welches die Ärzte nicht zu beseitigen vermochten. Da wurde ihr eine Rinde als ein Mittel empfohlen, das von den Eingeborenen gegen diese Krankheit mit Erfolg benutzt werde. Sie machte einen Versuch, und Genesung trat ein (1638). Der behandelnde Arzt JUAN DEL VEGO brachte, als er später nach Spanien zurückkehrte, eine größere Quantität dieses Pulvers nach Europa mit und verkaufte es als „Pulvis comitissae" (Gräfinnenpulver) zu sehr hohen Preisen. Doch fand die weitere Verwendung und Verbreitung an dem Vorurteil der Ärzte großen Widerstand, denen das Pulver teils nicht in ihre theoretische Schablone paßte, teils wegen mangelnder und unzweckmäßiger Verabreichungsform den erwarteten Erfolg versagte. Die China wurde von einzelnen geradezu perhorresziert und geriet so in Mißkredit. Da nahmen sich die Jesuiten der Sache an; sie verkauften das Mittel unter dem Namen „Kardinalspulver" gleichfalls zu hohem Preise.

Allmählich überzeugten sich die großen Ärzte von dem Werte dieses Mittels in einzelnen Fällen (namentlich SYDENHAM, auch RAMAZZINI und andere italienische Ärzte), und nachdem unter anderm auch ein ehemaliger englischer Apotheker ROBERT TABOR aus Cambridge durch zweckmäßige Zubereitung der Rinde (mit Limonensaft resp. Rheinwein) glänzende Kuren an der Seeküste in Essex, später in Paris damit erzielt hatte, fand das Pulver definitiv Eingang in den Heilschatz. Allerdings wehrten sich einzelne Ärzte noch selbst bis ins 18. Jahrhundert hinein hartnäckig gegen den Gebrauch der China, beispielsweise STAHL, der erklärte, das Fieber sei ein Heilbestreben der Natur, man dürfe es nicht unterdrücken; er persönlich wolle lieber sterben, als das Mittel gebrauchen. — Ein zweites Mittel, das im 17. Jahrhundert dem Arzneischatz einverleibt wurde, ist die Ipecacuanhawurzel,

die zuerst in ihrer Wirksamkeit als sogenannte „Ruhrwurzel" in ihrer
Heimat Brasilien erkannt und von dort durch LE GRAS 1672 nach
Europa gebracht, später von JOHN HADRIAN HELVETIUS aus dem
Haag (1661—1727) genauer studiert und empfohlen wurde. — In eben
diese Zeit fällt auch die Einführung der Laurocerasus, der Radix Colombo,
der inneren Anwendung des Arseniks und anderer Medikamente in
den Heilschatz. —

　　Einen Aufschwung nahm auch dank den Fortschritten in den
Kenntnissen der Chemie durch VAN HELMONT, ROBERT BOYLE und
andere die Lehre von der Zusammensetzung und dem Gebrauch der
Mineralquellen, deren chemische Begründung HOHENHEIM verdankt
wird. Man untersuchte diese Wässer chemisch, um ihre Wirkungsweise zu studieren. Es erschien eine große Zahl von Schriften über
einzelne Bäder; bestimmte Indikationen wurden für ihre Anwendung
in gewissen Krankheitsformen gestellt. Diese Bestrebungen gingen
größtenteils von Deutschland aus.

　　Ich verweise auf die Geschichte der Balneologie von B. M. LERSCH aus
Aachen (Würzburg 1863), sowie auf Seite 182, 229 und 256.

　　Endlich ist noch ein Heilverfahren zu erwähnen, welches gleichfalls
in dieser Zeit zunächst eine gewisse Berühmtheit erlangte, dann aber
wieder in Vergessenheit geriet, um erst in neuerer Zeit erneut wieder
aufgenommen zu werden, nämlich die T r a n s f u s i o n. Schon vor
dem Auftreten HARVEYS hatten einzelne Ärzte die Idee ausgesprochen,
ob es nicht zweckmäßig sein würde, in gewissen Fällen von Blutarmut,
Blutmangel und Schwäche zu therapeutischen Zwecken gesundes Blut
in den kranken Organismus überzuleiten. Dieser Gedanke fand mit
der Entdeckung des Blutkreislaufs neues Leben. Es wurden vielfache
Versuche angestellt, besonders hat die Royal Society of London zahlreiche Experimentalarbeiten über diesen Gegenstand teils an Tieren,
teils an Menschen veranlaßt; ROBERT BOYLE fungierte als Bericht-
erstatter der zur Prüfung der Arbeiten eingesetzten Kommission. Der
erste, der die Transfusion am lebenden Menschen ausführte (um 1667),
war JEAN DENIS, Professor der Philosophie und Mathematik in Paris;
später wurde die Operation von englischen und italienischen Ärzten
vollzogen. Im allgemeinen fiel jedoch das Resultat dieser Versuche
sehr ungünstig aus. Es erklärt sich dieser Mißerfolg hauptsächlich aus
dem Umstande, daß nicht überall die nötigen Vorsichtsmaßregeln angewandt worden sind. So sahen sich denn schließlich sogar einzelne Re-
gierungen zu einem vollständigen Verbot dieses Heilverfahrens veranlaßt. Erst im 19. Jahrhundert ist durch P. SCHEEL und DIEFFENBACH
u. v. a. die Operation wieder aufgenommen und unter gewissen Modifikationen dem ärztlichen Rüstzeug eingereiht worden.

Auch sonst blieb die C h i r u r g i e in ihrer Entwicklung hinter den übrigen Zweigen der Heilkunde zurück. Das erklärt sich wohl zur Genüge aus der Tatsache, daß die besten Kräfte sich der anatomisch-physiologischen Forschung hingaben oder sich in theoretisch-pathologischen Betrachtungen erschöpften. In Italien ragte der bedeutende GIROLAMO FABRIZIO ab Aquapendente (als Anatom S. 261 erwähnt, † 1619) noch in diese Zeit hinein. Hervorragendere Vertreter der Chirurgie finden wir zwar noch in Frankreich, wo der Glanz der Pariser Schule durch PIERRE DIONIS († 1718), einen auch als Anatomen tüchtigen Operateur, aufrecht erhalten wird. Er ist besonders bekannt durch seinen: ,,Cours d'opérations de chirurgie'' (Paris 1707). Am Hôtel-Dieu in Paris wirkte JEAN MÉRY (1645—1722), der sich durch anatomische, physiologische und vor allem durch Arbeiten über den Steinschnitt ein Verdienst erwarb. — Auch in England und Deutschland finden wir während des 17. Jahrhunderts einzelne tüchtige Chirurgen. Zweifellos der größte Chirurg des Jahrhunderts ist der manuell ebenso hervorragend veranlagte wie wissenschaftlich eifrige und erfolgreiche, auch in der Anatomie sehr bewanderte **Wilhelm Fabry, a u s H i l d e n (,,Fabricius Hildanus''**, 1560—1634) bei Köln, ein sehr fleißiger Schriftsteller und weitberühmter Operateur, ,,der deutsche PARÉ'' genannt (wenn auch an Genialität und reformatorischer Wirkung mit diesem großen Franzosen nicht in eine Linie zu stellen). Sein Ingenium beweist am schlagendsten die Tatsache, daß er einen im Auge steckenden Eisensplitter (allerdings auf den Rat seiner Frau) mittelst des Magneten extrahierte. Sein größtes Verdienst ist die starke Betonung der klinischen Gesichtspunkte in der Chirurgie. Recht wacker ist MATTHIAS GOTTFRIED PURMANN (1648 bis 1721) aus Lüben in Schlesien, seit 1685 Stadtarzt in Breslau. — Die Ausübung der praktischen Chirurgie befand sich in Deutschland noch meist in den Händen der niederen Wundärzte. Die Behandlung von Frakturen, Luxationen, Wunden lag fast lediglich in den Händen niederer Chirurgen, welche aus der Zunftschule der Barbiere hervorgegangen waren.

Über FABRY VON HILDEN sind besonders lesenswert: MEYER-AHRENS, Wilhelm Fabry gen. Fabricius von Hilden. Langenbecks Arch. f. Chirurgie, VI. S. 1—66 u. 233—332; P. MÜLLER (Rede) in Rohlfs Archiv f. Gesch. d. Med., VI., S. 1—25; ROM. JOH. SCHÄFER, W. Fabricius v. H., Sein Leben und s. Verdienste um die Chirurgie (Abhandl. z. Gesch. der Medizin, Heft 13), Breslau 1903; vgl. auch SUDHOFF in der Münchener med. Wochenschr., 1910, No. 26; FABRYS zahlreiche Schriften erschienen gesammelt erst in Frankfurt 1646, wurden auch deutsch mehrfach wieder gedruckt. Das Wichtigste sind seine 600 Observationes, aus denen SCHÄFER eine kleine Auswahl getroffen, übersetzt u. mit einer Einleitung von SUDHOFF in den ,,Klassikern der Medizin'' als 22. Bd., 1914, herausgegeben hat.

Die G e b u r t s h i l f e machte im 17. Jahrhundert erhebliche Fortschritte dank den zahlreichen anatomischen und physiologischen

Forschungen auf dem Gebiete der Embryologie und Generationslehre. Einen Ausdruck findet diese Wendung zum Besseren vor allem in der Anlage von Gebäranstalten, wo gebildete Ärzte Gelegenheit hatten, sich auch mit der Klinik dieser Disziplin zu beschäftigen. Die erste solche Anstalt wurde in Paris angelegt, und gerade von Frankreich nahm die gedeihliche Entwicklung der Geburtshilfe ihren Ausgang. Sie äußert sich zunächst dadurch, daß eine vollständige Emanzipation dieser Wissenschaft von der Chirurgie eintritt. Die bedeutendsten Repräsentanten resp. Repräsentantinnen sind die berühmte Hebamme LOUISE BOURGEOIS (genannt BOURSIER nach ihrem Manne), geb. 1564, an der Maternité im Hôtel-Dieu zu Paris, eine Schülerin PARÉS, die auch nicht unbedeutende anatomische Kenntnisse besaß; sie war auch Hebamme der Königin MARIA von Medici (seit 1601) und verfaßte außer einem brauchbaren Hebammenlehrbuch noch eine Schrift, betitelt: „Observations diverses sur la stérilité etc." Eine spätere Genossin von ihr war MARGUERITE DU TERTRE (verehelichte DE LA MARCHE), die seit 1660 als erste Lehrerin der Geburtshilfe und Oberhebamme am Hôtel-Dieu angestellt war. **François Mauriceau** (1637—1709), erster Geburtshelfer an der Maternité des Hôtel-Dieu, wo er an einem reichhaltigen Material außerordentlich große Gelegenheit zur Pflege seines Spezialfaches fand; ein nicht kleineres Beobachtungsmaterial wurde ihm in einer umfangreichen Privatpraxis geboten. Seine Hauptarbeiten: „Traité des maladies des femmes grosses" und „Observations sur la grossesse et sur l'accouchement" sind deswegen so wertvoll, weil darin mit Nachdruck die Wichtigkeit anatomischer und physiologischer Kenntnisse für einen Geburtshelfer betont wird. MAURICEAU hat zahlreiche ältere Irrtümer berichtigt, die Wendung auf die Füße wieder eingeführt und sich gegen die bis dahin noch sehr gebräuchliche Wendung auf den Kopf ausgesprochen. Große Verdienste erwarb er sich ferner um die Bearbeitung der Tuschierkunst, sowie durch gute Beschreibungen der Behandlung von Wöchnerinnen und Neugeborenen. Ihm ebenbürtig reiht sich sein Genosse PAUL PORTAL aus Montpellier († 1703) an, gleichfalls Schüler des Hôtel-Dieu, Verfasser von: „La pratique des accouchements, soutenue d'un grand nombre des observations", worin er sich energisch dafür ausspricht, daß der Geburtshelfer so lange die Naturkraft ungestört walten lassen müsse, bis er sich davon überzeuge, daß ohne Kunsthilfe eine Geburt unmöglich sei; namentlich sei diese Maxime bei Gesichtslagen zu beherzigen. Auch PORTAL hat sich um die Pflege der Tuschierkunst verdient gemacht. Neben den genannten beiden Männern finden wir als Schüler des ersteren GUILLAUME MAUQUEST DE LA MOTTE (1655—1737), gleichfalls als trefflicher Chirurg bekannt, ein Geburtshelfer von gesundem Urteil, großer Unbefangenheit und bedeutendem Scharfsinn. Er erklärt: nicht die manuelle Geschicklichkeit macht den Geburtshelfer aus, sondern ein gutes Beobachtungs- und Kombinationsvermögen, basierend auf tüchtigen anatomischen und physiologischen Kenntnissen. Aufgabe des Geburtshelfers sei es nicht, das Kind herauszuziehen, sondern zu berechnen, wie weit die Naturkräfte reichen, und nur im äußersten Notfall einzugreifen. Zu diesem Zwecke empfiehlt MAUQUEST DE LA MOTTE Zeit und Geduld. Er ist Gegner jedes scharfen instrumentellen Eingriffs und wünscht öfter von der Wendung Gebrauch gemacht zu sehen. MAUQUEST DE LA MOTTE verfaßte einen „Traité complet des accouchements naturels, non naturels et contre nature". Unter „naturels" versteht er Kopf-Steiß-Geburten; non naturels sind Geburten, die ebenfalls durch die Natur beendet, aber teils durch mütterliche, teils durch die vom Kind ausgehende Verhältnisse verzögert resp. erschwert werden; als contrenaturels bezeichnet er diejenigen Geburten, die nur durch die Kunst beendigt werden können (durch die Wendung, selten durch Perforation). Bedeutend für die Tuschierkunst und für die Feststellung der anatomischen Verhältnisse des Beckens sind die Leistungen des Niederländers HENDRIK VAN DEVENTER (1651—1724) aus dem Haag (ursprünglich Goldarbeiter). Er verfaßte eine ganze Reihe geburtshülflicher Schriften; übrigens hat er sich auch durch Begründung der Orthopädie ein Verdienst erworben und ist jedenfalls bei letzteren Studien auf die Form- und Maßverhältnisse des Beckens hingeführt worden.

Die Einführung der Geburtszange ist ein Verdienst erst des 18. Jahrhunderts; doch soll lange Zeit als Familiengeheimnis unter den CHAMBERLENS in England schon während der drei letzten Dezennien des 17. Jahrhunderts ein zangenähnliches Instrument bekannt und in Gebrauch gewesen sein; historisch fest steht, daß es 1670 HUGH CHAMBERLEN, d. Ältere zu Paris ausbot und daß ihm MAURICEAU eine 38 jährige Erstgebärende mit engem Becken überweisen ließ, die CHAMBERLEN *nicht* mit Erfolg zu entbinden vermochte.

In Deutschland lag bis zum 17. Jahrhundert die Geburtshilfe, abgesehen von ihrer Pflege in den geschickten Händen FABRYS VAN HILDEN fast ausschließlich in den Händen der Hebammen.

Ich verweise auf GEORG BURCKHARDS „Studien zur Geschichte des Hebammenwesen's. I. Band, 1. Heft, Leipzig 1912. Erst im 18. Jahrhundert kam die Geburtshülfe in Deutschland in wissenschaftliche Pflege. Im Jahre 1728 trat FRIED zu Straßburg an die Spitze einer Gebäranstalt mit Hebammenunterricht, die er 1737 zu einer klinischen Lehranstalt für Studierende der Medizin erweiterte; 1751 veranlaßte ALBR. VON HALLER (nachdem wenige Monate vorher an der Charité zu Berlin eine Hebammenschule eröffnet worden war) die Gründung der geburtshülflichen Anstalt in Göttingen, an deren Spitze der bekannte ROEDERER trat. Seitdem wurde die Geburtshülfe auch in Deutschland Gegenstand ernster wissenschaftlicher Forschung. (Vgl. unten S. 343.)

Eine gewisse Berühmtheit erlangte im 17. Jahrhundert die Hebamme am Hofe des Großen Kurfürsten zu Berlin JUSTINE SIEGEMUND(IN)
geb. DITTRICH(IN) († 1705), Tochter eines Geistlichen und Gattin eines
schlesischen Rittmeisters, die infolge eigener schwerer Entbindung die
Hebammenkunst erlernte und zunächst gratis auf dem Lande ausübte,
bis ihr großer Ruf ihr die genannte Stellung verschaffte. Die SIEGEMUND
verfaßte einen oft genannten Hebammenkatechismus unter dem Titel:
„Die Churbrandenburgische Hoff-Wehe-Mutter, das ist: Ein höchst
nöthiger Unterricht etc." (Cölln a. d. Spree 1690), der sogar eine holländische Übersetzung von dem gleichfalls bekannten Geburtshelfer
CORNELIS VAN SOLINGEN († um 1695) erfuhr.

Siebenzehnte Vorlesung.

Entwicklung der Heilkunde im 18. Jahrhundert. Einleitung, Philosophie und
Naturwissenschaften im 18. Jahrhundert. (LEIBNIZ, WOLFF.) Die drei
großen Systematiker HOFFMANN, STAHL und BOERHAAVE. Die ältere
Wiener Schule. VAN SWIETEN, DE HAEN, AUENBRUGGER, STOERCK und
STOLL.

Das 18. Jahrhundert ist das Zeitalter der Aufklärung. Kunst und
Wissenschaft erlangen eine dominierende Rolle. Immer breiter und
mächtiger fließt der Strom geistiger Arbeit, immer umfassender dehnt
sich ihr Gebiet aus. Eine unübersehbare Reihe wichtiger Fragen und
Aufgaben der Naturforschung werden in den Gesichtskreis der Gelehrten
gezogen und von diesen der Lösung näher gebracht. Auch der Einfluß
äußerer (politischer, sozialer und religiöser) Verhältnisse auf den Entwicklungsgang der Wissenschaften beginnt sich allmählich zu verringern;
deutlicher tritt das Streben nach Emanzipation davon in den Vordergrund; frei von jedem Druck und unabhängig von allen äußeren Faktoren
sucht die Wissenschaft ihr Feld zu behaupten. Langsam sehen wir den
Schwerpunkt der Kultur vom Süden weichen und immer mehr nach
den mitteleuropäischen Ländern sich verschieben. Nur die Niederlande
büßen von ihrem Glanze ein; Parteiungen, unter denen sie litten, die
maritime Prävalenz von England drückten das Land in seiner Bedeutung
schließlich herab, und die Niederländer zehrten von ihrem alten Ruhm.
Die Universität Leiden allein verbreitete bis zur Mitte des 18. Jahrhunderts einen gewissen Glanz um sich, der mit dem Tode BOERHAAVES
erlosch und seitdem in diesem Grade bis zur heutigen Zeit niemals
wiedergekehrt ist (ausgenommen vielleicht die Wirkensperiode des

großen Augenarztes DONDERS). — Einen Aufschwung nahm die Medizin wesentlich in England. Sein maritimer Handel verlieh ihm große Bedeutung und eine Fülle äußerer Macht. Unter dem Einfluß BACONS hatte sich die geistige Richtung in einem streng praktischen Sinne gebildet, der sich in dieser sowie in der Folgezeit in dem Charakter der Heilkunde ausspricht, und dieser englische Zuschnitt der Medizin überpflanzt sich auch nach Nordamerika, wo er noch heute sich parallel demjenigen des Mutterlandes präsentiert; in beiden Ländern nehmen die Wissenschaften ungefähr denselben Gang. An die Spitze der Medizin tritt zu Ende des 18. Jahrhunderts Frankreich, wo eine allgemeine Bewegung in politischer, religiöser und wissenschaftlicher Beziehung sich vollzog, welche die größten Geister mit sich fortriß. Vorher schon war Deutschland produktiv in die medizinische Wissenschaft eingetreten. Bisher fortwährend von politischen und religiösen Parteiungen und Kriegen zerrissen, welche den Wohlstand erschüttert und den Sinn für alles Höhere nur bei wenigen erhalten, im übrigen fast gänzlich untergraben hatten, kommt es im 18. Jahrhundert endlich zur Ruhe und nimmt an der von Frankreich ausgehenden Aufklärung allmählich teil; die großen Wandlungen der Medizin vollziehen sich größtenteils auf deutschem Boden, sind deutsches Geisteswerk. Desgleichen partizipieren an diesen Fortschritten auch die skandinavischen Länder. — Neben den politischen Einflüssen ist es die **Philosophie,** welche die Entwicklung der Medizin während des 18. Jahrhunderts wesentlich unterstützt hat. Einerseits war es die aus dem Baconismus hervorgegangene sensualistisch-realistische Richtung, begründet durch JOHN LOCKE, andrerseits die durch VOLTAIRE, LA METTRIE und die französischen Enzyklopädisten angebahnte geistige Bewegung, welche ebenso zur politischen Revolution und Freidenkerei in kirchlichen Dingen wie zu einer gedeihlichen Entwicklung der Naturwissenschaften führte. Negativ finden wir den Fortschritt ausgesprochen in dem schließlichen Siege der Vernunft über Aberglauben und Mystik. Astrologie und Alchimie werden für immer aus den Stätten der Wissenschaft verbannt, und wenn auch von einzelnen sogar autoritativen Seiten hier und da derartige literarische Rückfälle in eine veraltete Tradition zu melden sind, so waren das eben nur noch die letzten Ausläufer einer im Untergehen begriffenen Anschauung; auf die Dauer vermochte diese sich nicht zu behaupten. Positiv zeigt sich der Fortschritt insofern, als die Männer der Wissenschaft auf eine Durchführung des Empirismus nach allen Richtungen drangen. Frankreich und Deutschland stehen an der Spitze dieser philosophischen Bewegung. Der LOCKEsche Sensualismus hatte in Frankreich den Cartesianischen Idealismus verdrängt, während der letztere in Deutschland Platz griff, allerdings zugleich von protestantischhierarchischem Geist modifiziert und mit einem scholastischen Dogmatismus verquickt, welcher den Widerspruch von Männern wie SPENER, FRANCKE, CHRISTIAN THOMASIUS u. a. herausforderte, die nicht nur für Unabhängigkeit im Glauben, sondern auch für eine freiere wissenschaftliche Richtung, für einen geläuterten ästhetischen Geschmack, für Reinigung und Verbesserung der deutschen Sprache und andere fortschrittliche Neuerungen eintraten. Speziell der letztgenannte erwarb sich in dieser Beziehung große Verdienste, indem er zuerst die Deutschen auf die gewaltigen, in Frankreich und England gemachten Fortschritte hinwies, den Kampf gegen die Folter und die Hexenprozesse aufnahm, zuerst wieder nach HOHENHEIM akademische Vorlesungen in deutscher Sprache ankündigte, eine deutsch geschriebene Zeitschrift herausgab und mit aller Energie gegen religiöse Orthodoxie wie gegen pedantisches Zopfgelehrtentum zu Felde zog. Dafür mußte er Leipzig verlassen, fand aber glücklicherweise in Halle Unterkunft, wo er später an der seit 1694 gegründeten Universität ungemein segensreich wirkte. Mochten auch die Zunftgelehrten noch so sehr über diese Bemühungen die Häupter schütteln, sie konnten es nicht hindern, daß gerade aus ihrer Mitte heraus sich ein Kopf erhob, welcher den Geist freien Denkens in deutschem Sinne und in deutscher Zunge zu erwecken sich bemühte: GOTTFRIED WILHELM LEIBNIZ (1646—1716), der erste große deutsche Philosoph der Neuzeit, ein Mann von ebenso feiner Lebensführung wie von tiefstem und universellstem wissenschaftlichem Streben. Durchdrungen von der Bedeutung, welche Deutschland für die Wissenschaft zu gewinnen bestimmt war, Idealist in edelster Auffassung des Wortes, wollte er mit seiner Monadologie, einer Lehre, die er bekanntlich nicht im Zusammenhang vorgetragen, sondern in einzelnen Grundzügen an vielen Stellen seiner übrigen Arbeiten angedeutet hat, die Atomistik des alten DEMOKRIT vom christlichen Standpunkt aus bearbeitet wieder auffrischen. Ist auch seine Lehre im ganzen ohne direkten Einfluß auf die Entwicklung der Heilkunde, vielleicht nicht zu deren Schaden, geblieben, so sind doch einzelne Gesichtspunkte daraus auf nicht ganz unfruchtbaren Boden gefallen. Das spricht sich in dem immer mehr zur Geltung kommenden „Dynamismus" aus, indem die Ärzte danach strebten, neben den chemischen und physikalischen Gesetzen bei der Lösung der Probleme in Biologie und Pathologie noch besondere vitale Kräfte heranzuziehen, von denen man annahm, daß sie imstande seien, die in dem Organismus sich abspielenden chemischen und physikalischen Vorgänge eigentümlich zu gestalten und zu modifizieren, und zwar unabhängig von der anatomischen Konstruktion der einzelnen Teile, an welchen sie in die Erscheinung treten. Dieser Dynamismus wurde dann direkt und indirekt weiter gefördert durch die außerordentlichen Leistungen ALBRECHT VON

HALLERS an der seit 1737 neu gegründeten Göttinger Universität im Gebiete der Nervenphysiologie; besonders in der zweiten Hälfte des 18. und zu Anfang des 19. Jahrhunderts hat er hartnäckig das Feld in der praktischen Heilkunde behauptet und zu Ende des 18. Jahrhunderts die bekannte analytische Methode geboren, welche ihrerseits zu neuen Forschungen anregte und tatsächlich manches schöne Ergebnis geliefert hat. In gewissem Maße würde also diese segensreiche Wendung auf die philosophische Lehre von LEIBNIZ zurückzuführen sein, der sich auch sonst um die Heilkunde verdient machte, indem er für alle damals auf ihrem Gebiete behandelten Fragen ein reges Interesse bekundete, mit den berühmtesten Ärzten seiner Zeit in gelehrtem Briefwechsel stand, die Anwendung der Meteorologie auf die Medizin, die Abfassung medizinal-statistischer und hygienisch-geographisch-topographischer Berichte und dergleichen anregte. Ein Schüler von LEIBNIZ, der bekannte CHRISTIAN WOLFF (1679—1754), förderte philosophisches Denken ungemein durch populäre Vorträge in deutscher Sprache und machte dadurch die höhere Bildung zum Gemeingut weiter Kreise. Die deutsche Sprache feiert ihren Einzug aus dem Volksleben in die Schichten der Gelehrten und wurde dadurch auch Umgangssprache dieser. LEIBNIZ selbst hat zwar nur lateinisch und französisch geschrieben, erklärt aber ausdrücklich, daß sich die deutsche Sprache am meisten zur wissenschaftlichen eigne. Er besaß, wie bereits oben angedeutet, bedeutende allgemeine Kenntnisse der Medizin und konnte seinen Ansichten darüber um so mehr Geltung verschaffen, als er mit den hervorragendsten Naturforschern LEEUWENHOEK, FRIEDR. HOFFMANN, MEIBOM, BERNOULLI, RAMAZZINI teils in intimem persönlichem Verhältnis, teils im Briefverkehr stand.

Vgl. die Abhandlung „Studii di LEIBNIZ, BERNOULLI, RAMAZZINI, HOFFMANN, BAGLIVI sulla pressione atmosferica" (Napoli 1892) von MODESTINO DEL GAIZO.

Alle diese Männer waren so begeistert für ihn, daß sie ihre eigenen wissenschaftlichen Leistungen vor der Publikation ihm zur Prüfung unterbreiteten und vorher ihre Meinungen mit ihm darüber austauschten. Er betont, daß Mathematik (die Differentialrechnung hat er bekanntlich selbst ersonnen), Physik, Mikroskopie als Hilfswissenschaften der Medizin dienen müßten; die Geschichte der Krankheiten sollte mehr beachtet und aufgezeichnet, medizinische Journale begründet werden. Sehr viel verspricht sich LEIBNIZ auch von der Chemie, die er als die „ehrlichste" Wissenschaft bezeichnet; sie lehre uns den Stoffumsatz, die Veränderungen der Säfte und der festen Teile in den Krankheiten. LEIBNIZ zeigte ferner, daß es bei jeder naturwissenschaftlichen Untersuchung auf die richtige Fragestellung ankommt. Alle Mystik, alles, was von dunklen, astralischen und ähnlichen Einflüssen gelehrt werde, sei absolut zu beseitigen.

Was die N a t u r w i s s e n s c h a f t e n anbetrifft, so machte im
18. Jahrhundert die Physik große Fortschritte. Sie sind geknüpft an
die Namen der großen Mathematikerfamilie BERNOULLI in der Schweiz,
LEONHARD EULER in Deutschland, der die unter NEWTONS Einfluß in
England bereits zu großer Entwicklung gelangte Disziplin wissenschaftlicher gestaltete, ferner an FRANKLINS Leistungen auf dem Gebiete der
Elektrizitätslehre, an diejenigen von GALVANI, Professor in Bologna
(1737—1799), VOLTA und anderen. — In der Chemie wurde epochemachend GEORG ERNST STAHL, von dem nachher noch ausführlicher
die Rede sein muß. STAHL trat mit seiner bekannten phlogistischen
Theorie hervor, die das enorme Verdienst hat, daß sie zu weiteren
chemischen Versuchen Anregung gab, so daß dies ganze Zeitalter in
der Chemie danach mit dem Namen des phlogistischen belegt wurde.
STAHL hat ferner das große Verdienst, auf die wesentlichen Unterschiede
aufmerksam gemacht zu haben, die sich zwischen den chemischen Vorgängen in der äußeren Natur und denen im Organismus geltend machen.
Seine Theorie beruhte auf der hypothetischen Existenz eines als
„Phlogiston" von ihm bezeichneten Körpers in allen verbrennlichen
Stoffen, der während des Verbrennungsprozesses zur Ausscheidung
gelangt. Nach STAHLS Annahme sind solche Körper, welche kein
Phlogiston enthalten, unverbrennlich; leicht verbrennlich dagegen, die
viel davon enthalten, wie z. B. Phosphor, der bei der Verbrennung
Phlogiston abgibt und die Phosphorsäure zurückläßt. Diese Lehre
führte später zur Entdeckung des Sauerstoffes durch PRIESTLEY (1733
bis 1804) aus dem roten Quecksilberoxyd, bestätigt von LAVOISIER
(1743—1794, † unter der Guillotine), der die Verbrennungserscheinungen
erklärte; dadurch wurde der Irrtum der phlogistischen Theorie auf-
gedeckt, und die Lehre blieb definitiv (seit 1785) beseitigt. — Auch
andere Mediziner außer STAHL beschäftigten sich eifrig mit chemischen
Studien, wie der berühmte BOERHAAVE und FRIEDR. HOFFMANN, von
denen sogleich die Rede sein muß. Zu nennen sind als bedeutende
Chemiker des 18. Jahrhunderts STEPH. FRANC. GEOFFROY in Paris
(1672—1731), CAVENDISH (1784—1810) in London, dessen Untersuchungen über die Gase epochemachend wurden; TORBERN BERGMAN
(1735—1784), Professor in Upsala; KARL WILHELM SCHEELE (1742 bis
1786), der gleichfalls die Entdeckung von PRIESTLEY bestätigte. —
Hand in Hand mit diesen großen Fortschritten in der Physik und Chemie
vollzog sich auch ein großer Umschwung in den beschreibenden Naturwissenschaften; ich erinnere nur an KARL VON LINNÉS (1707—1778)
unsterbliche Leistungen im Gebiete der Botanik, an den Zoologen GEORGE
LOUIS LECLERC DE BUFFON (1707—1788), an den Pflanzenphysiologen

STEPHAN HALES, an die 1742 erfolgte Einführung der 100 teiligen Termometerskala durch CELSIUS u. a.

In der B i o l o g i e bildet das Auftreten eines Heros wie ALBRECHT VON HALLER eine sehr bestimmte Grenzscheide zwischen den beiden Perioden des 18. Jahrhunderts. In der ersteren derselben waren die Anatomen bestrebt, die großen Errungenschaften des vorigen Jahrhunderts noch weiter auszubauen; wir finden eine große Zahl ganz bedeutender Anatomen, deren Leistungen besonders die Pflege der feineren Anatomie zum Zweck hatten. Wir nennen die Arbeiten von ANTONIO MARIA VALSALVA (1666—1723) über das Gehör, von DOMENICO SANTORINI (1681—1737), einem Schüler BELLINIS, Professors in Venedig, über das Gehirn (SANTORINI sah u. a. zuerst die decussatio sämtlicher Hirnnerven); von JACOB BENIGNUS WINSLOW (1669—1760; vgl. L'autobiographie de J. B. WINSLOW, publ. par VILHELM MAAR, Paris-Kopenhagen 1912), einem geborenen Dänen, Professor in Paris, Verfasser eines vorzüglichen Lehrbuchs der Anatomie unter dem Titel: „Exposition anatomique de la structure du corps humain"; von JEAN BAPTISTE SENAC (1693—1770), der in seinem „Traité de la structure du coeur, de son action, de ses maladies" (Paris 1749) eine ausgezeichnete Schilderung einzelner anatomischer Veränderungen bei Herzkrankheiten lieferte; von BERNHARD SIEGFRIED ALBINUS (1697—1770), Sohn von BERNHARD ALBINUS (1653—1721), Herausgeber eines berühmten Atlasses der Anatomie, neben BOERHAAVE Hauptrepräsentant der Leidener Schule; von PIETER CAMPER (1722—1789), Professor in Amsterdam und Groningen, dem bekannten Urheber des Verfahrens, den „Gesichtswinkel" zur komparativen Schätzung der Intelligenz bei den verschiedenen Menschenrassen zu benutzen; von JOSEPH LIEUTAUD (1703—1780), Verfasser der berühmten „Essais anatomiques" (Paris 1743); JAMES DOUGLAS (1676—1742), bekannt durch seine Beschreibung des Bauchfells; JOSIAS WEITBRECHT (1702—1743), zuletzt Professor in Petersburg, Verfasser einer vorzüglichen Syndesmologie („apparatus ligamentosus Weitbrechtii").

Über VALSALVA hat Guglielmo BILANCIONI nach unveröffentlichten Dokumenten eine treffliche Arbeit veröffentlicht (Rom 1911, 135 S. mit 5 Tafeln), eingeführt von V. PENSUTI.

In der **praktischen Medizin** wird im Laufe des 18. Jahrhunderts die chemiatrische Richtung vollständig verlassen; die iatrophysikalische Lehre, wie sie besonders von italienischen Physikern vertreten wurde (BORRELLI, BELLINI, SANTORO, vgl. S. 279), fristete noch ein bescheidenes Dasein auf englischem Boden; bedeutungsvolle Leistungen sind von den Anhängern dieser Schulen während des 18. Jahrhunderts nicht mehr zu verzeichnen. Dagegen treten uns gleich zu Anfang des 18. Jahrhunderts drei Männer entgegen, welche, von verschiedenen Richtungen ausgehend, eine für die Praxis verwertbare zusammenfassende, theoretische Begründung der gesamten Heilkunde versuchten, die berühmten d r e i g r o ß e n S y s t e m a t i k e r HOFFMANN, STAHL und BOERHAAVE. Ihr Streben ging dahin, durch eine alle Tatsachen zwanglos erklärende Theorie der Medizin gerecht zu werden. Im einzelnen gingen sie aber in der Durchführung dieser Theorien weit auseinander. HOFFMANN verfolgt den induktiven Weg und vertritt einen gewissen Rationalismus, muß aber doch da, wo Lücken in der Erkenntnis sind, begreiflicherweise zur Dialektik seine Zuflucht nehmen. STAHL ist Idealist und geht von bloßen naturphilosophischen Hypothesen aus, BOERHAAVE adoptiert die empirische Richtung und neigt am meisten dem geläuterten Hippokratismus zu; sein Prinzip ist ein wesentlich eklektisches. Zur Würdigung und zum Verständnis derartiger Bestrebungen, wie sie uns in den genannten Systemen entgegentreten, ist vor allem die oft bereits betonte Tatsache zu beherzigen, daß zu allen Zeiten der Drang nach dem Besitze solcher allgemein abschließender theoretischer Unterlagen für die Praxis bei der großen Masse der Ärzte (schon aus didaktischen und methodologischen Gründen) bestand, daß er aber in keinem Zeitalter so groß war wie im 18. Jahrhundert. Erwiesen sie sich auch sämtlich nur als kurzlebige Schöpfungen ohne innere Wahrheit, den Tatsachen nur zu oft widersprechend, so hatten sie doch das Gute, daß sie ungemein anregend und belebend auf die Spezialforschung wirkten, zur Erörterung der Tatsachen reizten und am letzten Ende doch auch für die praktische Arbeit fruchtbar gewesen sind. Gerade von dem letztgenannten der drei Männer, von BOERHAAVE, sehen wir zwei Schulen abzweigen, welche in der Folgezeit entscheidend geworden sind und das Gebiet der Heilkunde in zwei getrennte Lager geteilt haben; die ältere Wiener Schule als Repräsentantin der eigentlichen Praxis auf der einen und auf der anderen Seite HALLER als Hauptvertreter der naturwissenschaftlichen Medizin.

Eine vorzügliche Darstellung der Systematiker lieferte FRIEDR. FALK in Berlin (1840—93) in der Zeitschrift für klinische Medizin, XVII—XX.

Friedrich Hoffmann, 1660 in Halle geboren, studierte unter einem der größten Chemiatriker, GEORG WOLFGANG WEDEL (vgl. S. 278), in Jena Medizin und ging dann nach Minden, wo er längere Zeit praktizierte; später machte er eine größere wissenschaftliche Reise durch die Niederlande und England, kam hier mit BOYLE in Berührung, und dieser Umgang hat für seine spätere, streng physikalische Richtung entschieden Bedeutung gewonnen. 1694 folgte er einem Ruf an die damals neu gegründete Universität Halle und verschaffte bald durch seine außerordentlichen Leistungen diesem jugendlichen Institute einen so großen Ruf, daß nicht bloß Studierende, sondern auch Ärzte und Professoren Halle aufsuchten, um HOFFMANN zu hören. 1709 als Leibarzt an den Hof FRIEDRICHS I. nach Berlin berufen, kehrte er bereits 1712 infolge widerwärtiger Intrigen, die ihm das Leben am Hofe verleidet hatten, zum großen Jubel der bürgerlichen und akademischen Kreise nach Halle zurück, um hier noch bis zu seinem 1742 erfolgten Lebensende in segensreichster Weise zu wirken. HOFFMANN war ein Mann von umfassender Gelehrsamkeit und freundlichem, liebenswürdigem Wesen und bildete so einen schroffen Gegensatz zu seinem Kollegen STAHL, der auf seine (HOFFMANNS) Veranlassung von Jena nach Halle berufen worden war, auch anfangs in ganz befreundetem Verhältnisse zu HOFF-MANN stand; doch wurde dieses später wesentlich getrübt. STAHL wußte mit seinen mystischen Doktrinen weniger zu fesseln als HOFFMANN mit seinem klaren, lichtvollen Vortrage, in welchem System und Konsequenz lag, und der in leicht verständlicher Sprache (lateinisch) gehalten wurde. HOFFMANN hat viel geschrieben. Wir besitzen von ihm fünf Folianten von respektabler Stärke und dazu zwei Folianten Supplemente (herausgegeben von dem hochverdienten Historiker der Medizin JOHANN HEINRICH SCHULZE, Professor in Altorf und Halle, zu Genf 1748). Sie enthalten zahlreiche klinische, epidemiologische, balneologische Arbeiten, die sich auch durch eine Fülle historischer Quellennotizen auszeichnen. Sein Hauptwerk, in dem HOFFMANNS Theorie niedergelegt ist, führt den Titel: M e d i c i n a r a t i o n a l i s s y s t e m a t i c a. Ausdrücklich hebt er hervor, daß seine Theorie speziell zur Verwertung für die Praxis, der sie eine gute Basis sein solle, bestimmt ist. Leitende Grundsätze HOFFMANNS sind: Ratio und Experimentum, Vernunft und Erfahrung bilden die eigentlichen Pfeiler der Heilkunde, welche nur dadurch den Rang einer Wissenschaft erhalten könne, daß man zur Erklärung ihrer Tatsachen auf physikalischem und anatomischem Wege Ergebnisse heranziehe. Die biologischen Phänomene sind wesentlich Folge mechanischer Bewegung, die sich in der Kohärenz und dem Widerstande der Teile äußere, in der Kraft des „Tonus", welche als Kontraktion und Dilatation der festen Teile in Betracht käme. Angeregt wird diese Bewegung durch ein von HOFFMANN hypothetisch statuiertes Agens, ein Nervenfluidum, das, dem Äther vergleichbar, seinen Sitz im Hirn hat, von dort durch die Systole und Diastole der Hirnhäute zu allen Teilen des Körpers geschickt, teils Empfindung und Bewegung vermittelt, teils aber auch vom Blute aus wirkt, dem es beigemischt wird. Danach ist also der menschliche Organismus eine Art hydraulische Maschine, die von dem supponierten Nervenfluidum gespeist und in Tätigkeit erhalten wird. Ist der Tonus der Teile normal, so besteht

Gesundheit, ist er gestört, Krankheit (laesio naturalium motuum). Fieber z. B. ist ein durch Nervenspasmus erzeugter resp. vom Rückenmark ausgehender Krampf der Gefäße; auch einzelne Organkrankheiten können ihrerseits einen solchen krampfhaften Zustand im Nervensystem erzeugen, namentlich die mit dem Nervensystem konsensuellen Organe, d. h. solche, die, wie der Magen und Darmkanal (nach HOFFMANNS Ansicht), in besonderen Beziehungen zum Nervensystem stehen.

Es handelt sich hierbei um eine Lehre, die schon im Altertum vertreten, bis in die neueste Zeit hinein sich erstreckte (z. B. noch bei BROUSSAIS modifiziert sich findet), daß nämlich gewisse Organe in besonders ausgeprägtem Sympathieverhältnis zueinander stehen oder zueinander konsensuell sind, z. B. Mamma und Uterus, Kopf und Magen durch den Vagus (daher bei Hirnerschütterung Erbrechen etc.). Diese Anschauung zeitigte als segensreiche Folge die Notwendigkeit, zur Aufklärung dieses angeblichen geheimnisvollen Zusammenhangs die anatomischen Verhältnisse der Organe genauer zu studieren.

Ein tonischer Zustand bedingt nach HOFFMANN auch lokale Entzündungen, Blutungen, Katarrhe, Neuralgien etc., während chronische Krankheiten meist der Ausdruck einer Atonie sind. Mutatis mutandis liegt in diesen von HOFFMANN gelehrten Prinzipien (wie in so manchen anderen Lehren der Iatrophysik) eine Auffrischung der Kommunitäten der alten Methodiker vor (vgl. S. 93 f.), selbstverständlich unter Verwertung neuerer, durch die derzeitigen Ergebnisse der Naturforschung modifizierter Gesichtspunkte. Getreu dieser Theorie, wenn auch nicht überall konsequent, sucht HOFFMANN die Therapie durch sogenannte Antispasmodica, Sedativa, Roborantia, Tonica, Evacuantia — diese zur Entfernung etwaiger Noxen — und Alterantia (aus demselben Grunde) je nach Lage des Falles durchzuführen; namentlich werden bei chronischen Krankheiten Reizmittel aller Art, Wein, Kampfer, China, Eisen, Gewürze, Äther und eine große Zahl von Kompositionen derselben empfohlen, die noch dem heutigen Arzneischatz (als HOFFMANNS Tropfen, Liquor anodynus Hoffmannii, als Balsamum vitae Hoffmannii, Elixir viscerale Hoffmannii etc.) angehören. Mehr diese praktische Seite als sein System ist es, wodurch HOFFMANN unsere Wertschätzung verdient und historisch denkwürdig bleibt. Zu seinen dauernden Verdiensten gehört auch, daß auf seine Initiative der Gebrauch von Mineralwässern populär wurde. Im übrigen hat die HOFFMANNsche Theorie insofern noch eine gewisse Bedeutung, als vielfach die späteren „Nervosisten" unter den Pathologen gewisse Anklänge an sie verraten.

Georg Ernst Stahl, 1660 in Ansbach geboren, hatte gleichzeitig mit HOFFMANN in Jena unter WEDEL studiert, habilitierte sich daselbst als Dozent und folgte nach vorübergehender ärztlicher Tätigkeit in Weimar 1694 dem Rufe nach Halle, wo er und HOFFMANN lange Zeit als die einzigen Dozenten der Medizin wirkten. Botanik, Physiologie,

Pathologie, Diätetik, Arzneimittellehre und Institutiones (unserer heutigen Enzyklopädie entsprechend) las STAHL, alles übrige HOFFMANN. Später trat, wie bereits mitgeteilt, eine Spannung zwischen beiden ein; dieser Umstand veranlaßte STAHL, 1716 einen Ruf als Leibarzt nach Berlin anzunehmen, wo es 1734 starb. STAHL ist der Autor des sogenannten „Animismus", d. h. der Lehre, wonach bei aller organischen Tätigkeit als princeps regulator die Anima die Hauptrolle spielt, welche die Einheitlichkeit des ganzen Organismus repräsentiert, diesen vor dem Zerfall schützt und durch ihr Schwinden den Tod herbeiführt. Es handelt sich bei dem Grundprinzip des STAHLschen Systems, das ausführlich in seiner Hauptschrift „Theoria medica vera, physiologiam et pathologiam tanquam doctrinae medicae partes vere contemplativas e naturae et artis veris fundamentis intaminata ratione et inconcussa experientia sistens" (Halle 1708) begründet ist, hauptsächlich um eine Modifikation der alten Physiokratie, des Begriffs φύσις (nach HIPPO-KRATES), der bei PARACELSUS und VAN HELMONT durch den Archaeus ersetzt ist. Im einzelnen verfährt STAHL bei der Darlegung der Pathogenese annähernd nach humoraler Anschauung, indem er als Hauptursache der meisten Erkrankungen die Blutstockung, die Plethora, statuiert und als dasjenige Mittel, dessen sich die Anima bei ihrer regulierenden Tätigkeit bediene, die Blutungen anspricht. Die Plethora soll im Kindesalter besonders im Kopf, beim Jüngling in der Brust und beim Manne in den Bauchorganen ausgeprägt sein. Daher die große Wohltat der Hämorrhoidalblutungen, wie sie als Lehre von der goldenen Ader in der kurios betitelten Dissertation: „De venae portae porta malorum hypochondriaco-splenitico-suffocativo-hysterico-haemorrhoidariorum" gepriesen wird. Das Fieber ist nach STAHL ein direkt von der Anima eingeleiteter therapeutisch-regulatorischer Vorgang und kontraindiziert daher jedes weitere Medikament. Mit Energie wehrt sich STAHL darum auch gegen den Gebrauch des Chinins und Opiums, überhaupt der Alterantia, während er mit Vorliebe die Ausleerungen fördert, namentlich zur Beseitigung der Fluxion, die er zuerst von dem passiven Zustand der Hyperämie und Stauung unterscheidet. Die STAHLsche Lehre bot in modifizierter Form die Grundlage des Vitalismus der Schule von Montpellier, und auch neuere Wiedererweckungen vitalistischer Ideen (Neovitalismus) knüpfen, wenn auch unbewußt, an STAHLsche Gedanken an.

Eine treffliche Darlegung der STAHLschen Doktrin in ihrer Bedeutung für die klinische Medizin lieferte der Kopenhagener Historiker Professor JUL. PETERSEN in Wiener med. Wochenschrift, 1892. — Eine unabhängige Nachbildung der STAHLschen Hämorrhoidenlehre bildet JOHANN KÄMPFS († 1753) berühmte Theorie vom „Infarctus", wonach die meisten Krankheiten in Unterleibsobstruktionen ihre Ursache haben und durch erweichende „Viszeralklistiere" geheilt

werden können. Vgl. auch weiter unten S. 323 LASÈGUE, L'école de Halle:
Fréd. Hoffmann et Stahl, Confér. histor. Paris, 1866, S. 33—59.

Der dritte der großen Systematiker des 18. Jahrhunderts, **Hermann
Boerhaave,** ist 1668 in Vorhout, einem kleinen Orte bei Leiden, geboren
und war von seinem Vater zur Theologie bestimmt. Später wandte er
sich jedoch der Medizin zu und studierte sie in Leiden, besonders unter
DRELINCOURT und NUCK. Hier erlangte er die Doktorwürde und 1713
nach dem Tode des Erstgenannten dessen Lehrstuhl der theoretischen
Medizin, den er mit einer Antrittsrede von der Notwendigkeit des
Studiums der Hippokratischen Schriften einnahm. Bald erlangte
BOERHAAVE eine solche Berühmtheit als Arzt und Lehrer, daß 1703
eine Berufung nach Halle an ihn erging. Doch schlug er diese aus, verblieb vielmehr dauernd in Leiden und verhalf durch seine Lehr- und
praktische Tätigkeit der Universität zu einem solchen Glanz, daß von
allen Seiten her Studierende scharenweise nach Leiden strömten und
er (neben HOFFMANN in Halle) damals der gesuchteste Lehrer in Europa
war. — BOERHAAVE ist seiner Zeit der erste, der einen geordneten,
regelmäßigen k l i n i s c h e n U n t e r r i c h t erteilt hat. Seine
Landsleute vergötterten ihn, sein Ruf drang durch die ganze Welt
(„communis totius Europae praeceptor" nennt ihn sein Schüler HALLER).
Man behauptet, daß selbst die Chinesen von seinen Leistungen gewußt
haben. 1729 zog er sich, durch heftiges Gichtleiden veranlaßt, von
allen seinen Ämtern zurück und starb 1738. Von welcher Begeisterung
BOERHAAVE für die Wissenschaft erfüllt war, zeigt sich am besten an
der Tatsache, daß er selbst einzelne Ausgaben älterer Schriftsteller mit
enormen Geldopfern veranlaßt hat, z. B. die Schriften von ARETAIOS,
VESAL, EUSTACCHI, SWAMMERDAM. Überhaupt zeichnete sich BOER-
HAAVE durch große Freigiebigkeit nicht bloß für wissenschaftliche,
sondern auch für Wohltätigkeitszwecke aus; trotzdem hinterließ er
noch ein Vermögen von zwei Millionen Gulden. — Von seinen zahlreichen Schriften sind am bemerkenswertesten zwei Werke, die ihm
als Lehrbuch und Leitfaden für seine Vorlesungen dienten, nämlich die
berühmten „Aphorismi de cognoscendis et curandis morbis" (deutsch
bearbeitet von L. LEVI, München 1904), mit Kommentar in fünf Bänden
von VAN SWIETEN herausgegeben, und die „Institutiones medicae in
usus annuae exercitationis domesticos" ein Abriß der gesamten Medizin
in kurzen Leitsätzen [1708], später von HALLER kommentiert).

BOERHAAVE ist einer der ersten Ärzte, welche die allgemeine
Pathologie in selbständiger Weise zu bearbeiten versucht haben. Bei
diesem Unternehmen ist er denn zu einem gewissen System gelangt,
ohne dies direkt und von vornherein beabsichtigt zu haben. Es erscheint

darum nicht auffallend, daß von BOERHAAVE ein eklektischer Weg
eingeschlagen und aus den verschiedensten Anschauungen das Gute in
seine eigene Darstellung herübergenommen und verflochten worden ist.
So sind die allgemeinen biologischen Doktrinen, mit denen BOERHAAVE
seine Institutiones beginnt, im wesentlichen weiter nichts als eine durch
iatrochemische Grundsätze modifizierte HOFFMANNsche Lehre. In der
Pathologie stoßen wir bei ihm ebenfalls auf chemiatrische Prinzipien,
aber in Verquickung mit iatrophysischen Anschauungen. BOERHAAVE
unterscheidet die Krankheiten der festen Teile, bei denen es sich entweder
um organische Bildungsfehler, um Abnormitäten in der Zahl, Größe,
Lage oder um Rigidität resp. Laxität der Gewebe oder auch um Ver-
engerungen der Gefäße handelt, von den Säftefehlern, die entweder
quantitativer Natur, wobei Plethora entsteht, oder qualitativer Natur
sein können, d. h. als verschiedene Mischungsveränderungen, sog.
Acrimoniae (saure, salzige, herbe, aromatische, fettige, alkalische und
glutinöse) sich manifestieren. Man sieht, BOERHAAVE treibt so die
Dyskrasielehre fast bis ins Absurde. Beide Arten von Erkrankungen
können sich überdies kombinieren. Solche Form- und Mischungsfehler
zeigen sich beispielsweise in der einfachen Gestalt einer Obstruktion
der die Flüssigkeiten führenden Kanäle oder in der komplizierteren der
Entzündung, bei der es sich um Blutanhäufung infolge von Kontraktion
der kleinen Arterien und dementsprechend veränderte Beschaffenheit
des Blutes handelt. Ähnlich ist die BOERHAAVEsche Theorie des Fiebers,
das er als Folge einer gesteigerten Herztätigkeit und vermehrten Wider-
standes in den Kapillargefäßen auffaßt, und bei dem er in semiotischer
Beziehung mehr die Pulsfrequenz als die gesteigerte Temperatur betont,
trotzdem er bereits zur Bestimmung des Fiebers sich des Thermometers
bedient. — Im übrigen läßt er sich am Krankenbette nur sehr wenig
von seiner Theorie beeinflussen und ist überall bemüht, unter Wahrung
eines streng objektiven Standpunktes sowohl in der Stellung der
Indikationen wie in der speziellen therapeutischen Anweisung möglichst
diätetisch-exspektativ zu verfahren. — Eine der größten Leistungen
BOERHAAVES besteht in der Ausbildung zweier bedeutender Schüler,
die nicht bloß seinen Ruhm, sondern auch seine Lehre, soweit sie wirklich-
keitsecht war, weiter fortpflanzten, zwei Strahlenbündel einer mächtigen
Sonne, die nach zwei Seiten wirkend fallen. Das eine wird repräsentiert
durch VAN SWIETEN, das Haupt und den Begründer der älteren Wiener
Schule, in der mehr die praktische Seite, die gesunde Empirie der
BOERHAAVEschen Lehre zum Ausdruck gelangt, das andere fällt nach
Göttingen und wird von einem der Größten, den die Annalen der
medizinischen Geschichte verzeichnen, dargestellt, ALBRECHT VON
HALLER, der gewissermaßen die wissenschaftlichen Grundsätze BOER-

HAAVES vertritt und durch die Schöpfung der Physiologie als Wissenschaft seinen Namen dauernd mit dieser Disziplin verknüpft hat.

van **Swieten,** der ältere Assistent BOERHAAVES, war 1700 in Leiden geboren und schloß sich während seiner Studienzeit an seinen Lehrer BOERHAAVE enge an, an dessen chemischen Arbeiten er einer der eifrigsten Teilnehmer wurde. Da VAN SWIETEN Katholik war, so konnte er eine amtliche Stellung an der Schule von Leiden nicht bekleiden, er blieb aber trotzdem bei BOERHAAVE und schlug sogar einen Ruf als Leibarzt nach London aus. Schon während der Leidener Zeit begann er an den Kommentarien zu den Aphorismen seines Lehrers zu arbeiten, eine Beschäftigung, die er unterbrach, um 1745 einer sehr ehrenvollen Berufung nach Wien zu folgen. Die Kaiserin MARIA THERESIA, der VAN SWIETENS Name durch den geburtshilflichen Beistand bekannt geworden war, den er ihrer Schwester MARIA ANNA in Brüssel geleistet hatte, betraute ihn mit der Mission, die medizinische Schule von Wien zu reformieren und in den arg zerfahrenen Verhältnissen des österreichischen Medizinalwesens eine Reorganisation durchzuführen. VAN SWIETEN hat beide Aufgaben in der glücklichsten Weise gelöst. Seinem Verdienst ist es zuzuschreiben, daß durch eine Reihe von durchgreifenden Maßnahmen der medizinische Unterricht an der Wiener Universität wesentlich gehoben und der Glanz der älteren Wiener Schule begründet wurde. Leider hat diese Periode etwa nur vier Jahrzehnte angehalten und VAN SWIETEN, der 1772 starb, nicht lange überdauert. Erst ein halbes Jahrhundert später gelang es der Wiener Schule, durch hervorragende Leistungen einzelner Lehrer wieder sich auf eine bedeutende Höhe emporzuschwingen.

Die historische Literatur über diesen Gegenstand ist nicht klein. Erwähnenswert sind vor allem die Darstellungen von J. F. C. HECKER, Geschichte der neueren Heilkunde (Berlin 1839); von TH. PUSCHMANN, Die Medizin in Wien während der letzten 100 Jahre (Wien 1889); JULIUS PETERSENS Hauptmomente in der älteren Geschichte der medizinischen Klinik (Kopenhagen 1890); desselben, Kliniker der älteren Wiener Schule (Zeitschrift für klinische Medizin, XVI.); HERMANN LEBERT, Über den Einfluß der Wiener Schule des vorigen Jahrhunderts auf den positiven Fortschritt in der Medizin (als Einleitung zu einer Gratulationsschrift zum 500jährigen Jubiläum der Universität Wien „Über das Aneurysma der Bauchaorta und ihrer Zweige". Berlin 1865, S. I—LXXXIII); WILLIBALD MÜLLER: Gerh. v. Swieten, Biographischer Beitrag zur Geschichte der Aufklärung in Österreich (Wien 1883, mit dem Bildnisse v. Swietens); E. v. LEYDEN, v. Swieten und die moderne Klinik. (Vortrag auf der Wiener Naturforscherversammlung 1894); H. IDELER, Die Pharmakodynamik van Swietens. Diss. Greifswald 1902. Die Studien VAN LEERSUMS über v. Sw., Janus, 1906, 1910.

Die Hauptschrift VAN SWIETENS ist betitelt: „Commentaria in Hermanni Boerhaave aphorismos de cognoscendis et curandis morbis, accedit Georgii Erhardi Hambergeri Med. Doct. de praxi medica rationali

addiscenda et proponenda praefatio" (Hildburghausen 1754—1775, mit
dem Indexsupplement fünf Quartbände). Sie ist mit außerordentlich
gesundem Sinn vom hippokratischen Standpunkte aus abgefaßt unter
Vermeidung aller theoretischen Spekulation in einem leicht faßlichen
Latein, dessen Lektüre nicht die mindeste Schwierigkeit, wohl aber
wegen der reichhaltigen und auch heute noch sehr belehrenden Kasuistik
eine von Seite zu Seite steigende Freude bereitet. Einzelne Kapitel
sind geradezu meisterhaft behandelt, so die über Fieber, Syphilis,
Gelenkrheumatismus, akute Exantheme. Wir lernen aus dem VAN
SWIETENschen Kommentar den Geist der damaligen Wiener medizinischen Schule von der besten Seite kennen. — In der Arzneimittellehre
ist VAN SWIETENS Name durch die nach ihm benannte Sublimatlösung
(Liquor v. Sw.) zur Therapie der Syphilis verewigt, wie er denn überhaupt gerade für die letztere wertvolle Beiträge geliefert hat.

Zu den von VAN SWIETEN ausgegangenen Maßnahmen, die zum
Glanz der Wiener Schule nicht wenig beigetragen haben, gehört vor
allem die Berufung geeigneter Lehrkräfte; unter ihnen rangiert an der
Spitze ANTON DE HAEN, ein Landsmann seines Protektors VAN SWIETEN
und gleichfalls Schüler BOERHAAVES, 1704 im Haag geboren und seit
1754 Professor der Klinik in Wien, wo er 1776 verstarb, ein geistreicher
Mann, der vielfach an STAHL erinnert. Er teilt mit diesem die tiefe Auffassung, den großen Gedankenreichtum, aber auch den Fanatismus für
seine Überzeugung, die Rauhigkeit und das Abstoßende in seinem
Wesen, die Unverträglichkeit gegen solche, welche anders dachten als
er; schließlich verlor er sich im hohen Alter in einen gewissen Mystizismus,
von dem man auch STAHL trotz aller Klarheit, mit der er von seinem
Standpunkte aus urteilt, nicht freisprechen kann. DE HAEN schrieb
wie sein Lehrer und Genosse VAN SWIETEN in streng praktischer Richtung.
Jeder therapeutischen Spekulation war er entschieden abgeneigt. Seine
Hauptschrift führt den Titel: „Ratio medendi in nosocomio practico
Vindobonensi" (1758—79) in 15 Bänden. Es handelt sich dabei um
klinische Jahresberichte, in denen die reichhaltige Kasuistik mit gründlichen epikritischen, meist auf Physiologie und Pathologie bezüglichen
Bemerkungen ausgestattet ist. Bekannt ist, daß DE HAEN zu denen
gehört, welche zuerst die systematische Anwendung des Thermometers
zur Bestimmung des Fiebers geübt und die Sektion in die klinische
Forschung eingeführt haben.

In seiner klassischen Abhandlung „Hundert Jahre Allgemeiner Pathologie"
in der Festschrift zur 100 jährigen Stiftungsfeier der Kaiser-Wilhelm-Akademie
1895 bemerkt VIRCHOW über DE HAEN (S. 24 des Sonderdrucks): „Mit dem
Fanatismus eines Mönches verteidigte er Magie und Wunder und bekämpfte die
Philosophen als Atheisten. Er hat den Boden vorbereitet, auf dem alsbald der

tierische Magnetismus und der Somnambulismus emporblühten. Welche Gegensätze in einem Manne! Derselbe Arzt, der das Thermometer in die Krankenbeobachtung, die Sektion in die klinische Forschung einführte, glaubte an Hexerei und verfolgte Hexen." — Vgl. aber auch M. NEUBURGER, Anton de Haen als Experimentalforscher. Wiener med. Presse, 1898, No. 42.

Eine besonders hervorragende Leistung der älteren Wiener Schule bildet das Werk **Joseph Leopold Auenbruggers** (1722—1809), erschienen 1761, mit dem er die moderne p h y s i k a l i s c h e D i a g n o s t i k begründet hat: „Inventum novum ex percussione thoracis humani ut signo abstrusos interni pectoris morbos detegendi", d. h. Neue Erfindung, um aus dem Beklopfen des Brustkorbes Zeichen zur Diagnose der Krankheiten der Brusthöhle zu gewinnen. AUENBRUGGER war Arzt am spanischen Hospitale. Sein „Inventum" geriet infolge systematischen Totschweigens und gehässiger Gegnerschaft anderer trotz vielfacher freundlicher Aufnahme seitens deutscher Ärzte wieder in Vergessenheit, der es erst im 19. Jahrhundert (1808) der bekannte Leibarzt NAPOLEONS I., JEAN NICOLAS CORVISART (1755—1821) entriß.

Über diese Vorgänge hat B. NOLTENIUS im Archiv f. Gesch. d. Medizin, Bd. I, durch sorgfältige Untersuchung Klarheit verbreitet. Siehe auch CLAR, Leop. Auenbrugger, Graz 1867, und M. NEUBURGERS vorzügliche Würdigung Auenbruggers in der Wiener med. Wochenschr., 1909, No. 20, sowie V. FOSSELS Übersetzung der Schrift in SUDHOFFS Klassikern der Medizin, Bd. 15, Leipzig 1912.

Kurz nachher brachte, wie bekannt, RENÉ THÉOPHILE HYACINTHE LAENNEC (1781—1826) durch seine „Auscultation médiate ou Traité du diagnostic des maladies des poumons et du coeur fondé principalement sur ce nouveau moyen d'exploration" (Paris 1819) die notwendige Ergänzung zu AUENBRUGGERS Leistung (wovon später). — Als Repräsentant der älteren Schule ist noch zu erwähnen ANTON STOERCK (1731 bis 1803), geboren in Schwaben, ein Schüler von DE HAEN, dessen Hauptverdienst in seinen experimentellen Arbeiten über die medikamentöse Wirksamkeit gewisser vegetabilischer Giftstoffe (cicuta, colchicum, hyoscyamus, pulsatilla, strammonium) besteht. Bedeutender als STOERCK ist MAXIMILIAN STOLL aus einem kleinen Ort in Württemberg (1742 bis 1788). Ursprünglich zum katholischen Theologen bestimmt, entfloh er aus einem Jesuitenkloster, studierte in Straßburg und Wien Medizin, ließ sich als Arzt in Ungarn nieder und ging, durch Krankheit an der Ausübung der Praxis verhindert, nach Wien, um sich hier der akademischen Laufbahn zu widmen. 1776 erhielt er die Primararztstelle am unierten Spitale (dem vereinigten Dreifaltigkeits- und spanischen Spitale); im gleichen Jahre wurde er Vorstand und übernahm als Nachfolger DE HAENS dessen Lehrstuhl, den er fast 10 Jahre lang innehatte. Doch unterlag er 1784 bei der Bewerbung ums Direktorat des großen

allgemeinen Krankenhauses gegen JOSEF GUARIN, der geeignete Bau-
pläne vorzulegen in der Lage war, ließ sich aber darum in seiner wissenschaftlichen Wirksamkeit durchaus nicht stören, setzte dieselbe vielmehr in privaten Einrichtungen fort und starb 1787. Bei STOLL ist die
humoralpathologische Anschauung in größerem Maßstabe ausgeprägt
als bei BOERHAAVE. Ähnlich wie bei DE LE BOE (SYLVIUS) spielen bei
ihm die Erkrankungen der Galle, ausgesprochen in dem sogenannten
biliösen Typus der Krankheiten, besonders der epidemischen, eine Rolle.
Von STOLL stammt die Lehre von der biliösen Pneumonie. Auch er
verfaßte unter dem Titel: „Ratio medendi in nosocomio practico Vindobonensi" (Wien 1779—90, sieben Bände) klinische Jahresberichte, dazu
noch eine Reihe von Arbeiten über Fieber, chronische Krankheiten mit
zahlreichen pathologisch-anatomischen Daten über Herzkrankheiten
und Aneurysma. STOLL war übrigens ein vorzüglicher, auch als Mensch
beliebter akademischer Lehrer. Mit ihm erlischt der Glanz der älteren
Wiener Schule.

Zu vergleichen ist MAX NEUBURGERS Untersuchung: „Anton de Haën und
Maximilian Stoll als Neuropathologen", Wien. med. Wochenschr., 1913, No. 17 u. 18;
über M. STOLL, den Vortag von PARROT in den Conférences historiques, Paris
1866, S. 141—172, und V. FOSSEL, Studien, 1909, S. 153—191.

Achtzehnte Vorlesung.

ALBRECHT VON HALLER und seine Irritabilitäts- und Sensibilitätslehre. Die
Anatomie und Physiologie der HALLERschen Periode. Die auf seiner Lehre
beruhenden pathologischen Systeme. GAUB. CULLEN. MONRO. Der
Brownianismus und seine Modifikationen. ROESCHLAUB. RASORI. TOM-
MASINI.

Wir kommen nunmehr, meine Herren, zu der anderen Linie der
BOERHAAVESchen Dynastie, wenn ich mich so ausdrücken darf, zu
Albrecht von Haller, dem Hauptvertreter der wissenschaftlichen Seite
seines großen Leidener Lehrers.
ALBRECHT VON HALLER tritt uns vor allem als großer P h y s i o -
l o g e entgegen. Geboren 1708 in Bern (also ein vollständiger Zeitgenosse von VAN SWIETEN und DE HAEN), soll er schon als Kind großen
wissenschaftlichen Eifer und ein hervorragendes Talent zu systematischen
Arbeiten dokumentiert haben, so daß er sich u. a. mit lexikalischen und
ähnlichen Entwürfen zu größeren Werken bereits im Knabenalter beschäftigte. Er studierte zuerst in Tübingen unter dem Anatomen JOH.

GEORG DUVERNOY (1691—1759), einem braven Mann, dem es aber an
Leichen fehlte. Darauf ging er nach Leiden, wo er sich besonders an
ALBINUS und BOERHAAVE anschloß, erwarb bereits im Alter von 19 Jahren
den Doktortitel, machte dann große Reisen nach London und Paris
(hier besonders unter WINSLOW anatomischen Studien ergeben) und
begab sich später nach Basel, wo er in intimere Beziehungen zum großen
Mathematiker und Physiker BERNOULLI trat, unter dessen Leitung er
sich auch mit mathematischen Studien beschäftigte. Hierauf kehrte er
nach Bern zurück, habilitierte sich daselbst als praktischer Arzt, eröffnete private Lehrkurse über Anatomie und beschäftigte sich gleichzeitig eingehend mit botanischen und physiologischen Arbeiten. Bereits
1746 hatte er sich den Ruf eines so großen Gelehrten erworben, daß er
auf Vorschlag des hannöverschen Leibarztes PAUL GOTTFRIED WERLHOF
(1699—1767), eines der geachtetsten Ärzte seiner Zeit, von dem Kurator
der damals eben ins Leben gerufenen Göttinger Universität, dem Freiherrn VON MÜNCHHAUSEN, an Stelle des bereits gewählten, aber (zum
Heil für Göttingen) an dem Antritt der Stellung noch im letzten Moment
behinderten GEORG ERHARD HAMBERGER (1697—1755, Professor in
Jena) ebendahin berufen wurde. Sofort mit der Übernahme der Göttinger
Professur entfaltete HALLER eine außerordentlich rührige Wirksamkeit
in seiner neuen Stellung und wußte der jungen Hochschule, besonders
deren medizinischen Fächern, ein von Jahr zu Jahr sich steigerndes
Ansehen zu verschaffen, so daß die jungen Leute ähnlich scharenweise
jetzt nach Göttingen zu HALLER pilgerten, wie einst nach Leiden zu
BOERHAAVE, und es als Beweis besonderer Ausbildung, namentlich in
Deutschland, galt, wenn man sich rühmen konnte, zu HALLERS Füßen
gesessen zu haben. In der Tat ist aus seiner Schule eine große Anzahl
sehr bedeutender Ärzte hervorgegangen. Leider wurde HALLER durch
Krankheit und unüberwindliches Heimweh bereits 1753, seinen Abschied
aus Göttingen zu nehmen, veranlaßt. Er ging nach seiner Vaterstadt
zurück, widmete sich hier öffentlichen Ehrenämtern und beschäftigte
sich literarisch mit umfangreichen Sammel- und sonstigen schriftstellerischen Arbeiten bis zu seinem 1777 an Magenkarzinom erfolgten
Ableben. Aus dieser Zeit stammen seine großen literarhistorischen
Zusammenstellungen zur Botanik, Anatomie, Chirurgie und praktischen
Medizin.

    Von den Schriften über HALLER seien nur einige wenige hier genannt:
J. G. ZIMMERMANNS Teil-Biographie („Das Leben des Herrn von Haller"), Zürich
1755; die von verschiedenen Autoren gearbeitete Jubiläumsdenkschrift, Bern 1877;
FERD. VETTER, Der junge Haller, Bern 1909; ARTHUR WEESE, Die Bildnisse
Albrechts v. Haller, Bern 1909. (Über WERLHOF vgl. ROHLFS, Med. Klassiker·
Deutschlands, 1. Abt., 1875, S. 31—81.)

Man weiß in der Tat nicht, was man an HALLER mehr bewundern soll, seine kolossale Gelehrsamkeit, mit der er nicht bloß allen Zweigen der Naturwissenschaften, sondern auch der ästhetischen und belletristischen Literatur gerecht geworden ist, oder seinen unglaublichen Fleiß, seine unübertroffene Produktivität und seine riesige Gedächtniskraft. Mit allen diesen Eigenschaften steht HALLER zu seiner Zeit unerreicht da; kein Gelehrter hält mit ihm hierin einen Vergleich aus, und was das Bewunderungswürdigste ist, alles, was er geleistet und geschaffen hat, trägt den Stempel größter Vollendung. Dies gilt ganz besonders von seinen physiologischen und literarhistorischen Werken. HALLERS wichtigste Schriften sind: 1. die Kommentare zu den schon erwähnten Boerhaaveschen Institutiones (1739 bis 1744); an diesem Werk hatte er bereits vor dem Antritt seiner Göttinger Lehrtätigkeit zu arbeiten begonnen; 2. Primae lineae physiologiae (1747), das erste selbständige, systematische Elementarbuch der Physiologie; 3. die berühmten „Elementa physiologiae corporis humani" (1757, ein Handbuch in acht Quartbänden mit einer überwältigenden Fülle von Literaturnachweisen, welche die vorherige Literatur fast gänzlich überflüssig machen); 4. die Icones anatomicae (in acht Faszikeln mit Unterstützung seines Freundes JOHANN JACOB HUBER, 1707—78); einzelne Gebiete sind meisterhaft dargestellt, nur sind die Tafeln nicht so künstlerisch wie die des ALBINUS. Dazu kommen die großen bibliographischen Arbeiten, seine berühmten, umfangreichen „Bibliotheken" der Botanik, Anatomie, Chirurgie in je zwei und der Medicina practica in vier Bänden, zahlreiche Gedichte, botanische Arbeiten, sogar Staatsromane, 12 000 Rezensionen, Korrespondenzen mit der ganzen gelehrten Welt (besonders auch in seiner Eigenschaft als beständiger Vorsitzender der von ihm gegründeten Göttinger Sozietät) etc. etc. Auch eine Reihe älterer Klassiker hat er in Sonderausgaben ediert. Noch wird ein Teil von HALLERS literarischer Hinterlassenschaft im Manuskript auf der Stadtbibliothek in Bern aufbewahrt, u. a. auch eine von ihm herrührende Geschichte der Medizin auf 700 Seiten (nach dem von dem Berner Stadtbibliothekar HAGEN bearbeiteten Kataloge).

HALLERS Hauptverdienst betrifft, wie bereits gesagt, die Physiologie, und zwar zunächst deren literarische Seite. Vor HALLER existierte ein Lehrbuch der Physiologie nicht; die einzelnen großen physiologischen Arbeiten des 17. Jahrhunderts finden sich nur zerstreut vor. Niemand hatte bisher versucht, alle Spezialkapitel der Physiologie nach wissenschaftlichen Prinzipien systematisch zu bearbeiten. Dieses Riesenunternehmen hat HALLER in der glänzendsten Weise ins Werk gesetzt. Es befähigten ihn dazu vor allem seine großen anatomischen und ver-

gleichend anatomischen Kenntnisse. Er war überdies einer der geschicktesten und fleißigsten Experimentatoren, dabei von staunens-
werter Belesenheit, die es ihm gestattete, überall die nötigen literarischen
Belege heranzuziehen. So hat er denn auch alle einzelnen Unterabteilungen selbständig einer genauen experimentellen Nachprüfung unterzogen. Am bedeutendsten sind in diesem Riesenwerk die Abhandlungen
über das Gefäßsystem, welche auch als Monographien (in den bekannten
Göttinger Sozietäts-Kommentarien) veröffentlicht worden sind, und die
Nervenphysiologie, ein Gebiet, auf dem bekanntlich seine eigentlichen,
epochemachenden Originalleistungen sich bewegen. Wie aus den früheren
Ausführungen bekannt ist, führte man vor HALLER alle organische Bewegung auf verschiedene Kräfte zurück, die man teils unter dem Begriff
φύσις (HIPPOKRATES) oder auch πνεῦμα (GALENOS) subsumierte, teils
auf den Archaeus (PARACELSUS, VAN HELMONT), oder auch auf gewisse
spiritus animales resp. vitales (SYLVIUS) resp. die anima (STAHL) zurück-
leitete. GLISSON (vgl. S. 266 u. 269) hatte allerdings schon von einer dem
tierischen Körper eigentümlichen Eigenschaft gesprochen, für die er
das Wort „irritabilitas" erfand. Damit wollte er dem tierischen Organismus die Eigentümlichkeit vindizieren, auf Reize zu reagieren. GLISSON
war aber noch weit davon entfernt, mit Irritabilität eine bestimmte
physiologische Eigenschaft, die bestimmten Körperteilen zukomme, zu
bezeichnen, sondern er dachte sich vielmehr alle organische Substanz,
alle Teile mit dieser Eigenschaft der Reizbarkeit ausgestattet; er sah
sämtliche Naturvorgänge, nicht bloß diejenigen im Organismus, in ziemlich verschwommener Weise als Bewegung an. HALLER brachte diese
Lehre von der Bewegung mit Muskeln und Nerven in Zusammenhang.
Er wies zuerst experimentell nach (in der Schrift „D e p a r t i b u s
c o r p o r i s h u m a n i s e n s i b i l i b u s e t i r r i t a b i l i b u s"),
daß in jedem tierischen Organismus zwei Formen von Bewegung
vorkommen: 1. eine solche, die von der rein physikalischen Kraft
der Elastizität abhängig nicht bloß den Muskeln, sondern auch zahlreichen anderen Gewebselementen eigentümlich ist, 2. eine ausschließlich
den Muskeln zukommende besondere Eigenschaft, auf Einwirkung verschiedener Reize sich zusammenzuziehen. Diese Kontraktionsfähigkeit
bezeichnete HALLER als I r r i t a b i l i t ä t. Gleichzeitig wies er nach,
daß diese Irritabilität dem Muskel auch unabhängig von dem Nerveneinfluß innewohnt, daß dieser aber den normalen Reiz für die willkürliche Bewegung der Rumpf- und Extremitätenmuskeln darstellt. Daneben
besteht die S e n s i b i l i t ä t, ein ausschließlich an die Nerven ge-
knüpftes Empfindungsvermögen, welches die durch Berührung oder
Reizung in einem Teil hervorgerufenen Veränderungen zum Bewußtsein
bringt. (Übrigens lieferte HALLER auch den Nachweis, daß das Kon-

traktionsvermögen der Muskeln noch nach dem Tode eine Zeitlang fortbesteht.) Diese Lehre von der Irritabilität und Sensibilität hat HALLER durch über 600 Versuche erhärtet und damit zum ersten Male den experimentellen Nachweis einer an bestimmte Gewebe gebundenen Lebenserscheinung erbracht, die Grundlegung der modernen experimentellen Biologie vollzogen.

Die HALLERsche Entdeckung, meine Herren, verursachte in der wissenschaftlichen Welt begreiflicherweise eine große Bewegung der Geister, natürlich zunächst im oppositionellen Sinne; zahlreiche ernst zu nehmende Forscher, namentlich einige Anhänger STAHLS, ferner HALLERS eigener Schüler, der verdiente Botaniker GEORG CHRISTIAN OEDER (1728—1791), aber auch weniger bedeutende Autoren bekämpften die Lehre teils auf Grund abweichender experimenteller Ergebnisse, teils aus aprioristischen Gründen, weil ihnen die Supposition eines dualistischen Prinzips in den Lebensvorgängen nicht behagte. Indessen die Opposition verstummte, als die Mehrzahl der bedeutenderen Physiologen bei Wiederholung der HALLERschen Experimente zur einwandfreien Bestätigung seiner Angaben gelangte.

Wie immer, wenn Könige bauen, Kärrner zu tun haben, brachte auch HALLERS Wirksamkeit nach der Richtung hin reichen Segen, daß sie ungemein zur weiteren Detailforschung in den verschiedensten Zweigen der Anatomie und Physiologie anregte. Ein ganzer Kreis von Anatomen und Physiologen gruppiert sich um HALLER als Mittelpunkt. Solche Autoren, die in seine Fußtapfen traten und mehr oder weniger in seinem Sinne weiter arbeiteten, sind unter andern: — ich nenne nur die hervorragenderen — GIOVANNI BATTISTA MORGAGNI (1682—1771), Professor in Padua, Verfasser der berühmten „Adversaria anatomica", in dem wir später den Begründer der pathologischen Anatomie als Disziplin zu würdigen haben werden; ferner dessen mit seinem Leben und Wirken zum Teil bereits ins nächste Jahrhundert reichender Schüler ANTONIO SCARPA (1752—1832), Professor in Pavia, verdient durch anatomische Arbeiten über Knochensystem, Nerven, Sinnesorgane (einen noch größeren Ruf verdankt SCARPA seinen chirurgischen Schriften zur Lehre von den Knochenbrüchen, Augenkrankheiten usw.); DOMENICO COTUGNO (1736—1822); PAOLO MASCAGNI (1752—1815), Professor in Florenz, Verfasser einer Künstler-Anatomie sowie eines Werkes über das Lymphgefäßsystem; HEINRICH AUGUST WRISBERG (1739—1808), unmittelbarer Schüler von HALLER, Professor der Anatomie und Geburtshilfe in Göttingen; JOHANN GOTTFRIED ZINN (1727—1759), Lieblingsschüler HALLERS, jung an der Phthise gestorben („Zonula Zinnii"); JOHANN FRIEDRICH MECKEL (1724—1774), der bekannte erste Anatom am Berliner Collegium medico-chirurgicum, ein künstlerischer Nerven-

präparator (Ganglion Meckelii), Stammvater der berühmten Hallenser
Anatomenfamilie, auch verdient durch seine Leistungen zur Anatomie
des Kehlkopfes, des Bauchfells usw.; JOH. NATHANAEL LIEBERKÜHN
(1711—1765), ein Berliner Arzt, der seine Studien in Jena und Leiden
gemacht hatte, von hervorragendem mechanischem Talent, bewiesen
an seinen berühmten Injektionspräparaten (,,L.sche Krypten"); SAMUEL
THOMAS VON SOEMMERING (1755—1830), Sohn eines Arztes aus Thorn,
in Göttingen unter WRISBERG gebildet, bekannt durch seine klassischen
Arbeiten über das Gehirn, seine musterhaft ausgeführten Kupfertafeln,
sein fünfbändiges Werk: Vom Bau des menschlichen Körpers (1791 bis
1796; eine vollständig neue Redaktion dieses hervorragenden Werkes
besorgten im folgenden Jahrhundert vereint WAGNER, BISCHOFF,
HENLE, HUSCHKE, J. THEILE, VALENTIN und J. VOGEL, Leipzig 1839
bis 1845 in acht Bänden); CASP. FRIEDR. WOLFF (1735—1794) aus Berlin,
Professor in Petersburg, bedeutender Embryologe; endlich die beiden
genialen Schotten, die Brüder HUNTER: JOHN HUNTER (1728—1793),
auf dessen Verdienste um die Pathologie wir noch mehrmals zu sprechen
kommen werden, und der ältere WILLIAM HUNTER (1718—1783), Verfasser eines klassischen Werkes über die Anatomie des Uterus. — Ausschließlich auf physiologischem Gebiet bewegen sich auch die Arbeiten
der LAZZARO SPALLANZANI (1729—1799), sukzessive Professor in Reggio,
Modena und Pavia (Zeugunglehre, Gegner der Generatio aequivoca,
Verdauungsversuche), STEPHAN HALES (1677—1761; vgl. die Studien
DAWSONS im Bull. of the Johns Hopkin Hosp., 1904, Vol. 15), und
WILLIAM HEWSON (1739 1774; über Bewegung resp. Gerinnung des
Blutes) u. v. a.

Im Anschluß an die HALLERschen Entdeckungen in der Physiologie
sehen wir auch in der theoretischen Bearbeitung der Heilkunde einen
mächtigen Umschwung eintreten. Die Lehre von der Sensibilität und
Irritabilität bildet fortab für lange Zeit den Angelpunkt, um den sich
alle allgemein-theoretischen Auseinandersetzungen in Biologie und
Pathologie, alle Erklärungsversuche der Rätsel von Leben, Krankheit
und Tod drehten. In ähnlicher Weise, wie das HALLER für die Physiologie
geleistet hatte, unternahm es sein Genosse und gleichfalls ein ehemaliger
Schüler BOERHAAVES, **Hieron. David Gaub** (1704—1780) aus Heidelberg,
die P a t h o l o g i e im Zusammenhang zu bearbeiten. Seine 1758
publizierten, später in mehreren deutschen Ausgaben erschienenen
,,Institutiones pathologiae medicinalis", ein Werk, das sich bis in die
neuere Zeit in vollkommenem Ansehen erhalten hat, zeichnen sich durch
große Gründlichkeit und klare Disposition des Materials aus. Nach
GAUB ist die Grundlage zum Verständnis der pathologischen Vorgänge

die Physiologie in Verbindung mit anatomischen Kenntnissen; die
Krankheit ist aber nicht lediglich der Ausdruck der durch gewisse
hygienische Noxen hervorgerufenen Beeinträchtigung in der anatomischen
Organisation resp. in dem physiologischen Mechanismus, sondern
zugleich ein Kampf der Natur — GAUB bezeichnet sie in etwas vager,
unerklärt gelassener Auffassung als Seele — zum Zweck der Eliminierung
der durch die ätiologischen Faktoren hervorgerufenen Wirkungen. GAUB
unterscheidet zwischen einfachen und zusammengesetzten Krankheitsformen sowohl der festen Gewebe wie der Säfte. Die zusammengesetzten sind die am häufigsten vorkommenden, bei denen sich
mehrere der einfachen Krankheitsformen kombinieren. Eine große
Rolle spielt in GAUBS allgemein-pathologischem System die Krasenlehre; alle Säftekrankheiten sind entweder abnorme Verdünnungen
(tenuitas) oder Verdickungen (tenacitas) oder Schärfen (acrimonia)
der verschiedensten Art, ähnlich wie bei BOERHAAVE; bei den Krankheiten der festen Teile handelt es sich entweder um Rigidität oder
Debilität der Faser usw. Das Kapitel über die Ätiologie ist ebenso vollständig wie rationell bearbeitet. Interessant ist die Bemerkung, daß die
Miasmen und Kontagien Krankheiten erzeugen ähnlich denjenigen, durch
die sie hervorgerufen werden, und wegen der Fähigkeit, im Organismus
sich unendlich zu vermehren, in gewisser Beziehung vielleicht eine Verwandtschaft mit den chemischen Fermenten besitzen. Auf die ätiologischen Auseinandersetzungen folgt die Symptomatologie, mit der
das Buch schließt. Bei aller Anerkennung, die der Versuch GAUBS,
vom Geiste der damaligen Zeit betrachtet, verdient, muß man doch
sagen, daß sein Eklektizismus ihn zu einer grossen Reihe von Inkonsequenzen verleitet hat, weil er nicht streng genug die verschiedenen
allgemeinen Begriffe, mit denen er operierte, gesondert hat. Die Krasenlehre, die STAHLsche Anima, die HALLERsche Irritabilität — alles ist
bei GAUB miteinander verquickt, ohne daß es ihm gelang, sie physiologisch zu vereinen. Auch hat GAUBS Arbeit insofern nachteilig auf
die Anschauungen der damaligen und späteren Ärztegeneration in
methodologischer Beziehung eingewirkt, als mangels eines genauen
Nachweises des Zusammenhanges zwischen Krankheitserscheinung und
physiologischer Funktionsbeeinträchtigung die Vermittlung zwischen
Physiologie und Pathologie fehlt; darum blieb man in Gefahr, allmählich
über der Betrachtung der Symptome, daß es sich dabei wesentlich um
funktionelle Veränderungen handelt, zu vergessen und schließlich wieder
die Symptome als etwas von den Funktionen Unabhängiges anzusehen.

Bei der Intensität, mit der die HALLERsche Lehre das Denken der
Forscher beherrschte, bei der allmählich immer tiefer in den Anschauungen der Ärzte sich Bahn brechenden Erkenntnis, daß die Physiologie

das rationelle Fundament der Pathologie sei, konnte dennoch die Wirkung dauernd nicht ausbleiben. Aber die Gemüter, die gleichsam instinktiv auf ein einheitliches Lebensprinzip eingestellt waren, fühlten sich in ihrem Drange, die letzten Rätsel zu erklären, mit HALLERS Doppelprinzip der Irritabilität und Sensibilität nicht befriedigt und suchten beide Vorgänge unter einem gemeinschaftlichen zu subsumieren, den Dualismus auszugleichen — auf verschiedenen Wegen.

(I.) Ein Teil der Forscher faßte ganz in Widerspruch mit der HALLERschen Theorie die Irritabilität als Folge der Sensibilität auf, d. h. man sah die Reizbarkeit als mit der Empfindlichkeit beginnend an, und insofern diese als die spezifische Tätigkeit des Nervensystems erkannt und erwiesen war, warf man die beiden Begriffe Sensibilität und Irritabilität unter dem nach der falschen Auffassung dieser Autoren primären und originären der „Nerventätigkeit" zusammen; man knüpfte wieder an die bereits von HOFFMANN verfochtene nervosistische Theorie an, und es entwickelte sich eine ganze Reihe solcher Neuropathologien, bei denen der Einfluß der Nerven als der Ausgangspunkt aller Erscheinungen angesehen wurde. (II.) Eine zweite Gruppe von Forschern subsumierte die Sensibilität unter den Begriff der Reizbarkeit und proklamierte die letztere als das höchste Prinzip, wobei dieser Begriff aber gar nicht mehr in HALLERscher, sondern in mehr verschwommener Weise ähnlich wie bei GLISSON verwendet wurde. Als Repräsentant dieser Richtung, welche namentlich in Deutschland lange Zeit sich behauptete, ist der Schotte BROWN anzusehen; aus seiner Lehre entwickelte sich nachher in Deutschland die sogen. Erregungstheorie. Endlich finden wir (III.) eine Kategorie von Autoren, welche zwar den HALLERschen Dualismus adoptierten, sich aber dem Dilemma mit folgender Argumentation zu entziehen suchten. Sie sagten: Irritabilität und Sensibilität stehen beide unter der Herrschaft einer höheren Potenz. Als diese hatte man früher die φύσις, den Archaeus, die Anima usw. angenommen, aber diese Termini seien zu allgemein und darum ungenügend, sie träfen nicht den Kern der Sache; es handle sich offenbar um eine ganz spezielle, die Lebensvorgänge hervorrufende, beeinflussende und erhaltende Kraft, welche sie danach allein mit dem Namen der „Lebenskraft" treffend belegen zu können glaubten. Vitalistisch waren diese Richtungen alle, aber man hat sich gewöhnt, die letztere speziell als die vitalistische Schule zu bezeichnen, welche besonders in Montpellier ihre Ausbildung fand und schließlich eine Umänderung in die sogenannte analytische Methode erfuhr, die in BICHAT und seiner Schule ihre Krönung erhielt.

Der Hauptrepräsentant der unter I geschilderten Richtung war WILLIAM CULLEN (1712—1790), Professor in Edinburg. Ihm sowie seinem Kollegen ALEXANDER MONRO (1697—1767), einem Schüler BOERHAAVES, verdankt die Edinburger medizinische Schule den Glanz, dessen sie sich viele Jahre hindurch erfreut hat. CULLENS Hauptwerk sind die „First lines of the practice of physik for the use of students" (1776—83, 4 voll.). An der Spitze seiner Lehre steht der Grundsatz: Das Nervensystem ist die Quelle des Lebens; von ihm nehmen alle vitalen Erscheinungen, sowohl die normalen wie die abnormen, ihren Ursprung; es ist der wesentliche Regulator aller organischen Phänomene; eine Alteration desselben bewirkt auch Anomalie in den vitalen Funktionen. Das erkrankte Nervenprinzip kann sich nun entweder zu stark — als Spasmus — oder zu schwach — als Atonie — äußern. Nach CULLEN gehen beispielsweise die meisten Fieber aus einer zu schwachen Wirkung des Nervenprinzips hervor, wie denn überhaupt die meisten Krankheiten Folgen einer geschwächten Nerventätigkeit sind, nur wenige einer zu intensiv sich äußernden. Als Synocha bezeichnet CULLEN beispielsweise dasjenige Fieber, bei dem die Reaktion von seiten des Nervensystems zu stark ist; beim Typhus soll sie zu schwach, beim Synochus weder zu stark, noch zu schwach sein. Die Therapie müsse nach CULLEN das Ziel verfolgen, das geschwächte Nervensystem zu stärken, die Reaktion zu steigern oder zu schwächen, je nach Umständen; auch müßten die Säfte vor Fäulnis bewahrt werden. Entzündung ist nach CULLEN die Folge einer örtlichen Reizung; zu den Entzündungen rechnet er auch den Rheumatismus. Daneben unterscheidet CULLEN noch Nervenkrankheiten im engeren Sinne, ferner örtliche Krankheiten, Geschwülste und endlich noch — Kachexien, ganz im Widerspruch zu seiner Theorie; denn indem er erklärt, daß viele Krankheiten auch primär in den Säften entstünden, z. B. die Skrofulose, der Skorbut, konzediert er, daß hierbei eine Schädlichkeit von seiten des Nerven-systems nicht nachgewiesen werden kann. — CULLEN ist zwar ein krasser Nervenpathologe, aber er hat im Gegensatz zu HOFFMANN das Verdienst, seinen theoretischen Standpunkt auch praktisch verwertet zu haben, namentlich in bezug auf die Erklärung der Krankheitsvorgänge, und die Behandlung danach in ganz konsequenter Weise durchgeführt zu haben. Seine Darstellung ist ganz vortrefflich. Trotz vieler Fehler, die in seinem System liegen, läßt sich ein Fortschritt in demselben insofern nicht verkennen, als hier der erste Versuch einer wirklichen physiologischen Analyse der Krankheiten vorliegt; daß dieser Versuch zum Teil gescheitert ist, erscheint begreiflich, wenn man den im Grund-prinzip falschen Standpunkt erwägt. Auf der Basis solcher Voraus-setzungen war eben nicht weiter zu kommen, als es CULLEN gelang. — Trotzdem erntete er bei den Zeitgenossen, besonders bei seinen Landsleuten großen Beifall. Ja noch bis zu dem letzten Viertel des 19. Jahrhunderts begegnete man in der Literatur der englischen und amerikanischen Medizin Anklängen an CULLENS Anschauungen; namentlich erhielt sich die von ihm herrührende Nomenklatur recht lange Zeit.

Über CULLEN und seinen Schüler Jos. BLACK ist zu vergleichen der reich illustrierte Diskurs WILLIAM RAMSAYS, Glasgow 1904 („Joseph Black. M. D.“).

Übrigens bildete diese Lehre die Basis zahlreicher anderer nervosistischer Theorien. Vor allem steht in innigem Zusammenhang damit der B r o w n i a n i s m u s als Hauptvertreter der II. Gruppe, die sogen. **Erregungstheorie. John Brown,** 1735 in einer kleinen schottischen Stadt (im Berwickshire-Bezirke) geboren, in ärmlichen Verhältnissen aufgewachsen, besaß einen enormen Wissensdrang. Er wandte sich nach Edinburg, wo er von seiten der Professoren vielfache Unterstützung fand, zunächst in der Absicht, Theologie zu studieren. Doch mußte er diesen Plan fallen lassen. Er fand aber an CULLEN einen Protektor, der sich seiner annahm, ihn als Hauslehrer engagierte, zum Studium der Medizin anregte und später sogar zum Repetitor in seinen Vorlesungen wählte. Zuerst wurde BROWN dann ein eifriger Anhänger CULLENS; allein bald änderte sich das Verhältnis. In wenig anständiger Gesinnung bemühte er sich, unter den Studierenden eine ihm gewogene Clique zu bilden, kurierte hinter dem Rücken der Ärzte und betrug sich überhaupt gegen die dortigen Professoren in geradezu empörend undankbarer Weise. 1778 veröffentlichte er seine „E l e m e n t a m e d i c i n a e“, in denen er gegen seinen Lehrer und Protektor CULLEN direkt Front machte. Nun brach ein heftiger Kampf zwischen den Anhängern CULLENS und BROWNS aus, ein Kampf, welchen nicht bloß die Geister, sondern auch die Leiber geführt haben. BROWNS Leben ward immer zügelloser, indem er vor den Vorlesungen immer Branntwein soff. Schließlich mußte er ins Schuldgefängnis wandern. Durch die Freigebigkeit seiner Freunde daraus befreit, ging er nach London, verkam hier aber ganz und starb 1788 an den Folgen des Opiumgenusses, an den er, um Gichtanfällen vorzubeugen, allabendlich sich gewöhnt hatte. Seine Familie blieb in größter Dürftigkeit zurück und wurde von den Ärzten unterstützt. BROWN besaß glänzende Eigenschaften und Kühnheit des Denkens, wenn auch sein Wissen nicht fest begründet war und Charakterschwäche sein Leben verwüstete. Seine schon genannten „Elementa medicinae“ nehmen in der Medizingeschichte eine viel umstrittene, aber immerhin Beachtung verdienende Stelle ein. Das Buch wurde ins Deutsche übersetzt und vielfach kommentiert. Sein Inhalt ist etwa folgender: BROWN begründet seine Lehre auf einer Erfahrung, die er an sich selber gemacht hat. Man war nämlich zu seiner Zeit daran gewöhnt, die Gicht als das Prototyp einer Krankheit mit überreicher Blutfülle anzusehen und demgemäß auch zur Therapie Entziehungskuren, schwächende Mittel und dgl. anzuwenden. BROWN hatte sich bei eigener Erkrankung dieser Methode ebenfalls unterworfen, aber ohne Erfolg. Das brachte ihn auf den Gedanken, daß am Ende gerade seine Leidensursache in der enthaltsamen Lebensweise zu suchen sei, die er zum Zweck der Therapie führte. Er änderte diese daher, nahm stärkende Mittel, und nun trat eine auffallende Besserung ein. So entwickelte sich denn eine neue Anschauung über Pathogenese resp. Leben im abnormen Zustande bei ihm. Er argumentiert nun weiter: Das lebende Wesen unterscheidet sich vom leblosen dadurch, daß an ihm durch die Einwirkung gewisser absoluter und relativer Einflüsse gewisse Erscheinungen zustande kommen, welche ihm als lebendem Wesen allein eigentümlich sind. Diese Fähigkeit, durch äußere Potenzen zu einer lebendigen Tätigkeit angeregt zu werden, nennt er „Erregbarkeit", die den lebenden Organismus anregenden Potenzen nennt er „Reize" und zwar, sagt er, sind diese absolut und relativ äußerlich, letzteres insofern, als die Funktion eines Organs auch auf das andere erregend einzuwirken vermag; die aus der Einwirkung eines Reizes auf die Erregbarkeit des Organismus hervorgehende Wirkung nennt er „Erregung". BROWN sagt: Das Leben kann nur bei dem Vorhandensein der angeborenen Erregbarkeit und von Reizen bestehen. Es bildet eine anhaltende Kette von Erregungen und ist also durchaus kein natürlicher, sondern ein künstlicher (erzwungener) Zustand, so daß die lebenden Wesen jeden Augenblick ihrem Untergang entgegensehen und nur dadurch vor demselben bewahrt werden, daß anhaltende Reize auf sie einwirken, welche die Erregbarkeit erhalten. Die Menge der Reize und die Größe der Erregbarkeit unterliegt individuellen Variationen. Je häufiger, je stärker die Erregung erfolgt, desto mehr wird die Erregbarkeit erschöpft; je seltener und je schwächer die Reize einwirken, desto mehr häuft sich die Erregbarkeit an. Gesundheit, schließt BROWN weiter, ist durch einen gewissen mittleren Grad von Erregbarkeit bedingt. Dagegen entsteht Krankheit, wenn die Erregbarkeit bis auf einem gewissen Grad vermindert oder über ein bestimmtes Maß hinaus angehäuft ist. Der Tod tritt (nach BROWN) ein, wenn die Erregbarkeit entweder durch übermäßige Reize ganz erschöpft ist, oder wenn bei einem absoluten Mangel von Reizen die Erregbarkeit sich weit über das Maß anhäuft. Gesundheit und Krankheit sind also nicht etwa spezifisch verschiedene Zustände, sondern sie unterscheiden sich voneinander nur durch die verschiedenen Grade der Erregung. BROWN definiert nun die Pathogenese im einzelnen noch genauer: Krankheit entsteht in zweifacher Weise: entweder dadurch, daß eine zu heftige Erregung durch einen intensiv einwirkenden Reiz gesetzt wird — sthenischer Zustand, — oder sie entsteht durch zu schwache Erregbarkeit — asthenischer Zustand. — Der

letztere kann in zweifacher Weise vonstatten gehen: entweder fehlen
überhaupt die nötigen Reize, um auf die Erregbarkeit zu wirken, oder
die Erregbarkeit ist durch voraufgegangene heftige Reize so erschöpft,
daß die dadurch relativ zu schwach gewordenen Reize die Erregung
nicht mehr hervorzurufen vermögen. Die erste Form von Asthenie nennt
BROWN die d i r e k t e; diejenige, wobei es sich nur um relativ geschwächte Einwirkung handelt, nennt er die i n d i r e k t e A s t h e n i e
Es kommt gar nicht auf die Qualität, sondern nur auf die Quantität der
Reize an. Ein und derselbe Zustand kann durch die verschiedenartigsten
Ursachen hervorgerufen werden, wenn dieselben genau die Wirkung
ausüben, die das Zustandekommen der Krankheit zur Folge hat. Dieselbe abnorme Erregung wird also durch die verschiedensten Einflüsse
und Ursachen hervorgerufen. Bei jeder Krankheit hat man nun folgendes
zu beachten: 1. Ist die Krankheit örtlich oder allgemein? 2. Ist eine
abnorme Vermehrung oder Verminderung der Erregbarkeit vorhanden?
3. In welchem Grade besteht diese abnorm hohe oder abnorm niedrige
Erregung? Die Krankheitsursachen, d. h. die die Erregung in einer
abnormen Weise in Anspruch nehmenden Reize zerfallen in solche,
welche abnorm stark erregen, also eine sthenische Krankheit hervorrufen; dahin gehören hohe Temperatur, kräftige Ernährung, Fleisch,
Wein, Äther, Gewürze, Moschus, Opium; dahin gehören ferner geistige
und Gemütsaffekte, gewisse Gifte, Kontagion, viel Blut, zu reichlicher
Chylus usw. Zu den schwachen Reizen zählt er sehr niedrige Temperatur,
Kälte, anhaltenden Genuß von vegetabilischen Nahrungsmitteln, Mangel
an körperlicher Tätigkeit, entleerende Mittel, Blutungen usw. Übrigens
erklärt er im Einverständnis mit seinem Lehrer CULLEN, daß bei weitem
die meisten Krankheiten zurückzuführen sind auf einen asthenischen
Krankheitszustand, abnorme Anhäufung der Erregbarkeit und relativ
sehr schwache Erregung. Auf diesen Voraussetzungen beruht nun —
recht konsequent — das Heilverfahren. Bei sthenischer Beschaffenheit
wird die Erregung zu vermindern gesucht, es werden also Mittel gegeben,
welche die Erregung schwächen, umgekehrt bei Asthenie. Dabei kommt
es weit weniger auf die Natur des Mittels an, als auf die Kenntnis des
Grades seiner Wirksamkeit, indem man danach die Dosis bestimmt.
Zur Diagnose, ob sthenischer oder asthenischer Zustand vorliegt, ver-
weist BROWN auf den Zustand des Pulses, der Temperatur und anderer
am Organismus hervortretender Allgemeinerscheinungen. BROWNS
System stützt sich mit seiner Lehre auf eine Kombination des Irritabili-
tätsbegriffes, den er von HALLER in ganz einseitiger Weise übernommen
hat, und den von CULLEN adoptierten Kategorien der Nerventätigkeit.
Man sieht, an wie starker Einseitigkeit sein System leidet. Der ungeheure Beifall, den es (besonders in Deutschland) fand, erklärt sich nur

daraus, daß der Autor mit der nötigen Sicherheit, ja Dreistigkeit der
Argumentation sein System als etwas völlig Neues bezeichnete. Endlich,
behauptete BROWN, habe er den Weg gefunden, nach den einfachsten
Grundsätzen die Lebensvorgänge im gesunden und kranken Zustande
vollkommen genügend zu erklären und in einer ebenso einfachen Weise
diejenigen Mittel und Wege zu lehren, die imstande sind, die einge-
tretenen Störungen wieder auszugleichen. Es läßt sich nicht leugnen,
daß BROWN seine Theorie wirklich an eine vitale Erscheinung angeknüpft
hat. Der Begriff der Reizempfänglichkeit ist eine vitale und dem
Organismus absolut immanente Eigenschaft. Außerdem hatte sein
System auch insofern etwas objektiv Bestechendes, als BROWN von
seinem Standpunkte aus die Vorgänge in streng phänomenologischer
Weise und ganz frei von allen teleologischen Voraussetzungen erklärt.
Aber der ganze Nutzen, den seine Lehre hätte schaffen können, ging
dadurch verloren, daß weder er selbst noch seine Anhänger und Nachfolger sich bemühten, die Haltbarkeit dieser Theorie an den Tatsachen
zu prüfen. Man erging sich schließlich, besonders in Deutschland, aber
auch in Nordamerika, wo der Brownianismus an BENJAMIN RUSH
(1745—1813) einen enragierten Vertreter fand, ohne irgendwelche
Prüfung in hohlen Abstraktionen. Das ganze System artete schließlich
in ein bloßes Formelwesen aus. Das ging so weit, daß JOHANN ANDREAS
RÖSCHLAUB (1768—1835), sukzessive Professor in Bamberg, Landshut
und München, der geistvollste Brownianist, 30 Axiome aufstellte und
erklärte: wenn der Arzt diese festhält, so ist er imstande, jede Krankheit
zu heilen, notabene wenn sie noch heilbar ist. In ihrem puren Schema-
tismus, in den sie ausartete, war der ganzen Lehre nur eine ephemere
Existenz beschieden ohne Einfluß auf die fernere Entwicklung der
Medizin.

Bald regte sich bei einsichtsvolleren Ärzten die Kritik. Sie tadelte
vor allem, daß in der BROWNschen Lehre der Zustand der Flüssigkeiten
im Organismus, die Veränderungen der Blutmischung usw. ganz außer
acht gelassen sei. Ferner wurden die Fragen erhoben: Was ist denn
eigentlich Erregbarkeit? Woher kommt sie wieder, wenn sie erschöpft
ist? Kann etwa eine bloße gesellschaftliche Unterhaltung soweit als
Reiz wirken, daß sie hinreicht, den Hungrigen zu sättigen? Diese und
ähnliche Fragen boten einen Hebel zum Angriff und trugen zur Er-
schütterung der BROWNschen Lehre bei, obgleich bis zur definitiven
Beseitigung derselben noch Jahrzehnte vergingen, da die Empfänglich-
keit der ärztlichen Gemüter für solche Theorien und Systeme zu jener
Zeit noch sehr groß war, und gerade der Brownianismus durch seine
Einfachheit so imponierend wirkte, daß die Mehrzahl der Ärzte in
Deutschland ihn kritiklos adoptierte. In England freilich saßen die

von SYDENHAM wieder erneuerten Grundsätze des Hippokratismus und die Prinzipien der Philosophie BACONS so fest, daß hier kein Raum für solche Afterweisheit war, wie die des Brownianismus. In Frankreich kannte man ihn fast nur dem Namen nach. Nur in Italien und Deutschland vermochte er sich eine Zeitlang einzubürgern. Vielleicht hätte man speziell bei uns nichts von dem ganzen System erfahren, wenn nicht CHRISTOPH GIRTANNER (1760—1800) aus St. Gallen, eine Zeitlang Arzt in Göttingen, in etwas perfider Weise sich als den Urheber dieser Lehre ausgegeben hätte, ohne auch nur mit einem Worte ihres wirklichen Schöpfers zu gedenken, indem er nämlich 1790 diese Theorie in einem französischen Journal als seine eigene Geistesarbeit publizierte. MELCHIOR ADAM WEIKARD (1742—1803), Arzt an verschiedenen Orten, zuletzt in seiner Heimat Fulda, deckte dieses Plagiat auf, und nun entspann sich ein literarischer Streit, der wenigstens den Nutzen hatte, daß dabei der wahre Wert der BROWNschen Ansichten zutage trat. Leider ließen sich selbst Männer wie die zwei Kliniker JOSEPH FRANK (1771—1842), vorübergehend Arzt in Wilna, und dessen Vater, der berühmte Begründer der „Medizinischen Polizei", JOHANN PETER FRANK (1745 bis 1821; s. u. S. 332) und der oben erwähnte RÖSCHLAUB, mit dem wir uns sogleich noch näher beschäftigen müssen, derartig von Enthusiasmus für die neue Lehre hinreißen, daß sie blind-fanatische Anhänger derselben wurden. Andrerseits erwuchsen ihr ebenso autoritative Gegner, wie der berühmte Berliner Kliniker CHRISTOPH WILHELM HUFELAND (1762—1836), der hannöversche Leibarzt JOHANN STIEGLITZ aus Arolsen (1767—1840), der Kieler Professor CHRISTOPH HEINRICH PFAFF aus Stuttgart (1773—1852), auch ein tüchtiger Physiker, vor allem auch ALEXANDER VON HUMBOLDT († 1859) in Berlin, PHILIPP KARL HARTMANN in Wien (1773—1830) und andere. Später wurden auch die beiden FRANK wieder entnüchtert und zogen sich von der Bewegung zurück. Aber in der großen Masse des ärztlichen Publikums hatte das System tiefe Wurzeln geschlagen; beinahe 10 Jahre lang gehörte der Brownianismus zur beliebtesten Kurmethode. Natürlich erfuhr auch er noch eine besondere Modifikation, die sogenannte „Erregungstheorie", deren Schöpfer der eben genannte RÖSCHLAUB war. RÖSCHLAUB publizierte nämlich 1798—1800 ein dreibändiges Werk: „U n t e r s u c h u n g e n ü b e r P a t h o g e n i e, o d e r E i n l e i t u n g i n d i e m e d i z i n i s c h e T h e o r i e"; darin stellte er einen Fundamentalsatz auf, durch den sich seine Anschauung sehr wesentlich von der BROWNschen unterscheidet; er erklärte nämlich, daß das Bestehen des Lebens nicht bloß von dem innerlichen Lebensprinzip der Irritabilität abhängig sei, sondern auch von den äußeren Verhältnissen der Organisation. Ferner wies er nach, daß der lebende Organismus auch die Eigenschaft habe, den empfangenen Eindrücken eine Gegenwirkung gegenüberzustellen; diese Eigenschaft nennt er I n z i t a b i l i t ä t. Diese Tochter-Modifikation, in 30 Leitsätzen bis ins minutiöse Detail festgelegt, wirkte noch bestechender als die Mutterlehre und fand in KURT SPRENGEL (1766 bis 1833), dem bekannten Hallenser Pathologen und Historiker der Medizin, ERNST HORN (1772—1848) aus Braunschweig, zuletzt Professor der Klinik in Berlin, AUGUST FRIEDRICH HECKER in Berlin (1763—1811), ADALBERT FRIEDRICH MARCUS (1753—1816), Professor in Bamberg, und anderen eifrige Jünger. Im übrigen wurde RÖSCHLAUB selbst, obwohl er anfangs, tief durchdrungen von der Wahrheit seiner Maximen, gegen Andersdenkende sehr überlegen und intolerant auftrat, in der späteren Zeit seines Lebens wieder etwas nüchterner und ging schließlich in das Lager der damals eben zur Geltung gelangenden Naturphilosophie über. Dieser war es vorbehalten, die BROWNsche Irrlehre würdig abzulösen, die sich vom Ende des achtzehnten Jahrhunderts noch bis zum Anfang des vorigen (bis um 1810) in voller Blüte erhalten hatte. Eine enorme Literatur hat sie hervorgerufen; ganze Bibliotheken wurden über sie geschrieben, Pharmakologien, Chirurgien ganz in ihrem Sinne verfaßt.

Noch länger hielt sie sich in Italien, und zwar gleichfalls in modifizierter Gestalt, die von GIOVANNI RASORI (1762—1837) ihr gegeben wurde. RASORI, ein italienischer Militärarzt, zuletzt Professor in Mailand, war mit dem BROWNschen System bekannt geworden und hatte dasselbe adoptiert. Zuerst hatte er bei einer großen Typhusepidemie 1799 Gelegenheit, die Methode praktisch zu prüfen; er sah sich aber von den Erfolgen in höchstem Grade enttäuscht, so daß er an der Richtigkeit der BROWNschen Lehre zu zweifeln begann, nicht etwa, daß er daran gedacht hätte, das System in seinen Hauptgrundzügen zu verwerfen, sondern er fühlte nur, daß seine Prinzipien für die Therapie entschieden nicht stichhaltig seien, daß es sich also in praxi nicht bewähre. RASORI machte nun eine Art von Stichprobe: er griff den Tartarus stibiatus heraus und experimentierte mit demselben in entgegengesetztem Sinne wie BROWN, nämlich nach der Richtung, daß er die Krankheiten nicht als sthenische oder also asthenische, d. h. durch zu starke oder zu schwache Erregung entstanden ansah, sondern neben den reizenden und reizvermindernden Faktoren noch solche statuierte, welche die Erregung direkt herabstimmen, das sind die C o n t r a s t i m u l a n t i a d i r e c t a, die sich also zu BROWNS Reizen wie die mathematischen Minuszu den Plusgrößen verhalten. Er änderte die Terminologie und führte für den Zustand der Sthenie die Bezeichnung „D i a t h e s i s d i s t i m u l o" und für Asthenie „D i a t h e s i s d i c o n t r a s t i m u l o" ein. Noch in anderer Hinsicht unterscheidet sich diese RASORIsche

Spielart wesentlich von der Originaltheorie des Vorgängers: BROWN hatte erklärt, man könne aus gewissen Allgemeinsymptomen entnehmen, ob eine Krankheit sthenisch oder asthenisch sei. RASORI aber wies nach, daß man sich damit leicht täuschen könne; die einzige Sicherheit in der Diagnose, welcher Zustand vorhanden sei, finde man in der Wirkung der Arzneimittel. Sobald man also nicht klar sei, ob die Krankheit auf Sthenie oder Asthenie beruhe, müsse man eine Probe ex juvantibus et nocentibus eintreten lassen. Eine der schönsten Proben sei der Aderlaß, der entschieden kontrastimulierend wirke. RASORIS Lehre fand in Italien begeisterte Zustimmung. Einer seiner bedeutendsten Apostel wurde GIACOMO TOMMASINI, Professor in Parma und Bologna, der diese Abart der BROWNschen Lehre in seiner Schrift: „Prolusione sulla nuova dottrina medica italiana" aufs lebhafteste verfocht. Über die Verkehrtheit dieses Systems, die auf der Hand liegt, brauche ich wohl kein Wort zu verlieren. Das einzige Verdienst, das RASORI zukommt, liegt allenfalls in der Vereinfachung der Arzneiverordnungslehre, indem er darauf drang, niemals mehr als e i n Mittel zu verordnen, um eben den Versuch nicht zu verwirren.

Neunzehnte Vorlesung.

Fortsetzung. Die Vitalisten. Die Schule von Montpellier. SAUVAGES. BORDEU u. BARTHEZ. Die Pariser Schule. PINEL. BICHAT. Die praktische Medizin im 18. Jahrhundert. Begründung der pathologischen Anatomie durch MORGAGNI. Jenner. Chirurgie, Geburtshilfe und Augenheilkunde im 18. Jahrhundert.

Während in England und nachfolgend in Deutschland auf dem Stamm der HALLERschen Wahrheitskündung absonderliche Zweige gewachsen waren, nahmen die Dinge in Frankreich einen anderen Entwicklungsgang. Auch hier hatte die Lehre vom Leben im Gegensatz zu allen physikalischen Auffassungen und zu allem Chemismus wieder Macht gewonnen, auch hier wurden vitalistische Gedankenpfade eingeschlagen, auf denen ja auch STAHL, CULLEN, BROWN, RÖSCHLAUB, RASORI, jeder in seiner Weise, gewandelt waren. In Frankreich fand die III. Modifikation der HALLERschen Irritabilitätslehre ihre Ausbildung, von der wir oben S. 314 gesprochen haben, welche die „Lebenskraft" als solche generell auf den Schild hob, eine Lehre, die namentlich in Montpellier ihren Ausbau fand. Dort hatte FRANCOIS BOISSIER DE LACROIX DE SAUVAGES (1706—1767), seit 1732 Professor daselbst, einen

geläuterten Animismus im Anschluß an STAHL vertreten, indem er
ihn mit dem seit länger schon in Montpellier herrschenden Physio-
kratismus auf hippokratischer Grundlage im offenen Anschluß an
SYDENHAM zu verbinden suchte, wie das in dem bekannten Werke
seines Geistes: „Nosologia methodica sistens morborum classes juxta
Sydenhami mentem et Botanicorum ordinem" (Lyon 1760) zum Ausdruck kommt, wenn auch stark verhüllt unter einer weitgehenden
Systematisierung, die an dem schweren Übelstande leidet, daß die
Krankheiten in Hunderte von verschiedenen Arten und Unterarten
zerteilt werden. Anlaß dazu mag es gegeben haben, daß SAUVAGES
als enragierter Botaniker mit LINNÉ sehr befreundet war und dessen
Pflanzensystem als Muster für eine nosologische Einteilung adoptiert
hatte.

Er unterscheidet: I. Vitia: chronische Exantheme, Geschwülste, Gefäß-
erkrankungen, Lageveränderungen, Vorfälle, Wunden, Geschwüre, Frakturen und
Luxationen. Gruppe II bilden die Fieber, die er ganz streng symptomatisch in
Continua, Remittens, Intermittens etc. einteilt. Zur Gruppe III gehören die
Entzündungen, zur IV. Krämpfe; dann folgen V. Krankheiten mit krankhaften
Atmungsbeschwerden, VI. Debilitates, VII. Dolores, VIII. Geistesstörungen,
IX. widernatürliche Ausflüsse, Schleimflüsse, Blutflüsse etc., endlich X. Kachexien:
Schwindsucht, Syphilis, Skorbut, Aussatz. Diese großen Gruppen werden nun
noch durch engere Begrenzung auf Grund der Symptomenkomplexe in kleinere
abgeteilt, und schließlich kommt SAUVAGES bis auf ganz individuelle Krankheiten,
die sich in keiner der genannten größeren Gruppen unterbringen lassen. — Vgl.
über die Periode des STAHLschen Animismus und beginnenden Vitalismus ALBERT
LEMOINE, „Stahl et l'animisme", Paris 1858, und desselben „L'animisme de Stahl",
Paris 1864.

Der eigentliche Begründer des V i t a l i s m u s , wie man die
Lehre von der Lebenskraft getauft hat, ist SAUVAGES' Zeitgenosse:
THÉOPHILE BORDEU. Geboren 1722 und ausgebildet in Montpellier,
ging er als Arzt nach Paris, wo er sich durch eine äußerst scharfe, geradezu
boshafte und verletzend wirkende Kritik der herrschenden iatrochemischen Anschauungen (namentlich durch die Polemik gegen BOERHAAVE)
sehr viele Feinde erwarb, wurde infolgedessen verdächtigt, verfolgt und
mußte seine Stellung als Arzt der Charité aufgeben. Nach mannigfachen,
unter allerlei Verdrießlichkeiten und Unannehmlichkeiten wechselnden
Schicksalen starb er 1776 in Paris. BORDEU hatte seine Ausbildung
in Montpellier gerade zu jener Zeit erhalten, als dort der STAHLsche
Animismus Eingang fand. Der bedeutende Einfluß, den gerade diese
Lehre dort gewann, veranlaßte ihn, der Angelegenheit eine erhöhtere
Aufmerksamkeit zu widmen; aber die schulgemäße Erziehung, die ihm
zuteil geworden, erschwerte ihm das Sicheinleben in diese eigenartige
Anschauung. Ein feiner Kopf und mit gesunder Kritik ausgerüstet,
fühlte er sich berufen, allen Einseitigkeiten entgegenzutreten und ein

neues System der Lebenserscheinungen aus den Prinzipien zu entwickeln, die sich bei einem komparativen Studium der Naturgesetze ergeben. Er studierte eigens Chemie, um den Nachweis zu liefern, daß alle aus dieser Disziplin für die Medizin entlehnten Theorien unhaltbar, ja unsinnig sind. Er beschäftigte sich mit Anatomie und Physik, um die BOERHAAVEschen und HOFFMANNschen Ansichten prüfen bzw. widerlegen zu können. Schließlich stemmte er sich auch gegen die halb mystischen Voraussetzungen, die dem Animismus zugrunde liegen. Dabei studierte er auch die alten griechischen Mediziner sehr eifrig, stellte Vergleiche zwischen den eigenen Beobachtungen und Erfahrungen und den Anschauungen der älteren an, und am meisten imponierte ihm von letzteren die φύσις des HIPPOKRATES. So gelangte er zu dem Versuch, diese Hippokratische Ansicht zu modernisieren. Er erklärte: Jeder Teil des Körpers fühle und bewege sich auf eine ihm, d. h. seiner Organisation eigentümliche Weise, und aus der Harmonie in der Tätigkeit aller dieser Teile resultiere das Leben. Er verwirft die Lebensgeister der Iatrochemiker, ebenso die Anima STAHLS und führt dafür einen anderen Begriff ein: „La nature". Diese, die ihren Sitz in jedem Teil und Organ hat, teilt den einzelnen Organen die Fähigkeit mit, nach der ihnen eigentümlichen Organisation zu existieren. Damit war von BORDEU auf die Notwendigkeit der Untersuchung der einzelnen Teile, ihrer Funktionen und der Abhängigkeit dieser Funktionen von der Organisation eines Keimes hingedeutet worden. BORDEU weist nun die Harmonie der einzelnen Teile und die Sympathie zwischen denselben vermittelst gewisser Zentren nach. Das Hauptzentrum ist das Nervensystem. Ferner begründete BORDEU, daß mechanische und chemische Vorgänge das Leben nicht zu erklären vermögen, daß nicht bloß den festen, sondern auch den flüssigen Teilen des Körpers Vitalität und Sensibilität zukomme. — Wenn auch BORDEU im ganzen bezüglich des Fundamentalprinzips sich nicht wesentlich von dem Animismus STAHLS entfernt, so geschieht das doch im einzelnen dadurch allerdings sehr bedeutend, daß er auf die Wichtigkeit der anatomischen Forschung und zwar speziell auf die Notwendigkeit einer Kenntnis der Zusammensetzung der einzelnen Teile aufmerksam macht und sich daraus einen Nutzen für die Begründung der Physiologie, für die Bearbeitung einer regionären Pathologie und für die Entwicklung einer pathologischen Physiologie verspricht. (In vielen Beziehungen ist BORDEU damit ein Vorläufer von BROUSSAIS, der später uns beschäftigen muß, geworden, namentlich insofern er annimmt, daß gewisse Krankheiten aus Entzündung hervorgehen.) Die Autorität BORDEUS bewirkte, daß seine Lehre viel Anklang fand. Unmittelbar nach ihm sehen wir, gestützt auf dieselbe, besonders auf die der Sympathien, eine Reihe von Ärzten auftreten, welche auf dem von Bordeu gelegten Grunde weiter bauten. Übrigens sind Bordeus Schriften nicht sehr zahlreich; eine Gesamtausgabe veranstaltete 1818 der Chirurg Anselm Richerand (geb. 1779, † 1840) in zwei kleinen Bändchen, der auch zuerst eigentlich den Ausdruck „Force vitale" anwandte. Unzweifelhaft hat Bordeu nach übereinstimmender Meldung aller Zeitgenossen mit seinen Grundsätzen ein kräftiges Ferment in die französische Medizin gebracht. Nachfolger und bedeutendster Schüler von ihm ist Paul Joseph Barthez aus Montpellier (1734—1806).

In seiner Vaterstadt ausgebildet und 1754 zum Doktor promoviert ging Barthez darauf nach Paris, war sukzessive Militärarzt in der Normandie und in Westfalen, wo er selbst erkrankte und von Werlhof, dem bekannten hannoverschen Leibarzte behandelt wurde (s. o. S. 308). Nach Paris zurückgekehrt übernahm er die Redaktion des „Journal des savans" und folgte 1761 einem Ruf als Professor in seiner Vaterstadt, wo er der Reihe nach fast sämtliche Gebiete der Medizin vertrat und als Lehrer wie als Arzt außerordentliches Ansehen erlangte. Doch genügte das seinem Ehrgeiz noch nicht; er wandte sich dem Studium der Jurisprudenz zu, wurde 1778 Lizentiat der Rechte, 1780 Rat am Gerichtshofe, kehrte aber schon im nächsten Jahre wieder zu seinem ursprünglichen Berufe zurück. 1781 siedelte er nach Paris über und übernahm eine Stellung als Arzt des Herzogs von Orleans. Später wurde er sogar Leibarzt des Königs, Mitglied des Gesundheits- und Staatsrats und Titularkanzler, blieb aber nur bis zum Jahre 1789 in Paris, weil er als Anhänger der aristokratischen Partei infolge des Ausbruchs der Revolution für sein Leben fürchten mußte. Im Jahre IX der Republik wurde er wieder Professor der medizinischen Schule in Montpellier, darauf von Napoléon, damaligem Präsidenten, neben Corvisart zum ersten Arzt ernannt. Er starb 1806 am Blasenstein, dessen Operation er verweigert hatte.

Barthez steht unter dem Einflusse des Sensualismus Condillacs (1715—1780), der die Zerlegung der Wahrnehmung in ihre Elemente und nachherige Synthese als Methode der Wissenschaft wies. Er und der mehr materialistisch gerichtete Cabanis (1757—1808) haben die französische Physiologie und Psychologie dieser Zeit maßgebend beeinflußt. Die Grundsätze, von denen Barthez sich leiten läßt, und die in seinem medizinischen Werke „Nouveaux éléments de la science de l'homme" (Montpellier 1778) niedergelegt sind, bewegen sich etwa in folgender Richtung. Barthez sagt: Die Erscheinungen der Natur und unsere Erfahrungen aus der Naturlehre sind im allgemeinen nur die Form, in welcher die Tatsachen aufeinanderfolgen, und die Regel, nach welcher die Beobachtungen geschehen, aber nicht die Notwendigkeit, aus welcher sich letztere ergeben. Die Ursachen, die dieser Sukzession der Tatsachen zugrunde liegen, hat man bisher mit verschiedenen Namen belegt, als Kraft, Fähigkeit, Prinzip bezeichnet. Barthez setzt dafür neben der denkenden Anima noch das „p r i n c i p e v i t a l", das alle Lebensvorgänge beherrsche, von dem alle Phänomene des Lebens abhängig sind; auch die Harmonie und Sympathie der einzelnen

Teile untereinander sind ebenfalls von diesem den ganzen Organismus
beherrschenden Lebensprinzip abhängig. Jeder Teil besitzt eine gewisse Quantität Empfindlichkeit und Beweglichkeit, abhängig von dem
auf ihn einwirkenden Lebensprinzip. Dabei besitzen die einzelnen Teile
noch die sogen. „Force de situation fixe", d. h. die Fähigkeit, ihre
ursprüngliche Lage und Ausdehnung zu bewahren resp. bei Veränderungen wieder in die alte Gestalt zurückzukehren. Abnormitäten der
genannten Fähigkeiten bedingen die Krankheit, die übrigens nichts
weiter ist als das auf Herbeiführung der Genesung gerichtete Streben
der Natur. — Die Hauptgrundsätze von BARTHEZ wurden später von
seinem bedeutenden Schüler PHILIPPE PINEL (1755—1826) akzeptiert und
weiter durchgeführt.

PINEL, Sohn eines Dorfarztes, studierte anfangs Theologie und ging erst
im 30. Lebensjahre zum Studium der Medizin über, dem er sich in Toulouse und
Montpellier widmete. Darauf ging er nach Paris, lebte hier in sehr dürftigen
Verhältnissen, hauptsächlich mit wissenschaftlichen Forschungen beschäftigt.
Ein betrübender Vorfall, daß einer seiner Freunde, geisteskrank geworden, ver-
unglückte, veranlaßte ihn, sich spezieller der Psychiatrie zu widmen. 1792
wurde er Arzt am Bicêtre, später an der Salpêtrière und zuletzt Professor der
Pathologie an der école de Paris. (Vgl. R. SEMELAIGNE, Aliénistes et philan-
thropes. Les Pinels et les Tukes. Paris 1912.)

Hätte PINEL nur das Verdienst, die Emanzipation der Psychiatrie
aus der rohen Behandlungsweise, welche die unglücklichen Irren damals
erfuhren, angebahnt zu haben, so würde er damit allein schon Anspruch
auf Unsterblichkeit haben. Indessen PINEL hat noch mehr geleistet.
Das, was er für die weitere Fortführung der theoretischen Medizin getan
hat, ist nicht weniger bedeutend. In der wichtigen Schrift „Nosographie
philosophique ou la méthode de l'analyse appliquée à la médecine"
(Paris 1789, 2 voll.) sprach er mit der größten Bestimmtheit den hier
zum ersten Male klar und präzis betonten Gedanken von der „a n a l y t i -
s c h e n M e t h o d e" (CONDILLACS) als maßgebend auch für die pathologische Forschung aus und wurde damit der Vorläufer des berühmten
BICHAT, des Schöpfers resp. Wiederbelebers der allgemeinen Anatomie,
von dem wir sogleich zu sprechen haben werden. PINEL lehrte: Man
kann die zusammengesetzten Formen der Krankheit nur dann bestimmt
begreifen, wenn man die Vorgänge in die einzelnen Elemente zerlegt,
d. h. in die einzelnen Symptome, die einzelnen Erscheinungen, welche
wieder zurückzuführen sind auf die Elementarerkrankungen der einzelnen Teile der Organe; diese sind aber wiederum aus noch einfacheren
Teilen zusammengesetzt, und so muß man sich bei der Analyse des
Krankheitsprozesses bemühen, bis auf die Elementarerkrankungen in
den einfachsten Teilen zurückzugehen und nachzuweisen, wie aus
Gruppierungen dieser einzelnen Teile sich allmählich das große Krank-

heitsbild zusammensetzt. PINEL stellt sich somit vollständig auf den anatomischen Standpunkt. Allerdings ist seine Analyse noch eine unvollkommene und hat der wesentlichen Ergänzung durch BICHAT bedurft. PINEL unterscheidet unter anderm Magen-, Darm-, Schleimhaut-, Drüsen-Nervenfieber (Erkrankungen des Follikelapparates); er unterscheidet ferner Fieber mit Atonie der Muskelfaser (hier erstreckt sich also seine Analyse noch nicht bis ins einzelne hinein). Sehr viel feiner führt er seine Idee in der Lehre von der Entzündung durch. Er unterscheidet Entzündung der Schleimhaut, der serösen Häute, des Zellgewebes, des Parenchyms, der Muskeln, der Haut usw.

Die Lehre von der Lebenskraft fand auch in Deutschland günstige Aufnahme und besonders an zwei Männern ausgesprochene Vertreter, an JOH. FRIED-RICH BLUMENBACH (1752—1840), bekanntem Göttinger Professor, der sich durch die wissenschaftliche Begründung der Anthropologie („clivus Blumenbachii") ein großes Verdienst erworben hat, und z. t. an JOH. CHRIST. REIL (1759—1813), der in Halle und wenige Jahre als Kliniker in Berlin lebte und sich durch bedeutende Arbeiten zur Nervenphysiologie und -pathologie einen Namen gemacht hat. Eine volle Würdigung der ganzen Bedeutung dieses Mannes gibt NEUBURGER in seiner Gedenkrede, Stuttgart 1913. Zu beachten ist auch BENEKES Hallenser Rede zur Jahrhundertfeier seines Todes, Halle 1913. Die Schrift „Von der Lebenskraft" (1795) hatte SUDHOFF 1910 in den „Klassikern der Medizin" neu herausgegeben.

Diese leitenden Gedanken hat dann, wie gesagt, **Bichat** wieder aufgenommen und zur Aufstellung eines vollständigen nosologischen Systems benutzt, wobei er besonders die Analogie zwischen den Geweben und ihren Funktionen berücksichtigte.

FRANÇOIS XAVIER BICHAT, am 14. November 1771 in Thoirette (Dép. Jura) als Sohn eines Arztes geboren, studierte zuerst in Montpellier, dann in Lyon und Paris. Hier lernte er den großen Chirurgen DESAULT kennen, dem er sich anschloß, dessen Vorlesungen er für den Druck redigierte, und dem er schließlich auch assistierte. 1796 trat er zum ersten Male in Privatkursen als Lehrer der Anatomie und Physiologie auf; drei Jahre später wurde er Arzt am Hôtel-Dieu; von da ab wurden seine Arbeiten zur Anatomie und Physiologie immer intensiver, so daß er zuweilen die Nächte hindurch auf dem Seziersaale zubrachte. Leider war seine Gesundheit diesen kolossalen Anstrengungen nicht gewachsen. Infolge von Tuberkulose (florider Schwindsucht mit Bluthusten) starb er bereits 1802. — Die Worte, mit denen CORVISART, der große Arzt und pathologische Anatom, den Tod BICHATS dem damaligen Präsidenten der Republik mitteilte, sind ebenso kurz wie bezeichnend: er ist auf dem Felde gestorben, auf dem schon viele seiner Landsleute liegen, aber keiner vor ihm hat so vieles und alles so ausgezeichnet und vollendet in einer so kurzen Lebenszeit geleistet wie gerade BICHAT. (Vgl. R. BLANCHARD, Centenaire de la mort de X. B. Paris 1903.)

BICHAT hatte sich die großartige Aufgabe gestellt, ein vollständiges System der Medizin zu begründen ohne Zuhilfenahme von Hypothesen, soweit sich das überhaupt tun läßt, wenigstens mit ausschließlicher Basierung auf anatomische und physiologische Tatsachen, also auf die

bloßen Lebenszustände im Gesunden und Kranken, vor allem mit
Berücksichtigung der einzelnen Gewebe und der zwischen ihnen bestehenden Verwandtschaft (Sympathien). Weiter wollte er dann neben
dem Tierexperiment noch die Kenntnis der allgemeinen Einwirkung
der Arzneien und schließlich auch die Resultate, welche die Sektion
ergibt, für sein System verwerten. Er knüpfte mit seinen Forschungen
an die glänzende Idee PINELS von der Verschiedenartigkeit der Gewebe
und der daraus hervorgehenden Zusammensetzung des Körpers an.
Von diesem Gesichtspunkt aus entwickelte er die Lehre von der a l l g e -
m e i n e n A n a t o m i e, welche allerdings schon von ARISTOTELES
angedeutet war, indem dieser von den ὁμοιομερῆ und ἀνομοιομερῆ
spricht, freilich in ungeheuer eng begrenzter Auffassung (s. S. 81).
Späterhin kam GALENOS wiederum auf die Idee einer Gewebelehre
zurück, und einzelne Anläufe dazu resp. Andeutungen finden wir auch
bei VESAL. Wenngleich die Leistungen BICHATS auf dem Gebiete der
allgemeinen Anatomie heute überholt sind, so hat er doch das Verdienst,
die ganze Bedeutung dieses Studiums erfaßt und nachgewiesen zu haben,
nicht bloß im normalen, sondern auch im pathologischen Zustande, und
sich bemüht zu haben, die pathologischen Erscheinungen auf die Veränderungen zurückzuführen, welche die einzelnen Gewebe in den Organen
erleiden. Trotzdem steht er mit seinen Anschauungen über die Lebensvorgänge vollständig auf dem vitalistischen Standpunkte seiner Vorgänger;
auch er entwickelt die Idee, wie sie bereits BORDEU ausgesprochen hat,
daß alle Lebensvorgänge sich ausdrücken in Empfindung und Bewegung,
und daß die einzelnen Vorgänge sich teilen lassen in die Gruppe der
animalen Vorgänge (vie animale), welche nur bei Tieren beobachtet
werden, also die Fähigkeit, in bewußter Weise Eindrücke von außen
aufzunehmen und dagegen mit einer willkürlichen Bewegung zu reagieren,
und in die Gruppe der organischen Vorgänge (vie organique), also Verdauung, Ernährung, Reproduktion, welche das Tier mit den Pflanzen
gemein hat. Diese Gedanken führt BICHAT in sehr bestechender Weise
bis ins kleinste Detail in seinen berühmten „Recherches physiologiques
sur la vie et la mort" (Paris 1801; der zweite Teil deutsch von R. BÖHM
mit trefflicher Einleitung hrsg. in den Klassikern der Medizin, Bd. 16,
Leipzig 1912) aus. Allerdings ist hier gegenüber den anatomischen
Veränderungen und der davon abhängigen Funktionsalteration, die er
auch durch das Tierexperiment festzustellen sucht, die Berücksichtigung
der eigentlich chemischen und physikalischen Vorgänge fast gänzlich in
den Hintergrund getreten. BICHATS Hauptwerk bleibt für uns seine
„Anatomie générale appliquée à la physiologie et à la médecine" (Paris
1801), der bereits sein „Traité des membranes en général et de diverses
membranes en particulier" (ib. 1800) vorausgegangen war. Danach

unterscheidet er 21 einfache Gewebe, von denen 7 im ganzen Körper verbreitet sind und 14 in besonderen Teilen vorkommen. Über manche Gewebe, so beispielsweise das der Retina und der Iris, ist es ihm nicht gelungen, ein klares Verständnis zu gewinnen, da er das Mikroskop nicht benutzt hat. In Anbetracht dieses Mangels sind die Resultate, zu denen BICHAT gelangt ist, um so bewundernswerter. Mit seinen Forschungen wirkte er nicht bloß anregend, sondern bahnbrechend für die ganze weitere Richtung der Medizin. Er zeigte, daß verhältnismäßig sehr wenige Elementargewebe in die Struktur der einzelnen Teile eindringen, daß ferner, wenn ein Organ erkrankt, nur einzelne Gewebe getroffen werden können, während andere ganz gesund bleiben oder doch erst später in den Kreis der Erkrankungen mit hineingezogen werden können. Andrerseits führte er den weiteren Nachweis, daß Gewebe von gleichem oder ähnlichem Bau in einer gleichen oder doch in ähnlicher Weise erkranken, und daß es nicht genügt, festzustellen, ob das erkrankte Organ beispielsweise in der Bauchhöhle oder Schädelhöhle liegt, sondern vielmehr zu entscheiden, welches Gewebe erkrankt ist, ob das seröse, fibröse, Haut oder Schleimhaut etc. In dieser Lehre finden wir also bereits klar ausgesprochen die Beziehung der Pathologie auf die Anatomie, die Begründung einer allgemeinen Pathologie zugleich der einzelnen Gewebe des Körpers. BICHATS Leistungen gehören um deswillen zu den hervorragendsten der neueren Medizin: er ist es gewesen, der zuerst völlig Ernst machte mit der Einführung der naturwissenschaftlichen Methodik in die medizinische Forschung. Scheint uns auch manches, was seine zeitgenössischen und späteren Bewunderer hochschätzten, in seinen spekulativ-hypothetischen Darlegungen über die Lebensvorgänge, als ein überwundener Standpunkt, so sind doch seine positiven Forschungsergebnisse die unerschütterlichen Grundlagen der heutigen Gewebelehre geworden. Damit hat er sich für alle Zeiten in der Geschichte der Heilkunde einen Ehrenplatz gesichert.

Wir sind damit, meine Herren, bereits über die Schwelle des 19. Jahrhunderts getreten. Der Weg von HALLER zu BICHAT, diesen Heroen unserer Wissenschaft im 18. Jahrhundert, läuft in verschlungenen Bahnen, die oft zu Irrgängen werden, wie sie uns auch in den kommenden Jahrzehnten nicht erspart bleiben. Aber nachdem unser Weg einen vorläufigen Ruhepunkt bei BICHAT gefunden hat, können wir nun den Geist des Fortschritts, von dem unsere Wissenschaft seit dem 16. Jahrhundert geleitet wird, in exakter Naturbeobachtung mitten durch alle Fährlichkeiten der Spekulation hindurch unbeirrt sein Ziel verfolgen und zum Siege gelangen sehen. BICHATS Forschung knüpft an HALLER wieder an und schafft damit die Gewähr einer gedeihlichen Zukunft. Aber, wie öfter schon betont, nicht im Sturmesschritt schreitet die

Wissenschaft weiter, sondern zaudernd, einem ängstlichen Wanderer gleich nimmt sie ihren Weg, um dann aber desto sicherer und fester sich zu behaupten. Auch in der Medizin will jedes Gut erst durch Kampf gewonnen sein, und oft genug geleiten den Genius der Wahrheit die Trabanten des Irrtums und des Wahnwitzes, jedoch ohne auf die Dauer über ihn obzusiegen.

Bevor wir unser Ziel in das 19. Jahrhundert hinein weiter verfolgen und die große Zeit der Betrachtung unterziehen, in der die Heilkunde mit dem Aufgehen in die Naturwissenschaften unter völlig veränderten Gesichtspunkten in eine neue Phase eintritt, haben wir zunächst noch einen Blick auf das alte Jahrhundert zurückzuwerfen, um die übrigen Ereignisse auf dem Gebiete der pathologischen Anatomie, der praktischen Medizin, der Chirurgie und der Geburtshilfe zu mustern. Wir stoßen da in allen Ländern auf eine große Reihe hervorragender Geister, die sich an der theoretischen Bearbeitung der Heilkunde mit Ernst und Eifer beteiligen. Wenn auch die Resultate oft kümmerlich blieben, weil die Männer sich Aufgaben stellten, für deren Lösung ihre Kräfte auch entfernt nicht ausreichten, so muß man doch sagen, daß sie mit ihren Bestrebungen sämtlich einen neuen Geist dadurch in die Medizin gebracht haben, daß sie immer dringlicher und zielbewußter auf die Notwendigkeit physiologischer Studien und deren Verwertung für die Praxis, sowie auf die exakte Forschung als die einzige, unfehlbare Quelle der Erkenntnis hinwiesen. Zu nennen sind hier vor allem als Anlaß zur wesentlichen Bereicherung der praktischen Medizin die Schöpfung der p a t h o l o g i s c h e n   A n a t o m i e   a l s   s e l b s t ä n d i g e r W i s s e n s c h a f t durch **Giovanni Battista Morgagni** (s. S. 311). Sein unsterbliches Hauptwerk ,,De sedibus et causis morborum per anatomen indagatis libri quinque" veröffentlichte er erst im Alter von 79 Jahren (1761). Bei der Bearbeitung dieses Werkes benutzte er neben der vorhandenen Literatur (u. a. auch des ,,Sepulchretum" Bonets, vgl. S. 284, sowie Joh. Schenks von Grafenberg Kasuistik) vor allem eine überaus reiche, eigene Erfahrung und zahlreiche Mitteilungen anderer Ärzte, besonders seines Lehrers Valsalva. In dem Titel der Schrift liegt bereits die Aufgabe angedeutet, die sich Morgagni gestellt und die er auch geleistet hat, nämlich 1. eine zusammenfassende Darstellung mit wissenschaftlich-systematischer Anordnung des Materials selbst, also eine Art Handbuch der Disziplin zu geben, 2. die Differenzen zu zeigen, welche anatomisch zwischen dem normalen und abnormen Verhalten der Organe bestehen; endlich spricht er von den ,,Ursachen" der Krankheiten ,,per anatomen indagatis", d. h. er zeigt, wie durch die bestimmte anatomische Veränderung des Organs bestimmte abnorme

Symptome an den Organen hervorgerufen werden. Mit der pathologischen Anatomie liefert MORGAGNI danach also zugleich eine pathologische Physiologie. Man kann sein Werk, das in Briefform (70 epistolae) gehalten ist, eher als anatomische Pathologie denn als pathologische Anatomie bezeichnen.

Ich unterlasse nicht, Sie auf zwei Arbeiten der neueren Zeit über MORGAGNI aufmerksam zu machen, nämlich FRIEDRICH FALKS Monographie (Berlin 1887) und vor allem RUDOLF VIRCHOWS klassischen Vortrag auf dem internationalen Kongreß in Rom (1894). Treffend betont in letzterem VIRCHOW einmal die Verdienste MORGAGNIS um die Schöpfung der pathologischen Anatomie in methodologischer Beziehung, wodurch der Dogmatismus der alten Schulen gänzlich gebrochen und eine neue Medizin eingeleitet wurde, und zweitens die wesentliche Hervorhebung des anatomischen Gedankens zur Feststellung des Sitzes der Krankheit. „Der anatomische Gedanke", sagt VIRCHOW (S. 22), „reicht weit hinaus über das pathologisch-anatomische Gebiet. Er ist nicht mehr gebunden an die sichtbaren Veränderungen, welche das Messer des Anatomen der Betrachtung zugänglich macht. Es knüpft vielmehr an die vitale Funktion an, und er umfaßt daher ein großes Stück von dem, was die heutige Arbeitsteilung dem Kliniker zuweist." Mit MORGAGNI schließt die Periode des „Regionismus" in der pathologischen Anatomie, resp. es beginnt die des „Organizismus", fortgeführt von BICHAT, BAYLE, LAENNEC, DUPUYTREN und abgeschlossen durch VIRCHOWS Cellularpathologie, mit der die sedes morbi in den Zellen nachgewiesen ist. (Über MORGAGNI hat LUIGI MESSEDAGLIA (Padua) zur Jahrhundertfeier des Antrittes der Paduaner Professur eine Anzahl feiner Aufsätze u. biogr. Beiträge geliefert, aufgeführt in Mitt. z. Gesch. d. Med., XII, 221.) — Sehr beachtenswert sind Max NEUBURGERS „Anfänge der Experimentalpathologie". Allg. Med. Central-Ztg. 1898 No. 60 ff., auf die gerade hier verwiesen sei.

Der Sinn für pathologische Anatomie war auch durch die Hauptvertreter der alten Wiener Schule geweckt worden, VAN SWIETEN, DE HAEN, STOLL (vgl. S. 304 ff.). FR. HOFFMANN aus Halle zeigt schon das Streben, durch Berücksichtigung der Sektionsergebnisse zu besseren Anschauungen über das Wesen der Krankheiten zu gelangen. Man kann das nicht in ebensolchem Maße von der Schule von Montpellier behaupten. Dagegen finden wir außer in Italien noch bei einigen niederländischen Forschern eine verständnisvolle Würdigung pathologisch-anatomischer Arbeit. So hat EDUARD SANDIFORT (1740—1819), Professor in Leiden, Nachfolger von ALBINUS, zwei klassische Werke der pathologischen Anatomie geschrieben: „Museum anatomicum academiae Lugduno-Batavae descriptum" mit ausgezeichneten Abbildungen (1793 bis 1835 von seinem Sohne H. SANDIFORT herausgegeben) und „Observationes anatomico-pathologicae" (1778—1781, 4 voll.). Sehr viel bedeutender sind die Arbeiten einer Reihe von englischen Ärzten, von denen wir nur **John Hunter** (s. o. S. 312) den Wegweiser der experimentellen Pathologie, anführen wollen, zuerst Arzt auf Jamaika, später Arzt der englischen Armee während des Siebenjährigen Krieges. Er ist der Begründer des weltberühmten Museums der Anatomie, Zoologie und Pathologie in London und hat auf die englischen Ärzte einen sehr bedeutenden Einfluß geäußert, so daß in England relativ früh bereits die pathologische Anatomie in wirklich wissenschaftlicher Weise betrieben wurde.

Vgl. über ihn die vortreffliche Monographie von STEPHEN PAGET, „John Hunter, Man of Science and Surgeon". London 1897. — Sein Standbild steht in der Westminster Abbey.

Außer den pathologisch-anatomischen Arbeiten begegnen wir im 18. Jahrhundert noch einer ausgezeichneten Reihe von Lehrbüchern der p r a k t i s c h e n Medizin. Neben dem bereits genannten von SAUVAGES (S. 322) sind erwähnenswert das von BORSIERI DE KANILFELD (JOH. BAPTISTA BURSERIUS DE KANILFELD, 1725—1785), Professor in Pavia, unter dem Titel: „Institutiones medicinae practicae, quas auditoribus suis praelegebat" (Mailand 1785—1789), ein Werk, das sich bis in die Mitte des 19. Jahrhunderts noch in Ansehen erhalten hat und neben der GAUBschen Allgemeinen Pathologie eines der gebräuchlichsten Lehrbücher war; ferner von **Johann Peter Frank** (vgl. S. 320),

geboren 1745 in Rodalben bei Pirmasens, 1784 Professor der Klinik in Göttingen, erhielt von hier aus einen Ruf nach Pavia als Generaldirektor des gesamten Sanitätswesens und wirkte sodann von 1795 an als Direktor des Wiener Allgemeinen Krankenhauses und Vorstand der inneren Klinik bis 1804, wo er mit seinem Sohne JOSEPH FRANK (vgl. S. 320), der gleichfalls Arzt war und einen Ruf als Professor nach Wilna erhalten hatte, diesem zuliebe nach Wilna ging. Von hier aus kam er als Leibarzt des Kaisers ALEXANDER nach Petersburg, blieb aber dort nur wenige Jahre, zog sich dann ins Privatleben zurück und starb in Wien 1821. JOH. PETER FRANKS Lebensbild hat K. DOLL nach den Akten neu gezeichnet, Karlsruhe 1909. (Vgl. auch H. ROHLFS, D. med. Classiker, 2. Abt., Stuttg. 1880, S. 127—211.)

FRANKS Schrift: „De curandis hominum morbis epitome" (1792) erfreute sich gleichfalls bis in die neueste Zeit hinein großer Beliebtheit. Vorübergehend dem Brownianismus ergeben, vertrat FRANK später in seiner wissenschaftlichen und praktischen Tätigkeit den Hippokratischen Standpunkt eines SYDENHAM. Auch sein Sohn JOSEPH FRANK ist als Verfasser eines Lehrbuchs erwähnenswert.

JOSEPH FRANK, geboren 1771 in Rastatt, war anfangs Professor in Wilna und starb 1841 in seiner Villa am Comer See, nachdem er sich schon bei Lebzeiten ein Monument gesetzt hatte. Seine wenig selbständige, fast lediglich kompilierte Schrift „Praxeos medicinae universae praecepta" (Leipzig 1821—1835, 6 Bände) ist nur durch reichhaltige Literaturangaben bemerkenswert.

Eine sehr wesentliche Bereicherung der praktischen Medizin stellt die Bearbeitung zahlreicher Detailgebiete derselben, einzelner Affektionen etc. zum Teil in schätzenswerten Monographien dar. So finden wir eine gründliche Darstellung der akuten Exantheme bei JOHN HUXHAM

(1694—1768), ferner bei WEELHOF (S. 308 u. 325), ferner in den schon erwähnten Kommentarien VAN SWIETENS, wo die ersten Beschreibungen der Varicellen, Masern etc. gegeben werden. Vorzugsweise durch Begründung der Kinderheilkunde verdient ist der schwedische Arzt NILS ROSÉN VON ROSENSTEIN (1706—1773), ein Schüler von HALLER, Professor in Upsala, später Leibarzt in Stockholm. ROSÉN hat in einer Dissertation (1742) auch eine Epidemie von Kriebelkrankheit beschrieben.

Auf die erste klare Beschreibung des Scharlachfiebers, wie sie sich bei SENNERT (nach Mitteilungen von dessen Schwiegervater DÖRING) findet, habe ich Sie bereits S. 272 hingewiesen.

Bedeutende Arbeiten haben wir ferner aus diesem Zeitalter über die Pest, über den exanthematischen Typhus, letztere von englischen und irischen Autoren. ROEDERER, der bekannte Geburtshelfer aus Göttingen, den wir noch zu erwähnen haben werden, verfaßte zusammen mit C. G. WAGLER die literargeschichtlich berühmte Schrift über die Schleimfieber („De morbo mucoso liber singularis", Göttingen 1762), in der Tat ein liber singularis im übertragenen Sinne, in dem der Abdominaltyphus eine gute Beschreibung findet. Der Neapolitaner MICH. SARCONE schrieb 1765 ein dreibändiges Werk über die Pestepidemien seiner Vaterstadt, sowie 1770 ein Werk über das Pockencontagium („Del contagio del vajuolo e della necessità di tentarne l'estirpazione"); FRANCESCO TORTI (1658—1751) lieferte die erste Schrift über die perniziöse Malaria, gegen die er Chinarinde so eindringlich empfahl, daß dies selbst dem als Freund dieses Mittels bereits erwähnten RAMAZZINI (S. 286) als mißbräuchliche Übertreibung vorkam, und er dagegen Front machen zu müssen glaubte. — Epochemachend ist die Arbeit des schon genannten JOHN HUNTER über Syphilis („A treatise on the venereal disease", London 1786, HUNTERscher Schanker)— Eine von der Académie de chirurgie gestellte Preisaufgabe über Scrophulosis löste u. a. auch BORDEU („Dissertation sur les écruelles" 1753); LEOPOLD AUENBRUGGER erfand die Perkussion (vgl. S. 306); EVERARD HOME (1763—1832) in Edinburg veröffentlichte 1765 seine berühmte Arbeit über den Krupp („Inquiry into the nature of the croup"). Vortreffliche Studien über Pneumonie und Pleuritis verdanken wir in jener Zeit STOLL, HUXHAM, BORSIERI, J. P. FRANK; über Ruhr dem hannoverschen Leibarzte JOHANN GEORG ZIMMERMANN (1728—1795) („Von der Ruhr unter dem Volke im Jahre 1765"); über Lagerruhr aus dem Siebenjährigen Kriege lieferten Schriften AL. MONRO (s. S. 315) und JOHN PRINGLE (1707—1782), zuletzt Arzt in London („Observations on the diseases of an army in camp and in garnison" 1752).

Mit diesem Werk hat PRINGLE, beiläufig bemerkt, eine Ordnung der Verhältnisse im englischen Militärsanitätswesen angebahnt, indem seinem Einfluß die

1756 erfolgte Gründung des „Hospital board of the medical service of the army"
und die Einrichtung strengerer Prüfungen für Militärchirurgen zuzuschreiben
ist. — Auch RICHARD BROCKESBY (1724—1797) kommt hier wegen der Verbesserung in der Behandlung der Lagerfieber und der Einführung von leichteren
Feldbaracken in Betracht. Er schrieb: „Oeconomical and medical observations
tending to the improvment of military hospitals" (1764). — Wir werden diesen
Gegenstand später im Zusammenhang beim Kapitel Armeehygiene am Schluß
unserer Vorlesungen noch betrachten.

Pankreas- und Leberkrankheiten sind monographisch von FRIEDRICH
HOFFMANN bearbeitet. Die ersten Versuche systematischer Darstellung
der Hautkrankheiten rühren her von JOH. JAC. PLENCK (1738—1807),
Arzt in Wien („Doctrina de morbis cutaneis" 1776); bedeutender ist
jedoch die Leistung von ANNE CHARLES LORRY (1725—1785), Professor
in Paris („Tractatus de morbis cutaneis" 1777). Als die eigentliche
Ursache der Krätze beschrieb der hannoversche Arzt JOH. ERNST WICH-
MANN (1740—1802) die Krätzmilbe in „Ätiologie der Krätze" (1786).

Übrigens ist nach H. HAESERS Mitteilung im Janus, N. F. II, die parasitäre
Natur der Krätze bereits den Arabern bekannt gewesen und noch genauer von
einem Arzt in Livorno, GIACINTO CESTONI, einem Freunde VALLISNERIS (vgl. S. 270)
nachgewiesen worden. (Über Wichmann vgl. ROHLFS, med. Class. Dtschlds.,
1. Abt., 1875, S. 135—175.)

Über die Epilepsie publizierte SIMON ANDRÉ TISSOT (1728—1797),
Arzt in seiner Vaterstadt Lausanne, wertvolle Beiträge („Traité de
l'épilepsie", Paris 1770).

TISSOT war ein Freund HALLERS und Verfasser zahlreicher geschätzter
populär-medizinischer, hygienisch bedeutender Schriften, u. a. auch der sehr
bekannten über Onanie.

Über Hysterie und Neuralgie erschienen gute Monographien von
FR. HOFFMANN und JOHN FOTHERGILL (1712—1780), Arzt in London;
über Ischias schrieb DOMENICO COTUGNO (vgl. S. 311) „De ischiade
nervosa commentarius", Neapel 1765. Die Nierenkrankheiten bearbeitete
MORGAGNI usw. — Nicht unerwähnt seien noch die historisch-patho-
logischen Arbeiten von PHILIPP GABRIEL HENSLER (1733—1805), zuletzt
Professor in Kiel.

Über B. DE MOORS Hysteriestudien (s. o. S. 286).

So viel, meine Herren, über die Bereicherungen auf dem Gebiete
der pathologischen Anatomie und praktischen Medizin während des
18. Jahrhunderts, wobei ich mich auf die bemerkenswertesten, eigentlich
führenden Persönlichkeiten beschränken mußte; Handbücher und biographische Sammelwerke können durch diese Vorlesungen nicht entbehrlich gemacht werden. Doch muß ich noch einiger Männer gedenken,
deren Bestrebungen der öffentlichen Gesundheits-
pflege angehören, die wir im Zusammenhang am Schlusse dieser

Vorlesungen zu behandeln haben werden. Abgesehen von JOHANN
PETER FRANK und seiner ersten systematischen Darstellung der
„medizinischen Polizei" (8 Bde., 1779—1819) meine ich vor allem zwei
Angehörige der britischen Nation, von denen der eine, JOHN HOWARD
(1726—1790), ein medizinischer Laie, durch seine philanthropischen
Bestrebungen zur Verbesserung der Gefängnis- und Hospitalshygiene
sich einen Namen gemacht hat;

er erregte mit den Schriften: „The state of the prisons in England and
Wales with preliminary observations and an account of some foreign prisons"
(1777) und „An account of the principal lazarettos in Europa" (1789, dtsch. 1791)
nicht geringes Aufsehen und starb als Opfer seiner edlen Bemühungen während
einer Peststudienreise im Gouvernement Cherson in Rußland. Vgl. die Biographie
von E. C. S. GIBSON, London 1901 u. 1905. (Ein Mann voller reformatorischer
Ideen war auch der Düsseldorfer Medizinaldirektor JOH. PET. BRINCKMANN
(† 1785), über den SUDHOFF im Jahrb. d. Düsseldorfer Geschichtsvereins, VIII,
240—295, 1902, gehandelt hat.)

während wir dem anderen, Edward Jenner (1749—1823) aus Berkeley
in Gloucestershire die K u h p o c k e n i m p f u n g verdanken, die
sich als eine der segens- und folgenreichsten Entdeckungen für das
gesamte Menschengeschlecht erweisen sollte durch Ausrottung einer
der fürchterlichsten Geißeln der Menschheit, der sie fast dezimierenden
Pockenepidemien.

Die Kenntnis von dem Nutzen der Impfung mit Menschenblattern als
Schutzmittel gegen Pockenkrankheit, die sogenannte Inokulation oder Variolation,
war Ärzten wie Laien schon lange vor JENNER bekannt und nach verschiedenen
Methoden geübt, so u. a. bei den Chinesen durch Einführung von Blatternkrusten
in die Nase (s. S. 12), und nach dem aus dem Jahre 1713 herrührenden Bericht
eines griechischen Arztes EMANUELE TIMONI in Konstantinopel bei den um die
Schönheit ihrer Mädchen besorgten Georgiern und Zirkassiern, welche Nadeln
mit dem Pockeninhalt versahen und damit Stiche an verschiedenen Körperstellen
machten, um sich durch Überstehen der Blattern in einer verhältnismäßig gelinden
Form gegen die bösartige Erkrankung zu schützen. Die Lady WORTLEY-MONTAGUE,
Gemahlin des englischen Gesandten in Konstantinopel, erwarb sich dann das
Verdienst, diese „griechische Methode" Anfang des 18. Jahrhunderts nach England
vermittelt und von dort indirekt über den europäischen Kontinent verbreitet zu
haben. Doch konnte diese Verfahren trotz mancher energischen Befürwortung
durch die Ärzte, u. a. auch durch den Genfer THEODORE TRONCHIN (1709—81), zuletzt Arzt in Paris, keine rechte Popularität gewinnen aus dem Grunde, weil es nicht
gefahrlos war, auch dann nicht, als die englischen Ärzte ROBERT und DANIEL
SUTTON, Vater und Sohn, eine neue Methode der Impfung, nämlich statt der
bisherigen Einreibung des Pockeninhalts in die der Epidermis auf mechanischem
Wege oder durch Vesikation beraubte Haut die Impfung mit der Lanzette empfahlen. Immerhin fand schließlich die Inokulation mit direktem Menschen-
blatterninhalt in vielen ärztlichen Kreisen lebhaften Anklang, wurde eifrig und
zweifellos mit manchem schönen Erfolg geübt. Trotzdem konnte einerseits in
wenn auch seltenen Fällen der tödliche Ausgang nicht gehindert werden, andrerseits erwies sich die Schutzkraft nicht immer als ausreichend; auch war die Über-

tragung anderer Erkrankungen, Syphilis usw., öfters beobachtet, Mängel, die
sehr schwer zur Diskreditierung des ganzen Variolisationsverfahrens ins Gewicht
fielen. Vgl. ARNOLD C. KLEBS, Die Variolation im 18. Jahrhundert. Zur historischen Biologie der Krankheitserreger, Heft 7, Gießen 1914.

Diese Mängel standen EDWARD JENNER, Arzt in seiner Vaterstadt,
klar vor Augen, als er an das Studium einer in Laienkreisen seiner
Heimat und anderweitig bereits vielfach gemachten Wahrnehmung
ging, wonach die Kuhpocken unbedingte Schutzkraft gegen Erkrankung
an Menschenblattern gewähren sollten, in der Weise nämlich, daß, wer
sich, wie beispielsweise öfter die Mägde beim Melken der Kühe oder die
Viehzüchter durch manuelle Berührung mit dem Euter, mit der Kuh-
pocke angesteckt hatte, niemals Gefahr lief, an der echten Variola zu
erkranken. JENNER fand während mehrfacher Pockenepidemien in seinem
Wirkungskreis Gelegenheit, diesen alten Volksglauben auf seine Richtigkeit zu prüfen und tatsächlich zu bestätigen. Das brachte ihn auf den
Gedanken, nunmehr zielbewußt diese Kuhpockenübertragung auf den
Menschen vorzunehmen. Nach ungefähr 20 jähriger stiller Gedanken-
und Experimentalarbeit schritt er zur Tat, indem er am 14. Mai 1796
den Knaben James Phipps mit von der Magd Sarah Nelmes, welche an
Kuhpocken litt, entnommenem Stoffe impfte. Der Versuch gelang vollkommen. Der Beweis für die durch die Kuhpockenimpfung erzielte
Immunität, wie wir heute sagen würden, gegen die echte Variola, wurde
dadurch erbracht, daß die an dem Knaben Phipps im Stadium der
Defloreszenz der Impfpusteln vorgenommene Variolisation mit echtem
Menschenpockeninhalt keine Spur der Ansteckung zeigte. Nachdem
dann JENNER mit der Publikation dieser Entdeckung noch zwei Jahre ge-
wartet und im stillen weiteres Material zur Bestätigung gesammelt hatte,
faßte er seine Beobachtungen zusammen und schickte die Abhandlung
an die Philosophical Transactions, mußte aber ein ähnliches Schicksal
erleben, wie wir es noch von JULIUS ROBERT MAYER, dem berühmten
Entdecker des Gesetzes von der Erhaltung der Kraft, aus dem nächsten
Jahrhundert erfahren werden, — er wurde mit seiner Arbeit und seiner
vermeintlichen Entdeckung von der Redaktion zurückgewiesen. Es
blieb JENNER nunmehr nichts anderes übrig, als den Weg der selbständigen Publikation zu wählen, die 1798 erfolgte unter dem Titel:
„An inquiry into the causes and effects of the variola vaccina, a disease
discovered in some of the western counties of England particularly in
Gloucestershire and known by the name of cow pox."

Bequem zur Hand ist die deutsche Bearbeitung des epochemachenden
Büchleins von VIKTOR FOSSEL in den „Klassikern der Medizin", Bd. 10, Lpzg. 1911.

Diese Schrift erregte ein ähnliches Aufsehen, wie die 170 Jahre
ältere, in welcher WILLIAM HARVEY seine berühmte Kreislaufslehre vor-

getragen hatte. Schon ein Jahr später erschien die Übertragung ins
Deutsche und sukzessive dann in andere fremde Sprachen. Ich unterlasse es, meine Herren, Ihnen im einzelnen die weiteren Kämpfe zu
schildern, welches es JENNER kostete, um seiner Wahrheit Anerkennung
und Glauben zu verschaffen, ebenso die zahllose fast unübersehbare
Literatur, welche sich an JENNERS Entdeckung in Zustimmung und
Ablehnung anschloß. Mit dem Gefühl der Genugtuung wollen wir nur
die eine Tatsache konstatieren, daß die Kuhpockenimpfung in Deutschland am ehesten Freunde und kräftige Protektoren in einer Reihe von
Männern erhielt, die später bei der Hygiene des 19. Jahrhunderts zu
nennen sein werden, die sich (wie HUFELAND und HEIM in Berlin,
GEORG FRIEDRICH BALLHORN 1772—1805 und der Chirurg STROMEYER
in Hannover) das große Verdienst erwarben, daß sie besondere
Anstalten zur Verbreitung der Kuhpockenimpfung ins Leben riefen
und auf alle Weise Propaganda für diese von ihnen als segensreich
erkannte Neuerung machten. Heute ist, wie Sie wissen, die Kuhpockenimpfung bei uns in Deutschland durch Reichsgesetz (ebenso
in einer Reihe von anderen Kulturstaaten) obligatorisch, und die
Folgen mögen Sie an der Tatsache ermessen, daß eine Krankheit,
die früher die Menschen in einem Verhältnis von 1 10 betraf
und zu den mörderischsten gehörte, heutzutage fast gänzlich verschwunden ist, so daß ein Arzt der letzten Dezennien höchstens durch
Zufall zur Beobachtung eines Pockenfalles gelangt. Lange war diese
Maßregel der Gegenstand lebhaftester Befehdung, darf aber als eine
res judicata gelten, seitdem sie in den noch zu besprechenden Arbeiten
von PASTEUR, KOCH, BEHRING volle Bestätigung erhalten hat.

So viel oder vielmehr so wenig über die Kuhpockenimpfung, die
ihrem glücklichen Urheber nicht bloß bei Lebzeiten neben dem Triumph
der Anerkennung zahlreiche äußere Ehrungen gebracht, sondern ihn
unter die unsterblichen Wohltäter des Menschengeschlechts versetzt hat.

Es bleibt uns nunmehr zur Vervollständigung des Bildes von dem
Stand der Medizin im 18. Jahrhundert nur noch übrig, auch in aller
Kürze die wichtigsten Tatsachen in der Chirurgie und Geburtshilfe zu
betrachten.

Für die C h i r u r g i e brach im 18. Jahrhundert ein neues Morgen-
rot an, das von Frankreich seinen Ausgang nahm. Die Franzosen haben
hier im 18. Jahrhundert mit ihren Leistungen entschieden den Sieg
davongetragen. **Jean Louis Petit** (1674—1750) aus Paris, der bedeutendste Chirurg seiner Zeit, neben anderem verdient um das Gedeihen der Académie de chirurgie (s. S. 191), deren erster Direktor
er war, lieferte eine Bearbeitung der Chirurgie auf anatomischer Basis

und verschaffte damit dieser Disziplin, wie es FABRY VON HILDEN vorgeschwebt und von ihm zu schaffen begonnen worden war, ein echt wissenschaftliches Gepräge. Besonders berühmt ist er durch seine Arbeiten über Knochenkrankheiten, auch war PETIT ein sehr kühner und genialer Operateur. Neben ihm war RAPHAEL BIENVENU SABATIER (1732—1811) tätig, Verfasser des bis zum Erscheinen des Werks von MALGAIGNE bekanntesten und beliebtesten Lehrbuchs der Chirurgie unter dem Titel: De la médecine opératoire (Paris 1796, 3 Bde.). Schüler resp. Nachfolger der Genannten waren die Ihnen vom chirurgischen Operationskurs her geläufigen, fast gleichaltrigen PIERRE JOSEPH DESAULT (1744—1795) und FRANÇOIS CHOPART (1743—1795), beide in Paris. Um die Blüte der Académie de chirurgie machte sich ferner in hohem Grade verdient der ausgezeichnete ANTOINE LOUIS aus Metz (1723 bis 1792), Verfasser zahlreicher chirurgischer Einzelarbeiten, ein äußerst gewandter Operateur, der namentlich auch auf Vereinfachung des Instrumentariums hinwirkte. Noch führe ich Ihnen von französischen Chirurgen an die Namen der FRANÇOIS LE DRAN aus Paris (1685—1770), bekannt durch Arbeiten über den Steinschnitt, der auch die erste glücklich verlaufene Humerusexartikulation ausführte, FRANÇOIS MORAND (1697—1773), Wundarzt an der Charité, Rivale von LOUIS, endlich noch ALEXIS LITTRÉ (1658—1725), den letzteren deswegen, weil Sie ihn gewiß bereits als ersten Beschreiber der bekannten Hernien des Darmanhangs kennen, nicht zu verwechseln mit dem großen Hippokratesherausgeber ÉMILE LITTRÉ (1801—1881). Auch ,,FRÈRE CÔME" (JEAN BASEILHAC, 1703—1781), der als Steinoperateur und Augenarzt in Paris berühmt war, verdient hier Erwähnung.

Auch in Deutschland nahmen sich im 18. Jahrhundert wissenschaftlich gebildete Ärzte der Chirurgie an. In erster Linie ist zu nennen der bekannte LORENZ HEISTER aus Frankfurt a. M. (1683—1785), Professor in Altorf und zuletzt in Helmstedt.

HEISTER studierte in Leiden unter BOERHAAVE, ging darauf nach Straßburg und Paris und profitierte hier besonders von dem Unterricht in der Chirurgie. Vgl. FOSSEL, Studien, 1909, S. 111—152.

HEISTER hat das Verdienst, die Chirurgie in Deutschland seit den Tagen des FABRIZIUS VON HILDEN wieder zu Ehren gebracht zu haben. Verdankt ihm diese Wissenschaft auch keine eigentliche Bereicherung, so hat er doch durch sein Lehrbuch, das lange Zeit (bis zum Erscheinen desjenigen von AUGUST GOTTLOB RICHTER) in großem Ansehen stand, sich um den Unterricht direkt und indirekt sehr verdient gemacht. Betitelt ist dasselbe: ,,Chirurgie, in welcher alles, was zur Wundarznei gehört, nach der neuesten und besten Art gründlich abgehandelt und in vielen Kupfertafeln die neu erfundenen und dienlichsten Instrumente, nebst den bequemsten Handgriffen der chirurgischen Operationen und Bandagen deutlich eingestellt werden" (Nürnberg 1718). Übrigens war HEISTER auch ein tüchtiger Anatom und Verfasser eines beliebten „Kompendiums der Anatomie" (Altorf 1717). Andere deutsche Chirurgen dieses Zeitalters sind ZACHARIAS PLATNER (1694—1747), Professor in Leipzig, Verfasser von „Institutiones chirurgiae rationalis, tum medicae tum manualis in usus discentium. Adjectae sunt icones nonnullorum ferramentorum aliarumque rerum, quae ad chirurgi officinam pertinent" (Leipzig 1745), die Berliner Militärchirurgen SAMUEL SCHAARSCHMIDT (1709—1747), SIMON PALLAS (1694—1770), ein ausgezeichneter Operateur, JOH. LEBERECHT SCHMUCKER (1712—1786), JOH. CHRIST. ANT. THEDEN (1714—1797), JOH. ULRICH BILGUER (1720—1796), JOH. GOERCKE (1750—1822), Begründer der heutigen Kaiser-Wilhelms-Akademie zur militärärztlichen Ausbildung, CHRISTIAN LUDWIG MURSINNA (1744 bis 1823), und vor allem der berühmte Göttinger Chirurg AUGUST GOTTLIEB RICHTER (1742—1812), ein vornehmlich in England gebildeter, wissenschaftlich und praktisch geschulter Chirurg, der besonders die Lehre von den Hernien durch wichtige Beiträge gefördert und durch ein sehr verbreitetes Lehrbuch „Anfangsgründe der Wundarzneikunst" (Göttingen 1782—1804, in sieben Bänden) für chirurgisches Wissen und Können in Deutschland viel geleistet hat. Er trat bereits energisch für die Vereinigung von Chirurgie und innerer Medizin ein und war der erste, der ein chirurgisches Journal, die bekannte „Bibliotheca chirurgica" (Göttingen 1771—1797), in 15 Bänden herausgab. Endlich ist noch zu nennen KARL KASPAR SIEBOLD (1736—1807) in Würzburg, das Haupt einer ganzen Schule, die aus Würzburg hervorgegangen ist. — Von österreichischen Wundärzten verdienen genannt zu werden: F. J. LEBER, (1727—1808) aus Wien, ein tüchtiger Anatom und Operateur, in beiden Fächern nacheinander Lehrer an der Universität, G. A. BRAMBILLA (1728—1800), in der Nähe von Pavia geboren und dort gebildet, hochverdient als österreichischer Militärchirurg, W. J. WRABECZ (1740—1804) in Prag und J. N. HUNCZOVSKY (1752—1798) in Wien.

Von englischen Chirurgen des 18. Jahrhunderts sind außer den schon unter den Anatomen genannten Brüdern JOHN und WILLIAM HUNTER (S. 312) noch bemerkenswert: WILLIAM CHESELDEN (1688 bis 1752), ebenso ausgezeichnet durch anatomische Bildung wie operative Geschicklichkeit, Verfasser wertvoller Arbeiten über den Steinschnitt („Treatise on the high operation of the stone", London 1723); CHARLES WHITE in Manchester, der 1768 die erste Resektion des Oberarmkopfes vornahm; SAMUEL SHARP (1700—1778), Verfasser eines geschätzten Handbuchs der chirurgischen Operationen („A treatise on the operations of surgery", London 1739); der bedeutende PERCIVAL POTT (1713—1788),

lange Jahre am St. Bartholomews-Hospital in London tätig und bekannt
durch seine Leistungen zu Lehre von den Wirbelkrankheiten („Malum
Pottii") und zur Behandlung der Mastdarmfistel; SIR WILLIAM BLIZARD
(1743—1835), tüchtiger Praktiker, unterband zuerst die Arteria thy-
reoidea superior beim Kropf und als einer der ersten die Arteria subclavia; SIR JAMES EARLE, wie B. in London (1755—1817), gleichfalls
geschickter Operateur, endlich auch BENJAMIN BELL (1749—1806) in
Edinburg, von dem wir eine gute Darstellung der Lehre von den Geschwüren besitzen („A treatise on the theory and management of ulcers
with a dissertation on white swelling of the joints etc.", Edinburg 1778). —
In Italien wirkte der Ihnen durch seine Untersuchungen über die Ernährung und Regeneration der Knochensubstanz geläufige MICHELE
TROJA (1747—1827), Professor in Neapel. (Über ihn hat MODESTINO
DEL GAIZO 3 vortreffliche Memorie 1898, 1900 u. 1905 in den Atti della
R. Acad. Med.-Chir. di Napoli erscheinen lassen.) Er hat in seinem
Wirkungsort auch zum ersten Male über die Augenheilkunde als Spezialdisziplin gelesen („Lezioni intorno alle malattie degli occhi", Napoli 1780),
und das führt uns auf eine kurze Würdigung auch des Standes dieser
Wissenschaft während des 18. Jahrhunderts. Während die A u g e n -
h e i l k u n d e bisher meist in den Händen von Charlatans gelegen
hatte und als einziger wissenschaftlicher Augenarzt aus früherer Zeit
allenfalls nur der biedere „Schnitt-Wundarzt und Hof-Okulist" GEORG
BARTISCH (1535—1606), Verfasser der bekannten „Οφθαλμοδουλεια,
das ist Augendienst. Newer und wolgegründter Bericht von ursachen
und erkentnüs aller Gebrechen, Schäden und Mängel der Augen und
des Gesichtes etc." (Dresden 1583; sowie eines 1904 von O. MANCKIE-
WITZ zu Berlin edierten „Kunstbuch, darinnen   Lehr des . . Blasen-
Steines", 1575; vgl. auch Janus, X, 295), Erwähnung verdient, dürfen
wir im Verlauf des 18. Jahrhunderts ein charakteristisches Symptom
für den Fortschritt der Ophthalmologie in dem Umstande erblicken,
daß sich allmählich diese Disziplin von ihrem ursprünglichen Mutter-
boden, der Chirurgie, lostrennt und eine selbständige Bearbeitung durch
wissenschaftlich gebildete Wundärzte erfährt. Auch hierfür kommen
zunächst französische Kollegen in Betracht. Ich nenne ANTOINE
MAITRE JAN aus Méry sur Seine (1650—1730), Autor von „Traité
des maladies de l'oeil" (Troyes 1707); CHARLES DE ST. YVES (1667
bis 1736; „Nouveau traité des maladies des yeux", Paris 1722), von
dem die erste Empfehlung des Argentum nitricum und Lapis divinus
für die Augentherapie herrührt; JACQUES DAVIEL (1696—1762; vgl.
PANSIER, La pratique ophtalmologique de Daviel. Annales d'ocul.,
T. 134, Nov. 1905), Hofokulist in Paris und ein Meister der Kataraktextraktion („DAVIELscher Löffel"); JEAN JANIN in Lyon (1731—1799)

und GUILLAUME PELLIER DE QUENGSY, Augenarzt in Toulouse und Montpellier, Verf. von „Précis ou cours d'opérations sur la chirurgie des yeux" (Paris 1787, 2 voll.). — Hinter den französischen Augenärzten jener Zeit stehen die deutschen Chirurgen mit ihren Leistungen auf diesem Gebiet keineswegs weit zurück. Außer PLATNER, AUGUST GOTTL. RICHTER (s. S. 339) sind zu nennen: HEINRICH JUNG STILLING (1740—1817), ein sehr angesehener Augenoperateur, BURKHART DAVID MAUCHART (1696—1751), Professor in Tübingen.

STILLING wurde neuerdings eingehender gewürdigt durch R. J. SCHÄFER in Ophthalm. Klinik, 1904, No. 7—9, MAUCHART durch G. SCHLEICH, Tübingen 1897.

In der 2. Hälfte des 18. Jahrhunderts verdienen Beachtung die Wiener Augenärzte JOH. BARTH (1745—1818), JOH. ADAM SCHMIDT (1759—1809; vgl. die Münchener Diss. von W. LOHMANN, 1904) und vor allem der tüchtige GEORG JOSEPH BEER (1763—1821) und der auch als Anatom und Physiologe hervorragende GEORG PROCHASKA (1749—1820), Professor in Prag. — Von englischen Augenärzten genießen aus dem 18. Jahrhundert historische Berühmtheit JOHN THOMAS WOOLHOUSE (1650—1730) und dessen Schüler BENEDICTUS DUDDEL, der u. a. einen „Treatise on the diseases of the horny coat of the eye and the various kinds of cataracts" (London 1729) publizierte.

In jeder Beziehung hervorragend ist HIRSCHBERGS Gesch. der Augenheilkunde im 18. Jahrhundert im Hdbch. d. ges. Augenheilkunde, 2. Aufl., 171—175. Lief., Leipzig 1909. Es mögen hier auch genannt sein: H. TRUC et. P. PANSIER, Histoire de l'ophtalmologie à l'école de Montpellier du XIIᵉ au XXᵉ siècle, Paris 1907; A. CHABÉ, Hist. de l'opht. à Bordeaux, 1908; VAN DUYSE, Les oculists ambulants à Gand au XVIIIᵉ siècle, Gand 1908.

Für die Entwicklung der G e b u r t s h i l f e im 18. Jahrhundert sind zwei Momente bedeutsam geworden: 1. die E r f i n d u n g d e r G e b u r t s z a n g e und 2. die Einrichtung besonderer g e b u r t s - h i l f l i c h e r   I n s t i t u t e (nach dem Vorbilde der Pariser Máternités). Beide Tatsachen haben eine Emanzipation der Geburtshilfe aus der bisherigen Verbindung mit der Chirurgie bewirkt. Wie die Augenheilkunde fortab aufhört, Dienerin der Chirurgie zu sein, so löst sich auch die Geburtshilfe von dem Zusammenhang mit ihr definitiv los und geht gänzlich ihre eigenen Wege, eine Tatsache, die nicht bloß ein erfreuliches Symptom des bisherigen, sondern auch zugleich den kräftigsten Hebel zu weiterem Fortschritt dieser Disziplin bildet.

Die Geschichte der kostbaren Erfindung der Geburtszange ist von AVELING (1882), KLEINWÄCHTER (1884) umn INGERSLEV (1891) monographisch dargestellt worden.

Das Verdienst, eine der segensreichsten Erfindungen für die Menschheit in uneigennützigster Weise bekannt gemacht zu haben, gebührt

dem „Meester Chirurgijn-Barbier" John Palfyn aus Kortryk in West-
flandern (1650—1730).

Palfyn war der Sohn eines niederen Chirurgen und erhielt selbst seine
erste Ausbildung in einer Baderschule. Von Wissensdrang geleitet versuchte er
zwecks anatomischer Studien eine Leiche von dem Kirchhof seiner Vaterstadt
zu stehlen, wurde dabei aber ertappt und floh, um der ihm drohenden Strafe zu
entgehen, nach Gent. Hier und später in Paris bildete er sich weiter aus; dann
erhielt er nach längeren wissenschaftlichen Reisen 1704 eine Professur der Anatomie
und Chirurgie in Gent, wo er bis zu seinem Lebensende zubrachte.

Palfyn gab sich dem Nachdenken darüber hin, was denn das wohl
für ein Instrument sein könne, mit dem die Familie Chamberlen in
England (vgl. S. 291) schwierige Entbindungen mit so glücklichem Erfolge vollführte, und das unter dem Siegel der Verschwiegenheit einzelnen anderen Ärzten (englischen und niederländischen) anvertraut
worden war. Vielleicht hatte er selbst durch einen Zufall das Instrument
flüchtig zu sehen bekommen, vielleicht hatten ihm bei seinen Bemühungen
als Vorbilder ältere, von den Chirurgen zu anderen Zwecken benutzte
zangenartige Extraktionsinstrumente, Kugelzieher oder dergleichen vorgeschwebt. Jedenfalls gebührt ihm das Verdienst, die unschädliche
Kopfzange zum ersten Male in einer annähernd brauchbaren Form
konstruiert bzw. neu entdeckt zu haben. Er reiste 1721 selbst nach
Paris und legte dort sein Instrument der Académie de chirurgie vor,
wie er denn überhaupt in uneigennützigster Weise für möglichst weite
Verbreitung seiner Erfindung selbst sorgte. Schon bald danach lernte
sie Lorenz Heister zum Teil durch Palfyn selbst kennen und ver-
mittelte ihre Kenntnis in Deutschland. In Frankreich nahm sich dieser
Neuerung der bekannte Geburtshelfer André Levret (1703—1780)
aufs lebhafteste an, der ihr den Namen „tire-tête" beilegte und sich
um ihre Verbesserung erheblich verdient machte. (Vgl. Tarnier in den
conférences historiques, Paris 1866 (S. 309—337). Andere hervorragende
französische Geburtshelfer des 18. Jahrhunderts sind François Louis
Joseph Solayrés de Renhac († 1772), Verfasser der berühmten Abhandlung „De partu viribus maternis absoluto" (1771), Jean Louis
Baudelocque (1746—1810), besonders verdient durch seine Untersuchungen über die Beckenmaße. Der Pariser Geburtshelfer Dussé
hat das Verdienst, die ursprünglich unvollkommene Palfynsche Zange,
welche kurze, parallel laufende Löffel hatte, und deren Griffe mittels
eines Kettchens und umschlungenen Tuches aneinander fixiert wurden,
durch Verlängerung, Kreuzung und Aushöhlung der Löffel und Befestigung der Arme mittelst Schraubstifts in ein brauchbares Extraktions-
instrument verwandelt zu haben. In England gehören William Smellie
(1680—1763), Arzt in London, geläufig als Autor des nach ihm benannten Handgriffs, und William Hunter (vgl. S. 312) wegen seiner

bereits zitierten Schrift über den schwangeren Uterus zu den markante-
sten Persönlichkeiten in der Geburtshilfe des 18. Jahrhunderts. Ferner
ist bemerkenswert THOMAS DENMAN (1733—1815) in London als der
erste, welcher eine Reihe eigener und fremder Beobachtungen mitteilte,
in denen bei bestehender Querlage und vorgefallener oberer Extremität
die Wendung auf den Steiß durch die bloßen Naturkräfte erfolgen konnte,
und der daher vor forcierten Wendungsversuchen bei abgeflossenem
Wasser warnte und das Abwarten der Selbstwendung bzw. Selbstentwick-
lung empfahl. Von ihm rührt auch die Trennung der Wendung von der
Extraktion her; er war ferner der erste, der in seinem Lehrbuch („Introduction to the practice in midwifery", 2 Bände, 1787—1795) auch der
künstlichen Frühgeburt ein besonderes Kapitel widmete. Auch gehört
er insofern zu den Vorläufern des noch ausführlich zu besprechenden
SEMMELWEIS, als er bereits die Übertragungsmöglichkeit des Puerperalfiebers durch Ärzte und Hebammen erkannte.

In Deutschland beschäftigten sich wissenschaftlich mit der Geburtshilfe außer dem genannten LORENZ HEISTER noch vor allem JOHANN
GEORG ROEDERER (1726—1763; vgl. S. 291 u. 333) in Göttingen, der
erste deutsche Professor der Geburtshilfe, der auf HALLERS Veranlassung
von Straßburg, seiner Heimatstadt, wo er unter JOH. JACOB FRIED
(1681—1769) studiert hatte, nach Göttingen berufen, auch mit der
Leitung der gleichfalls auf HALLERS Initiative ins Leben gerufenen
geburtshilflichen Anstalt (1752) betraut wurde. ROEDERER ist, abgesehen von einzelnen Detailarbeiten (Zur Anatomie des Fötus, Über
Geburtshindernisse), besonders denkwürdig durch sein ausgezeichnetes,
klar und elegant geschriebenes und bei aller Kürze sehr vollständiges
Elementarbuch der Geburtshilfe „Elementa artis obstetriciae in usum
praelectionum academicarum" (Göttingen 1753). Ein Schüler ROEDE-
RERS war GEORG WILHELM STEIN der Ältere (1737—1803), Professor
in Kassel und Marburg (wohl zu unterscheiden von seinem gleichnamigen
Neffen, einem tüchtigen Geburtshelfer in Marburg und Bonn während
des 19. Jahrhunderts 1773—1870). — Ebenso wichtig wie die Erfindung
der Zange war für die Entwicklung der Geburtshilfe die Gründung
eigener Entbindungsanstalten, die anfangs allerdings noch manchem
Vorurteil bei dem Publikum begegneten, und für welche Kreißende,
beispielsweise in Göttingen, buchstäblich angeworben werden mußten,
später jedoch immer beliebter wurden und so nicht bloß die klinische
Beobachtung über den Geburtsverlauf, das Studium der Wochenbetts-
erkrankungen etc., sondern auch durch Vereinigung eines mannigfachen
Materials von normalen und schwierigen Fällen die Ausbildung der
Studierenden durch berufene Lehrer in systematischer Weise gestatteten.
Beide Tatsachen, die Erfindung der Geburtszange und die Gründung

von Entbindungsanstalten, sind segensreiche Errungenschaften des
18. Jahrhunderts. Außer den schon früher (S. 290 f.) genannten, nur dem
Hebammenunterricht dienenden Pariser Maternités, den Straßburger und
Göttinger Anstalten waren solche ins Leben gerufen: in Paris 1743 durch
LA PEYRONIE in der mit der Académie de chirurgie verbundenen École
de pratique, an der EXUPÈRE JOSEPH BERTIN (1712—1781) und der
bekannte JEAN ASTRUC (1684—1766) lehrten, in Dublin unter JOHN
MOSSE (1758) und FIELDING OULD (1714—1789), in London durch
JOHN LEAKE (1765 als Westminster Lying-in-Hospital), in Wien durch
VAN SWIETEN, wo HEINRICH NEPOMUK CRANTZ, LEBMACHER und SIMON
ZELLER die ersten Lehrer waren, endlich auch in Berlin bereits seit
1751 an der Charité unter Leitung von JOHANN FRIEDRICH MECKEL
(s. S. 311).

Zwanzigste Vorlesung.

Die Medizin während der Übergangszeit vom 18. ins 19. Jahrhundert. Die
chemischen Theorien; die galvanischen Theorien; der Mesmerismus. Die
Homöopathie; RADEMACHER; die Naturphilosophie; der Parasitismus;
die naturhistorische Schule; die GALLsche Phrenologie.

Meine Herren! Der Gang einer Wissenschaft richtet sich nicht
nach der von uns willkürlich angenommenen Grenze der Jahrhunderte,
sondern, wenn möglich, sollten wir umgekehrt bei der entwicklungs-
geschichtlichen Betrachtung allemal da eine neue Epoche zu zählen
beginnen und allemal denjenigen Zeitpunkt als einen neuen begrüßen,
wo auch pragmatisch, d. h. in dem wirklichen Verlauf der Tatsachen
eine Wendung, eine Gliederung sich vollzieht. Gehen wir von solchen
Gesichtspunkten aus, so deckt sich der Beginn des 19. Jahrhunderts
vielleicht in politischer, aber keineswegs in wissenschaftlicher Hinsicht
chronologisch mit dem Anfang einer neuen Ära. Vielmehr sehen wir hier
mehr als je auch an der Heilkunst die alte Erfahrung bestätigt, daß
jeder Übergang in der Natur sich erst allmählich vollzieht. Reichlich
das erste Drittel des 19. können wir noch als Appendix des abgelaufenen
betrachten, in dessen holprigen Geleisen es sich weiter bewegt, gleich
als ob es überhaupt keine Forschung und Wissenschaft von der Natur
gegeben hätte. Unfruchtbare philosophische Spekulation in Gestalt
von allerlei mehr oder weniger künstlichen Systemen, sogen. „dynamischen" Theorien, tragen noch eine ganze Zeit lang den Sieg davon über
naturwissenschaftliche Beobachtung, über nüchterne und besonnene

Erwägung der Tatsachen. Wieder einmal hatte sich die Philosophie unserer Wissenschaft bemächtigt, aber eine Philosophie, die sich inzwischen weit von den von BACON VON VERULAM ihr einst vorgezeichneten Bahnen entfernt hatte. Zwar hatte der unsterbliche IMMANUEL KANT (1724—1804) mit seiner Kritik der reinen Vernunft die Geister zur Selbstbesinnung gemahnt, soviel wie möglich vor dem Mißbrauch der Spekulation gewarnt und an einigen Beispielen eine bessere Art, naturwissenschaftliche Probleme philosophisch zu behandeln, selbst gelehrt. Zwar war ein BICHAT zum Teil auf spekulativem Wege, ausgehend von Konsequenzen der HALLERschen Irritabilitäts- und Sensibilitätslehre und der Philosophie eines CONDILLAC und CABANIS, zu Ergebnissen gelangt, welche, soweit sie namentlich zur großartigen Schöpfung der Gewebelehre geführt hatten, auch nach der Exaktheit der Methode vor dem Richterstuhl strengster naturwissenschaftlicher Kritik bestehen konnten und wohl geeignet waren, den Ärzten zu zeigen, wo allein das wahre Heil für die Medizin zu suchen ist. Aber was halfen alle die schönen und zum Teil großartigen Entdeckungen in den Naturwissenschaften, wenn sie durch die Spekulation der Wirklichkeit entrückt und zur deduktiven Schaffung unfruchtbarer Abstraktionen verwendet wurden. Was half die Gründung der Universitäten (Berlin 1810, Bonn 1812), wenn an ihnen Anschauungen vertreten wurden, welche nicht nur keinen Fortschritt, sondern Symptome der Ansteckung durch die allgemein verbreiteten Irrlehren bekundeten? Wohl machten sich, wenigstens in einzelnen ärztlichen Kreisen, leise Anzeichen einer gewissen Entnüchterung bemerkbar; man begann hier und da bereits sich von einer verkehrten aprioristischen Denkweise loszumachen. Aber der unheilvolle Einfluß, den die besonders in Deutschland allmächtige und in Preußen sogar staatlich privilegierte Philosophie der VON SCHELLING (1775—1854), HEGEL († 1831), HENRIK STEFFENS (1773—1845) und Genossen auf alle höhere Bildung äußerte, verleitete die große Mehrheit der Ärzte, einer pseudowissenschaftlichen N a t u r p h i l o s o p h i e blindlings Heeresfolge zu leisten. Es gab zu Ende des vorigen und Anfang dieses Jahrhunderts kaum eine so widersinnige Theorie, die nicht eine Anzahl von Anhängern gefunden hätte. Fast schien es, als ob vor dem endgültigen Sieg der naturwissenschaftlichen Medizin, wie er sich schon vom vierten Jahrzehnt des neuen Jahrhunderts ab allmählich vollzog, noch einmal die ganze Kette der Irrtümer früherer Jahrhunderte in bunter Reihenfolge zu einem kurzem Stelldichein sich vereinen sollte.

Ihnen diese verschiedenen Verirrungen der Medizin des 18. Jahrhunderts, soweit sie noch in das 19. hineinragen, im Zusammenhang vorzuführen, mag die Aufgabe der heutigen Vorlesung sein. Dann wird

unsere Wanderung durch die naturwissenschaftliche Medizin des 19. Jahrhunderts ungestört verlaufen können und nicht beeinträchtigt werden
durch Homöopathie, Hypnotismus, Spiritismus etc., jene traurigen
Überbleibsel einer vergangenen Zeit, die sich uns immer noch wieder
in den Weg drängen möchten.

Noch während die Wogen des Brownianismus besonders hoch gingen,
kamen einige findige Ärzte auf den Gedanken, des eben von LAVOISIER
entdeckten Sauerstoffs sich für therapeutische Zwecke zu bemächtigen,
ihn als eine Art von Panazee gegen Krankheiten zu empfehlen. Besonders
lebhaft traten für diesen Gedanken u. a. THOMAS BEDDOES (1754 bis
1808) ein, Professor der Chemie in Oxford, der seine Versuche zusammen
mit JAMES WATT machte, LOUIS JURINE (1751—1819), Arzt in Genf,
der bei seinen Untersuchungen über „pneumatische Medizin" von
LOUIS ODIER (1748—1817) unterstützt wurde, ANTOINE FRANÇOIS
FOURCROY (1755—1809), Professor der Chemie in Paris, der alle Krankheiten, namentlich die sogenannten „adynamischen" (Phthisis, Skorbut,
Chlorose etc.), mit Sauerstoff heilen wollte. Im Hinblick auf heutige
Vorgänge werden Ihnen Bestrebungen dieser Art verständlich und
verzeihlich erscheinen. Es ist das eben ein unausrottbarer Zug bei den
Ärzten, eine Erscheinung, die sich zu allen Zeiten wiederholt, daß sie
nach Neuem haschen und in übertriebenem Enthusiasmus von neu
entdeckten Mitteln besonders gegen bisher unheilbar gewesene Zustände
Wunderwirkungen erwarten, und es hat zweifellos etwas für die Forscher
(aus lauteren und leider auch unlauteren Motiven) Verlockendes, neben
dem Ruhm eines Wohltäters der Menschheit noch materiellen Gewinn
für sich einzuheimsen.

Weniger harmlos in ihren Folgen waren Bestrebungen, welche auf
eine Vertiefung dieses therapeutischen Gedankens, auf eine Übertragung desselben in die Pathologie hinausliefen und allen Ernstes in
ganz einseitiger Weise die Krankheiten mit dem Sauerstoff in Zusammenhang bringen und je nach ihrer Reaktion auf den Sauerstoff, und die
Arzneien je nach dem Gehalt an demselben klassifizieren und diese
Erscheinung somit als nosologisches Einteilungsprinzip zugrunde legen
wollten. Der durch seine sonst verdienstvollen Arbeiten über den
Diabetes mellitus bekannte Arzt aus Woolwich, JOHN ROLLO (1750 bis
1840), leitete alle Krankheiten von einem mangelhaften oder über-
mäßig vorhandenen Sauerstoff ab und teilte Arzneien in oxydierende
und desoxydierende ein. Noch weiter ging JEAN BAPT. THEOD. BAUMÈS
(† 1815), der alle Krankheiten auf fünf chemische Qualitäten zurückführte, bzw. auf den Einfluß, den die Lebenskraft auf diese fünf chemischen
Stoffe ausübt: auf zu starke oder zu schwache Anhäufung der Elemente

Sauer-, Stick-, Kohlen-, Wasserstoff und Phosphor in seiner Schrift: „Essai d'un système chimique de la science de l'homme" (1798). In ähnlichen Argumentationen bewegt sich die Fiebertheorie von GOTTFRIED CHRISTIAN REICH (1796—1848), welche ihrem Erfinder nicht bloß ein Jahrgehalt von 500 Talern seitens der preußischen Regierung, sondern auch noch eine außerordentliche Professur an der neu gegründeten Berliner Universität verschaffte. In seinen Schriften: „Vom Fieber und dessen Behandlung überhaupt" (Berlin 1800) und „Beschreibung der mit seinen neuen Mitteln behandelten Krankheitsfälle" (Nürnberg 1800) beschuldigt der Autor als Hauptursache der fieberhaften Krankheiten den Mangel an Sauerstoff und Überschuß an Stickstoff; diese beiden Stoffe bezeichnet er im Jargon der Naturphilosophie seiner Zeit als „positives und negatives Lebensprinzip" und empfiehlt die Anwendung von Säuren in großen Dosen gegen Fieber.

Was dem Sauerstoff resp. den übrigen chemischen Elementen recht, ist begreiflicherweise den übrigen Entdeckungen billig, und so erscheint es nicht auffallend, daß auch der G a l v a n i s m u s an die Reihe kam, um als Erklärung der Rätsel in Physiologie und Pathologie zu dienen. Es war LUIGI GALVANI selbst (1737—1798), Professor der Anatomie in seiner Vaterstadt Bologna, der die Krankheiten, namentlich der Nerven, auf ein Mehr- oder Mindermaß von elektrischem Fluidum, auf eine größere oder geringere Störung in der Intensität des elektrischen Stromes im Körper zurückführen wollte.

Alle diese Theorien, welche sich neben den Ihnen schon bekannten von CULLEN, BROWN, RÖSCHLAUB, RASORI e tutti quanti gleichzeitig behaupteten, hatten nur den zweifelhaften Erfolg, daß sie phantastische Ideen über das Wesen der Lebensvorgänge und der Krankheiten nährten, und so entfernte man sich allmählich immer weiter von dem Boden der realen Tatsachen und schweifte auf das Gebiet der Träumereien, Betrügereien und aller Art von Aberwitz hinüber. Die höchste Potenz des letzteren zu vertreten, blieb zwei Lehren vorbehalten, die recht charakteristisch für die traurigen Verirrungen jener Periode sind, nämlich dem Mesmerismus und der Homöopathie. Von beiden muß ich ein wenig ausführlicher sprechen, damit Sie in der Lage sind, da, wo Sie noch heute unter dem Volke und leider auch bei manchen Ärzten derartigen Anschauungen begegnen, dieselben mit den Waffen, welche Ihnen lediglich die Geschichte an die Hand gibt, zu bekämpfen.

FRIEDRICH ANTON MESMER (1734—1815), zu Iznang, einem Dörfchen in der Nähe des Bodensees geboren, hatte in Wien studiert und verriet bereits in seiner Doktordissertation „De influxu planetarum in corpus humanum" (1766) einen mystischen Hang, dem er auch weiter nachgab, was ihn schließlich dazu führte, den tierischen Magnetismus zur Beseitigung von Krankheiten zu verwerten. Der Gedanke als solcher ist nicht neu; er liegt den schon im Mittelalter seitens der französischen Könige geübten wundersamen Kropfheilungen durch Händeauflegen zugrunde, auf ihm beruhen die eigentümlichen Kunststücke der Exorzisten, die Schwindeleien des berüchtigten Grafen ALESSANDRO CAGLIOSTRO (1743—1795) und zahlreiche andere mystische Taschenspielerpraktiken, die in der Geschichte der menschlichen Kulturbewegung eine Rolle gespielt haben. Aber die Art, wie MESMER seine „Entdeckung" in verschiedenen Zeitschriften und an die einzelnen Akademien gesandten „Mémoires" begründete, ist jedenfalls originell. MESMER behauptete, gleichfalls (nach berühmten Mustern) durch Bestreichen und Berühren seiner Kranken prompte Heilungen zu erzielen; ja es genügte nach MESMER zu diesem Zwecke schon, daß er — ohne jede Berührung — lediglich seinen Willen auf die Kranken fixierte, um einen heilenden Einfluß hervorzurufen. Es sollten durch das Bestreichen gewisse Sensationen in dem „Magnetisierten" entstehen, sich kennzeichnend durch Erhöhung des Gemeingefühls, Beseitigung von Schmerzen und abnormen Bewegungen, Zurücktreten des Sinnestätigkeit und in besonders hohem Grade der Wirkung durch einen schlafartigen Zustand, den er als „Somnambulismus" oder „clairvoyance" bezeichnet. Jeder Körper besitzt nach MESMER eine eigentümliche Kraft vermöge eines in ihm zirkulierenden magnetischen Fluidums, das die ganze Schöpfung belebt und das verknüpfende Band, den „Rapport" zwischen den einzelnen Wesen herstellt. Obwohl die von den gelehrten Körperschaften in Paris und Wien eingesetzten Kommissionen zur Prüfung der MESMERschen Angaben diese nicht bestätigten, fand dennoch die Theorie auch bei den Ärzten eine geradezu enthusiastische Aufnahme, besonders in Deutschland, wo sie den inzwischen verbreiteten naturphilosophischen Anschauungen eine ganz willkommene Stütze verlieh und von ihnen auch wechselseitig erhielt. Beide Lehren wurden miteinander verquickt, man sprach von „geistiger Begattung" und „geistiger Zeugung" zwischen Magnetiseur und Magnetisierten, man verglich beide mit zwei Polen und schuf den Begriff der „Polaritäten", wobei die Spannung ihren Sitz im Hirn und Rückenmark haben sollte, usw. Die Bearbeitung der MESMERschen Lehre zeitigte eine unübersehbar große Literatur, an der vornehmlich zwei Jenenser Dozenten beteiligt sind: AUGUST EDUARD KESSLER (1784—1830) und DIETRICH GEORG KIESER (1779—1862), ein im übrigen verstandesklarer, nüchterner Naturforscher, der aber derartig von dem allgemeinen Taumel fortgerissen war, daß er die Ergebnisse der empirischen Forschung nicht anders als in naturphilosophischer Terminologie symbolisiert vortragen konnte. So unterschied er zwischen höherem, „solarem" Gehirn, im Gegensatz zu niedrigem, „tellurischem

Ganglienleben" und wollte ersteres als Erkenntnis vermittelnd mit dem Tag, letzteres als Gefühlsvermittler mit der Nacht in Beziehung bringen. Leben ist nach ihm Oszillation, Spannung; Gesundheit ist relative Indifferenz beider Prinzipien; Krankheit Abweichen vom Normalen durch Vorwiegen des positiven oder negativen Pols. —

In Jena war es, wo in den Vorlesungen über Physik von Professor JOH. HEINR. VOIGT 1802 der junge Student mit Erstaunen hörte, „daß es ein männliches und ein weibliches Feuer gäbe, daß das schöpferische Prinzip in der Natur dem Vater, das erhaltende dem Sohn, das einigende aber dem heiligen Geist entspräche, und daß Anziehung und Abstoßung in der materiellen Welt dasselbe seien, wie Soll und Haben in der kaufmännischen Buchführung".

Eine ungemeine Produktivität auf diesem Gebiete entwickelte der bekannte Berliner Ordinarius CARL CHRISTIAN WOLFART (1778—1832), dessen Schriftenverzeichnis fast 80 Nummern umfaßt. Zu nennen sind ferner als prononzierte Anhänger des Mesmerismus CARL ADOLPH AUGUST ESCHENMAYER (1765—1854), Professor in Tübingen, und dessen Freund, der Dichter-Arzt in Weinsberg JUSTINUS KERNER (1786—1862), der (in der „Seherin von Prevorst", Stuttgart 1829, und zahlreichen anderen Schriften) zwischen Somnambulismus und Geisterwelt Beziehungen statuierte und eine förmliche Wiederauflebung der längst begraben und vergessen geglaubten Dämonenlehre, der Theorie vom Bezaubert- und Besessensein, von Gespenstern und Teufelsbeschwörungen, von der magischen Kraft des Gebets usw. usw. bewirkte. Dazu gesellten sich noch die „christlich-germanischen" Naturphilosophen und pietistischen Mystiker JACOB JOSEPH GÖRRES (1776—1848) in Koblenz, der von einer äußeren und inneren Natur, von positiven und negativen Faktoren in derselben, von den aus der Begattung von Licht, Sauerstoff, Elektrizität einerseits mit Phlogiston, Magnetismus und „kombustiblen Stoffen" anderseits hervorgehenden „Idealen" sprach, und JOSEPH ENNEMOSER (1787—1854), vorübergehend Professor in Bonn und Verfasser einer umfangreichen, wegen ihrer literarischen Nachweise nicht wertlosen „Geschichte der Magie" (1844), u. v. a.

Über alle diese Männer haben die Untersuchungen der letzten Jahrzehnte über den Hypnotismus ein milderes und gerechteres Urteil ermöglicht. MESMER selbst, der eigentliche Stifter, dessen Leben und Lehre zuletzt (1893) von dem bekannten Historiker des Okkultismus KARL KIESEWETTER († 1896 in Meiningen) monographisch dargestellt ist, lebte unter wechselnden Schicksalen in Wien, Paris (hier besonders von CHARLES D'ESLON, Leibarzt des Grafen von Artois, protegiert) und an verschiedenen Orten der Schweiz, bis er 1825 vergessen und in dürftigen Verhältnissen starb. Sein kolossales, in Paris (hauptsächlich durch seine Anhänger, die Mitglieder der „Magnetischen Gesellschaft der Harmonie") zusammengebrachtes Vermögen hat er auch in Paris bei den Wirren der Revolution verloren. Vgl. JUST KERNER, Franz Ant. Mesmer, Frankfurt a. M., 1856, WILH. V. SCHOLZ, Mesmer. Die Zukunft, X, 1902, No. 34. —

Auch EMANUEL SWEDENBORG hat man gerechter zu würdigen gelernt, besonders seit MAX NEUBURGERS trefflichen Darlegungen: S. Beziehungen zur Gehirnphysiologie. Wien. med. Wochenschr. 1901, No. 44; Janus. VIII. 1903. 15. Aug.; IX. 15. Sept. usw.; vgl. auch M. RAMSTRÖM, E. S. investigations in natural science and. the functions of the brain. Uppsala 1910.

Das mag genügen zur Charakterisierung der Irrtümer jener Zeit als Beweis für die Torheiten, deren Ärzte zu Ende des 18. und Anfang des 19. Jahrhunderts sich schuldig gemacht haben. Es ging so weit, daß man wieder (ähnlich wie einst FLUDD, s. S. 272) die Krankheit aus der Sünde herleitete, eine spezifisch „christliche"Heilkunde statuierte, wofür sich u. a. ein JOH. NEPOMUK VON RINGSEIS (1785—1880; s. die Biographie von B. RINGSEIS, Regensburg 1909), Professor in München, lebhaft begeisterte. Zur praktischen Geltung suchte man diese Anschauungen besonders bei der Behandlung der psychischen und Nervenkrankheiten zu bringen, und neuerdings hat man ja den durch JAMES BRAID (1795—1860), Arzt in Manchester, wieder entdeckten H y p - n o t i s m u s , die durch V. BURQ (1823—1884) in Paris eingeführte „M e t a l l o t h e r a p i e" zu demselben Zweck zu verwerten resp. physiologisch zu begründen versucht. Anderseits haben sich auch mit dem Hang zum Mystizismus ausgestattete Gemüter, an denen es ja zu keiner Zeit mangelt, dieses Gebiets wiederum bemächtigt und ihm als „S p i r i - t i s m u s", als „O d l e h r e" des Freiherrn CARL VON REICHENBACH († 1869) und ähnlichem wieder Geltung verschaffen wollen.

Hierher gehören auch die Bemühungen von KARL HANSEN († 1897) in Altona, der als „dänischer Magnetiseur" durch seine hypnotischen Schaustellungen in der zweiten Hälfte der siebziger Jahre die Erinnerung an den tierischen Magnetismus wieder aufleben ließ. Auf diese Vorführungen wurden dann OSCAR BERGER und HEIDENHAIN in Breslau aufmerksam, die unter Assistenz von GRÜTZNER die Angelegenheit einer wissenschaftlichen Nachprüfung unterwarfen und die Tatsächlichkeit HANSENscher Aufstellungen nachwiesen. So hat HANSEN mit seinen Magnetisierungen eigentlich den ersten Anstoß zur wissenschaftlichen Erklärung und Habilitierung des „Hypnotismus" gegeben, der, wie bekannt, damit seinen Einzug in die Praxis hielt und in Berlin wie in Paris und Nancy Triumphe feierte.

Das vom tierischen Magnetismus und seinem verderblichen Einfluß Gesagte gilt großenteils auch von der mystisch-therapeutischen Richtung der „H o m ö o p a t h i e" SAMUEL HAHNEMANNS. Der Stifter dieser Irrlehre wurde 1775 in Meißen geboren, studierte in Leipzig und Wien und praktizierte darauf an verschiedenen Orten. Er war zweifellos ein wissenschaftlich gebildeter Mann, besaß viele chemische Kenntnisse und hat auch in der technischen und pharmazeutischen Chemie manche nicht üble Entdeckung gemacht. Aber als Arzt ging es ihm schlecht; er bekam nirgends ausreichende Praxis, so daß er die Mußezeit zu schriftstellerischer Beschäftigung verwertete. Bei der Übersetzung von CULLENS Heilmittellehre wurde seine Aufmerksamkeit auf einige Mitteilungen über die Wirkungen der Chinarinde gelenkt, wonach beim Gebrauch dieses Mittels Erscheinungen eintreten sollten, die den Symptomen des Wechselfiebers sehr ähnlich wären. HAHNEMANN stellte an sich selbst Experimente damit an und glaubte dabei eine frappante Bestätigung der betreffenden Angaben zu bemerken. Diese Erfahrung wurde für ihn ausschlaggebend, um nun seine neue Lehre zu begründen. Da bekanntlich die China ein promptes Heilmittel der Intermittens ist, so kam er auf den Gedanken, daß die Wirksamkeit auch anderer Medikamente darin begründet liege, daß sie den betreffenden Krankheiten ähnliche Symptome hervorrufen. Zahlreiche weitere Experimente und Beobachtungen, die er an sich und seinen Kranken anstellte, führten ihn zu Ergebnissen, welche ihm den therapeutischen Grundsatz ,,s i m i l i a s i m i l i b u s'' zu einem unzweifelhaften Axiom der Medizin zu machen schienen. (Die erste grundlegende Publikation findet sich im zweiten Bande des von HUFELAND herausgegebenen Journals, 1797.) Später wollte er dann noch erkannt haben, daß bei großen Arzneidosen die Wirkung nicht sofort eintritt, sondern erst nachdem sich vorher eine Verschlimmerung bemerkbar gemacht hatte. HAHNEMANN meinte daher, es sei zweckentsprechender, die Medikamente in kleineren Dosen zu geben. Gleichzeitig glaubte er sich überzeugt zu haben, daß diejenigen Medikamente am besten Erkrankungen zu beseitigen fähig sind, welche diesen Krankheiten ganz ähnliche Symptome im gesunden Individuum erzeugen. Er veröffentlichte daraufhin 1810 sein berühmtes ,,Organon der rationellen Heilkunde'' und legte seiner Lehre den Namen ,,Homöopathie'' bei. Von 1811—1821 praktizierte er in Leipzig und hatte einen ganz enormen Zulauf nicht bloß von Patienten: auch eine große Zahl von Ärzten wallfahrtete zu ihm, um seine Methode unmittelbar aus seinem Munde zu empfangen. HAHNEMANN fand um so mehr allgemeinen Anklang, als er bei der Polemik, die sich gegen seine Anschauungen seitens der alten hippokratischen Ärzte entwickelte, mit vielem Scharfsinn die alte Medizin angriff, ihre Schwächen aufdeckte, das Unlogische in manchen therapeutischen Prozeduren nachwies, mit einem Wort, die alte Medizin in der Tat stark kompromittierte. Späterhin ging er nach Köthen. Hier veröffentlichte er 1828 sein zweites Hauptwerk unter dem Titel: ,,Die chronischen Krankheiten, ihre eigentümliche Natur und homöopathische Heilung,'' in welchem er eine neue pathologische Theorie entwickelte, die er seiner therapeutischen Methode unmittelbar akkommodierte. 1834 siedelte er, nachdem er sich zum zweiten Male mit einer jungen Marquise verheiratet hatte, nach Paris über und starb hier, 88 Jahre alt, 1843 in demselben Augenblicke, als man die Statue BICHATS feierlich enthüllte. Außer den genannten Werken und zahlreichen Journal- und anderen kleinen Abhandlungen

rührt von HAHNEMANN noch eine große Bearbeitung der materia medica
her unter dem Titel: „Reine Arzneimittellehre" in sechs Teilen (Dresden
1811—1820, später auch von mehreren seiner Getreuen ins Lateinische
übersetzt). Unzweifelhaft hat seine Lehre fermentativ auf die wissenschaftliche Medizin gewirkt. Trotz ihrer Unwissenschaftlichkeit hat sie
doch manche Anregung, namentlich in pharmakologischer Beziehung,
zu neuen Untersuchungen und Nachprüfungen gegeben und dadurch
entschieden auch Gutes indirekt gestiftet. Dem gegenüber stehen aber
so viele und schwere nachteilige Wirkungen, die die Homöopathie auf
das Denken der Mehrheit der Ärzte und auf den eigentlichen Entwicklungsgang der Heilkunde als Wissenschaft hervorgebracht hat, daß
die ganze Lehre, so gern man gewissen Grundgedanken HAHNEMANNS
ein Körnchen von Wahrheit zusprechen möchte, nicht energisch genug
zurückgewiesen werden kann. Den besten Beweis gegen HAHNEMANNS
Lehre bilden die zahlreichen Modifikationen, die sie sich durch ihn
selbst und seine Anhänger im Laufe der Zeit hat gefallen lassen müssen.

HAHNEMANNS Lehrgebäude war ursprünglich ungefähr auf folgenden Prin-
zipien aufgebaut, deren Darlegung zugleich die beste Antikritik des Systems
selbst bildet: Jede Krankheit beruht nach HAHNEMANN auf Verstümmelung der
Lebenskraft (beiläufig bemerkt, ist diese Annahme das einzige metaphysische
Prinzip, das er in seine therapeutische Theorie einführt). Das eigentliche Wesen
dieser Verstümmelung zu erfahren, sei nicht Sache der ärztlichen Prüfung, der
Arzt brauche sich darum gar nicht zu kümmern; seine Aufgabe sei lediglich das
Heilen. Das einzige, was dem Arzt von der Krankheit bekannt sein kann, und
worum er sich in der Tat zu kümmern hat, sind die Symptome; die inneren Krankheitsvorgänge bleiben ihm verborgen, und Erforschung derselben sei für die
eigentliche Heilaufgabe unwesentlich. Hauptsache sei, daß der Arzt die äußeren
Erscheinungen ins Auge fasse, welche bei der Krankheit zutage treten, und diejenigen Mittel anwende, von denen er weiß, daß sie diese Erscheinungen zu beseitigen geeignet seien. Die Kräfte der Arzneien, argumentiert HAHNEMANN
weiter, lernt man aus Versuchen an Gesunden kennen, indem man studiert, welche
Symptome die Einverleibung gewisser Heilmittel im Organismus hervorruft. Es
gibt nun nach HAHNEMANN zwei Arten von Heilungen, entweder indem man
einen dem krankhaften Zustand entgegengesetzten hervorruft, also nach dem
Grundsatz „Contraria contrariis" sein Verfahren einrichtet; das sei die alte hippokratische „antipathische" oder „allöopathische" Methode — eine völlig unbe-
rechtigte Generalisierung HAHNEMANNS —, oder man schlägt bei seiner Heil-
prozedur den Weg ein, daß man einen dem vorhandenen Krankheitszustand
möglichst ähnlichen hervorruft, um die Lebenskraft umzustimmen; letztere ist
die von ihm vorgeschlagene Methode nach dem Grundsatz: „Similia similibus
curantur". HAHNEMANN fährt fort: Die antipathische Methode hat noch niemals
einen Menschen hergestellt; sie hat höchstens dazu gedient, die Symptome etwas
gelinder zu machen; später ist dann aber die Krankheit immer wieder hervorgetreten, jene wirkt also nur palliativ, und — hier zeigt sich die Verschlagenheit
von HAHNEMANNS Beweisführung — in denjenigen Fällen, in welchen die Ärzte
der alten Schule wirklich eine Krankheit geheilt haben, ist das von ihnen nur
durch unbewußte Anwendung der homöopathischen Heilmethode geschehen,

wie z. B. beim Wechselfieber; man habe eben nicht gewußt, daß die China ganz ähnliche Symptome hervorrufe wie die Krankheit selbst, gegen die die Rinde ein Heilmittel darstellt. Für den verständigen Arzt bleibe also nur die Homöopathie übrig, da die Erfahrung lehre, daß diejenige Arznei, welche ähnliche Symptome wie die Krankheit selbst hervorruft, auch diese in ihren Symptomen vollständig zu beseitigen und wirkliche Heilung herbeizuführen imstande ist. Selbstverständlich müsse der Symptomenkomplex auf das allersorgfältigste vom Arzt studiert und analysiert und bei der Auswahl des passenden Medikaments die hervorstechendste und eigentlich charakteristische Symptomengruppe berücksichtigt werden. Unerläßlich sei ferner ein sorgfältiges Studium der Arzneiwirkungen, besonders in ihren verschiedenen Gaben; nur die kleineren Dosen seien geeignet, in ihrer Erstwirkung die erforderliche Umstimmung der Lebenskraft hervorzurufen, während größere Gaben eine die Lebenskraft aufhebende Nachwirkung zur Folge hätten, so daß Heilung nicht eintreten könne. Die Konsequenz, zu der nun HAHNEMANN bei der eigentlichen Bereitung und Darreichung der Arzneien gelangt, stellt sich geradezu als ein Hohn auf den gesunden Menschenverstand heraus. Je dünner, d. h. „potenzierter" nämlich bis zu einem gewissen Grade die Lösung eines Arzneimittels ist, desto wirksamer ist es. Um nun die passende Verdünnung, auf die selbstverständlich HAHNEMANN einen großen Wert legt, zu ermöglichen, lehrt er eine besondere Bereitungsart. Er empfiehlt die Herstellung sogenannter Urtinkturen, d. h. kräftiger spirituöser Extrakte des betreffenden Mittels; daraus werden dann die nötigen Verdünnungen hergestellt, und so die Entfaltung der eigentlichen „Dynamis", d. h. des Geistes des Mittels bewirkt. Die Verminderung der Wirkung entspricht nach HAHNEMANN nicht proportional der Verdünnung, sondern bei jedem weiteren Verdünnungsgrad nimmt die Wirkung immer nur um die Hälfte ab. Enthält also eine Tinktur 0,006 des Medikaments ($= \frac{1}{10}$ g), und ist deren Wirkung $= a$, so wirkt dieselbe Quantität von der 10 fach verdünnten Tinktur nicht $\frac{a}{10}$, sondern nur $\frac{a}{2}$, und bei der 100fachen Verdünnung nur $\frac{a}{4}$, d. h. also: jede quadratische Verkleinerung des Arzneigehalts mindert die Wirkung des Mittels nur um die Hälfte. Für flüssige Substanzen empfiehlt HAHNEMANN durchschnittlich die Anwendung der 30. Potenz, d. h. zwei Tropfen der Urtinktur werden recht kräftig mit 98 Tropfen Spiritus verdünnt, von dieser Lösung wird ein Tropfen entnommen und wieder mit 99 Tropfen Spiritus durch kräftiges Schütteln gemischt usw., im ganzen 30 mal. Bei trockenen Substanzen wird dasselbe Verfahren, nur statt des Spiritus Milchzucker gewählt und das Ganze natürlich nicht gelöst, sondern verrieben. Diese Prozeduren sollen übrigens sehr exakt vorgenommen werden, damit die Wirkung um so intensiver zur Entfaltung kommt. Das Widersinnige, das in diesem Prinzip steckt, liegt viel zu klar zutage, als daß ich es nötig hätte, zur Kritik dieses Blödsinns mehr anzuführen, als den Vergleich VIRCHOWS, den ich in seiner klassischen historischen Einleitung zu seinen Vorlesungen über allgemeine Pathologie im Wintersemester (1873—1874) aus seinem eigenen Munde vernommen habe: Wenn ich, sagte VIRCHOW, ein Glas Bier bei Berlin in die Spree gieße, so kann ich unmöglich noch bei Spandau an der Mündung des Flusses etwas von dem Stoffe anzutreffen erwarten. VIRCHOW fügte bei der Kritik der Homöopathie die Bemerkung hinzu, er würde denjenigen nicht für würdig halten zu seinen Füßen zu sitzen, von dem er wüßte, daß er nachmals zu dieser Irrlehre sich bekennen wollte.

(In einem Schriftchen des renommierten Berliner Praktikers MARTIN STEINTHAL (1798—1892) „Rückschau auf die historischen Erlebnisse einer fünfzigjährigen ärztlichen Wirksamkeit" (1871) heißt es: „Daß diese Heilmethode, gewissermaßen eine experimentelle Pharmakologie, eine so verbreitete Aufnahme vorzugsweise in den höheren und höchsten Kreisen fand, verschulden zum großen Teil die Allopathen dadurch, daß sie der neuen Lehre eine größere Beachtung widmeten, als sie es verdiente, sowie es anderseits darin eine Erklärung findet, daß es nun einmal in der menschlichen Natur liegt, dem ans Wunderbare Grenzenden einen um so größeren Glauben zu schenken, je dreister, je kecker, je zuversichtlicher es in die Öffentlichkeit tritt. Am besten kennzeichnet sich HAHNEMANNS Lehre durch seine Schule, durch eine große Anzahl seiner gelehrten und ungelehrten Jünger. Wohl nicht leicht hat eine Doktrin der Scharlatanerie, der Selbsttäuschung und dem Betruge so sehr Tür und Tor geöffnet, als eben die Homöopathie, zu deren Ausbeutung zur Beschämung der homöopathischen Ärzte gar bald Männer aus den verschiedensten Ständen sich einfanden, während jene aus naheliegenden Motiven zum Teil sich dazu herabließen, je nach dem Belieben des Publikums homöopathisch oder „allöopathisch" zu kurieren. Von einer anderen Seite her wollte man gar noch päpstlicher sein als Pontifex HAHNEMANN, durch eine Umgestaltung der Homöopathie zur Isopathie, Heilung der Krankheiten durch deren eigene Krankheitsprodukte. Diese von Dr. (CONSTANTIN) HERING in New York ins Leben gerufene Kurmethode hat nur wenig Anklang gefunden und ist gar bald der Vergessenheit anheimgefallen." So weit der alte STEINTHAL. Lebte er heute noch, so würde er gewiß über die Wandlungen der neuesten Zeit nicht weniger erstaunen als wir alle, und in der Isopathie eine dunkle, instinktiv-empirische Vorahnung dessen erblicken, was wir heute mit BEHRINGS Serumtherapie und PASTEURS Schutzimpfungen auf exakterem Wege erreicht haben. Aus dem Altertum haben wir ein Analogon hierfür in dem Universalantidot Theriak resp. in der Verabreichung von Vipernfleisch gegen Schlangenbiß zu suchen.)

Lassen Sie mich, meine Herren, zur Ergänzung des Gesagten noch eine kleine Probe von den ätiologischen und allgemein-pathologischen Anschauungen des Stifters der Homöopathie hinzufügen, die zum Teil genau so gekünstelt und willkürlich, jeder Wissenschaft bar sind wie seine therapeutische Lehre.

Es gibt nach HAHNEMANN zwei Gruppen von Krankheiten, akute und chronische; erstere sind die Folge der Einwirkung von Miasmen, gewissen tellurischen Einflüssen, Kontagien usw. Aber, sagt HAHNEMANN, es können akute Krankheiten auch dadurch auftreten, daß eine gewisse fehlerhafte Diät, Erkältung oder andere vorübergehende Einflüsse ein im Organismus schlummerndes chronisches Miasma plötzlich wachrufen und eine Reihe schnell vorübergehender Symptome erzeugen. Die chronischen Krankheiten lassen sich auf drei Prozesse zurückführen: 1. die Syphilis, 2. die Feigwarzenkrankheit, Sykosis, eine eigens von HAHNEMANN hypothetisch angenommene Diathese, die er selbst höchst vage bezeichnet; wie es scheint, schwebte HAHNEMANN ein Mischzustand zwischen Syphilis und anderen chronischen Krankheiten dabei vor; er behauptet, mit Erfolg durch Thujasaft, in dezillionfacher Potenz(!) verabreicht, dagegen ankämpfen zu können. Endlich unterscheidet HAHNEMANN 3. noch die Psora (Krätze), aus der bei weitem die meisten Krankheiten hervorgehen sollen. Das Psoragift ist seit alter Zeit tief in das menschliche Geschlecht eingedrungen; es hat sich durch Tausende von Geschlechtern fortgeerbt, ist durch Millionen von Organismen gegangen und zeigt sich daher in allen möglichen Formen und Variationen. Für gewöhnlich ist es latent, und nur zuweilen wird es durch äußere Potenzen wachgerufen, und alsdann tritt die Krankheit zutage.

In eine Kritik dieser Lehre hier einzutreten, meine Herren, werden Sie mir erlassen; es genügt zu diesem Zwecke hervorzuheben, daß nach HAHNEMANN die Kenntnis von Anatomie und Physiologie für den Arzt zur homöopathischen Heilung der Krankheiten überflüssig, die pathologische Anatomie ein Ballast ist. Dies sagt alles. Leider war von den damaligen Ärzten eine große Anzahl so verblendet, daß sie HAHNEMANNS System wie ein neues Evangelium enthusiastisch begrüßten. Man kann sich von dem Aufsehen, das die Inauguration der Homöopathie seinerzeit in der ärztlichen nicht bloß, sondern auch in der gesamten gebildeten Welt hervorgerufen, nur eine annähernde Vorstellung machen, wenn man die enorme Literatur jener Zeit verfolgt und die Diskussionen liest, die über diesen Gegenstand gepflogen sind. Man gewinnt den Eindruck, daß die Gemüter damals förmlich verzaubert waren; die Kritik, welche hier und da schüchtern gegen HAHNEMANN aus dem Kreise der wissenschaftlichen Ärzte laut zu werden wagte, erfuhr keine Beachtung. Es bildete sich nach und nach eine vollständige homöopathische Schule, homöopathische Zeitschriften wurden ins Leben gerufen, und Sie wissen, daß heute immer noch eine kleine Minderheit schulmäßig erzogener Ärzte fahnenflüchtig aus unserem Lager entweicht und in das sehr gelichtete Lager der Homöopathen übergeht, die von HAHNEMANNS Lehre allerdings kaum viel mehr als den Namen bewahrt haben.

Eine ausführlichere Widerlegung der Homöopathie gab 1875 THEOD. VON JÜRGENSEN (No. 106 in der RICHARD V. VOLKMANNschen Sammlung klinischer Vorträge). In letzter Zeit hat FELIX MARCHAND, der führende Meister der deutschen Pathologie, „Wider die Homöopathie" sich ausführlich in der Medizinischen Klinik, 1910, No. 13, vernehmen lassen. Von den Anhängern der HAHNEMANNschen Lehre haben deren historische Wurzeln mit besonderem Eifer J. F. KATSCH (Medizinische Quellenstudien, Stuttgart 1891; s. SUDHOFFS Kritik in Schmidts Jahrbüchern, Bd. 230, S. 267 ff.) und EMIL SCHLEGEL (Das homöopath. Prinzip u. seine Vertretung durch Paracelsus, München 1907; Paracelsus u. s. Bedeutung für unsere Zeit, München 1908) namentlich in HOHENHEIM nachzuweisen versucht.

Hier ist auch der Platz, einer anderen therapeutischen Richtung zu gedenken, die um die Mitte des 19. Jahrhunderts Anhänger gewann, der „E r f a h r u n g s - h e i l l e h r e" von JOHANN GOTTFRIED RADEMACHER (1772—1849), einem durchaus tüchtigen, biederen, dabei geistvollen Landarzte am Niederrhein, der fast sein ganzes Leben in einem abgelegenen kleinen Ort (Goch) praktiziert hatte und nun fast gegen den Schluß seines Lebens mit einem aus zwei ziemlich umfangreichen Bänden bestehenden Werk unter dem Titel: „Rechtfertigung der von den Gelehrten mißkannten, verstandesgerechten Erfahrungsheillehre der alten scheidekünstigen Geheimärzte", 1842, an die Öffentlichkeit trat, dessen Inhalt eine Neuerweckung Paracelsischer Lehre, wie RADEMACHER sie auffaßte, versucht. RADEMACHER will von anatomischer Diagnose abstrahieren und lediglich die empirisch herauszufordernde Reaktion der Krankheit gegen gewisse Heilmittel

als nosologisches Kriterium verwerten. Er unterscheidet Universalheilmittel,
die den Universalkrankheiten entsprechen (hierzu rechnet er Salpeter, Eisen und
Kupfer) und Organheilmittel, d. h. solche, die sich bei Organkrankheiten wirksam
erweisen; in der letzteren Gruppe unterscheidet er besondere Lungen-, Bauch-
(Leber-, Milz-, Pankreas-), Kopf- usw. Mittel. Bei der Diagnose der Krankheiten
kommt nach RADEMACHER alles darauf an, daß der Arzt die passenden Mittel
probando herausfindet, deren Wirksamkeit je nach der Constitutio regnans oder
dem Genius epidemicus wechselt. Eine Kritik dieser Lehre erübrigt sich; trotzdem
ist die Lektüre des Werks noch heute zu empfehlen; es enthält gute Beobachtungen
und Gedanken, z. B. über den Materialismus und anderes, überdies eine vorzügliche, geistvolle Verteidigung des PARACELSUS gegen die Verdächtigungen
und Verunglimpfungen seines persönlichen Charakters. Manche seiner Heilmittel
verdienen immerhin Beachtung. Auch die RADEMACHERsche Lehre fand ihre
Jünger, die ihr — allerdings vorübergehend — huldigten, meist deutsche Ärzte.
Den Franzosen wurde diese Doktrin durch die Bemühungen eines geborenen
Deutschen, später in Paris naturalisierten Arztes SALOMON JONAS OTTERBOURG
(1810—1881) vermittelt, Verfasser von „Das medizinische Paris, ein Beitrag zur
Geschichte der Medizin und ein Wegweiser für deutsche Ärzte" (Karlsruhe 1841).
Eine vortreffliche Würdigung des Mannes, seiner Lehre und deren Geschichte enthält
FRANZ OEHMENS „Johann Gottfried Rademacher, seine Erfahrungsheillehre und
ihre Geschichte", Bonn 1900. Als späte Weiterbildungen, die sich zugleich als
historische und philosophische Vertiefungen des Rademacherianismus geben,
sind die Arbeiten von RUDOLF STANELLI zu nennen (Die Zellular-Therapie als
Heilkunst des Paracelsus, Wien 1881; die Zukunftsphilosophie des Paracelsus,
Moskau 1884; Philosophie der Kräfte, Leipzig 1886). Eine Tochterbildung der
RADEMACHERschen Lehre stellt (nach manchen anderen) auch die „Arkanologie" dar,
welche auf der „Geheim-Methode" des philosophischen Alchimisten GOTTLIEB
LATZ („Die spezifische Heilmethode", Essen 1853; „Die Alchimie, das ist die
Lehre von den großen Geheimmitteln der Alchimisten", Bonn 1869) erwachsen
ist und als Geheimlehre nur an ausgewählte Ärzte weitergegeben wurde („Die
Anwendung der Arcana am Krankenbette", Bonn 1876). Eine besondere Heilweise, die aus der Homöopathie herauswuchs, ist die „Biochemische Behandlung
der Krankheiten" SCHÜSSLERS in Oldenburg, seit 1874 als „abgekürzte Therapie"
bekanntgegeben (1893, 20. Auflage).

Es bleibt noch übrig, Ihnen in kurzer Skizze die n a t u r p h i l o -
s o p h i s c h e Richtung vorzuführen, von der ich Ihnen schon einige
Proben gegeben habe, mit ihrem letzten Ausläufer, der sogenannten
n a t u r h i s t o r i s c h e n bzw. der parasitären Schule (s. v. v.), wenn
ich mich der Kürze halber so ausdrücken darf. Bei beiden Doktrinen,
die ebenfalls hauptsächlich in Deutschland vorübergehende Geltung
fanden, handelt es sich nicht um praktisch-therapeutische Systeme,
sondern lediglich um allgemeine Weltanschauungen und deren Verwertung zur Erklärung der physiologischen und pathologischen Phänomene, Anschauungen, welche, wesentlich auf dem Boden philosophischer
Spekulation erwachsen, es sich zur Aufgabe stellten, eine Art von Vermittlung und Ausgleich zwischen Philosophie und Naturwissenschaft
herbeizuführen, aber nicht in der Weise, daß man sich bemühte, die

philosophische Betrachtung der Dinge durch Hineintragen naturwissenschaftlicher Tatsachen in gewisse Schranken zu weisen, ihr Grenzen zu ziehen, also die Philosophie durch die Naturwissenschaft zu klären und zu läutern, sondern indem man umgekehrt die Philosophie in die Natur- und Heilkunde hineintrug, die man auf diese Weise zu wahrer Naturwissenschaft glaubte erheben zu können. Die Fülle tiefer Gedanken und geistvoller neuer Gesichtspunkte, die man auf diesem Wege gewann und in Umlauf brachte, vermochte aber nicht den unermeßlichen Schaden wett zu machen, den dieser Irrtum in der Methodik dem wirklichen Fortschritt in Natur- und Heilkunde brachte, trotz aller subjektiven Befriedigung, welche die erschauten Zusammenhänge den Schauenden bieten mochten. Wohl beherrschten die führenden Geister der naturphilosophischen Schule das gesamte biologische wie physikalisch-chemische Wissen ihrer Zeit, aber sie suchten es nicht auf dem Wege der Beobachtung und des Experimentes weiter auszubauen, sondern auf dem der Spekulation zu vervollkommnen. Wie diese beschaffen war, dafür mögen ein paar Proben aus des führenden Genius, FRIEDR. WILH. JOSEPH SCHELLINGS (1775—1854) „Entwurf eines Systems der Naturphilosophie" (1799) hier gegeben sein.

„Das höchste Problem aller Naturwissenschaft bildet eine Entwicklung des ersten Gesetzes, aus welchem alle übrigen Gesetze abgeleitet werden können. Ein solches Gesetz muß eine höhere Begründung als die in der sinnlichen Erfahrung haben; diese Begründung kann nur durch Spekulation mittelst der Transzendentalphilosophie erfolgen   Über die Natur philosophieren heißt soviel, wie die Natur schaffen. Folglich muß erst der Punkt gefunden werden, von dem erst die Natur ins Werden gesetzt werden kann. Damit aus einer unendlichen (somit idealen), produktiven Tätigkeit eine reale werde, muß sie geformt, retardiert werden   Die Natur ist ein Produkt, welches von Gestalt zu Gestalt übergeht, und zwar nach einer gewissen Ordnung, wodurch es aber doch abermals zu keinem bestimmten Produkt kommt, ohne absolute Hemmung der Bildung. Aber eine solche ist nur dann denkbar, wenn der Bildungstrieb nach entgegengesetzten Richtungen sich entzweit, was auf einer tieferen Stufe als Geschlechtsverschiedenheit erscheint   Aber alle diese verschiedenen Produkte gleichen einem auf verschiedenen Stufen gehemmten Produkte; sie sind Abweichungen von einem ursprünglichen Ideal   Die Grundaufgabe der ganzen Naturphilosophie ist also die Ableitung der dynamischen Stufenfolge in der Natur   Das Produkt der aufeinanderwirkenden Tätigkeiten in der Natur ist Materie, mit welcher sie den Raum erfüllen, und dieses Streben in der Raumerfüllung spricht sich in der Kohäsion aus. Wenn jede Tätigkeit in der Natur ihrer Tendenz ungestört folgen könnte, würde es zu einer bestimmten Gestalt kommen; allein bei der widerstrebenden Tendenz der einzelnen Tätigkeiten untereinander kommt es nur zu einem Gestaltlosen, zum Flüssigen, und dieses fluidizierende Prinzip in der Natur stellt sich als Wärme dar   Die vollständigste Kombination aller Tätigkeiten ist das absolut Flüchtige, durch die leiseste Veränderung wird das Gleichgewicht in derselben gestört, und diese Dekomposition ist in der der Wärme nahe verwandten Elektrizität ausgesprochen   Die Natur tendiert aber zu einer

Vereinigung dieser beiden Extreme, zur Schaffung mittlerer Produkte, so daß
die mannigfaltigsten Gestalten aus derselben hervorgehen, von welchen jede
Gestalt·die Entwicklungsstufe einer früheren ist, und in diesem Fortschreiten
vom Niederen zum Höheren die Natur sich einer idealen Gestalt zu nähern versucht, während der Bestand des Produktes von der fortdauernden Erneuerung
des stetigen Organismus in den Tätigkeiten abhängig ist ... Die ganze organische
Welt lehrt, wie die Natur, vom Niedrigsten anfangend und von Stufe zu Stufe
fortschreitend, dem unvermeidlichen Punkt der Trennung zueilt und aus dem
Geformten eben wieder die Vereinigung herbeiführt ... Die Natur ist ursprünglich
organisch, d. h. ihre Produkte sind produktiv, was sich aus der Attraktions- und
Repulsionskraft erklärt, und aus dem Zusammentreffen der Tätigkeit bis zur
Indifferenz (nicht bis zur Identität) ist der Keim einer neuen Differenz gegeben.
Der Ausdruck der beharrenden Indifferenz im Raume ist Schwere; aus dem
Begriff der Schwere resultiert der Begriff der Gravitation (wie z. B. der Erde
gegen die Sonne), mit der Schwere ist aber die Tendenz der Intussuszeption zu
dem chemischen Prozesse gegeben, zu dessen Zustandekommen ein Prinzip außerhalb der Sphäre desselben notwendig ist. Dieses Prinzip muß außerirdisch sein,
es muß, wie die Schwere, von der Sonne ausgehen, und diese Tätigkeit der Sonne
ist das Licht, während die wirklich erfolgende Intussuszeption durch den Sauerstoff
vermittelt wird .   Elektrizität ist nichts anderes als das Phänomen der noch
nicht aufgenommenen Dualität (des positiven und negativen Prinzips), und daher
enthalten Elektrizität und Verbrennungsprozeß wechselseitig die Bedingungen
für einander .. Wie die Schwere und das Licht, so ist auch in der organischen
Welt ein negatives Prinzip aus der Sonne vertreten, die Sensibilität, die Bedingung
für die Rezeptivität des Organismus . . Störungen in dem Gleichgewicht des
Gegensatzes, auf welchen die Sensibilität beruht, treten als Kontraktion und
Expansion bzw. als Wechsel derselben, d. h. als Irritabilität in die Erscheinung ...
Die Irritabilität ist stets nur ein inneres Moment; neben ihr wird ein äußeres,
ein produktives, postuliert, damit die Irritabilität in Bildungstrieb übergeht; es
bedarf der Reproduktion, die sich als Ernährung, Wachstum und Fortpflanzung
gestaltet. Diese drei Kräfte, Reproduktionskraft, Irritabilität und Sensibilität,
treten in der Erfahrung als drei verschiedene Welten auf; die erste Welt bildet
das Pflanzenreich, die reine Reproduktion, die Würmer zeigen den Kampf zwischen
Reproduktion und Irritabilität   Die Vögel nähern sich der höchsten Entwicklungsstufe, der Sensibilität, und diese gibt dann endlich das Charakteristikon
der Säugetiere ab   Die Irritabilität ist nur das Negative der Sensibilität,
Reproduktion nur das Negative der Irritabilität .   Der Sensibilität in dem
organischen Reiche entspricht in der Natur der Magnetismus; und diese drei
Hauptvorgänge in der Natur, Elektrizität, Chemismus und Magnetismus, erscheinen in der organischen Welt als Reproduktionskraft, Sensibilität und
Irritabilität."

Das wären also die Grundanschauungen, deren Größe man bewundern muß. Ihre Gefahr leuchtet ein, wenn man an einigen Beispielen
sich vergegenwärtigt,· wie diese Philosophie von der „Identität von
Natur und Geist" in der praktischen Medizin aussieht bei ärztlichen
Anhängern dieser Lehre.

„Vergleichen wir die vollkommenste bewegte Zelle der höheren Tiere, die
Blutzelle, mit der Erde, so ergibt sich die Ähnlichkeit auffallend. So denn ist
die Erde rund und an den Polen abgeplattet. Die Blutzelle des Menschen ist

rund und an den Seiten abgeplattet. Die Erde hat einen Kern (sie selbst) und eine kontrahierte Hülle (den Dunstkreis). Die Blutzelle hat einen Kern und eine kontrahierte Hülle. Die Erde dreht sich um ihre Achse, die Blutzelle dreht sich um ihre Achse (bei höheren Tieren). Die Erde wird durch die Sonne gezügelt und höher potenziert, die Blutzelle wird dies durch das Nervensystem . Wenn wir nun eine so große Ähnlichkeit zwischen beiden sehen, so dürfen wir wohl auch den Schluß wagen, daß alle Eigenschaften, welche der Blutzelle zukommen, so auch der Erde zustehen müssen" (nach HERMANN HORNS „physiolog.-patholog. Darstellung des Schleimfiebers", 2. Aufl., Augsburg 1846).

Ein sonst sehr geschätzter und tüchtiger Arzt SALOMON STEINHEIM (1789—1866) in Altona sagt von der Cholera:

Sie ist, was ihre negative Sphäre anlangt, von einer outrierten Dekombustion der organischen Ursäfte, von einer vollendeten Melanhämie mit allen ihren begleitenden, aus dieser einzigen Quelle entspringenden pathologischen Affekten abzuleiten.

Damit war natürlich weder pathologisch, noch therapeutisch, noch prophylaktisch vorwärts zu kommen, als diese furchtbare Menschheitsgeißel seit 1831 Europa zu verheeren begann, aber auch in allen anderen Fragen der theoretischen wie praktischen Medizin war mit solchen geistreichen Analogien nichts Wirkliches zu leisten, und doch hat die Mehrzahl aller bedeutenden Ärzte und Naturforscher im Banne dieser Naturanschauungen gestanden und sie als die Quelle ihres ärztlichen Denkens und Handelns betrachtet. Ich nenne beispielsweise als einen der ersten Rufer im Streite LORENZ OKEN (1779—1851), den Begründer der Naturforscherversammlungen (18. Sept. 1822 zu Leipzig), den langjährigen Herausgeber der führenden naturwissenschaftlichen Zeitschrift „Isis", Professor in Jena, KARL FRIEDRICH KIELMEYER (1765—1844), Professor in Tübingen, der rein spekulativ zur Aufstellung des „biogenetischen Grundgesetzes" gelangte, den Lehrer des berühmten CUVIER, IGNAZ DÖLLINGER (1770—1841), den Begründer der modernen Entwicklungsgeschichte, nacheinander Professor in Bamberg, Würzburg und München, den Lehrer von CHRISTIAN HEINRICH PANDER (1794—1865) in Petersburg, KARL FRIEDRICH BURDACH (1776—1847), Professor in Königsberg, den Pflanzenphysiologen GOTTFRIED NEES VAN ESENBECK (1776—1858), CARL GUSTAV CARUS (1789—1869), EMIL HUSCHKE (1797—1858), Professor in Jena u. v. a., die sich durch ebenso zahlreiche wie gediegene naturwissenschaftliche und medizinische Forschungen, besonders auf dem Gebiete der vergleichenden Anatomie und Embryologie, einen Namen gemacht und diese Disziplinen z. T. neu begründet, z. T. erheblich bereichert haben. Wenn auf dem Boden der Leistungen dieser Männer die berühmten Theorien der CUVIER, LAMARCK, GEOFFROY ST. HILAIRE und zuletzt die gewaltige von CHARLES DARWIN entstanden sind, so darf nicht vergessen werden — und die Gerechtigkeit erfordert es, hervorzuheben —, daß dies direkt ein Verdienst der Naturphilosophie ist. Das

Bestreben, eine „Weltseele" zu konstruieren, für die verschiedenen
Einzelergebnisse der Naturforschung einen allgemein gültigen Ausdruck
zu schaffen, sie unter ein einheitliches Gesetz unterzuordnen, führte
naturgemäß zur Idee einer Evolutionslehre, deren Keime wir ja unter
den oben mitgeteilten Sentenzen SCHELLINGS deutlich genug vor-
finden, ebenso wie bei OKEN bereits Andeutungen der Zellenlehre
existieren, allerdings mehr in Gestalt intuitiver Ahnungen, die fruchtlos
geblieben wären, wenn nicht die emsige Detailarbeit des exakt be-
obachtenden und nicht grübelnden, sondern sammelnden und nüchtern
registrierenden Naturforschers zu Hilfe gekommen wäre.

Auch für die wissenschaftliche Zeitgeschichte ist von großer Bedeutung
K. FR. BURDACHS Selbstbiographie „Blicke ins Leben", 3 Bde., Leipzig 1842.

In ähnlicher Weise ist auch die praktische Medizin von ihr befruchtet
und eine Richtung aus ihr geboren worden, die sich zwar nicht unmittelbar chronologisch hier anreiht, aber doch pragmatisch und genetisch
nur verständlich ist als Tochter der Naturphilosophie, ich meine die
sogen. n a t u r h i s t o r i s c h e resp. parasitäre Schule, d. i. diejenige,
welche, wie ihr erster und bedeutendster Vertreter KARL WILHELM
STARK (1787—1845), Professor in Jena, ein grundgelehrter, aber durch
und durch in naturphilosophischen Anschauungen befangener, im
übrigen sehr geistreicher Praktiker in seinem Prinzipalwerk: „Pathologische Fragmente" (Weimar 1824/25, zwei Bände) es ausspricht, die
„naturhistorische Bedeutung des Krankheitsprozesses" ins Auge faßt.
Es handelt sich da um einen Rückfall in die alte ontologische Auffassung,
wonach Krankheit eine besondere Art von Leben darstellt, einen dem
Organismus aufgepfropften Zustand, eine Art von Afterorganisation,
einen Parasiten, der als selbständiges Wesen im Körper wuchert und
dessen Existenz auch außerhalb des Körpers denkbar ist. Recht
charakteristisch und bezeichnend ist das Diktum, daß „Krankheit nichts
Negatives, d. h. Beraubung der Gesundheit, sondern etwas Positives,
ein eigentümlicher Lebensprozeß unter besonderer Form ist, nach
eigener Erhaltung strebt wie jeder andere organische Prozeß" usw.
Auch diese Lehre hat eine zahlreiche Anhängerschaft gefunden. Ihr
Schicksal war das vieler Richtungen in der Medizin (ich erinnere z. B.
an HIPPOKRATES und die dogmatische Schule), daß die Jünger über
ihren Meister hinausgehen und infolgedessen bei der weiteren Durchführung und Ausarbeitung die Lehre entstellen und dadurch dem Untergange geweiht haben. Doch kam schließlich der gesunde Kern zum
Durchbruch, eine neue, schönere Frucht erzeugend. — Ich kann Ihnen
nicht alle Vertreter der naturhistorischen Schule vorführen; nur wenige
der Hauptrepräsentanten seien genannt. Wir können sie in besondere
Gruppen trennen, in solche, welche mehr den parasitären Charakter bei

ihren Betrachtungen in den Vordergrund rücken, wie FERDINAND JAHN (1804—1859), Leibarzt in Meiningen, mit seinen „Ahnungen einer allgemeinen Naturgeschichte der Krankheiten" (1828), derselbe Autor, von dem ich Ihnen (S. 283) die stattliche Monographie über SYDENHAM genannt habe, ROBERT VOLZ (1806—1882), Arzt in Karlsruhe, der in der Abhandlung: „Medizinische Zustände und Forschungen im Reiche der Krankheiten" (1839) mit dürren Worten sagt, die Natur kennt keine Krankheiten, sondern Schmarotzerwesen, welche auf der niedrigsten Stufe der Organisation stehen und dem höheren Organismus aufgedrängt sind — und in solche, die in einer Übertreibung des STARKschen Gedankens vom Parasitismus der Krankheit und im Bestreben, diesen noch zu vertiefen, sich zu der abenteuerlichen, kühn phantastischen Annahme verstiegen, daß kranke Menschen, ähnlich wie das in der Mythologie berichtet wird, einen Degenerationszustand, ein Zurücksinken in einen niederen Tierzustand darstellen. Nach KARL RICHARD VON HOFFMANN (1797—1877), eine Zeitlang Professor in Landshut und Würzburg, ist der Skrofelstoff dem Fettkörper der Insekten gleich, daher stellen Skrofulöse eine partielle Metamorphose in Insektenlarven dar, Rachitische sind ein Rückfall ins Mollusken- resp. Amphibienstadium; Gichtknoten sind mit gewissen Pflanzenknospen zu vergleichen, die Wassersucht ist ein „Schwangergehen des Organismus mit sich selbst" und was dergleichen sinnreiche und gewagte Fabeleien mehr sind. Glücklicherweise war die Zahl der Männer, die hier in Betracht kommen, nur sehr gering. Endlich haben wir als Angehörige der naturhistorischen Schule noch eine dritte Gruppe von Ärzten zu betrachten, als deren Haupt der berühmte, später noch eingehender zu würdigende Kliniker JOHANN LUCAS SCHÖNLEIN (1793—1865) gilt, die eigentlich nur noch dem Namen nach zu dieser Richtung zählen, in Wahrheit aber (ganz abgesehen von einer gewissen Spezialität, nämlich der Gewohnheit, die Pathologie, Nosologie etc. nach naturhistorischen Prinzipien, Klassen, Familien, Ordnungen etc. zu systematisieren, etwa so wie bei SAUVAGES und seinesgleichen) ganz andere Ziele verfolgen, die sich durchaus den modernen nähern. Gerade SCHÖNLEIN gehört zu denen, die das Verdienst haben, als die ersten die Klinik allmählich ganz in die Lehre der exakten Forschungsmethode hineingelenkt und damit die Verwandlung der naturhistorischen in die streng naturwissenschaftliche Schule bewirkt zu haben. Die Naturphilosophie bedeutet gewissermaßen das letzte Aufflackern der erlöschenden Neigung, eine Wissenschaft, deren Heil nur in einer unbefangenen Naturbeobachtung, in der voraussetzungslosen Sammlung und Registrierung von Tatsachen liegt, in die Schablone eines auf aprioristisch deduktiver Grundlage gewonnenen Systems zu zwängen. Tatsächlich hörten mit ihr solche Bestrebungen so gut wie gänzlich auf. Bei den Versuchen, die später unternommen worden sind, Biologie und Pathologie auf allgemeine Prinzipien zurückzuführen, handelt es sich nicht um Phantasiestücke, sondern, wie beispielsweise bei VIRCHOWS Cellularpathologie, um rein induktiv gewonnene Tatsachen, die sich streng exakt mit dem Mikroskop in der Hand resp. am Auge und mit dem Experiment beweisen lassen; nicht eine einzige Hypothese haben wir dabei mit in Kauf zu nehmen, sondern das ganze „biologische Prinzip" beruht auf Vorgängen, welche wir genau verfolgen, kontrollieren und direkt genetisch nachweisen können. Das gilt auch in gewissem, wenngleich nicht so ganz reinem und einwandfreiem Sinne von BROUSSAIS' Doktrin, von der „physiologischen Medizin" usw., mit denen wir uns noch beschäftigen werden. Aber eines muß schließlich noch gesagt sein: Die naturphilosophische Richtung in der Medizin der ersten Hälfte des 19. Jahrhunderts verdient trotz alledem nicht die harte Aburteilung, die man ihr aus der scharfen Kampfstellung zu ihrer notwendigen Überwindung heraus während der zweiten Hälfte des 19. Jahrhunderts hat zuteil werden lassen. Sie ging auf falschen Wegen, gewiß, aber sie wollte Naturforschung sein und nichts als Naturforschung; und sie „hirnverbrannt" schelten, heißt auch Männern wie SCHÖNLEIN und JOHANNES MÜLLER, die eifrig auf ihren Gedankengängen gewandelt sind, einen unverdienten Makel anhängen, denen doch keiner von allen ihren Schülern völlig gleichkommt; heißt die „Idee" verleugnen, ohne die auf die Dauer die „Beobachtung" allein nicht vorwärts kommt.

Von neuerer Literatur zu SCHELLING und der Naturphilosophie verweise ich auf E. RÁDL, Gesch. der biologischen Theorien in der Neuzeit, Leipzig 1907, 2. Aufl., 1913; C. SIEGEL, Gesch. der deutschen Naturphilosophie, Leipzig 1913; WERNER, Schellings Verhältnis zur Medizin und Biologie, Paderborn 1909; W. METZGER, Schelling und die biologischen Grundprobleme, Arch. f. Gesch. der Naturw., II., 158 ff., Leipzig 1910; E. SCHERTEL, Schelling und der Entwicklungsgedanke, Zool. Annalen, Bd. IV, S. 312 ff., Würzburg 1912.

Mit der Darstellung einer schon vorhin angedeuteten Episode lassen Sie mich schließen, die nur ein beschränktes Teilgebiet der Physiologie betrifft, aber trotzdem sehr viel Aufsehen zu Ende des 18. und Anfang des 19. Jahrhunderts erregt hat, ich meine die bekannte GALLsche S c h ä d e l l e h r e oder Kranioskopie oder P h r e n o l o g i e , die — es läßt sich nicht leugnen — zweifellos den Kern eines wahren, von der fortschreitenden Wissenschaft experimentell später bestätigten Gedankens barg, aber doch in den Konsequenzen, die von ihrem Urheber und dessen Jüngern gezogen worden sind, als ein Irrtum zu bezeichnen ist. FRANZ JOSEPH GALL (1758—1828) stammte aus Tiefenbrunn bei Pforzheim und hatte bereits während seiner Studienzeit in Straßburg und Wien, sowie in der ersten Zeit seiner Laufbahn mit eingehenden anatomischen Untersuchungen über das Gehirn sich beschäftigt und beachtenswerte Resultate erlangt. 1796 trat er zum ersten Male in öffentlichen zu Wien gehaltenen (später wegen des materialistischen Inhalts verbotenen) Vorlesungen mit dem Gedanken hervor, daß ähnlich, wie für jede tierische Funktion bestimmte Organe vorhanden seien, so auch im Gehirn als dem Organ der Geistestätigkeit bestimmte, funktionell verschiedenwertige Teile für die einzelnen Arten der Verstandes- und Gemütsmanifestationen, Triebe, Gefühle, Vorzüge und Laster etc. vorhanden seien, daß diese sich je nach ihrer stärkeren oder geringeren Ausbildung in bestimmten, an der Schädeldecke wahrnehmbaren Ungleichheiten, Protuberanzen oder Vertiefungen markierten, und daß es somit möglich sein müsse, durch Abtasten des Schädels die geistigen und sittlichen Anlagen des Menschen zu diagnostizieren. Diese Lehre, die später von ihrem Urheber in Berlin und an verschiedenen Orten Deutschlands öffentlich vertreten wurde, eroberte sich im Fluge eine große Schar von Anhängern, unter denen JOHANN CHRISTOPH SPURZHEIM (1776—1832), ein Jugendfreund von GALL, mit dem dieser 1807 in Paris, seinem späteren ständigen Aufenthaltsort, zusammentraf, besonders erwähnenswert ist. SPURZHEIM, ein tüchtiger Anatom, suchte diese Lehre im einzelnen noch weiter zu begründen und zu vertiefen; er gab ihr den Namen „Kranioskopie" oder „Phrenologie" und machte für sie in verschiedenen Ländern, zuletzt sogar in Amerika — SPURZHEIM starb in Boston — nicht ungeschickte Propaganda. Der Irrtum dieser Lehre liegt klar auf der Hand; schon die Annahme GALLS von unzähligen komplizierten Trieben und Sinnen („Gesellschaftssinn", „Diebessinn", „Pietätssinn", „Zahlensinn", „Personensinn" und dgl. mehr, im ganzen 27, denen SPURZHEIM noch etwa ein halbes Dutzend mit einer genauen Rubrizierung nach Klassen und Ordnungen hinzufügte) war eine völlig willkürliche Annahme, für die er den Beweis schuldig bleiben mußte. Dazu kam, daß die ganze Theorie schließlich von Laien in ganz unwissenschaftlicher Weise ausgebeutet und mit ihr der größte Unfug getrieben wurde, so daß sie schließlich mit Recht in Mißkredit geriet. Unter den Ärzten hatte die Lehre noch am längsten in England und Nordamerika sich gehalten. — Heute hat man sich nach dem Vorgange von MÖBIUS (Franz Jos. Gall, Leipzig 1905), der ihn vielleicht etwas überschätzt hat, davon überzeugt, daß die Bedeutung FRANZ JOSEPH GALLS für die Technik der Gehirnzergliederung und für den Fortschritt in der Lehre vom Bau und den Funktionen des Rückenmarks und des Gehirns nicht gering ist. Nicht nur, daß er dem Lokalisationsgedanken Bresche schlug und die psychischen Funktionen in die Gehirnrinde verlegte, er hat auch z. B. die Faserung der Marksubstanz und die Pyramidenkreuzung nachgewiesen in seinem vierbändigen Werke

(1810—1819) ,,Anatomie et physiologie du système nerveux en général et du cerveau en particulier".

Die letzte kritische Würdigung gab AUG. FRORIEP, Die Lehren F. J. Galls, beurteilt nach dem Stand der heutigen Kenntnisse, Leipzig 1911.

Einundzwanzigste Vorlesung.

Allgemeiner Charakter des 19. Jahrhunderts als des naturwissenschaftlich technischen Zeitalters. Chronologische Tabelle der Entdeckungen und Erfindungen in demselben. Philosophie und Naturwissenschaften im 19. Jahrhundert.

Man nennt das 19. Jahrhundert wohl das naturwissenschaftlich-technische und mit Recht, trotzdem es in Deutschland fast vier Jahrzehnte noch im Zeichen der Naturphilosophie stand. Die Fülle der in dieser Zeitspanne gemachten Erfindungen und Entdeckungen, der neu errungenen naturwissenschaftlichen Erkenntnisse ist bewundernswert.

Eine kurze Aufzählung der wichtigsten Tatsachen in aphoristischer Form mag Ihnen den Beweis dafür liefern, wobei ich auch einige kulturgeschichtlich bedeutungsvolle Momente in das Naturwissenschaftlich-technische mit eingeflochten habe, auf welche z. T. noch ausführlicher zurückzukommen sein wird.

1799 HUMPHRY DAVY (1788—1829) erkannte die Wirkung des Stickstoffoxyduls bei der Einatmung.

1799—1804 ALEXANDER VON HUMBOLDTS Reisen im tropischen Amerika; die Astronomen und Physiker LAPLACE, OLBERS, ARAGO; der Geognost LEOPOLD VON BUCH.

1800 VOLTAsche Säule. — SAUSSURE (NICOLAS THÉODORE DE SAUSSURE, 1767 bis 1845 in Genf) begründet die Ernährungsphysiologie der Pflanzen. (,,Chemische Untersuchungen über die Vegetation.") — ACHARD begründet die erste Runkelrübenzuckerfabrik.

1806 JOHANN FRIEDRICH BLUMENBACH (1752—1840), Professor in Göttingen, teilt das Menschengeschlecht in fünf Rassen (,,Über anthropologische Sammlungen und die Einteilung des Menschengeschlechts").

1807 Darstellung der Alkalimetalle mittelst Elektrolyse der Ätzalkalien durch HUMPHRY DAVY. — GOETHES Morphologie.

1808 Aufstellung der atomistischen Hypothese von JOHN DALTON (1766—1844) in Manchester. — GAY-LUSSAC (1778—1850) in Paris entdeckt das Volumgesetz. — GOETHES Farbenlehre.

1810 Gründung der Universität Berlin.

1811 JOHANN JACOB BERZELIUS (1779—1848) in Stockholm bestimmt die Gewichtsverhältnisse, nach denen chemische Verbindungen vor sich gehen, und bestätigt DALTONS Gesetz von den multiplen Proportionen.

1812 GEORGES CUVIER (1769—1832) begründet durch Verschmelzung der Zoologie mit der vergleichenden Anatomie ein natürliches System. Seine Katastrophentheorie.

1813 FRAUNHOFERS Untersuchung der dunklen Linien des Sonnenspektrums.

1818 Das erste Dampfschiff durchkreuzt den Atlantischen Ozean. — HUMPHRY DAVY gibt die Sicherheitslampe für Kohlenbergwerke bekannt.

1820 Daguerreotypie (DAGUERRE und NIÉPCE). Entdeckung des Elektromagnetismus durch H. CHR. OERSTED (1777—1851) in Kopenhagen und ARAGO in Paris.

1822 Erste Elemente der Spektralanalyse (BREWSTER). Elektrisches Licht (HUMPHRY DAVY). — Unter OKENS Leitung (trotz METTERNICH) erste Jahresversammlung der Naturforscher und Ärzte deutscher Zunge zu Leipzig.

1823 MICHEL EUGÈNE CHEVREUL (1786—1889) veröffentlicht seine berühmten „Recherches chimiques sur les corps gras d'origine animale", welche das Wesen des Verseifungsprozesses lehren.

1825—1826 EHRENBERGS mikroskopische Untersuchungen in Ägypten.

1826 JOHANNES MÜLLERS Publikationen: „Von den Energien des Gesichtssinnes" und „Zur vergleichenden Physiologie des Gesichtssinnes".

1827 FRIEDRICH WÖHLER, damals Lehrer der Chemie an der Berliner Gewerbeschule, entdeckt das Aluminium.

1828 Entdeckung des Harnstoffs als Umwandlungsprodukt des cyansauren Ammoniaks durch WÖHLER. — Künstliche Darstellung des Ultramarins durch GMELIN. — Am 18. Sept. eröffnet A. VON HUMBOLDT (im Einverständnis mit König Friedr. Wilh. IV.) die große Naturforscher versammlung zu Berlin.

1829 STEPHENSONS welthistorisches Lokomotiv-Wettfahren auf der ersten Eisenbahnstrecke Liverpool-Manchester.

1829—1833 Entdeckung des magnetischen Nordpols durch JAMES CLARK ROSS.

1830 CHARLES LYELL (1797—1875) in Oxford (am Kings College) begründet die neuere Richtung der Geologie.

1831—1836 CHARLES DARWINS Reise um die Welt.

1832 MICHAEL FARADAY (1791—1867) entdeckt die galvanische und magnetische Induktion.

1833 Praktische Begründung der Telegraphie durch GAUSS und WEBER in Göttingen, welche die Sternwarte mit ihrem physikalischen Kabinett durch eine Linie verbanden.

1835 Erfindung der Papierphotographie durch TALBOT.

1836 Konstruktion des Prismenphotometers durch KARL AUGUST VON STEINHEIL (1801—1882) in München.

1837 Morse-Telegraph.

1838 Begründung der Pflanzenzellenlehre durch MATTHIAS JACOB SCHLEIDEN (1804—1881).

1839 Begründung der Tierzellenlehre durch THEODOR SCHWANN (1810—1882) in der denkwürdigen Publikation: „Mikroskopische Untersuchungen über d. Übereinstimmung in d. Struktur u. d. Wachstum d. Tiere u. Pflanzen."

1840 Begründung der Agrikulturchemie durch JUSTUS V. LIEBIG (1803—1873) in München. „Prozeß der Ernährung der Vegetabilien." — Herstellung der ersten Lazarettbaracke durch GÜNTHER in Leipzig. Herstellung des Anilins durch AUG. WILH. V. HOFMANN. Entdeckung des Ozons durch CHRISTIAN FRIEDRICH SCHÖNBEIN (1799—1868).

1842 Publikation von JUL. ROB. MAYERS (1814—1878) Aufsatz „Über die Erhaltung der Kraft" in LIEBIGS Annalen der Chemie. — ROSER, WUNDERLICH (u. GRIESINGER) begründen ihr „Archiv für physiologische Heilkunde".

1844 HENLE und PFEUFFER begründen die „Zeitschrift für rationelle Medizin".

1845 M. J. SCHLEIDEN bekämpft die Annahme einer Lebenskraft in „Erörterungen über Gegenstand und Aufgaben der Botanik".

1845—1846 KARL VOGTS Physiologische Briefe.

1846 AL. v. HUMBOLDTS Kosmos.

1847 Untersuchungen von JUSTUS V. LIEBIG über das Fleisch. — Erste wirklich brauchbare Nähmaschine (HOWE).

1848—1850 ARTHUR SCHOPENHAUERS (1788—1860) philosophisches System.

1851 FOUCAULTS Pendelversuch. Erfindung des Augenspiegels durch HELMHOLTZ.

1853 Darstellung des Morphiums durch ALEXANDER WOOD (Edinburg).

1855 Ursache des Milzbrandes durch POLLENDER und (1857) durch BRAUELL entdeckt.

1856 BROWN SEQUARD lehrt die innere Sekretion.

1858 RUDOLF VIRCHOW (geb. 1821) begründet das Prinzip der cellularen Pathologie. — Kehlkopfspiegel durch CZERMAK eingeführt.

1859 CHARLES DARWIN (1809—1882) publ. „Über die Entstehung der Arten durch natürliche Zuchtwahl." — KIRCHHOFF (1824—1887) und BUNSEN (1811 bis 1899) entdecken die Spektralanalyse. — Beginn des Baues des Suezkanals.

1860 PHILIPP REIS (1834—1874) konstruiert das erste Telephon. — FECHNERS Psychophysik setzt an Stelle spiritistischer Schwindeleien Experiment und Kritik. — ZENKER entdeckt die Trichinenkrankheit, SCHWENDENER die Symbiose von Algen und Pilzen in Flechten.

1861 CROOKES entdeckt das Thallium als Metall.

1861—1864 BASTIANS Reisen im indischen Archipel. — GERHARD ROHLFS' Reisen in Nordafrika.

1862 LOUIS PASTEURS (1822—1895) Untersuchungen über verschiedene Gärungen und infektiöse Krankheiten. — ZÖLLNER konstruiert das Polarisations-Astrometer.

1863 Begründung der physikalisch-chemischen Geologie durch KARL GUSTAV BISCHOF († 1879 in Bonn).

1864 Herstellung des Nitroglyzerins durch NOBEL.

1865 WILHELM HOLZ' Induktions-Elektrisiermaschine.

1866 Auffinden des dynamo-elektrischen Prinzips durch WERNER SIEMENS (die mit Elektromagneten versehene Maschine erregt den zur Magnetisierung dieser Magnete dienenden elektrischen Strom selbst). — Vollendung des Transatlantischen Kabels. — LAMB baut seine Strickmaschine.

1867 Eröffnung des Suezkanals und der Pacificbahn.

1869 „Philosophie des Unbewußten" von E. VON HARTMANN.

1869—1874 NACHTIGALLS Reisen im Sudan und in der Sahara.

1872 GRAHAM BELLSches Telephon. — ERNST ABBES Verbesserung des Mikroskops durch Konstruktion der Immersionslinse.

1873 BARKLEY erkennt die Gräserpollen als Heufieber-Erreger.

1874 Herstellung und Verwendung der Salizylsäure durch KOLBE in Leipzig.

1876—1877 STANLEYS Reisen quer durch Afrika.

1878 NORDENSKJÖLDS Entdeckung der nordöstlichen Durchfahrt um den Nordpol. — Ausgrabungen in Pergamon. — EDISONS Phonograph.

1879 Erste elektrische Eisenbahn durch SIEMENS und HALSKE auf der Berliner Gewerbeausstellung. — Teerzucker oder Saccharin hergestellt.

1880 LAVERAN entdeckt die Malariaparasiten.

1882 Eröffnung des St.-Gotthard-Tunnels. — Entdeckung des Tuberkelbazillus,

1883 Entdeckung des Cholerabazillus durch ROBERT KOCH.

1884 HELLRIEGEL entdeckt die Stickstoffaufspeicherung aus der Atmosphäre an den Wurzelknollen der Lupine.

1886 FUHR erbringt den experimentellen Nachweis der Cachexia strumipriva.

1888 ROUX findet mit YERSIN das Diphtherie-Antitoxin.

1889 BIRCHER heilt die Cachexia strumipriva durch Einpfropfung von Schilddrüsensubstanz.

1890 Internationaler medizinischer Kongreß in Berlin. Erste Publikation KOCHS über das Tuberkulin. TARCHANOFF beschreibt das psycho-galvanische Reflexphänomen (1897 mit TARCHANOFFS Apparat zur klinischen Methode erhoben).

1891 RAMON Y CAJAL weist die Neuronengliederung des Nervensystems nach. — METSCHNIKOFF lehrt die Phagozytose.

1893 BEHRING begründet die Blutserumtherapie.

1894 Diphtherieheilserum durch EMIL BEHRING gefunden.

1895 RÖNTGENS Entdeckung der sogen. X-Strahlen.

1896 NANSEN erreicht den Nordpol.

1898 Entdeckung des Radiums durch das Ehepaar CURIE. — EMIL FISCHER isoliert den Purinkern. — Nachweis einer zellfreien Gärung durch E. BUCHNER. — Loos weist das Eindringen der Ankylostomalarven durch die Haut nach.

1899 EHRLICHS Institut für experimentelle Therapie in Frankfurt a. M. und die Institute für Tropenkrankheiten in London und Liverpool begründet.

1900 Gewebezerstörung durch Radium von WALKHOFF nachgewiesen. — Medullaranästhesie BIERS. — Erste Versuchsfahrt Graf ZEPPELINS.

1901 FORDE und DUTTON entdecken den Erreger der Schlafkrankheit (Trypanosoma gambiense). — REINKES „Neovitalismus". — TAKAMINE stellt das Adrenalin dar. — UHLENHUTH, Biologische Reaktion zur Unterscheidung von Tier- und Menschenblut.

1902 Internationale Vereinigung zur Bekämpfung der Tuberkulose (1898 zuerst v. SCHROETTER angeregt). — Radioaktivität des Thoriums und seine Emanation nachgewiesen (RUTHERFORD und SODDY).

1903 METSCHNIKOFF impft höhere Affenarten erfolgreich mit Syphilis. — BRUCE weist die Übertragung der Trypanosomen durch Tsetsefliegen nach. — BIERS „artifizielle Hyperämie". — Anaphylaxie von ARTHUS und von v. PIRQUET und SCHICK nachgewiesen. — Synthese des Nikotins. — Scheidung der Entameba coli von der Entamoeba histolytica durch FRITZ SCHAUDINN. — Erfindung des Ultramikroskops. — Nachweis der γ-Strahlen durch P. VILLARD. — A. E. WRIGHTS „Opsonine".

1904 „Stovain" durch FOURNEAU dargestellt. — SAUERBRUCHSches Unterdruckverfahren bei intrathorakalen Operationen.

1905 SCHAUDINN entdeckt den Erreger der Syphilis, die Spirochaete pallida, ALFRED EINHORN das Novokain, BORDET und GENGOU den Keuchhustenbazillus.

1906 BÁRÁNY entwickelt seine Theorie des vestibulären Nystagmus; EINTHOVENS Telekardiogramm. — Telefunkenstation in Nauen in Betrieb genommen. — Ausscheidung der „Aggressine" seitens der Bakterien von BAILL und WELL nachzuweisen gesucht.

1907 Erste große Flugleistungen der starren ZEPPELINschiffe und der „halb-
     starren" von GROSS. — v. PIRQUETS Hautreaktion für frühe Tuberkulose-
     erkennung; WOLFF-EISNERS Ophthalmoreaktion. WASSERMANNsche
     Serumreaktion bei Syphilis. ARRHENIUS begründet die Immunochemie.
     VAILLANTS Feststellung des Organtodes durch X-Strahlen. Dysenterie-
     serum VAILLARDS und DOPTERS.
1908 Verflüssigung des Heliums bei — 268° C; Schwefel auf den Fixsternen
     spektroskopisch nachgewiesen. Der Flecktyphuserreger ist ein Protozoon,
     durch Hausungeziefer weiterverbreitet (AUGYÁN-GOLDZIEHER-KROM-
     PECHER). MARYMANNS Scharlachserum. Chlorophyll, in kristallinischer
     Form rein dargestellt, erweist sich als eine reine Magnesiumverbindung
     (BENZ und WILLSTÄTTER.)
1909 EHRLICH gibt das Salvarsan bekannt. „Therapia sterilisans magna."
1912 ABDERHALDEN lehrt mittelst des Dialysierverfahrens Schutzfermente des
     tierischen Organismus, HARVEY CUSHING lehrt operativ-experimentell
     die Funktionen der Hypophysis cerebri kennen („Dyspituitarism").

Als Ergänzung zu dieser Tabelle empfehle ich Ihnen das Studium von
FRIEDRICH DANNEMANNS „Grundriß einer Geschichte der Naturwissenschaften"
(Leipzig 1896, bis 1913 in mehreren Auflagen auf 4 Bände angewachsen), dessen
Bd. I, die erläuterten Abschnitte aus den Werken hervorragender Naturforscher
enthaltend, eine angenehme Einführung in das Studium der naturwissenschaft-
lichen Literatur ermöglicht.

Diese etwas bunt gehaltene Übersicht, die nur einen kleinen Teil
der Entdeckungen und Erfindungen des 19. und beginnenden 20. Jahrhunderts aufzählt und schließlich mit Absicht hauptsächlich in das
medizinische, experimentelle, physiologisch-prophylaktische, therapeutische Gebiet der Forschung einlenkt, ist gewiß geeignet, die Bezeichnung
dieser Zeitspanne desselben als einer naturwissenschaftlich-technischen
κατ' ἐξοχὴν zu rechtfertigen. Doch nicht diese Tatsache allein reicht
zur Begründung aus; denn auch andere Perioden der menschlichen
Kulturgeschichte sind nicht arm an Ergebnissen ähnlicher Art. Sie
wissen, meine Herren, daß beispielsweise das 15. Jahrhundert, jene Zeit,
wo der menschliche Geist in dem Ringen nach Emanzipation von den
Fesseln des Mittelalters die Schranken durchbrach, uns die großartige
und umwälzende Erfindung der Buchdruckerkunst und die an Bedeutung
gewiß nicht zurückstehende Entdeckung Amerikas und Indiens brachte;
damals wurden der Kultur neue Wege erschlossen und eine völlig veränderte Perspektive für die Menschheit eröffnet. Auch aus dem 18. Jahrhundert kennen Sie eine große Zahl glänzender Forschungsresultate.
Aber was die Gegenwart von den früheren Perioden auszeichnet, ist vor
allem die Tatsache, daß im weitesten Maßstabe die Naturwissenschaften
unser ganzes Kulturleben aufs innigste durchdrungen haben. Die Ergebnisse der neueren Naturforschung haben bewirkt, daß n a t u r -
w i s s e n s c h a f t l i c h e D e n k w e i s e und F o r s c h u n g s -
m e t h o d e (das Experiment und die Kritik mit den Hilfsmitteln

exaktester Untersuchung) auch in die Geisteswissenschaften ihren Einzug gehalten haben.

Der Prinzipat, die dominierende Rolle der Naturwissenschaften, tritt speziell gegenüber einer Disziplin in die Erscheinung, die man gewohnt war als die Königin aller übrigen anzusehen, ich meine die P h i l o - s o p h i e. Zweifellos ist der in früherer Zeit bald segensreich, bald verderblich sich geltend machende Einfluß der Philosophie auf Natur- und Heilwissenschaft seit der Mitte des 19. Jahrhunderts geringer ge- worden, und in gleichem Maße der Einfluß der Naturwissenschaften auf die Geisteswissenschaften gestiegen. Die Mehrzahl der neuzeitlichen Naturforscher suchte ihre Weltanschauung mit den Ergebnissen der Naturwissenschaften in Einklang zu bringen. Sie fand, was sie brauchte, in zwei philosophischen Richtungen, zunächst in dem von AUGUSTE COMTE (1798—1857) in Paris begründeten „Positivismus" (Hauptwerk: „Cours de philosophie positive", 1830—42, 6 Bände), als dessen An- hänger und Hauptvertreter erwähnenswert sind: PIERRE LAFITTE (1823—1893) in Paris, EMILE LITTRÉ (1801—1881), HERBERT SPENCER in London (geboren 1820). Danach ist jede Metaphysik zu verwerfen, lediglich der Zusammenhang der Phänomene und ihrer Bedingungen auf experimentellem Wege zu studieren, die folgerichtige Gruppierung der Tatsachen und die daraus erschlossenen Gesetze bei jeder Wissen- schaft das Wesentliche; daher sind nur Mathematik, Astronomie, Physik, Chemie, Biologie und Soziologie Wissenschaften im wahren Sinne des Worts. — Größere Verbreitung unter den Naturforschern erlangte der uralte „Materialismus", zu dessen Neubegründung gerade deutsche Ärzte und Physiologen ein gut Teil beigetragen haben. Als hervor- ragende Verfechter desselben wären zu nennen die Physiologen CARL VOGT (1817—1895) in Genf („Köhlerglaube und Wissenschaft" 1855, Streitschrift gegen RUDOLF WAGNER 1805—1864, in Göttingen, der mit seinen Schriften „Menschenschöpfung und Seelensubstanz" und „Über Wissen und Glauben" 1854 den spiritualistischen Standpunkt vertrat), JACOB MOLESCHOTT (1822—1893) in Rom („Kreislauf des Lebens", 1852), LUDWIG BÜCHNER (geboren 1824), Arzt in seiner Vater- stadt Darmstadt, dessen bekanntes Buch „Kraft und Stoff" (1855) als eine Art von Kanon der Lehre zu ihrer Popularisierung speziell in Deutschland am meisten beigetragen hat, endlich des Militärarztes HEINRICH CZOLBE (1819—1873), „Neue Darstellung des Sensualismus" (1855) und „Die Entstehung des Selbstbewußtseins" (1856). Die letzt- genannte Abhandlung richtet sich gegen den berühmten, aus dem Ärzte- stand hervorgegangenen Philosophen und Physiologen HERMANN LOTZE (1817—1881), Professor in Göttingen und kurze Zeit in Berlin, der bei aller Betonung einer mechanischen Gesetzmäßigkeit auf dem gesamten

Gebiet des organischen und anorganischen Naturlebens (wie seine epochemachende „Allgemeine Pathologie und Therapie als mechanische Naturwissenschaften", Leipzig 1842, beweist) Metaphysiker ist und aus einer Verschmelzung Spinozistischer und Leibnizscher Prinzipien, die er in seinem berühmten „Mikrokosmus" (1856—1864, 3 Bände) verficht, „den Weltbau und sein Leben aus dem Gesichtspunkte einer vorbedachten und planvollen Einheit und als äußere Manifestation des von innen heraus wirkenden göttlichen Geistes ideal deutet" („Die Welt der Wirklichkeit ist ein in ihrem innersten Kern aus rein geistigen Wesen bestehendes All").

Die materialistische Weltanschauung begegnet sich mit der idealistischen auf dem Felde, das bisher als unerschließbar für den Arzt und Physiologen galt, aber dank der neugeschaffenen Disziplin der P s y c h o p h y s i k bereits reife Früchte zu einer Reform der Philosophie im naturwissenschaftlichen Sinne getragen hat.

Die Psychophysik stellt einen Teil der Psychologie dar. Das Verdienst ihrer Begründung gebührt Gustav Theodor Fechner (1801—1887), Professor in Leipzig, der, von Haus aus Physiker und erst infolge eines schweren Augenleidens der Philosophie sich zuwendend, mittelst des Experimentes und der kritischen Prüfung die körperliche Bedingheit der Seelenvorgänge zu untersuchen unternahm (Elemente der Psychophysik, Leipzig 1860 u. 1889), worin ihm der ehemalige Heidelberger Physiologe und jetzige Leipziger Philosophie-Professor, Wilhelm Wundt (geb. 1832) gefolgt ist, zu welchem Zwecke er als erster in Deutschland ein „psychologisches Laboratorium" eingerichtet hat. Von hervorragenderen Vertretern der Psychophysik nenne ich Ihnen außer den unter den Physiologen später noch zu besprechenden Weber und Helmholtz u. a.: Johann Ignaz Hoppe (1811—1891), Professor in Basel, und Richard Avenarius (1843—96) in Zürich. Beide haben sich jedoch später von dem exakten Forschungswege entfernt und sind schließlich wieder in das spekulative Fahrwasser geraten.

In Verbindung mit der modernen philosophisch-naturwissenschaftlichen Weltanschauung stehen zwei Doktrinen, deren historische Entwicklung ich wegen des mächtigen, geradezu revolutionären Impulses, den diese auch auf die Heilkunde geübt haben, vorweg darstellen möchte, bevor ich dann in Kürze auf die Fortschritte der Naturwissenschaften im einzelnen eingehe. Ich meine die berühmte Entdeckung des Gesetzes von der Erhaltung der Kraft durch **Julius Robert Mayer** und die Deszendenztheorie begründet durch Charles Darwin.

Julius Robert Mayer, geb. am 25. November 1814 in Heilbronn, studierte seit 1832 Medizin in Tübingen, München und Wien. Nach erlangter Approbation trat er in holländische Dienste und ging als Schiffsarzt nach Java. Dort, auf der Reede von Surabaya, machte ihn 1840 beim öfteren Aderlassen die veränderte Farbe des Venenblutes darauf aufmerksam, daß zwischen dem Stoffverbrauch und der produzierten Wärme im menschlichen Körper ein direkter Zusammenhang bestehen müsse. Diese Beobachtung brachte ihn auf seine berühmte Theorie.

Er selbst erzählt: „Die Theorie habe ich keineswegs am Schreibtisch ausgeheckt. Nachdem ich mich auf meiner Reise nach Ostindien eifrig und anhaltend mit der Physiologie des Blutes beschäftigt, gab mir die Beobachtung der veränderten somatischen Verhältnisse unserer Schiffsmannschaft in den Tropen und der Akklimatisationsprozeß wieder vielfachen Stoff zum Nachdenken; die Krankheitsformen und besonders auch die Beschaffenheit des Blutes lenkten meine Gedanken anhaltend in erster Linie auf die Erzeugung der animalischen Wärme durch den Respirationsprozeß." Mayer teilte zunächst seine Beobachtungen brieflich dem ihm befreundeten Wilhelm Griesinger († 1867 als Professor der Psychiatrie in Berlin) mit, ohne jedoch bei demselben ein Verständnis seiner Ideen zu finden. Der Versuch, eine Mitteilung in Poggendorffs „Annalen der Physik" zu publizieren, scheiterte an der Ablehnung des Herausgebers. Erst 1842 (ein Jahr später konnte Mayers erste bezügliche Veröffentlichung in Liebigs „Annalen der Chemie" erscheinen. Sie ist betitelt: „Bemerkungen über die Kräfte der unbelebten Natur", blieb jedoch, da die leitenden Grundgedanken, die eigentliche Begriffsbildung der Kraft und die Berechnung des mechanischen Wärmeäquivalents, nicht klar und verständlich genug hervortraten, unbeachtet. 1845 erschien die zweite Publikation: „Die organische Bewegung in ihrem Zusammenhang mit dem Stoffwechsel", worin nun in klarer, systematischer Weise der neue Begriff der Kraft, die Anwendung desselben auf die physikalischen Potenzen und die lückenlose Ableitung des mechanischen Äquivalents von Mayer gegeben war. (Bezüglich näherer Mitteilungen verweise ich auf Rosenbergers Geschichte der Physik, die Biographie von Heinrich Rohlfs in seinem Archiv 1879, Eug. Dühring, R. Mayer, der Galilei des 19. Jahrh., Chemnitz 1880; E. O. v. Lippmann, R. M. u. d. Gesetz v. d. Erhaltung der Kraft, Halle 1896; Th. Gross, R. M. und Helmholtz, Berlin 1898.) Wie das manchem Pfadfinder in unserer Wissenschaft ergangen ist, hatte auch Mayer um die Priorität seiner Ideen zu kämpfen; vorübergehend wurde er darüber sogar geisteskrank und mußte einige Jahre in einer Anstalt zubringen; doch erlebte er schließlich sowohl die Anerkennung seiner Lehre wie seiner Priorität und empfing mannigfache Ovationen. In seinem Vortrag auf der Innsbrucker Naturforscherversammlung 1869 „Über die notwendigen Konsequenzen und Inkonsequenzen der mechanischen Wärmetheorie" vertrat er allerdings die Anschauuung, daß „in der geistigen Welt das Gesetz von der Erhaltung der Kraft nicht in derselben Weise wie für die körperliche gelte, weil die geistigen Tätigkeiten, obgleich sie mit molekularen Vorgängen im Gehirn untrennbar verbunden seien, sich doch keineswegs mit denselben vollkommen deckten, ebensowenig nämlich, als die telegraphische Depesche eine bloße Funktion der elektrochemischen Tätigkeit sei, welche den Strom verursache". — Mayer starb nach kurzem Krankenlager zu Heilbronn am 20. März 1878.

Unabhängig von Mayer und fast gleichzeitig fand das Gesetz der Erhaltung der Kraft James Prescott Joule (1818–1889) in Salford, publiziert in „On the calorific effects of magneto-electricity and the mechanical value of heat" (Vortrag gehalten 1843 in der British Association, Sektion für Mathematik und Physik).

Der große Physiologe und Physiker Hermann von Helmholtz (1821—1894), zuletzt in Berlin. von dem später noch ausführlich die Rede sein muß, trat 1847 dafür in die Schranken.

(„Über die Erhaltung der Kraft", Vortrag in der Sitzung der 1845 gegründeten physikalischen Gesellschaft zu Berlin 1847.) — Wenn du Bois Reymond in seiner klassischen Gedächtnisrede auf HELMHOLTZ (Leipzig 1897, posthum erschienen) S. 16 daran erinnert, daß bereits 1686 die Lehre von der Erhaltung der Kraft mathematisch ganz richtig formuliert von LEIBNIZ und 1742 von der Marquise DU CHATELET in ihren „Institutions physiques adressés à Mr. son fils" klar und bündig auseinandergesetzt sei, so ist demgegenüber auf den bekannten MALPIGHISchen, später von SCHOPENHAUER modifiziert wiederholten Ausspruch hinzuweisen, daß nicht derjenige als Vater eines Gedankens anzusehen ist, der diesen zufällig gefaßt und geäußert hat, sondern nur derjenige, der ihn genauer wissenschaftlich durchgearbeitet, für seine Verbreitung gesorgt und bewirkt hat, daß er niemals wieder in Vergessenheit geraten ist.

Die Auffindung des Gesetzes von der Erhaltung der Kraft hat nicht zum wenigsten dazu beigetragen, daß der vitalistischen Theorie, der hypothetischen Annahme einer besonderen Lebenskraft der Boden entzogen und die Gesetze der Physik und Chemie als ausreichend zur Erklärung der Phänomene in Biologie und Pathologie angesehen wurden.

Von fundamentalster und nicht minder für die Anschauungen in der Biologie wie für die gesamten übrigen Geisteswissenschaften (Sprach-, Geschichtsforschung etc.) geradezu umwälzender Bedeutung wurde die Deszendenztheorie begründet durch **Charles Darwin.**

CHARLES DARWIN wurde am 12. Februar 1809 zu Shrewsbury als Sohn des Arztes ROBERT WARNING DARWIN und Enkel des als Arzt, Dichter und Naturforscher hochangesehenen ERASMUS DARWIN (1731—1802), des Verfassers von „Zoonomia or the laws of organic life" (1794—1798) geboren. Er begann 1825 in Edinburg das Studium der Medizin, gab dasselbe aber wegen unüberwindlicher Abneigung gegen das Sezieren auf, widmete sich dann dem theologischen Studium am Christ's College in Cambridge und machte bereits 1831 seine erste Prüfung zur Erlangung des B(accalaureus) A(rtium). Zum Heil für die Wissenschaft wurde der Professor der Botanik HENSLOWE auf DARWIN aufmerksam und veranlaßte ihn zum Studium der Naturwissenschaften. Durch die Lektüre von A. v. HUMBOLDTS Werken für den Besuch tropischer Länder begeistert, schloß er sich im genannten Jahre der Expedition des „Beagle" an und durchforschte auf einer fünfjährigen Reise Südamerika und die Inselwelt des Stillen Ozeans. 1836 heimgekehrt, beschäftigte er sich mit der Ausarbeitung seines Tagebuchs, zog sich 1842 auf den erworbenen Landsitz Down bei Beckenham in Kent zurück, lebte hier sehr eingezogen, nur mit wissenschaftlichen Arbeiten beschäftigt, und starb am 19. April 1882.

Der „Darwinismus", wie man den Komplex von DARWINS Doktrin bezeichnet hat, ist niedergelegt in dem epochemachenden Werk: „On the origin of species by means of natural selection or the preservation of favoured races in the struggle of life" (London 1859, 2 Bände) („Die Entstehung der Arten durch natürliche Zuchtwahl oder die Erhaltung der bevorzugten Rassen im Kampf ums Dasein"), welches ein ungeheures Aufsehen erregte und in alle lebenden Sprachen übersetzt wurde.

Nach einer Mitteilung in der von dem Sohne DARWINS, FRANCIS DARWIN, 1888 herausgegebenen Biographie soll er „die erste Anregung zur Verfolgung der Frage über den Ursprung der jetzt lebenden Arten des Tier- und Pflanzengeschlechts während seiner Reise um die Welt erhalten haben, indem ihm gewisse Tatsachen der geographischen Verbreitung organischer Wesen und namentlich die nahe Verwandtschaft gewisser heute lebender Bewohner Südamerikas mit den daselbst in ihren Resten gefundenen ausgestorbenen Tieren aufgefallen waren". Darwin gewann die Überzeugung, daß diese Tatsachen nur durch die Abstammung der jetzigen, wenn auch vielfach veränderten Lebewesen von den früheren erklärbar seien, und daß die bisherige Anschauung von der Unveränderlichkeit der Arten nicht aufrecht zu halten sei. Weitere Forschungen lehrten ihn, daß hierbei hauptsächlich als ursächlicher Faktor ein Prinzip in Betracht käme, das der Landwirt sehr häufig zur Erzeugung gewisser wünschenswerter Varietäten verwertete, das Prinzip der „künstlichen Zuchtwahl", welches in der Natur als „natürliche Auslese" durch den „Kampf ums Dasein" Platz greife.

Seine Lehre hat Darwin noch in einigen weiteren Schriften ausführlicher verarbeitet, besonders in „Variation of animals and plants under domestication" (1868, 2 Bände); „The descent of man and on selection in relation to sex" (1871, 2 Bände), endlich in „Expression of the emotions in men and animals" (1872). Alle diese Arbeiten Darwins enthalten eine erdrückende Fülle von Beweismaterial in Gestalt von Einzeldarlegungen und Tatsachennachweisen. Sie stempeln Darwin nicht bloß zu einem der scharfsinnigsten Beobachter, sondern auch zu einem der geistreichsten Denker aller Zeiten.

Übrigens rühren von Darwin noch zahlreiche Schriften zur Botanik, Geologie und anderen Naturwissenschaften her. In der Einleitung zu dem zuerst genannten Werk gibt er eine ausführliche Geschichte der Vorläufertheorien, vor allem von Jean Baptiste P. A. de Monet Chevalier de Lamarck (1744—1829) („Philosophie zoologique" und „Système des animaux sans vertèbres", 1801); die hier niedergelegten Ansichten fanden auch den Beifall von Georges Cuvier (1769 bis 1832). — Andere Vorläufer Darwins sind: Isidore Geoffroy St. Hilaire (1772—1844), der sich in „Sur le principe de l'unité de la composition organique" (1828) offen zu der Ansicht von der allmählichen Veränderung der Arten bekannte, wenn auch mit einer gewissen Reserve; auch Joh. Wolfgang Goethe gehört in diese Ehrenreihe. Er machte die Entdeckung des „Zwischenkieferknochens" beim Menschen und hat bereits in seiner „Metamorphose der Pflanzen" (1790) mit voller Klarheit und Bestimmtheit die wichtigsten Grundsätze der Deszendenz- und Abstammungstheorie ausgesprochen, indem er die verschiedenen Organteile der Pflanzen aus dem Blatt als dem Grundorgan ableitete. Auch der uns schon bekannte Lorenz Oken (vgl. S. 359), der in seinem „Lehrbuch der Naturphilosophie" die Grundzüge der Transmutationslehre, ja sogar die Keime der Zellenlehre andeutete, indem er alle Lebenserscheinungen aus dem „Urschleim" (dem späteren „Plasma") und in seiner berühmten „Infusorien- oder Bläschentheorie" die ganze organische Welt einschließlich des Menschen aus einer mehr oder weniger verzweigten Zusammensetzung solcher Infusorien oder Urschleimbläschen hervorgehen ließ. — Bei dem Botaniker Aug. Pyrame Decandolle (1778—1845) findet man bereits das Wort vom „Kampf ums Dasein" gebraucht. Darwin hat das große Verdienst, alle diese nur z. T. bewiesenen und mehr geahnten Lehren so sicher fundiert zu haben, daß sie aus dem Bereich der Hypothese heraus in die Dignität eines Naturgesetzes eingetreten sind.

Von den Anhängern DARWINS nennen wir in erster Linie seine
großen Landsleute: den Biologen THOMAS HENRY HUXLEY (1825—1895)
in London, Verfasser von „On evidence as to man's place in nature"
(1863), den Zoologen und vergleichenden Anatomen RICHARD OWEN
(1804—1892) in London, Entdecker der Trichine (1835); den Botaniker
WILL. JACKSON HOOKER (1785—1865) in Kew, den Geologen Sir CHARLES
LYELL (1797—1875) in London, den bereits erwähnten HERBERT SPENCER
(S. 369), ferner ALFRED RUSSEL WALLACE (geb. 1822), endlich GEORG
JOHN ROMANES (1848—1894), zuletzt Professor der Biologie in Cambridge.

Aus Deutschland sind von den zahlreichen Anhängern des Darwinismus
zu nennen: BENJAMIN VETTER (1849—1893) in Dresden, Redakteur des „Kosmos"
seit 1883, der für die Lehre nicht bloß auf dem Felde der Biologie aufs lebhafteste
eintrat, sondern ihre Prinzipien auch für andere Wissenschaftszweige (Philosophie
und Soziologie) als maßgebend nachwies. Der eifrigsten Darwinianer einer ist
unter den Lebenden ERNST HAECKEL (geb. 1834) in Jena, der die Theorie durch
das berühmte „biogenetische Grundgesetz" erweiterte (Hauptschriften: „Natürliche Schöpfungsgeschichte", 1868, und „Anthropogenie", 1874); ferner ERNST
LUDWIG KRAUSE (CARUS STERNE) (geb. 1839) in Berlin, der als eigentlichen Autor
von LAMARCKS Theorie den schon genannten Großvater DARWINS ansprach und
eine gute Biographie des letzteren lieferte (1879), auch in seinem klassischen Werk
„Werden und Vergehen" (3. Aufl., 1884) eine vortreffliche zusammenfassende
Darstellung der Evolutionstheorie lieferte. Ihnen reiht sich noch der höchst verdiente Naturforscher FRITZ MÜLLER (1821—1897) aus Blumenau (Brasilien) an.
Von den Gegnern seien genannt: LOUIS AGASSIZ (1807—1873), Professor der Zoologie und Geologie in New-Cambridge; der berühmte Embryologe KARL ERNST
VON BAER (1792—1876) in Königsberg und Dorpat; der Berliner Anatom CARL
BOGISLAUS REICHERT (1810—1883); RUDOLF VIRCHOW (1821—1902), der sich
namentlich gegen den Transformismus in der Pathologie wehrte; ALBERT KÖLLIKER
(1817—1905), der bezüglich der Embryologie das mechanische Moment für die
Vorgänge anerkennt, aber jedes Wachstum von Organismen hauptsächlich aus
dem nach inneren Gesetzen erfolgenden Wachstum ihrer Formteilchen ableitet,
überdies in letzter Linie die Gründe der morphologischen und histologischen
Gestaltung in der Entwicklung der höheren Wirbeltiere als unbekannt hinstellt,
und endlich AUGUST WEISMANN (geb. 1834), Zoologe in Freiburg, der mit seiner
Lehre von der Kontinuität des Keimplasmas durch die verschiedenen Generationen
bisher, wie es scheint, den beachtenswertesten Einwurf gemacht hat. Doch wenn
seither auch die Kritik des Darwinismus große Fortschritte gemacht hat, wenn
man auch mit Recht vom Verfall des Darwinismus redet, so bleibt doch die Bedeutung der Geistestat DARWINS für alle Zeiten unvermindert bestehen, eingefügt
in die Reihe der Großtaten der nach Wahrheit ringenden Menschheit. Vgl.
OSCAR HERTWIG, Die Entwicklung der Biologie im 19. Jahrhundert. Jena 1900.
Zweite erweiterte Aufl. Jena 1908; DAVID CHOLODENKO, Die teleologische Betrachtung in der modernen Biologie. (REINKE, DRIESCH, COSSMANN.) Bern 1909.

Zu denjenigen Arbeiten, welche eine Umgestaltung naturwissen-
schaftlich-medizinischen Denkens in diesem Jahrhundert bewirkt und
zugleich ebensosehr die praktische Heilkunde wie die öffentliche Gesundheitspflege beeinflußt haben, gesellen sich noch diejenigen von

Louis Pasteur (1822—95) in Paris. Sie betreffen hauptsächlich den Gärungsprozeß und die Schutzimpfungen.

LOUIS PASTEUR stammte aus Dôle (Dept. Jura) und war der Sohn eines Lohgerbers. Er besuchte seit 1843 die Normalschule in Paris und wurde 1847 Assistent an derselben. In dieser Stellung machte er bereits die berühmten Untersuchungen über die Beziehungen des optischen Verhaltens der Körper zu ihren chemischen und kristallographischen Eigenschaften, wobei er fand, daß die Traubensäure aus zwei Säuren besteht, welche den polarisierten Lichtstrahl gleich stark, aber nach entgegengesetzten Richtungen drehen. Erst 26 Jahre alt erhielt PASTEUR die Professur der Physik am Lyzeum zu Dijon, dann die der Chemie zu Straßburg und 1854 die Berufung nach Lille zur Organisation der dort neuerrichteten Fakultät. Doch ging er bereits 1857 als Direktor der Normalschule nach Paris. In diese Zeit fällt die Begründung seiner weltbekannten „Théorie des germes", indem er zunächst die von CAGNIARD DE LA TOUR, SCHWANN u. a. (wovon noch später die Rede sein muß) angenommene Entstehung der Gärungs- und Fäulnisprozesse durch niedere Organismen resp. spezifische Fermente bestätigte und durch den bekannten Versuch in der umgebogenen Glasröhre nachwies, daß alle Pilze nicht durch Urzeugung, sondern aus bereits vorhandenen Keimen entstehen, und daß man durch Fernhalten der Luft eine bisher keimfreie Lösung auch dauernd keimfrei erhalten kann. Zugleich stellte er für die verschiedenen Keime den zu ihrer Abtötung erforderlichen Siedehitzegrad, sowie die Tatsache fest, daß einzelne Pilze sogen. Anaerobien sind, d. h. den zu ihrer Existenz nötigen Sauerstoff nicht aus der Luft beziehen, sondern durch Spaltung sauerstoffreicher Kohlenstoffverbindungen gewinnen. Die praktische Konsequenz dieser Ergebnisse führte zum sogen. „Pasteurisieren" des Weins, Bieres und anderer gegorener Flüssigkeiten. 1868 wurde PASTEUR Direktor des physiologisch-chemischen Laboratoriums an der Ecole des hautes études. In dieser Stellung studierte er die Ursache der sogenannten „Pébrine", d. i. der Fleckenkrankheit der Seidenraupen, und gab die Mittel zur Beseitigung derselben an. Später gelangte PASTEUR bei seinen Arbeiten über die Ätiologie des Milzbrandes zu seinen bedeutsamen Untersuchungen über die künstliche Abschwächung der Virulenz pathogener Bakterien und über die Verwendbarkeit der abgeschwächten Rassen zu Schutzimpfungen. PASTEUR wies zunächst an Kulturen des Hühnercholerabazillus nach, daß sie bei von Zeit zu Zeit fortgesetzter Übertragung derart an Virulenz einbüßen, daß statt des Todes des Versuchstiers nur lokale Veränderungen sich bilden, nach deren Überstehen Unempfänglichkeit für eine Impfung mit nicht abgeschwächten Kulturen eintritt. Diese Versuche verwertete PASTEUR zu Schutzimpfungen gegen Milzbrand, Schweinerotlauf und endlich gegen Hundswut, speziell in dem 1889 durch öffentliche Sammlungen ins Leben gerufenen „Institut Pasteur", an dessen Spitze er jetzt trat, in großem Maßstabe. Die Zahl der wichtigsten Arbeiten PASTEURS habe ich nach einem in der Revue scientifique 1895, 4. Série, T. IV, No. 14, gegebenen Verzeichnis auf 198 Nummern festgestellt. — Eine Würdigung von PASTEURS Leistungen finden Sie in der deutschen Literatur u. a. in einem Aufsatz von LÖFFLER (Greifswald), dem Verfasser einer Geschichte der Bakterienkunde (Leipz. 1887) in der Dtsch. med. Wochenschr., 1895, Extrabeilage zu No. 43 vom 24. Okt. 1895, ferner von MAX GRUBER in der Wiener klin. Wochenschr., No. 47, 1895 („Pasteurs Lebenswerk im Zusammenhang mit der gesamten Entwicklung der Mikrobiologie") und von JAQUET im Correspondenzbl. f. Schweizer Ärzte, 1895, No. 24.

PASTEURS großartige Entdeckungen haben, wie bekannt, LISTER zu seiner Empfehlung der antiseptischen Wundbehandlung und damit zu einer der segensreichsten Umwälzungen geführt, die die medizinische Kunst je erlebt hat; ferner haben sie für die Therapie der Infektionskrankheiten Perspektiven eröffnet, an deren Weiterverfolgung wir noch heute beschäftigt sind. Die Verdienste PASTEURS erheischen um so größere Anerkennung, wenn man bedenkt, daß er lediglich auf empirisch-experimentellem Wege, ohne mikroskopische Technik und bakteriologische Methodik, vorging.

Unerwähnt bleibe nicht, daß bereits vor PASTEUR resp. gleichzeitig mit, aber unabhängig von ihm auch deutsche Forscher wie H. HOFFMANN, SCHRÖDER u. a. in der Gärungslehre zu denselben Resultaten wie er gelangt waren. Diese Arbeiten hatten jedoch nicht die Beachtung weiter Kreise gefunden (SCHRÖDER, Gymnasiallehrer in Mannheim, publizierte über Filtration in Beziehung auf Fäulnis und Gärung in den Annalen der Chemie und Pharmazie, 1853, Bd. 84, Heft 2, und 1858, Bd. 109). — Auf einen anonymen englischen Arzt und sein Werk (1726) als „précurseur de Pasteur" hat H. F. A. PEYPERS in der internationalen Zeitschrift Janus, Bd. I, aufmerksam gemacht.

Gehen wir jetzt an die geschichtliche Betrachtung der in den einzelnen Gebieten der Naturwissenschaften erzielten Fortschritte, so haben diese für unsere Zwecke nur so weit Interesse, als sie den Ausgangs- und Angelpunkt von Neuerungen auf dem engeren Gebiet der Heilkunde gebildet haben. In der B o t a n i k sind zunächst die Forschungen zur Z e l l e n l e h r e, sowie diejenigen, betreffend die n i e d e r e n O r g a n i s m e n, Infusorien, Bazillen etc. zu registrieren. MATHIAS JACOB SCHLEIDEN (1804—1864), Professor der Botanik in Jena, ist zwar nicht, wie irrtümlicherweise behauptet wird, der Entdecker der Pflanzenzelle — dies Verdienst gebührt bereits den Forschern des 17. Jahrhunderts HOOKE und MALPIGHI (vgl. S. 265), sowie ROBERT BROWN (1773—1858), welcher 1831 den Zellenkern bei den Orchideen sah, wohl aber hat SCHLEIDEN zuerst die Bedeutung der Zelle als Formelement für die Pflanze erkannt und die Entwicklung des Pflanzenorganismus aus der Zelle gelehrt.

Die betreffenden Publikationen erfolgten als Journalaufsätze: „Einige Blicke auf die Entwicklungsgeschichte des vegetabilischen Organismus bei den Phanerogamen" (Wiegmanns Archiv für Naturgeschichte, 1837); „Beiträge zur Phytogenesis" (Müllers Archiv, 1838) und „Über Bildung des Eichens und Entstehung des Embryos bei den Phanerogamen". (Nova Acta Acad. Leopold. 1839, XIX.)

Bekanntlich haben darauf THEODOR SCHWANN (1810—1882) die tierische Zellenlehre

in der epochemachenden Schrift: „Mikroskopische Untersuchungen über die Übereinstimmung in der Struktur und dem Wachstum der Tiere und Pflanzen"

(1839; neu hrsg. in Ostwalds Klassikern der exakten Wissenschaften, No. 176, 1910);

ROBERT REMAK (1815—1865) in Berlin und ALBERT KÖLLIKER (S. 374) in Würzburg die Cellularphysiologie, endlich RUDOLF VIRCHOW (geboren 1821), Professor in Berlin, das Prinzip der Cellularpathologie in dem nicht minder klassischen Werk „Die Cellularpathologie in ihrer Begründung auf physiologische und pathologische Gewebelehre" (Berlin 1858) begründet.

THEODOR SCHWANN, ein Schüler JOHANNES MÜLLERS, stammte aus Neuß, war Professor der Anatomie in Löwen und Lüttich und starb in Köln. Sein zu allgemeiner Anerkennung gelangter Grundgedanke ist, daß jeder pflanzliche und tierische Organismus entweder einzellig ist oder einen Komplex von Zellen darstellt. „Dadurch, daß in letzterem Falle jede Einzelzelle in den Dienst des Ganzen tritt, entsteht der Zellenstaat, wie wir ihn in allen höheren Organismen verwirklicht finden." Bezüglich der weiteren Entwicklung der Zellenlehre empfehle ich das Studium der WALDEYERschen Abhandlung in der Deutsch. medizin. Wochenschr., 1895, No. 43. (Über sein Leben s. FRANZ BOSCH, Aus d. Gesch. d. Zellenlehre, Düsseldorf 1910; vgl. auch M. HEIDENHAIN, Schleiden, Schwamm und die Gewebslehre, Sitz.-Ber. der Phys. med. Ges. zu Würzburg, 12. Jan. 1899).

Von nicht geringerer Wichtigkeit für die Heilkunde erwiesen sich die Entdeckungen von CHRISTIAN GOTTFRIED EHRENBERG (1795—1876), Professor in Berlin, der zum ersten Male während einer wissenschaftlichen Reise in Ägypten mikroskopische Untersuchungen an Ort und Stelle unternahm, und dessen Schrift: „Die Infusionstierchen als vollkommene Organismen" (1838) für die Biologie der kleinsten Lebewesen von fundamentaler Bedeutung geworden ist.

An die Arbeiten der genannten Forscher reihen sich diejenigen von HUGO VON MOHL (1805—1872) in Tübingen, KARL WILHELM VON NAEGELI (1817—1891) in München, ANTON DE BARY (1831—1888) in Straßburg, NATHANAEL PRINGSHEIM (1823—1894), Professor in Jena und Akademiker in Berlin, HERMANN HOFFMANN (1819—1894) in Gießen, FERDINAND COHN (1828—1898) in Breslau, ERNST HALLIER (geb. 1831, b.s 1884 Professor in Jena), BBEFELD, STRASSBURGER, HARZ, A. B. FRANK u. a. Näher werden wir auf diesen Gegenstand noch bei der geschichtlichen Betrachtung der Bakteriologie einzugehen haben (S. 413 ff.).

Auch die pflanzenphysiologischen Forschungen haben direkt und indirekt die Kenntnisse der menschlichen Physiologie geklärt und gefördert.

Hierher gehören die Arbeiten von CHRISTIAN TREVIRANUS (1779—1864), Professor in Rostock und Breslau, sowie des bereits erwähnten DE CANDOLLE und dessen Sohnes ALFHONSE DE CANDOLLE (1806—1893) in Genf, ferner von STEPHAN LADISLAUS ENDLICHER (1804—1849) in Wien, FRANZ UNGER (1800 bis 1870) in Graz („Die Pflanze im Moment der Tierwerdung", 1842), HEINRICH FRIEDRICH LINK (1769—1851) in Berlin, JOHN LINDLEY (1799—1865) in London, ALFRED MOQUIN-TANDON (1804—1863) in Paris, JOHN TORRAY (1798—1873) in New York, ASA GRAY (1810—1888) in New-Cambridge (Amerika), JUSTUS HASSKARL (1811—1894) in Cleve, ALEX. VON BUNGE (1803—1890) in Dorpat,

CHARLES CARDALA BABINGTON (1808—1895) in Cambridge, FRIEDR. CHRISTIAN
SCHÜBELER (1815—1892) in Christiania, die verschiedenen Träger des Namens
SCHULTZ: HEINRICH SCHULTZ-SCHULTZENSTEIN (1798—1871) in Berlin, SCHULTZ-
BIPONTINUS (1805—1867) aus Zweibrücken, sowie des letzteren Landsmann
FRIEDRICH WILHELM SCHULTZ (1804—1877) in Weißenburg, KARL PRANTL
(1849—1893) in Breslau und noch andere, die hier namentlich mit ihren Leistungen
zu erwähnen viel zu weit führen würde.

Als für die Heilkunde bedeutungsvoller Arbeiten zur Z o o l o g i e
ist hier außer dem bereits dargestellten Darwinismus vor allem derjenigen zu gedenken, welche die Parasitenkunde betreffen, so zunächst
der verdienstvollen Untersuchungen von CASIMIR JOSEPH DAVAINE
(1811—1882),

dessen Hauptschrift betitelt ist „Traité des entozoaires et des maladies
vermineuses de l'homme et des animaux domestiques", 1860 (eine Biographie
dieses durch seine Arbeiten über Milzbrandbazillus noch besonders zu erwähnenden
Forschers erschien Paris 1889);

ferner von GOTTLOB FRIEDRICH HEINRICH KÜCHENMEISTER (1821
bis 1890), Arzt in Dresden, der 1852 den experimentellen Nachweis von
der Entwicklung des Bandwurms aus der Finne des Schweinefleisches
erbrachte, KARL THEODOR ERNST VON SIEBOLD (1804—1885) in München,
FELIX DUJARDIN (1805—1860), Professor in Rennes, THEODOR BILHARZ
(1825—1862), zuletzt in Kairo („Haematobium Bilharzii", ägyptische
Entozoen), THOMAS SPENCER COBBOLD (1828—1886) in London,

Verfasser von „Entozoa, an introduction to the study of helminthology
with reference more particulary to the internal parasites of man" (1864); „Worms,
a series of lectures" etc. (1872); „The internal parasites of our domesticated
animals" (1873) u. a.,

besonders auch RUDOLF LEUCKART (1822—1898) und JUL. VICTOR
CARUS (geb. 1823), beide in Leipzig.

Andere Gebiete der Zoologie betreffen Arbeiten, die der Medizin
gleichfalls zugute gekommen sind, von dem bedeutenden Paläontologen
GEORG FRIEDRICH VON JAEGER (1785—1866) in Stuttgart, ferner von
JOHANN FRIEDRICH BRANDT (1802—1879) in Petersburg, vorüber-
gehend in Berlin, KARL AUGUST DOHRN (1806—1892), Vater von ANTON
DOHRN (geb. 1840), dem Schöpfer der zoologischen Station in Neapel
(1870), nach deren Muster seitdem weitere ähnliche Einrichtungen getroffen sind, IOANNY NAP. PÉRIER (1809—1880), PAUL GERVAIS (1816
bis 1879) und GEORGES POUCHET (1833—1894), sämtlich in Paris, von
WILHELM KARL HARTWIG PETERS (1815—1883) in Berlin, HEINRICH
ALEXANDER PAGENSTECHER (1825—1889) in Hamburg, EDUARD CLAPA-
RÈDE (1832—1871) in Genf, FRANCIS DAY (gest. 1889), bis 1877 General-
arzt in Indien, endlich von JOH. SMITH JAPETUS STEENSTRUP (1813 bis
1897) in Kopenhagen (mit seiner bahnbrechenden Arbeit über Gene-
rationswechsel, 1842) und LUDWIG RÜTIMEYER (1825—1895) in Basel. —

Hier ist auch der Ort, der Leistungen der bekannten Anthropologen und Ethnographen zu gedenken, wie Joh. Friedrich Blumenbach (1752—1840) in Göttingen, des Schöpfers der Rassenanthropologie, dessen Namen im „Clivus Blumenbachii" verewigt ist (vgl. S. 327 u. 364), Jean Baptiste d'Omalius d'Halloy (1783—1875) in Lüttich und Brüssel, Joseph Bernard Davis (1801—1881) in London, Jean Louis Armand Quatrefages (1810—1892).

Hermann Schaaffhausen (1816—1893) in Bonn, Robert Hartmann (1831—1893) in Berlin, Moritz Vater (1834—1894) in Dresden; Anatol Bogdanow (gest. 1896) in Moskau, endlich Adolf Bastian (geb. 1826) in Berlin; Johannes Ranke (geb. 1836) in München.

In mannigfachster Beziehung haben die Ergebnisse der neueren Physik unsere Wissenschaft und Kunst während des 19. Jahrhunderts beeinflußt, einmal die Biologie, indem sie im Verein mit den Fortschritten der Erkenntnis in der Chemie unwiderleglich gelehrt haben, daß die Annahme des „L'homme machine" (nach La Mettrie. 1709—1751) auf Wahrheit beruht, daß der menschliche Organismus in allen seinen Funktionen, im gesunden wie im kranken Zustande, denselben Naturgesetzen unterliegt, wie sie uns Physik und Chemie lehren. Beide Disziplinen verdanken wir jetzt ein volles biologisches und pathologisches (s. v. v.) Verständnis des Organismus. Aber auch speziell die Diagnostik und Therapie der Krankheiten ist durch Übertragung und Verwertung physikalischer Methoden für die Heilkunde gefördert worden. Photographie, Mikroskopie, Auskultation, Perkussion, Ophthalmoskopie, Laryngoskopie, Endoskopie, Kystoskopie und dgl., ferner die elektro- und hydrotherapeutischen Prozeduren, Massage und Orthopädie etc. — alle diese für den modernen Arzt unentbehrlichen Hilfsmittel der Diagnostik und Therapie sind der Physik entlehnt, oder sie basieren auf physikalisch-mechanischen Prinzipien; die gewaltige Bereicherung und Förderung, die unser Können und Wissen dadurch in den verschiedensten Beziehungen erfahren hat, verdanken wir somit lediglich den Fortschritten der Chemie und Physik; sie haben unsere physiologischen Anschauungen geläutert, unsere Theorien auf eine rationellere Grundlage gestellt und zur Verfeinerung und Vervollkommnung unserer technischen Hilfsmittel in vorher ungeahnter Weise beigetragen.

Ich muß mich leider darauf beschränken, Ihnen die Namen einiger der hervorragendsten Forscher vorzuführen, deren Arbeiten von besonders maßgebendem Einfluß in der gesamten Richtung geworden sind, und Sie im übrigen auf die Spezialgeschichtswerke verweisen. Die meisten dieser Autoren und ihre Verdienste sind Ihnen aus den Vorlesungen über Physik und Physiologie bekannt; bei der Darstellung der letzteren werden wir noch auf einige zurückkommen müssen. Ich nenne also, nach der Geburtszeit geordnet: William Hyde Wollaston (1766—1828) in London; Thomas Young (1773—1829) in London; Jean Baptiste

BIOT (1774—1862) und ANDRE MARIE AMPÈRE (1775—1836) in Paris; HANS CHRIST. OERSTED (1777—1851) in Kopenhagen; JOH. SAL. CHRIST. SCHWEIGGER (1779—1851) in Halle; DAVID BREWSTER (1781—1868) in Edinburg; PIERRE LOUIS DULONG (1785—1838), JEAN ARAGO (1786—1853) in Paris; JOSEPH FRAUN-HOFER (1787—1826) in München; JOHN FREDERIC DANIELL (1790—1845) in London; ALEX. THERÈSE PETIT (1791—1820) in Paris; MICHAEL FARADAY (1791—1867) in London; GUSTAV THEODOR FECHNER (1801—1887) in Leipzig (vgl. S. 370); HEINRICH WILHELM DOVE (1803—1879) in Berlin; EDUARD WEBER (1804—1891) in Göttingen; THEOPHIL PETER RIESS (1805—1883) in Berlin; ALBERT MOUSSON (1805—1890) in Zürich; LUIGI PALMIERI (1807—1896) in Neapel; WILL. ROB. GROVE (1811—1896) in London; die Gebrüder SIEMENS: WERNER SIEMENS (1816—1892) in Berlin und KARL WILHELM SIEMENS (1823 bis 1883) in London; HIPPOLYTE FIZEAU (1819—1896) in Paris; KARL SEBASTIAN CORNELIUS (1819—1896) in Halle; JOHN TYNDALL (1820—1893) in London; HERMANN KNOBLAUCH (1820—1895) in Halle; HERMANN VON HELMHOLTZ (1821—1894) in Berlin, dessen speziell physikalische Arbeiten die Theorie der Elektrodynamik (1870—1875), galvanischen Polarisation (1873—1884), Leistungs-fähigkeit der Mikroskope, anomale Dispersion (1874), Thermodynamik chemischer Vorgänge (1882—1883) und monozyklische Bewegungssysteme (1884) betreffen; RUD. JUL. EMAN. CLAUSIUS (1822—1888) in Bonn; GUSTAV ROB. KIRCHHOFF (1824—1887) in Heidelberg und Berlin; JOHANN KARL FRIEDRICH ZÖLLNER (1834—1882) in Leipzig; HEINRICH HERTZ (1857—1894) in Bonn, endlich wegen der Ende 1895 gemachten, für die Medizin ungemein nützlichen Entdeckung WILHELM KONRAD RÖNTGEN (geb. 1845) in Würzburg. — Wegen ihrer großen Verdienste um die Vervollkommnung der Mikroskope seien hervorgehoben: GIOVANNI BATTISTA AMICI (1786—1863) in Florenz; EDMUND HARTNACK (1826 bis 1891) in Potsdam; KARL ZEISS (1816—1888) und ERNST ABBE (1840—1905) in Jena; Männer wie DRUDE, WIENER, NERNST, WIEN und andere aus den letzten Jahrzehnten können zum Schluß nur mit Namen genannt werden.

Von der Chemie gilt das bezüglich der Physik Gesagte noch in viel höherem Maße. Für das Verständnis der physiologischen und pathologischen Vorgänge bei der Ernährung, der Verdauung, dem Stoff-umsatz absolut unentbehrlich hat sie uns eine unübersehbare Fülle von pharmazeutischen Hilfsmitteln, besonders in allerjüngster Zeit, ge-spendet und zugleich im Verein mit den bakteriologischen Methoden ganz neues Licht auf die Ursachen und die Therapie der Infektions-krankheiten geworfen.

Wenn ich den Versuch mache, einige der bedeutendsten Chemiker des 19. Jahrhunderts vorzuführen, so darf ich annehmen, daß Ihnen zum mindesten die hauptsächlichsten Leistungen, die sich an diese Namen knüpfen, bekannt sind; im übrigen muß ich auf die Spezialwerke verweisen und hoffe, auf einzelnes noch bei den Kapiteln physiologische Chemie, Arzneimittellehre und Bakteriologie zurückzukommen. Einige der wichtigsten Fakta habe ich bereits in der chrono logischen Tabelle angeführt. Ich beginne mit HUMPHRY DAVY (1778—1829), zeitweise Professor in London, dem wir die Kenntnis der betäubenden Wirkung des Stickoxydulgases, die Entdeckung der Alkalimetalle und der in den Erden enthaltenen, durch den galvanischen Strom isolierten Elemente verdanken. JOSEPH LOUIS GAY-LUSSAC (1778—1850) in Paris, Entdecker des Volumgesetzes und der damit zusammenhängenden Erscheinungen; JOHANN JACOB BERZELIUS (1779—1848) in Stockholm, dem die Auffindung der Traubensäure gelang; EILHARD MITSCHERLICH (1794—1863) in Berlin, bekannt als Entdecker der Isomorphie; JEAN BAPTISTE CHEVALIER (1793—1879) in Paris; CHRIST. FRDR. SCHÖNBEIN (1799—1868) in Basel, der Entdecker des Ozons; THOMAS GRAHAM (1805—1869) in London, Verfasser von Arbeiten über die Diffusion der Gase, der es zuerst aussprach, daß, wie die Gärung durch Pilze, so Fäulnis durch Infusorien bedingt werde; HENRY VICTOR REGNAULT (1810—78) in Paris, der zusammen mit JULES REISET (geb. 1811) daselbst die berühmten Versuche über die Atmung der Tiere ausführte; ROBERT WILHELM BUNSEN (1811—1899), zuletzt Professor in Heidelberg, der mit KIRCHHOFF die Spektralanalyse entdeckte; FRIEDRICH WÖHLER (1800—1882) in Göttingen, der als Lehrer an der Berliner Gewerbeschule 1828 die berühmte Synthese des Harnstoffs fand und damit die organische Chemie begründete.

JEAN BAPTISTE DUMAS (1800—1884) in Paris lieferte gediegene Arbeiten über den Stoffwechsel; JUSTUS LIEBIG (1803—1873) in München, Verfasser des grundlegenden Werks „Die Tierchemie oder die organische Chemie in ihrer Anwendung auf Physiologie und Pathologie" (1842), worin er zuerst in energischer Weise die Wichtigkeit der Chemie zum Verständnis der Physiologie betonte und der vitalistischen Anschauung den Todesstoß versetzte (Unterschied zwischen „plastischen" und „respiratorischen" Stoffen); FRIEDRICH LUDWIG HÜNEFELD (geb. 1799), Professor in Greifswald, Verfasser der preisgekrönten Schrift „Der Chemismus in der tierischen Organisation — ein Beitrag zur Physiologie und Heilmittellehre", Leipzig 1840); FRIEDLIEB FERDINAND RUNGE (1794—1868) in Oranienburg bei Berlin, der bereits im Steinkohlenteer das Anilin (als „Kyanol"), Chinolin (als „Leukolin") und die Karbolsäure 1834 entdeckte; KARL JACOB LÖWIG (1803—1890) in Breslau; HEINRICH WILL (1812—1890), Nachfolger LIEBIGS in Gießen; AUGUSTE LAURENT (1807—1853) in Paris, der zusammen mit KARL GERHARDT (1816—1855) in Straßburg sich um den weiteren Ausbau der organischen Chemie durch mehrere Arbeiten verdient machte; HENRY BENCE JONES (1813—1873) in London, bekannt als Autor gediegener Untersuchungen über die Chemie des Urins; JEAN SERVAIS STAS (1813—1891) in Brüssel, Verfasser von Arbeiten zur gerichtlichen Chemie, über Amniosflüssigkeit, Luftanalyse und Methode zum Nachweis von Alkaloiden in tierischen Substanzen; AUGUST ANDRÉ THOMAS CAHOURS (1814—1891); KARL ADOLPH WURTZ (1817—1884) und EDMOND FRÉMY (1814—1891), sämtlich in Paris; AUGUST WILHELM VON HOFMANN (1818—1892) in Berlin, ein Schüler LIEBIGS, bekannt durch seine glänzenden Verdienste um die Entwicklung der Teerfarbenindustrie; HERMANN KOPP (1817—1892) in Heidelberg, der Historiker der Chemie und Autor von Arbeiten über den Zusammenhang zwischen der chemischen Konstitution von Verbindungen und ihrem physikalischen Verhalten; JEAN CHARLES GLISSARD DE MARIGNAC (1817—1874), Mitbegründer der chemischen Kristallographie; KARL REMIGIUS FRESENIUS (1818—1897) in Wiesbaden, HERMANN KOLBE (1818 bis 1884) in Leipzig, Entdecker der Salizylsäure, LOTHAR VON MEYER (1830—1895) in Tübingen, verdient durch den Nachweis der Affinität zwischen Blutfarbstoff und Sauerstoff, sowie durch Arbeiten über Kohlenoxydvergiftung; AUGUST KEKULÉ (1830—1896) in Bonn, Autor der neuen, die ganze organische Chemie umfassenden und umformenden Theorie von der Vieratomigkeit des Kohlenstoffes; VICTOR MEYER (1848—1897) in Heidelberg, Entdecker des Thiophens (1882), Urheber eines allgemein eingeführten Verfahrens zur Ermittlung der Dampfdichte. — Die wichtigsten Errungenschaften der neueren Chemie knüpfen sich an die Förderung der Strukturlehre durch A. W. v. HOFMANNS Untersuchungen über die organischen Stickstoffbasen, an die Arbeiten KEKULÉS zur Erkenntnis der Konstitution chemischer Verbindungen und an die Forschungen des Niederländers VAN 'T HOFF (1896 Mitgl. d. Akad. d. Wissensch. in Berlin) über die sogen. Stereochemie, die, vervollständigt durch Arbeiten von BAEYER und WISLICENUS, die wichtigsten Aufschlüsse über die räumliche Lage der Moleküle und über den Begriff der Valenz ergeben haben. Dazu kommen die Untersuchungen von DEMETRIUS MENDELJEW, der mit Hilfe der STASschen Atomgewichtsbestimmungen ein natürliches System der Elemente aufgestellt hat unter Berücksichtigung des Prinzips, daß die Eigenschaften der Elemente Funktionen des Atomgewichts sind. — Wichtig sind ferner die gewaltigen Fortschritte der Chemie in der Synthese, die besonders der Pharmakotherapie, der physiologischen Chemie und Diätetik zugute gekommen sind und dies voraussichtlich noch in viel höherem Maßstab tun werden. Eines der wesentlichsten Verdienste der neueren Chemie bleibt jedenfalls das, daß sie unseren Arzneischatz vermehrt und durch einzelne Mittel wirklich dauernd bereichert hat. Nicht nur hat sie gelehrt, aus den alten und bewährten Heilmitteln die wirksamen Stoffe in reiner und bequemer Form zu sondern — wie sich bei der Darstellung der eigentlichen Materia medica zeigen wird — und einzelne Mittel, wie Coniin, Atropin, Kokain und andere aus organischer Materie herzustellen, sondern sie hat uns auch in Medikamenten wie Chloroform, Äther, Chloralhydrat, Kreosot, Salizylsäure, Antipyrin usw. usw. neue und unentbehrliche Schätze gespendet. Allerdings haben sich manche dieser Neuerungen, infolge mißbräuchlicher und übereilter Empfehlung in die Öffentlichkeit gebracht, nicht auf die Dauer bewährt, indessen liegt hier das Heilmittel bei der Wunde; die Presse, die durch ihre Reklame manchem unwürdigen Objekte schnell zu unverdientem Ruhme verhilft, ist auch das ausschließlich geeignete Organ zu ebenso rascher Korrektur bzw. Entfernung des betreffenden Mittels aus dem Heilschatz. — Die eminente Bedeutung der Arbeit eines EMIL FISCHER (geb. 1852), der in erfolgreichsten Untersuchungsreihen uns die Konstitution und Synthese der Eiweißarten erschließt, läßt sich jetzt noch kaum ermessen. Sie umfassen nur ein Sondergebiet der modernen Chemie, allerdings eines der für die chemische Erkenntnis der Lebensvorgänge besonders wichtiges. Aber das Reich der Chemie ist ein fast völlig unübersehbares geworden, wie einleuchten wird, wenn ich neben E. FISCHER einen WILHELM OSTWALD und einen SVANTE ARRHENIUS Ihnen nenne, Meister der physikalischen Chemie.

So weit, meine Herren, von den Naturwissenschaften während des 19. Jahrhunderts im allgemeinen. Sie sehen, daß die Naturphilosophie den Fortschritt nicht hat aufhalten können. Ja man darf mit Genugtuung die Tatsache feststellen, daß auch die eifrigsten Naturphilosophen bei alledem ihr gut Teil zu den verdienstlichen Leistungen in den gesamten Gebieten der Naturwissenschaften beigetragen haben.

Der wirkliche Fortschritt datiert von der Zeit, als man sich von jeder unfruchtbaren, nicht unmittelbar an die Tatsachen sich anschließenden Spekulation lossagte und ausschließlich mit naturwissenschaftlichen Methoden an die Erledigung der biologischen und pathologischen Probleme herantrat. Drei Faktoren sind hauptsächlich an

dem gewaltigen Umschwunge beteiligt, der uns Erfolg auf Erfolg gebracht hat: erstlich die e x p e r i m e n t e l l e   P h y s i o l o g i e ,
hauptsächlich neu begründet von der französischen Schule; zweitens die
p a t h o l o g i s c h - a n a t o m i s c h - k l i n i s c h e D i a g n o s t i k ,
um deren Einführung und Pflege sich neben französischen Forschern
die jüngere Wiener Schule ein Verdienst erworben hat, endlich die
e x p e r i m e n t e l l e   P a t h o l o g i e , begründet von Repräsentanten der Berliner Schule. — Paris, Wien und Berlin bezeichnen also
die drei Hauptetappen in dem modernen Entwicklungsgang der Heilkunde.

Selbstverständlich liegt mir jeder Versuch einer Herabsetzung der bedeutenden Leistungen, wie sie von den übrigen Zentren der Wissenschaft ausgegangen
sind, völlig fern; diese sollen alle gebührend gewürdigt werden. Es kann aber,
denke ich, nicht geleugnet werden, daß gerade von den genannten Schulen aus
eigentlich die neuen Phasen der Medizin eingeleitet worden sind. Männer wie
MAGENDIE, FLOURENS, CLAUDE BERNARD und PASTEUR in Paris, ROKITANSKY
und SKODA in Wien, JOHANNES MÜLLER, VIRCHOW und KOCH in Berlin sind für
bestimmte Wendungen und Richtungen die tonangebenden Führer geworden,
unter denen der naturwissenschaftlichen Heilkunde nicht bloß der Sieg über
alle Irrtümer in ihr selbst, sondern auch über die sogen. Geisteswissenschaften
zufallen muß in einer Weise, daß daraus auch für das geistige und leibliche Wohl
der gesamten Menschheit die segensreichsten praktischen Folgen sich ergeben.

Der Einfluß der Naturwissenschaften auf die Entwicklung der
Medizin während der zweiten Hälfte des 19. Jahrhunderts kommt am
meisten in der Tatsache zum Ausdruck, daß eine große Reihe von
Spezialzweigen teils neu begründet, teils durch ein enorm anwachsendes
Wissensmaterial derart erweitert werden, daß ihre Beherrschung im
Lehren und Lernen fortab eine besondere Lebensaufgabe für berufene
Forscher und Gelehrte bilden muß. Während in der ersten Hälfte des
Jahrhunderts noch Anatomie, Physiologie und pathologische Anatomie
meist in einer Lehrkraft an den Universitäten vertreten sind, erfolgt
allmählich an allen Universitäten eine Teilung des Unterrichts (die erste
nach JOHANNES MÜLLERS Tode in Berlin). Aber damit nicht genug!
Die verfeinerten Methoden der physikalisch-chemischen Diagnostik haben
die Gründung besonderer Institute für die einzelnen Spezialdisziplinen
der Medizin erforderlich gemacht, so daß wir jetzt an den meisten
Universitäten außer den von alters her üblichen innermedizinischen,
chirurgischen und geburtshilflichen Kliniken noch anatomische, vergleichend anatomische, histologische, physiologische, pathologische,
hygienische bzw. bakteriologische, pharmakologische Institute und
Laboratorien, Kliniken für Augen-, Ohren-, Zahn- und Mund-, Kehlkopf-,
Haut- und syphilitische, Geistes- und Geschlechtskrankheiten, für
Orthopädie usw. usw. besitzen. Alles dies haben die Fortschritte der
naturwissenschaftlichen Technik zuwege gebracht. Der letzteren ver-

danken wir namentlich die Erweiterung der histologischen Kenntnisse, die den Schwerpunkt der anatomischen Forschung während des 19. Jahrhunderts bildeten. Die G e w e b e l e h r e , begründet, wie Sie wissen, von BICHAT, lediglich auf makroskopisch-analytischem Wege (BICHAT benutzte nicht systematisch das Mikroskop), erfuhr durch die Ausbildung der mikroskopischen Technik, die wir den (unter den Physikern) genannten Forschern verdanken, einen völligen Umschwung. Beteiligt an den großen Fortschritten in der Anatomie sind auch die übrigen technischen Errungenschaften, der Instrumentenapparat, die Injektions-, Metallkorrosions-, Mazerations-, Leichenkonservierungs-, Präparationsmethoden, die Herstellung von Modellen, die Messungs-, Färbungs-Metallimprägnations-, Einbettungsweisen, das Schneideverfahren, die Mikrophotographie, Moulagen, Durchsichtigmachen von Präparaten usw.

Eine gute Darstellung dieses Gegenstandes für Deutschland finden Sie in WILHELM WALDEYERS, des Berliner Anatomen, für LEXIS' großes Werk über die deutschen Universitäten (1893 zur Weltausstellung in Chicago) gelieferten Abhandlung. Interessant ist, daß bereits GOETHE die Moulage als vorzügliches anatomisches Lehrmittel empfohlen hat. In einem kürzlich aufgefundenen, von K. BARDELEBEN (Jena) und JULIUS SCHWALBE (Berlin) (Deutsche med. Wochenschrift, 1896) mitgeteilten Briefe GOETHES wird zugleich auf die Verdienste des Jenenser Professors FRANZ HEINRICH MARTENS (1778—1805) aus Wismar um die plastische Anatomie aufmerksam gemacht. — Für die Entwicklung der Mikroskopie am bedeutungsvollsten ist unzweifelhaft der von ERNST ABBE in Jena zuerst konstruierte und 1873 beschriebene „Kondensor" („Beiträge zur Theorie des Mikroskops und der mikroskopischen Wahrnehmung"; „Über einen neuen Beleuchtungsapparat am Mikroskop", im „Archiv für mikroskop. Anatomie"), die Ölimmersion und das Kompensationsokular.

Von den A n a t o m e n des 19. Jahrhunderts, an deren Namen sich die wichtigsten Fortschritte auf diesem Gebiete knüpfen, kann ich Ihnen begreiflicherweise nur die hervorragendsten Autoren vorführen, die wirkliche geschichtliche Bedeutung besitzen. Einige davon haben Sie bereits bei der Darstellung der Naturphilosophie und des Darwinismus kennen gelernt. (Vgl. S. 374.)

Von den noch im 18. Jahrhundert geborenen sind erwähnenswert bzw. hier nachzuholen zwei Angehörige der Familie MECKEL: PHILIPP FRIEDRICH THEODOR MECKEL (1756—1803) und JOH. FRIEDRICH MECKEL der Jüngere (1781—1833) in Halle; letzterer förderte namentlich die vergleichende Anatomie und Teratologie wesentlich; JUSTUS CHRISTIAN LODER (1753—1832) aus Riga, ein überaus vielseitiger Mann, Professor in Jena, Halle und Moskau, gleich groß als Anatom wie als Chirurg; CASPAR WISTAR (1761—1811) in Philadelphia, Verfasser eines zweibändigen: „A system of anatomy" (1811); JOHN BELL (1762—1820) in Edinburg, der Bruder des in der Physiologie noch besonders zu erwähnenden CHARLES BELL; GEORG FRIEDRICH HILDEBRANDT (1764 bis 1816), Professor in Braunschweig und Erlangen, Verfasser eines seinerzeit beliebten Lehrbuchs. Als Autoren verbreiteter Lehrbücher mögen gleich hier angeschlossen sein JOH. CHRIST. ROSENMÜLLER (1771—1820), Professor in Leipzig, und KARL FRIEDR. THEODOR KRAUSE (1797—1868), Professor in Hannover; PETER ZAGORSKY (1764—1846) in Moskau und Petersburg, Verfasser eines Lehrbuchs der Anatomie in russischer Sprache und gediegener Arbeiten auf dem Gebiete der Teratologie. Ferner nenne ich: RENÉ JOACHIM HENRI DUTROCHET (1776—1847) in Paris, verdient durch Untersuchungen über die Leberzellen („Recherches anatomiques et physiologiques", 1824—1837); FRANCESCO ANTOMMARCHI (1780—1838), den bekannten Leibarzt NAPOLEONS I. auf St. Helena, Verfasser eines umfangreichen „Prodomo della grande anatomia" mit anatomischen Kolossalabbildungen (1819); FRIEDRICH TIEDEMANN (1781—1861), lange Jahre Professor in Heidelberg, Herausgeber der berühmten „Tabulae arteriarum corporis humani" (1822), auch verdient durch gediegene Arbeiten zur Verdauungsphysiologie; GILBERT BRESCHET (1784—1845) in Paris, Verfasser wertvoller Publikationen zur Anatomie des Ohrs und der Haut; PIERRE AUGUSTIN BÉCLARD (1785—1828), Verfasser von „Éléments d'anatomie générale ou description de tous les genres d'organes qui composent le corps humain" (Paris 1823); BARTOLOMMEO PANIZZA (1785—1867) in Pavia; HIPPOLYTE CLOQUET (1787—1840) in Paris, von dem ein sehr oft aufgelegter „Traité d'anatomie descriptive" (Paris 1816—1835 in sechs Editionen) herrührt, und dessen Bruder JULES GERMAIN CLOQUET (1790—1883) mehrere umfangreiche anatomische Lehrbücher herausgab, übrigens auch ein tüchtiger Chirurg war; ETIENNE RENÉ AUG. SERRES (1787—1868) in Paris, dessen Arbeiten hauptsächlich die Anatomie des Nervensystems betreffen; SERRES ist der Autor der zentrifugalen Theorie der Entwicklung, welche zugleich eine Erklärung der Monstrenbildung gibt; KARL HEINRICH EHRMANN (1792—1878) in Straßburg, wo er zur Hebung des anatomischen Unterrichts unendlich viel tat; ROBERT KNOX (1793—1862) in Edinburg, ein gleichfalls sehr beliebter Lehrer, Autor zahlreicher Abhandlungen, besonders zur vergleichenden Anatomie; VINCENZ FOHMANN (1794—1837) in Lüttich, Schüler und Schwiegersohn des genannten TIEDEMANN, Verfasser eines vorzüglichen Werks über die Lymphgefäße (Heidelberg 1821); JONES QUAIN (1795 bis 1851) in London, bekannt durch seine „Elements of descriptive and practical anatomy for the use of students" (1828; deutsch von KARL ERNST EMIL HOFFMANN (1827—1877), Anatom in Basel); FRIEDRICH SCHLEMM (1795—1858) in Berlin, ein geschickter Prosektor; der Stockholmer ANDERS ADOLF RETZIUS (1796—1860), der hauptsächlich aller-

dings die vergleichende Anatomie und Ethnologie pflegte, während die
Arbeiten von JOSEPH BERRES (1796—1844) in Wien mehr die mikroskopische Anatomie betrafen; BERRES verwertete bereits die „Daguerreotypie" zu seinen Untersuchungen. Ausgezeichnet zugleich durch physiologische Arbeiten sind der Franzose PIERRE NICOLAS GERDY (1797 bis
1856) in Paris und der Niederländer JACOB LUDOW. CONR. SCHROEDER
VAN DER KOLK (1797—1862), der 1845 die elastischen Fasern im
Phthisikersputum entdeckte und über den Bau von Hirn und Rückenmark speziell arbeitete; endlich HANS KARL LEOPOLD BARKOW (1798
bis 1873) in Breslau.

Von denjenigen Anatomen, deren Lebens- und Schaffenszeit ganz
dem 19. Jahrhundert angehört, verdienen Erwähnung in Deutschland:
FRIEDRICH WILHELM THEILE (1801—1879), von 1834—1854 Professor
in Bern, ein nüchterner, sorgfältiger, vielseitiger Forscher, dessen Arbeiten
besonders die Muskeln, Gefäße und Nerven betreffen; der jung verstorbene ALEXANDER FRIEDRICH HUECK (1802—1842) in Dorpat,
FRIEDRICH ARNOLD (1803—1890) in Heidelberg, hauptsächlich bekannt
durch seine Arbeiten zur Anatomie des Nervensystems (vgl. die Studie
über ARNOLD von MAX FÜRBRINGER in den „Heidelberger Professoren"
1903); **Jacob Henle** (1809—1885), seit 1852 in Göttingen Professor,
ein nicht bloß um die Anatomie durch seine berühmten Lehrbücher
und andere Arbeiten, Entdeckung des Zylinderepithels des Darmkanals,
des Endothels der Blutgefäße, der gefensterten Gefäßmembranen, der
Leberzellen, der nach ihm benannten Schleifen der Nierenkanälchen,
des Verhaltens der zentralen Chylusgefäße, sondern vor allem auch um
die Pathologie hochverdienter Forscher, Verfasser der berühmten, noch
ausführlicher zu besprechenden „Pathologischen Untersuchungen",
Berlin 1840, worin er als einer der ersten mit Bestimmtheit für das
Contagium animatum eintrat, sowie eines „Handbuchs der rationellen
Pathologie" (Braunschweig 1846—1853); HENLE ist einer der größten
Anatomen des 19. Jahrhunderts, in vielen Beziehungen ein Reformator
seiner Wissenschaft. Seine „Allgemeine Anatomie" und „Systematische
Anatomie" (3 Bde., Braunschweig 1871—1879) zeigen auf jeder Seite
mehr oder weniger erhebliche neue Funde und sind von bleibendem
Wert (eine ausführliche Biographie von HENLE veröffentlichte sein
Schwiegersohn und Nachfolger FRIEDRICH MERKEL Braunschweig 1891);
BENEDICT STILLING (1810—1879) in Kassel ist der Herausgeber umfangreicher Werke über Anatomie des Hirns und Rückenmarks, sowie einer
klassischen Abhandlung über Spinalirritation (1840), in der er zum
ersten Male von vasomotorischen Nerven sprach; JOSEF HYRTL (1811
bis 1894) in Wien, dessen Hauptverdienst sein ausgezeichnetes, in zahlreichen Auflagen erschienenes „Lehrbuch der Anatomie" (von 1846 bis

1884 in 17 Auflagen) bildet, eines der populärsten und verbreitetsten in Ländern deutscher Zunge, worin er den an sich trockenen Lehrstoff in wahrhaft plastischer Weise darstellt, gewürzt mit unzähligen historischen, linguistischen und anderen Bemerkungen, vielfach in humoristischer Form, so daß die Lektüre dieses Buches Liebe und Verständnis für das anatomische Studium in weitesten Kreisen wecken mußte, um so mehr, als HYRTL überall zugleich die Anwendung und den Wert der anatomischen Kenntnisse für die übrigen Fächer der Medizin in deutliches Licht stellt. HYRTL besaß umfassende allgemeine Bildung, große Belesenheit in alten und neuen Klassikern, in Geschichte und Kulturgeschichte, die gründlichste Fachbildung, Meisterschaft in der anatomischen Technik und wußte wie selten einer anziehend vorzutragen. Unter seinen unzähligen Arbeiten (selbständigen Werken und gediegenen Detailstudien) müssen wir uns begnügen hier noch sein siebenmal aufgelegtes, gleichfalls höchst verdienstliches „Handbuch der topographischen Anatomie und ihrer praktisch medizinisch-chirurgischen Anwendungen" (Wien 1846/47—1884) zu zitieren; LEOPOLD WENZEL GRUBER (1814—1890) in Petersburg, einer der bedeutendsten Anatomen des 19. Jahrhunderts, Verfasser von über 500 Publikationen, darunter zahlreichen über Varietätenbildungen, Mißbildungen und Monstren (meist in Virchows Archiv), Begründer eines anatomischen Museums in Petersburg; GRUBER starb in Wien, wo er seine beiden letzten Lebensjahre im Ruhestande zubrachte; ANTON NUHN (1814—1889) in Heidelberg, Entdecker der seinen Namen führenden Drüse unter der Zungenspitze; GEORG HERMANN MEYER (1815—1892), langjähriger Professor in Zürich, bekannt durch seine „Statik und Mechanik des menschlichen Knochengerüstes" (1878); KARL THEODOR VON HESSLING (geb. 1816) in München; JOSEPH VON LENHOSSEK (1818—1888) in Budapest; KARL WILHELM LUDWIG BRUCH (1819—1884), kurze Zeit Professor in Gießen; KARL LANGER (1819—1887) in Wien, Verfasser eines „Lehrbuchs der systematischen und topographischen Anatomie" (Wien 1865) und zahlreicher wertvoller Detailarbeiten.

Das Jahr 1820 schenkte Deutschland drei hervorragende Anatomen: JOSEPH VON GERLACH (gest. 1896), von 1850—1890 Professor in Erlangen, Erfinder der Gefäßinjektionsmethode mit Karminammonium und Gelatine, der Anilinfärbung und als einer der ersten auch der Mikrophotographie, Verfasser eines „Handbuchs der allg. und spez. Gewebelehre" (1848); HEINRICH MÜLLER (gest. 1864) in Würzburg, hervorragender Mikroskopiker, und HUBERT VON LUSCHKA (gest. 1875) in Tübingen, besonders bekannt als Entdecker der nach ihm benannten Steißdrüse und durch seinen vorzüglichen topographischen Atlas der Brust- und Bauchorgane, der einst in den Händen aller Kliniker war.

Weiter sind zu nennen: Nathanael Lieberkühn (1822—1887) in Marburg, vorher Prosektor in Berlin; Heinrich Frey (1822—1890) in Zürich, Verfasser verbreiteter, mit wertvollen historischen Notizen ausgestatteter Lehrbücher über Histologie und Mikroskopie („Handbuch der Histologie und Histochemie des Menschen", 1859; „Das Mikroskop und die mikroskopische Technik", 1863); Hermann Welcker (1822 bis 1897) in Halle, bekannt durch Einführung des Mikrotoms 1856 und seine Beteiligung an Gerlachs Empfehlung der Karminfärbung, durch die die Ausläufer der Ganglienzellen (1857) gefunden wurden; Ludwig Teichmann (1823—1895) in Krakau, der Finder der „Häminkristalle" und Autor von Arbeiten über „Lymph- und Chylusgefäße"; Max Schultze (1825—1874), der ausgezeichnete Histolog, zuletzt in Bonn, dessen Untersuchungen über den histologischen Bau der Retina und die Endigungsweise der Geruchsnerven von großer Bedeutung sind; ferner der schon als deutscher Bearbeiter von Quains „Elements" (S. 385) genannte Hoffmann in Basel; Friedrich Goll (geb. 1829) („Gollsche Stränge" im Rückenmark); Karl Heitzmann (1830—1896), eine Zeitlang in New York, zuletzt wieder in Wien, bekannt durch seinen sehr beliebten „Atlas der deskriptiven und topographischen Anatomie" (Wien 1870) für Anfänger, während der 1872 herausgegebene ausgezeichnete topographisch-anatomische Atlas von Wilhelm Braune (1831—1891) in Leipzig mehr den Zwecken gründlicher und tieferer Studien dient; von Braune rührt auch ein Werk über das Venensystem des menschlichen Körpers her. Die Arbeiten von Karl Frommann (1831—1892) in Jena betreffen „Untersuchungen über die normale und pathologische Anatomie des Rückenmarks" (1864—1867), „Untersuchungen über die Gewebsveränderungen bei der multiplen Sklerose" und „Beobachtungen über Struktur und Bewegungserscheinungen des Protoplasmas der Pflanzenzellen" (1880). Nicolaus Rüdinger (1832 bis 1896) in München bereicherte wesentlich die Lehre vom Bau des Gehörorganes; Otto Friedrich Karl Deiters (1834—1863) in Bonn machte das Studium der quergestreiften Muskelfasern sich zur besonderen Aufgabe, Franz Schweigger-Seidel (1834—1871) in Halle war ein ausgezeichneter Histolog, der trotz seiner kurzen Lebensdauer manche wertvolle Einzelheit zur Kenntnis des feineren Baues der Nieren bei Menschen und Säugetieren (Halle 1865) beitrug, während Wilhelm Henke (1834—1896) in Tübingen sich dem Spezialstudium der Gelenke widmete und als Hauptwerke (außer mehreren kunstwissenschaftlichen Abhandlungen) „Anatomie und Mechanik der Gelenke" 1863, „Topographische Anatomie des Menschen" (Atlas und Lehrbuch 1879—1883) schrieb; Christoph Theodor Aeby (1835—1885) in Bern und zuletzt in Prag bereicherte mehrere Detailgebiete der Anatomie und Histologie mit wertvollen Resultaten; er gab eine neue Methode zur Bestimmung der Schädelformen (1863), arbeitete über den feineren Bau der Kapillaren (1867), über Lippenmuskulatur (1876), über chemische Zusammensetzung der Knochen resp. der Spongiosa (1875) u. a. m.; der Straßburger Anatom JOHANN GEORG JOESSEL (1838—1892) ist Verfasser einer brauchbaren topographisch-chirurgischen Anatomie. Ferner sind zu erwähnen FRIEDRICH WILHELM ERNST STEUDENER (1839—1880) in Halle, ADOLF PANSCH (1841—1887) in Kiel und LEOPOLD AUERBACH (1828—1897) in Breslau; HEINRICH WILH. GOTTFR. WALDEYER (geb. 1836) in Breslau, Straßburg und Berlin, von dessen vielseitiger Bedeutung an zahlreichen Stellen dieses Buches die Rede ist; O. HERTWIG (geb. 1849) in Jena und Berlin, von dem das gleiche gilt; FRIEDR. MERKEL (geb. 1845) in Göttingen; ROB. BONNET (geb. 1851) in Greifswald und Bonn; KARL RABL (geb. 1853) in Prag und Leipzig u. A.

Von f r a n z ö s i s c h e n Anatomen des 19. Jahrhunderts seien außer den bereits genannten noch angeführt ALFRED DONNÉ (1801 bis 1878), Verfasser von „Recherches microscopiquessur la nature desmucus" (1837); „Cours de microscopie complémentaire (1844) nebst dem dazu gehörigen Atlas (1846), MARIE PHILIBERT CONSTANT SAPPEY (1810 bis 1896) in Paris, dessen Hauptwerk ein oft aufgelegter, vortrefflich illustrierter „Traité d'anatomie descriptive" (3 voll., 1847—1863) bildet; zugleich lieferte er zahlreiche Detailuntersuchungen zur vergleichenden Anatomie; CHARLES PHILIPPE ROBIN (1821—1885) in Paris, ein ausgezeichneter Mikroskopiker und Histologe, Mitherausgeber des bekannten EMILE LITTRÉschen „Dictionnaire de médecine" und Verfasser eines „Traité du microscope, son mode d'emploi, son application" (1871); dazu kommen V P. PAULET (geb. 1828) in Lyon, LOUIS RANVIER (geb. 1835) und ANDRÉ VICTOR CORNIL (1837—1908), Paris. —

Größer noch ist die Anzahl der b r i t i s c h e n Anatomen des 19. Jahrhunderts, von denen ich mich darauf beschränken muß hier hervorzuheben: RICHARD DUGARD GRAINGER (1801—1865) in London, WILLIAM SHARPEY (1802—1874) ebendaselbst und dessen Freund ALLEN THOMSON (1809—1882) hervorragenden Embryologen in Glasgow, GEORGE GULLIVER (1804—1882) in Canterbury, einen sehr verdienten Anatomen und Physiologen, Hunterian-Professor der vergleichenden Anatomie und Physiologie; JOHN HUTCH POWER (1806—1863) in Dublin, tüchtigen chirurgischen Anatomen, Verfasser einer geschätzten Arbeit über den Nervus opticus; JAMES MACARTNEY (gest. 1843) in Dublin, den größten Anatomen und Physiologen, den Irland hervorgebracht hat; JOHN GOODSIR (1814—1867) in Edinburg, Entdecker der Sarcina ventriculi und Autor einer seinerzeit Aufsehen erregenden kleinen Journalabhandlung „On the development of the teeth" (Edinb. Med.

and Surg. Journ., 1893); JOHN QUECKETT (1816—1861), Nachfolger
von OWEN und Verfasser von „Lectures on histology" (1850—1852);
SIR WILL. BOWMAN (1816—1892) in London, einen der ausgezeichnetsten
Biologen Englands während des laufenden Jahrhunderts, den wir auch
noch als Physiologen und namentlich als Augenarzt zu würdigen haben
werden, Verfasser wichtiger Arbeiten über die quergestreiften Muskeln,
über die MALPIGHISchen Körper und zusammen mit ROBERT BENTLEY
TODD (1809—1860) der epochemachenden „Physiological anatomy and
physiology of man" (1845—1856, 5 Bände); ARTHUR HILL HASSALL
(1817—1894) veröffentlichte 1852 das erste englische Buch über mikroskopische Anatomie mit 400 Abbildungen; WILLIAM KITCHEN PARKER
(gest. 1890) in London; HENRY W. MOSELEY (1845—1891) in Oxford,
endlich JOHN STRUTHERS (geb. 1823) in Aberdeen; GEORGE VINER
ELLIS in London schrieb „Demonstrations of anatomy" (8. Auflage 1879)
und mit G. H. FORD: Illustrations of dissections (2 Bände, London 1867,
New York 1882) und WILLY HENRY FLOWER in Dublin. —

Aus den übrigen Ländern heben wir noch hervor den Amerikaner
JOSEPH PANCOAST (1805—1882) in Philadelphia am Jefferson Medical-
College; ADOLF HANNOVER (1814—1894) in Kopenhagen, Schüler von
JOHANNES MÜLLER; die Schweden KARL FRIEDRICH NAUMANN (1816
bis 1892) in Lund und GUSTAV WILHELM JOHANN VON DÜBEN (1822 bis
1892), Professor in Stockholm (Verfasser eines großen Werks über
Lappland und die Lappen), den Professor der Anatomie in Brüssel
ALFRED STOCQUART (1855—1897), dessen zahlreiche Abhandlungen,
meist Anomalien der Gefäße, Muskeln und Nerven betreffend, in den
„Bulletins de la Société d'anatomie pathologique" publiziert sind;
die Slawen HEINRICH FRIEDRICH HOYER (1834—1894) in Warschau,
tüchtiger Histolog, Schüler von CARL BOGISLAUS REICHERT während
der Breslauer Studienzeit, IWANOWITSCH PEREMESCHKO (1833—1894)
in Petersburg, endlich den durch die Studien über das Gehörorgan
bekannten Italiener MARCHESE ALFONSO CORTI, Schüler HYRTLS (1822
bis 1876), Verfasser von „Recherches sur l'organe de l'ouie des mammi-
fères" (1851).

Als E m b r y o l o g e n verdienen außer den schon unter den
Naturphilosophen genannten DÖLLINGER, PANDER, HUSCHKE, BURDACH
(S. 359 f.) noch besonders hervorgehoben zu werden: KARL ERNST VON
BAER (1792—1876), Professor in Königsberg und Dorpat, schrieb „Über
Entwicklungsgeschichte der Tiere" (Königsberg 1828—1837), worin er
das wahre Säugetierei, die Chorda dorsalis, Amnios und seröse Hülle
beschreibt (vgl. L. STIEDA, K. E. v. BAER, eine biographische Skizze,
Braunschweig 1878; R. STÖLZLES Monographie „K. E. v. Baer und seine
Weltanschauung", Regensburg 1897; R. HAUSMANN, Aus d. Jugend-

jahren v. K. E. v. B., Baltische Mtsschr., 1909); HEINRICH RATHKE
(1793–1860; vgl. Zool. Annalen, 1910, Bd. III), gleichfalls Professor
in Dorpat und Königsberg; MARTIN BARRY (1802—1855) in Suffolk;
RUDOLF WAGNER (1805—1864), der bereits (S. 369) erwähnte Göttinger
Physiologe, der in seinen letzten Lebensjahren zum Mystizismus neigte,
Herausgeber des bekannten großen „Handwörterbuchs der Physiologie",
Entdecker der Tastkörperchen zusammen mit MEISSNER (1853). Den
Keimfleck im Ei der Tiere entdeckte 1827 JEAN JACQUES VICTOR COSTE
(1807—1873) in Paris. Große Verdienste um die Förderung der Embryologie erwarben sich ferner: der bedeutende LUDWIG WILH. THEODOR
BISCHOFF (1807—1882) in München, CARL BOGISLAUS REICHERT
(1811—1883), Prof. in Dorpat, Breslau und Berlin, ROBERT REMAK
(1815—1865), Professor in Berlin, der die Lehre von der Entwicklung
der drei Hauptsysteme des Körpers aus drei Keimhautschichten aufstellte, den Achsenzylinder der Nerven und die seinen Namen führenden
Fasern entdeckte und die Zellenlehre für die Embryologie verwertete,
endlich FRANCIS MAITLAND BALFOUR (1851—1882) in Cambridge, der
„englische BICHAT", ein trotz seiner kurzen Lebenszeit außerordentlich
fruchtbarer Schriftsteller, besonders auf dem Gebiete der vergleichenden
Entwicklungslehre (der Selachier, Fische usw.). Von späteren Histologen
verdienen Hervorhebung vor allem RUDOLF ALBERT KÖLLIKER (1817
bis 1905; s. o. S. 377) in Würzburg, der an der modernen Gestaltung
der Histologie und Embryologie, speziell im Sinne der Zellenlehre, den
allergewichtigsten Anteil hat. KÖLLIKER wies die Existenz der glatten
Muskeln nach, lieferte Untersuchungen über die Spermatozoen, Spermato-
genese, Nervenendigungen, Lymphgefäße, Bau der Milz, Struktur des
Darms, der Schleimhäute (dazu physiologische Arbeiten über Fett-
resorption, Gifte, Würmer); seine Lehrbücher der Histologie (Leipzig
1850—1854) und Entwicklungsgeschichte (Leipzig 1861) gehören zu
den besten der Sparte; die Zahl seiner kleinen Einzelpublikationen
geht über 300 hinaus. Ferner ist zu nennen FRANZ VON LEYDIG (1821
bis 1910) in Bonn, einer der hervorragendsten Histologen, der die
WAGNER-MEISSNERschen Tastkörperchen genauer erforschte, ein Lehrbuch der Histologie und ein Handbuch der vergleichenden Anatomie
schrieb und außerdem Detailstudien über den feineren Bau der Muskeln,
der Gastropoden, Rädertiere, Hirudineen, Arthropoden und über den
sechsten Sinn bei den Fischen lieferte.

Die Fortschritte der Histologie und Embryologie sind in markanter
Weise der Zellenlehre (Mitose, Karyokinese, Chromosomen usw.) zugute
gekommen, an deren Bearbeitung Männer wie STRASSBURGER, SCHLEI-
CHER, ED. VAN BENEDEN, BOVERI, OELLACHER, HERMANN FOL,
O. BÜTSCHLI, WALDEYER, WALTHER FLEMING, MAYZEL, PEREMESCHKO,

ARNOLD u. andre sich besonders beteiligt haben. Daneben wurde die
Neuronentheorie ausgebildet von Jos. GERLACH, R. Y CAJAL, KÖLLIKER,
WALDEYER (der das Neuron benannte), S. APÁTHY, A. BETHE u. a.
In der an die Lehre von der Entwicklungsmechanik W. ROUX' (jetzt
in Halle) und seiner Vorläufer PFLÜGER (S. 397) und WILHELM HIS
aus Basel (1831—1904), Prof. in Basel und Leipzig sich anknüpfenden
Forschungsbewegung stehen wir heute noch mitten inne. O. HERTWIG,
H. DRIESCH, D. BARFURTH, C. HERBST, O. MAAS, G. WOLFF in Deutsch-
land, L. CHABRY und Y. DELAGE in Frankreich, CHILD, CONKLIN,
LOEB, MORGAN, WILSON in Amerika haben sich besonders damit befaßt.
Auch für die Verfeinerung der Diagnostik und therapeutischen Methodik
war dies alles von Einfluß, mehr noch die weiter unten zu berührende
pathologische Histologie.

Etappen dieser Entwicklung bedeuten OSCAR HERTWIGS Rede „Über ältere
und neuere Entwicklungstheorien" (1892), sowie die 1895 von WALDEYER in der
Dtsch. med. Wochenschr. gegebene Darstellung über die Fortschritte der jüngsten
Zeit auf dem Gebiet der Neurohistologie; ferner WALTHER FLEMINGS Säkular-
artikel „Über Zellteilung" in der Berliner klin. Wochenschr. (Dtsch. Medizin im
19. Jahrh., Berlin 1901, S. 182—192).

Auch die vergleichende Anatomie erfuhr durch die
Arbeiten GEORGES CUVIERS (1769—1832) und CHARLES DARWINS
(s. oben) im 19. Jahrhundert wesentliche Bereicherung, Erweiterung
und zum Teil eine völlige Umwälzung der früheren Anschauungen.

Zu den schon genannten Zoologen, Anatomen und Embryologen trage ich
ergänzend nach: JOHANN FRIEDRICH MECKEL (1781—1833) in Halle, den
„Restaurator der vergleichenden Anatomie in Deutschland" (J. VICTOR CARUS),
Schüler von CUVIER; CARL ASMUND RUDOLPHI (1777—1833) in Greifswald und
Berlin, Lehrer und Vorgänger des berühmten Physiologen JOHANNES MÜLLER
(1801—1858) in Berlin, Verfasser brauchbarer Arbeiten über Eingeweidewürmer;
LUDWIG HEINRICH BOJANUS (1776—1827) in Wilna, auch ein tüchtiger Veterinär
(„Anatomie der Schildkröte" (1819—1821); SIGISMUND SCHULTZE (1795—1877),
Professor in Freiburg und Greifswald; JOHANN FRIEDRICH BRANDT (1802—1879)
in Petersburg, Verfasser einer „Medizinischen Zoologie" (Berlin 1829—1833, mit
C. RATZEBURG); HERMANN FRIEDRICH STANNIUS (1808—1883) in Rostock,
Schüler von JOHANNES MÜLLER, bekannt durch seinen Doppelversuch betreffend
die getrennte Aktion von Hohlvenensinus, Vorhof und Kammer des Froschherzens;
GUIDO WAGENER, 1822—1896) in Marburg (Studien über Eingeweidewürmer,
Cestoden, Trematoden, über den feineren Bau der Muskelfasern); KARL FRIEDRICH
JOHANNES LACHMANN (1832—1860) in Braunschweig, Schüler von JOHANNES
MÜLLER (über Infusorien und Rhizopoden zusammen mit CLAPARÈDE); PAUL
ALBRECHT (1851—1894) aus Hamburg (Zwischenkieferknochen, Schädelbasis,
Tuba Eustachii etc.); KARL GEGENBAUR (1826—1903) in Jena und Heidelberg,
den Vorkämpfer der morphologischen Richtung, Verfasser einer Monographie
über das Kopfskelett der Selachier (1872), eines vorzüglichen, oft aufgelegten
Grundrisses und eines zweibändigen vergleichenden anatomischen abschließenden
Werkes (1898 u. 1901) und von weit über hundert kleineren Abhandlungen (vgl.

über ihn die Studie in den „Heidelberger Professoren", 1903, Bd. II); ROBERT
WIEDERSHEIM (geb. 1848) in Freiburg i. B. mit seinen zahlreichen Arbeiten zur
vergl. Anatomie der Wirbeltiere (sein vortreffliches Lehrbuch hierüber erscheint
seit 1882 in immer neuen Auflagen), Verfasser des bedeutenden Werkes „Der
Bau des Menschen als Zeugnis für seine Vergangenheit" (1887 u. 1893). Als
außerdeutsche Forscher der komparativen Anatomie sind außer den bereits erwähnten HUXLEY, OWEN, KNOX (S. 385) bemerkenswert einige Männer, deren
Lebens- und Schaffenszeit zum größten Teil noch in das 18. Jahrhundert gehört,
wie EVERARD HOME (1756—1832, vgl. S. 333), der sich durch Herausgabe der
JOHN HUNTERschen Arbeiten verdient machte, GEORGE LOUIS DUVERNOY (1777
bis 1835), ein tüchtiger Zootom, und HENRY MARIE DUCROTAY DE BLAINVILLE
(1777—1850), beide in Paris, letzterer Nachfolger von CUVIER; LUDWIG LEVIN
JACOBSON (1783—1843) in Kopenhagen, bekannt durch die Entdeckung des nach
ihm benannten Organs (1809) in der Nasenhöhle der Säugetiere, die durch CUVIER
bekannt und anerkannt wurde, und JENS VEIBEL NEERGAARD (1776—1830) in
Kopenhagen; HENRI MILNE-EDWARDS (1800—1885) schrieb: „Leçons sur la
physiologie et l'anatomie comparée de l'homme et des animaux" (1857—1883,
14 Bde.), und dessen Sohn ALPHONSE MILNE-EDWARDS (geb. 1835); JAN VAN DER
HOEVEN (1801—1868) in Leiden; JOS. FRANC. LARCHER (1802—1884), DOMINIQUE
AUGUSTE LEREBOULLET (1804—65) in Straßburg; MICHAEL SARS (1805—1869)
in Christiania, Verfasser wichtiger Untersuchungen über Echinodermen, Medusen
und Polypen; THEODOR MARGO (1816—1896) in Budapest, woselbst er ein ver-
gleichend- anatomisches Museum begründete; JOHN CALL DALTON (1825—1869),
den wir noch unter den Physiologen zu berücksichtigen haben werden, endlich
PIERRE JOSEPH VAN BENEDEN in Löwen (1809—1894). Im übrigen verweise ich
Sie auf J. VICTOR CARUS, Geschichte der Zoologie (München 1872) und RÁDLS
schon genannte Gesch. der biolog. Theorien.

Der naturwissenschaftliche Charakter der neuzeitlichen Medizin
prägt sich am deutlichsten in der völligen Veränderung der Bahnen aus,
welche die Physiologie etwa vom vierten Dezennium des vorigen
Jahrhunderts ab beschritten hat. Tierexperiment und die übrigen
exakten Methoden sind endlich in ihrer Bedeutung voll gewürdigt,
vitalistische Ideen zunächst völlig zurückgedrängt, dafür Physik und
Chemie zu ihrem Rechte gelangt und als unverrückbare Fundamente
der Erklärung und Erforschung der physiologischen Gesetze widerspruchslos anerkannt worden. Das Verdienst, diese heilsame Wendung
angebahnt zu haben, gebührt den französischen Experi-
mentalphysiologen. Die Namen der **François Magendie** (1783
bis 1855), MARIE JEAN PIERRE FLOURENS (1794—1867), FRANCOIS
ACHILLE LONGET (1811—1871), **Claude Bernard** (1813—1878),
GUILLAUME BENJAMIN DUCHENNE (1806—1875), JULES BÉCLARD
(1818—1887), CHARLES EDOUARD BROWN-SÉQUARD (1818—1894), ÉMILE
KÜSS (1815—1871) sind für immer mit den gewaltigen Errungenschaften
verknüpft, welche die Physiologie den veränderten Forschungsmethoden
zu danken hat.

Im einzelnen sind Ihnen die Verdienste bekannt, welche sich gerade MAGENDIE, den man als den Führer der neueren französischen Physiologie bezeichnen kann, durch Betonung der Wichtigkeit des Tierexperiments erworben hat. Seine „Leçons sur la physiologie expérimentale" (1856) sind in dieser Beziehung von grund- legender Bedeutung. Nicht minder hervorragend sind die Leistungen von FLOURENS speziell im Gebiete des Zentralnervensystems. Bekanntlich entdeckte er 1837 den „Point vital" als respiratorisches Zentrum und gab damit die erste Basis der besonders in der neueren Zeit (durch den bekannten Versuch von FRITSCH und HITZIG, durch Arbeiten von HERMANN MUNK, FERRIER, GOWERS, BUZZARD u. a.) mächtig geförderten Lokalisationslehre. Das Zentralnervensystem betreffen auch die Arbeiten von LONGET. — Eine Fülle von Entdeckungen verdanken wir CLAUDE BERNARD, einem der glücklichsten Experimentatoren aller Zeiten. Die Rolle, welche das Pankreas bei der Verdauung spielt (1846), die „Piqûre", d. h. den Diabetesstich (1849), die vasomotorischen Funktionen des Sympathikus (1851), die Leber als Organ der Zuckerbildung (1853), die Wirkung des Kurare — dies sind nur einige der Entdeckungen, welche CLAUDE BERNARD durch das Tier- experiment gelungen sind. — BROWN-SEQUARD widmete sich gleichfalls mit Vor- liebe dem Studium der Physiologie des Nervensystems und machte noch in seinen letzten Lebensjahren durch die Empfehlung von subkutanen Spermatin-Injektionen gegen geschlechtliche Impotenz von sich reden.

Im Anschluß an diese Männer mögen sogleich die Hauptvertreter der jüngeren französischen Physiologie genannt sein, nämlich: PAUL BROCA (1824—1880), der die Lehre von der Hirnlokalisation in epoche- machender Weise durch Auffindung des Sprachzentrums (1863 aus Anlaß eines Falles von Aphasie) erweitert, auch durch anthropologische und pathologisch-histologische Arbeiten sich einen Namen gemacht hat, sowie PAUL BERT (1830—1886, gestorben in Tonkin als französischer Generalresident), bekannt durch seine Untersuchungen über den Einfluß hohen Atmosphärendrucks auf tierische und pflanzliche Organismen, die zusammengefaßt sind in dem 1100 Seiten starken Werk: „La pression barométrique" (Paris 1878); ferner CHARLES ÉMILE FRANÇOIS FRANCK (geb. 1849) bekannt durch seine Untersuchungen der Gehirnfunktionen, D' ARSONVAL (geb. 1851) durch seine Studien zur tierischen Wärme und Elektrizität und gar manche andere.

Neben diesen französischen Physiologen glänzen in der Geschichte der Medizin die Namen zweier älterer englischer Forscher: CHARLES BELL (1774—1842) in London und Edinburg, der berühmte Entdecker des nach ihm benannten Gesetzes (von den vorderen und hinteren sensiblen Wurzeln der Rückenmarksnerven), zuerst publiziert in: „An idea of new anatomy of the brain" (1811; mit Übersetzung neu herausgegeben in den Klassikern der Medizin, Bd. 13, Lpz. 1911, von E. EBSTEIN; vgl. auch A. PICHOT, „Sir Charles Bell, histoire de sa vie et de ces travaux", Paris 1858), sowie MARSHALL HALL (1790—1857) in Edin- burg und London, dem wir die Kenntnis der Reflexbewegungen und die Empfehlung der künstlichen Atmung verdanken.

Wie Sie sich erinnern werden, hatte bereits CARTESIUS auf die Reflexbewegungen aufmerksam gemacht (S. 257). — Nochmals weise ich auf die bereits früher zitierte klassische umfangreiche Monographie von MAX NEUBURGER (Wien) „Die historische Entwicklung der experimentellen Gehirn- und Rückenmarksphysiologie vor FLOURENS" hin.

HALL publizierte seine berühmten Neuerungen in den „Memoirs of the nervous system: I. The reflex function of the medulla oblongata and medulla spinalis; II. The true spinal marrow and excitomotory systems of nerves" (London 1837) und in „Prone and postural respiration in drowning and other forms of apnoea or suspended respiration" (1855).

Von den übrigen englischen Physiologen verdienen noch Erwähnung Sir WILLIAM BOWMAN (1816—1892) in London, vornehmlich bekannt durch die Publikation „On the structure and use of the Malpighian bodies of the kidney with observations on the circulations through that gland" (Philos. Transact., 1842) (vgl. S. 390); der als Physiker genannte THOMAS YOUNG (vgl. S. 379), bekannt durch sein „Orthoskop" und durch seine Versuche über Akkommodation des Auges; JOHN READ (1808—1849) in Edinburg; HENRY HYDE SALTER (1823 bis 1871); GEORGE ROLLESTON (1829—1885) und aus der jüngsten Zeit WILLIAM BENJAMIN CARPENTER (1839—1885); ALFRED HENRY GARROD (1846—1879); WILLIAM GILCHRIST († 1867) und der auch bereits als Embryologe genannte FRANCIS MAITLAND BALFOUR (1851—1882).

Zu den epochemachenden Leistungen für die Medizin gehören diejenigen der d e u t s c h e n Physiologen des 19. Jahrhunderts. Vor allem kommt als Haupt einer großen und weitverbreiteten Schule, deren Jünger die verschiedensten Gebiete der Heilkunde direkt umgestaltet haben, **Johannes Müller** aus Koblenz (1801—1858), Professor in Bonn und Berlin, in Betracht. MÜLLER war genial als Lehrer und Forscher. Mit MAGENDIE teilt er das Verdienst, der Experimentalphysiologie auf ihre siegreiche Bahn verholfen zu haben. Unter Benutzung alles vorliegenden Materials hat er förmlich eine ganz neue Biologie geschaffen. Die Lösung der Aufgaben, die er sich bei seinen Untersuchungen stellte, und die nicht bloß die Physiologie, sondern Anatomie, Histologie, Embryologie, vergleichende und pathologische Anatomie betrafen, ist ihm in so hohem Maße gelungen, daß in seiner Person sich tatsächlich eine Zeitlang der ganze morphologisch-physiologische Teil der Medizin verkörperte. Sein großes „Handbuch der Physiologie des Menschen" (Koblenz, I, 1833, und II, 1837—1840) stand in seiner Art einzig da; keines der früheren (das HALLERsche nicht ausgenommen), ja wohl kaum eines der späteren Lehrbücher hat bei aller Kürze diese Vollständigkeit erzielt. Auch den Weg zu einer pathologischen Histologie hat er durch seine Schrift „Über den feineren Bau und die Formen der krankhaften Geschwülste" (1838) gebahnt. JOHANNES MÜLLER war ein glänzendes Muster unbefangener Beobachtung; die neuere deutsche Medizin trägt durchweg den Stempel seiner

Methode, und selbst heute noch greift man ständig auf ihn zurück. An der Großartigkeit dieser Resultate erkennen wir den Schöpfer, die Bedeutung des Meisters an den epochemachenden Taten seiner Schüler, von denen für die Physiologie vor allem in Betracht kommen HERMANN VON HELMHOLTZ (1821—1894), EMIL DU BOIS REYMOND (1818—1896) in Berlin, ERNST VON BRÜCKE (1819—1892) in Wien und KARL VON VIERORDT (1818—1884) in Tübingen und auf anderem Gebiete RUDOLF VIRCHOW.

HERMANN VON HELMHOLTZ, den ich bereits unter den Physikern erwähnen mußte, einer der schärfsten mathematisch-physikalischen Geister aller Zeiten, ein ebenso tiefer philosophischer Denker wie genialer Experimentator, hat sich durch die Erfindung des Augenspiegels (1851), durch seine übrigen Arbeiten zur Optik und Akustik („Handbuch der physiologischen Optik", Leipzig 1856—1866, „Lehre von den Tonempfindungen", Braunschweig 1862; vierte Auflage 1877), durch seine Beiträge zur MAYERschen Lehre von der Erhaltung der Kraft nicht bloß um zahlreiche Einzelgebiete der Biologie, sowie um die Entwicklung der modernen Augenheilkunde unsterbliche Verdienste erworben, sondern auch am meisten zur Anerkennung der Physik und Chemie als der alleinigen Grundlagen der Physiologie beigetragen.

Zur genaueren Würdigung der Arbeiten von v. HELMHOLTZ verweise ich auf EMIL DU BOIS REYMONDS Gedächtnisrede (Leipzig 1897, nach dem Tode des Verfassers erschienen); die Aufsätze von WILHELM V. BEZOLD (Leipzig 1895), von THEODOR WILH. ENGELMANN (Leipzig 1894), von J. HIRSCHBERG in der Dtsch. med. Wochenschr., 1894; von J. v. KRIES (ebd. 1891); FRIEDR. CONRAT, G. v. Helmholtz' physiol. Anschauungen, Abh. z. Philos., H. 18, Halle 1904 und vor allem auf LEO KÖNIGSBERGERS große Biographie, 3 Bde., Braunschweig 1902. — In seiner Erstlingsarbeit der Doktordissertation „De fabrica systematis nervosi evertebratorum", 11. November 1842, publizierte HELMHOLTZ bereits den wichtigen Fund von dem Eintritt der Nervenfaser in die Ganglienzelle („fibrillarum nervearum alia pars super ganglion decurrit, alia in cellulas gangliosas transit"); dann folgten Arbeiten über „Fäulnis und Gärung" (1843 in Joh. Müllers Arch. f. Anat. u. Phys.), worin er nachwies, daß geglühte Luft vollkommen unfähig ist, Fäulnis oder Gärung zu erzeugen, „Über den Stoffverbrauch des tätigen Muskels", die „Wärmeentwicklung bei der Muskelaktion" (ebd. 1845—1847), die Abhandlung über die „Erhaltung der Kraft" (vgl. S. 371), über die Fortsetzungsgeschwindigkeit der Nervenerregung (1850), über Dauer und Verlauf induzierter elektrischer Ströme (1851), dann die wichtigen optischen, die Entdeckung des Ophthalmometers, mit dem er die Krümmungen der brechenden Flächen des Auges bestimmen konnte, des Augenspiegels, dessen Entdeckung er zufällig kurz vor Beginn einer seiner Vorlesungen machte (worüber später). Übrigens besaß v. HELMHOLTZ auch die Gabe, die tiefsten Probleme und ihre Lösung in populärwissenschaftlicher Sprache vorzutragen, wovon seine zwei Bände Vorträge (Braunschweig 1865—1876) Zeugnis ablegen.

In gleichem Sinne wie VON HELMHOLTZ arbeiteten seine Freunde, E. DU BOIS REYMOND (Berlin), durch dessen Forschungen die allgemeine

Muskel- und Nervenphysiologie („Untersuchungen über tierische Elektrizität", 1848—1860) ausgebildet wurde, und ERNST WILHELM VON BRÜCKE, dem wir bahnbrechende Leistungen in der Morphologie, physiologischen Chemie, in der physikalischen und physiologischen Optik (Entdeckung des Musculus Brueckeanus resp. Tensor chorioideae zwischen Canalis Schlemmii und Zonula Zinnii, des Augenleuchtens, Arbeiten zur Farbenlehre), in der Nerven- und Muskelphysiologie, in der Physiologie der Sprachorgane, des Bluts, der Verdauung etc. verdanken. — Hierher gehören auch die Untersuchungen KARL VON VIERORDTS, besonders zur Lehre vom Blut und zur Sphygmographie.

Nicht in unmittelbaren Beziehungen zur MÜLLERschen Schule stehen einige ältere deutsche Physiologen: ALFRED WILHELM VOLKMANN (1801—1877), zuletzt Professor in Halle (Vater des berühmten Chirurgen RICHARD VON VOLKMANN), ARNOLD ADOLPH BERTHOLD (1803—1861) in Göttingen; JOHANNES EVANGELISTA PURKINJE (1787—1869), Professor in Breslau und seit 1849 in Prag, hochverdient durch embryologische Studien, zahlreiche Detailarbeiten in den verschiedensten Teilgebieten der Physiologie, dem wir auch die Kenntnis der Flimmerbewegung verdanken, die er 1834 zusammen mit seinem großen Schüler GABRIEL GUSTAV VALENTIN (1810—1883), Professor in Bern, fand. — Zu den verdientesten älteren Physiologen Deutschlands gehören noch die Brüder WEBER: ERNST HEINRICH WEBER (1795—1878) in Leipzig und EDUARD WILHELM WEBER (1806—1871) in Göttingen, ersterer bekannt durch Übertragung der physikalischen Wellenlehre auf die Blutbewegung (1825), letzterer durch sein Werk über die Mechanik der menschlichen Gehwerkzeuge (1836), KARL LUDWIG (1816—1895) in Leipzig, der Hervorragendsten einer, dessen Arbeiten: „Beiträge zur Lehre vom Mechanismus der Harnsekretion" (1842), „Die physiologischen Leistungen des Blutdrucks" (Antrittsvortrag 1865); „Neue Versuche über die Beihilfe der Nerven zur Speichelabsonderung" (1851) und zahlreiche anderweitige Untersuchungen in der physiologischen Chemie zur modernen Umgestaltung der Physiologie wesentlich beigetragen haben. LUDWIG erfand unter anderm 1847 das Kymographion und verbesserte dadurch die graphischen Methoden; auch gab er in dem erwähnten Antrittsvortrag ein Verfahren an, von Tieren getrennte Organe durch künstlichen Blutlauf überlebend zu erhalten. Mit E. CYON (geb. 1843) in Paris entdeckte er beim Kaninchen den Nervus depressor. EDUARD FRIEDR. W. PFLÜGER (1829—1910) aus Hanau, ein Schüler MÜLLERS, seit 1859 HELMHOLTZ' Nachfolger in Bonn, begründete 1868 das „Archiv f. d. gesamte Physiologie" (Pflügers Archiv), von dem er selbst 131 Bände herausgab, einer der großen deutschen Meisterforscher seines Faches, dessen Untersuchungen sich namentlich mit der Aktion

des Nerven- und Muskelsystems beschäftigten, dabei von besonderer
Bedeutung seine Arbeit über den Elektrotonus (1859, darin das „PFLÜGER-
sche Zuckungsgesetz), später über Konstitution und Aufbau der Eiweißkörper (z. T. gegen EMIL FISCHER), über den Gaswechsel des Blutes
und der Gewebe, Wärmeproduktion etc., und über die große allgemeine
Frage des Organischen in den Bahnen einer neuen Physiologie der
Zukunft: „Die teleologische Mechanik der lebendigen Natur", Bonn
1877 (daran anschließend: G. STICKER, Morphologische Mechanik, 1884,
und NOTHNAGEL, Über Anpassungen u. Ausgleichungen bei path. Zuständen, 1886); „Wesen u. Aufgaben der Physiologie", 1878; „Die
allgemeinen Lebenserscheinungen" und „Zur Artbildung und zur
experimentellen Beeinflussung der Embryonalentwicklung", 1882 und
1883 usw. (vgl. M. NUSSBAUM, E. F. W. PFLÜGER als Naturforscher
(Bonn 1909). KARL VOIT (1831—1908) aus Amberg berührte sich in
manchen seiner wichtigen Stoffwechseluntersuchungen, die seit 1860
erschienen, mit PFLÜGER.   Alles ist zusammengefaßt in seinem Handbuch der Physiologie des allgemeinen Stoffwechsels in der Ernährung,
1881, vielfach auf gemeinschaftlichen Untersuchungen mit dem großen
Hygieniker PETTENKOFER beruhend. Was aus der Eiweißphysiologie
in den Händen eines EMIL FISCHER (geb. 1852) und seines Schülers
EMIL ABDERHALDEN (geb. 1877 in St. Gallen), sowie des vielseitigen
Schülers von FRIEDRICH LEOPOLD GOLTZ, dem großen Straßburger
Erforscher des Zentralnervensystems (1834—1902), JAKOB LOEB (geb.
1859) in Amerika, aus der modernen Physiologie geworden ist oder zu
werden begann, muß der zukünftigen historischen Schilderung überlassen bleiben.

Von deutschen Physiologen seien noch genannt: HERMANN AUBERT (1826
bis 1892) in Rostock („Physiologie der Netzhaut", „Grundzüge der physiologischen
Optik", „Innervation der Kreislauforgane", 1880); RUDOLF HEIDENHAIN (1834
bis 13. X. 1897), Professor in Breslau, einer der bedeutendsten Experimentatoren
der Neuzeit, dessen Arbeiten zur Physiologie der Absonderungsvorgänge (1880),
der Muskeltätigkeit (1864) u. a. grundlegend geworden sind; ALBERT VON BEZOLD
(1836—1868) in Würzburg, noch vor der Promotion als Extraordinarius nach
Jena berufen; FRIEDRICH BIDDER (1810—1894) in Dorpat, dem wir eingehende
Forschungen über das sympathische Nervensystem, über die Verdauungssäfte
und den Stoffwechsel (zusammen mit ALEXANDER SCHMIDT), über die Innervation
des Herzens, sowie einige pathologisch-anatomische Forschungen von Belang
verdanken; JULIUS LUDWIG BUDGE (1811—1888) in Greifswald; FRANZ
CHRISTIAN BOLL (1849—1879), Schüler von DU BOIS, Professor in Rom, Entdecker des Sehpurpurs; ERNST FLEISCHL VON MAXOW (1846—1891) in Wien,
Schüler von BRÜCKE, ein ausgezeichneter Forscher, dessen gesammelte Abhandlungen von SIEGMUND EXNER (Wien 1893) mit Bildnis herausgegeben wurden;
ich erwähne davon die Studien über den Bau der Drüsen ohne Ausführungsgänge,
über die Gesetze der Nervenerregung, über Venenphysiologie, Optik etc.; RICHARD
GSCHEIDLEN (1842—1889) in Breslau; ERNST FRIEDRICH GUSTAV HERBST (1803

bis 1893) in Göttingen; RUDOLF EDUARD KÜLZ (1845—1895) in Marburg, hoch-
verdient durch Forschungen über den Diabetes (1874/75) und andere Partien
der physiolog.-patholog. Chemie; HERMANN NASSE (1803—1892) in Marburg
(,,Beiträge zur Physiologie und Pathologie des Blutes", 1835—1839; ,,Über den
Einfluß der Nahrung auf das Blut", 1856 u. a.); ALEXANDER SCHMIDT (1831
bis 1894) in Dorpat (,,Über Ozon im Blut", 1862; ,,Hämatolytische Studien", 1865;
,,Beiträge zur Kenntnis der Milch", 1874; ,,Die Lehre von den fermentativen
Gerinnungserscheinungen in den eiweißartigen tierischen Körperflüssigkeiten",
1876); WILHELM THIERRY PREYER (1841—1897) in Jena, später in Berlin und
Wiesbaden, ein geborener Engländer, besonders bekannt durch seine psycho-
physischen Arbeiten (,,Die Seele des Kindes", zur Theorie des Schlafs, zur Grapho-
logie), sowie durch embryologische Forschungen; WILLY KÜHNE (1837—1900),
HELMHOLTZ' Nachfolger in Heidelberg, namhaft um seiner Arbeiten willen über
Nervenendigungen in d. Muskeln, die Natur des Protoplasmas, das Trypsin und
den Sehpurpur (vgl. TH. LEBER in den ,,Heidelberger Professoren", 1903); KONRAD
ECKHARD (1822—1903) in Gießen, bes. durch seine Arbeiten zur Nerven- und
Muskelphysiologie namhaft; ADOLF FICK (1826—1901) in Würzburg, vielseitig
in seinen Untersuchungen, bes. hervorragend die über Wärmeproduktion bei
Muskelarbeit u. Verwandtes; EWALD HERING in Leipzig (geb. 1834), der sich
besonders mit Optik, elektro- und physiologischen Untersuchungen berühmt
gemacht hat; der Schlesier HUGO KRONECKER (1839—1914) in Bern, dessen
zahlreiche und vielseitige Untersuchungen sich doch größtenteils mit den Nerven-
funktionen befassen; LEONHARD LANDOIS (1837—1902) in Münster, bekannt
durch seine Blutuntersuchungen. ALBRECHT KOSSEL (geb. 1853 in Rostock),
Prof. in Marburg, Schüler von Dubois-Reymond, namentlich in der Physiologie
der Eiweißstoffe und der Zelle erfolgreich; OTTO FRANK (geb. 1835) in Gießen
und München und viele andere.

Namhafte Physiologen des Auslandes von geschichtlicher Bedeutung
sind außer den bereits erwähnten: WILLIAM BEAUMONT (1783 1853)
in St. Louis in Amerika, bekannt durch seine Beobachtungen zur Verdauungsphysiologie an der Magenfistel des kanadischen Jägers Alex.
San Martin 1833; ANT. LOUIS VAN BIERVLIET (1802—1868) in Löwen;
JOHN CALL DALTON (1825—1899) in New York (,,Treatise on human
physiology" 1859, auch durch Untersuchungen über die Trichine verdient); FRANCISC. CORNELIS DONDERS (1818—1889) in Utrecht, der
uns noch als Ophthalmologe zu beschäftigen haben wird, einer der ausgezeichnetsten Physiologen der Neuzeit, Verfasser mustergültiger Arbeiten
zur physiologischen Optik sowie über Zirkulation, Atmung, Natur der
Klangfarbe etc.; ISAAK VAN DEEN (1804—1869) in Groningen (eigentlich ABRAHAMZOON geheißen); DANIEL FREDRIK ESCHRICHT (1798 bis
1863) in Kopenhagen; STEFANO GALLINI (1756—1836) in Padua;
ANDREAS EUGEN JENDRASSIK (1828—1891) in Budapest; JOSEPH LEIDY
(1830 – 1891) in Philadelphia; BALTHASAR LUCHSINGER (1849—1886) in
Bern, CARLO MATTEUCCI (1811—1868), zuletzt in Pisa, bekannt durch
seine Untersuchungen über tierische Elektrizität; JOHANN FRIEDR.
MIESCHER-HIS (geb. 1811) in Basel und dessen Sohn FRIEDRICH (1844

bis 1895) ebendaselbst; JACOB MOLESCHOTT (1822—1893), zuletzt in
Rom, einer der tatkräftigsten Förderer der neueren Physiologie, hochverdient durch Arbeiten zur Lehre vom Stoffwechsel und der Ernährung,
der Mitbegründer des wissenschaftlichen Materialismus („Kreislauf des
Lebens", 1852, und in vielen weiteren Auflagen; vgl. S. 369); PHILIPP
OWSJANNIKOW (geb. 1827) in Petersburg; BARTOL. PANIZZA (1785 bis
1865) in Pavia, der schon im Jahre 1855 das kortikale Sehzentrum im
entgegengesetzten Hinterhauptslappen feststellte (s. Janus, VI, 629 ff.);
PETER LUDWIG PANUM (1820—1885) in Kopenhagen, einer der vielseitigsten und verdientesten Physiologen der Neuzeit, dessen „Experimentelle Untersuchungen zur Physiologie und Pathologie der Embolie,
Transfusion und Blutmenge", 1857, und die zahlreichen übrigen, gediegenen Arbeiten zur physiologischen Chemie (zur Lehre von den
Ptomainen, 1856) und physikalischen Physiologie die Ära der neueren
naturwissenschaftlichen Physiologie in Dänemark eingeleitet haben;
GUSTAV VON PIOTROWSKI (1830—1884) in Krakau; MORITZ SCHIFF
(1823—1896), zuletzt in Genf („Untersuchungen über die Physiologie
des Nervensystems", 1855; „Beiträge zur Lehre vom Nerveneinfluß
auf die Entstehung des Diabetes"); SALVATORE TOMMASI (1813—1888)
in Turin, auch als Kliniker bedeutend („Manuale di fisiologia"). Auch
GIULIO CERADINIS (1844—1894, Prof. in Genua) Arbeiten über den
Mechanismus der Herztätigkeit und zur Geschichte der Physiologie
verdienen Erwähnung (vgl. seine „Opere", hrsg. Mailand 1906).

Es hieße Ihnen die ganze außerordentlich ergebnisreiche Physiologie
der zweiten Hälfte des 19. Jahrhunderts genetisch-pragmatisch vorführen, wollte ich es unternehmen, im einzelnen die Beteiligung der
genannten Forscher an der Entwicklung dieser Disziplin vorzuführen.
Im glänzendsten Licht zeigen sich die Fortschritte der neueren Physiologie in zwei Kapiteln: der P s y c h o p h y s i k , deren revolutionäre
Wirkungen auf die moderne Physiologie ich bereits (S. 370) angedeutet
habe, und in der p h y s i o l o g i s c h e n C h e m i e , die im wesentlichen von den deutschen Forschern ausgebaut worden ist. Einen Teil
derselben haben Sie bereits unter den Chemikern kennen gelernt, im
folgenden Verzeichnis werde ich die Namen einiger besonders verdienter
Autoren noch nachtragen:

LEOPOLD GMELIN (1788—1853) in Heidelberg, einer der Hauptbegründer
der physiol. Chemie, dessen Arbeiten „Versuche über die Wege, auf welchen
Substanzen aus dem Magen- und Darmkanale ins Blut gelangen, und über die
Verrichtung der Milz und die geheimen Harnwege" (Heidelberg 1820), „Die Verdauung nach Versuchen" (1826) u. a. meist im Verein mit FRIEDRICH TIEDEMANN
(1781—1861, vgl. S. 385) gemacht, geradezu bahnbrechend geworden sind. Übrigens waren auch andere Vertreter der weitverzweigten Gelehrtenfamilie GMELIN
durch gediegene Forschungen in der Chemie ausgezeichnet, so JOHANN FRIEDRICH

GMELIN, Vater von LEOPOLD (1748—1804), CHRISTIAN GOTTLOB GMELIN (1792 bis 1860) u. a. — WILL. PROUT (1785—1850) in London, auch als Meteorologe und Kliniker tüchtig, weist die Salzsäure im Magensaft nach (1824); JOHANN NEPOMUK EBERLE (1798—1834) in Würzburg stellte zuerst künstlichen Magensaft dar und entdeckte die Bedeutung des Pankreas für die Fett- und Stärkeverdauung. GEORGE DIXON LONGSTAFF (1798—1892) in London, der erste in England, der Medizinern Vortrag über Chemie gehalten hat; GERARDUS JOHANNES MULDER (1802—1880) in Utrecht, der zum Aufbau der Zoochemie durch zahlreiche Arbeiten beigetragen hat; ERNST VON BIBRA (1806—1878) in Nürnberg, dessen „chemische Untersuchungen über die Knochen und Zähne des Menschen und der Wirbeltiere" (Schweinfurt 1844) besonders bemerkenswert sind; JOHANN FRANZ SIMON (1807—1843) in Berlin; Sir ROB. JOHN KANE (1810—1878) in Dublin („On the composition of the urine and blood in diabetes mellitus", 1852, „Elements of chemistry", 1841—1842); HERMANN FEHLING (1811—1885) in Stuttgart, Autor der seinen Namen führenden Lösung zur Zuckerbestimmung; KARL GOTTHELF LEHMANN (1812—1863), Professor in Jena, Verfasser eines dreibändigen Lehrbuchs der physiologischen Chemie (Leipzig 1842) und zahlreicher zoochemischer Detailstudien über Urin, Eiter, Blut etc.; RICHARD FELIX MARCHAND (1813—1850), Professor in Halle, ein außerordentlich produktiver Forscher; JOHANN FLORIAN HELLER (1813—1871) in Wien, von dem viele noch jetzt geübte Reaktionen in der klinischen Harnuntersuchung herrühren, so der Nachweis von Eiweiß mittelst Salpetersäure, von Blutfarbstoff durch Fällen der Erdphosphate mittelst Kalilauge u. a.; er schrieb noch: „Die Harnkonkretionen, ihre Entstehung, Erkennung und Analyse" (Wien 1860); 1831 entdeckte LEUCHS die Umwandlung der Stärke in Zucker durch den Speichel, 1835 SCHWANN (s. o.) das Pepsin und seine Wirkung; JOSEF SCHERER (1814—1869) in Würzburg, langjähriger Referent über physiologische und pathologische Chemie für die Würzburger Serie von CANSTATTS Jahresberichten, die er zusammen mit WIGGERS, VIRCHOW und EISENMANN redigierte; EUGEN FRANZ GORUP VON BESANEZ (1817 bis 1878) in Erlangen, einer der bedeutendsten Förderer der zoochemischen Analyse, dessen Arbeiten zur Chemie der Galle besonders wertvoll sind; JUL. EUGEN SCHLOSSBERGER (1819—1860) in Tübingen; ADOLF STRECKER (1822—1871) in Darmstadt; KARL SCHMIDT (1822—1894) in Dorpat („Die Verdauungssäfte und der Stoffwechsel", 1854; „Entwurf einer allgemeinen Untersuchungsmethode der Säfte und Exkrete des tierischen Organismus, basiert auf kristallonomische, histologische und mikrochemische Bestimmungen", 1846, Beiträge zur Blutchemie, Magensäure, Pepsinverdauung, Gärung, über den Nachweis von zelluloseähnlichen Stoffen im Körper u. a.); FELIX HOPPE-SEYLER (1825—1895), zuletzt in Straßburg, das anerkannte Haupt einer großen Schule, der erste Gründer eines Speziallaboratoriums für med. Chemie, an dessen Namen die wichtigsten Fortschritte dieser Disziplin geknüpft sind. In erster Linie sind seine bahnbrechenden Untersuchungen über den Blutfarbstoff zu erwähnen; er stellte die Bedeutung des Hämoglobins fest, zeigte, daß der Blutfarbstoff der roten Blutkörperchen an Lezithin gebunden ist, wies das Nuklein nach, lieferte Analysen der roten Blutkörperchen und des Hämoglobins, entdeckte das Hämochromogen, studierte die Beziehungen der roten Blutkörperchen zu den Gallenfarbstoffen, erforschte des näheren die Eiweißkörper, die er übersichtlich gruppierte, kultivierte besonders die Chemie der Zelle, in der er die Globuline, Albumine, Glykogen nachwies, und über deren Cholesterin und Fette er nähere Auskunft gab. Sein „Lehrbuch der physiologischen Chemie" gehört zu den besten dieser Sparte; außerdem schrieb

er noch ein „Handbuch der physiologisch- und pathologisch-chemischen Analyse".
— LUDWIG JOHANN WILHELM THUDICHUM (geb. 1829 zu Büdingen, 1853 in London,
1865 Lehrer der pathologischen Chemie und Vorsteher des betreffenden Laboratoriums vom St.-Thomass-Hospital bis 1871), Verfasser von über 50 Original-
untersuchungen auf seinem Spezialgebiete; u. a. gab er 1872 heraus: „A manual
of chemical physiology including its points of contact with pathology"; PAUL
SCHÜTZENBERGER (1829—1897) in Paris, ein geborener Straßburger, Verfasser
einer zusammenfassenden Darstellung der Chemie in Anwendung auf Tierphysio-
logie und medizinische Diagnostik, sowie vorzüglicher Arbeiten über Pflanzen-
alkaloide, Gärungserscheinungen etc. — ROBERT MALY (1840—1891) in Prag
verdient durch die Bearbeitung der Lehre von den Fermenten, Peptonen, Gallenfarbstoffen, über die antiseptische Wirkung der Galle, Theobromin und über das
1868 von MAX JAFFÉ in Königsberg entdeckte Urobilin; EUGEN BAUMANN (1846
bis 1896) in Freiburg entdeckte das normale Vorkommen von Jod in der Schilddrüse, führte das Sulfonal und Trional als Hypnotika in die pharmazeutische
Therapie ein und lieferte Arbeiten über die gepaarten Schwefelsäuren und ihre
Beziehungen zur Darmfäulnis über Cystinurie u. a. m. — Schließlich erwähne
ich wegen ihrer Bedeutung für die Heilserumfrage die Arbeiten von MARCEL
BRIEGER (geb. 1849) in Berlin über Ptomaine, im Anschluß an CHARLES JOS.
NENCKI (1846—1901), nach 1891 in Petersburg, über Fäulnis und Gärung,
LUDWIG BOUCHARD (geb. 1839), bahnbrechende Untersuchungen über „Les auto-
intoxications" (Paris 1866) und „Leçons sur les auto-intoxications", Paris 1887,
die A. COMBE später (1907) weiterführte. — Noch hebe ich ausdrücklich hervor,
daß auch eine große Zahl von Klinikern und Pathologen die Physiologie und
speziell die physiologische Chemie gefördert haben, die mit ihren Leistungen
in der folgenden Vorlesung Erwähnung finden sollen.

Zweiundzwanzigste Vorlesung.

Die Pathologie und Therapie im 19. Jahrhundert. BROUSSAIS. Die Pariser
   pathologisch-anatomische und physikalisch-diagnostische Schule; die
   Wiener Schule; Cellularpathologie von VIRCHOW: die Bakteriologie; innere
   Medizin; Arzneimittellehre und Balneologic.

Meine Herren, mit der Darstellung der Fortschritte in der naturwissenschaftlichen und biologischen Erkenntnis während des 19. Jahrhunderts sind wir den Ereignissen auf dem Gebiete der P a t h o l o g i e
weit vorausgeeilt; wir müssen nun wieder zurück, um den Faden da
aufzunehmen, wo wir ihn fallen ließen. Während in Montpellier noch
der Vitalismus blühte, gewann eine andere Richtung auf französischem
Boden Geltung und behauptete sich dort etwa zwei Jahrzehnte lang
(ca. 1816—1836), die „p h y s i o l o g i s c h e   R i c h t u n g" des
„B r o u s s a i s i s m u s", genannt nach FRANCOIS-JOSEPH-VICTOR BROUS-
SAIS (1772—1838).

BROUSSAIS stammte aus Saint Malo in der Bretagne, war seit 1814 am
Militärhospital Val-de-Grâce und später Universitätsprofessor in Paris; als solcher
hielt er Vorlesungen über allgemeine und spezielle Pathologie und Therapie, die
einen enormen Beifall fanden, so daß er eine Zeitlang die ganze französische Medizin
mit seiner eigenen Person und Lehre repräsentierte. Doch machte sich schon
bei seinen Lebzeiten eine gewisse Ernüchterung und Emanzipation von seinen
Theorien geltend. Auch BROUSSAIS nimmt eine dem Körper eigentümliche Kraft,
die Lebenskraft, an, welche dem Organismus gewisse physikalische und chemische
Eigenschaften verleiht, besonders das Vermögen der Kontraktilität und Sensibilität.
So weit steht BROUSSAIS ganz auf dem Boden der Vitalisten. Nun kommt aber
die Differenz. BROUSSAIS nimmt an, daß gewisse Reize, wie Wärme und ähnliche
äußere Einflüsse, indem sie auf das primum movens, genannt Lebenskraft, einwirken, diese in Tätigkeit setzen, und so lange nun diese Tätigkeit, die Äußerungen
der Vis vitalis, normal sind, so lange besteht Gesundheit; wird der Reiz quantitativ
abnorm, erfolgt Krankheit. Die Kraftreizung geht stets — und dieser Punkt ist
die eigentliche Quintessenz des Systems — von einem Teil des Körpers aus, und
von diesem primär ergriffenen, erkrankten Teil strahlt die Reizung aus und zwar
unter Vermittlung des Nervensystems. Diese Irradiationen reichen als Krankheitserscheinungen um so weiter, je stärker die örtliche Krankheitsreizung war. Die
Krankheitsreizung eines Teils nennt BROUSSAIS „Irritation", und zwar spricht
sich diese, abgesehen von den Erscheinungen der Empfindungsphäre, in Blut-
anhäufungen, in abnormer Ernährung, in Entzündungsvorgängen aus. Alle
Krankheiten sind daher Irritationen, d. h. Folgen krankhafter Reizungen. Die
bis dahin sogenannten essentiellen Fieber, welche man für allgemeine Erkrankungen
ohne bestimmte Lokalisation gehalten hatte, gehen immer von einer örtlichen
Affektion aus; namentlich ist es die Schleimhaut des Digestionstrakts, welche
als der am meisten in Irritation befindliche Teil angesehen werden muß; das
konsekutive Fieber wird durch die sympathische Reizung des Herzens hervorgerufen. So entwickelte BROUSSAIS seine berühmte Lehre von der „G a s t r o -
e n t é r i t e", in welcher ziemlich alle akuten Krankheiten aufgingen. Sogar
die akuten Exantheme, Pocken, Masern, Scharlach, rechnete er schließlich mit
zu dieser Gastroentérite, indem er sie als Erscheinungen von Sympathie der Haut
infolge der Reizung des Darmkanals ansah. Dieser höchst einseitigen Anschauung
entsprach auch die einseitige Therapie, die sich in allgemeinen und örtlichen
Blutentziehungen (meist in Form von Aderlässen und Blutegeln, im Jahre 1819
allein 100 000 der letzteren auf BROUSSAIS' Abteilung), Anwendung der Kälte,
Verabreichung säuerlicher oder schleimiger Mittel konzentrierte. Man nannte das
die schwächende oder revulsorische Methode. Die Resultate, die BROUSSAIS damit
erzielte, waren herzlich schlechte; nirgends war die Sterblichkeit größer als in der
von ihm geleiteten Abteilung. Schon damit war der Lehre das Urteil gesprochen.
Aber auch von wissenschaftlicher Seite blieb die Reaktion nicht aus; sie fegte den
„Vampirismus", der unter anderm besonders an JEAN BAPTISTE BOUILLAUD
(1796—1881) einen warmen Verteidiger mit falsch gedeuteten pathologisch-
anatomischen Beobachtungen (bes. am Endokard) gefunden hatte, von der Bild-
fläche hinweg. Über BROUSSAIS vgl. PAUL REIS, Étude sur B. et sur son oeuvre,
Paris 1869 und den Aufsatz von JULES ROGER in dessen „Médecins bretons
du XVIᵉ au XXᵉ siècle", Paris 1900, S. 26—55.

Als die ersten Rufer im Streite hiergegen aufgetreten zu sein, ist
das Verdienst von Männern, die zugleich in einer anderen Richtung
tonangebend geworden sind und eine neue wissenschaftliche Ära ein-

geleitet haben, ich meine die Begründer der p a t h o l o g i s c h -
a n a t o m i s c h e n Schule in Frankreich und die Erneuerer der
p h y s i k a l i s c h e n D i a g n o s t i k. Allen voran steht JEAN NICOLAS
Corvisart DES MAREST (1755 – 1821), der bekannte Napoleonische Leibarzt, der AUENBRUGGERS „Inventum novum" (S. 306) der Vergessenheit
entriß und durch eine kommentierte und erweiterte französische Übersetzung „Nouvelle méthode pour reconnaître les maladies internes de
la poitrine par la percussion de cette cavité", Paris 1808) die segensreiche Erfindung der Perkussion als fortab unentreißbares und unentbehrliches Gut den Hilfsmitteln der klinischen Diagnostik einverleibte.
Die wertvollste Ergänzung hierzu brachte **René Théophile Hyacinthe
Laennec** (1781—1826) aus Quimper in der Bretagne durch sein epoche-
machendes Werk: „De l'auscultation médiate ou Traité du diagnostic
des maladies des poumons et du coeur, fondé principalement sur ce
nouveau moyen d'exploration" (Paris 1819, 2 Voll., Neudruck Paris 1879,
vgl. S. 306, und die Monographie von H. SAINTIGNON, „Laennec, sa vie,
son oeuvre", Paris 1904, sowie JULES ROGER in seinen „Médecins
bretons", Paris 1900, S. 95—118 und A. ROUXEAU, Laennec avant 1806,
Paris 1912).

Diesen großen Errungenschaften, welche im wesentlichen die
Umgestaltung der Klinik während des neunzehnten Jahrhunderts
eingeleitet haben, reihen sich ebenbürtig an die pathologisch-anatomischen und klinischen Arbeiten der GASPARD LAURENT BAYLE (1774 bis
1816), hauptsächlich über Phthise („Recherches sur la phthisie pulmonaire", Paris 1810); LÉON JEAN BAPTISTE CRUVEILHIER (1791—1874),
seit 1835 Lehrer der pathologischen Anatomie in Paris, mit zahlreichen
Werken dieser Sparte („Essai sur l'anatomie pathologique en général",
1816, 2 Voll.; „Médecine pratique éclairée par l'anatomie et la physiologie pathologique", 1821; „Anatomie pathologique du corps humain",
1829—1842; „Traité d'anatomie pathologique générale", 1849—1864,
und sein vortrefflicher pathologisch-anatomischer Atlas in 2 Bänden,
189 ff.); AUGUSTE FRANCOIS CHOMEL (1788—1858) in Paris (mit seinen
„Elements de pathologie générale", 1817); GABRIEL ANDRAL (1797 bis
1876), Verf. des „Précis de l'anatomie pathologique", bekannt durch
seine im Verein mit JULES GAVARRET (1809 1890) veröffentlichten
Versuche über die Zusammensetzung des Blutes „Recherches sur les
modifications de proportion de quelques principes du sang dans les
maladies" (1842 1843); PAUL BRÉTONNEAU (1771—1862), historisch
denkwürdig durch seine Arbeiten über Diphtherie („Des inflammations
spéciales du tissu muqueux et en particulier de la diphtérite connue
sous le nom du croup" (1826), und „Dothienenterie"; PIERRE ADOLPHE
PIORRY (1794—1879), Erfinder des Plessimeters („De la percussion

médiate et des signes obtenus par ce nouveau moyen d'exploration dans les maladies des organes thoraciques et abdominaux", 1828); Léon Rostan (1790—1866), Verfasser einer wertvollen Abhandlung über Gehirnerweichung („Recherches sur une maladie encore peu connue, qui a reçu le nom de ramollissement du cerveau", 1820—1823), endlich Pierre Charles Alexandre Louis (1787—1872) mit seinen Untersuchungen über Typhus („Recherches anatomiques pathologiques et thérapeutiques sur les maladies connues sous les noms de fièvre typhoïde, putride, adynamique, ataxique, bilieuse, muqueuse, entérite folliculeuse, gastroentérite, dothienentérite", 1829).

Louis hat übrigens das Verdienst, die Bedeutung der Statistik auch für die Feststellung der klinischen Tatsachen gebührend (vielleicht sogar etwas überschätzend) hervorgehoben zu haben. Er wurde dabei von dem obengenannten Gavarret unterstützt, der 1840 seine „Principes généraux de statistique médicale" publizierte. Bei dieser Gelegenheit mag erwähnt sein, daß als der eigentliche Begründer der „Méthode numérique" Lambert Adolphe Jacques Quetelet (1796—1874), Mathematiker und Astronom in Brüssel, gelten muß, der die Statistik in ausgedehntem Maße zur Erforschung der gesetzmäßigen Phänomene des individuellen und sozialen Lebens in physischer und moralischer Beziehung verwertete. — Über die Geschichte der Auskultation und Perkussion sind zu vergleichen K. Gerhardts Lehrbuch der A. u. P., 5. Aufl., Tübingen 1890; Paul Niemeyer, Handbuch der P u. A., Erlangen 1868—1871; Georg Sticker in Eulenburgs Realenzyklopädie, 4 Aufl., 1911, Artikel Perkussion.

Alle die erwähnten Männer, denen später noch einige bedeutende Kliniker hinzuzufügen sein werden, traten im wesentlichen in die Fußtapfen Bichatscher Tradition, und indem sie den endgültigen Sturz der Broussaisschen Doktrin herbeiführten, bahnten sie im Verein mit den Ergebnissen der experimentellen Physiologie der modernen naturwissenschaftlichen Pathologie den Weg. Den wissenschaftlichen Abschluß gab der klinischen Diagnostik durch die Übertragung der Gesetze der physikalischen Akustik auf den menschlichen Körper der hervorragende Vertreter der j ü n g e r e n W i e n e r S c h u l e **Joseph Skoda** (1805 1881) in seiner trefflichen „Abhandlung über Perkussion und Auskultation" (Wien 1839), nach der die physikalischen Symptome nicht unmittelbar mit bestimmten Krankheitstypen zu identifizieren, sondern zunächst nur auf gewisse physikalische Zustände im Organismus zu beziehen sind, deren Deutung mit Hilfe der pathologisch-anatomischen Erfahrung Aufgabe des rationellen Arztes sei, um so erst mittelbar zu einer Diagnose der Krankheit zu gelangen.

Als erster Stern der zweiten Wiener Schule hat Karl von **Rokitansky** (1804—1878) zu gelten, der eigentliche Begründer der modernen pathologischen Anatomie, langjähriger Professor dieses Faches in Wien, der „Linné" dieser Wissenschaft, wie ihn Rudolf Virchow genannt hat.

Die Bedeutung dieses Mannes hat GUSTAV SCHEUTHAUER (1832—1894) mit folgenden Worten gut geschildert:

„Das bleibendste Verdienst hat ROKITANSKY durch den speziellen Teil seines ‚Handbuchs der pathologischen Anatomie' (1841—1846) erworben (die gesamte pathologische Anatomie umfassend, später vollkommen umgearbeitet und mit Illustrationen ausgestattet, 3 Bände, 1855). Noch nie waren die makroskopisch-anatomischen Veränderungen des kranken menschlichen Körpers, besonders hinsichtlich ihrer Struktur, ihrer Zusammengehörigkeit, ihrer Entwicklungs- und Umwandlungsstadien, ihrer Häufigkeitsverhältnisse so systematisch und erschöpfend untersucht worden, noch nie waren solche Untersuchungen mit Zugrundelegung eines so reichen Beobachtungsmaterials angestellt worden, nie waren die Beobachtungsresultate in einer so lebendigen, markigen, präzisen, durch Hervorhebung des Charakteristischen auch dem Anfänger das Selbststudium ermöglichenden Sprache geschildet worden." (Biogr. Lexikon, V, 61.)

ROKITANSKY muß als das Haupt der älteren pathologisch-anatomischen Schule angesehen werden. In ihm gipfeln ihre Bestrebungen, die im wesentlichen auf die Deskription, zusammenfassende und systematische Behandlung der makroskopischen Vorgänge gerichtet sind. Er hat überdies das Verdienst, den Grundsatz zur Geltung gebracht zu haben, daß ein krankhafter Prozeß immer nach dem objektiv zu deutenden Befund auf dem Leichentisch zu beurteilen ist, und daß die klinische Erfahrung erst durch den korrespondierenden anatomischen Fund Wert und feste Basis erhält.

Außer den bereits erwähnten französischen Autoren sind als Vorläufer oder gleichzeitige Vertreter dieser Richtung zu nennen: Der Schotte MATTHEW BAILLIE (1761—1823) in London, die Deutschen JOH. FRIEDR. MECKEL (vgl. S. 392), FRIEDRICH GOTTHELF VOIGTEL (1770—1813) in Eisleben, ADOLPH WILHELM OTTO (1786—1845) in Breslau, JOH. FRIEDR. LOBSTEIN (1777—1835) in Gießen; JACOB KOLLETSCHKA (1803—1847) in Wien, Assistent von ROKITANSKY, ein glänzender Lehrer, derselbe, der zusammen mit SKODA 1839 eine Abhandlung über Perikarditis publizierte, und dessen Sektion nach seinem an Leichengift erfolgten Tode, wie wir noch sehen werden, SEMMELWEIS den ersten berühmten Hinweis zu seiner Puerperalfieber-Ätiologie lieferte; JOHANN FRIEDRICH HERMANN ALBERS (1805—1867) in Bonn, ROBERT FRORIEP (1804—1861) in Berlin und Weimar, ANTONIUS DLAUHY (1807—1888) in Prag und Wien, FRANZ DITTRICH (1815—1859) in Prag, Wien und Erlangen; JOSEF ENGEL (geb. 1816) in Wien, HEINRICH MECKEL VON HEMSBACH (1821—1856) in Berlin, AUGUST FÖRSTER (1822—1865) in Würzburg, endlich noch die Engländer ROBERT CARSWELL (1793—1850) und JOHN RICHARD FARRE (1774—1862) in London. — Die Verdienste der genannten Männer bestehen in der Abfassung brauchbarer Lehrbücher und in der Bearbeitung einzelner Kapitel der pathologischen Anatomie, wie z. B. der Lehre von den Teratomen, Monstrositäten, Mißbildungen, oder endlich in der Herstellung umfassender pathologisch-anatomischer Sammlungen.

Einen völligen Umschwung in der Auffassung der Pathogenese brachte die Einführung des Experiments und der systematischen mikroskopischen Untersuchung in die Pathologie, also die Begründung der

pathologischen Histologie und der experimentellen Pathologie, in ihren großen Zügen entworfen und ausgearbeitet durch JOHANN MÜLLER und zur Durchführung gebracht von
seinem großen Schüler **Rudolf Virchow** (1821—1902) in Berlin. RUDOLF
VIRCHOWS Verdienste hinsichtlich der Reform der allgemeinen Pathologie
und speziellen pathologischen Anatomie sind ungemein vielseitig.
Einmal — und das ist das Grundlegendste — hat VIRCHOW alle humoralpathologischen Anschauungen über das Wesen der Krankheit, wie sie
sich zuletzt noch in ROKITANSKYS Krasenlehre manifestiert hatten,
ebenso die neuropathologischen und vitalistischen Lehren für ein halbes
Jahrhundert völlig außer Kurs gebracht und in seiner Cellularpathologie den von BICHAT angedeuteten Organizismus zum
Abschluß gebracht, indem er Sitz und Wesen des Krankheitsprozesses
in die Zelle als das letzte Formelement verlegte und damit der physikalisch-chemischen Betrachtungsweise auch in der Pathologie Bürgerrecht verschaffte.

Bezüglich der sogenannten ontologischen Auffassung der Krankheit hat
VIRCHOW selbst in seinen „Hundert Jahren allgemeiner Pathologie" (Berlin 1895)
sein pathologisches Glaubensbekenntnis mit folgenden Worten abgelegt: „Es
möge gesagt werden, daß das Krankheitswesen nach meiner Auffassung ein veränderter Körperteil, oder prinzipiell ausgedrückt, eine veränderte Zelle oder ein
verändertes Aggregat von Zellen (Gewebe oder Organ) ist. In diesem Sinne bin
ich ausgemachter Ontologe, und ich habe es immer als ein Verdienst betrachtet,
die alte und an sich berechtigte Forderung, daß die Krankheit ein lebendes Wesen
sei, und daß sie eine parasitäre Existenz führe, mit der rein naturwissenschaftlichen Erkenntnis in Einklang gebracht zu haben. Denn in der Tat hat jeder
veränderte Körperteil zu dem sonst gesunden Körper, zu dem er gehört, ein
parasitäres Verhältnis, und er lebt auf eigene Kosten dieses Körpers."

Weiter hat VIRCHOW die einzelnen Kapitel der allgemeinen und
speziellen pathologischen Anatomie vom cellular-pathologischen Gesichtspunkte aus experimentell und mikroskopisch derart von Grund auf
umgearbeitet, daß die Disziplin gegenüber dem älteren Zustande eine
völlig veränderte Physiognomie erhalten hat. Ein großer Teil der Begriffe, mit denen wir heute in der pathologischen Anatomie operieren,
ist von ihm neu geschaffen bzw. modifiziert worden. Die ganze moderne
Pathologie trägt den Stempel der cellularen Doktrin, und es gibt tatsächlich kein Gebiet, das wir nicht von den Produkten VIRCHOWschen
Geistes und VIRCHOWscher Arbeit durchsetzt finden.

Das gilt übrigens nicht bloß von der pathologischen Anatomie und Histologie,
sondern auch von zahlreichen anderen Disziplinen, der Anthropologie, normalen
Anatomie und Histologie, der speziellen Pathologie, Hygiene, Geschichte der
Medizin.

Zum ausführlichen Selbststudium möchte ich Sie auf die Original-
arbeiten aufmerksam machen, vor allem auf seine klassische „Cellular-

pathologie in ihrer Begründung auf physiologische und pathologische
Gewebelehre" (1858 und öfter), die Frucht langjähriger Einzelforschung
und zugleich die eigentliche Konzentration seiner pathologischen Anschauungen; dann auf die 163 von ihm selbst noch herausgegebenen
Bände seines „Archiv für pathologische Anatomie und Physiologie und
für klinische Medizin" (begründet 1847), die Fundgrube der eigentlichen
Fortschritte, welche die zweite Hälfte des 19. Jahrhunderts zu verzeichnen hat, ferner sein berühmtes, leider nicht vollendetes Werk:
„Die krankhaften Geschwülste" (Berlin 1863—1867) und seine „Gesammelten Abhandlungen aus dem Gebiete der öffentlichen Medizin und
der Seuchenlehre" (2 Bände, Berlin 1879), welche seine gewaltige Vielseitigkeit und aufstrebende Rastlosigkeit bis zu diesem seinem Lebens-
abschnitte (circa 1880) noch einmal glänzend dokumentieren.

Wenn ich nur diese Werke herausgreife, so ist zu bemerken, daß sie sich in
Hinsicht auf Virchows Universalität und Produktivität wie ein Tropfen zu einem
See verhalten. Einen Begriff, wie man ihn zu seinen Lebzeiten einschätzte, werden
Sie sich machen können, wenn Sie etwa die Biographie von W. Becher (Berlin
1891) und die Jubelnummer der Berliner klinischen Wochenschrift zu seinem
50jährigen Doktorjubiläum 21. Oktoker 1893 (No. 43a) befragen, worin E. v. Rind-
fleisch die Verdienste Virchows in der allgemeinen Pathologie und patho-
logischen Anatomie schildert, W. Waldeyer für allgemeine und beschreibende
Anatomie, Entwicklungsgeschichte und Zoologie, F. Hueppe für öffentliche
Gesundheitspflege und Seuchenlehre, P. Langerhans das Schaffen und Wirken
Virchows für praktische Hygiene im Dienste der Stadt Berlin, E. Krause seine
Publikationen auf dem Gebiete der Anthropologie, Ethnologie und Urgeschichte
aufzählt, und B. Fraenkel ein Bild von Virchows Tätigkeit in medizinischen
Gesellschaften entwirft, endlich im biographischen Lexikon die Virchows Arbeiten
beleuchtende Biographie Scheuthauers, worin eine ebenso prägnante wie vollständige Aufzählung derjenigen Errungenschaften enthalten ist, welche wir
Virchow zu danken haben: Die Widerlegung der Rokitanskyschen Krasenlehre,
der Cruveilhierschen Ansicht von der Phlebitis, der Craigie-Bennetschen Auffassung der Leukämie als eitriger Blutveränderung, die grundlegenden Forschungen
über Leukämie, Thrombose, Embolie und Infektion, der Nachweis, daß der vermeinte Kern des Knorpelkörperchens eine Zelle, die angebliche Zellenmembran
eine Kapsel sei, daß auch im reifen fasrigen Bindegewebe Zellen persistieren, daß
die Knorpel-, Knochen- und Bindegewebskörperchen gleichwertig seien, daß in
den pathologischen Geweben keine spezifischen Zellen, sondern nur physiologische
Typen vorkommen, daß die Produkte der Syphilis nicht chronologisch, sondern
nach ihrer hyperplastischen oder spezifischen Natur zu klassifizieren seien, ferner
die morphologische Sonderung der Produkte des Tuberkelvirus in skrofulöse und
tuberkulöse; die ersten Beobachtungen über Kontraktilität menschlicher Zellen
(an den Lymphzellen einer Hydroceleflüssigkeit, an den Knorpelzellen eines
Enchondroms), die Entdeckung der Kalkmetastase, der Scheide der Hirngefäße
(1851, zwei Jahre vor Robin), der Jodreaktion der Corpora amylacea, der amyloiden
Degeneration des Knorpels, der Lymphdrüsen, der bisher für Alveolarkolloid gehaltenen multilokularen Echinococcusgeschwulst, die Pneumonomycosis aspergil-
lina und sarcinica, der interstitiellen Encephalitis und Myelitis bei Tot- und Neugeborenen, der trüben Schwellung der Magendrüsenepithelien bei akuter Phosphor-

vergiftung, der Entwicklung des einfach chronischen (korrosiven) Magengeschwürs, der Bildungsweise des Angioma cavernosum; ferner der eine der besten Stützen der Umhüllungstheorie erschütternde Beweis, daß die roten Blutkörperchen erst nachträglich in die schon fertige Zelle gelangen, die Abtrennung des Schleimgewebes, des Nervenkittes von den übrigen Bindesubstanzen als selbständige Gewebskategorien, die erste klare Schilderung der Neubildung (Heterotopie) grauer Hirnsubstanz, die Umgestaltung und der feinere Ausbau der Geschwulstlehre, die genauere Kenntnis der durch vorzeitige Nahtverknöcherungen bedingten abnormen Schädelformen, die sachgemäße Beschreibung der Entstehung des Malum senile der platten Schädelknochen, die Beobachtung der Anomalien des Gefäßapparates bei Chlorotischen, die Beiträge zur forensischen Untersuchung trockener Blutflecke, die Entstehungsgeschichte, feinere Anatomie und Benennung des Haematoma durae matris, der Nachweis, daß aus den Muskeltrichinen, nicht wie LEUCKART anfangs glaubte, Trichocephalus dispar, sondern ein davon verschiedenes Tier hervorgehe, daß der Genuß trichinenhaltigen Fleisches direkt ohne Dazwischenkunft eines Zwischenwirtes infizieren könne, daß die jungen Trichinen innerhalb der Muskelprimitivbündel nicht in Gefäßen lägen, die Unterscheidung zwischen Ruhr- und Darmdiphtherie, zwischen pathologischem Pithekismus und pithekoidem Atavismus, die schärfere Definition des Atavismus überhaupt als diskontinuierliche Vererbung, die Klärung der Ansichten über Städtereinigung, die Bereicherung der Geschwulst- und Mortalitätsstatistik, die genauere Kenntnis der pathologischen Pigmente und ihrer Entwicklung, des Icterus, der Ursachen der Uterusflexionen, des Knochenwachstums, der Rachitis, des Kretinismus, die Aufstellung der Metaplasie, die frühzeitige Opposition gegen die Übertreibungen der Grundwassertheorie, gegen einige die Cholera betreffende Ansichten PETTENKOFERS, die Aufklärung über Ursachen und Folgen der Verkürzung der Schädelbasis, die Entdeckung des häufigen Vorkommens des Stirnfortsatzes am Schläfenbein und der katarrhinen Beschaffenheit der Nasenbeine bei niederen Menschenrassen, die genauere Beschreibung der Schädel mit doppeltem Wangenbein, die Zählung der deutschen Schulkinder nach einem die Kombinationen von Haut, Iris und Haarfarbe umfassenden Schema, die Untersuchungen der Pfahlbauten der Mark und Pommerns, die Erklärung der verglasten Burgen, der Versuch, die Platyknemie (die seitliche Zusammengedrücktheit des Schienbeines) durch Muskelwirkung zu erklären und es so begreiflich zu machen, daß sie nicht nur bei Negritos und den Höhlenbewohnern der Steinzeit, sondern auch bei wanderrüstigen, halbzivilisierten Hirten und Nomaden der Troas und Transkaukasiens vorkommt, die Zurückdatierung der germanischen Eisengeräte, die physische Geographie (besonders Petrographie und Geotektonik) Kleinasiens, sowie früher Oberschlesiens, des Spessart, der Rhön, Unterfrankens, die wesentliche Förderung unserer Kenntnisse von der Geschichte des Aussatzes, der Hospitäler, der Medizin, besonders der deutschen in der ersten Hälfte des 19. Jahrhunderts.

SCHEUTHAUER fügt hinzu:

In weiteste Kreise drang seine Cellularpathologie, die er nicht als System, sondern als allgemeines biologisches Prinzip betrachtet wissen will; sie hat die pathologische Forschung auf das letzte Formelement aller lebendigen Erscheinung, auf die Zelle als ihr Ziel hingewiesen und damit ebenso groben neuropathologischen und Exsudattheorien, wie das Ziel überfliegenden atomistischen Spekulationen den Boden entzogen; sie ist nicht, wie behauptet wurde, eine einfache Übertragung der von REMAK am Embryo beobachteten Zellenteilung auf pathologisches Gebiet, sondern das Resultat fünfjähriger Arbeit. Der Sturz der Zellenumhüllungstheorie,

Studien über kapillaren- und nervenlose Gebiete, die neu gewonnenen Erfahrungen über einzellige Tiere und Pflanzen, die Kenntnis von der Persistenz der Zellen, des ·faserigen Bindegewebes, von der Gleichwertigkeit der Bindesubstanzzellen, von ihrer Teilung mußten der Schöpfung der Cellularpathologie vorangehen; darum hat aber auch weder die Protoplasmatheorie, noch die genauere Kenntnis der Bindegewebszellen, noch Karyomitosis, noch entzündliche Emigration am Wesen der Cellularpathologie etwas verändert, nur einige morsch gewordene Stützen wurden durch bessere ersetzt. ROKITANSKY wurde erst durch die Emigrationslehre unbedingter Anhänger der Cellularpathologie.

Meine Herren! Sie ersehen aus dieser Aufzählung schon die Größe der Beteiligung VIRCHOWS an der Entwicklung der modernen Pathologie. Bei den meisten dieser Arbeiten handelt es sich um dauernde Bereicherungen der Wissenschaft.

Mit VIRCHOW beginnt für Deutschland die Zeit der selbständigen akademischen Vertretung der pathologischen Anatomie; er ist Haupt und Führer einer Generation von Forschern geworden, die heute noch als Lehrer und Führer einen hohen Rang einnehmen. Bei dieser Gelegenheit mag nachgetragen werden, daß dem großen, noch zu besprechenden Chirurgen DUPUYTREN die Gründung des ersten Lehrstuhls für pathologische Anatomie in Paris zu verdanken ist, auf dem CRUVEILHIER Platz nahm. (Eine würdige Virchowbiographie fehlt noch; PAGEL gab 1906 (Leipzig) eine gute Lebensskizze. Jugendbriefe an seine Eltern veröffentlichte 1906 seine Tochter Marie, die Gattin des Leipziger Anatomen KARL RABL; vgl. auch F. MARCHAND, Virchow als Pathologe, München 1902; J. ORTH, Gedächtnisrede auf R. Virchow, Berlin 1903; W. EBSTEIN, Rud. Virchow als Arzt, Stuttgart 1903; BENEKE in der Naturw. Rundschau, 1903, No. 2—4; MANDEL in der Berl. klin. Wchschr., 1902, No. 50; VERWORN in der Ztschr. f. allg. Phys., II, 1, 1902.

Gestatten Sie mir jetzt eine kurze Aufzählung der hervorragenderen pathologischen Anatomen unseres Zeitalters, die um VIRCHOW als Mittelpunkt sich gruppieren. Der Einfachheit halber wähle ich die alphabetische Ordnung; um der Kürze willen ließ Überladung mit Namen und Zahlen sich nicht vermeiden. Ich beginne mit den Deutschen:

THEODOR ACKERMANN (1825—1896), langjähriger Vertreter dieses Faches in Halle, verdient durch Arbeiten über Leberzirrhose, die er in eine hypertrophische und atrophische Form schied, über Histologie des Sarkoms, über Schädeldeformitäten bei angeborenem Hirnbruch; KARL ALBERT LUDWIG ASCHOFF (geb. 1866), ein Schüler v. RECKLINGHAUSENS, Prof. in Freiburg; OTTO BECKMANN (1832 bis 1862), seit 1858 in Göttingen (Arbeiten über Nieren); RUD. BENEKE (geb. 1861), Prof. in Königsberg, Marburg und Halle, bes. auf dem Gebiete der Tumorenforschung vielfach betätigt; FELIX VIKTOR BIRCH-HIRSCHFELD (1842—1899), ein Schleswig-Holsteiner, Schüler von WUNDERLICH und WAGNER, Prof. in Leipzig, der das ganze Gebiet der Pathologie u. pathol. Anatomie mit zahlreichen wertvollen Untersuchungen bereichert hat; KARL ERNST BOCK (1809—1874) in Leipzig, bekannt als Verfasser zahlreicher anatomischer Handbücher und populärmedizinischer Schriften, langjähriger Inhaber der Lehrkanzel für pathologische Anatomie; OTTO BOLLINGER (1843—1909), Prof. in Zürich und München; LUDWIG VON BUHL (1816—1880) in München, Verfasser einer in Briefen erschienenen Monographie: „Lungenentzündung, Tuberkulose und Schwindsucht" (1872), sowie wertvoller Arbeiten über Morbus Brightii, Herzhypertrophie, käsige Pneumonie und über die Ätiologie des Typhus; Arthur Böttcher in Dorpat, Verfasser von Untersuchungen über pathologische Bildungen in Leber, Niere, Gallenblase, über Blutkristalle, über Entwicklung und Bau des Gehörlabyrinths (1870 von der Petersburger Akademie preisgekrönt); Julius Cohnheim (1839—1884) in Breslau und Leipzig, eine Zeitlang Assistent Virchows, epochemachend durch seine Abhandlung ü b e r d i e A u s w a n d e r u n g w e i ß e r B l u t k ö r p e r c h e n a l s U r s a c h e d e r E n t z ü n d u n g (1867 in Virch. Arch., Bd. XL, „Über Entzündung und Eiterung", „Klassiker", Bd. 23), ferner durch seine Untersuchungen über den feineren Bau der quergestreiften Muskelfaser (Cohnheimsche Muskelfaser), durch Angabe der Gefriermethode zur Untersuchung frischer Objekte, sowie der Goldmethode („Über die Endigung der sensiblen Nerven in der Hornhaut"); Cohnheim hat die Lehre von der Pathologie der Zirkulation durch seine Arbeiten über Entzündung, Stauung und Embolie wesentlich reformiert. Beiläufig bemerkt, hatte er bezüglich der Beobachtung der Auswanderung der weißen Blutkörperchen an dem Engländer Augustus Waller (1846), † 1870, einen Vorgänger, dessen gediegene übrige Arbeiten hauptsächlich die Nervenphysiologie betreffen; August Colberg (1829—1868) in Kiel, Verfasser von Arbeiten über Trichinosis und pathologische Anatomie der Lungen; Gottlieb Gluge (geb. 1812) zu Brüssel, einer der ältesten Förderer der pathologischen Histologie und Herausgeber eines seinerzeit geschätzten Atlas der pathologischen Anatomie; Friedrich Grohe (1830—1886), Schüler und Assistent Virchows, langjähriger akademischer Vertreter des Faches in Greifswald; Richard Heschl (1824—1881) in Wien gründete an seiner vorherigen Wirkungsstätte Graz ein pathologisch-anatomisches Museum, dem er 1000 pathologisch-histologische, 2000 makroskopische Präparate, darunter eine ausgezeichnete Schädelsammlung, einverleibte, ein eifriger Lehrer und tüchtiger Prosektor; Edwin Klebs aus Königsberg (1834—1913), langjähriger Assistent Virchows, der Reihe nach Prof. in Bern, Würzburg, Prag, Zürich, später in Chicago, gestorben in Bern, studierte die Schußwunden, die Pathologie des Kretinismus und des Kropfes, der Geschwülste und war später einer der allereifrigsten und erfolgreichsten Pioniere der Bakteriologie auf allen ihren Gebieten, schließlich besonders auf dem der Tuberkulose; Julius Klob (1831—1879) in Wien, Schüler Rokitanskys, dessen Hauptwerk: „Die pathologische Anatomie der weiblichen Sexualorgane" (1864) von bleibendem Wert ist; Hans Kundrat (1845—1893) in Wien, Nachfolger Heschls, ein talentvoller Forscher, von dessen Arbeiten die über Porencephalie, Arrhinencephalie, über Selbstverdauungsprozesse der Magenschleimhaut, pathologische Veränderung der Endothelien etc. Erwähnung verdienen; Paul Langerhans (1840—1888) aus Berlin; Josef von Lenhossek (1818—1888) in Budapest, bemerkenswert durch seine Forschungen über normale und pathologische Histologie des Rückenmarks; Felix Marchand (geb. 1846), Professor in Gießen, Marburg und Leipzig, sehr vielseitig in seinen Untersuchungen speziell zur Pathologie des Gehirns und der Eihäute, Mitherausgeber des großen Handbuches der allg. Pathologie Friedrich Neelsen (1854—1894) in Dresden, der das ausgezeichnete „Lehrbuch der allgemeinen Pathologie" von Max Perls (1843—1881), Professor in Gießen, in vorzüglich umgearbeiteter 2. und 3. Auflage (Stuttgart 1886 und 1894) herausgab, auch einen „Grundriß der pathologisch-anatomischen Technik" verfaßte. Johannes Orth, (geb. 1847), Prof. in Göttingen und Berlin; Emil Ponfick (1844—1913) in Rostock, Göttingen und Breslau, ein äußerst fähiger und erfolgreicher Forscher zur Pathologie der Leber und Nieren; bes. seine Untersuchungen zur Aktinomykose haben seinen Namen bekannt

gemacht; FRIEDRICH VON RECKLINGHAUSEN (1833—1910), Prof. in Königsberg,
Würzburg und Straßburg, namhaft durch seine Untersuchungen über Lymphgefäße und Bindegewebe, Eiterkörperchen, Fibrome und Neurosen, Adenomyome,
deformierende Ostitis und Osteomalazie, Spina bifida und sein Handbuch der
allg. Pathologie des Kreislaufs und der Ernährung; BENNO REINHARDT (1819
bis 1852) in Berlin, Mitarbeiter und Freund VIRCHOWS, Mitbegründer seines
„Archivs" und eine Zeitlang sein Nachfolger in der Prosektur; GUSTAV SCHEUT-
HAUER (1832—1894) in Budapest, den Sie bereits in seinen vorzüglichen Schilderungen hervorragender Fachgenossen für das Biographische Lexikon kennen
gelernt haben, ein klarer, denkender Beobachter; FERDINAND SCHOTT (1830 bis
1887) in Innsbruck; OSKAR VON SCHÜPPEL (1837—1891) in Tübingen, lieferte
bemerkenswerte Untersuchungen über die „Lymphdrüsentuberkulose, sowie über
die damit verwandten und verwechselten Drüsenkrankheiten" (1871) und schrieb
die „Krankheiten des chylopoetischen Systems" (für das von ZIEMSSENsche
Sammelwerk); JULIUS VOGEL (1814—1880) in Halle, Vorgänger von ACKERMANN,
bekannt durch seine „Störungen der Blutmischung" (für Band I von VIRCHOWS
großem Handbuch der speziellen Pathologie und Therapie), sowie durch seine
mit NEUBAUER zusammen herausgegebene „Anleitung zur Harnanalyse", ferner
durch zahlreiche Studien zur pathologischen Chemie und durch seine Schrift über
die Heilung der Fettleibigkeit (17 mal aufgelegt, zuletzt Berlin 1879, in verschiedene fremde Sprachen übersetzt); 1841 entdeckte VOGEL den Soorpilz (Oidium
albicans); ferner KARL WEDL (1815 — 1891) in Wien, Verfasser vorzüglicher
Arbeiten zur pathologischen Histologie der Zähne (1870), des Auges (1885), u. a. m.;
KARL WEIGERT (1845—1904), beachtenswert wegen seiner Arbeit über Pocken
und Morbus Brightii, Zentralnervensystem und seine neue Färbungsmethode
(s. u. S. 423) und R. RIEDERS Biographie Weigerts, Berlin 1906; Ernst ZIEGLER
(1849—1905) ein Schweizer, Professor in Zürich, Tübingen und Freiburg,
Verfasser eines vortrefflichen Lehrbuches der Pathologie und pathologischen
Anatomie und zahlreicher Einzeluntersuchungen, und FRIEDRICH ALBERT
ZENKER (1820—1898) in Erlangen mit Arbeiten über die Trichinenkrankheit
und Studien über Staubinhalationskrankheiten.

Einem großen Teil verdienstvoller Forscher in der pathologischen
Anatomie werden wir noch unter den Klinikern begegnen, namentlich
f r a n z ö s i s c h e n , von denen ich jetzt nur nenne:

CHARLES NICOLAS HOUEL (1815—1881) in Paris, Autor eines „Manuel
d'anatomie pathologique" 1857, worin er zugleich einen Katalog des „Musée
DUPUYTREN" lieferte, den er nachher in erweiterter Form in fünf Bänden (Paris
1877—1880) von neuem herausgab, sowie ISIDORE STRAUS (1846—1896) in Paris,
Professor der experimentellen Pathologie daselbst, der sich durch Arbeiten über
Milzbrand, die fettige Entartung der Muskeln, Entzündung, Kontrakturen,
chronischen Ikterus etc. einen Namen gemacht hat.

Von e n g l i s c h e n pathologischen Anatomen seien hervorgehoben:
WILLIAM AITKENS (1825—1892) in Netley-London; WILL. SENHOUSE KIRKES
(1823—1864) in London lieferte 1854 einen namhaften Beitrag zur Lehre von
der Embolie; AUGUST BURKE SHEPHERD (1839—1885) in London arbeitete
über pathologische Anatomie der Phthise; ROB. WILL. SMITH (gest. 1873) machte
sich durch seine pathologisch-anatomische Bearbeitung chirurgischer Krankheiten
einen Namen; WILL. FOX (1831—1887) in London, dessen Hauptarbeiten die
Pathologie der Dyspepsie, Magenkrankheiten etc. betreffen.

Von den Vertretern der pathologischen Anatomie unter den übrigen Nationen verdienen Erwähnung die I t a l i e n e r: ANTONIO DE' MARTINI (geb. 1815) in Neapel, GIORGIO PELLIZZARI (geb. 1814) in Florenz, LUDOVICO RONCETTI (geb. 1813) in Padua, CESARE TARUFFI (geb. 1821) in Rom, FRANCESCO VITTORIO COLOMIATTI (1848—1883) in Turin;

die S k a n d i n a v i e r: KARL HANSEN (geb. 1817) in Christiania; PER HEDENIUS (1829—1896) in Upsala; HJALMAR HEIBERG (1837—1897) in Christiania, seit 1870 daselbst Prof. der pathol. Anat. und seit 1875 der gerichtl. Med., ein tüchtiger Lehrer, der besonders um die Pflege der Bakteriologie sich verdient gemacht hat. Seine Hauptschriften sind neben Arbeiten über Lepra und pathol. Anat. des Auges die Monographien: Die puerperalen u. pyämischen Prozesse (1873); Die Tuberkulose in ihrer anatom. Ausbreitung (1882); OTTO EDWARD AUGUST HJELT (geb. 1823) in Helsingfors, seit 1885 emeritus; MAXIM. VICT. ODENIUS (geb. 1828) in Lund; der schon unter den Physiologen rühmlichst erwähnte PANUM in Kopenhagen; FRITZ WALDEMAR RASMUSSEN (1833—1877), auch ein tüchtiger Kliniker;

die N i e d e r l ä n d e r: JOHANN ADRIAN BOOGAARD (1823—1877) in Leiden; JAC. CORNEL. BROERS (1795—1847) ebendaselbst, von dem eine sehr ausgedehnte wertvolle pathologisch-anatomische Sammlung stammt, und RICHARD BODDAERT (1834—1888) in Gent;

endlich noch aus den übrigen Ländern: KALMAN BALOGH (1835—1888) in Budapest; WENZEL TREITZ (1819—1872) in Prag; ALEXANDER PETROW (1837 bis 1885) in Kasan; THEOPHIL WISLOCKI (1815—1881) in Warschau; TIMOFEI ILJINSKI (1820—1867) in Petersburg und LUDOMIR WLODZIMIRZ BRODOWSKI (geb. 1825) in Warschau.

Meine Herren, zu einem vollständigen geschichtlichen Bilde würde auch die eigentliche genetisch-pragmatische Darstellung der einzelnen Kapitel der Disziplin selbst gehören. Die Ausfüllung dieser Lücke würde jedoch den Rahmen meiner Aufgabe weit überschreiten und zu sehr auf Seitenwege führen. Nur bezüglich eines Teiles muß ich eine Ausnahme machen, nämlich mit der Lehre von den Ursachen der Krankheiten, welche durch die Vervollkommnung der bakteriologischen Technik in den letzten 40 Jahren eine völlige Wandlung erfahren hat.

Die B a k t e r i o l o g i e als wichtiges Kapitel der P a r a s i t o l o g i e ist infolge der erweiterten Ausbildung der technischen Methoden in jüngster Zeit zum Range einer beachtenswerten selbständigen Disziplin emporgestiegen, und damit sind auch unsere allgemein pathologischen Doktrinen in eine neue Phase getreten. Die Kenntnis, daß Pilze, niedere Organismen, Schmarotzer die Ursache von Krankheiten bilden, ist keine Errungenschaft des vorigen Jahrhunderts. Wir sind Spuren davon bereits bei älteren Ärzten begegnet. Sie erinnern sich der Mitteilungen über LEEUWENHOEKS Forschungen, über ATHANASIUS KIRCHER; ja selbst von VARRO findet sich bereits die Vermutung ausgesprochen, daß das Sumpffieber durch kleinste Lebewesen vermittelt werde. Schon in den Anfängen aller heilenden und vorbauenden Kunst haben Sie von Parasitenfang und Parasitenvermeidung gehört. Die Parasiten als Übeltäter des menschlichen Geschlechts genauer zu studieren, war allerdings erst dem letzten Jahrhundert vorbehalten. Abgesehen von der Krätzmilbe, die schon von CESTONI bzw. von WICHMANN

(S. 334) gekannt war, entdeckte der Italiener AGOSTINO BASSI, Arzt zu Lodi in Oberitalien, 1772—1856, die nach ihm genannte Botrytis als Ursache der „Muskardine" und publizierte seinen Fund in einem Werk: „Del mal de segne, calcinaccio o moscardine" (Milano 1835, später 1837; DE BARYS Werk über den Muskardinepilz erschien 1867). Um dieselbe Zeit fand CAGNIARD DE LA TOUR (1777—1859) als Ursache der Gärung den Hefepilz („Mémoires sur la fermentation vineuse", Comptes rendus 1837—1838), und unabhängig von diesem konnte der Vater der tierischen Zellenlehre, THEODOR SCHWANN (S. 376) die Entdeckung fast gleichzeitig bestätigen. Damit wurde die ältere, hauptsächlich von JUSTUS v. LIEBIG vertretene Theorie, wonach die Gärung auf einer chemischen Kontakt-wirkung beruhe, stark erschüttert und durch PASTEUR später vollständig beseitigt. Der Kliniker JOHANN LUKAS SCHÖNLEIN, von dem wir uns noch zu unterhalten haben werden, fand 1837 als Ursache des Favus den auf REMAKS Vorschlag Achorion Schoenleinii benannten Pilz, CHRISTIAN GOTTFRIED EHRENBERG in Berlin (vgl. S. 377) veröffentlichte 1838 sein berühmtes Werk: „Die Infusionstierchen als niedere Organismen" und lieferte darin eine dem damaligen Stande der Kennt-nisse entsprechende genaue Beschreibung dieser niederen Lebewesen; unter andern konnte EHRENBERG bereits gewisse Fortsätze (Geiseln) bei den beweglichen Bakterien beobachten. 1840 entdeckte JULIUS VOGEL den Soorpilz (Oidium albicans), JOHN GOODSIR 1841 die Sarcina ventriculi; KARL FERDINAND EICH-STEDT (1816—1893) in Greifswald 1846 einen Pilz bei Pityriasis versicolor; der Stockholmer MALMSTEN fand 1848 Trichophyton tonsurans und später Balantidium coli. Auch eine allerdings viel spätere Beobachtung von HELMHOLTZ, der in einem Anfall von Heufieber pathogene Algen auf der eigenen Nasenschleimhaut zu sehen glaubte (Virchows Archiv, XLVI, S. 100) mag als Symptom hier erwähnt sein; die erste Beschreibung des Heufiebers erfolgte am 16. März 1819 durch JOHN BOSTOCK (1773—1846). BLACKLEY gab 1873 den ätiologischen Nachweis betr. die Pollen von Gramineen, auch experimentell. (Als Voraussagungen über die Epidemienerregung durch niedere Organismen ähnlich denen HENLES, die wir gleich besprechen werden, seien auf die Äußerungen JOHANNES VON MURALT, 1721, und JOHANNES ALBERT HEINRICHS REIMARUS hingewiesen, die in G. STICKERS Pestwerk, 2. T., S. 14 f. und 16 f. mitgeteilt sind; vgl. auch CH. SINGER, „The development of the doctrine of Contagium vivum 1500—1750", Vortrag in der Historical Section des Londoner Internat. mediz. Kongresses 1913).

Sie sehen aus diesen wenigen Notizen, ein wie stattliches Material schon im vierten bis fünften Jahrzehnt des vorigen Jahrhunderts ge-sammelt war zur Stütze des Contagium animatum, d. h. der Ansicht, daß Mikroorganismen die Ursache mancher Krankheiten bilden. Erst der von uns als Anatom bereits (S. 386) gewürdigte JACOB HENLE, der auch um die Pathologie sich vielfach verdient gemacht hat, verfocht in seinen 1840 erschienenen berühmten „Pathologischen Untersuchungen" diesen Gedanken mit gleicher Sicherheit, wie etwa jener große Astronom BESSEL bereits auf Grund theoretischer Berechnungen 1823 die Existenz des (erst 1845—1847 durch ADAMS und LEVERRIER entdeckten) Neptun als gewiß vorausgesagt hatte.

„Ich werde jetzt", sagt HENLE (S. 15 seines zitierten Büchelchens), „die Gründe anführen, welche beweisen, daß die Materie der Kontagien nicht nur eine organische, sondern auch eine belebte, und zwar mit individuellem Leben begabte ist, die zu dem kranken Körper im Verhältnis eines parasitischen Organismus steht; dem Prinzip nach stimmt diese Ansicht überein mit der alten Theorie vom Contagium animatum, die oft bekämpft und in verfeinerter Form immer wieder neu aufgetreten ist; denn in der Tat mußten die Erscheinungen im Verlaufe der kontagiösen Krankheiten zu allen Zeiten auf dieselbe führen. Dagegen will ich mich verwahren gegen eine scheinbare Übereinstimmung, welche, oberflächlich betrachtet, die Lehre von dem Leben des Contagium mit einer pathologischen Theorie zeigen möchte, die als Residuum der Naturphilosophie in Deutschland noch viele Anhänger und unter denselben Männer von großem wissenschaftlichem Einfluß zählt. Nicht das Kontagium, sondern die Krankheit wird von dieser Schule als ein parasitischer Organismus oder zweideutiger noch, als ein parasitischer Lebensprozeß betrachtet. Das Kontagium ist der Keim oder Same dieses parasitischen Wesens mit geborgtem Körper, durch welchen dasselbe sich fortpflanzt. Das Kontagiöswerden miasmatischer Krankheiten ist der eigentliche Hebel und die Stütze dieser Theorie und wird nach einer unklar angewandten Analogie so erklärt, daß die Krankheit in ihrer vollsten Entwicklung zeugungsfähig werden könne, wie jeder Organismus erst in der Blüte seiner Kraft zur Zeugung geschickt sei. Hier kommt es mir nur darauf an, den Unterschied zu zeigen, der zwischen dem Kontagium in unserem Sinne und dem lebendigen Krankheitssamen oder Keim im Sinne der gedachten Schule besteht. Der Unterschied aber läßt sich mit wenigen Worten so bezeichnen, daß es nach unserer Theorie nicht die Krankheit, sondern die Krankheitsursache ist, welche sich fortpflanzt. Um ein grobes Beispiel zu wählen, so denke man sich, daß ein Dorn, in den Finger eingedrungen, Entzündung und Eiterung erzeuge. Eitert der Dorn heraus, so kann er in den Finger eines andern Individuums eingestochen werden und dieselbe Krankheit zum zweitenmal erzeugen. Hier wurde also durch den Dorn nicht die Krankheit, auch nicht ein Produkt derselben, sondern der Reiz, der sie hervorbrachte, übertragen. Und vorausgesetzt, der Dorn könne im kranken Körper sich vervielfältigen, oder jeder kleinste Teil wieder zum Dorn werden, so könnte man durch Übertragung jedes kleinsten Teiles desselben in andere Individuen dieselbe Krankheit, Entzündung und Eiterung, erregen. Nicht die Krankheit ist der Parasit, sondern der Dorn. Die Krankheiten gleichen einander, weil die Ursachen derselben einander gleichen. Das Kontagium in unserem Sinne ist also nicht der Keim oder Same der Krankheit, sondern der Krankheitsursache, wie z. B. das Ei einer Tänia nicht das Erzeugnis der Wurmkrankheit ist (sollte auch die Wurmkrankheit die erste Veranlassung gewesen sein, daß eine Tänia im Darminhalt entstand), auch nicht das Erzeugnis des Individuums, welches an der Wurmkrankheit leidet, sondern desjenigen parasitischen Körpers, der, gleichviel wie, zuerst in die Welt gekommen, jetzt sich durch Eier fortpflanzt, und die Symptome der Wurmkrankheit, wenigstens zum Teil, bedingt. Nicht der Same der Krankheit, sondern der Krankheitsursache wird geimpft; die Krankheitsursache vermehrt sich in dem kranken Körper und wird am Ende der Krankheit wieder ausgeschieden. Ob wirklich als Keim, als Ei, als Sprosse oder wie sonst, soll jetzt noch nicht weiter gefragt werden; nur nicht als Sperma, denn dann bedürfte es immer noch eines zu befruchtenden Eies, und am wenigsten als ein Samen, der mit dem anzusteckenden Körper die Krankheit erzeugen soll. Die Gründe, welche das individuelle Leben der Kontagien beweisen, sind folgende etc." (Diese wichtige erste Abhandlung der „Pathologischen Untersuchungen" von den Miasmen und Kontagien und von den miasmativ-kontagiösen Krankheiten hat FELIX MARCHAND 1910 in SUDHOFFS „Klassikern der Medizin" eingeleitet und neu herausgegeben.)

So weit HENLE. Dieser Passus zeigt, wie klar bereits vor über einem halben Jahrhundert das Contagium animatum vorausgeahnt worden ist.

In ein weiteres Stadium gelangte die Forschung, als 1849 die Tierärzte POLLENDER (Caspers Wochenschrift, VIII) und einige Jahre später (1855) FRIEDRICH BRAUELL (1803—1882) im Blute an Milzbrand verendeter Tiere stäbchenförmige Körper entdeckten. In der richtigen Erkenntnis, daß diese „Bazillen" wohl mit der Krankheit in irgendeinem Zusammenhang stehen müßten, bemühte man sich, diesen näher nachzuweisen. Es gelang dem bereits genannten DAVAINE in der Tat, durch Impfung mit frischem und getrocknetem bazillenhaltigem Blute von Milzbrandtieren diese Krankheit auf andere Tiere zu übertragen. Damit war der stringente Beweis geliefert: 1. daß das Auftreten von Milzbrand mit den Bazillen in ursächlicher Verbindung steht; 2. daß eine direkte Übertragung der Affektion durch Impfung mit einem bazillenhaltigen Material möglich ist. Aber — und dafür vermochte DAVAINE durch seine Impfungen keine Aufklärung zu bringen — es blieben unzweifelhafte Fälle übrig, wo keine Übertragung nachweisbar gewesen und dennoch Milzbranderkrankung eingetreten war, ferner wurde auch über solche Beobachtungen berichtet, wo trotz erfolgter Impfung und unzweifelhaften Verendens der betreffenden Tiere an Milzbrand im Blute keine Bazillen gefunden wurden, anderseits Milzbrand auch durch Impfung mit nicht bazillenhaltigem Blute entstanden war. Für diese Widersprüche hatte DAVAINE nur sehr anfechtbare Hypothesen! Auch die 1873 von OTTO HUGO FRANZ OBERMEIER (1843—1873) in Berlin aufgefundenen Recurrensspirillen förderten die Kenntnisse nach dieser Richtung hin nicht wesentlich, wenngleich die Tatsache einen Baustein mehr zur Stütze der Theorie lieferte. Die von verschiedenen Botanikern, DE BARY, FERDINAND COHN, NAEGELI-BREFELD, herrührenden morphologischen Untersuchungen, so verdienstvoll und exakt sie auch waren — namentlich gilt dies von denen BREFELDS und COHNS, die im Gegensatz zu NAEGELI für eine genaue Differenzierung in verschiedenen Arten von Bakterien eintraten —, konnten eine wirkliche Klärung der verschiedenen Zweifel nicht bringen. (Vortrefflich hat die Entwicklung direkt vor Koch zusammengefaßt EDWIN KLEBS in seinem Vortrag „Über die Kmgestaltung der medizinischen Anschauungen in den letzten 3 Jahrzehnten". Leipzig 1878.)

So stand die Angelegenheit, als **Rob. Koch** (geb. 1843 in Klausthal), in Göttingen vorgebildet und von HENLES Ideen nicht wenig beeinflußt, an das Studium dieser Frage herantrat, z. T. veranlaßt durch die Tatsache, daß er als Physikus in Wollstein, wo er seit 1872 tätig war, öftere Gelegenheit zu Untersuchungen an Milzbrand eingegangener Tiere hatte. Nach bewundernswerter Überwindung verschiedener technischer Schwierigkeiten gelang ihm 1876 die Entdeckung dieser vermuteten Milzbrandbazillensporen, von denen er den Nachweis besonderer Resistenz und der Fähigkeit, zu Bazillen auszuwachsen, erbrachte. Die berühmte Arbeit, welche die erste Sprosse in der Stufenleiter der gesamten folgenreichen Entdeckungen bildete, ist in FERD. COHNS „Beiträgen zur Biologie der Pflanzen" (Band II) unter dem Titel publiziert: „Die Ätiologie der Milzbrandkrankheit, begründet auf die Entwicklungsgeschichte des Bacillus anthracis." Der Verfasser gelangt zu folgenden drei grundlegenden Thesen:

1. Im Blute und in den Gewebssäften des lebenden Tieres vermehren sich die Bazillen schnell, in derselben Weise, wie es bei verschiedenen anderen Arten von Bakterien beobachtet ist, nämlich durch Verlängerung und fortwährende Querteilung. 2. Im Blute des toten Tieres oder in geeigneten anderen Nährflüssigkeiten wachsen die Bazillen innerhalb gewisser Temperaturgrenzen und bei Luftzutritt zu außerordentlich langen, unverzweigten Leptothrix ähnlichen Fäden aus, unter Bildung zahlreicher Sporen. 3. Die Sporen des Bacillus anthracis entwickeln sich unter gewissen Bedingungen (bestimmte Temperatur, Nährflüssigkeit und Luftzutritt) wieder unmittelbar zu den ursprünglich im Blute vorkommenden Bazillen. (Neu gedruckt mit Einleitung von M. FICKER in den Klassikern der Medizin, Bd. 9, Leipzig 1910.)

Damit war die in DAVAINES Beweisführung noch lückenhafte Kette definitiv geschlossen und der ätiologische Zusammenhang zwischen Milzbrand und Bazillus in stringentester Form nachgewiesen. Schon in der genannten Arbeit gibt KOCH Andeutungen zur Gewinnung von sogen. Reinkulturen (durch Infektion der Tiere mit dem pathogenen Virus) und spricht gleichzeitig die Ansicht aus, daß der eigentliche Tod der Tiere durch giftig wirkende Spaltprodukte der von den Parasiten zu ihrer Ernährung verbrauchten Eiweißkörper erfolgt; damit ist also auch die von späteren Forschern genauer kultivierte Lehre von den Ptomainen im Keime gegeben. Daß KOCH zu diesen Aufschlüssen gelangt war, verdankte er dem Umstande, daß es ihm nach lebhaften Bemühungen gelungen war, sich die erforderlichen technischen Untersuchungshilfsmittel zu schaffen. Nachdem er eine Maus geimpft hatte und das Blut dieser sukzessive an noch 19 Mäusen von Tier zu Tier mit Erfolg übertragen hatte, konnte er die Sporen selbst durch Benutzung hohl geschliffener Objektträger und an der Innenseite mit Humor aqueus befeuchteter Deckgläschen unter dem Mikroskop sichtbar machen und das Auswachsen der Sporen zu Bazillen durch Eintrocknen der mit sporenhaltiger Milzbrandmasse versehenen und dann mit Humor aqueus benetzten Deckgläschen auf dem ebenen Objektträger beobachten. Weiter ermittelte KOCH behufs Publikation seiner Versuchsergebnisse ein Verfahren, die Bakterien zu konservieren und zu photographieren, und vermochte so bei seinen weiteren Forschungen die verschiedenen Bakterien als besondere voneinander genau biologisch und morphologisch in prägnanter Weise zu trennende Spezies und u. a. die NAEGELIsche Ansicht als verkehrt nachzuweisen, wonach alle Bakterien gleichwertig seien, beliebig variieren und ineinander übergehen können. Schon 1878 folgte KOCHS zweite Hauptarbeit, die wirklich epochemachende Schrift: „Untersuchungen über die Ätiologie der Wundinfektionskrankheiten", worin er auf Grund von Tierexperimenten für die verschiedenen akzidentellen Wundkrankheiten das konstante Vorkommen untereinander morphologisch wohl differenzierter Bakterienarten nachweist und daher

zum Schluß gelangt, daß für alle Infektionskrankheiten bestimmte Arten
von pathogenen Bakterien anzunehmen seien. Für diese Arbeit hatte
KOCH zum ersten Male von dem ABBEschen Kondensor und der Ölimmersion Gebrauch gemacht und schließlich, nachdem er mittlerweile
in das Kaiserl. Reichsgesundheitsamt nach Berlin berufen worden, in der
bakteriologischen Untersuchung es bis zu solcher Kunstfertigkeit gebracht, daß 1882 die Auffindung des Bazillus der Tuberkulose und 1883
(in Indien) der Cholera asiatica gelang. Fast gleichzeitig entdeckten
nach KOCHscher Methode SCHÜTZ und LÖFFLER den Rotzbazillus, dann
LÖFFLER (1884) den Mikrococcus der Diphtherie, PONFICK und E. O. HARZ
(Botaniker an der Münchener Tierarzneischule) 1882 die Aktinomykose,
1886 den Pneumoniebazillus (FRAENKEL). Es folgten der Bazillus des
Tetanus (ROSENBACH), des Erysipelas (FEHLEISEN), des Typhoids
(EBERT), der Influenza (PFEIFFER), der WEILschen Krankheit (JAEGER),
der Pest (KITASATO, AOYAMA). Für die Gonorrhoe hatte bereits 1879
NEISSER den Gonococcus, für die Lepra 1880 ARMAUER HANSEN und
für die Malaria LAVERAN die betreffenden Erreger gefunden.

Nicht minder bedeutungsvoll für die Bakteriologie sind die Arbeiten des
Oxforder Forschers JOHN BURDON SANDERSON 1828—1905. Vgl. auch die
Chronologie weiterer wichtiger bakteriologischer Entdeckungen in der Tabelle
S. 367 f.)

Über KOCH vgl. d. biograph. Studie von KARL WEZEL, Berlin 1912.

Überall wurde hierbei nach von KOCH angegebenen Methoden in
wesentlichen Grundzügen gearbeitet, die inzwischen in der wichtigen
Publikation „Zur Untersuchung von pathogenen Mikroorganismen"
(1881) durch Schaffung der durchsichtigen festen Nährböden und des
Plattenverfahrens bedeutend erweitert und umgestaltet waren. Auf
ELIE METSCHINKOFFS (geb. 1845) wichtige Darlegungen über Phagozytose
1884), extrazelluläre Zerstörung der Bakterien im Organismus und
Immunität kann nur hingewiesen werden.

Als namhafte russische Bakteriologen am Ende des 19. Jahrhunderts seien
hier PODWYSSOSKI, SAWTCHENKO, WISSOKOWITSCH, und besonders ZABOLOTNY
genannt.

Unsere gesamten ätiologischen Anschauungen erfuhren infolge
der bakteriologischen Entdeckungen eine Umwandlung von weit-
tragendstem Einfluß für die Hygiene bzw. Prophylaxe. Sie bewirkten
auch durch die von EMIL BEHRING (geb. 1854) geschaffene Antitoxin-
lehre und die darauf begründeten Heilsera einen in seiner Tragweite
noch nicht völlig übersehbaren Umschwung der Therapie. Wir werden
auf diesen Punkt noch kurz bei der Besprechung der Wandlungen in der
Therapie (S. 462) und der Hygiene am Schlusse unserer Vorlesungen
zurückkommen. Ergänzend kann ich hier erwähnen, daß durch die

Auffindung des Tuberkelbazillus die bekannten Impfversuche von
JEAN ANT. VILLEMIN (1827—1892) und die Lehre von der Übertragbar-
keit dieser Krankheit vollauf bestätigt worden sind. Was die KOCHschen
Funde im Verein mit der PASTEURschen Lehre zur Revolution der
chirurgischen und geburtshilflichen Therapie durch die auf jene begründete Anti- und Asepsis geleistet haben, wird später bei der Betrachtung dieser Disziplinen noch Gegenstand unserer Erörterung sein
müssen. —

Meine Herren! Die Wandlungen, welche die m e d i z i n i s c h e
K l i n i k   u n d   P r a x i s   im Laufe des 19. Jahrhunderts erfahren
hat, sind, wie Sie aus früheren Vorlesungen wissen, ebenso zahlreich
wie in ihrer Art entgegengesetzt. Erst seitdem die Wogen der Naturphilosophie und anderer theoretischer Irrtümer abgelaufen waren, zeigt
die Entwicklung der praktischen Medizin, die mehr und mehr den
Charakter einer Naturwissenschaft erlangte, eine gewisse Stetigkeit in
fortschreitender, zum Teil sogar rapide fortschreitender Bewegung, die
unverkennbar Hand in Hand geht mit dem Aufschwunge unserer physiologischen und pathologisch-anatomischen Erkenntnis, der Erweiterung
der physikalisch-diagnostischen Hilfsmittel und den ungeahnten ätiologischen Aufschlüssen der jüngsten Zeit. Als charakteristisches Haupt-
merkmal der neuzeitlichen Medizin läßt sich neben der geläuterten
Prophylaxe der allmähliche Übergang (nach Überwindung lokaler
„nihilistischer" Anwandlungen) zu einer ebenso vielseitigen wie energischen Therapie bei möglichster Wahrung des rationell hippokratischen,
exspektativ diätetischen Standpunktes bezeichnen. Im übrigen sind
pathologische Anatomie und physikalische Diagnostik, die bestrebt sind,
die inneren Krankheiten der Erkenntnis und Heilung ebenso zugänglich
zu machen, wie chirurgische Affektionen in ihrem Range als Hilfsmittel, ja als wesentlichste Grundpfeiler der Praxis immer mehr
anerkannt und befestigt worden. Infolgedessen steht heute die innere
Klinik als ein glänzender und umfassender Bau da. In einzelnen
Zweigen ist das Material an Tatsachen und Wissen derart angewachsen,
daß gar manchmal Kennen und Können des einzelnen Arztes zur Beherrschung aller Gebiete in einer für Theorie und Praxis gleich ersprieß-
lichen Weise kaum ausreicht.

Betrachten wir die Entwicklung im einzelnen genauer, so sehen
wir die verschiedenen Phasen der praktischen Medizin genau so wie die
der pathologischen Anatomie und Diagnostik durch drei Schulen als
Hauptvertreterinnen repräsentiert, diejenigen von Paris, Wien und
Berlin, die sich in der führenden Rolle während der letzten Hälfte des
19. Jahrhunderts abgelöst haben. Doch mangelt es auch in anderen

wissenschaftlichen Zentren keineswegs an einem blühenden, ja üppigen medizinischen Leben, ich erinnere an die Dubliner Schule, an die sogenannte „physiologische" Richtung eines GRIESINGER, ROSER, WUNDERLICH, an die HENLES und PFEUFFERS, deren hoher Wert für die Fortschritte der Pathologie und der klinischen Medizin neben den Erfolgen VIRCHOWS und seiner Schule durchaus nicht übersehen werden darf. Überhaupt hat der Aufschwung der Verkehrsmittel einen so schnellen, vollständigen und bequemen Austausch der wissenschaftlichen Ergebnisse unter den verschiedenen Nationen ermöglicht, und zugleich ist jedes der Hauptkulturländer mit so gewaltigen Leistungen an dem allgemeinen Fortschritt beteiligt, daß die Entscheidung darüber nicht leicht sein dürfte, welcher Nation die Palme zuzuerkennen ist. — Das Hauptstreben und die Haupterrungenschaft in der Klinik der zweiten Hälfte des vorigen Jahrhunderts betrifft in diagnostischer Beziehung die Möglichkeit der sogenannten chirurgischen Diagnose, wofür neben den physikalischen Methoden der Auskultation und Perkussion, die sehr erhebliche Erweiterung und Vervollkommnung erfuhren, besonders das Ophthalmoskop Mustervorbild wurde, indem das Otoskop, Laryngoskop, Endoskop, Cystoskop, Ösophagoskop etc. nach demselben Prinzip nachgebildet wurden, zum Teil unter Einwirkung elektrischer Kräfte und in höchst ingeniöser Weise. Von ganz besonderer Bedeutung sind schließlich die physikalischen Aufhellungen auf dem Gebiete der von HERTZ begründeten „Strahlen"lehre geworden, indem sie in den „Röntgen"- und verwandten Strahlenarten neue diagnostische Hilfsmittel bereit stellten, die zum Teil auch für die Therapie eine immer steigende Wichtigkeit erlangten. Das Wissensgebiet der Klinik wurde dadurch so erweitert, daß, wie bereits des öfteren ausgeführt, infolgedessen besondere Spezialwissenschaften entstanden, die suo loco gewürdigt werden müssen.

Um mit den F r a n z o s e n zu beginnen, so haben wir bereits bei der Aufzählung der pathologischen Anatomen die hervorragendsten Kliniker des vorigen Jahrhunderts vorweg genommen. Ihnen wären noch folgende Praktiker und klinische Lehrer hinzuzufügen, ohne daß jedoch damit eine erschöpfende Registrierung beabsichtigt, geschweige erreicht würde.

NILAMMON THÉODORE LERMINIER in Paris (1770—1836), Freund von ANDRAL und LOUIS, und Mitherausgeber der „Clinique médicale" des ersteren; P. B. BLAUD (1774—1858), bekannt durch die von ihm empfohlene Pillenmasse; CHARLES ÉMAN. SIM. GAULTIER DE CLAUBRY (1785—1855), ein außerordentlich fruchtbarer Schriftsteller, Verfasser zahlreicher kasuistischer Mitteilungen; NICOL. VINCENT AUG. GERARDIN (1790—1868), Paris, von dem zahlreiche epidemiologische und klinische Arbeiten (über Cholera, Gelbfieber usw.) herrühren; AUG. BERNARD

BONNET (1791—1873) in Bordeaux, der über Leberkrankheiten schrieb; „ÉLIE GINTRAC (1791—1877) in Paris. Verfasser von „Cours théorique et clinique de pathologie interne et de thérapie médicale" (Paris 1853—1872, 9 Bände); JACQUES RAIGE-DELORME (1795—1887), Mitherausgeber des großen A. DECHAMBREschen „Dictionnaire encyclop. des sciences médicales" und von 1823—1854 Redakteur der „Archives générales de méd."; PIERRE FRANCOIS OLIVIER RAYER (1793 bis 1867), schrieb einen „Traité des maladies des reins" (Paris 1839—1841, 3 Bände mit Atlas); AUGUSTE NICOLAS GENDRIN (1796—1890), Paris (Herzkrankheiten und vieles andere); MARTIN-SOLON (1795—1856), „De l'albuminurie ou hydropisie causée par maladies des reins" (1838); LOUIS MARTINET (1795—1875), Herausgeber eines „Manuel de clinique etc." (Paris 1824); **Armand Trousseau** (1801 bis 1867), einer der berühmtesten französischen Kliniker der neuesten Zeit, ein ausgezeichneter Diagnostiker, ein Meister künstlerischer Darstellung der Krankheitsbilder, dessen Hauptwerk die zweibändige „Clinique médicale de l'Hôtel-Dieu de Paris" bildet. U. a. lieferte TROUSSEAU auch das genau präzisierte Krankheitsbild der vertige stomacale (doch gebührt die eigentliche Priorität der Beobachtung und Publikation dieses Symptomenkomplexes, ebenso wie des der Agoraphobie dem deutschen Driburger Balneologen, dem sehr verdienten ANTON THEOBALD BRÜCK (1798—1885); A. S. SECRETAIN (1803—1874) in Ebreuil, einer der ersten französischen Ärzte, welche das kalte Wasser beim Typhus anwandten; NATALIS GUILLOT (1804—1866), arbeitete über Emphysem, Hypertrophie der Schilddrüse, u. v. a.; AUGUSTE NONAT (1804—1887), verdient durch Publikationen über Verdauungskrankheiten; ANT. CONSTANT SAUCEROTTE (1805—1884) in Luneville, ein sehr fruchtbarer Schriftsteller, dessen „Guide auprès des malades" (Paris 1843) mehrere Auflagen erlebte; JEAN BAPTISTE BARTH (1806—1877), Hauptrepräsentant der LOUISschen Schule, Arzt am Hôtel-Dieu und Leibarzt von THIERS, verfaßte zusammen mit HENRI L. ROGER (geb. 1809) einen sehr beliebten „Traité pratique de l'auscultation" (1841); APOLLINAIRE BOUCHARDAT (1806—1886), ist bes. wegen seiner Arbeit über Glykosurie beachtenswert, wird aber bei der Pharmakologie noch zu würdigen sein. (S. 458); Jos. HONORÉ SIMON BEAU (1806—1865), einer der tatkräftigsten Förderer der pathologischen Physiologie und Herausgeber mehrerer Schriften über Auskultation; FRANÇOIS LOUIS ISIDORE VALLEIX (1807—1855) in Toulouse, Verfasser eines zehnbändigen „Guide de médecin praticien" (Paris 1842—1848); Prosper Lucas (1808—1885), bedeutender Neurologe und Psychiater, schrieb u. a. einen „Traité philos. et physiol. de l'hérédité naturelle dans les états de santé et de maladie de système nerveux" (Paris 1847—1850); ADRIEN JOSEPH GAUSSAIL (1808—1876) in Toulouse; HERMANN PIDOUX (1808 bis 1882), Freund von TROUSSEAU, mit dem zusammen er einen „Traité élémentaire de thérapeutique et de matière médicale (Paris 1836—1839, 2 Voll.) herausgab; auch pflegte er besonders rührig das Gebiet der Respirationskrankheiten; VICTOR THÉODORE JUNOD (1809—1881), beschäftigte sich mit der Wirkung der verdünnten und komprimierten Luft auf den Körper und empfahl die sogen. „Hämospasie" mittelst Riesenschröpfköpfen; der bereits genannte JULES GAVARRET (S. 405), Verfasser von „Physique biologique. Les phénomènes physiques de la vie" (1869); „Recherches sur la température du corps humain dans la fièvre intermittente" (1844) und klinischen Einzelbeobachtungen zur Elektrizitätstherapie; Jos. DOMINIQUE ERNST PUTÉGNAT (1809—1876), ein außerordentlich fruchtbarer Schriftsteller, dessen Publikationen, 149 an der Zahl, sich auf medizinische Ethik, Hygiene und alle Gebiete der Gesamtmedizin erstrecken; ED. MONNERET (1810 bis 1868), Verfasser eines „Traité élémentaire de pathologie interne" (1864—1866,

3 Voll.); EUGÈNE JOSEPH WOILLEZ (1811—1882), schrieb über Respirationskrankheiten; AUGUSTIN GRISOLLE (1811—1869), bekannt durch sein zweibändiges,
in zahlreichen Auflagen erschienenes Handbuch („Traité élémentaire et pratique
de pathologie interne" (Paris 1884), das alle hervorragenden Eigenschaften des
großen Klinikers voller Nüchternheit und Exaktheit zeigt, wie in noch höherem
Maße seine Untersuchungen über Pneumonie, zentrale Blutaffektionen, Fieber,
Diathesen; ALFRED HARDY (1811—1893), Verfasser von „Clinique photographique
de l'hôpital Saint-Louis" (1868), u. a. besonders die Dermatologie betreffenden
Arbeiten; MARC HECTOR LANDOUZY (1812—1864) zu Reims, der mit Vorliebe
die Auskultation bearbeitete und ein besonderes Stethoskop erfand; LOUIS JULES
BÉHIER (1813—1876), der zusammen mit HARDY einen „Traité élémentaire de
pathologie interne" (Paris 1855) verfaßte; SULPICE ANTOINE FAUVEL (1813—1884)
zu Paris, ein um das Studium der Cholera hochverdienter Arzt, den wir noch als
Hygieniker zu würdigen haben werden; NOËL FRANCOIS ODON GUÉNAU DE MUSSY
(1813—1885), ein sehr gelehrter Kliniker, beliebter Lehrer und fleißiger Schriftsteller; BÉNOIT MARIE FRANÇOIS TEISSIER (geb. 1813), Professor in Lyon, einer
der Begründer der Académie de médecine; ALFRED BECQUEREL (1814—1866) in
Paris, ein fleißiger und vielseitiger Schriftsteller, der auch über Frauen- und
Kinderkrankheiten viele Mitteilungen publizierte; ERNST CHARLES LASÈGUE
(1816—1883; vgl. die Biographie von C. STRELETSKI, Paris 1908), Verfasser von
115 Publikationen, darunter einige zusammen mit TROUSSEAU, historische, epidemiologische, psychiatrische, neurologische, therapeutisch-pharmakologische, pathologisch-anatomische, allgemein pathologische und klinische Arbeiten, in den
Archives générales de méd., deren Redakteur er war; FRANÇOIS AMILCAR ARAN
(1817—1861), Publikationen zur klinischen Therapie; GERMAIN SÉE (1818—1896),
1866 Nachfolger TROUSSEAUS, 1869 Professor der klinischen Medizin an der Charité,
seit 1876 am Hôtel-Dieu tätig, gab mehrere Handbücher über Herz-, Lungenkrankheiten etc. heraus; LEON COZE (1819—1896) in Straßburg, seit 1858 Professor daselbst, seit 1871 in Nancy, bearbeitete die Lehre von den Fermenten,
Stoffwechselstörungen und verschiedene pharmakologische Stoffe; VICTOR
ALEXANDER RACLE (1819—1867), über medizinische Diagnostik (Paris 1857);
JULES ROCHARD (1819—1896), ein außerordentlich vielseitiger Publizist, dessen
Hauptarbeiten die endemischen und epidemischen Krankheiten (Malaria, Beriberi,
Dengue), die Lehre von der Akklimatisation, überhaupt die geographische Patho-
logie betreffen; HENRI GINTRAC (1820—1878) in Bordeaux, ein trefflicher Kliniker,
Verfasser zahlreicher kasuistischer Mitteilungen und klinischer Detailarbeiten;
MICHEL PETER (1824—1893) in Paris, Professor der medizinischen Pathologie,
merkwürdig durch seine hartnäckige Bekämpfung der bakteriologischen Richtung,
schrieb über Diphtherie (1878), über Krankheiten des Herzens und der Aorta
(1877—1883), über ansteckende Krankheiten u. a. m. und war ein tüchtiger
klinischer Lehrer; AUGUSTE AXENFELD (1825—1876), Professor in Paris, Arzt
am Hôpital Beaujon; ÉMILE THÉODOR LEUDET (1825—1887) in Rouen, Verfasser
von „études cliniques" (2 Voll.); ALFRED LE ROY DE MÉRICOURT (geb. 1825),
Verfasser zahlreicher Detailarbeiten; PIERRE CHARLES ED. POTAIN (geb. 1825),
bekannt durch seinen Apparat zur Thorakozentese; der überragend größte ihrer
aller, **Jean Martin Charcot** (1825—1893), durchaus nicht ausschließlich Neurologe,
sondern ebenbürtig auf dem Gebiete der Leber-, Nieren- und Greisenkrankheiten,
ein universeller Geist voll tiefer Konzeptionen und künstlerischen Weitblicks (s. u.
S. 545); JEAN BAPTISTE OCTAVE LANDRY (1826—1865) in Paris, bekannt durch
die seinen Namen führende Paralyse „Mémoires sur la paralysie du sentiment

d'activité musculaire" (1855) und seinen „Traité complet des paralysies" (Paris 1859). JEAN ANTOINE VILLEMIN (1827—1892), dessen Arbeiten über Tuberkulose und über den Nachweis von der Infektiosität dieser Krankheit wir bereits (S. 419) erwähnt haben. Schon KLENCKE hatte 1843 durch Verimpfen von Tuberkeln vom Menschen (durch Einbringen von Tuberkelmassen in die Halsvenen beim Kaninchen) Lungen- und Lebertuberkulose experimentell erzeugt, doch wurden diese Versuche nicht genügend beachtet; VILLEMIN nahm 1862 das Studium dieser Frage wieder auf und veröffentlichte darüber 1867 die zusammenfassenden: „Études sur la tuberculose, preuves rationelles et expérimentales de la spécificité et inoculabilité" (beiläufig bemerkt fanden diese Arbeiten besonders in Deutschland große Anerkennung; COHNHEIM, SALOMONSEN, BUHL, PONFICK und WEIGERT brachten eine Vervollständigung der VILLEMINschen Ergebnisse, indem sie die Methoden verfeinerten, Tuberkelmassen in die vordere Augenkammer von Kaninchen brachten und zu denselben Resultaten wie VILLEMIN gelangten. VILLEMIN ist demgemäß in gewissem Sinne als Vorläufer von KOCH anzusehen). 1894 wurde ihm in seiner Heimat Bruyères en Vosges ein Denkmal errichtet. PAUL FRANÇOIS BLACHEZ (geb. 1827), Verfasser verschiedener klinisch-kasuistischer Mitteilungen; AUGUST TRIPIER (geb. 1830), ein vielseitiger, fruchtbarer Schriftsteller; SIGISMOND JACCOUD (1830—1913) in Paris, bekannt durch seine Arbeiten über Albuminurie und treffliche Zusammenfassungen klinischer Erfahrungen; GEORGES OCTAVE DUJARDIN-BEAUMETZ (1833—1895), seit 1870 Arzt am Bureau central, Hôpital Saint-Antoine, später am Hôpital Cochin, dessen Beiträge zur Lehre von der Tabes, Myelitis, chronischen Alkoholvergiftung, von den Augenstörungen bei Rückenmarksleiden u. a. von Wert sind und z. T. eine Bestätigung der von E. v. LEYDEN (Berlin) zuerst aufgestellten Ansichten gebracht haben; CONSTANTIN PAUL (1833—1896) in Paris, ein ausgezeichneter Kliniker, Verfasser eines Lehrbuchs der Diagnostik der Herzkrankheiten und zahlreicher klinischer Einzeluntersuchungen über Typhus, Tuberkulose des Pharynx und der Lungen, Dyspepsie etc.; CHARLES JOSEPH BOUCHARD (geb. 1837) wird weiter unten noch zu nennen sein (S. 453), ist aber auch hier wegen seiner Studien über Pellagra, Hirnblutungen, Infektionskrankheiten, Autointoxikation u. a. nicht zu übersehen; MAURICE RAYNAUD (1834—1881), Paris (Arbeiten über Infektion, Immunität etc.); HENRI LIONVILLE (1837—1887) Paris, (über Aneurysma); GEORGES DIEULAFOY (1839—1911), Verfasser des verbreitetsten klin. Lehrbuchs, eleganter Redner, bekannt durch seine Aspirationsmethodik; HENRI HUCHARD (1844 bis 1910), glänzender Kliniker und in seinen Vorlesungen fast unerreicht, beschäftigte sich besonders mit Neurosen und Kreislaufstörungen, namentlich der Arteriosklerose; GEORGES HOMOLLE (1845—1883), Verfasser von Arbeiten über Pleuritis, Hauptredakteur der „Revue des sciences médicales"; P. E. BRISSAUD (geb. 1852), auch als Historiker bekannt; PIERRE MARIE (geb. 1853), CHARCOTS Schüler und Mitarbeiter, vielseitig wissenschaftlich hervorgetreten, u. v. a.

Dieses (keineswegs erschöpfende) Verzeichnis bedeutender französischer Kliniker und Praktiker der Gegenwart zeigt Ihnen deutlich den Anteil, den französische Forscher an der Entwicklung der Heilkunde genommen haben und fortgesetzt nehmen.

Numerisch beträchtlicher noch sind die bedeutenden Autoren E n g l a n d s aus dem 19. Jahrhundert, die zum Fortschritt der Klinik beigetragen haben. Von älteren Männern seien genannt:

WILLIAM SAUNDERS (1743—1817) in London, Arzt am Guy-Hospital, Verfasser verschiedener Monographien über Leberkrankheiten; Sir ALEX CRICHTON
(1763—1856), eine Zeitlang Arzt in Petersburg, schrieb über Brustkrankheiten
und andere kasuistische Mitteilungen; durch seine Schilderung der nach ihm
benannten „shaking palsy" ist JAMES PARKINSON (1755—1824) berühmt geworden,
der aber auch anderes Treffliche geleistet hat (vgl. ROWNTREE in Johns Hopkins
Hosp. Bull., Vol. 23, No. 252, 1912); CHRISTIE ROBERT PEMBERTON (1765—1822)
in London, Verfasser von „A practical treatise of various diseases of the abdominal
viscera" (1806); Sir HENRY HALFORD (1766—1844), ein sehr renommierter Leibarzt in London; JOHN THOMSON (1766—1847) in Edinburg, Verfasser einer einflußreichen Arbeit über Entzündung, „Lectures on inflammation" (1814); HENRY
CLUTTERBUCK (1770—1856) in London, langjähriger Herausgeber der „Medical
and chirurgical Review"; Sir ARTHUR CLARKE (1773—1857) in Dublin, Verfasser
der oft aufgelegten Monographie „On the exhibition of jodine in tubercular con-
sumptions"; JAMES JOHNSON (1777—1845) in London, der mit Vorliebe die
tropischen Krankheiten studierte; ANTHONY TODD THOMSON (1778—1849) in
London, hielt Vorlesungen über gerichtliche Medizin und schrieb: „A conspectus
of the pharmacopoieas of the London, Edinburg and Dublin Colleges of physicians"
(1810); JOHN ARMSTRONG (1784—1829), schrieb u. a.: „Practical illustrations of
typhus fever and other febrile diseases" (London 1816—1819, 2 Voll.); JOHN
ABERCROMBIE (1781—1844) in Edinburg, dessen Hauptwerke betitelt sind: „Pathological and practical researches on diseases of the stomach, the intestinal canal,
the liver" (1828) und „Pathological and practical researches on diseases of the
brain and the spinal chord" (Edinburg 1828); WILLIAM COOKE (1785—1873) in
London, der außer einer englischen Übersetzung von MORGAGNIS pathologisch-
anatomischem Hauptwerk noch einen „Treatise on disorders of the digestiv organs"
(1828) verfaßte; WILLIAM FREDERIC CHAMBERS (1786—1855) in London, hinterließ außer kasuistischen Mitteilungen 67 Quartbände mit sehr genauen Krankengeschichten im Manuskript; JOHN FORBES (1787—1861), seit 1840 in London,
übersetzte die Werke von LAËNNEC und AUENBRUGGER ins Englische und schrieb
eine vierbändige „Cyclopedia of practical medicine" (1846); JOHN ELLIOTSON
(1788—1868) in London, Verfasser von „Lectures on the theory and practice of
medicine" (1838); Sir HENRY HOLLAND (1788—1873) in London, ein sehr gesuchter Praktiker, Verfasser von „Chapters on mental physiology" (1852); Jos.
HODGSON (1788—1869), seit 1849 in London, publizierte u. a.: „Treatise on the
diseases of the arteries and veins" (London 1815); Sir JAMES CLARK (1788—1870)
in London: „A treatise on pulmonary consumption, comprehending an inquiry
into the causes, nature, prevention and treatment of tuberculous and scrofulous
diseases in general" (London 1835); RICHARD Bright (1789—1858) in London,
bekannt durch die erstmalige genaue Beschreibung der nach ihm benannten
Nierenaffektion, enthalten in den „Reports of medical cases selected with a view
to illustrate the symptoms and cure of diseases by a reference to morbid anatomy"
(London 1827—1831, 2 Voll.). BRIGHT beschrieb auch zuerst die gelbe Leberatrophie und die Pigmentierung des Gehirns bei miasmatischer Melanämie; PETER
MERE LATHAM (1789—1875) in London, dessen Hauptwerk die Herzkrankheiten
betrifft („Treatise on the diseases of the heart", London 1845—1846, 2 Voll.);
GEORGE GREGORY (1790—1853) in London, Verfasser von zahlreichen klinischen
Einzelmitteilungen über Pocken u. a.; WILLIAM PULTENEY ALISON (1790—1859)
in Edinburg schrieb: „Outlines of physiology and pathology" (1833); Sir HENRY
MARSH (1790—1860), Verfasser zahlreicher Journalaufsätze und kasuistischer

Mitteilungen, ein beliebter Praktiker in London; JOHN GAIRDNER (1790—1876) in Edinburg, von dem gleichfalls zahlreiche kasuistische Mitteilungen herrühren; JAMES COPLAND (1791—1870) in London, Verfasser von „Observations on the symptoms and treatment of the diseased spine" (1815) und „Dictionary of pract. med." (1835); THOMAS MICHAEL GREENHOW (1791—1881) in Newcastle upon Tyne, arbeitete viel über Cholera; ARCHIBALD BILLING (1791—1881) schrieb „First principles of med." (London 1831), sowie verschiedene Abhandlungen über Typhus, Cholera, Aneurysma usw.; Sir JAMES WATSON (1792—1882), der Cicero oder Macaulay der englischen Medizin geheißen wegen der klassischen Sprache in seinen „Principles and practice of physic" (London 1843, oftmals aufgelegt) einer der populärsten englischen Ärzte; FRANCIS HAWKINS (1793—1877) in London, publizierte u. a.: „Rheumatism and some diseases of the heart and other internal organs" (1826); THOMAS Addison (1793—1860), der bekannte erstmalige Beschreiber der nach ihm benannten Krankheit (1855, in „Effects of the diseases of the suprarenal capsules", deutsch in den „Klassikern der Medizin", eingeleitet von ERICH EBSTEIN, Bd. 20, Leipzig 1912); DAVID CRAIGIE (1793—1866) in Edinburg, ein bewanderter pathologischer Anatom und Verfasser von „Elements of the practice of physic" (1836, 2 Bde., vgl. S. 408); THOMAS BURNES (1793—1872) in Carlisle, von dem sehr viele kasuistische Mitteilungen herrühren; WILLIAM GAIRDNER (1793—1867) in London, schrieb: „On gout, its history, its cause and its cure" (1843); WILLIAM GRIFFIN (1794—1848) in Limmerick, bekannt durch seine Schrift über Spinalirritation (zusammen mit DANIEL GRIFFIN „Observations on functional affections of the spinal cord and etc.", 1834); BENJAMIN GUY BABINGTON (1794—1866), machte zuerst in England von der JUNODschen Hämospasie Gebrauch und ist der Autor der Bezeichnung „Liquor sanguinis" in „Some considerations with respect to the blood" (Med. chir. Transactions, 1830); Sir CHARLES HASTINGS (1794—1866) in Worcester, schrieb über Lungenentzündung. Empyem und ist der Begründer der British Medical Association; Sir JAMES ALDERSON (1794—1882) in London, schrieb über Verdauungs-, Haut-, Magen- und zahlreiche andere Affektionen; ROBERT JAMES Graves (1797—1853), der berühmte Dubliner Kliniker, dem auch nach neueren Untersuchungen die Priorität der Beschreibung der BASEDOWschen Krankheit gebührt, Verfasser von „A system of clinical medicine" (1843) und „Clinical lectures on the practice of med." (1848, vgl. GRAVES, Biographie im „Dublin Journal of Medical science, Jan. 1878, von J. F. DUNCAN); (der Merseburger Arzt KARL V. BASEDOW, 1799—1854, publizierte 1840 in Caspers Wochenschrift einen Aufsatz über Exophthalmus durch Hypertrophie des Zellengewebes und der Augenhöhle. Vgl. übrigens P. MANNHEIM, Der Morbus Gravesii. Gekrönte Preisschrift, Berlin 1894, und L. HIRSCHBERG, Wiener Klinik, 1894). CHARLES BENSON (1797—1880) in Dublin, Verfasser von „Diseases of the digestive organs"; THOMAS HODGKIN (1798—1866), ein tüchtiger pathologischer Anatom, Verfasser zahlreicher histologischer und klinischer Arbeiten, Reisebegleiter von MOSES MONTEFIORE starb auf einer dieser Reisen an der tropischen Dysenterie in Jaffa (daselbst sein Denkmal), Verfasser von „Lectures on morbid anatomy of the serous and mucous membranes" (London und Paris 1836/37, 2 Bde.); THOMAS HOOKHAM SILVESTER (1798—1877) in London-Clapham, schrieb über Phlebitis, Venengeräusche und eine Geschichte der Anästhetika; JAMES CRAIG (1800—1880) in Edinburg, Autor verschiedener kasuistischer Mitteilungen; HENRY MAC CORMAC (1800—1886) in Belfast, Verfasser zahlreicher Publikationen über Brustkrankheiten; PEYTON BLAKISTON (1801—1878) in Birmingham, schrieb über Herz- und Gefäßkrankheiten; THEOPHILUS THOMPSON (1801—1860) in

London, publizierte mehrere Abhandlungen über Lungenkrankheiten; JAMES HOPE (1801—1841) in London, Verfasser von „Treatise on the diseases of the heart and great vessels" (1831); SIR JAMES LOMAX BARDSLEY (1801—1876) in Manchester, Verfasser mehrerer klinisch-kasuistischer Mitteilungen; JAMES BEGBIE (gest. 1869) in Edinburg und dessen Sohn JAMES WARBURTON BEGBIE (1826 bis 1876), ein ausgezeichneter Arzt und trefflicher klinischer Lehrer, dessen Publikationen sich hauptsächlich auf Nerven- und Leberkrankheiten beziehen; Sir GEORGE BURROWS (1801—1881), ein sehr angesehener Londoner Kliniker, Verfasser von „On disorders of the cerebral circulation" (1846); HENRY A. ANCELL (1802—1863) publizierte außer verschiedenen Schriften über Physiologie und Pathologie eine historische Gesamtübersicht über die Tuberkulosefrage unter dem Titel: „A treatise on tuberculosis, the constitutional origin of consumption and scrofula" (1832); Sir DOMINIC JOHN CORRIGAN (1802—1880), bekannt als Beschreiber der auf die Autorität von TROUSSEAU hin und nach ihm benannten Aorteninsuffizienz, hochverdient um die Symptomatologie der Herzkrankheiten; WILLIAM RICHARD BASHAM (1804—1877) in London, ein bedeutender Naturforscher, Verfasser einer wertvollen Monographie über Nierenkrankheiten unter dem Titel: „On dropsy connected with diseases of the kidneys and an some other diseases of these organs" (1858); William Stokes (1804—1878), hervorragender Repräsentant der Dubliner Schule, bekannt von dem nach ihm und CHEYNE benannten Atmungsphänomen, Verfasser eines „Treatise on diseases of the heart and the aorta" (1853); CHARLES JAMES BLASIUS WILLIAMS (1804—1889), einer der Hauptbeförderer der physikalischen Diagnostik in England und Verfasser wertvoller Abhandlungen über Brustkrankheiten; über Herzkrankheiten schrieb O'BRYEN BELLINGHAM (1805—1857) in Dublin, unter dem Titel: „Treatise on the diseases of the heart" (1853); CHARLES COWAN (1806—1868) in Reading, publizierte über Brustkrankheiten; DANIEL MACLACHLAN (1807—1870) in London, ist Verfasser einer geschätzten Monographie über Greisenkrankheiten unter dem Titel: „A practical treatise on the diseases and infirmities of advanced life" (1863); GEORGE BUDD (1807—1882) in London, Verfasser von „Treatise on diseases of the liver" (1845); WILLIAM BRAITHWAITE (1807—1885) in Leeds, seit 1840 Herausgeber der „Retrospect of medicine"; ROB. EDMUND CARRINGTON (gest. 1884) in London, Verfasser sehr geschätzter Publikationen in GUYS Hospital Reports; ALFRED HUDSON (1808—1880) in Dublin, schrieb über Brustkrankheiten, Typhus und Typhoid; JOHN GIBSON FLEMING (1809—1879) in Glasgow, schrieb über Pathologie und Therapie der Gehirnerweichung; ROBERT BENTLEY TODD (1809 bis 1860) in London, ein hervorragender, mit ausgezeichneten Kenntnissen in der Anatomie und pathologischen Anatomie ausgestatteter Lehrer, auch Verfasser eines Werks: „The physiological anatomy and physiology of man" (1843, zusammen mit WILLIAM BOWMAN) u. v. a. Sir JAMES RISDON BENNETT (1809 bis 1891) in London, stammte aus Edinburg, schrieb über akuten Hydrocephalus, über Krebs und krebsartige Gewächse u. a. m.; DANIEL NOBLE (1810—1885) in Manchester, ein Anhänger des Mesmerismus; WILLIAM AUGUSTUS GUY (1810 bis 1885) in London, ein äußerst vielseitiger und fruchtbarer Schriftsteller, dessen Produkte sich auf dem Gebiete der Hygiene, Sozialwissenschaft, Physiologie und gerichtlichen Medizin bewegen; WILLIAM BUDD (1811—1880) in Bristol, schrieb über Cholera und Typhoid (1871), „Typhoid fever its nature etc." (1873); JOHN IMRAY (1811—1880) in St. Domingo, publizierte über gelbes Fieber; THOMAS BEAVIL PEACOCK (1812—1882), schrieb über Herz-, Brust- und Nierenkrankheiten; JOHN HUGHES BENNET (1812—1875), der Autor, welcher für sich die Priorität der Beschreibung der Leukämie beanspruchte (worin er von Virchow bekämpft wurde, vgl. S. 408), schrieb: „On leucocythaemia or white-cell blood" (1854) und „Patho· logy of pulmonary tuberculosis" (1856), auch als Neuropatholog hervorragend; Patrick S. K. Newbigging (1813—1863) in Edinburg, Verfasser mehrerer Journal-aufsätze; Philipp Burnard Ayres (1813—1863), ein Physik, Chemie, Mikro-skopie beherrschender Praktiker, der sich um die Prophylaxe der epidemischen Krankheiten ein großes Verdienst erworben hat; ·Henry Bence Jones (1813 bis 1873) in London, hervorragend bekannt durch seine gediegenen Arbeiten zur Harnchemie und -pathologie, schrieb: ‚On gravel etc." (1842) und „Chemistry of urine" (1857), u. a. verfaßte er auch eine zweibändige Biographie von Faraday; Henry Day (1814—1881) in Strafford, Autor verschiedener klinischer Einzel-mitteilungen; Golding Bird (1815—1854), schrieb als Beitrag zu den Guy Hospital Reports „Lecture on the physical and pathological characters of urinary deposits" (1843); George Edward Day (1815—1872), ein beliebter klinischer Lehrer in Edinburg, der zahlreiche Klassiker der deutschen Medizin ins Englische über-setzte; Sir John Rose Baillie Cormack (1815—1882) in London, publizierte u. a.: „Clinical studies illustrated by cases observed in hospital and private practice" (1876); Sir Oscar Moore Passey Cleyton (1816—1892), Arzt am Middlesex Hospital in London und Leibarzt des Prinzen von Wales; Edward Goodeve (1816—1880), lange Jahre in Indien tätig und Verfasser wertvoller Berichte über die Pathologie Indiens; John Simon (1816—1883) in London, Verfasser einer umfangreichen allgemeinen Pathologie: Sir William Gull (1816—1890) in London (auch Arzt Napoleons III. in Chislehurst), Verfasser mehrerer Schriften über klinische Praxis und einer der hervorragendsten englischen Ärzte, übrigens ein Gegner der exzessiven Temperenzbewegung; Alexander Wood (1817—1884), hat das Verdienst, die hypodermatische Methode zuerst nach England verpflanzt zu haben durch seine Publikation: „On a new methode of introducing medicine into the system, more especially applicable to painful local nervous affections" (1855); Andrew Whyte Barclay (1817—1884) in London, förderte die physi-kalisch-diagnostischen Übungen und schrieb: „A manuel of medical diagnosis" (1857); George Johnson (1818—1896) in London, erwarb 1842 mit einer Schrift über die Bedeutung der Perkussion und Auskultation für die Diagnose einen Preis des Kings-College, beschäftigte sich viel mit dem Studium der Nierenkrankheiten, schrieb 1852 ein Lehrbuch darüber, publizierte 1873 Vorlesungen über Morbus Brightii und 1879 über latente Eiweißausscheidung; außerdem rühren noch Arbeiten über Cholera von ihm her, auch bemühte er sich um die Einführung der Laryngo-skopie in England; Alfred Smee (1818—1878) in London, ein physiologisch geschulter Arzt, dem schöne Publikationen auf dem Gebiete der Elektrizitäts-lehre zu verdanken sind; Herbert Davies (1818—1885) in London, der sich um Einbürgerung der physikalischen Diagnose gleichfalls verdient machte; er ver-faßte u. a.: „Lectures on the physical diagnosis of the diseases of the lungs and the heart" (1851); Edward Latham Ormerod (1819—1873) in London, bearbeitete das Gebiet der Respirations- und Zirkulationskrankheiten, ein vielseitiger und fruchtbarer Kliniker; John Oliver Curran (1819—1847) in Dublin, ein jung verstorbener, aber verdienter Arzt, der auch die Homöopathie lebhaft bekämpfte; Richard Payne Cotton (1820—1877) (über Brustkrankheiten); John Syer Bristowe (gest. 1895) vom St. Thomas' Hospital in London, Verfasser eines in England beliebten Lehrbuchs der inneren Medizin unter dem Titel: „A treatise on the theory and practice of medicine"; Andrews Fergus (1822—1887) in Glasgow, bearbeitete vornehmlich die Infektionskrankheiten; Henry Hyde

SALTER (1823—1871), ein hervorragender Londoner Kliniker; THOMAS HESLOP
(1823—1885) in Birmingham; Sir ANDREW CLARK (1826—1896), bedeutender
pathologischer Anatom in London, Arzt am London-Hospital; seine zahlreichen
Publikationen betreffen das Gebiet der Lungen- und Nierenkrankheiten. CLARK
war einer der gesuchtesten Consiliarii Londons, u. a. auch der Arzt GLADSTONES;
BENJAMIN WARD RICHARDSON (1828—1896) in London, ein naturwissenschaftlich
geschulter Arzt, der sich durch Einführung des Methylenbichlorids als Narkotikum,
ebenso durch Verwertung der Ätherbesprengung bei chirurgischen Operationen
und des Amylnitrats gegen Epilepsie und Eklampsie ein Andenken gesichert hat;
von ihm rühren überdies zahlreiche Arbeiten historisch-medizinischen Inhalts her,
die er meist in der Zeitschrift „Asklepiades" veröffentlichte; WILLIAM RUTHERFORD
SANDERS (1828—1881) in Edinburg, Verfasser zahlreicher kasuistischer Publikationen; JOHN RUSSEL REYNOLDS (1828—1896) in London, Professor am
University College, den wir noch unter den Neuropathologen besonders zu würdigen
haben; GEORG HARLEY (1829—1896) in London, einer der hervorragendsten
Kliniker, der einen Teil seiner Vorbildung in Deutschland erhalten hatte; er
publizierte über Diabetes, über intermittierende Hämaturie, über die Histologie
der Nebenniere, Ikterus, Albuminurie ohne Wassersucht, Leberkrankheiten, Handbücher der Histologie und der Urinuntersuchung; auch berichtete er die Geschichte
seiner durch angestrengtes Mikroskopieren hervorgerufenen Netzhautentzündung,
die er durch fast neun Monate langen dauernden Aufenthalt im dunklen Raum
heilte (Lancet, 1867); WALTER MOXON (1836—1886) in London, ein tüchtiger
pathologischer Anatom, dessen Publikationen in GUYS Hospital Reports erfolgt
sind; CHARLES HILTON FOGGE (1838—1883), ein vielseitiger Praktiker, dessen
Veröffentlichungen die Haut- und Herzkrankheiten sowie die gerichtliche Medizin
betreffen; JAMES PEARSON IRVINE (1845—1880), dessen Arbeiten die pathologische Anatomie des Aneurysmas behandeln; endlich FREDERIC MAHOMED
AKBAR (1849—1884), der wertvolle Experimentaluntersuchungen mit dem
Sphygmographen anstellte und Beiträge zur Pulslehre lieferte. — Von Autoren der
neuesten Zeit seien genannt: JAMES MICHAEL WINN (geb. 1808) in London; HENRY
LEE (1810—1898), ebendaselbst, der über Krankheiten der Venen schrieb; HENRY
ACLAND (1815—1903), Regius-Professor in Oxford; EDWARD HENDLAM GREENHOW
(1814—1888) in Reigate, der über Morbus Addissonii, chronische Brustkrankheiten,
diphtheritische Nervenaffektionen arbeitete; Sir EDWARD HENRY SIEVEKING
(1816—1904), verfaßte ein „Manual of pathological anatomy" (1854) und ver-
fertigte Übersetzungen von ROKITANSKYS Pathologischer Anatomie und ROMBERGS
Handbuch der Nervenkrankheiten; JOHN THOMAS BANKS (geb. 1816) in Dublin,
publizierte über Respirations- und Zirkulationskrankheiten; ARTHUR HILL HASSALL
(1817—1894), publizierte anatomische, chemische, physiologische und pathologisch-
anatomische Arbeiten, beschäftigte sich zuletzt hauptsächlich mit Lungenkrankheiten; EDWARD BULLARD (geb. 1818) schrieb: „Physical diagnosis of the diseases
of the abdomen" und „Study of the influence of weather and reason upon public
health made upon 21 700 cases of sickness during the nine years 1857—1867";
ALFRED BARING GARROD (1819—1907), bekannt durch seine Arbeiten über Gicht
als Folge von Harnsäureablagerung; GEORGE WILL BALFOUR (geb. 1820) schrieb:
„Clinical lectures on the diseases of the heart" (1876); THOMAS KING CHAMBERS
(1820—1889) in Oxford; CORNELIUS BLACK (geb. 1822) in London, Verfasser
von Arbeiten zur Pathologie der Knochentuberkulose, Bronchopneumonie etc.;
HERMANN WEBER, 1823 in Deutschland (in Holzkirchen) geboren, konsultierender
Arzt am Deutschen Hospital, in London, sehr bekannt durch seine Arbeiten zur

historisch-geographischen Pathologie der Lungentuberkulose; SAMUEL WILKS (1824—1911), hervorragender pathologischer Anatom von GUYS Hospital; Sir JOSEF FAYRER (geb. 1824) in London, Publikationen über tropische Krankheiten u. a. m.; WILLIAM TENNANT GAIRDNER (geb. 1824) in Glasgow, Herausgeber zahlreicher klinischer Vorlesungen; HORACE BENGE DOBELL (geb. 1825), arbeitete über Physiologie des Pankreas, Brustkrankheiten; WILLIAM MOORE (geb. 1826) in Dublin publizierte über Typhus, Scharlach; JOHN BURDON SANDERSON (geb. 1828) in Oxford, Nachfolger von ACLAND in der Regius-Professur, auch Verfasser physiologischer Arbeiten (vgl. S. 418); LIONEL SMITH BEALE (geb. 1828), gab von 1858—1870 die „Archives of Med." heraus; ROBERT MAC DONNELL (geb. 1828) in Dublin (zur Physiologie und Pathologie des Nervensystems); FRED. WILLIAM PAVY (1829—1911), bekannt durch seine Untersuchungen über Diabetes und den Stoffwechsel der Kohlehydrate; BALTHAZAR FOSTER (geb. 1834) in Birmingham (über Herzkrankheiten, Diabetes); WILLIAM HENRY BROADBENT (geb. 1835) in London (über Herzkrankheiten); Sir THOMAS CLIFFORD ALLBUTT (geb. 1836), Reg.-Professor in Cambridge, bearbeitete Herz- und Nervenkrankheiten und schrieb 1896—1907 „System of medicine" sowie einige historische Arbeiten; HENRY CHARLTON BASTIAN (geb 1837) in London; CHARLES MACNAMARA (geb. 1834), namhaft wegen seiner Arbeiten über Cholera; GEORGE VIVIAN POORE (geb. 1840) in London (über physikalische Diagnose der Brustkrankheiten). Sir THOMAS BARLOW (geb. 1845), der zuerst die hämorrhag. Periostitis der ersten Lebensjahre beschrieb (BARLOWsche Krankheit); Sir WILLIAM OSLER (geb. 1849 in Kanada), 1874—1904 Professor an mehreren Universitäten der Vereinigten Staaten, seit 1904, als Nachfolger SANDERSONS, Regius Professor in Oxford, vielleicht der bedeutendste lebende Kliniker, ein Mann von universeller Bildung, der neben seinen zahlreichen Monographien und Gesamtdarstellungen und der vielseitigsten Anregung seiner Schüler noch Zeit zu feinen historischen Arbeiten findet.

Diese sehr stattliche Serie hervorragender englischer Praktiker liefert den unwiderleglichen Beweis für die hohe Stufe der praktischen Medizin und Klinik in England während des letzten Jahrhunderts, für die ungemeine Vielseitigkeit der Forschung und schriftstellerische Produktivität. Es gibt, wie wir noch sehen werden, kein Spezialgebiet, an dessen Vervollkommnung und Ausbau nicht englischen Klinikern ein erheblicher Anteil zukäme.

Die Jubelnummer des British Medical Journal vom 19. Juni 1897 brachte aus Anlaß des 60jährigen Regierungsjubiläums der Königin VICTORIA von England einen mit 75 Illustrationen ausgestatteten, sehr lesenswerten „Record of the progress of the medical sciences in the Victorian age".

In Deutschland ist es, wie bereits mehrfach hervorgehoben, die neuere Wiener und die Berliner Schule, deren Repräsentanten auch in der Klinik einen befruchtenden, ja führenden Einfluß geübt haben. Wir unterschieden hier bereits die ältere und jüngere Periode; jene ist die Zeit, in der die naturwissenschaftlichen Methoden, die physikalisch-chemische Diagnostik noch keinen Eingang in die Klinik gefunden hatte; diese, hauptsächlich durch SKODA und SCHÖNLEIN vermittelt, umfaßt im wesentlichen die letzte größere Hälfte des

19. Jahrhunderts bildet die Wendezeit, in der Diagnostik und Therapie
dank geläuterten physiologischen und allgemein pathologischen Anschauungen stellenweise geradezu überwältigende Fortschritte aufzuweisen haben, die sich besonders in dem Aufblühen der Spezialzweige
zeigen. Die klinischen Vertreter der älteren Zeit sind Ihnen zumeist
bereits unter den verschiedenen Systemen genannt worden, es sind
hier noch die folgenden ergänzend nachzutragen; ihre Zahl ist nur gering
im Vergleich zu der fast unübersehbaren Schar der Kliniker neuerer
Richtung.

Allen voran sei der Eklektiker CHRISTOPH WILHELM HUFELAND (1762—1836)
aus Langensalza in Thüringen genannt: zuerst Leibarzt in Weimar, dann Professor
in Jena und schließlich als Nachfolger von C. G. SELLE seit 1800 Königlicher Leibarzt, Direktor des Colleg. med. chir. und erster Arzt an der Charité in Berlin, von
1810 ab einer der ersten Universitätsprofessoren daselbst, ein hervorragender,
sowohl durch Ausbildung tüchtiger Ärzte, wie durch die Veröffentlichung zahlreicher bedeutender Arbeiten sehr verdienter Praktiker, eine ästhetisch angelegte
Natur, von klassischer allgemeiner Bildung, wohlwollend und konziliant in seinem
Wesen, äußerst gerecht gegen jedes Verdienst, gegen jede annehmbare Leistung,
daher viel gescholten von allen, denen scharfe Stellungnahme und Konsequenz
das Hauptrequisit bildet, auch wo die Zeit dafür nicht angetan ist. Kämpfe sind
auch dem friedliebenden HUFELAND nicht erspart geblieben, wie die langjährige
heftige Fehde gegen einzelne wütende Brownianer beweist. Seine Stellung kommt
recht deutlich in dem von ihm 1795 begründeten und noch nach seinem Tode bis
zum Jahre 1841 resp. dem 98. Bande von früheren Mitarbeitern fortgeführten
,,Journal der praktischen Arzneikunde" zum Ausdruck, wo er die Anhänger aller
Systeme tolerant zu Wort kommen läßt. WUNDERLICH nennt dieses Journal
spitzig das ,,Denkmal der sterilen Periode der Medizin in Deutschland und den
Sammelplatz aller schlaffen Erfahrung". Man muß aber dem Charakter der Zeit
Rechnung tragen und HUFELAND nicht in Grund und Boden verdammen, wenn
er auch Gegnern und ,,Andersgläubigen" die Spalten öffnete. Manche oppo-
sitionelle ,,Anmerkungen des Herausgebers" zeigen, daß er, besser als sein Ruf,
nicht gewillt war, alles widerspruchslos hinzunehmen. Sein energisches Eintreten
für JENNERS segensreiche Neuerung und manche andere, wirklich gute Idee, die
gesunden Gedanken in dem berühmten kurz vor HUFELANDS Tod herausgekommenen ,,Enchiridion medicum oder Anleitung zur medizinischen Praxis, Vermächtnis einer 50 jährigen Erfahrung", die ebenso anziehende wie überzeugende
Art, mit der HUFELAND das materielle und wissenschaftliche Gedeihen seiner
Standesgenossen zu fördern bestrebt war (durch Gründung der noch heute unter
seinem Namen existierenden Gesellschaft und der Unterstützungskassen), die
gewaltige, ebensosehr den Fleiß wie den Geist bezeugende Produktivität (die Zahl
seiner Publikationen übersteigt 400 Nummern) — alles dies stempelt HUFELAND
zu einer mehr als gewöhnlichen Persönlichkeit, deren Bedeutung noch heut imponierend wirkt. Mit Recht steht er an der Spitze jener älteren Praktiker des
vorigen Jahrhunderts, von denen das Wort gilt, daß der gute Arzt in erster Linie
auch ein guter Mensch ist, oder besser, daß nur ein guter Mensch ein großer Arzt
sein kann (vgl. FR. L. AUGUSTIN, Chr. W. H.'s Leben u. Wirken f. Wissensch.,
Staat u. Menschh., Potsdam 1837). — Dasselbe gilt auch von seinem langjährigen, schriftstellerisch wenig hervorgetretenen, aber durch seine Charakter-

eigenschaften und seine Popularität als Praktiker auch heute bemerkenswerten Berliner Genossen ERNST LUDWIG HEIM (1747—1834; vgl. G. SIEGERIST in dem Arch. d. Brandenburgia, VII, 1901, und die mehrfach aufgelegte Biographie G. W. KESSLERS „Der alte Heim", Berlin 1835). Einige andere Berliner Praktiker jener Zeit seien nur flüchtig gestreift: KARL AUGUST WILHELM BERENDS (1759—1826), Professor der Klinik seit 1815, ein ausgezeichneter Kenner des HIPPOKRATES und der älteren Medizin; JOHANN LUDWIG FORMEY (1766—1823), ein Mann von eminentem administrativem Talent, Verfasser der ersten medizinischen Topographie von Berlin und verdient durch Bearbeitungen der Pharmacopoea Borussica; ERNST HORN (1772—1848), eine Zeitlang Arzt an der Charité, ein Eklektiker im besseren Sinne des Wortes, wenn auch anfangs noch dem Brownianismus huldigend, verdient um die Entwicklung der Psychiatrie; endlich ERNST DANIEL AUGUST BARTELS (1778—1838), Nachfolger von BERENDS, ein gelehrter und vielseitiger Arzt, der Naturphilosophie ergeben. Von anderen deutschen Praktikern der älteren Zeit sind zu erwähnen JOHANN VALENTIN VON HILDENBRAND (1763—1818) in Wien, Autor einer noch heute literarischen Wert besitzenden Schrift über den ansteckenden Typhus (1810), sowie eines unvollendet hinterlassenen großen Werks über die Fieberkrankheiten, das unter dem Titel: „Institutiones practico-medicae pyretologiam complectentes" (Wien 1821—1825) sein Sohn und späterer Nachfolger FRANZ XAVER VON HILDEN-BRAND (1789—1849) herausgab. Bedeutender als beide war PHILIPP KARL HART-MANN (1773—1830), am allgemeinen Krankenhause in Wien Professor, bemerkenswert einmal durch eine energische Kritik der BROWNschen Theorie und SCHELLING-schen Naturphilosophie (enthalten in „Analyse der neueren Heilkunde", zwei Teile, Wien 1802, und in einem Artikel „Über den Einfluß der Philosophie in der Theorie der Heilkunde", 1805), sodann durch ein sehr geschätztes und für jene Zeit außerordentlich wertvolles Lehrbuch der allgemeinen Pathologie: „Theoria morbi seu pathologia generalis" (Wien 1814). Zur älteren Wiener Schule des vorigen Jahrhunderts gehört noch ERNST VON FEUCHTERSLEBEN (1806—1849), dessen Bedeutung als Irrenarzt, „Seelendiätetiker" und Streiter für den Ärztestand uns erst MAX NEUBURGERS glänzende Gedenkrede (Wien 1906) erfassen lehrte. Einer der bedeutendsten und einflußreichsten Kliniker des ersten Drittels des vorigen Jahrhunderts war JOHANN HEINRICH FERDINAND VON AUTENRIETH (1772—1835) in Tübingen, ein äußerst vielseitiger, ebensosehr medizinisch-natur-wissenschaftlich wie philosophisch gebildeter, schriftstellerisch auf den ver-schiedensten Gebieten ungemein fruchtbarer Kliniker von praktischem Blick. AUTENRIETH zeigt das Bestreben, sich von allem unfruchtbaren Theoretisieren am Krankenkette freizumachen. Sein Hauptwerk: „Handbuch der speziellen Nosologie und Therapie nach dem System eines berühmten deutschen Arztes und Professors" erschien ohne seinen Namen, 1831—1836 von KARL LUDWIG REINHARD in zwei Bänden und nach AUTENRIETHS Tod 1838 abermals heraus-gegeben. — Ungefähre Zeitgenossen der Genannten sind die gleichfalls dem Eklektizismus huldigenden Praktiker FRIEDRICH LUDWIG KREYSSIG (1770—1839) in Dresden, Verfasser eines berühmten Werks: „Die Krankheiten des Herzens systematisch bearbeitet und durch eigene Beobachtungen erläutert" (4 Bände, Berlin 1814—1817) und JOHANN (ISRAEL) STIEGLITZ (1767—1840), hannöverscher Leibarzt, der letzte Ausläufer des Göttinger-Hannöverschen Praktikerkreises, dessen Hauptrepräsentanten die früher genannten WERLHOF und WICHMANN, sowie der mehr durch seine politischen Beziehungen bekannte JOH. GEORG ZIMMER-MANN (1728—1795), endlich LEBERECHT FRIEDRICH BENJAMIN LENTIN (1736 bis

1804) bereits dem 18. Jahrhundert angehören (S. 320). STIEGLITZ ist einer der
energischsten und geschicktesten Bekämpfer der Irrlehren der BROWN, MESMER
und HAHNEMANN. Seine nützliche Schrift „Über das Zusammensein der Ärzte
am Krankenbette und über ihre Verhältnisse unter sich überhaupt" (Hannover
1798) ist von dem Lippspringer Badearzt LUDWIG ROHDEN zum Teil neu herausgegeben worden (Leipzig 1877); (über LENTIN, vgl. ROHLFS, Die med. Klassiker,
Deutschlands, 2. Abtl., 1880, S. 1—65; über ZIMMERMANN, ebenda, S. 82—134;
über STIEGLITZ, ebenda, 1. Abtl., 1875, S. 248—322 und K. F. MARX, Zum
Andenken an J. STIEGLITZ, Göttingen 1846.

Der Vollständigkeit halber seien in chronologischer Reihenfolge aus der
Vor-Schönleinschen Zeit noch die folgenden Kliniker erwähnt: JOHANN ABRAHAM
ALBERS (1772—1821) in Bremen, populär geworden durch seine 1812 preisgekrönte, 1815 publizierte Schrift über den Krupp, wozu das bekannte Preis-
ausschreiben nach dem Tode eines Sohnes der Königin HORTENSE von Holland
an der genannten Krankheit Anlaß gegeben hatte. Übrigens war ALBERS auch
ein bedeutender Forscher in der komparativen Anatomie, der zahlreiche Irrtümer
in CUVIERS „Leçons d'anatomie comparée" berichtigte. Ferner JOHANN FRIEDRICH
VON ERDMANN (1778—1846), hauptsächlich in Dorpat, JOHANN WILH. HEINR.
CONRADI (1780—1846) in Göttingen, ein sehr gelehrter Arzt und fruchtbarer Schriftsteller, Verfasser einer vielmals aufgelegten „allgemeinen" und einer desgleichen
„speziellen Pathologie" (1811 u. 1813). — Als die Vorläufer der mit SCHÖNLEIN
definitiv zum Durchbruch gekommenen naturwissenschaftlichen Richtung in der
Klinik sind CHRISTIAN FRIEDRICH NASSE (1778—1851) in Bonn und PETER KRUKEN-
BERG (1787—1865) in Halle zu bezeichnen. NASSE war der erste deutsche Kliniker,
der die physikalische Diagnostik am Krankenbette übte, und KRUKENBERG, ein
sehr verständiger und außerordentlich beliebter Lehrer, der ebenfalls am Krankenbette von aller Systemspekulation absah, sich lediglich auf die Ergebnisse der
durch die exakten Untersuchungsmethoden geläuterten, durch Physiologie,
Chemie, pathologische Anatomie und Mikroskopie bestätigten klinischen Erfahrung
stützte und das Hauptaugenmerk auf die Beobachtung, auf die Sammlung von
positiven Tatsachen und deren rationelle Verknüpfung richtete. Sehen wir dann
von FRIEDRICH PETER LUDWIG CERUTTI (1789—1858), dem durch einige tüchtige
pathologisch-anatomische Arbeiten bemerkenswerten Dirigenten der medizinischen
Poliklinik in Leipzig, ab, ferner von dem grundgelehrten, äußerst vielseitigen
Verfasser gediegener historisch-geographisch-pathologischer Studien und ausgezeichneten Marburger Kliniker KARL FRIEDRICH HEUSINGER (1792—1883), der
den Verzicht auf seine akademische Tätigkeit noch 1½ Jahrzehnte überlebte,
endlich von dem langjährigen Freiburger Kliniker KARL HEINRICH BAUMGÄRTNER
(1798—1886), der nach seinem Rücktritt sogar noch volle 24 Jahre in Baden-
Baden der Ruhe genoß, so gelangen wir (über KRUKENBERG, s. Rohlfs. a. a. O.,
Abtl. 1, S. 520 ff und die Biographie von C. BARRIÉS, Halle 1866)

zu dem schon mehrfach genannten **Johann Lukas Schönlein** (1793
bis 1864), der in der Tat in der Entwicklungsgeschichte der deutschen
Klinik einen Markstein bildet. Ich habe es mündlich von vielen noch erfahren, welche das Glück gehabt haben, SCHÖNLEINS Unterricht zu genießen. Sie alle bekunden übereinstimmend, wie machtvoll seine Persönlichkeit als Lehrer, Forscher und beratender Arzt gewesen ist. Keiner
nimmt Anstand, trotzdem SCHÖNLEIN nur sehr wenig publiziert hat, ihn

für einen der größten Ärzte seiner Zeit zu erklären und von seiner Wirksamkeit eine eigene Periode der Klinik datieren zu lassen. Er ist für diese ungefähr von derselben Bedeutung wie sein Zeit- und unmittelbarer Amtsgenosse JOH. MÜLLER für die Biologie. Sie beide sind die Hauptrepräsentanten der Berliner Schule für fast drei Jahrzehnte, d. h. diejenige Epoche, in der es auf dem Gebiete der Heilkunde stürmt und drängt, und nach langem Kreißen die moderne naturwissenschaftliche Medizin geboren wird. Von beiden Männern, JOH. MÜLLER wie SCHÖNLEIN, gilt das Wort: an ihren Früchten sollt ihr sie erkennen. Die Zahl der hervorragenden Forscher und Ärzte, welche aus dieser Schule hervorgegangen sind, imponiert ebenso sehr durch ihre Größe, wie das Gewicht der Leistungen, die sich an ihre Namen knüpfen. Auf eine ausführlichere Würdigung einzugehen, muß ich mir versagen. Ich verweise Sie auf die Gedenkreden von VIRCHOW und LEYDEN und hebe nur hervor, daß SCHÖNLEIN, der zuerst in Bamberg, Würzburg und Zürich als Lehrer wirkte mit seinem Eintritt in Berlin (1839) aus der naturphilosophisch-naturhistorischen zur rein naturwissenschaftlichen Betätigung sich entwickelt hatte. Ist auch in seinen (übrigens ohne sein Zutun von einigen Zuhörern herausgegebenen) Vorlesungen die spezielle Pathologie und Therapie noch in besonderen Klassen, Familien und Ordnungen nach naturhistorischen Gesichtspunkten gruppiert, so hat diese Anordnung doch auf SCHÖNLEINS klinisch-praktische Forschertätigkeit keinen Einfluß. Hier ist er ganz vom Geiste der Naturwissenschaft beseelt, der die Bedeutung der Auskultation, Perkussion, chemischen und mikroskopischen Untersuchung am Krankenbette völlig würdigt und dafür Sorge trägt, daß, soweit er selbst die Methoden nicht beherrscht, diese durch geeignete Vertreter in der Königlichen Charité, an der Stätte seiner Wirksamkeit, geübt und gelehrt werden. Recht charakteristisch für SCHÖNLEIN ist, daß er zum ersten Male in Berlin (Mai 1840) beim klinischen Unterricht sich der deutschen Sprache bedient, das übliche Latein fallen läßt; mit klarem, lebendigem, packendem Vortrag zieht er viele Schüler heran; ein großer Teil der Männer, die zu seiner Zeit und nach ihm die Klinik an deutschen Universitäten vertreten, sind durch seine Schule gegangen. Bei ihm lernte man, den Krankheitsverlauf zu studieren, den Krankheitsprozeß herauszuarbeiten und die Individualität des Kranken im Heilplan zu berücksichtigen — klinische Methodik.

Zu vergleichen sind RUD. VIRCHOW, ,,Gedächtnisrede auf Joh. Lukas Schönlein‘‘, Berlin 1865, und derselbe, ,,Aus Schönleins Leben, nachträgliche Mitteilungen‘‘, Virch. Arch., 33, S. 170 ff., 1865; E. v. LEYDEN, Zum hundertj. Geburtstage Schönleins. Dtsch. med. Wochenschrift, 1893, No. 48; ERICH EBSTEINS Studien über Schönlein als Reformator der med. Klinik (Dtsch. med. W., 1910, No. 44), Verdienste um die diagnost. Technik (Ztschr. f. klin. Med., 71, H. 5 u. 6),

aus seiner Studienzeit (Südd. Monatshefte, Juli 1912, S. 496 ff.), als königl. Leibarzt (Dtsch. med. W., 1911, No. 25).

Wieviel neben SCHÖNLEIN auch die W i e n e r   S c h u l e durch
Männer wie ROKITANSKY und vor allem durch SKODA zur Reform der
Klinik beigetragen hat, ist bereits früher (S. 405) dargelegt worden.
Diese haben die Methoden ausgebildet, die Berliner Schule sie fortge-
bildet und für ihre weitere Verbreitung gewirkt. Ein neuer Geist ist in die
Medizin eingezogen, der lebt und wirkt.

Ich beginne zunächst mit der Aufführung der wichtigsten Repräsentanten der Wiener Klinik:

WILHELM RUDOLF WEITENWEBER (1804—1870) in Prag, ein rühriger Forscher,
der sich auch durch die historisch-wissenschaftliche Kenntnis seines Vaterlandes
(Böhmen) einen Namen gemacht hat;

Johann Oppolzer (1808 –1871), ein klinischer Lehrer ersten Ranges,
der den Glanz der Wiener Schule mit begründet und ihr einen Weltruf
verschafft hat; man möchte ihn den Wiener SCHÖNLEIN nennen, denn
auch OPPOLZER hat nur wenig (wenn auch etwas mehr als jener) publiziert,
aber desto mehr durch das lebendige Wort und durch seine ärztliche
Tätigkeit zuerst in Prag und Leipzig, seit 1850 in Wien gewirkt; scharenweise strömten ebenso junge Ärzte aus ganz Europa zu ihm und SKODA,
wie er der ärztliche Abgott des Wiener (und auswärtigen) Publikums
war.   Das größte Verdienst erwarb OPPOLZER durch Betonung des
physiologischen Standpunktes und durch glückliche Vermittlung
zwischen der überflüssigen bzw. schädlichen Polypragmasie und dem
therapeutischen Nihilismus, der speziell in Wien heimisch geworden war
(wir werden hierüber noch beim Kapitel Therapie ein Wort zu sprechen
haben), vor allem durch seine liebenswürdige Überlegenheit und Genialität, mit der er die Fülle der Erscheinungen meisterte.

Die gleichaltrigen ANTON JAKSCH und JOSEF HAMERNIK (1810—1887) in
Prag, beide um diese Hochschule sehr verdient, waren gute Beobachter, treffliche
Lehrer und Förderer der physikalischen Diagnostik; das gleiche gilt von EUGEN
KOLISKO (1811—1884) in Wien, MORITZ KOERNER (1820—1876) in Graz, vor allem
von

HEINRICH VON BAMBERGER (1822—1888), seit 1854 in Würzburg,
seit 1872 als Nachfolger OPPOLZERS in Wien tätig, der den von seinen
Lehrern ROKITANSKY und SKODA begründeten Bau nicht bloß gut behütet,
sondern sehr erheblich erweitert hat. „Sein geistvoller Vortrag, die klare
und logische Darstellungsweise am Krankenbette im Verein mit reichem
medizinischem Wissen machten ihn zur Zierde seiner Fakultät." Seine
Hauptwerke sind: „Lehrbuch der Krankheiten des Herzens" (Wien 1857)
und „Die Krankheiten des chylopoetischen Systems", (2. Auflage, Würzburg 1864); ADALBERT DUCHEK (1824—1882), Nachfolger SKODAS,
ein exakter Kliniker, vortrefflicher Diagnostiker, der als Therapeut die

goldene Mittelstraße zwischen Pharmazie und Nihilismus innezuhalten
verstand; seine bedeutendste Arbeit sind „Die Krankheiten der Kreis-
laufs-, Atmungs-, Verdauungs-, der Geschlechts- und Harnorgane"
(im Handbuch der spez. Pathologie und Therapie, Band I, Erlangen 1862).

Da wir einmal bei der Wiener klinischen Schule stehen, so mögen gleich
hier einige Forscher der jüngsten Periode angeschlossen sein: KARL BETTEL-
HEIM (1840—1895), ein Schüler OPPOLZERS, Primararzt am Rudolfiner-Hospital,
der besonders die Lehre von den Krankheiten des Herzens und der Gefäße durch
zahlreiche experimentelle Beiträge gefördert hat (über künstlich erzeugte Mitral-
insuffizienz, über die Herzmechanik nach Kompression der Arteria coronaria,
über Pulmonalverengerung), auch des französischen Klinikers RAPHAEL LEPINE
(geb. 1840) in Lyon, Arbeit über „Pneumonia lobaris" (1883) und des Engländers
WILLIAM RICHARD GOWERS in London, „the diagnosis of the diseases of spinal-
cord", ins Deutsche übersetzt hat; ROBERT ULTZMANN (1842—1888), bekannt
durch seine Arbeiten über Chemie und Pathologie des Harns;

OTTO KAHLER (1849—1895), seit 1889 Nachfolger VON BAMBERGERS,
ein hochbegabter Forscher, der sich durch seine Arbeiten zur Pathologie
und pathologischen Anatomie des Zentralnervensystems, sowie durch
Studien über BASEDOWsche Krankheit, über perniziöse Anämie und verschiedene andere einen Namen in der Geschichte unserer Wissenschaft gesichert hat. HERMANN NOTHNAGEL (1841—1905), ein Schüler VIRCHOWS,
TRAUBES und LEYDENS, wirkte nach kurzer Lehrtätigkeit in Freiburg
i. B. (1872) und Jena (1874), seit 1884—1905 in Wien, vorwiegend
Neurologe, aber auch auf anderen Gebieten, wie der Erkrankungen des
Darmkanals usw. betätigt. — Als älterer Vertreter der Wiener Schule,
wenn auch dort nicht unmittelbar wirkend, muß noch FRANZ DITTRICH
(1815—1859) in Erlangen gelten, und ANTON DRASCHE (1826—1904),
der Verfasser wertvoller epidemiologischer Arbeiten.

Kehren wir zu SCHÖNLEIN zurück, so haben wir als seine durch
literarische Arbeiten am meisten bekannten Schüler eine Reihe von
Klinikern und praktischen Ärzten zu betrachten, welche teils als akademische Lehrer in seine Fußtapfen traten, teils als Verfasser von Lehr-
und Handbüchern in Anlehnung an seine Art der Systematik, endlich als
Reformatoren gewisser Spezialgebiete mit Hilfe chemischer und physikalischer Untersuchungsmethoden hervorgetreten sind.

Der älteste der hierher gehörigen Autoren ist GOTTFRIED EISENMANN (1795
bis 1867) in Würzburg, dessen kompilatorische Abhandlungen über gewisse
Krankheitsfamilien (Typhus, Rheuma, Typosis, i. e. Wechselkrankheiten) in langjähriger politischer Festungshaft entstanden sind; er war später einer der Haupt-
redakteure des von KARL CANSTATT (1807—1850) in Erlangen 1842 begonnenen,
noch heute bestehenden großen Jahresberichts, dessen Herausgeber auch als Verfasser eines größeren „Handbuchs der medizinischen Klinik" (Erlangen 1841 bis
1842, 1843—1849) in 4 Bänden bemerkenswert ist; kein Geringerer als RUDOLF
VIRCHOW hat diese in Überarbeitung wieder herausgegeben. Ungefähre Zeitgenossen von CANSTATT sind: KONRAD HEINRICH FUCHS (1803—1855) in Göttingen,

Verfasser mehrerer wertvoller historischer Arbeiten zur Syphilidologie, eines „Lehrbuchs der speziellen Nosologie und Therapie" (Göttingen 1845—1848, 2 Bände) und eines größeren Werks über „die krankhaften Veränderungen der Haut und ihrer Anhänge in nosologischer und therapeutischer Beziehung" (1840—1841), worin die Hautkrankheiten in ähnlicher Weise nach naturwissenschaftlichen Prinzipien klassifiziert werden, wie das für die gesamte spezielle Pathologie in Schönleins Vorlesungen geschehen ist; Ludwig August Siebert (1805—1855) in Jena, ein tapferer Verteidiger Schönleins gegen allerlei Angriffe von pietistischer Seite, bekannt durch eine hauptsächlich die Unterleibskrankheiten betreffende dreibändige „Technik der medizinischen Diagnostik" (Erlangen 1843 bis 1855), sowie als humoristischer Schriftsteller und Belletrist (unter dem Pseudonym Kornfeger);

Karl Pfeuffer (1806—1869), seit 1839 Nachfolger Schönleins in Zürich, Herausgeber der „Zeitschrift für rationelle Medizin" (1844—1869) zusammen mit Henle, wobei beide von der Absicht geleitet wurden, im Bunde mit der Physiologie eine rationelle Methode der Krankenbeobachtung und -behandlung einzuführen; mit Henle ging Pfeuffer auch 1844 nach Heidelberg und von da nach München, wo er kurze Zeit noch mit

Franz Xaver Gietl (1803—1888) zusammenwirkte, dem wir mehrere Publikationen über Cholera, Typhus, Erysipel verdanken. Bemerkenswert sind von älteren süddeutschen Ärzten noch Lorenz Geist (1807—1867) in München, Verfasser einer „Klinik der Greisenkrankheiten" (1857—1860) und einer wichtigen Monographie über die „Krankheiten der Arbeiter in den Phosphorzündholzfabriken" (Erlangen 1847); Franz Rinecker (1811—1883) in Würzburg, ein vielseitiger Lehrer, der speziell die Mikroskopie und Experimentalphysiologie nach Würzburg verpflanzte und sich um die Blüte der dortigen medizinischen Fakultät große Verdienste erwarb; Franz Seitz (1811—1892) in München, seit 1852 Ordinarius daselbst, der sich bereits frühzeitig von der in München heimischen Naturphilosophie der Röschlaub, Ringseis und Konsorten freimachte, Verfasser gediegener Studien über Typhus (1845), dessen Identität mit dem früher noch besonders unterschiedenen Schleimfieber er nachwies, über Katarrh und Influenza (1865), über Cholera in München (1875), über Diphtherie und Krupp (1877) u. a. m.; Anton Wintrich (1812—1882) in Erlangen, bekannt durch den nach ihm benannten Hammer und den zuerst von ihm konstatierten Schallwechsel (vgl. W. Mayer-Fürth in d. Münch. med. Wchschr., 1912, S. 2462).

Bedeutender als die Genannten ist eine Reihe von Klinikern, welche teils früher an norddeutschen Universitäten ihre Wirksamkeit entfalten, teils in eine noch jüngere Periode fallen. Zu ihnen gehören Hermann Lewy, genannt Lebert (1813—1878), von 1859—1874 in Breslau, als Schriftsteller fruchtbar, aber doch immer bedeutend, auch in seinen großen Handbüchern der praktischen Medizin, der allgemeinen Pathologie und Therapie, der Klinik der Brustkrankheiten, wichtig auch als Vermittler zwischen deutscher und französischer Medizin („Physiologie pathologique" Paris 1845 und ein prächtig ausgestattetes, dem Kliniker wertvolles Kupferwerk „Traité d'anatomie pathologique générale et spéciale", zwei Bände, 1852—1854). Zu den bedeutendsten Klinikern jener reichen Zeit gehören die beiden genialen Schwaben **Wunderlich** und **Griesinger,** selbstwüchsig an ihrer Kenntnis der französischen Medizin emporgediehen und mit WILHELM ROSER zusammen am naturwissenschaftlichen Ausbau der deutschen Medizin im „Archiv für physiologische Heilkunde" (1842—1876, 35 Bände) durch zwei Jahrzehnte sich betätigend. KARL AUGUST WUNDERLICH (1815—1878) glänzend ausgestattet wie ausgebildet, hatte sich nach hartem Kampfe an der Universität seiner Heimat die Stellung als Ordinarius erobert (1846) und folgte 1850 dem Rufe als OPPOLZERS würdiger Nachfolger nach Leipzig, wo er ein Vierteljahrhundert als begeisternder Lehrer und wissenschaftlicher Forscher wirkte, ebensosehr alle Hilfsmittel der Diagnostik, von denen er besonders die Thermometrie methodisch ausbaute, wie die Krankenbeobachtung selbst und die funktionelle Analyse der Krankheitsvorgänge betonend und pflegend und in der Therapie scharf individualisierend. Allem, was er anpackte, gab er ein persönliches Gepräge seiner genialen Natur voll Feuer und Tiefe, seinem „Handbuch" wie dem späteren „Grundriß der speziellen Pathologie und Therapie" (1850 bis 1856 2 Auflagen und 1858), wie seinen Vorlesungen über Geschichte der Medizin. In nichts nach stand ihm sein jüngerer Schulgenosse WILHELM GRIESINGER (1817—1868), ein Schüler SCHÖNLEINS in Zürich, später Arzt an der Irrenanstalt Winnental (über die Ergebnisse dieser Lehrzeit s. weiter unten S. 538), dann Assistent von WUNDERLICH in Tübingen, vorübergehend Direktor der Kieler Poliklinik, nachher mehrere Jahre Leiter der medizinischen Schule in Kairo, wo er das Material für seine vielseitige Kenntnis der Infektionskrankheiten sammelte. Seit 1854 nacheinander Direktor der medizin. Klinik in Tübingen (Zürich (1860) und der psychiatrischen und Nervenklinik der Charité in Berlin (1865), wo er einer diphtheritischen Wundinfektion nach einer Operation an Perityphlitis durch seinen Jugendfreund ROSER erst 51 Jahre alt mitten in der Ausführung größter Pläne erlag. Sein reformatorisches Wirken in Ätiologie, Pathologie und Therapie der Psychosen wird an anderer Stelle gewürdigt, hier sei nur auf sein nicht minder geniales Werk über Infektionskrankheiten in VIRCHOWS Handbuch (1857, 2. Aufl. 1864) nochmals hingewiesen, das auch heute noch besonders in seinen Abschnitten über die Cholera, über Darm- und Flecktyphus, über Malariakrankheit und die von ihm zum ersten Male in Deutschland nachgewiesene und von ihm benannte „Febris recurrens" Wert besitzt.

Über WUNDERLICH sind besonders beachtenswert O. HEUBNERS vortrefflicher Nekrolog im Archiv f. Heilkunde, 1878, XIX, und ebenda ROSERS Artikel „Zur Erinnerung an C. A. Wunderlich"; über GRIESINGER, Wunderlichs biographische Skizze, Leipzig 1869 (als Sonderdruck aus dem Archiv f. Heilkunde), und SUDHOFF, „Wilhelm Griesinger als Redakteur", Münchener med. Wchschr., 1904, No. 29.

Ein Schüler JOHANNES MÜLLERS, SCHÖNLEINS und SKODAS wirkte als Lehrer hervorragend besonders auf dem Gebiete der physikalischen Diagnostik **Ludwig Traube** (1818–1876) aus Ratibor in Oberschlesien, dem viele Ärztegenerationen ihre methodische Ausbildung verdanken. Seit 1849 als Dozent und schließlich auch als Ordinarius an der Fakultät (1875) tätig, hat er auch wissenschaftlich in den Bahnen JOHANNES MÜLLERS und der Franzosen als experimenteller Pathologe gewirkt (Pneumonie nach Vagusdurchschneidung, Digitalisuntersuchungen, Zusammenhang zwischen Herz- und Nierenkrankheiten). Seine Arbeiten sind in 3 Bänden „Gesammelte Beiträge zur Pathologie und Physiologie" (Berlin 1871 bis 1878, Band III nach dem Tode TRAUBES von dessen Schüler und Neffen ALBERT FRAENKEL herausgegeben) erschienen:

eine Würdigung TRAUBES finden Sie außer in einem Nachruf VIRCHOWS (Berl. klin. Wchschr., 1876, S. 209) noch in Gedächtnisreden (Berlin 1877) von ERNST LEYDEN (1832—1910) und von W. A. FREUND in der medizinischen Sektion der schlesischen Gesellschaft für vaterländische Kultur (Breslau 1876). Auch HEINRICH CURSCHMANN war TRAUBES begeisterter Schüler.

Gleichzeitig mit TRAUBE wirkte der eminente Kliniker und Diagnost FRIEDR. **Theodor Frerichs** (1809–1885) aus Aurich in Friesland zuerst Ordinarius in Kiel und Breslau und auf der Höhe seines Ruhmes, als er nach Berlin 1859 als Nachfolger SCHÖNLEINS berufen wurde, wo er scharfe Anfeindung erfuhr, die ihn schwer verletzte und seine Produktivität hemmte. Wertvoll und bedeutend sind seine physiologisch- und pathologisch-chemischen Arbeiten auf dem Gebiete der Verdauungs-, speziell der Leberkrankheiten („Klinik der Leberkrankheiten" 1858 und 1868), seine ausgezeichnete Monographie über die BRIGHTsche Nierenerkrankung (1851) und die Theorie der urämischen Intoxikation, die Entdeckung des Leucins und Tyrosins im Urin bei akuter gelber Leberatrophie und die Schrift (seine letzte) über den Diabetes (1884).

Zu vergleichen ist NAUNYNS interessante Schilderung aus FRERICHS Klinik in „Die Berliner Schule vor 50 Jahren", Volkmanns Vorträge, No. 143, 1908. Als FRERICHS Schüler sind zu nennen NAUNYN, RÜHLE, EHRLICH, QUINCKE, MANNKOPF und MEHRING.

Als Kliniker sind ferner zu erwähnen: JULIUS OTTO LUDWIG MÖLLER (1819–1887) in Königsberg (seit 1863 infolge politischer Maßregelung inaktiv); FELIX VON NIEMEYER (1820–1871), zuerst (seit 1855) in Greifswald, später (seit 1860) in Tübingen, dessen sehr beliebtes und verbreitetes „Lehrbuch der speziellen Pathologie und Therapie" (Berlin 1859–1861) zahlreiche Auflagen erlebte, ins Französische, Englische und Italienische übersetzt wurde; nach dem Tode des Verfassers führte es EUGEN SEITZ (1817–1899, v. 1856–1879 Kliniker in Gießen) in 11. Auf-

lage fort; CARL HEINRICH CHRISTIAN BARTELS (1822 –1878) in Kiel, geschätzt als Verfasser eines Handbuches der Krankheiten des Harn-
apparates (1875); FRIEDRICH WILHELM BENEKE (1824 –1882), der in
Marburg lange Jahre offiziell die pathologische Anatomie als Ordinarius
vertrat, im übrigen durch seine physiologischen, balneologischen
(BENEKE war zugleich Badearzt in Nauheim und begründete die Küsten-
heilstätten für Kinder an der Nordsee) und hygienischen Arbeiten sich ein
gutes Andenken gesichert hat; HUGO RÜHLE (1824 –1888), ehemaliger
Assistent, dann Nachfolger von FRERICHS für kurze Zeit in Breslau,
später in Greifswald und Bonn, all seinen Schülern auch als Mensch
unvergeßlich, dessen Schrift über Kehlkopfkrankheiten (1861) zu den
besten in der vorlaryngoskopischen Zeit gehört; auch seine Arbeiten
über Lungenschwindsucht in ZIEMSSENS Handbuch sind vortrefflich;
THEODOR VON DUSCH (1824 –1890) in Heidelberg, Verfasser eines „Lehrbuchs der Herzkrankheiten" (1868) und eines Beitrages über die Krankheiten des Endo- und Myokardium zu dem großen Lehrbuch der Kinderkrankheiten von KARL GERHARDT (1833—1902, s. unten); NICOLAUS
FRIEDREICH (1825 –1882), in Heidelberg, Schüler des tüchtigen Würzburger Klinikers (auch Psychiaters) KARL FRIEDRICH MARCUS und
VIRCHOWS in dessen Würzburger Zeit, einer der ausgezeichnetsten
Kliniker Deutschlands in der Neuzeit, ebenso scharfsinnig als Diagnostiker
wie als pathologischer Anatom gründlich geschult, klar und präzise in
der Beschreibung der Krankheitsbilder: in dieser Beziehung gehören
seine Arbeiten „Über degenerative Atrophie der spinalen Hinter-
stränge" (VIRCHOWS Archiv 1863), „Über Ataxie mit besonderer
Berücksichtigung der hereditären Formen" (ebenda) und seine Monographie „Über progressive Muskelatrophie, über wahre und falsche
Muskelatrophie" (Berlin 1873) zu den besten Leistungen auf dem Gebiete der Neuropathologie, in der er sich ein Andenken durch die an seinen
Namen geknüpfte erstmalige Beschreibung der Ataxie gesichert hat;
übrigens verdanken wir FRIEDREICH auch gründliche historische Studien
zur biblischen Medizin;

einen Nachruf widmete ihm VIRCHOW im Archiv, Band 90, KUSSMAUL im
D. Arch. f. klin. Medizin, Bd. 32, WEIL in d. Berl. klin. Wchschr., 1882, S. 454,
eine treffliche Studie sein Schüler WILHELM HEINRICH ERB in den „Heidelberger
Professoren", 1903.

ANTON BIERMER (1827—1892), langjähriger Kliniker in Breslau,
von dem übrigens 1857 die noch heute übliche Methode zur Darstellung
der Flimmerbewegung durch Bestreuen der Trachealschleimhaut mit
Kohlepulver herrührt. BIERMERS Hauptwerk ist seine Bearbeitung der
„Lehre von den Krankheiten der Bronchien und des Lungenparenchyms"
(1865—1867), die er zum großen CANSTATT-VIRCHOWSchen Handbuch

der speziellen Pathologie und Therapie beisteuerte; außerdem ist eine seiner Erstlingsarbeiten: „Die Lehre vom Auswurf" (1855). Endlich ist noch zu nennen ERNST LEBERECHT WAGNER (1829—1888) in Leipzig, zuerst 15 Jahre lang Ordinarius der Pathologie und pathologischen Anatomie, dann Nachfolger von WUNDERLICH, besonders populär durch sein 1862 in erster (mit UHLE), 1876 in sechster Auflage bearbeitetes „Handbuch der allgemeinen Pathologie", aber auch durch zahlreiche Spezialforschungen auf fast allen Gebieten der Pathologie und Klinik namhaft.

Von geringerer Bedeutung sind aus der älteren Zeit FRANZ JOH. JUL. WILBRAND (1811—1894) und LUDWIG FRANZ ALEX. WINTHER (1812—1871), beide in Gießen; KARL EICHSTEDT (1876—1893) in Greifswald (vgl. S. 393 Pilz bei Pityriasis versicolor); JOSEPH MEYER (1818—1887) in Berlin; KARL WEYRICH (1819—1876) und ADOLPH WACHSMUTH (1827—1865) in Dorpat; FRIEDRICH GÜNSBURG (1820—1859) in Breslau, jung verstorben, Herausgeber der „Zeitschrift für klinische Medizin" (1850—1859); FRIEDRICH WIEGER (1821—1890) in Straßburg, der sich in der Literatur durch sein geschichtliches Werk über die medizinische Fakultät seines Wirkungsortes ein Andenken gesichert hat; JOSEPH HOFFMANN (1824—1892), seit 1869 Direktor des allgemeinen Krankenhauses in Wien und in dieser Stellung fast zwei Dezennien lang tätig; REINHOLD KÖHLER (1826—1873) in Tübingen, Verfasser eines geschätzten „Handbuches der speziellen Therapie, einschließlich der Behandlung der Vergiftungen" (2 Bände, Tübingen 1851—1855); KARL FERDINAND KUNZE (1826—1890), praktischer Arzt in Halle, Verfasser eines Lehrbuchs und eines Kompendiums der speziellen Pathologie und Therapie; PAUL GUTTMANN (1834—1893), Verfasser eines nützlichen oft aufgelegten „Lehrbuchs der klinischen Untersuchungsmethoden". GUTTMANN schrieb noch zusammen mit A. EULENBURG (geb. 1840) in Berlin: „Die Physiologie und Pathologie des Sympathicus" (1873) und gab als Fortsetzung von „GRAEVELLS Notizen" seit 1877 das „Jahrbuch für praktische Ärzte" (bis zu seinem Tode) heraus; WILHELM ZÜLZER (1834—1883) in Breslau und zuletzt in Berlin, der besonders die Pathologie der Harn- und männlichen Geschlechtswerkzeuge pflegte, übrigens auch zahlreiche klinische, hygienische, medizinalstatistische und epidemiologische Arbeiten publizierte. Selbständig erschien ein „Lehrbuch der Harnanalyse" (1880). Zuletzt begründete ZÜLZER eine Internationale Zeitschrift für sein Spezialgebiet. LOUIS WALDENBURG (1837—1880), ein Schüler VIRCHOWS und TRAUBES, der sich (zum Teil in Nachfolge GEORGS VON LIEBIG) durch zahlreiche Publikationen um die Förderung der Inhalationstherapie oder respiratorischen Therapie verdient machte. Er schrieb „Lehrbücher der respiratorischen Therapie" (Berlin 1864); „Die pneumatische Behandlung der Respirations- und Zirkulationskrankheiten im Anschluß an die Pneumatometrie und Spirometrie" (1875); „Die Tuberkulose, die Lungenschwindsucht und Skrofulose, nach historischen und experimentellen Studien bearbeitet" (1869), worin den Ergebnissen der VILLEMINschen Experimente ein breiter Raum gewährt ist (vgl. S. 419 u. S. 423); er konstruierte ferner den „transportablen pneumatischen Apparat" (zuerst beschrieben 1873 in der Berliner klinischen Wochenschrift, deren Redaktion er seit 1868 als Nachfolger von LOUIS POSNER führte) und „Die Pulsuhr, ein Instrument zum Messen der Spannung, Fülle und Größe des menschlichen Pulses" (1877); OSCAR FRAENTZEL (1838—1894), Schüler TRAUBES, in Berlin, Verfasser eines Lehrbuchs der Herzkrankheiten, einer Abhandlung über Pleuraerkrankungen, sowie verschiedener wertvoller Publikationen über Herzhypertrophie, Myokarditis u. a. m., ein beliebter klinischer Lehrer, besonders in seinen Kursen über physikalische Diagnostik; JULIUS SOMMER-BRODT (1839—1893) in Breslau, der sich durch erneute Empfehlung des Kreosots gegen Tuberkulose („SOMMERBRODTsche Kapseln"), ferner durch zahlreiche kleinere Publikationen über nasale Reflexneurosen, Pachydermia laryngis, Gewerbe-Laryngitis bei Maschinennäherinnen, über Innervation, Überanstrengung des Herzens, Echinococcus der Leber, Rotz beim Menschen u. v. a., darunter sehr gute experimentelle Arbeiten, bekannt gemacht hat (war mit AUG. HIRSCH zur Erforschung der Pest nach Astrachan gefahren); auch sein Nachfolger in Breslau, OTTOMAR ROSENBACH (1851—1907) hat in seiner überreichen Produktion manche gute experimentelle Untersuchung; EDUARD GOLTDAMMER (1842—1891), der als Nachfolger von CHRISTIAN AUGUST BARTELS (1805—1872) an Bethanien in Berlin dirigierender Arzt war und wertvolle Journalmitteilungen über Typhustherapie, über Salizylsäure, Punktion von Pleuraexsudaten u. a. publizierte; JOSEF ROSSBACH (1842—1894), zuletzt in Jena, bekannt durch sein zusammen mit HERMANN NOTHNAGEL (geb. 1841, z. Z. in Wien) herausgegebenes sehr gediegenes „Handbuch der Arzneimittellehre" (3 Aufl., Berlin 1877) und ein „Handbuch der physikalischen Heilmethoden", Verfasser zahlreicher Studien „Über Physiologie und Pathologie der menschlichen Stimme" (1869), über die Wirkung der Alkaloide, allgemeine Muskelphysiologie, Innervation des Herzens, über nervöse Dyspepsie etc.; KARL EISENLOHR (1847—1896), seit 1875 in Hamburg, publizierte Studien über Tabes, traumatische Neurose, Neuritis, Zoster, MORVAN-sche Krankheit u. a. m.; BERNHARD KÜSSNER (1852—1892) in Halle, ein fleißiger Arbeiter, der zahlreiche Einzeluntersuchungen über Scharlachniere, Impftuberkulose, Leukämie, Leberzirrhose, Pneumonia migrans, über Brommittel bei Nervenaffektionen, Jodoform bei Tuberkulose publiziert hat.

Von deutschen Ärzten und Klinikern seien ferner genannt: KARL EWALD HASSE (1810—1903), in Göttingen, seit 1878 emeritiert, der die Bearbeitung der Krankheiten des Nervenapparates (1855) zu dem großen CANSTATT-VIRCHOWschen Handbuch der speziellen Pathologie und Therapie beisteuerte, auch eine für ihre Zeit epochemachende „Anatomische Beschreibung der Krankheiten der Respirations- und Zirkulationsorgane" publizierte.

Vgl. KARL EWALD HASSE, Erinnerungen aus meinem Leben, Leipzig 1902. PHILIPP FRIEDRICH BETZ (geb. 1819) in Heilbronn, gründete im Jahre 1856 die „Memorabilien aus der Praxis", in denen er, ebenso in anderen Zeitschriften, manches Wertvolle publizierte; OTTOMAR DOMRICH (geb. 1819), seit 1856 in Meiningen, vorher Professor in Jena, durch psychiatrische Arbeiten verdient.

ADOLF KUSSMAUL (1822—1902), hervorragender Arzt und klinischer Lehrer in Erlangen und Freiburg usw., 1876 in Straßburg, führte 1869 die Magenpumpe in die Behandlung der Magenkrankheiten ein durch seine Publikation „Über die Behandlung der Magenerweiterung durch eine neue Methode" (Freiburg i. Br. 1869; neu herausgegeben und eingeleitet von W. EBSTEIN in den „Klassikern der Medizin", Bd. 14, Leipzig 1912) und schrieb u. a.: „Die Störungen der Sprache, Versuch einer Pathologie der Sprache" (1877) für das große Handbuch von Hugo

ZIEMSSEN (1829 –1902) in München, zu welchem BENJAMIN THEODOR
THIERFELDER (geb. 1824), in Rostock, die „Physikalisch-diagnostischen
Vorbemerkungen zu den Leberkrankheiten" und ALOIS GEIGEL (1829
bis 1887), in Würzburg, die „Öffentliche Gesundheitspflege" (1874) bei-
trug; THEODOR WEBER (1829—1914) in Halle, bekannt durch Arbeiten
über Bronchialasthma, operative Therapie der Pleuritis und die Emp-
fehlung der Nasendusche, vortrefflicher Lehrer und Arzt; HERMANN
SENATOR (1834 — 1911) in Berlin; WILHELM EBSTEIN in Göttingen
(1836—1912); CARL GERHARDT (1833 –1902) in Jena, Würzburg und
Berlin; LUDWIG LICHTHEIM (geb. 1845) in Bern und Königsberg; KARL
LIEBERMEISTER (1833 –1901) in Basel und Tübingen mit trefflichen
Untersuchungen über Leberkrankheiten und zur Pathologie und Therapie
des Fiebers; OTTO MICHAEL LUDWIG LEICHTENSTERN (1845 –1900) in
Köln, ebenso vielseitig wie bedeutend auf allen Gebieten der modernen
Klinik; HEINRICH IRENAEUS QUINCKE (geb. 1842) aus Frankfurt a. O.,
Professor in Bern und Kiel, der besonders über Blutpathologie ge-
arbeitet hat; HEINRICH CURSCHMANN aus Gießen (1846—1910) der
Organisator des Hamburger Krankenhauses, Nachfolger WEGNERS in
Leipzig, Meister der Diagnostik, Haupt einer blühenden Schule, der
LUDOLF KREHL in Heidelberg (geb. 1861 in Leipzig), WILHELM HIS
junior (geb. 1863) in Berlin, vorher in Basel und Göttingen, ERNST
ROMBERG (geb. 1865) in München und MAX HIRSCH (geb. 1870) in
Göttingen angehören, neben denen von der heutigen Generation BERN-
HARD NAUNYN (geb. zu Berlin 1839), zuletzt in Straßburg, zweifellos der
Hervorragendste und jetzt im Ruhestand in Baden-Baden, WILHELM
ERB (geb. 1840) in Leipzig und Heidelberg, woselbst er jetzt im Ruhe-
stand lebt, einer der hervorragendsten Neurologen der Neuzeit,
FRIEDR. ALBIN HOFFMANN (geb. 1843) in Dorpat und Leipzig,
schrieb besonders über Konstitutionskrankheiten und Therapeutik,
FRIEDRICH MÜLLER in München, vorher in Marburg und Basel (geb. in
Augsburg 1858), FRIEDRICH KRAUS (geb. in Bodenbach 1858), früher in
Graz, jetzt in Berlin, ADOLF STRÜMPELL (geb. 1853 in Kurland), nacheinander in Erlangen, Breslau, Wien, jetzt in Leipzig, OSKAR MINKOWSKI
(geb. 1858) in Breslau, KARL GARTS VON NOORDEN (geb. 1858 in Bonn),
vorübergehend in Wien als Leiter der Klinik, neben manchen anderen zu
nennen sind.

Über KUSSMAUL vgl. Dtsch. Arch. f. klin. Med., 1901, Bd. 73. KUSSMAUL,
Jugenderinnerungen, Stuttgart 1899 (viele Auflagen), und Aus meiner Dozenten-
zeit, ebd., 1906 (desgl.). Wichtig sind auch seine „Zwanzig Briefe über Menschen-
pocken und Kuhpockenimpfung", Freiburg 1870.

Von verstorbenen resp. emeritierten Klinikern anderer Nationali-
täten muß ich mich auf die Vorführung folgender Männer beschränken:

der Italiener, und zwar aus der älteren Zeit zunächst:
GIUSEPPE ANTONUCCI (1753—1836), Gründer der medizinischen Klinik in Neapel.

MAURIZIO BUFALINI (1787—1875) der genialste italienische Patholog der ersten Hälfte des 19. Jahrhunderts, ein energischer Bekämpfer der RASORIschen Lehren und Förderer der rationellen Medizin, der für das Experiment und die positive Beobachtung mit aller Wärme eintrat, bis 1861 klinischer Lehrer in Florenz.

MOSE GIUSEPPE LEVI (1796—1859) in Venedig, Herausgeber eines zwanzigbändigen „Dizionario compendiato dello scienze mediche" (Venedig 1827—1832) und eines „Dizionario classico di medicina e chirurgia" (in 56 Bänden, 1832—1840); CARLO MAGGIORANI (1800—1885), Professor in Palermo und Rom; VINCENZO PINALI (1802—1875) in Padua; CAMILLO VERSARI (1802—1880), Professor in Bologna; LUIGI BOSI (1810—1883) in Ferrara; GIACINTO NAMIAS (1810—1874) in Venedig, gründete mit BUFALINI 1834 das „Giornale per servire ai progressi della patologia e terapia" (seit 1850 unter dem Titel: „Giornale Veneto di scienze mediche"); DAVIDE PANTALEONI (1810—1885), zuletzt in Rom, Verfasser mehrerer kleiner Publikationen über Intermittens, miasmatische Krankheiten.

SALVATORE TOMMASI (1813—1888), Professor in Pavia und Neapel, verdient durch Begründung der modernen physiologischen Pathologie in Italien, schrieb zur Bekämpfung der RASORIschen Doktrin „Rinuovamento della medicina italiana".

PIETRO BURRESI (1822—1883), seit 1878 klinischer Lehrer in Florenz; LUIGI CONCATO (1825—1880), zuletzt in Turin, Verfasser eines zweiteiligen Werks über allgemeine Diagnose der Abdominaltumoren (Mailand 1881);

MARIANO SEMMOLA (1831—1896), Sohn von GIOVANNI SEMMOLA (1793—1865), Professor der experimentellen Pathologie in Neapel, einer der Hauptrepräsentanten der modernen physikalisch-chemischen Richtung in der italienischen Klinik, publizierte u. a. „Terapia empirica e terapia scientifica" (Bologna 1869); „Medicina vecchia e medicina nuova" (Neapel 1876); „Del metodo sperimentale nella materia medica" (Neapel 1865), sowie größere Abhandlungen über Morbus Brightii und Diabetes (französisch: Paris 1858—1861); ARNALDO CANTANI (1836—1893, ein Deutschböhme, vgl. Janus, IX, 1904, 325 ff.), in Neapel, der deutsche Medizin nach Italien getragen hat (u. a. durch italienische Übersetzung von NIEMEYERS Lehrbuch der Pathologie, Mailand 1862/63), bekannt durch zahlreiche Arbeiten über Stoffwechselerkrankungen, speziell Diabetes, Infektionskrankheiten u. v. a.; auch gab er ein Handbuch der Pharmakologie in zwei Bänden 1865—1877 heraus;

CARLO LEOPOLDO ROVIDA (1847—1877), Professor in Turin, entfaltete trotz kurzer Lebenszeit eine große Produktivität (über Urinzylinder u. v. a.). — Von Lebenden verdienen Erwähnung SERAFINO BUFFI (geb. 1822) in Mailand, sehr verdienter klinischer Experimentator; FERDINANDO VERARDINI (geb. 1818) in Bologna und FRANCESCO ORSI (geb. 1828), Professor in Pavia.

In s k a n d i n a v i s c h e n Ländern traten als bedeutende Kliniker und Ärzte hervor:

Olof Sundt Bang (1788—1877); Ludwig Israel Brandes (1821—1894), Verfasser eines vierbändigen Handbuchs der inneren Krankheiten (1859—1866); Joachim Dietrich Brandis (1762—1845); Mads Christensen (1805—1864); Edoard August Dahlerup (1812—1882), sämtlich in Kopenhagen; Daniel Ekelund (1793—1879) in Upsala; Erland Gabriel Engberg (1794—1871) in Stockholm; Gustav Erikson (1789—1865) in Norrköping; Karl Emil Fenger (1814—1884) in Kopenhagen, hervorragender klinischer Lehrer; Per Erik Gellerstedt (1815—1881) in Lund; Johann Daniel Grill (1805—1862) in Stockholm; Per Hedenius (1828—1896) in Upsala; Jens Andreas Holmboe (1827—1876) zu Bergen in Norwegen; Frederik Holst (1791—1871) und dessen Sohn Axel Holst (1826—1880) in Christiania; Magnus Huss (1807—1890) in Stockholm, hochverdient um das schwedische Medizinalwesen, auch als Kliniker hervorragend, Verfasser eines zweiteiligen Werks über „Alcoholismus chronicus" (Stockholm 1849—1851); Israel Hwasser (1790—1860) in Upsala, einer der hervorragendsten schwedischen Ärzte; Per Henrik Malmsten (1811—1883) in Stockholm, ordentlicher Professor daselbst, tüchtiger Gelehrter und scharfsichtiger Diagnostiker, entdeckte Trichophyton tonsurans und Balantidium coli (publiziert in Hygiea VII, 1848, und XIX; vgl. S. 414); Frits Waldemar Rasmussen (1833—1877), pathologischer Anatom und Kliniker in Kopenhagen, Autor mehrerer Arbeiten über Hämoptyse, Aspirationsmethode bei Pleuraexsudaten u. a. m.; Oscar Theodor Sandahl (1829—1894) in Stockholm, verpflanzte die pneumatische Therapie nach Schweden, schrieb über Muskelatrophie und vermehrte die Sammlungen des Karolinischen Instituts; Michael Skjelderup (1769—1852) in Christiania, ein auch um die Biologie verdienter Forscher; Jacob Soennerberg (1770—1847) in Lund; Andreas Gärtner Sommer (1804—1871) in Kopenhagen; Gustav Sven Traegardt (1832—1886) in Lund; Seligmann Meyer Trier (1800—1863) in Kopenhagen, der die physikalisch-diagnostischen Methoden in Dänemark eingebürgert hat; Joachim Andreas Voss (geb. 1815) in Christiania; Johann Anton Waldenstroem (1839—1879), Professor in Upsala, führte als erster in Schweden die eigentliche Poliklinik (als klinischen Unterricht in den Wohnungen der Armen) ein; Knut Felix von Willebrand (1814—1893) in Helsingfors, seit 1874 emeritierter Professor; Peter Emanuel Winge (1818—1894) in Christiania; August Timoleon Wistrand (1807—1866) und dessen Bruder Alfred Hilarion Wistrand (1819—1874) in Stockholm, beide verdient um das schwedische Medizinalwesen; Karl Edward With (geb. 1826), Professor in Kopenhagen.

Als hervorragendere S c h w e i z e r Ärzte verdienen Erwähnung:

Jacob Marc d'Espine (1806—1860) in Genf, der sich durch seine zahlreichen statistisch-epidemiologischen und hygienischen Arbeiten einen Namen gemacht hat; J. Guggenbühl (1816—1863), der sich mit der Behandlung des Kretinismus eingehend beschäftigte; Hans Locher-Balber (1797—1873) in Zürich; Johann Ludwig Konrad Meyer-Hoffmeister (1807—1881) in Zürich, Konrad Meyer-Ahrens (1813—1872) ebendaselbst, Verfasser wertvoller historischer und balneologischer Arbeiten; Jacob Laurenz Sonderegger (1825—1896) in St. Gallen, der bekannte später noch einmal uns beschäftigende Autor der „Vorposten der Gesundheitspflege im Kampfe ums Dasein der Einzelnen und ganzer Völker" (zweite Auflage, 1874); Philipp Friedrich Wilhelm Vogt

(1786—1861), seit 1834 Professor der Nosologie, Therapie und medizinischen Klinik in Bern, Vater des berühmten Naturforschers KARL VOGT und des Berner Hygienikers ADOLF VOGT (1822—1907); endlich der durch seine diätetischen Kochbücher für Magenkranke, Fieberkranke etc. bekannte JOSEPH WIEL (1828 bis 1881) in Zürich, und PHILIPPE DE LA HARPE (1830—1882) in Lausanne.

Hervorragende n i e d e r l ä n d i s c h e Ärzte und Kliniker sind: FRANS VAN DER BREGGEN (1783—1843), Professor in Amsterdam, ein rationeller Praktiker, der seine Landsleute vor den Theorien der RASORI und BROUSSAIS warnte; ALI COHEN (geb. 1817) in Groningen; BERNHARD ED. H. VAN DEN CORPUT in Brüssel (1821—1908), auch als Pharmakologe und Hygieniker bedeutend; JEAN CROCQ (geb. 1824) in Brüssel; NICOLAS DUMOULIN (1827—1890) in Gent, ein ausgezeichneter akademischer Lehrer, Verfasser vieler Journalmitteilungen; CHRISTIAN EIJKMANN in Utrecht (1858—1895), Kliniker und Hygieniker; JOHANNES CHRISTIAN COTTLOB EVERS (1818—1886), Professor in Leiden von 1864—1872, später Arzt im Haag; SALOMON LOUIS FALLOT (1783 bis 1873) in Brüssel; Angehörige der Familie VAN GEURS, Großvater und Enkel: MATTHIAS VAN GEURS (1735—1817) in Groningen, der größte Praktiker nach BOERHAAVE, ein ausgezeichneter Dozent und Gelehrter; und JAN VAN GEURS (1808—1880), von 1857—1873 Professor in Amsterdam, der erste Kliniker in Holland, „welcher die physikalische Untersuchungsmethode, die mikroskopischen und chemischen Untersuchungen beim klinischen Unterricht benutzte, die pathologische Anatomie nach ihrem Wert zu schätzen lehrte, der Bahnbrecher für die naturwissenschaftliche Richtung in der Medizin"; JEAN PAUL GILDEMEESTER (geb. 1825) in Amsterdam; CARL GOBÉE (1804—1875) in Amsterdam und seit 1867 in Brummen, ein scharfsinniger Gelehrter, Verfasser verschiedener wertvoller Arbeiten, u. a. „Pathologische Studien" (Utrecht 1843—1844), worin er auf die Notwendigkeit für die praktische Medizin hinweist, sich eng an die Physiologie anzuschließen; GEORGE PHILIP FREDERIK GROSHANS (1814—1874) in Rotterdam, ein „ausgezeichneter Kliniker, tüchtiger Historiker, geübter Zoologe und sehr gebildeter Literat" (C. E. DANIELS); CORNELIUS PRUYS VAN DER HOEVEN (1792 bis 1871) in Leiden, ein gelehrter Mann, der sich historisch-anthropologischen Studien mit Vorliebe widmete; HEINRICH HERTZ (geb. 1832 in Greifswald), seit 1868 Professor der pathologischen Anatomie und seit 1877 ordentlicher Professor der speziellen Pathologie und Therapie in Amsterdam, trat 1896 in den Ruhestand; JEAN FRANCOIS KLUYSTENS (1771—1843) in Gent und dessen Sohn HENRIK (gest. 1885), beide Universitätsprofessoren daselbst; J. L. C. SCHRÖDER VAN DER KOLK (1797—1862) in Utrecht, verdient durch das Irrenwesen; FERDINAND LEFÈBVRE (geb. 1821), Professor der Therapie in Löwen; GOZEWYN JAN LONCQ (1810—1887), von 1840—1881 Professor in Utrecht; SAN BASTIAAN MOLEWATER (1813—1864) in Rotterdam, ein vortrefflicher Dozent, tüchtiger Kliniker und ausgezeichneter Arzt; ÉTIENNE POIRIER (gest. 1888), Professor in Gent; FRANZ RIENDERHOFF (1822—1879) in Rotterdam; JOANNS MATTHIAS SCHRANT (1823—1864) in Leiden, Mitbegründer des „Weekblad voor Geneeskundigen", ein sehr gelehrter Kliniker, der auch zahlreiche deutsche Werke seinen Landsleuten durch Übersetzungen zugänglich machte; AUGUSTUS ARNOLDUS SEBASTIAN (1805—1861), zeitweise Professor in Leiden; BAREND JOZEF STOKVIS in Amsterdam (1834—1902), ein vielseitiger Kliniker; JOSEF ANTON SPRING (1814—1872) in Lüttich („Symptomatologie ou traité des accidents morbides", Brüssel 1866—1868, 2 Voll.); GERARD COENRAAD BERNARD SURINGAR (1802 bis 1874), von 1843—1872 Professor der Medizin in Leiden, und dessen Bruder PIETER

HENDRIK SURINGAR (1813—1887) in Amsterdam; CORNELIS SWAVING (1814 bis 1881) in Batavia und Maastricht, auch durch Leistungen auf dem Gebiete der Ethnologie bekannt; HENRICUS FRANCISCUS THYSSEN (1787—1830), Professor in Amsterdam; JEAN BAPTISTE UYTTERHOEVEN (1759—1843), dessen Söhne ANDRÉ UYTTERHOEVEN (1799—1868) und VICTOR UYTTERHOEVEN (1801—1873), sämtlich bedeutende, auch durch zahlreiche schriftstellerische Leistungen ausgezeichnete Praktiker; CORNELIS WINKLER in Amsterdam (geb. 1855). Auch VAN EEDEN, PEKELHARING, PEL und TALMA verdienen genannt zu werden.

Aus den s l a w i s c h e n Ländern seien als hervorragende Ärzte und klinische Lehrer erwähnt:

JOSEF BERTENSON (1834—1895), der sich auch durch Studien zur öffentlichen Gesundheitspflege in der Literatur bekannt machte; SSERGEI BOTKIN (1832—1889) in Petersburg, ein hervorragender, über die Grenzen seines Vaterlandes hinaus bekannter Kliniker, außerordentlich beliebter Lehrer, das Haupt einer ganzen russischen Ärzteschule und tüchtiger Diagnostiker, gab ein „klinisches Archiv der inneren Krankheiten" in russischer Sprache seit 1869 heraus; MATHIAS JOSEPH BRODOWICZ (geb. 1790) in Krakau, der sich durch Reorganisation der dortigen medizinischen Fakultät bzw. der klinischen Verhältnisse ein großes Verdienst erwarb; TITUS CHATUBINSKI (1820—1889) in Warschau, Verfasser zahlreicher Einzelmitteilungen, übrigens ein verdienter Botaniker, dessen Schriften „Grimmiae Patrenses" (1882) und „Enumeratio muscorum frondosorum Patrensium" (1886) bemerkenswert sind. BRONISLAW CHOJNOWSKI (1836—1870), Professor in Warschau; GEORG VON EICHWALD (1839—1889) in Petersburg, publizierte u. a. Mitteilungen über Stenokardie, Mucin, über gewebsbildende Substanzen und ein oft aufgelegtes Lehrbuch der Therapie (übrigens war er der Sohn des berühmten Naturforschers KARL EDUARD VON EICHWALD (1795—1876), der sich durch paläontologische und zoologische Erforschung Rußlands einen Namen gemacht hat); ADAM BOGUMIL HELBICH (1796—1881) in Warschau; STANISLAUS KOSMINSKI (1837—1883) in Warschau, einer der gebildetsten polnischen Ärzte, gründlicher Kenner der historischen Literatur; ALEXANDER KREMER (1813—1880) in Krakau, Gründer der dortigen ärztlichen Gesellschaft; HEINRICH LUCZKIEWICZ (geb. 1826) in Warschau; WJATSCHESLAW MANASSEIN (1841—1901), von 1877 bis 1892, wo er abdizierte, Professor der propädeutisch-therapeutischen Klinik in Petersburg bzw. Dirigent der medizinischen Klinik der Militärakademie daselbst, publizierte: „Beiträge zur Lehre von der Inanition" (1869); „Chemische Beiträge zur Fieberlehre" (Virchows Archiv, Bd. 56); „Vorlesungen über allgemeine Therapie', (1879); JOSEF MRANOWSKI (1804—1879) in Petersburg und zuletzt in Warschau; FRIEDRICH MERING (1822—1887) in Kiew; PAUL NARANOWITSCH (1801—1874) in Petersburg, tüchtiger pathologischer Anatom und dessen Bruder PETER NARANOWITSCH (1805—1858) in Charkow; LUDWIG NATANSON (1822—1896) in Warschau; WASSILIJ TIMOTEJEWITSCH POKROWSKY (1839—1877), Professor der speziellen Pathologie und Therapie in Kiew; ALEXIS POLUNIN (geb. 1820), 1849—1879 Professor der pathologischen Anatomie und Physiologie in Moskau; ADAM RACIBORSKI (1809—1871), zuletzt in Paris, publizierte dort ein „Nouveau manuel complet d'auscultation et de percussion" (1835); KONSTANTIN ROSE (1826—1893), Professor der klinischen Medizin an der medizinisch-chirurgischen Akademie in Warschau, war ein Schüler von SCHÖNLEIN; GRIGORI SACHARJIN (geb. 1829) in Moskau, ein Kliniker von wirklicher Bedeutung; JWAN SOKOLOW (1816—1872) in Moskau und NIL. SOKOLOW (1894) in Petersburg; IWAN NIKOLAJEWITSCH

STANKEWICZ (1829—1882), Professor in Charkow; JOSEF WASSILJEWITSCH WAR-
WINSKY (1811—1880) in Moskau; NICOLAI ANDREJEWITSCH WINOGRADOW (1831
bis 1885) in Kasan; MORITZ WOYDE (1791—1877), Mitbegründer der Warschauer
medizinischen Gesellschaft; NICOLAI ZDECKAUER (1815—1897) publizierte (1844)
eine Diagnostik der Herzkrankheiten sowie verschiedene Studien über Infektionskrankheiten und machte sich um die Pflege der Hygiene in Rußland verdient;
FRIEDRICH HERRMANN (geb. 1811) in Petersburg, ein Mann von Wert; FEDOR
INOSEMZOW (geb. 1802), einer der tüchtigsten und beliebtesten Ärzte Moskaus
und ein vorzüglicher Lehrer, populär durch die nach ihm benannten Tropfen
gegen Diarrhoe und Cholera; endlich MÜHLHAUSEN (1819—1884) in Warschau. —
Auch die Vereinigten Staaten von Nordamerika
stellen eine große Zahl hervorragender Ärzte und Kliniker, welche mit
selbständigen Leistungen an dem Fortschritt der praktischen Medizin beteiligt sind. Viele von den Ärzten sind deutscher Abstammung, aber auch
von englischer und angloamerikanischer Abstammung sind bedeutende Ärzte zu nennen. Zu nennen sind u. a.:

FRANKLIN BACHE (1792—1864) in Philadelphia, Schüler von RUSH (S. 319)
und tüchtiger Chemiker, Lehrer am Jefferson Medical College, publizierte zusammen
mit GEORGE B. WOOD (1797—1879) in Philadelphia „The Dispensatory of the
United states of America" (1833), während der letztgenannte selbst schrieb u. a.:
„A treatise on the practice of medicine" (1847), „Therapeutics and pharmacology"
(1856); ELISHA BARTLETT (1804—1855) an verschiedenen Orten, sehr fruchtbarer
Schriftsteller; THEODORIC ROMEYN BECK (1791—1855), eine Zeitlang Professor der
Materia medica am Albany Medical College in New York, Verfasser von „Elements
of medical jurisprudence" (2 Voll., Albany 1823, sehr oft aufgelegt und in andere
Sprachen übersetzt); dessen Bruder JOHN ROMEYN BECK (1794—1851) hinterließ
die nach seinem Tode von C. R. GILMAN herausgegebenen „Lectures on materia
medica and therapeutics" (1851, 3 Ed. 1861); JOHN HENRY BEECH (1819—1878)
im Staate Michigan; JOHN BELL (1796—1872) in Philadelphia, Verfasser eines
„Practical dictionary of materia medica" usw. (1841) und zahlreicher klinisch-
kasuistischer Einzelmitteilungen; LUTHER BELL (1805—1862) in Boston; THOMAS
BLATCHFORD (1794—1866) in Albany; SAMUEL HERRFIELD BEMISS (geb. 1821) in
New Orleans, Professor daselbst; HENRY J. BOWDITCH (geb. im ersten Drittel
des vorigen Jahrhunderts) in Boston; AMARIAH BRIGHAM (1798—1849) in Utica,
New York; ISAAC CASSELBERRY (1821—1871), Professor in Evansville, ein
tüchtiger Diagnostiker; NATHANIEL CHAPMAN (1780—1853) in Philadelphia,
schrieb u. a.: „Lectures on the more important diseases of the thoracic and abdominal viscera" (1844) und „A compendium of lectures on the theory and practice
of medicine" (1846); EDWIN NESBID CHAPMAN (geb. 1819) in Brooklyn, Verfasser
von „Hysterology a treatise on the disease and displacement of the uterus" (New
York, 1872) und zahlreicher Journalaufsätze; ALONZO CLARK (1807—1887),
Professor der Physiologie und Pathologie am C. P. S. (von 1840—1855) und der
Pathologie und der praktischen Medizin (von 1855—1884) in New York, der 1840
die Opiumbehandlung bei der Peritonitis in Amerika einführte; JOHN REDMAN
COXE (1773—1863) in Philadelphia, publizierte u. a.: „Practical observations
on vaccination or inoculation for the cow pock" (1802) u. v. a.; ALVA CURTIS
(1797—1881) in Cincinnati und EDWARD CURTIS (1840—1874) in Sacramento, Cal.;
GEORGE DERBY (1819—1874) in Boston; SAMUEL HENRY DICKSON (1798—1872),
zuletzt am Jefferson Medical College in Philadelphia, schrieb über Gelbfieber,

Hitzschlag, Dengue sowie „Outlines of lectures upon the theory and practice of medicine"; „Elements of pathology and praxis" u. a. m.; DANIEL DRAKE (1785 bis 1852), an verschiedenen Orten (Philadelphia, Louisville, Cincinnati) tätig, schrieb „A systematic treatise, historical, etiological and practical on the principal diseases of the interior valley of North America as the appear in the Caucasian, African, Indian and Esqimaux varieties of its population" (1850 ff.); JOHN WILLIAM DRAPER (1811—1882), Professor am University Medical College in New York, ein ausgezeichneter Naturforscher, auch physiologisch gründlich gebildet, Verfasser von „The influence of physical agents on life" (New York 1850); „Human physiology" (1856) und „A textbook on physiology" (1866); ROBERT DUNGLISON (1798—1869), von 1836—1868 Professor am Jefferson College in New York, ein außerordentlich fruchtbarer Schriftsteller, dessen Hauptwerk, eine zweibändige „Human physiology", 1832 bereits erschien; außerdem schrieb er noch ein „Medical Dictionary", dessen letzte Ausgabe von seinem Sohn RICHARD J. DUNGLISON veranstaltet wurde; JOHN EBERLE (1788—1838) in Philadelphia, Cincinnati und zuletzt in Levington, schrieb den sehr beifällig aufgenommenen „Treatise of the materia medica and therapeutics" (2 Bände, Philadelphia 1892 bis 1893) und „Treatise on the practice of medicine" (ebenda 1830); JEAN CHARLES FAGET (geb. 1818) in New Orleans; WILLIAM FAHNESTOCK in Philadelphia (Erfinder des bekannten guillotineartigen Tonsillotoms); AUSTIN FLINT (1812—1886) in New York, Verfasser zahlreicher Schriften, u. a.: „Physical exploration and diagnosis of diseases affecting the respiratory organs" (Philadelphia 1856); „Compendium of percussion and auscultation" (New York, 4. Ausgabe, 1869); „A practical treatise on the diagnosis pathology and treatment of diseases of the heart" (1859) und der sehr verbreitete „Treatise on principles and practice of medicine (1866, 5. Ausgabe, 1881), seine Hauptwerke; sein Sohn gleichen Namens, geb. 1836, ist ein sehr bedeutender Physiolog und Verfasser eines fünfbändigen Werks „The physiology of man" (New York 1866—1874); JOHN WAKEFIELD FRANCIS (1789 bis 1861) in New York, schrieb zahlreiche Journalaufsätze; CHARLES FRICK (1823 bis 1860) in Baltimore, verfaßte wertvolle Publikationen über die Pathologie des Harns („Renal affections, their diagnosis and pathology", 1850, und „Formation of urinary calculs" 1858 im American Medical Monthly); ELY GEDDINGS (1799 bis 1878) in verschiedenen Orten (Baltimore, New York), auch ein tüchtiger Chirurg; dessen Sohn JOHN FREDERIC GEDDINGS (geb. 1829), Professor in Charleston; WILLIAM GERHARD (1809—1872) in Philadelphia schrieb zusammen mit CASPAR WISTAR PENNOCK (1800—1867) „Observations on the cholera in Paris" (Philadelphia 1832); ferner publizierte er: „On the diagnosis of diseases of the chest, based upon the comparison of their physical and general signs" (ebenda 1836); HORACE GREEN (1802—1866) gründete 1850 das New York Medical College und war dort bis 1860 Professor, hat sich besonders um die Pathologie und Therapie der Krankheiten der Luftwege verdient gemacht. Er schrieb: „A treatise on diseases of the air passages, bronchitis etc." (New York 1846) u. v. a., die letzte seiner Publikationen ist betitelt: „A practical treatise on pulmonary tuberculosis" (1864); ROBERT EGLESFELD GRIFFITH, Professor in Philadelphia und an der Maryland University in Baltimore, Verfasser zahlreicher klinischer Einzelarbeiten; ADAM HAMMER (1818—1878), ein geborener Badenser, Professor in St. Louis, lieferte eine gute Darstellung der Pathologie und Therapie des Sonnenstichs und publizierte kleinere kasuistische Mitteilungen; ISAAC HAYS (1796—1879) in Philadelphia, übersetzte zahlreiche ausländische Werke ins Englische und begann auch 1834 die Herausgabe einer „American encyclopedia of practical medicine etc.",

die jedoch nicht über den 2. Band und Artikel „Axilla" hinauskam; WILLIAM
EDMONDS HORNER (1793—1853) in Philadelphia, ein außerordentlich vielseitiger
Forscher, auch ein hervorragender Anatom, Verfasser mehrerer anatomischer
Lehrbücher und pathologisch-anatomischer Schriften sowie zahlreicher kasuistischer Mitteilungen; DAVID HOSACK (1769—1835) in New York, dessen zahlreiche
Publikationen sich auf dem Gebiete der inneren Medizin bewegen, obwohl er auch
ein tüchtiger Chirurg war, ein äußerst fruchtbarer Schriftsteller und vielseitiger
Forscher; JACOB B. HOUGH (geb. 1829), Professor der Chemie und Toxikologie
am Miami Medical College in Cincinnati seit 1873; RICHARD HOUGHTON (geb. 1827),
seit 1875 in Indianapolis; SAMUEL JACKSON (1787—1872) in Philadelphia, schrieb
u. a.: „The principles of medicine, founded on the structure and functions of the
animal organism" (1832) und zahlreiche kleinere Aufsätze; JOHN DAVIS JACKSON
(1834—1875); JAMES JACKSON (1777—1867) in Boston; FREDERICK DIVOUX
LENTE (1823—1883), hauptsächlich in New York, vielseitiger Praktiker und Verfasser zahlreicher klinisch kasuistischer Mitteilungen; THOMAS MALDRUP LOGAN
(1808—1876) in Sacramento, auch ein tüchtiger Chirurg; ALFRED L. LOOMIS
(1831—1895) in New York; JAMES AITKEN MEIGS (1829—1879) in Philadelphia,
Professor am Jefferson Medical College, publizierte zahlreiche Arbeiten, meist in
Journalen; JOHN K. MITCHELL (1793—1858) in Philadelphia und dessen Sohn
S. WEIR MITCHELL (geb. 1829), ebendaselbst, der bekannte Autor der nach ihm
benannten Mastkur. SAMUEL LATHAM MITCHILL (1764—1831) in New York, dessen
Arbeiten vorwiegend die Naturwissenschaften, speziell die Chemie in ihrer Anwendung auf Physiologie und Pathologie betrafen; WILLIAM PEPPER (1843—1898)
in Philadelphia; EDWARD SEGUIN (1812—1880) in New York, ein geborener Franzose, hochverdient um die klinische Thermometrie, sowie um das Idiotenwesen;
NATHAN SMITH (1762—1830) in New York; JOSEPH MATHES SMITH (1789—1866)
in New York, Verfasser von „Elements of etiology and philosophy of epidemics"
(2 Voll., N. Y., 1824); ALFRED STILLÉ (1813—1900); HUGH HUGHES TOLAND
(1808—1880) in San Franzisco, gründete dort ein noch seinen Namen führendes
Medical College; JOSEPH MEREDITH TONER (geb. 1825), zu Washington; WILLIAM
TULLY (1785—1858), Professor der Arzneimittellehre am Yale College; sein Hauptwerk ist ein nach seinem Tod erschienenes vierbändiges Lehrbuch der Arzneimittellehre (Springfield 1857—1866); JOHN WARE (1795—1864) in Boston, Professor am Harvard College; GEORGE BACON WOOD (1797—1879) in Philadelphia;
RICHARD DENNIS ARNOLD (1808—1876) in Savannah, Professor am dortigen
Medical College seit 1850, Verfasser mehrerer Aufsätze über Gelbfieber, Dengue u.a.;
JACOB BIGELOW (1787—1879) in Boston, ein tüchtiger Botaniker und Professor
der Arzneimittellehre an der medizinischen Schule der Harvard-Universität (von
1815—1855), verfaßte: „A treatise on materia medica" (1822); „Brief expositions
of rational medicine" (1858); JAMES VAN ZANDT BLANEY (1820—1874) in Chicago,
gründete dort 1843 zusammen mit DANIEL BRAINARD das Rush Medical College,
naturwissenschaftlich gründlich geschult, Verfasser zahlreicher Aufsätze im
Chicago Medical Journal; CHARLES CALDWELL (1772—1853) in Louisville; STAN-
FORD EMERSON CHAILLE (geb. 1830) in New Orleans, Mitherausgeber des New
Orleans Medical and Surgical Journal, in dem seine hauptsächlichsten Publikationen
erschienen sind; JACOB M. DA COSTA (1833—1900) in Philadelphia, seit 1872
Professor am Jefferson Medical College als Nachfolger von DICKSON; seine Arbeiten
betreffen die Respirations- und Zirkulationskrankheiten; NATHAN SMITH DAVIS
(1817—1904) in Chicago, seit 1850 Professor der Klinik am Rush Medical College,
Begründer der Chicago Medical Society und Illinois State Medical College,

sowie 1859 des Chicago Medical College, gibt seit 1855 das „North Western Medical Journal" und seit 1860 den „Medical Examiner" heraus. — Bedeutend ist OSLERS Nachfolger als Chef der inneren Klinik am Johns Hopkins Hospital LEWELLYS FRANKLIN BARKER (geb. 1867) und sein Fachkollege am gleichen Spital WILLIAM SIDNEY THAYER (geb. 1864); auch JAMES TYSON (geb. 1841) in Philadelphia ist zu nennen.

Meine Herren! Die T h e r a p i e ist der Endzweck unserer ganzen Tätigkeit. Alles ärztliche Sinnen und Trachten, die gesamte Arbeit der medizinischen Wissenschaft ist darauf gerichtet, somatische Übel von dem menschlichen Geschlecht fernzuhalten, und diejenigen, die sich als unvermeidlich erweisen, nach dem alten Wahlspruch des ASKLEPIADES möglichst tuto, cito, jucunde zu beseitigen. Auf dieses Ziel konzentriert sich die volle Kraft auch des rein wissenschaftlich denkenden Praktikers. Haben doch, wie Sie gesehen haben, gewisse Systeme in der Medizin lediglich deshalb so gewaltigen Anklang gefunden, weil sie auf therapeutischen Bestrebungen basierten: ich erinnere an die Homöopathie, den Mesmerismus, die durchaus (im Gegensatz zu der mehr wissenschaftlich theoretisierenden Naturphilosophie) von vornherein praktische Ziele verfolgten. Aber auch bei den übrigen allgemein-pathologischen Doktrinen bildeten die Erfolge der Therapie gleichsam den Gradmesser für den Wert des betreffenden Systems selbst. Fast zu allen Zeiten haben wir wahrnehmen können, wie die allgemeinen therapeutischen Anschauungen abhängig waren von gewissen Lehren der allgemeinen Pathologie. Am krassesten und abschreckendsten war dies bei dem Vampirismus der BROUSSAISschen Lehre der Fall, welcher den höchsten Mißbrauch einer prophylaktisch-therapeutischen Maßregel darstellt, wie sie von der Medizin der Antike mit Vorliebe gepflegt und bis in die Volksmedizin (in Gestalt der regelmäßig beim Wechsel der Jahreszeiten üblichen Aderlässe) hinein lange sich in Übung gehalten, zeitweise völlig außer Brauch kam und doch immer wieder auftaucht. Ein unbestreitbares Verdienst der sogenannten Homöopathie war die Anbahnung einer Reaktion gegen pharmazeutische Polypragmasie; dagegen ging der Anstoß zu pharmakodynamischer Prüfung am Gesunden von der wissenschaftlichen Medizin aus; bereits bei GALENOS finden sich unzweifelhafte Andeutungen davon, und STÖRCK, einer der Vertreter der älteren Wiener Schule (S. 306), hat solche Prüfungen in großem Maßstabe vorgenommen. Von Wien aus ist auch der kräftigste Rückschlag gegen die Polypragmasie und -pharmazie am Krankenbette eingetreten. Die jüngereWiener Schule, besonders Männer wie HAMERNÍK, DIETL u. a., redete einem krassen Nihilismus in der Therapie während des 3.—5. Jahrzehnts des 19. Jahrhunderts das Wort; sie ging dabei von der Beobachtung aus, daß Pneumonien auch ohne den üblichen Aderlaß mit Genesung endigten, die Heilresultate sogar im allgemeinen auch bezüglich der Schnelligkeit besser wurden. Indes der völlige Nihilismus wurde bald in Wien selbst als eine Einseitigkeit erkannt und mit Recht verlassen. Die Wandlungen der neueren Zeiten in chemischen, physikalischen bzw. pharmakologischen Kenntnissen haben uns nicht bloß eine ganze Reihe neuer Mittel gebracht, sondern auch für ältere, als „unwissenschaftlich" verworfene Heilagentien bessere theoretische oder exakt-experimentelle Begründung und Wiedereinführung verstattet, so daß wieder energische Therapie auch in der Klinik und an denjenigen Stätten als Losung galt, wo man früher lediglich einem T e i l des Hippokratischen Programms huldigte. Bekanntlich ist dieses ein doppeltes: es verlangt die Behandlung des ganzen Menschen, nicht bloß der Krankheit oder des kranken Organs und wünscht möglichstes Waltenlassen der Natur unter Vermeidung forcierter Eingriffe. An Stelle des letzteren wird jetzt überall eine energische Therapie gepredigt, bei der aber nicht mehr Medikamente das Alpha und Omega bilden, sondern auch von physikalischen, mechanischen und anderen Agentien ein ausgiebiger, genau formulierter Gebrauch gemacht wird. Besonders gilt das von manchen chronischen Krankheiten, die früher eine Crux medicorum bildeten, heute aber dank den tiefen Einblicken in den Mechanismus und Chemismus des tierischen Organismus einer rationellen Therapie zugänglicher geworden sind. Um mit den Respirationskrankheiten zu beginnen, so ist es die Pneumato-, Klimato- oder respiratorische bzw.Inhalationstherapie, welche, von einzelnen Forschern [JUNOD (1835), PRAVAZ (1833), TABARIE (1840), A. SIMPSON (1857), SALES GIRON (1858), BERLIN (1860), JOURDANET (1865), G. LIEBIG (1867), KNAUTHE (1875), WALDENBURG (1880), ROSSBACH (1881), ÖRTEL (1882), HAGEN (1885) usw.] zu gewisser Vollkommenheit ausgebaut, manche schöne Erfolge gezeitigt hat. Man hat ferner für die chronische Digestions- und Ernährungsstörungen die passende Stoffwechsel- resp. Ernährungstherapie gelernt; Mast- und Entziehungskuren werden je nach Erfordernis vorgenommen; mit Hilfe der Wage und Retorte ist eine sorgfältige Anpassung der Diät an den kranken Körper ermöglicht; von allem ist dies dem Fortschritt unserer erweiterten diagnostischen (chemischen) Methoden (sogen. Probefrühstück u. dgl.) zu danken. Von geradezu epochemachender Bedeutung wurde nach dieser Richtung die Schrift des auch durch Arbeiten über Diphtherie und Laryngoskopie ausgezeichneten Münchener Forschers MAX JOSEF OERTEL (1835—1897): „Allgemeine Therapie der Kreislaufsstörungen" (1882, in v. ZIEMSSENS großem Handbuch der Therapie), worin er an der Hand einer Beobachtung an einem mit Rückgratsverkrümmung behafteten Mediziner (ihm selbst) und auf Grund der PETTENKOFER-VOITSchen Untersuchungen über Stoffwechsel und Ernährung das bekannte Verfahren zur Behandlung von

Kreislaufstörungen und Fettsucht empfahl, und die Methode der sogen.
Terrainkuren darlegte. Die uralte Hydro- und Balneotherapie, ebenso
die mechanischen Prozeduren der Massage und Gymnastik sind wieder
in systematische Übung (durch SCHREBER 1847, SCHILDBACH 1859,
LINGG, ZANDER 1865, METZGER u. v. a. — vgl. später) gekommen, nachdem
bereits 1780 TISSOT sich ihrer wieder angenommen hatte; man hat unter
wissenschaftlicher Methodik die Wirkungen der einzelnen in Betracht
kommenden Faktoren genau festzustellen gesucht und sie auch dem
Heilschatze des praktischen Arztes einverleibt.

Am deutlichsten zeigt sich die Wandlung der Anschauungen an dem
Gang der Antipyrese bei den akuten Infektionskrankheiten. Seitdem
ERNST BRAND (1827—1897) in Stettin die Kaltwasserbehandlung des
Typhus in einer Publikation des Jahres 1861 empfohlen und ein großer
Teil der Kliniker sich dieser Methode angenommen, hat man die
energische Temperaturherabsetzung als berechtigte Indikation bei fieberhaften Krankheiten ansehen zu dürfen geglaubt. Man ging zu der Hydrotherapie, dann zur Pharmakotherapie über. Temperaturherabsetzende,
aber auch andere stark wirkende Mittel lieferte die in Analyse und
Synthese gleich weit vorgeschrittene Chemie. Den ersten Anstoß gab die Entdeckung der Alkaloide der Chinarinde und gewisser
narkotischer Substanzen. FRIEDRICH WILHELM ADAM SERTÜRNER
(1783—1841), Apotheker zu Einbeck und Hameln, entdeckte 1805 das
Morphium und publizierte 1817 die Entdeckung desselben (in GILBERTS
Annalen der Physik, Bd. 55). Es folgten 1818 PELLETIER und CAVENTON
mit Strychnin und 1820 mit Chinin, GEIGER und HESSE (1833) mit
Atropin; ALEXANDER WOOD in Edinburg (vgl. S. 405) und CHARLES
GABRIEL PRAVAZ (1791—1853) in Paris, den wir noch unter den Chirurgen
und Orthopäden kennen lernen werden, machten uns mit dem hypo-
dermatischen Injektionsverfahren bekannt. 1859 stellte Niemann in
WÖHLERS Laboratorium das Kokain dar und fand bereits, daß das
Präparat die Zunge vorübergehend empfindungslos macht, eine Entdeckung, die 1864 JULIUS CLARUS bestätigte, nachdem 1860 SCHROFF
Experimente damit in erweitertem Maßstabe gemacht und dem Mittel
als Anästheticum eine große Zukunft prognostiziert hatte; 1869 fand
OSCAR LIEBREICH (1839—1908) in Berlin die schlafmachende Wirkung
des Chloralhydrats: 1874 entdeckte KOLBE in Leipzig die Salicylsäure
(vgl. S. 381), deren geradezu überraschende und frappierend spezifische
Wirkung (ähnlich der des Chinins bei Intermittens) deutsche Forscher
ermittelten (F. STRICKER, GOLTDAMMER u. a. in Berlin); in demselben
Jahre führt FRIEDRICH Condurango als Stomachicum ein; 1876 wurde
Pilokarpin, das Alkaloid des Jaborandi, zum ersten Male als Diaphore-
tikum empfohlen, 1883 die blutstillende Wirkung des Fluidextrakts von

Hydrastis canadensis und (durch UNNA) das Ichthyol zunächst in die dermatologische Praxis eingeführt; 1884 das Antipyrin zuerst publiziert (durch LUDWIG KNORR), 1886 das Acetanilid oder Antifebrin (durch CAHN und HEPP), in demselben Jahre das Sulfonal von BAUMANN hergestellt und 1888 durch KAST als Schlafmittel empfohlen; ferner gab THOMAS RICHARD FRASER in Edinburg Strophantus als Ersatz für Digitalis an, dem 1865 LIVINGSTONE und KIRK eine große Rolle prophezeit hatten und das von CHRISTY (1878), HOLMES und BRADFORD untersucht worden war. Die Empfehlung des Kreosot gegen Tuberkulose ist schon im vierten Jahrzehnt dieses Jahrhunderts erfolgt, 1877 nahmen sie BOUCHARD und GIMBERT, später FRAENTZEL und SOMMERBRODT wieder auf, später trat das Guajacol resp. Guajacolcarbonat an seine Stelle. So mehrte sich von Jahr zu Jahr der Arzneischatz ins Unübersehbare; eine förmliche systematische Suche nach neuen Mitteln begann, leider nicht immer aus lauteren Gründen. Doch kann in der Aufzählung neuer Mittel hier nicht weiter gegangen werden. Es sei nur noch darauf hingewiesen, daß auch die teilweise als „Dreckapotheke" verschriene therapeutische Verwendung von Tierteilen in den letzten Jahrzehnten als Organotherapie in gewissem Sinne zu Ehren gekommen ist. Die Schilddrüseneinpflanzung nach BIRCHER (1889), vorbereitet durch FUHRS Untersuchungen (1886) und mehr noch BROWN-SEQUARDTS Versuche über die Bedeutung der Nebennieren (1856) und BAUMANNS Jodothyrin, PÖHLS Spermin usw. haben hier die Wege gewiesen zum Verständnis dieses Hilfsmittels bei Insuffizienz der Organe. Nochmals sei betont, daß auch in der Pharmakologie der wichtigste Fortschritt an die Einführung des Experiments geknüpft ist, eine Neuerung, für die hauptsächlich Männern wie MAGENDIE (1821), JALIK (1855), CLAUDE BERNARD (1856), TROUSSEAU undPIDOUX, BÖHM, BINZ, ROSSBACH, SCHMIEDEBERG die Palme gebührt, wenngleich sich bereits in Experimenten am Menschen bei den Alexandrinern, bei GALEN, bei STÖRCK und STOLL deutliche Anfänge dazu finden. Nicht minder bedeutungsvoll wurde die Emanzipation der Pharmazie von der Therapie und die Gründung besonderer pharmakologischer Institute. — Inzwischen hat noch, wie Sie wissen, die Ära der Bakteriologie insofern auch für die Therapie der fieberhaften Krankheiten eine neue Perspektive eröffnet, als das Fieber als eine Folge der bakteriellen und zugleich bakteriziden Stoffwechselprodukte und damit als wohltätiges Selbstregulierungsvermögen, als Ausfluß der Vis medicatrix naturae, wieder einmal erkannt worden ist. Demgemäß ist einerseits die energische Antipyrese gefallen, andererseits hat man mit überraschendem Erfolg versucht, gegen gewisse Infektionskrankheiten mit gefährlichem Charakter wie Diphtherie, Tuberkulose (auch Neoplasmen), bakterizides, antitoxinhaltiges Blutserum, gewonnen von Tieren, denen die Erkrankung vorher

eingeimpft war, bzw. von Menschen, welche die betreffende Affektion
überstanden haben, therapeutisch zu verwenden, und zwar subkutan,
nach dem JENNERschen, von PASTEUR erweiterten Prinzip der Schutz-
impfung gesunde Individuen zu immunisieren, d. h. (vorübergehend)
giftfest zu machen. Dazu kommen noch die anderwärts zu besprechenden
spezifisch chirurgischen Maßnahmen der A- und Antisepsis, durch welche
viel Eingriffe direkt gefahrlos geworden sind, so daß sie sich bereits eines
großen Teils der sogen. inneren Krankheiten bemächtigt haben, denen
man jetzt mit chirurgischen Mitteln buchstäblich zu Leibe rückt. — Die
Elektrotherapie wird noch besonders Gegenstand einer kurzen Besprechung bei der Neuropathologie sein müssen.

Recht lesenswerte, wenn auch etwas summarische Darstellungen über die
Wandlungen der medizinischen Therapie im vorigen Jahrhundert geben F. LEON-
HARDI in einem Vortrage in der bekannten von BERGMANN, ERB und WINCKEL
herausgegebenen Sammlung. Neue Folge, Serie V, No. 127; ZIEMSSEN in seinem
Vortrag: „Wissenschaft und Praxis in den letzten 50 Jahren". (Klinische Vorträge, No. 18.) — Auf die besondere Rolle, welche dank der Initiative v. LEYDENS
u. a. einer wissenschaftlich und rationell basierten Krankenpflege (Hypurgie) in
der neuesten Zeit mit Recht eingeräumt ist, will ich nur hindeuten.

Gestatten Sie mir nun, meine Herren, Ihnen kurz die Namen derjenigen Männer anzuführen, an die sich die hauptsächlichsten Leistungen
auf den genannten Gebieten knüpfen: ich wähle die alphabetische Reihenfolge der bequemeren Übersicht halber: zunächst von den Angehörigen
d e u t s c h e r Nationalität (Deutsche, Russen, Österreicher und
Schweizer eingeschlossen); einige Autoren finden Sie bereits unter den
Chemikern und Klinikern genannt:

WENZEL BERNATZIK (1821—1902), bis zu seiner Emeritierung in
Wien, schrieb als gekrönte Preisschrift: „Pharmakologisch-therapeutische
Abhandlung über die gebräuchlichsten Jodpräparate" (1853); „Handbuch der allgemeinen und speziellen Arzneiverordnungslehre" (1876 bis
1878), arbeitete ferner über Jalapa, Cubeben, Copaivbalsam, Chinaalkaloide u. a. m.; KARL BINZ (1832—1913) in Bonn, namhaft wegen seiner
Untersuchungen über Chinin und seine zusammenfassenden Werke des
Faches, auch seiner historischen Studie über WEYER; J. BOAS (geb.
1858) in Berlin, bekannt durch seine Diagnostik und Therapie der
Magen- und der Darmkrankheiten (seit 1890 oft aufgelegt), begründete
1895 das „Archiv für Verdauungskrankheiten"; HERMANN VON BOECK
(1843—1885) in München publizierte: „Untersuchungen über die Zersetzung des Eiweisses im Tierkörper unter dem Einflusse von
Morphium, Chinin und arseniger Säure" (1871), „Intoxikationen mit
giftigen Pflanzenbestandteilen ' (für VON ZIEMSSENS Handbuch der
speziellen Pathologie und Therapie 1878): RUDOLPH BOEHM (geb. zu

Nördlingen 1844), Ordinarius in Dorpat, Marburg und Leipzig, einer
der ersten Männer seines Faches; RUDOLF BUCHHEIM (1820—1879),
in Dorpat und seit 1867 in Gießen, ist der Vater der pharmakologischen
Institute durch Begründung der ersten Anstalt in Dorpat (aus Privat-
mitteln) geworden; darin sind gegen 80 Arbeiten von BUCHHEIMS
Schülern, meist in Studien über Abführmittel oder in Darstellung des
aktiven Prinzips aus Droguen bestehend, verfertigt; BUCHHEIM begründete mit SCHMIEDEBERG das „Archiv für experimentelle Pathologie"
und publizierte außer zahlreichen Einzelarbeiten als Hauptwerk „Lehrbuch der Arzneimittellehre" (1856), worin er die Mittel statt nach thera-
peutischem System nach chemischen und pharmakodynamischen Analogien gruppiert; JOHANN ANDREAS BUCHNER (1783—1823) in München,
publizierte seine Arbeiten in dem von ihm begründeten, 110 Bände umfassenden „Repertorium für die Pharmacie" (1815—1851); dessen Sohn
LUDWIG ANDREAS BUCHNER (1813—1897) ebendaselbst, führte das genannte Repertorium bis 1876 (in 25 Jahrgängen) fort, publizierte einen
zweibändigen Kommentar zur Pharmakopoea Germanica (1872—1887),
sowie „Versuche über das Verhalten der Auflösung chemischer Stoffe zu
Reagentien bei verschiedenen Graden von Verdünnung" (preisgekrönt
1834); „Betrachtungen über die isomerischen Körper, sowie über die Ursachen der Isomerie" (1836); „Über den Anteil der Pharmazie an der
Entwicklung der Chemie" (1849), dazu Einzelstudien über Berberin,
Chinovabitter, Aconitsäure, Brom, Salicylsäure, Pfeilgifte, Arsenik-
vergiftung etc.; HERMANN JULIUS CLARUS (1819—1863) in Leipzig, dessen
Experimentaluntersuchungen mehrere Pflanzenstoffe, Solanin, Kokain
etc. betreffen; auch er verfaßte ein dreimal (1852—1860) aufgelegtes
„Handbuch der speziellen Arzneimittellehre"; Arnold CLOETTA (1828
bis 1890) in Zürich, Verfasser eines „Lehrbuchs der Arzneimittellehre und
Arzneiverordnungslehre" (1889), von 1870—1880 Professor der Materia
medica; FRIEDRICH WILHELM HERMANN DELFFS (1812—1894) in
Heidelberg, tüchtiger Chemiker und Pharmakologe, verfaßte u. a. einen
stöchiometrischen Kommentar zur badensischen Pharmakopoe, konstruierte einen besonderen Gasometer und einen Revolveraspirator und
lieferte Beiträge zur Erkennung der Alkaloide, des Coffein, Cantharidin,
Digitalin, Chinoidin; JOHANN HEINRICH DIERBACH (1788—1845 in
Heidelberg, schrieb einen „Grundriß der Rezeptierkunst" (1818), ein
„Handbuch der medico-pharmazeutischen Botanik" (1819), eine recht
wertvolle Studie über die Arzneimittel des HIPPOKRATES (1824) u. a. m.;
KARL PHILIPP FALCK (1816—1880) in Marburg, Verfasser von: „Handbuch der diätetischen Heilmittellehre" (1848+—850), „Handbuch der
klinischen Toxikologie" (1854), „Kompendiöses Wörterbuch der speziellen
Arzneiverordnungslehre" (1864) etc.; FRIEDRICH AUGUST FLÜCKIGER

(1828—1894), seit 1873 in Straßburg, 1892 emeritiert und fortan in Bern lebend, bedeutender Pharmakognost, publizierte u. a. „Pharmazeutische Chemie" (1878), „Die Chinarinden" (1883), sowie mehrere Schriften zur Geschichte der Pharmazie, wie „Die Frankfurter Liste, ein Beitrag zur mittelalterlichen Geschichte der Pharmazie" (1873); „Dokumente zur Geschichte der Pharmazie, enthaltend eine Sammlung von Aktenstücken zum Apothekenwesen aus der Zeit von DIOKLETIAN bis 1766" (1876) u. a. m.; HERMANN HAGER (1816—1897) aus Berlin, jahrelang eine der ersten Autoritäten der deutschen Pharmazie, Verfasser zahlreicher Abhandlungen und Lehrbücher, Begründer der „Pharmazeutischen Zentralhalle". FRIEDRICH ALBIN HOFFMANN in Dorpat und Leipzig (vgl. S. 442), verdient besonders durch Vorlesungen über allg. Therapie (1885). THEODOR GOTTFRIED HUSEMANN (1833—1901) schrieb ein Handbuch der Toxikologie (1862) und ein Handbuch der gesamten Arzneimittellehre, das mehrere Auflagen erlebte, und zahlreiche Einzeluntersuchungen auch zur Geschichte der Pharmakologie, z. B. über Pharma, kopöen und über Schlafschwämme des Mittelalters, die Vorgänger der Äther- und Chloroformnarkosen bei Operationen; EDMUND RUDOLF KOBERT (geb. 1854) in Dorpat und Rostock auch als Historiker hervorragend betätigt; HERMANN ADOLF KOEHLER (1834—1879) in Halle schrieb u. a.: „Chemische Untersuchungen über die fälschlich Hirnfette genannten Substanzen" (1868); „Über Wert und Bedeutung des sauerstoffhaltigen Terpentinöls für die Therapie bei akuter Phosphorvergiftung" (1872); „Die lokale Anästhesierung durch Saponin" (1873); „Handbuch der physiologischen Therapeutik" (1876); „Grundriß der Materia medica" (1878); FRIEDRICH LUDWIG KRAHMER (geb. 1810), Senior der Halleschen medizinischen Fakultät, schrieb „Ärztliche Heilmittellehre" (1861); „Das Silber als Arzneimittel betrachtet" (1845) u. a.; JOHANN FRIEDRICH LAURER (1798—1873) in Greifswald, ein tüchtiger Lichenologe, lieferte eine Umarbeitung des SEIFERTschen „Lehrbuchs der Arzneimittellehre" (1856); LOUIS LEWIN (geb. 1850) in Berlin; M. EUGEN OSKAR LIEBREICH (1839—1908) in Berlin untersuchte die schlafmachende Wirkung des von LIEBIG dargestellten Chloralhydrats und Strychnin als sein Antidot, das Aethylenchlorid, das Lanolin, das Kantharidin, die Kresole, das Formalin, das Nurin und zahlreiche andere Stoffe, redigiert seit 1887 die von ihm begründeten Therapeutischen Monatshefte und die Enzyklopädie der Therapie; WILHELM MARMÉ (1832—1897) in Göttingen, Verfasser eines Lehrbuchs der Pharmakognosie und zahlreicher Einzelarbeiten (zum Teil im Vereine mit THEODOR HUSEMANN); THEODOR WILHELM MARTIUS (1796—1863) in Erlangen, Pharmakognost („Grundriß der Pharmakognosie des Pflanzenreichs" 1832 und „Lehrbuch der pharmazeutischen Zoologie" 1838); KARL FRIEDRICH HEINRICH MARX

(1796 —1877), der bekannte Göttinger Sonderling, Verfasser klassischer Arbeiten zur medizinischen Ethik und Geschichte, verdient hier Erwähnung wegen seiner „Grundzüge der Arzneimittellehre" (1876) und wegen seiner sehr wertvollen Monographie: „Die Lehre von den Giften in medizinischer, gerichtlicher und polizeilicher Hinsicht" (1827); KARL GUSTAV MITSCHERLICH (1805 —1871) in Berlin, „der erste deutsche Pharmakologe, der die Bedeutung der Kenntnis des chemischen Verhaltens der Arzneimittel gegen die Bestandteile des Organismus und die der Tierversuche überhaupt für die Entwicklung der Pharmakologie erkannte und letztere von dieser Erkenntnis geleitet wesentlich förderte" (THEODOR HUSEMANN im Biographischen Lexikon IV, 252); seine zahlreichen Arbeiten betreffen Untersuchungen über Bleiacetat, Kupfersulfat, Eisenpräparate, Diuretika, Silbernitrat, Ammoniakalien, Alkohol, ätherische Öle, Gerbsäure; er verfaßte ferner ein sehr ausführliches „Lehrbuch der Arzneimittellehre" (1837—1846; 2. Ausgabe in 3 Bänden 1847—1861); FRIEDRICH OESTERLEN (1812 —1877), Professor in Tübingen, Dorpat und zuletzt Arzt in Stuttgart, schrieb ein oft aufgelegtes „Handbuch der Heilmittellehre" (Tübingen 1845); übrigens auch eine „Medizinische Logik" (1852) und „Handbuch der medizinischen Statistik" (1864); EMIL OSANN (1787—1842) in Berlin, Neffe und Schwiegersohn HUFELANDS, schrieb ein auf 3 Bände berechnetes, aber nicht über den 2. Band hinausgelangtes Hauptwerk: „Physikalisch-medizinische Darstellung der bekannten Heilquellen der vorzüglichsten Länder Europas" (1829—1832), er rangiert danach streng genommen unter den Balneologen, wird aber hier erwähnt, weil er die Heilmittellehre offiziell an der Berliner Universität vertrat; FRANZ PENZOLDT (geb. 1841), früher Polikliniker und Pharmakologe in Erlangen, seit 1903 dortselbst Direktor der medizinischen Klinik, schrieb ein „Lehrbuch der klinischen Arzneibehandlung" (1889), das in mehreren Auflagen erschien; PHILIPP PHOEBUS (1804 —1880) in Gießen, schrieb 1831 eine „spezielle ärztliche Rezeptierkunst", ferner ein „Handbuch der Arzneiverordnungslehre", „Anleitung zur ersten Hilfeleistung bei akuten Vergiftungen", „Zur Vereinfachung der Arzneiverordnungen" (1856) und manches andere; LOUIS POSNER (1815—1868) in Berlin gab mit Apotheker SIMON ein „Handbuch der allgemeinen und speziellen Arzneiverordnungslehre" (1855) heraus, das noch jetzt erscheint; SIEGMUND RADZIEJEWSKI (1841—1874) in Berlin; THEODOR POLECK (geb. 1821), Professor der pharmazeutischen Chemie in Breslau, seit 1867 als Nachfolger von ADOLF FERDINAND DUFLOS (gest. 1889), der wegen Augenleidens abtreten mußte, arbeitete über Minengase, über das ätherische Öl von Asarum europaeum, über die Arsenprobe der Pharmakopöe etc.; FRANZ REISS (1808 —1861) in Prag, stellte dort ein pharmakognostisches Kabinett her und schrieb „Grundzüge der Pharmakognosie" (1851); Michael Joseph Rossbach (1842—1894) in Würzburg und als Internist in Jena, bekannt durch sein Lehrbuch der Arzneimittellehre, das er in 3. Auflage mit Nothnagel zusammen herausgab, und sein Lehrbuch der physikalischen Heilmittel; Oswald Schmiedeberg (geb. 1834) in Dorpat aus Kurland und Straßburg, schrieb einen trefflichen Grundriß d. Pharmakologie (7. Aufl. 1913) und zahlreiche Abhandlungen in dem mit Klebs und Naunyn begründeten Archiv für experimentelle Pathologie und Pharmakologie; Karl Damian von Schroff (1802—1887) in Wien von 1849—1874, seit 1878 in Graz im Ruhestand, publizierte: „Arzneimittellehre mit besonderer Berücksichtigung der österreichischen Pharmakopöe von 1830"; „Lehrbuch der Pharmakognosie" (1853), der Pharmakologie (1856), Arbeiten über Belladonna, Atropin und Daturin, Akonit, über das Silphium der alten Griechen, über Helleborus und Veratrum etc. Dessen Sohn Karl von Schroff (1844—1892) in Graz war Mitarbeiter an dem Lehrbuch seines Vaters und lieferte Einzelstudien über Akonit, Chinin, sowie experimentell-pathologische Untersuchungen; Hugo Paul Friedrich Schulz aus Wesel (geb. 1853) seit 1883 Ordinarius in Greifswald; Eduard Steinauer (1840—1883) in Berlin, untersuchte die Brompräparate, Johann Nepomuk Schuster (1777—1838) in Pest; Karl August Wibmer (1803—1885) in München, Verfasser eines fünfbändigen Werks „Die Wirkung der Arzneimittel und Gifte im gesunden tierischen Körper" (1831—1842); Heinrich August Ludwig Wiggers (1803 bis 1880) in Göttingen, bedeutender Pharmakognost, von dessen Arbeiten diejenigen über Secale cornutum, über mineralische Gifte, über Zittmannsches Decoct, sowie ein „Grundriß der Pharmakognosie" (1840 bis 1864 in fünf Auflagen) besonders geschätzt sind.

Unter den f r a n z ö s i s c h e n Pharmakologen und Therapeuten von Bedeutung hebe ich hervor: Jean Baptiste Gregoire Barbier (1780—1865) in Amiens, Verfasser von „Principes généraux de pharmacologie ou de matière médicale" und „Traité élémentaire de matière médicale" (3 volls, Paris 1819 bis 1820), übrigens auch als Kliniker und Hygieniker literarisch tätig; Apollinaire Bouchardat (1806—1886), schrieb ein sehr beliebtes „Manuel de matière médicale, de thérapeutique et de pharmacie" (1838, 5. édition 1873) und gab heraus: „Annuaire de thérapeutique, de matière médicale, de pharmacie et de toxicologie" (seit 1840), außerdem verschiedene Abhandlungen klinischen (über Diabetes) und hygienischen Inhalts; J. A. Béchamp (1816—1908; s. Grasset in La France médicale, 1910 u. 1911) in Nancy; der bereits als Entdecker des Strychnins genannte Joseph Bienaime Caventou (1795—1877) in Paris (zusammen mit Joseph Pelletier 1788—1842); Jean Baptiste Alphonse Chevallier (1793 — 1879) in Paris,

sehr bedeutender Chemiker, dessen Schriften besonders die Nahrungsmittel und deren Verfälschungen, sowie andere Teilgebiete der Hygiene
betreffen, seit 1825 Mitherausgeebr des Journal de chimie médicale, de
pharmacie et de toxicologie, und seit 1829 der Annales d'hygiène publique,
in denen er viele Aufsätze veröffentlichte: einige Abhandlungen schrieb
er im Verein mit PIERRE LOUIS COTTEREAU (1797—1851) in Paris,
und zwar: „L'art de doser les médicaments" (1829); „De
l'emploi du chlore gazeux dans le traitement de la phtisie pulmonaire"
(1830) und „Traité élémentaire de pharmacologie" (1835); JEAN BAP-
TISTE ROZIER COZE (1795—1875), Sohn des tüchtigen Klinikers PIERRE
COZE (1754—1822) beide in Straßburg und um Hebung des dortigen
medizinischen Unterrichts sehr verdient, und der Sohn des zuletzt Genannten LÉON COZE († 1896) zuletzt in Nancy, Verfasser von „Histoire
naturelle et pharmacologie des médicaments narcotiques fournis par le
règne végétal" (1853), „Recherches cliniques et expérimentales sur les
maladies infectieuses étudiées spécialement au point de vue de l'état
du sang et de la présence des ferments" (1872) und „Recherches sur
l'action de muguet (convallaria majalis) et de la digital" (Bulletin
générale de la thérapeutique 1883); FRANÇOIS FOY (1793—1867), Verfasser mehrerer pharmakologischer und Arzneimittel - Lehrbücher;
ADOLPHE GUBLER (1821—1879) in Paris, dem wir außer biologischen
und klinischen auch zahlreiche pharmakologische Arbeiten von höchster
Bedeutung verdanken, u. a. kleinere im Journal de thérapeutique publizierte Studien über Aconitin, Bromkali, Calabar, Chloral, Curare, Cin-
chonin und dann als größere Werke einen sehr wertvollen und preisgekrönten Kommentar zur französischen Pharmakopöe (1868), sowie
Lehrbücher der Therapie, zum Teil nach GUBLERS Tode herausgegeben;
NICOLAS JEAN BAPTISTE GASTON GUIBOURT (1790—1867) in Paris, Verfasser von „Histoire abrégée des drogues simples" (2 voll., Paris 1826)
und „Pharmacopée raisonnée" (1833); SAMUEL HELLER (1796—1861);
FRANÇOIS ANSELME JAUMES (1804—1868) in Montpellier schrieb einen
„Essai de pharmacologie thérapeutique générale" (1847) und einen
„Traité de pharmacologie speciale" (1848); JEAN LOUIS LASSAIGNE (1800
bis 1859) und CAMILLE MEHU (1835—1887) in Paris. LOUIS MIALHÉ (1807
bis 1886) in Paris; MATHEO JOSE BONAVENTURE ORFILA (1787—1853), einer
der bedeutendsten Toxikologen des 19. Jahrhunderts, auch hochverdient
um die Verbesserung des medizinischen Unterrichts und der Institute in
Paris; seiner Initiative ist der Neubau des Anatomiegebäudes, die Errichtung des Hôpital des cliniques, die Gründung des pathologisch-
anatomischen Museums (Musée DUPUYTREN), die Erweiterung der
chemischen, physikalischen und pharmakologischen Kabinette, die Errichtung des seinen Namen tragenden Museums der vergleichenden

Anatomie und manche andere segensreiche Neuerung zu danken. In der
Toxikologie hat sich ORFILA, den wir auch in der gerichtlichen Medizin
zu würdigen haben werden, durch seinen berühmten „Traité de toxicologie
générale" (1813—1815), sowie durch zahlreiche Einzelarbeiten, speziell
über den Nachweis von Giften eine historische Stellung gesichert;
HERMANN PIDOUX zu Paris (1808—1882) gab mit TROUSSEAU 1836 ein
„Traité de thérapeutique et de matière médicale" in zwei Bänden heraus,
der bis 1877 neun Auflagen erlebte; FRANCOIS VINCENT RASPAIL (1794
bis 1878) in Paris, machte eine Zeitlang durch Empfehlung des Kamphers
als Universalheilmittel von sich reden; PIERRE OSCAR REVEIL (1827
bis 1865) in Paris, lieferte wertvolle Untersuchungen über Phosphor
und andere Themata aus dem Gebiet der Toxikologie und Balneologie;
EUGÈNE SOUBEIRAIN (1793—1858) in Paris, arbeitete über Quecksilber-
chlorür, Arsenwasserstoffgas, Chloroform u. a. m.; EDM. FÉLIX ALFRED
VULPIAN (1826—1881), ein außerordentlich fruchtbarer und vielseitiger
Forscher, unter dessen etwa 225 Nummern umfassenden Schriften außer
experimentell physiologischen und pathologischen die auf Pharmakologie
und Toxikologie bezüglichen eine nicht geringe Stelle einnehmen.
FRANÇOIS-JULES LEMAIRE (geb. 1814) veröffentlichte 1860 ein Werk
über den Steinkohlenteer, das auch dessen therapeutische Wirkung
darlegt. PAUL MARIA JEAN DORVEAUX (geb. 1851) ist hervorragend als
Historiker seines Faches (vgl. S. 579). ANNE-GABRIEL POUCHET
(geb. 1851) in Paris gab 1899 seine „Leçons de pharmaco-dynamie
et de matière médicale" heraus.

Von e n g l i s c h e n Pharmakologen verdienen Erwähnung: EVAN
BUCHANAN BAXTER (1844—1885) in London mit Untersuchungen über
Chinaalkaloide und Desinfizientien; SIR ROBERT CHRISTISON (1797
bis 1882) in Edinburg, der bedeutendste britische Toxikologe, Verfasser
eines „Treatise on poisons" (1829—1845 in 4 Auflagen), eines „Dis-
pensary" als Kommentar zu drei britischen Pharmakopöen und zahlreicher toxikologischer und pharmakologischer Einzeluntersuchungen
über die Calabarbohne, Gummigutt, Oxalsäurevergiftung, Einfluß verschiedener Gasarten auf die Vegetation etc.; ALEXANDER FLEMING (1824
bis 1875) in Birmingham (Untersuchungen über Aconit, Opium); ROBERT
MORTIMER GLOVER (1816—1859) in London (über Brompräparate, Jodoform, Pikrotoxin u. a.); SIR CHARLES LOCOCK (1799—1875) in London ist
bemerkenswert, weil ihm die Entdeckung der Wirksamkeit des Brom-
kaliums gegen Epilepsie zu danken ist; JOHN AYRTON PARIS (1785 bis
1856) in London, einer der populärsten Lehrer der Materia medica und
einer der gründlichsten Kenner der Chemie seiner Zeit, hielt von 1819
bis 1826 Vorlesungen über „Philosophy of materia medica" und schrieb
u. a.: „The elements of medical chemistry" (1825); JONATHAN PEREIRA

(1804—1853) in London, der bedeutendste Forscher und Lehrer der Materia medica Englands, ein Mann, dessen Hauptwerk: „Elements of materia medica and therapeutics" (1839—1840) Weltruf genießt, in dessen verschiedenen Auflagen PEREIRA die Ergebnisse seiner sehr wertvollen Einzeluntersuchungen niederlegte. Neben zahlreichen Journalaufsätzen meist über exotische Droguen, sowie einem „Treatise of food and diet with observations on the dietetical regime suited for disordered states of the digestive organs etc."; eine Ausgabe der „Elements" veranstaltete FREDERICK JOHN FARRE (1804—1886) in London, Verfasser der ersten „British Pharmacopoeia", ein tüchtiger Pharmakologe, endlich FRANCIS BOOTT (1792—1863) in London, ein geborener Amerikaner. ALEX. CRUM BROWN (geb. 1838) gab mit THOMAS R. FRASER zusammen „On the connection between chemical constitution und physiological action" (1867—1869) heraus; FRASER schrieb auch über Strophantus (1890); A. C. WOOTON (1910) „Chronicles of pharmacy" in zwei Bänden.

Von a m e r i k a n i s c h e n Pharmakologen hebe ich hervor: JOHN BARCLAY BIDDLE (1815—1879) am Jefferson College in Philadelphia, Verfasser einer „Materia medica for the use of students" (1865); JOSEPH CARSON (1808—1876) in Philadelphia, Herausgeber des „American Journal of pharmacy" (von 1836—1849); JACOB HOUGH (geb. 1829) am Miami Medical Colleg in Cincinnati; JAMES ETHELBERT MORGAN (geb. 1822) in Georgetown; SAMUEL PERCY (geb. 1816) in New York; THEODOR WORMLEY (geb. 1826) in Philadelphia, Verfasser von „Microchemistry of poisons, in cluding their physiological, pathological and legal rations" (1867); von Lebenden A. R. CUSHNY, S. J. MELTZER und J. AUER.

Hauptsächliche Vertreter der Pharmakologie bei a n d e r e n N a t i o n e n sind KALMAN BALOGH († 1888) in Budapest, langjähriger Professor der Arzneimittellehre daselbst; BALTHASAR LUCHSINGER (1849—1886), Professor der experimentellen Pharmakologie in Bern; FERDINANDO COLETTI (1819—1881) in Padua, Gründer des dortigen pharmakologischen Museums, Verfasser von Studien über Chinin, Cinchonidin und von „Memoria sulla cura biologica dei veneficii secondo la scuola tossicologica italiana", Kritiker der Militärpharmakologie von 1877; ANGELO MOLINA (geb. 1830) in Parma, Verfasser eines zweibändigen „Trattato di materia medica" (1869—1871); GIUSEPPE OROSI (1816—1875), zuletzt in Pisa, dessen „Farmacopea italiana" vier Auflagen erlebte; LUIGI SCARENZIO (1797 bis 1869) in Pavia, richtete dort das erste pharmakologische Kabinett ein; HENRI JOSEPH VAN DEN CORPUT (1790—1341), Professor der Pharmakologie in Brüssel, und dessen Sohn BERNARD EDUARD VAN DEN CORPUT (geb. 1821), ebendaselbst, in gleicher Stellung mit JEAN BAPTISTE DEPAIRE (geb. 1824); CORNEILLE ANTOINE JEAN ABRAHAM OUDEMANS (geb. 1825), Professor der Botanik und Pharmakognosie in Amsterdam; ROB. FREDRIK FRISTEDT (1832—1893) in Upsala, Verfasser eines Lehrbuchs der organischen Pharmakologie (1872) und von Studien der allgemeinen Pharmakognosie (1861); NILS PETER HAMBERG (geb. 1815) in Stockholm; ERNST FERDINAND LOCHMANN (geb. 1820) in Christiania („Om Pharmakopoea Norvegica" u. v. a.); OSCAR THEODOR SANDAHL (1829—1894) in Stockholm; STEN STENBERG (1824—1884), Professor am Karolinischen Institut in Stockholm; PETER FREDRIK WAHLBERG (1800—1877) in Stockholm; THEODOR SOPHUS WARNCKE (geb. 1820) in Kopenhagen, publizierte ein Lehrbuch der Pharmakodynamik (1862); VALERIAN PODWYSSOCKI (1822—1892), Professor der Pharmakologie in Kasan; FRIEDRICH KASIMIR SKOBEL (1806—1876) in Krakau; ALEXANDER PORPHYROWITSCH BORODIN (1834—1887) in Petersburg und ANTON KRYSZKA (geb. 1818) in Warschau; ERNST SICKENBERGER († 1895) in Kairo, ein geborener Badenser, Professor der Pharmakologie, ein tüchtiger Gelehrter, der sich um die Botanik Ägyptens große Verdienste erwarb und über die einfachen Arzneistoffe der Araber im 13. Jahrhundert n. Chr. eine fleißige Studie in der Pharmazeutischen Post 1893 publizierte; P. C. PLUGGE (1847—1897) in Groningen, gestorben in Buitenzorg auf Java während einer Studienreise, Verfasser zahlreicher Aufsätze über Opiumalkaloide, Saccharin, Akonitin usw. usw. —

Es müssen hier ein paar Worte über eine modernste therapeutische Richtung, über die S e r u m t h e r a p i e und deren Begründer und Förderer gesagt werden. Daß auch im normalen Blute, außer den Trägern der organisierten Schutzwehr der Entzündung, Verdauung und Phagozytose, Stoffe sich finden, welche als Träger der natürlichen Resistenz gegenüber Giften und Infektionserregern aufzufassen sind, hat H. BUCHNER mit seinen „Alexinen" 1889 gezeigt. Daneben besteht aber die Fähigkeit, nach dem Eindringen von Krankheitserregern in den Kreislauf als besondere Produkte der Reaktion des Organismus „Antikörper" zu bilden, deren Menge auch nach dem günstigen Ausgange des Entscheidungskampfes zwischen Organismus und Erregerheeren noch zunimmt, wie experimentell nachgewiesen wurde, von ROUX 1888 und vor allem von BEHRING 1890 und EHRLICH 1891 in ihren „Antitoxinen", von R. PFEIFFER in seinen „Bakteriolysinen" und von GRUBER 1896 in seinen „Agglutininen", was DEUTSCH ganz allgemein „Antigene" genannt hat. Die so im Tierversuch gewonnenen Tiersera hat man nun in feinster experimenteller und bakteriologischer Ausbildung zu immunisierenden und direkt heilenden Zwecken zu verwenden gesucht, besonders nachdem GRUBER-WIDAL (1896) durch die bekannte Reaktion eine zuverlässige Serodiagnostik (hier ist auch AUGUST WASSERMANN, geb. 1866, zu nennen) angebahnt hatten und EHRLICH und BORDET den Mechanismus der Antikörperbildung durch besondere Versuchsreihen dem Verständnis näher gebracht hatten, was in der sog. „Seitenkettentheorie" von EHRLICH seinen Ausdruck fand und zur Messung der antitoxischen und der bakteriologischen Wirkung der Blutsera und der Feststellung agglutinierender Wirkungen führte. Nicht alle Hoffnungen auf „Immunsera" und „Heilsera" sind schon in Erfüllung umgesetzt, aber wir stehen ja noch ganz in den Anfängen; vielleicht ist auf dem Wege der polyvalenten oder multipartialen Sera der Fortschritt zu erringen. Jedenfalls bedeuten die BEHRINGschen Diphtherieheilsera und das Dysenterieheilserum SHIGAS, sowie KRUSES und ROSENTHALS schon einen großen Erfolg. Eine immunisierende Wirkung scheint dem Pestserum des Institut PASTEUR und LUSTIG-GALEOTTIS innezuwohnen, ebenso dem Recurrensheilserum, dem Typhusheilserum von BEUMER und PEIPER, von CHANTEMESSE und von v. JAKSCH, den verschiedenen Tetanusheilsera (von BEHRING; TIZZONI und CATTANI) und dem Choleraheilserum von BEHRING und RANSOM, vielleicht auch CALMETTES Schlangengiftserum, während über die Streptokokkenheilsera (MARMOREK, MOSER) und manche andere die Ansichten noch sehr schwanken. Für unsere Zwecke genügt es, diesen Hinweis gegeben und die Namen der erfolgreichsten Forscher auf diesem Gebiete genannt zu haben.

Auch B a l n e o t h e r a p i e und K l i m a t o t h e r a p i e sind dank den Fortschritten der Erkenntnis auf dem Gebiete der Chemie und Physik in die Reihe der vollberechtigten, wissenschaftlich begründeten Disziplinen getreten. Die genauere Analyse der zahlreichen Mineralwässer, ihre künstliche Herstellung, die physiologische Erklärung ihrer Wirkungsweise, präzise Indikationsstellung der mannigfachsten hydrotherapeutischen Prozeduren, die Einrichtung zahlreicher klimatischer Kurorte und geschlossener Heilanstalten, besonders zum Zweck der Phthisiotherapie und der angemessenen Behandlung chronischer Ernährungsanomalien mit allem Komfort der Neuzeit, wie ihn der Aufschwung in Technik und Verkehr ermöglicht oder erleichtert hat, die allmähliche, fast vollständige Zurückdrängung des Laienelements aus diesem Zweig der Heilkunst — dies alles bezeichnet die Errungenschaften des 19. Jahrhunderts. Was die Ärzte der Wissenschaft dankten, haben sie ihr durch gute klinische Studien über den Verlauf und die Heilungsmöglichkeit chronischer Krankheiten aller Organe reichlich wiedergegeben; wissenschaftliche Arbeit wurde aus zahlreichen Anstalten und von einzelnen Balneologen regelmäßig geliefert. Ein großer Teil der Balneologen und Anstaltsleiter zählt zu den hervorragendsten und vielseitigsten Ärzten der Gegenwart. Bemerkenswert sind vor allem die deutschen Ärzte FRIEDRICH ADOLPH AUGUST STRUVE (vgl. S. 256) und AUGUST VETTER (1799—1845) in Berlin, Verfasser des bahnbrechenden „Theoretisch-praktischen Handbuches der Heilquellenlehre" (1838, zwei Bände). Verdienstvoll ist ferner das Wirken HERMANN BREHMERS (1826—1889), des Begründers des Sanatoriums zu Görbersdorf in Schlesien, das ein Vorbild für alle übrigen Anstalten dieser Art geworden ist, grundlegend sein Werk: „Die Therapie der chronischen Lungenschwindsucht" (1887) und von hervorragender Bedeutung für den Fortschritt der ganzen Disziplin folgende Männer und ihre Werke: FR. WILH. BENEKE in seinem Wirken für die Kinderheilstätten an der Nordseeküste; HERMANN WEBER in der Begründung der Klimato- und Thalassotherapie; OTTO MICHAEL LUDWIG LEICHTENSTERN (1845—1900) in seiner „Allgemeinen Balneotherapie" (1880); MICH. JOSEF ROSSBACH in der physikalischen Therapie; REIBMAYR in der Massage, und als verdientester von ihnen allen WILHELM WINTERNITZ (1835—1905) im wissenschaftlichen Ausbau der gesamten Hydrotherapie. — Im einzelnen verdienen von deutschen Balneologen und Klimatotherapeuten — abgesehen von den beiden Laien, dem Empiriker VINCENZ PRIESSNITZ (1790—1851) in Gräfenberg in Österreich-Schlesien, dem Erneuerer der Hydrotherapie und dem wissenschaftlich gebildeten Fanatiker desselben EUCHARIUS FERDINAND CHRISTIAN OERTEL (1765 bis 1850), Professor der Philologie und Geschichte am Gymnasium in Ansbach — die Leistungen folgender Autoren einen Platz in einer Geschichte dieser Disziplinen: GEORG JULIUS ANDRESEN (1815—1882) in Reinbeck in Holstein, der sehr energisch für die Heilkraft des Wassers in mehrfachen Publikationen eintrat; JULIUS BERG (1889—1893) in Reinerz, Schwager von TRAUBE; GUIDO RUDOLPH RICHARD BIEFEL (1824—1886) in Ober-Salzbrunn; FLORIAN NEPOMUK PETER BANNERTH (1807—1861) in Landeck in Schlesien; RUDOLF BRANDES (1795—1842) in Salzuflen und Meinberg; JULIUS BRAUN (1821—1878) in Oeynhausen, Verfasser eines oft aufgelegten Lehrbuchs der Balneotherapie; der gelehrte und verdiente ANTON THEOBALD BRÜCK (1798—1885) in Driburg und Osnabrück, dem die Priorität in

der Beobachtung der Vertigo stomachalis und Agoraphobie gebührt (S. 421);
JULIUS BÜRKNER (1809—1850), Begründer einer Wasserheilanstalt (1839) in
Breslau; PAUL CARTELLIERI (1807—1881), verdient um die Hebung von Franzens-
bad; GEORG LUDWIG CURTZE (1781—1846), Brunnenarzt in Alexisbad; GEORG
LUDWIG DITTERICH (1804—1873) in München, schrieb eine zweibändige „Klinische
Balneologie" (1861); KARL ENGELMANN (1807—1861) in Kreuznach; KARL
EWICH (geb. 1814) in Köln, Verfasser der „Rationellen Balneologie" (1862);
GEORG AUGUST FIKENTSCHER (1791—1864) in Wunsiedel und Alexandersbad
war einer der ersten, welcher die von PRIESSNITZ angegebenen Methoden in
rationell-wissenschaftlicher Weise begründete und übte. ROBERT FERDINAND
FLECHSIG (1878—1892) in Elster; LEOPOLD FLECKLES (1802—1879) in Karlsbad;
LUDWIG FRAENKEL (1806—1872) in Berlin; JOSEPH ADAM FRANKL (1803—1877)
in Marienbad; EDMUND FRIEDRICH (geb. 1826) in Dresden; LUDWIG FÜRST (1834
bis 1871) in Franzensbad; ISIDOR GANS (1805—1892) in Karlsbad; ADOLPH GENTH
(geb. 1813) in Langenschwalbach und Wiesbaden; EDUARD HALLMANN (1813 bis
1855) in Boppard a. Rh. und Berlin half die Hydrotherapie auf einen wissenschaftlichen Standpunkt zu erheben; KARL JOSEPH VON HEIDLER (1792—1866) in
Marienbad, Verfasser zahlreicher Schriften; HERMANN LUDWIG HELFFT (1819 bis
1869) in Berlin, bekannt durch sein „Handbuch der Balneotherapie" (1854—1864
in sechs Auflagen) und seine „Balneodiätetik" (1858); EDMUND HLAWACZEK
(1808—1879) in Karlsbad; GUSTAV HOEFFLER (1809—1882) zu Krankenheil-
Tölz in Oberbayern, Vater des dortigen trefflichen Balneologen, Folkloristen und
Historikers MAX HOEFLER (geb. 1848); THEODOR HERMANN KNAUTHE (1837 bis
1895) in Meran, hochverdient um die Pflege der pneumatischen Therapie durch
sein bekanntes Handbuch (1876) und langjährige Referate in Schmidts Jahrbüchern; KARL KRAEMER (1798—1851) in Bad Kreuth; EMIL KRATZMANN (1814
bis 1865) in Marienbad; LOUIS LEHMANN (geb. 1824) in Oeynhausen; CONSTANTIN
LENDER (1828—1888) in Berlin und Kissingen (Ozontherapie); BERNHARD
MAXIMILIAN LERSCH (geb. 1817) in Aachen, Historiker der Balneologie und der
Epidemien; GEORG VON LIEBIG (1827—1903), seit 1877 in München für Klimato-
logie und Balneologie habilitiert, Begründer der pneumatischen Therapie (s. o.
S. 451); HEINRICH MANGOLD (geb. 1828) in Füred am Plattensee; RUDOLF MANNL
(1812—1863) in Karlsbad; KARL THEODOR MENKE (1801—1861) in Pyrmont; KARL
MUEHRY (1806—1840) in Norderney; JOHANN AUGUST PITSCHAFT (1783—1848) in
Baden-Baden, übrigens auch Verfasser zahlreicher historischer Abhandlungen für
HUFELANDS und andere Journale; JOHANN PRIEGER († 1863) in Kreuznach;
WILHELM REIL-BEY (1820—1880) im Schwefelbad Heluan bei Kairo, vorher
Dozent der Pharmakologie in Halle; HERMANN ANDREAS REIMER (geb. 1825) in
Dresden; WILHELM THEODOR RENZ (1834—1896) in Wildbad, der hervorragendste
der Balneologen des 19. Jahrhunderts, Verfasser zahlreicher medizinischer, histori-
scher und kulturhistorischer Publikationen über diesen Ort (RENZ veröffentlichte
übrigens 1867 den ersten Fall der Heilung eines traumatischen Hirnabszesses durch
konsequente Aspiration des Eiters ohne vorhergegangene Trepanation); GERHARD
REUMONT (1765—1828) in Aachen; GUSTAV HEINRICH RICHTER (1805—1844) in
Wiesbaden; JOHANNES RIGLER (1839—1896) in Berlin und Nenndorf, Verfasser
des „Medizinischen Berlins" (1873); LUDWIG ROHDEN (1838—1887) in Lippspringe;
FRANZ MORITZ ROSER (geb. 1825) in Braunau in Böhmen; KARL FRIEDR. FERDI-
NAND RUNGE (1835—1882) in Nassau a. d. Lahn, ein bedeutender Mann; JOHANN
DAVID WILHELM SACHSE (1772—1860) in Doberan; GUSTAV WILHELM SCHARLAU
(1809—1861), Dirigent einer Wasserheilanstalt in Stettin, bekannt als literarischer

Gegner von SCHÖNLEIN; GOTTFRIED SCHMELKES (1807—1870) in Teplitz: JOSEF
SCHINDLER (1814—1890), Nachfolger von PRIESSNITZ in Gräfenberg; LUDWIG
SCHNEIDER († 1876), Gründer einer Wasserheilanstalt in Gleisweiler in Rhein-
bayern; AUGUST SCHOTT († 1886) in Nauheim; JOSEPH SEEGEN (geb. 1822) in
Karlsbad und Wien, Verfasser zahlreicher Studien über Diabetes; GEORG KARL
LUDWIG SIGWART (1784—1864) in Tübingen, machte sich vorzugsweise durch
Untersuchungen über süddeutsche Mineralwässer bekannt; LUDWIG SPENGLER
(1818—1866) in Ems, hochverdient ebensosehr durch zahlreiche rein balneologische
als physiologische und historische Studien (zur Medizin Mecklenburgs); JOSEF
STARZENGRUBER (1806—1877), Begründer des Jodbades Hall in Oberösterreich;
FRANZ TAPPEINER (geb. 1816) in Meran, bekannt durch seine Studien zur Lungen-
tuberkulose, sowie durch botanische und anthropologische Arbeiten; drei Ange-
hörige der Familie THILENIUS: CHRISTIAN HEINRICH THILENIUS (1776—1818) in
Ems, OTTO HEINRICH THILENIUS (1800—1867) in Soden am Taunus, dessen Sohn
GEORG THILENIUS (1830—1885), ebendaselbst. GEORG THEODOR VALENTINER
(1820—1877) in Pyrmont und dessen Neffe WILHELM VALENTINER (1830—1893)
in Obersalzbrunn, Herausgeber eires Sammelwerks über Balneotherapie; RUDOLF
VON VIVENOT (1834—1870), Dozent der Klimatologie in Wien, schrieb außer einer
Monographie über Palermo zahlreiche Abhandlungen und Journalaufsätze über
die Wirkungen verdünnter und verdichteter Luft auf den gesunden und kranken
Organismus etc. WILHELM JOSEPH ANTON WERBER (1798—1873) in Freiburg,
ein noch der Naturphilosophie geneigter Forscher, dessen zahlreiche Schriften
zur Arzneimittellehre und Balneologie nicht ohne Wert sind; endlich L. WETZLAR
(1810—1880) in Aachen. In dem letzten Dezennium machte noch der bekannte
katholische Pfarrer SEBASTIAN KNEIPP (1821—1897) in Wörishofen mit dem
eigentümlichen Verfahren der nach ihm benannten Güsse von sich reden und
wurde der Vater manches wissenschaftlichen und unwissenschaftlichen Unfuges,
hat aber das unbestreitbare Verdienst, die hygienische Anwendung des Wassers
in weite Kreise getragen zu haben, denen sie ohne ihn noch für lange Zeit ver-
schlossen geblieben wäre. Gewissermaßen als Antipode von PRIESSNITZ trat
JOHANN SCHROTH (1856) in Lindewiese bei Gräfenberg mit seiner vielberufenen
Semmelkur hervor, die JÜRGENSEN (im 1. Band des Deutschen Arch. für klin.
Med., 1866) nach Gebühr gewürdigt hat.

Bekannte f r a n z ö s i s c h e Balneologen sind: JOSEF ANGLADA (1775 bis
1833) in Montpellier, verdient um die Untersuchung verschiedener französischer
Thermalwässer; JEAN BAPTISTE ISIDORE BOURDON (1796—1861) in Paris, verfaßte u. a. einen „Guide aux eaux minérales de la France et de l'Allemagne" (1834)
und war Médicin inspecteur der Quellen von Bagnoles; CONSTANT DESPINE (1807
bis 1875) in Aix; FRANÇOIS AUGUSTE DURAND (1808—1878) in Vichy; MAXIME
DURAND-FARDEL (geb. 1875) ebendaselbst; LOUIS JOSEPH DÉSIRÉ FLEURY (1814
bis 1872) in Paris, beschäftigte sich sehr eingehend mit Hydrotherapie und publizierte darüber „Mémoires sur l'hydrothérapie" (2 Bde., 1848—1855) und zahlreiche andere Abhandlungen über kalte Duschen, Schwitz- und andere hydro-
therapeutische Prozeduren usw. usw.; JEAN PIERRE ANDRÉ FONTAN († 1867) in
Paris und Bagnères-de-Suchon; CHARLES MARIE JOSEPH HENRI JEROME GAN-
DERAX (1810—1866) in Barèges; M. A. M. GAUDET (1800—1865) in Dieppe;
JOSEPH VULFRANC GERDY (1809—1873) in Uriage bei Grenoble (Isère); JAQUES
LÉON GIGOT-SUARD (geb. 1826) in Levroux (Indre) und Médicin-inspecteur der
Seebäder von Royan; PHILIBERT GUETTET (geb. 1813), Hydrotherapeut zu Saint-
Seine l'Abbaye (Côte d'Or); CONSTANTIN JAMES (geb. 1813) in Paris machte sich

durch die gründliche, im Auftrage der Regierung erfolgte Untersuchung der Bäder Korsikas verdient; EDUARD LANDOWSKY (1889—1882) in Algerien; ALFRED LE ROY DE MÉRICOURT (geb. 1825) in Paris, Verfasser zahlreicher klimatologischer (und tropenhygienischer) Arbeiten; GUSTAVE ALEXANDRE LIÉTARD (geb. 1832) in Plombières; PHILIBERT PATISSIER (1791—1863) in Paris, Verfasser zahlreicher balneologischer Arbeiten; CHARLES PETIT (1797—1856) in Vichy; ALEXANDRE FÉLIX ROUBAUD (geb. 1820), Inspekteur der Mineralquellen in Pougues, der schon mehrfach genannte JEAN SALES-GIRONS (1808—1879) in Pierrefonds bei Compiègne, eifriger Beförderer der respiratorischen Therapie, und LÉOPOLD TURCK (geb. 1797) in Plombières, der außer verschiedenen balneologischen Schriften noch ein Werkchen „De la vieillesse étudiée comme maladie et des moyens de la combattre" (2. éd. 1852) verfaßte.

Von e n g l i s c h e n Balneo- und Klimatologen erwähnen wir:

SIR JAMES CLARK (1788—1870) in London; JAMES MANBY GULLEN (1808 bis 1881), Hydrotherapeut in Malvern; RICHARD BARTER (1802—1870) empfahl Heißluftbäder in der Monographie: „The Turkish bath with a view to its intro- duction into the British dominions" (1856); RANDLE WILBRAHAM FALCONER (1816—1881) in Bath; ROBERT EDMOND SCORESBY-JACKSON (1834—1867) in Edinburg beschäftigte sich viel mit Klimatologie und Beziehungen der Meteorologie zur Medizin; SIGISMUND SUTRO (1815—1885) in London zeichnete sich besonders durch genaue Kenntnis der Bäder des Kontinents aus, über die er verschiedenes publizierte.

Von Balneologen anderer Länder seien genannt die A m e r i k a n e r SAMUEL HANBURY SMITH (geb. 1810) in New York und JOHN LE CONTE (geb. 1881), seit 1876 in Alameda;

die I t a l i e n e r LUIGI CHIMINELLI aus Bassana, GIOVANNI GARELLI (geb. 1826) in Turin, ANTONIO TARGIONI-TOZZETTI (gest. 1856) in Florenz;

der U n g a r WILHELM JOACHIM (1811—1858) schrieb über die Bitterwässer Pannoniens u. v. a.;

die S k a n d i n a v i e r KARL ADOLF AGARDH (1785—1859), der als tüchtiger Botaniker die mikroskopische Untersuchung der Karlsbader Thermen auf Infusorien vornahm; JOHANN OLOF LAGBERG (1789—1856), Begründer der Hydrotherapie in Schweden, als Vorsteher einer Wasserheilanstalt bei Söderköping; JOHANN ABRAHAM LADERTRÄD (1817—1864), Hydrotherapeut in Sundswall; PER AXEL LEVIN (geb. 1821), Vorsteher einer Wasserheilanstalt zu Bie in Södermanland; FREDRIK OSCAR CASIMIR NEYBER (geb. 1829) in Ronneby; OSCAR THEODOR SANDAHL (1829—1894) in Stockholm; HEINRICH ARNOLD THAULOW (geb. 1808) zu Modum in Norwegen, Gründer und Besitzer der zwei am meisten besuchten norwegischen Bäder;

die N i e d e r l ä n d e r LOUIS VERHAEGHE (1811—1870) in Ostende und PETRUS MARINUS MESS (geb. 1817) im Haag-Scheveningen;

endlich die S l a v e n: ROMAN IGNATOWSKI (geb. 1805), Inhaber eines Soolbades in Ciechocinek; FÉLIX BOCZKOWSKI († 1854), Salinenphysikus in Wieliczka; FRANZ BELJAVSKI

in Moskau († um 1850) lieferte eine „Beschreibung aller natürlichen und künstlichen Mineralwässer der Erde" (2 Bde., Moskau 1834/35); JOHANN CHRISTIAN
NORDSTROEM (geb. 1817) richtete 1860 die erste Wasserheilanstalt in Petersburg
ein und siedelte 1870 nach Dubbeln bei Riga als Dirigent einer ebensolchen Anstalt
über; NESTOR POSTNIKOW, der die Kumysbehandlung wieder aufnahm, die schon
OSEERTS KOWSKY (1778), CHAMENKOFF (1842, 1843), DAHL (1845), UCKE (1863)
befürwortet hatten und in neue Bahnen gelenkt hat. ONUPHRIUS TREMBECKI (geb.
1812), Badearzt in Szczawnica in Galizien; MICHAEL ZIELENIEWSKI (geb. 1821)
in Krakau, gab von 1873—1877 das balneologische Journal „Krynica" heraus
und schrieb außer vielen balneologischen Broschüren und Journalartikeln Grundzüge der allgemeinen Balneologie (1873) und der Balneotherapie (1855) in polnischer
Sprache. —

Damit, meine Herren, schließen wir die spezielle Pathologie und
Therapie, soweit sie als Klinik den eigentlichen Stamm der Medizin heute
noch bildet, ab. Ich habe Ihnen leider eine Flut von Namen und Zahlen
nicht ersparen können, wobei mancher mit untergelaufen sein mag, der die
Nennung vielleicht nicht voll verdiente, und der eine oder andere Ver-
dientere übersehen worden sein mag. Doch ist die Fülle der redlichen
Arbeit am Fortschritte unserer Wissenschaft unzweifelhaft und ihres
bedeutenden Gesamteindruckes gewiß. Langsam rückt die Zeit heran,
in der man auch über die Leistungen des 19. Jahrhunderts wird ein un-
befangenes und gerecht abwägendes Urteil fällen können. Mag es
auch in manchen Punkten anders ausfallen als die wirkenden Haupt-
personen gedacht haben, klein wird man die Gesamtleistung gewiß nicht
schätzen. Und daß wir auch die Nächsten an der Gegenwart in ihren
Namen und wohl auch in ihren Werken zum Teil noch mitgenannt haben,
wird die Arbeit der nach uns kommenden Historiker erleichtern: ihr Urteil
zu beeinflussen, war nicht die Absicht dieser Darstellung.

— — ———

Dreiundzwanzigste Vorlesung.

Chirurgie und Orthopädie, Ophthalmologie, Otiatrie, Laryngologie, Syphilidologie, Dermatologie und Zahnheilkunde im 19. Jahrhundert.

Meine Herren! Ähnlich wie die innere Medizin zeigt auch die
Chirurgie im Verlauf des 19. Jahrhunderts eine ausgeprägte
Spaltung in zwei Perioden, in eine ältere, bis zum fünften Dezennium
reichende und in eine jüngere bis zur Gegenwart fortlaufende. Während
in den ersten Dezennien jenes Jahrhunderts trotz großer, kühner und
genialer Einzelleistungen in dem inferioren Stiefkindverhältnis der Chirurgie zur Gesamtmedizin keine wesentliche Änderung eintritt, und die große

Mehrzahl der noch zu sehr philosophisch gebildeten Ärzte (das erste
Examen, das sie in Preußen abzulegen hatten, hieß das Tentamen philo-
sophicum!) bei allem sonstigen theoretisch-wissenschaftlichen Sinn für
die Gegenstände der Wundheilkunde die eigentlich praktische Ausübung
derselben einer geringen Minderheit technisch geschulter Operateure über-
läßt, vollzieht sich allmählich vom fünften Dezennium ab ein gewaltiger
Umschwung, der schließlich dahin führt, daß die Chirurgie in der Gegenwart eine dominierende Stellung innerhalb der Heilkunde einnimmt.
Diese Umwälzung ist im wesentlichen die Folge dreier Neuerungen, welche
sich für das Gedeihen der chirurgischen Kunst als mächtig fördernde
Faktoren erwiesen haben, nämlich die Einführung der N a r k o s e , die
a n t i s e p t i s c h e W u n d b e h a n d l u n g und nicht zuletzt die
Möglichkeit   größere   Operationen   unter   k ü n s t l i c h e r   B l u t -
l e e r e zu vollziehen.

Der Gedanke, meine Herren, Patienten während der Operation zu betäuben,
ist nicht neu. Sie erinnern sich der Mitteilungen bei Betrachtung der mittelalterlichen Chirurgie; indessen blieben alle früheren Bestrebungen dieser Art ohne
rechten Erfolg; den chirurgischen Operationen konnte der grausame Charakter
z. T. schreckenerregender Prozeduren nicht genommen werden, nicht bloß für den,
der dem chirurgischen Messer verfallen war, sondern auch für dessen Angehörige,
so daß es nicht wundernehmen darf, wenn die Wundärzte mit den Carnifices
und Scharfrichtern auf einer Stufe rangierten und die Hilfe des Chirurgen als ein
Refugium angesehen wurde, dem man den Tod ohne vorherige Operation vorzog.

Die Ruhmespalme der Urheberschaft der chirurgischen N a r k o s e
die 1896 ihr 50 jähriges Jubiläum begehen konnte, gebührt dem Bostoner
Arzte **Charles T. Jackson** (1805—1880).

Geboren zu Plymouth studierte JACKSON Medizin in Boston, besuchte
dann zwecks weiterer Studien in Medizin und Geologie Europa, wurde Dr. med.,
Chemiker und Münzmeister und ließ sich 1833 auch als Arzt in Boston nieder.
Bei seinen chemischen Experimenten hatte er das Unglück, daß ein mit Chlor
gefüllter Behälter zerbrach. Das Erstickungsgefühl, das ihn bei der unfreiwilligen
Einatmung dieses Gases überkam, suchte er durch Ätherdampf nicht ohne Erfolg
zu beseitigen. Diese Tatsache, speziell die dabei wahrgenommene Empfindungs-
lähmung, brachte ihn auf den Gedanken, daß sich Äthereinatmungen möglicher-
weise auch als Mittel gegen den Schmerz bei chirurgischen Operationen bewähren
würden. Seine hierüber 1841—1842 angestellten Experimente hatten ein positives
Resultat, insofern er die Ätherinhalationen stets mit schmerz- und reizlinderndem
Erfolge anwandte. Doch fand er mit Empfehlungen dieses Mittels bei den Kollegen
keinen rechten Glauben. Erst 1846 machte der Bostoner Zahnarzt WILLIAM
MORTON bei einer Zahnoperation von JACKSONS Fund Gebrauch. MORTON
erschien nämlich an einem Septembertage des genannten Jahres in JACKSONS
Laboratorium, um von diesem einen großen Gummibeutel zu leihen. Dieser sollte
mit athmosphärischer Luft gefüllt und der Dame, der MORTON einen Zahnstumpf
zu extrahieren beabsichtigte, suggeriert werden, es handle sich um ein narkoti-
sierendes Gas. Bei dieser Gelegenheit riet JACKSON zum Gebrauch des Schwefel-
äthers. „Gehen Sie," sagte er zu MORTON, „zu dem Apotheker BURNELL und

kaufen Sie da vom besten Schwefeläther; je stärker, um so besser; gießen Sie davon auf ein Taschentuch, legen Sie das auf den Mund der Kranken, lassen Sie dann tüchtig atmen, und in ein bis zwei Minuten ist die Kranke vollkommen unempfindlich." Der Erfolg blieb nicht aus. Am 17. Oktober 1846 wendete dann (gleichfalls auf JACKSONS Empfehlung) der Bostoner Hospitalchirurg JOHN COLLINS WARREN (1778—1856) die „Ätherisation" zuerst bei einer Halstumorexstirpation an und ließ dann von den günstigen Wirkungen durch seinen Freund, den berühmten Geologen ÉLIE DE BEAUMONT, der Pariser Akademie eine Mitteilung zukommen. Es entstand nun zwischen JACKSON und MORTON ein Prioritätsstreit, in dem als dritter Prätendent noch ein Spezialkollege von MORTON, nämlich HORACE WELLS aus Hartford in Connecticut, eintrat; diesen kannte MORTON von seiner früheren Praxis her in Farmington, nahe bei Hartford; dort hatte WELLS gelegentlich bereits Zahnextraktionen unter Lachgasnarkose versucht, aber damit Fiasko gemacht. JACKSON hatte diesen Versuchen beigewohnt, und sie mögen bei diesem vielleicht auch z. T. den Gedanken wachgerufen haben, statt des Lachgases Schwefeläther zu substituieren. Nachträglich trat übrigens noch der Arzt Dr. CRAWFORD W. LONG in Athens in Amerika mit der Behauptung hervor, er habe bereits während der Jahre 1842—1845 unter Äthernarkose kleine Balggeschwülste exstirpiert und zwei Amputationen ausgeführt; doch war die Narkose in seinen Fällen eine unvollständige gewesen; überdies hatte er jede Publikation darüber unterlassen. — Eine Geschichte dieser Entdeckung gaben aus Anlaß ihres 50 jährigen Jubiläums Medizinalrat C. G. ROTHE in Altenburg in Münch. med. Wochenschr. 1896 und KARL BINZ (Bonn) in der Monographie: „Der Äther gegen den Schmerz, ein 50 jähriges Jubiläum" (Stuttgart 1896). Es ist bekannt, daß sämtlichen an dem Prioritätsstreit Beteiligten dieser nicht gut bekommen ist; JACKSON, der von der Pariser Akademie die eine Hälfte des Monthyonpreises erhielt, verfiel in Wahnsinn, MORTON, der die andere Hälfte bekam, starb 1868 in großer Dürftigkeit nach wechselnden Lebensschicksalen, und WELLS nahm sich sogar aus Ärger darüber, daß JACKSON ihm die Entdeckung entrissen hatte, 1847 das Leben.

Unter denjenigen Wundärzten, welche sich nächst dem genannten WARREN der JACKSONschen Entdeckung annahmen, sind zu nennen die Amerikaner GEORGES HAYWARD (1791—1863) und HENRY JAC. BIGELOW in Boston, der Engländer ROBERT LISTON (1794—1847) in London und der Franzose JOBERT DE LAMBALLE (1799—1867) in Paris, endlich die Deutschen HEYFELDER in Erlangen, SCHUH in Wien, der Orthopäd H. W. BEREND und der berühmte DIEFFENBACH in Berlin. Eine weitere Etappe in der Geschichte dieser Neuerung bildet die Einführung in die geburtshilfliche Praxis durch den berühmten Edinburger Gynäkologen SIR JAMES YOUNG SIMPSON (1811—1870), dem auch das Verdienst zukommt, 1847 den Äther zum ersten Male durch das 1831 von SOUBEIRAN entdeckte, 1832 von LIEBIG dargestellte Chloroform ersetzt zu haben. Damit hatten die anästhesierenden Inhalationen dauerndes Bürgerrecht in der Chirurgie und Geburtshilfe gewonnen.

Eine besondere Ausbildung hat in den letzten 3 Jahrzehnten seit der Einführung des Kokains (1884) die Lokalanästhesie erfahren. Die ersten Versuche einer solchen gehen bis in die Zeiten des Altertums zurück.

Nach PLINIUS soll in Ägypten Lapis memphiticus mit Essig zur örtlichen
Empfindungslosigkeit eingerieben worden sein. Kompression der Nerven-
stämme, Umschnürung der Glieder, narkotische Kompressen des
Meister SALERNUS, Kälteanwendung, Liquor Hollandicus (Äthylenchlorid)
subkutane Injektion von narkotischen Lösungen, elektrischer Strom,
bilden so die Etappen bis zu SCHLEICHS Infiltrationsanästhesie und der
indirekten Infiltrationsanästhesie. Nach Bekanntwerden der günstigen
Wirkungen des Kokains studierte man dieses Anästhetikum und seine
Konstitution. Man lernte anästhesiphore Atomgruppen (EHRLICH)
kennen und gewann synthetisch neue Lokalanästhetika von großem
Werte, besonders Stovain (1904), Alypin (1905) und Novokain (1905),
Ergebnisse der Arbeit zahlreicher Forscher. Hinzugekommen war aus
dem Gebiete der Organtherapie das Suprarenin (Adrenalin), ausgehend
von BROWN-SÉQUARDS grundlegenden Arbeiten (durch FÜRTH, ABEL,
TAKAMINE und ALDRICH, 1901), das neben Blutdrucksveränderungen,
Gefäßkonstriktion usw. durch Anämisierung anästhetisch wirkt und
mit den eigentlichen Anästhetizis kombiniert wurde. Die Infiltration der
Haut unter Quaddelbildung beschrieben RECLUS (1889) und SCHLEICH, der
schon 1891 über 224 Operationen nach seiner Methode berichtete, die
weit geringere Kokaindosen verwendet. An die Infiltrationsanästhesie
schlossen sich an die Leitungsanästhesie durch perineurale (HACKEN-
BRUC, OBERST u. a.), endoneurale (CRILE, MATAS, CUSHING), lumbale
(BIER) und sakrale (CHATELIN-LÄWEN) Injektionen anästhesierender
Lösungen, desgleichen die Venenanästhesie BIERS (1908) und die arterielle
Anästhesie nach GOYANES (1909), so daß heute ein lokalanästhetischer
Schatz von Methoden und Mitteln vorhanden ist, der dieser Art von
schmerzloser Operationsweise einen weiten Spielraum geschaffen hat.

Die zweite großartige und ungemein segensreiche Entdeckung auf
dem Gebiet der Chirurgie, die antiseptische Wundbehandlung, stammt
aus dem siebenten Dezennium des 19. Jahrhunderts und gebührt dem
englischen Chirurgen Lord **Joseph Lister** (1827—1912).

Die Geschichte dieser Entdeckung ist so allgemein bekannt, daß ich nur
nötig habe, sie mit wenigen Strichen zu zeichnen. Sie wissen, meine Herren,
daß LISTER wesentlich, wie er das selbst wiederholt ausgesprochen hat, von den
Ergebnissen der PASTEURschen Versuche ausgegangen ist. Diese führten ihn auf
den Gedanken (der bekanntlich etwa ein Dezennium später von KOCH mit exakten
Methoden bestätigt wurde), daß die in der Luft enthaltenen Keime der niederen
Organismen die eigentlichen Eitererreger seien, und daß man jene furchtbaren
Gegner aller chirurgischen Tätigkeit, die akzidentellen Krankheiten, den ganzen
Symptomenkomplex der Pyämie, Septikämie usw. werde abhalten können, wenn
es gelänge, diese gefährlichen Keime an dem Eindringen in die Wunde zu verhindern. Zu diesem Zweck ersann LISTER seinen „antiseptischen Verband", der
auf dem Prinzip beruht, die Luft von der Wunde gänzlich fernzuhalten oder erst

nach Abtötung der in ihr enthaltenen Keime durchzulassen. Bei jeder Operation wurde daher der „Carbolspray" in Tätigkeit gesetzt, d. h. mittelst RICHARDSONschen Zerstäubers die Umgebung des Operationsfeldes und dieses selbst mit Karbollösung geschwängert und nach der Operation ein sehr sorgsamer „Okklusivverband" um die Wunde angelegt. Die Resultate, welche diese Methode in bezug auf eiterungs- bzw. fieberlosen Verlauf der Wundbehandlung zur Folge hatte, waren so glänzend und zugleich so frappierend, daß diese „LISTERsche Wundbehandlung" rasch in alle Hospitäler und damit auch bald in die übrige chirurgische Privatpraxis Eingang fand. Die erste Publikation LISTERs datiert aus dem Jahre 1867, in zwei Aufsätzen in Lancet und British Medical Journal: „On a new method of treating compound fracture, abscess" usw. und „On the antiseptic principle in the practice of surgery". 1868 folgt im British Medical Journal ein neuer Bericht über sein „antiseptic system of treatment in surgery"; 1869 wehrt LISTER einen Angriff von JAMES PAGET gegen die Vortrefflichkeit der Karbolsäure mit Erfolg ab, 1870 bringt er in der Publikation „On the effects of the antiseptic system of treatment upon the salubrity of a surgical hospital" den Bericht über die Wandlungen im Glasgower Krankenhause infolge seiner Behandlungsmethode und einen Brief von SAXTORPH vom Frederiks-Hospital zu Kopenhagen über ähnliche Erfahrungen. 1871 folgt dann eine längere Begründung in einem Vortrag vor der British Medical Association mit genauer Mitteilung weiterer Erfahrungen resp. Modifikationen. In diesem Jahr besucht Stabsarzt A. W. SCHULTZE von der Berliner Charité (unter A. v. BARDELEBEN) Edinburgh und berichtet dann 1872 über seine Wahrnehmungen bei LISTER in einem Aufsatz in der Deutschen militärärztlichen Zeitschrift und in dem literarisch denkwürdigen Vortrag in der VOLKMANNschen Sammlung 1874. Dazu kommen noch einige populär-wissenschaftliche Aufsätze von LISTER selbst: „On the germ theory of putrefaction and other fermentative changes" (Nature 1873); „A further contribution to the natural history of bacteria and the germ theory of fermentative changes" (Quart. Journal of microscopic sciences, 1873); „The germ theory of fermentation and its bearings on pathology" (Pathological Transact., 1878). Vgl. TRENDELENBURG in der Dtsch. med. Wchschr., 1912, S. 713 ff., und dessen Ausgabe der wichtigsten Abhandlungen in SUDHOFFS „Klassikern der Medizin", No. 17, 1912, und die große Biographie von G. T. WRENCH, London (1913). — Es waren besonders die deutschen Chirurgen A. v. BARDELEBEN (Berlin), R. v. VOLKMANN (Halle) und J. N. v. NUSSBAUM (München), die sich der LISTERschen Ideen mit großer Begeisterung annahmen. Es ist bekannt, welche Metamorphose seitdem diese Lehre als „a s e p t i s c h e M e t h o d e" wesentlich auf Grund von KOCHS Forschungen und denen seiner Schule erfahren hat, und welche ungeahnt segensreichen Folgen sich nicht bloß hinsichtlich der Gesundheit der Hospitäler daran angeschlossen haben, sondern auch hinsichtlich der Erweiterung chirurgischen Wagens und Könnens. In der ganzen Chirurgie und damit auch in der Medizin hat sich eine gewaltige Revolution vollzogen. Alle die entsetzlichen, als akzidentelle Wundkrankheiten von älteren Ärztegenerationen nur zu sehr gekannten und gefürchteten Krankheitsbilder von der einfachen Eiterung bis zum schweren Hospitalbrand sind fast mit einem Schlage geschwunden, ja noch mehr, sie dürfen nicht vorkommen, wenn nicht der Wundarzt sich einer strafbaren Fahrlässigkeit schuldig gemacht hat. Die Folge davon ist, daß der moderne Wundarzt, dessen technischem Können ein unendlich weiter Spielraum eröffnet ist, sich an die kühnsten Operationen, Laparotomien, partielle oder totale Exstirpationen großer Bauchorgane und dergl. heranwagen darf, wie sie früher einfach undenkbar waren.

Weiter ist hierdurch auch die Behandlung einer großen Zahl von inneren bzw. gynäkologischen Erkrankungen dem chirurgischen Messer zugänglich geworden und damit der Chirurgie die Rolle eines unentbehrlichen Hilfsmittels gesichert, freilich auch die Gefahr einer messerfrohen Vielgeschäftigkeit in greifbare Nähe gerückt, so daß unsere ersten Chirurgen immer und immer wieder ihre warnende Stimme erhoben. Jedenfalls aber hat seine Tat Lord JOSEPH LISTER unter die unsterblichen Wohltäter der Menschheit versetzt. (Nähere Literaturangaben zur antiseptischen und deren Tochter, der aseptischen Wundbehandlung, finden Sie bei O. THAMHAYN, der LISTERsche Verband 1875 und in dem prächtigen Büchelchen des leider jung verstorbenen CURT SCHIMMELBUSCH ,,Anleitung zur aseptischen Wundbehandlung" (Berlin 1892).

Die dritte, nicht minder bedeutungsvolle Errungenschaft, die das frühere Bild chirurgischer Operationen völlig verändert hat, ist die k ü n s t l i c h e Erzeugung der B l u t l e e r e, ersonnen von FRIEDRICH ESMARCH (1823—1908) in Kiel.

Eine Geschichte dieses Gedankens, den sein Urheber zuerst 1873 auf dem Kongreß der deutschen Gesellschaft für Chirurgie mitteilte, gab v. ESMARCH in einem Vortrage aus Anlaß des 25 jährigen Stiftungsfestes der genannten Gesellschaft am 27. Mai 1896 in Berlin (Berl. klin. Wochenschr., 1896, No. 22).

Unzweifelhaft hat mit den drei geschilderten Leistungen, der Chloroformnarkose, der Anti- bzw. Aseptik, der künstlichen Blutleere eine neue Ära für die Chirurgie, und wie wir sehen werden, auch für die Gynäkologie begonnen. Das chirurgische Handeln ist fortab zielbewußter, entschlossener, erfolgversprechender und damit nicht bloß das Gebiet der operativen, sondern auch das der konservativen Chirurgie ein erheblich ausgedehnteres geworden. — Diese drei Errungenschaften haben wir als diejenigen, welche dem 19. Jahrhundert das charakteristische Gepräge des Fortschritts verliehen haben, zunächst aus der großen Masse der Tatsachen und Personen herausgehoben und gleichsam als Statuen beim Eintritt in die Ehrenpforte der modernen Chirurgie voranstellen wollen. Doch wir stoßen bereits in der ersten Hälfte des 19. Jahrhunderts auf sehr bedeutende Leistungen. Dieselben gehen von F r a n k r e i c h aus, das unzweifelhaft die Hegemonie in der Chirurgie traditionell aus dem 18. Jahrhundert her behauptete. Diese Hegemonie ist so anerkannt, daß beispielsweise in Deutschland kein akademischer Lehrer der Chirurgie zu Anfang des 19. Jahrhunderts für voll galt, wenn er nicht bei den französischen Meistern speziell in die Schule gegangen war. Namentlich Paris war der blühende Hauptsitz der Chirurgie geworden und für lange geblieben. Der mächtige Aufschwung, den hier die pathologische Anatomie und Diagnostik genommen hatten, verlieh genialen Männern Mut und Sicherheit zu neuen Operationen, die in jener Zeiten allerdings ein viel größeres technisches Talent, sichere Gewandtheit und bei aller Kühnheit doch auch ein hohes Maß von Vorsicht erheischten. Nicht geringen Anlaß zur Ausbildung der operativen Chirurgie boten überdies gerade in Frankreich die kriegerischen Ereignisse der Napoleonischen Ära, welche an die Kunst der Wundärzte gewaltige Anforderungen stellten. Doch auch in England und Amerika weist die Chirurgie eine Reihe glänzender Talente und große Fortschritte auf.

Von den f r a n z ö s i s c h e n Chirurgen verdienen unsere Aufmerksamkeit nachfolgende Männer, die ich in möglichst chronologischer Folge nach den Geburtsjahren geordnet zugleich mit den für sie charakteristischen Hauptleistungen vorführen werde, woraus Sie zugleich einen Überblick über die eigentlichen Bereicherungen und Fortschritte der Chirurgie gewinnen können. Mit einem größeren oder geringeren Teil ihrer Lebenszeit gehören noch dem 18. Jahrhundert an:

Pierre Lassus (1747—1807) in Paris, Verfasser zweier umfangreicher Werke über operative Medizin und chirurgische Pathologie, sowie einer gelehrten Geschichte der Anatomie (1783); Philippe Jean Pelletan (1747—1829) in Paris, wo für ihn eigens eine Clinique de perfectionnement gegründet wurde, eine Zeitlang Nachfolger von Desault, er gab eine besondere technische Modifikation zur Aspiration an; Nicolas Heurteloup (1750—1812) in Paris und dessen Sohn Charles Louis Stanislas Heurteloup (1793—1864), letzterer ebenso bekannt wie verdient als Erfinder der Lithotripsie, für welche er ein gekrümmtes, zweiarmiges, schustermaßähnliches Instrument empfahl, das aus einem sog. männlichen und weiblichen Arm bestand und die früheren unbequemen, drei- und vierarmigen Instrumente überflüssig machte; auch benutzte Heurteloup die Perkussion zum Zersprengen harter Steine und leitete damit eine neue Ära für die Steinzertrümmerung ein; Alexis Boyer (1757—1833), Verfasser eines derzeit sehr beliebten und den damaligen Stand des chirurgischen Wissens und Könnens in umfassender Weise wiederspiegelnden elfbändigen Lehrbuchs der Chirurgie unter dem Titel: „Traité des maladies chirurgicales et des opérations, qui leur conviennent" (Paris 1814—1826); Jean Dominique Larrey (1768—1842), der „unzertrennliche Gefährte Napoleons I. in 25 Feldzügen, 60 Schlachten und mehr als 400 Gefechten", wie Haeser sagt (vgl. noch H. Werner in Markgröningen, Jean Dominique Larrey, ein Lebensbild aus der Geschichte der Chirurgie; Stuttgart 1885, die Monographie v. P. Triaire, Tours 1902 und Bergell und Klitscher, der Chefchirurg Napoleons I. Berlin 1913); Larrey, der Feldarzt κατ' ἐχοξήν, der Schöpfer der neueren Kriegschirurgie, der trotz angestrengtester fast übermenschlicher Tätigkeit in den Napoleonischen Feldzügen noch die Zeit zu wissenschaftlicher Arbeit sich nahm und wertvolle kasuistische Mitteilung über merkwürdige Verwundungen, traumatische Aneurysmen, Tetanus, Exartikulation im Hüftgelenk etc. brachte, empfahl und übte die Torsion als Blutstillungsmittel und benutzte bereits eine Masse aus Eiweiß, Bleiwasser und Kampferspiritus zur Herstellung fester Verbände bei Knochenfrakturen; Jean Baptiste François Léveillé (1769—1829) in Paris, dessen chirurgisches Lehrbuch in vier Bänden vom Jahre 1812 noch heute literarischen Wert besitzt; Léveillé empfahl gleichfalls die Torsion als Blutstillungsmittel; Jean Nicolas Marjolin (1780—1850) in Paris, vor allem der hochberühmte Guillaume Dupuytren (1777 oder 1778—1835), der genialste Chirurg jener Epoche, ein außerordentlich pflichttreuer Wundarzt von riesenhafter Arbeitskraft, meisterhafter Operateur, scharfsinniger Diagnostiker, ausgestattet mit vielseitigem und namentlich in der patho-

logischen Anatomie glänzendem Wissen, einer der ersten, welcher in Frankreich
die Ligaturen großer Arterien ausführte und den traumatischen Aneurysmen
erhöhte Aufmerksamkeit zuwandte, der 1812 zuerst die Resektion am Unterkiefer, 1822 die subkutane Durchschneidung des Sternocleidomastoideus vornahm,
der das Enterotom zur Behandlung des künstlichen Afters empfahl und sich durch
andere, wesentliche Neuerungen um den Fortschritt der Chirurgie (und Augenheilkunde) sehr verdient machte; JACQUES DELPECH (1772—1832) in Paris, heilte
zum ersten Male einen Fall von Pes equinus durch subkutane Tenotomie 1816
und erwarb sich damit ebensosehr um die Orthopädie, wie durch seine 1820 ausgeführte berühmte Oscheoplastik (Neubildung eines Hodensacks nach Entfernung
einer 30 pfündigen Elephantiasis) um die Vervollkommnung der plastischen
Operationen ein großes Verdienst; übrigens wies DELPECH u. a. auch zum ersten
Male die tuberkulöse Natur des Malum Pottii nach; ANTHELME BALTHASAR
RICHERAND (1779—1840), in seinen theoretischen Anschauungen ein Anhänger
des Vitalismus, auch ein hervorragender Physiologe, übrigens ein Rivale von
DUPUYTREN, den er eine Zeitlang sehr heftig befehdete, bis er sich später (1821)
mit ihm aussöhnte; PHILIBERT JOSEPH ROUX (1780—1854) in Paris, gleichfalls
ein Nebenbuhler von DUPUYTREN, ein sehr geschickter und sinnreicher Chirurg,
Erfinder der Staphylorrhaphie (1819) und Vermittler der englischen Chirurgie
an seine Landsleute; ACHILLE FLAUBERT (1784—1846) in Rouen führte als erster
Europäer bei einer Pseudoarthrose 1838 die bereits von den Amerikanern KEARNY
RODGERS (1825—1826) und VALENTINE MOTT (1831—1833) angewandte Knochennaht aus; JACQUES LISFRANC (1790—1846) in Paris, Ihnen allen bekannt durch
die Exarticulatio pedis tarso-metatarsea (1815 empfohlen als Modifikation der
CHOPARTschen Operation); CLAUDE FRANCOIS LALLEMAND (1790—1853) in Montpellier, bekannt durch sein dreibändiges Werk über Spermatorrhoe („Des pertes
séminales involontaires", Paris (1835—1845), durch die Empfehlung der Kauterisation gegen diese sowie gegen Harnröhrenstrikturen, ferner durch seine wort-
vollen Versuche zur Heilung der Vesicovaginalfisteln und der Aneurysmen (mittels
Injektion koagulierender Substanzen); LOUIS JOSEPH SANSON (1790—1841) in
Paris, Sohn einer Hebamme, der 1817 die Sectio recto-vesicalis zur Lithotomie
vorschlug (in seiner Doktorthese „des moyens de parvenir à la vessie par le
rectum . . . pour tirer les pierres de la vessie"); JULESGERMAIN CLOQUET (1790
bis 1883), den wir bereits unter den Anatomen kennen gelernt haben (S. 385),
dessen „Recherches sur les causes et l'anatomie des hernies abdominales" 1819
(als Erweiterung der auf Grund von 300 Hernienuntersuchungen als Doktorthese
1817 gelieferten Ergebnisse) erschienen; CHARLES GABRIEL PRAVAZ (1791—1853)
in Lyon, der Vater der hypodermatischen Injektionsmethode (S. 452) sowie verschiedener ingeniöser Instrumente zur Lithotripsie; PRAVAZ gelangte zur subkutanen Injektion bzw. zur Angabe seiner Nadel in der Absicht, Aneurysmen
durch Einspritzung des Liquor ferri-sesquichlorati zur Heilung zu bringen; JEAN
CIVIALE (1792—1867) in Paris, wurde während seiner Studienzeit in Paris durch
eine Vorlesung des vorhin genannten MARJOLIN auf die von FRANZ VON GRUIT-
HUISEN (1774—1852) in München gemachten Versuche zur Lithotripsie aufmerksam
und gelangte nach mehrjährigen Bemühungen dazu, 1824 zum ersten Male mit
seinem (dreiarmigen und noch unhandlichen) Steinbohrer die Operation erfolgreich zu vollziehen; durch weitere Arbeiten in dieser Richtung erwarb sich CIVIALE
ein großes Verdienst, ebenso wie PIERRE SALOMON SÉGALAS (1792—1875), der
das Instrumentarium zur Lithotripsie noch vervollkommnete; LOUIS JACQUES
BÉGIN (1793—1859) in Straßburg und Paris; DÉNIE-GÉNIE BELMAS (1793—1864)

in Paris, der 1829 mit einer plastischen Methode zur Radikalheilung der Hernien hervortrat; ALFRED ARMAND LOUIS MARIE VELPEAU (1795—1867), Verfasser eines grundlegenden Handbuches der chirurgischen Anatomie (1825 f.), verdient um die Vervollkommnung der Exartikulation, der Tenotomie (behufs Heilung des Stotterns), der Radikalheilung der Hernien durch Jodeinspritzung (1839), uns noch immer in der bekannten, seinen Namen tragenden Verbandform zur Fixierung des Humerus geläufig; ALEXANDER CANQUOIN (1795—1881), dessen Name durch die von ihm 1835—1838 empfohlene Chlorzinkpastenätzung des Kankroids verewigt ist; JEAN ZULEMA AMUSSAT (1796—1856) in Paris, ein genialer, äußerst vielseitiger Chirurg und Operateur (Erfinder des Rhachiotoms zur Sektion des Rückenmarks), bekannt durch gediegene Untersuchungen über Harnröhrenstrikturen (1823), durch erneute Empfehlung der bereits im Mittelalter von LANFRANC u. a. geübten, aber wieder in Vergessenheit geratenen Arterientorsion (1829, s. oben LARREY) sowie der ebenfalls vergessenen Sectio alta (1832), durch seine Experimente über Darmnaht (1835), über Lufteintritt in die Venen (1839), über Enterotomie (1839) (auf Grund eines 1835 bei einem Kinde glücklich angelegten künstlichen Afters), über die Bildungsfehler der Scheide (1835), über Kauterisation der Harnröhrenfisteln (1837), Exstirpation von Uterustumoren, Behandlung der inneren Hämorrhoiden u. v. a.; PIERRE NICOLAS GERDY (1797 bis 1856) in Paris, auch als Anatom und Physiologe hervorragend, am bemerkenswertesten durch Empfehlung des Einheilens der Skrotalhaut zum Zweck des Verschlusses der Bruchpforte (1850 ,,De la cure radicale de la hernie inguinale"). JOSEPH GENSOUL (1797—1858) in Lyon, ein glücklicher Operateur besonders in Stein- und Bruchschnitten, führte zuerst (1826—1832 achtmal) die Totalresektion einer Oberkieferhälfte aus, 1827 die Exstirpation der karzinomatösen Parotis, gab wichtige Verbesserungen zu den plastischen Operationen, zur Operation der doppelten Hasenscharte, zum Katheterismus des Nasenkanals, des Tränensacks, zur Kauterisation der Varicen, zur Exstirpation der Balggeschwülste, Lipome etc. (par embrochement); PHILIPPE FRÉDÉRIC BLANDIN (1798—1849) in Paris, auch ein guter Anatom und Verfasser mehrerer anatomischer Werke, sowie einer beträchtlichen Zahl eigener Untersuchungen über den N. recurrens, das Ganglion sublinguale, die Pacchionischen Drüsen etc. JEAN JACQUES JOSEPH LEROYES D'ÉTIOLLES (1798—1860) in Paris, ein erfinderischer Kopf, der mit CIVIALE und HEURTELOUP das Verdienst teilt, der Lithotripsie durch Vervollkommnung des bezüglichen Armamentariums Bürgerrecht in der Praxis gesichert zu haben; außerdem beschäftigte er sich mit der therapeutischen Verwertung der galvanischen Glühhitze als Galvanopunktur bei Aneurysmen, bei Harnröhrenstrikturen etc.; GABRIEL GUILLON (1798—1881) in Paris, Erfinder eines orthopädischen Gürtels zur Geraderichtung der Wirbelsäule, sowie neuer Methoden zur Behandlung der Harnröhrenstriktur, Hypospadie etc.; ANTOINE JOSEPH JOBERT DE LAMBALLE (1799—1867) in Paris, ein auf dem Gebiet der Blasenscheiden- und Mastdarmfisteloperation (mittelst Plastik) besonders glücklicher und ingeniöser Operateur, bekannt noch durch die seinen Namen tragende Darmnaht, beschrieben in ,,sur l'invagination et les sutures intestinales" und in seinem zweibändigen ,,Traité théorique et pratique des maladies chirurgicales du canal intestinal" (1829). LAMBALLE erwarb ein Vermögen von drei Millionen Franken und starb an einer syphilitischen Hirnaffektion, die er sich durch Infektion bei einer Fingerverletzung zugezogen hatte; STANISLAUS LAUGIER (1799—1872) in Paris, gab 1830 ein neues operatives Verfahren zur Heilung der Tränenfistel (mittels Durchbohrung des Sinus maxillaris) sowie Mitteilungen über das Ausfließen seröser Flüssigkeit aus

dem Ohr als Symptom eines Schädelbruchs (1839); über einen neuen Wund-
verband aus Goldschlägerhäutchen und Gummilösung, über Haematocele retro-
uterina, Commotio cerebri, empfahl die Aspiration zur Operation der Katarakt,
die Anwendung der Knochennaht bei Schrägbrüchen u. v. a.

Dem 19. Jahrhundert gehören mit ihrem Leben und Wirken ausschließlich
an: PAUL LOUIS BENOIT GUERSANT (1800—1869) in Paris, der die Kinderchirurgie
besonders pflegte; JULES RÉNÉ GUÉRIN (1801—1886), ein tüchtiger Orthopäde,
der ein eigenes Institut zur Pflege der orthopädischen Chirurgie gründete und
durch die von ihm empfohlene Myo- und Tenotomie der Rückenmuskeln zu lebhaften literarischen Diskussionen Anlaß gab; CESAR ALPHONSE ROBERT (1801
bis 1862) in Paris; AMÉDÉE BONNET (1802—1858), besonders bekannt durch seine
Schriften über die Gelenkkrankheiten (bzw. seinen zweibändigen „Traité des
maladies des articulations" vom Jahre 1845) und durch den „Traité des sections
tendineuses et musculaires dans le strabisme" (1842), worin er die von ihm erfundene enucleatio bulbi beschrieb. AUGUSTE BÉRARD (1802—1846) in Paris;
ADOLPHE LENOIR (1802—1860) in Paris, ein geschickter Operateur; AUGUSTE
VIDAL DE CASSIS (1803—1856), Verfasser eines großen „Traité de pathologie ex-
terne et de médecine opératoire" (1838—1841 in fünf Bänden), aus dessen Übersetzung das große Handbuch von VIDAL DE CASSIS' Schüler, ADOLF VON BARDE-
LEBEN, hervorging, bekannt noch durch die Erfindung der Serres fines bei der
Phimosenoperation und dieoriginelle Radikalkur der Varicocele „par l'enroulement
des veines du cordon spermatique" (1844), ALEXANDER THIERRY (1803—1858)
in Paris wandte 1852 zum ersten Male die gewaltsame Flexion zur Heilung eines
Aneurysma traumaticum in der Ellenbeuge an; JEAN GASPARD BLAISE GOYRAND
(1803—1866) in Aix, der Urheber vieler zum Teil epochemachender Neuerungen;
unter anderm empfahl er von neuem die supramalleoläre Amputation des Unter-
schenkels, lieferte gediegene Arbeiten über die Brüche am unteren Ende des
Radius und Absprengung seiner unteren Epiphyse, machte auf die Luxation des
Interartikularknorpels am Handgelenk zum ersten Male aufmerksam, empfahl
die Exzision von Gelenkmäusen en deux temps und führte noch manche Verbesserungen zu der Operation der Harnröhrenfisteln, des Mediansteinschnitts,
der Zungenexstirpation, der Atresia ani ein; JEAN BAPTISTE LUCIEN BAUDENS
(1801—1857), tüchtiger Militärarzt, hat sich in der Geschichte der Chirurgie ein
Andenken durch die Empfehlung der Knochenligatur, der Myotomie der Zungen-
muskulatur gegen Stottern, sowie durch seine Operationsmethoden zur Resektion
der Schulter, Absetzung des Fußes etc. gesichert; PIERRE CHARLES HUGUIER
(1804—1873) in Paris, dessen Verdienste mehr auf dem Gebiet der operativen
Gynäkologie liegen; CHARLES EMANUEL SÉDILLOT (1804—1883) in Straßburg,
von dessen Arbeiten die über Luxationen, über Empyemoperation, Gastrotomie,
Urethrotomie, plastische Operationen, Knochenévidement besondere Erwähnung
verdienen; CHARLES MARIE ÉDOUARD CHASSAIGNAC (1805—1879) in Paris, der
das Écrasement linéaire (1856) lehrte, die Drainage angab, verallgemeinerte und
zur Methode erhob (1859 in dem zweibändigen Werk „Traité pratique de la
suppuration et du drainage chirurgical"); PHILIPPE RIGAUD (1805—1881) in
Montpellier; JOSEPH FRANÇOIS MALGAIGNE (1806—1865) in Paris, der sich besonders durch seine historischen und statistischen Arbeiten sowie durch sein sehr
beliebtes Handbuch einen Namen gesichert hat. AUGUSTE NÉLATON (1807—1873),
ebenso bedeutend als Diagnostiker wie als Operateur, bekannt durch seine mit
einem Porzellanknöpfchen versehene Sonde, mittels deren er die Bleikugel im
Fuße GARIBALDIS nachwies, durch seine Modifikation des Steinschnitts, die Emp-

fehlung der Enterotomie, die Verwendung der direkten Kompression beim Aneurysma varicosum u. a. m.; JOACHIM GIRALDÈS (1808—1875) in Paris, ein auch als Anatom hervorragender Chirurg, der jedoch infolge eines Augenleidens früh auf die operative Tätigkeit verzichten mußte; FÉLIX LARREY (1808—1895) in Paris, ein Sohn des berühmten Napoleonischen Leibarztes; JAQUES GILLES MAISONNEUVE (1809 geb.) in Paris, einer der kühnsten und unternehmendsten Operateure der Neuzeit; LÉON CLÉMENT VOILLEMIER (1809—1878) in Paris, Verfasser eines unvollendeten „Traité des maladies des voies urinaires" (1868), (Teil 2 wurde nach seinem Tode von LE DENTU herausgegeben); JOSEPH PIERRE PETREQUIN (1809—1876) in Lyon, bekannt durch seine klassische Ausgabe der chirurgischen Schriften des HIPPOKRATES; VICTOR AUGUSTE FRANÇOIS MOREL-LAVALLÉE (1811—1865) in Paris; LOUIS AUGUSTE MERCIER (1811—1882) in Paris, besonders bekannt durch seine Arbeiten über Prostata-Hypertrophie und die von ihm entdeckte und nach ihm benannte Klappe am Blasenhals, sowie den gleichfalls von ihm erfundener Katheter mit kurzer Krümmung und den Dépresseur prostatique; JEAN BAPTISTE EDMOND SIMONIN (1812—1884) in Nancy; JEAN ÉDOUARD LABORIE (1813—1868) in Paris; ATHANASE LÉON GOSSELIN (1815—1887) in Paris; LOUIS ALFRED RICHET (1816—1891) in Paris; ALPHONSE GUÉRIN (181 —1895) empfahl 1878 den Watteverband bei der allgemeinen Wundbehandlung; ALPHONSE AMUSSAT (1821—1878) in Paris, Sohn des vorhin angeführten, ein Hauptförderer der Galvanokaustik in Frankreich; FÉLIX ADOLPHE RICHARD (1822—1872); FRANÇOIS ANTHIME EUGENE FOLLIN (1823—1867) in Paris, der durch seine trotz seines kurzen Lebens ungemein zahlreichen Publikationen die Chirurgie in verschiedensten Gebieten bereichert hat, auch zur Augenheilkunde namhafte Beiträge lieferte; ARISTIDE VERNEUIL (1823—1895), einer der bedeutendsten Chirurgen der Neuzeit, dessen hervorragende Arbeiten in den fünfbändigen „Mémoires de chirurgie" (1877—1888) zusammengestellt sind; unter ihnen verdienen als bedeutsam besondere Erwähnung über die Watteverbände in der Wundbehandlung, Jodoformanwendung bei Abszessen, sowie statistische und historische Abhandlungen; zur Blutstillung ersann er eine eigene Klemmpinzette; LOUIS OLLIER (geb. 1825) in Lyon, der Autor der höchst wichtigen Arbeiten über die Regeneration der Knochen durch das Periost und die Resektionen („Traité expérimental et clinique de la régénération des os et de la production artificielle du tissu osseux", 2 voll., 1867, und „Des résections des grandes articulations", 1870); MARC SÉE (geb. 1827) in Paris, Neffe des Klinikers GERMAIN SÉE; ULYSSE TRÉLAT (1828—1893) in Paris, auch als Historiker beachtenswert; LÉON CLEMENT LE FORT (1829—1893), dessen Arbeiten hauptsächlich die Resektion des Knie- und Hüftgelenks, Schädeltrepanation, Aneurysmen (sowie die Reorganisation des Krankenhauswesens in Frankreich) betreffen; endlich ÉDOUARD NICAISE (1839—1896) in Paris, Verfasser von 250 Publikationen, unter denen die historischen (klassische Editionen des MONDEVILLE, GUY DE CHAULIAC und PIERRE FRANCO) ihrem Herausgeber Unsterblichkeit sichern und T. DEBROU (1813—1897) in Orléans.

JOSEPH-CASIMIR-FÉLIX GUYON (geb. 1831) in Paris beschäftigt sich vorwiegend mit den Krankheiten der Harnwege, desgleichen sein bedeutender Schüler IOAQUIN ALBARRAN (1860—1912); LÉON LABBÉ (geb. 1832) zu Paris; PAUL-JULES TILLAUX (1834—1904) schrieb gute Lehrbücher über chirurgische Klinik und Diagnostik und topographische Anatomie; ODILON MARC LANNELONGUE (geb. 1841) zu Paris lieferte besondere Untersuchungen über Pathologie und Therapie der Knochentuberkulose und anderer Knochenerkrankungen; PAUL BERGER (1845—1908) der Nachfolger LE FORT's, beschäftigte sich besonders mit der

Chirurgie der Hernien, des Darmes und der Knochen und Gelenke; EDMOND DELORME (1847 geb.), bekannt durch seine Pleuraoperationen.

Die stattliche Zahl der hier angeführten Männer, an die sich zum Teil geradezu epochemachende Leistungen knüpfen, liefert den kräftigsten Beweis für die hohe Blüte, deren sich die Chirurgie in Frankreich während des 19. Jahrhunderts erfreute.

In E n g l a n d sind während des 19. Jahrhunderts die Fortschritte der Chirurgie im wesentlichen durch die Leistungen der folgenden Wundärzte und Operateure repräsentiert:

JOHN BELL (1763—1820) in Edinburg, älterer Bruder des berühmten CHARLES BELL (1774—1842), den wir als Autor des bekannten Versuchs in der Physiologie des Rückenmarks kennen, der übrigens auch als Chirurg hervorragend war, beide treffliche Anatomen und Zierden der englischen Medizin des 19. Jahrhunderts; JOHN ABERNETHY (1764—1831) in London, ähnlich vielseitig wie die vorher Genannten, führte 1796 die erste Unterbindung der Arteria iliaca externa aus (zweimal mit tötlichem Erfolge, 1806 zum dritten Male mit günstigem Ausgange); JOHN FREDERICK JONES, im letzten Drittel des 18. und ersten des 19. Jahrhunderts, ist bemerkenswert als Verfasser von ,,A treatise on the process employed by nature in suppressing the hemorrhage from divided and punctured arteries" (1805), worin eine nähere Darlegung der Verhältnisse bei spontaner Blutstillung gegeben wird; Astley Paston **Cooper** (1768—1841) in London, ein ebenso kühner als glücklicher Operateur, der 1806 zum ersten Male die Arteria subclavia unterband und 1817 sogar eine Unterbindung der Aorta abdominalis wagte, Verfasser einer großen Reihe von Schriften, unter denen sein Lehrbuch unter dem Titel: ,,The first lines of the practice of surgery" (1813) sich großer Beliebtheit erfreute, hervorragender Kenner der Anatomie und glänzender Lehrer, neben DUPUYTREN der berühmteste Chirurg seiner Zeit; ABRAHAM COLLES (1773—1843) in Dublin, dessen Untersuchungen über die Frakturen des unteren Radius so bedeutend erschienen, daß dieser Knochenbruch in England noch gegenwärtig als ,,Colles fracture" bezeichnet wird; COLLES machte gleichfalls eine Unterbindung der Arteria subclavia (aber innerhalb der Scaleni zum ersten Male, während COOPER sie außerhalb derselben vorgenommen hatte); SIR PHILIBERT CRAMPTON (1777—1858) in Dublin, ein scharfsinniger Diagnostiker und kühner Operateur, führte 1828 eine Ligatur der Arteria iliaca communis wegen eines Inguinalaneurysmas aus, auch Verfasser einer Reihe zoologischer Arbeiten, bekannt als Entdecker des nach ihm benannten Akkommodationsmuskels im Vogelauge (1813); JOHN HENNEN (1779—1828), ein verdienter Militärarzt; RICHARD CARMICHAEL (1779—1849) in Dublin, der erste, der in Irland die Exstirpation der Parotis und Exartikulation im Hüftgelenk ausführte; ihm gebührt die Priorität der Entdeckung, daß nur der indurierte Schanker zur allgemeinen Syphilis führt; ALLAN BURNS (1781—1843) in Glasgow, auch als Anatom bedeutend; JAMES WARDROP (1782—1869) in London, ein auch als Augenarzt verdienter Operateur, in der Geschichte bekannt durch seine Methode der Aneurysmabehandlung (eine Vervollkommnung des von PIERRE BRASDOR 1721—1798 in Paris angegebenen Verfahrens); BENJAMIN TRAVERS (1783—1858) in London, auch ein tüchtiger Augenarzt, Verfasser einer geschätzten Arbeit über Spinalirritation; JOHN LIZARS (1783—1860) in Edinburg, machte zum ersten Male 1829 eine Resektion des Oberkiefers, Verfasser eines großen anatomischen

Kupferstichwerks und eines Aufsatzes über Eierstocksexstirpation (1824), die damals erst einmal ausgeführt war; BENJAMIN COLLINS BRODIE (1783—1862) erwarb sich große Verdienste um die Kenntnis der Gelenkkrankheiten, speziell die Schilderung der Gelenkneurose (,,Pathological and surgical observations on diseases of the joints", 1818), und unternahm die erste Anbohrung eines Röhrenknochens zur Eiterentleerung; GEORGE JAMES GUTHRIE (1785—1856) in London, geschickter Operateur, Verfasser eines epochemachenden Werks über Kriegschirurgie, betitelt: ,,On gun-shot wounds of the extremities" usw. (1815), empfahl bei Arterienverletzungen unter allen Umständen, wenn möglich, Aufsuchung der Verletzungsstelle und doppelte Unterbindung; WILLIAM LAWRENCE (1785—1867) in London, gleichfalls ein tüchtiger Augenarzt; JAMES WILLIAM CUSACK (1787 bis 1861) in Dublin, ein besonders als Lithotom glücklicher Operateur; HENRY EARLE (1789—1838) in London, der namhafte kasuistische Beiträge über Kontraktion von Brandnarben, Lithotomie und Lithotripsie, Behandlung von Pseudoarthrosen, Schornsteinfegerkrebs etc. lieferte; CHARLES ASTON KEY (gest. 1849) in London empfahl die Herniotomie ohne Eröffnung des Bruchsacks (1833), ein sehr geschickter Operateur; JOHN GREEN CROSSE (1790—1850) in Norwich, berühmter Lithotom; EDWARD STANLEY (1791—1861) desgleichen; JOSEPH HENRY GREEN (1791—1863) in London; THOMAS MICHAEL GREENHOW (1791—1881) in Newcastle on T., führte als einer der ersten die Totalexstirpation des Calcaneus aus; ROBERT ADAMS (1793—1875) in Dublin, Verfasser eines klassischen Werks über Arthritis deformans unter dem Titel: ,,Treatise on rheumatic arthritis of all joints" (1857); ROBERT LISTON (1794—1847) in London (den wir bereits bei der Geschichte der Äthernarkose kennen gelernt haben) machte zum ersten Male in England die Exstirpation eines mehr als 20 Kilo schweren Skrotaltumors, Verfasser eines zweibändigen Lehrbuchs unter dem Titel: ,,Elements of surgery" (1830), ein gewandter und sicherer Operateur, der auch zahlreiche wertvolle kasuistische Beiträge über Aneurysmen, einen geheilten intrakapsulären Schenkelhalsbruch, Polyp des Antrum Highmori, Rhinoplastik, Lithotomie und Lithotripsie etc. publiziert hat; JAMES ARNOTT (1794—1885) in London, ein beliebter Lehrer; JOHN FIFE (1795—1871), Freund des noch zu nennenden FERGUSSON, in Newcastle on Tyne; WILLIAM HARGRAVE (1799—1874) in Dublin; FREDERICK CARPENTER SKEY (1798—1872) in London, Verfasser von ,,The principles and practice of operative surgery" (1850), worin er sich als ein Anhänger der konservativen Chirurgie bekennt und die Operation als Ultima ratio hinstellt, ein populärer Lehrer, geschickter Operateur mit hervorragenden anatomischen Kenntnissen; ANDREW BUCHANAN (1798—1882) in Glasgow, beschrieb 1847 ein Steinschnittverfahren mit rechtwinkliger Steinsonde; CAESAR HAWKINS (1798—1884) in London; James Syme (1799—1870) in Edinburg, einer der bedeutendsten Wundärzte seiner Zeit, der 1823 die erste Hüftgelenksexartikulation in Schottland ausführte, 1842 zum ersten Male die nach ihm benannte Amputation in die Malleolen und 1844 den äußeren Harnröhrenstrikturschnitt auf einer zuvor eingeführten, mit Rinne versehenen Sonde, sowie 1847 die erste Exstirpation der Clavicula in Großbritannien vornahm; WILLIAM COSTELLE (1800—1867) in London; CHRISTOPHER FLEMING (1800—1881) in London, der sich besonders mit den Krankheiten des Urogenitalapparates beschäftigte; RICHARD QUAIN (1800 bis 1887) in London; THOMAS PRIDGIN TEALE (1801—1868) in Leeds, ein vielseitiger und seinerzeit sehr angesehener Chirurg; WILLIAM COULSON (1802—1877) in London, ein anerkannt glücklicher Lithotriptor; WILLIAM SANDS COX (1802 bis 1876) in Birmingham; FRANCIS RYND (1803—1861) in Dublin, Verfasser eines

brauchbaren Werks über Harnröhrenstrikturen (1849); ROB. WILL. SMITH (gest.
1873) in Dublin, ein tüchtiger pathologischer Anatom, der die pathologische
Anatomie der Knochen- und Gelenkkrankheiten durch einige Arbeiten gefördert
hat; JOHN HILTON (1804—1878) in London, dessen Schrift: „On the influence
of mechanical and physiological rest in the treatment of accidents and surgical
diseases and the diagnostic value of pain" (1863) auch heute noch anerkennens-
wert ist; CHARLES BROOKE (1804—1885) in London, bekannt als Erfinder der zur
Vereinigung tiefer Wunden bestimmten Kügelchennaht; SIR WILLIAM FERGUSSON
(1808—1877), ein außerordentlich geschickter Operateur, der „mit des Adlers
Auge eines Löwen Herz und die Hand einer Lady" verband, verdient um die Behandlung gewisser Formen von Aneurysmen, die er durch künstliche Embolie
und Thrombose des peripherisch gelegenen Arterienstammes zur Heilung zu
bringen suchte; ferner erwarb sich FERGUSSON Verdienste um die Hasenscharten-
operation, Staphylorrhaphie (wobei er die Naht der Spalte mit der Durchschneidung
der umgebenden Muskeln kombinierte), die Resektionen (1847 machte er Exstirpation der ganzen Skapula) u. a. m.; PETER DAVID HANDYSIDE (1808—1881)
in Edinburg; JOHN HAMILTON (1809—1875) in Dublin; HENRY HANCOCK
(1809—1880) in London; CAMPBELL DE MORGAN (1811—1876) in London,
machte sich durch Empfehlung des Chlorzinks bei der antiseptischen
Wundbehandlung, die Anwendung der Drainage beim Empyem, der Schienen-
extension bei Coxitis bekannt; JAMES MILLER (1812—1864) in London;
JAMES SPENCE (1812—1882) in Edinburg erwarb sich ein besonderes Verdienst
durch Einführung der Tracheotomie beim Krupp in Schottland (1856), Verfasser eines zweibändigen Werks über Chirurgie (1871) und zahlreicher klinischer
Berichte über die verschiedensten Gebiete der Chirurgie, die ihm sowohl nach der
theoretischen wie nach der praktischen Seite mannigfache Förderung verdankt.
RICHARD WILLIAM TEMPLIN (1813—1874), Orthopäd in London; JOHN GAY
(1813—1885) empfahl bei der Hernia femoralis die Erweiterung der Bruchpforte
außerhalb des Bruchsackes; ROBERT DRUITT (1814—1883) in London, populär
durch sein beliebtes, oft aufgelegtes und übersetztes Handbuch: „The surgeons
vademecum, a handbook of the principles and practice of surgery" (1839); SIR
JAMES PAGET (1814—1899), auch als Pathologe bedeutend („Lectures on Tumours",
1851; „Surgical Pathologie", 1863; Katalog des pathol. Museums des R. Coll.
of Surgeons, 1882 usw.) und Freund RUD. VIRCHOWS, aber auch auf rein klinischem
Gebiete ein Meister und feinsinniger Historiker (PARÉ); GEORGE SOUTHAM (1815
bis 1876) in London, ein tüchtiger Lithotom, der bei 120 Operationen nur einen
Todesfall hatte, auch um die Ausbildung der Ovariotomie in der vorantiseptischen
Zeit verdient; MAURICE HENRY COLLIS (gest. 1869) in Dublin; CHARLES GARDINER
GUTHRIE (1817—1859), Sohn des vorhin Genannten, ein vortrefflicher Operateur;
RICHARD HOLMES COOTE (1817—1872) in London; JOS. SAMSON GAMGEE (1818
bis 1886) in Birmingham; ALEXANDER GORDON (1818—1887) in Belfast; JOHN
ERIC ERICHSEN (1818—1896) in London, dessen Untersuchungen über Beziehungen
zwischen Verletzungen und Erkrankungen des Nervensystems bemerkenswert
sind („Railway injuries of the nervous system", 1866); er verfaßte noch ein Werk
über chirurgische Krankheiten des Schädels und der Wirbelsäule, ein chirurgisches
Lehrbuch („Science and art of surgery"), eine preisgekrönte Abhandlung „Pathology and treatment of asphyxia" u. v. a.; SIR GEORG MURRAY HUMPHRY (1820
bis 1896) in London, ein tüchtiger Anatom, der die Wissenschaft durch Herausgabe des „Journal of anatomy" zu fördern suchte und um die Chirurgie sich
durch Publikationen über den Steinschnitt, Gelenkkrankheiten, sowie durch eine

experimentelle Studie über die Blutgerinnung in den Venen beim Lebenden verdient gemacht hat; RICHARD JAMES MACKENZIE (1821—1854) publizierte eine Modifikation der SYMEschen Operation, kasuistische Mitteilungen über äußere Urethrotomie gegen Harnröhrenstrikturen, plastische Operationen, Arterienligatur und Kniegelenksresektion; WILLIAM SCOVELL SAVORY (1826—1895) in London, ein äußerst vielseitiger Forscher, Verfasser bemerkenswerter Arbeiten zur Anatomie, pathologischen Anatomie und experimentellen Pathologie (über Embolie, Pyämie, Bluttemperatur etc.), geschickter Operateur; ALFRED POLAND (1822—1872) in London, Verfasser wertvoller klinisch-kasuistischer Mitteilungen; SIR GEORGE PORTER (1822—1895) in Dublin, ein renommierter Operateur, bekannt durch besondere Methoden der Ellenbogengelenksresektion, der Unterbindung der Art. cruralis, der Operation von Drüsengeschwülsten am Halse; JOHN COOPER FORSTER (1823—1886) in London, Verfasser eines geschätzten Werks über chirurgische Kinderkrankheiten (1860); GEORGE MACLEOD (1828—1892) in Glasgow; SIR JONATHAN HUTCHINSON (1828—1913), auch als pathologischer Anatom namhaft und Diagnost (kongenitale Syphilis, Hautleiden, gangränöse Varicellen, Lepraätiologie), schrieb eigenhändig eine umfangreiche klinische Kasuistik (Archives of Surgery, 1889—99); GEORGE WILLIAM CALLENDER (1830—1879) in London, ein sehr fleißiger Schriftsteller, der sich durch Vorschläge zur Modifikation der LISTERschen Antisepsis bekannt machte; CHARLES FREDERICK MAUNDER (1832 bis 1879) in London; JOHN MARSHALL (gest. 1879) in London, ein geschickter Chirurg, dessen schriftstellerische Arbeiten hauptsächlich die Anatomie und Physiologie betreffen; PETER CHARLES PRICE (1832—1864) in London; WILLIAM FREDERICK TEEVAN (1834—1887) in London; SIR WILLIAM MAC CONNAC (1836 bis 1901), bedeutend durch seine Abdominal- und Gelenkoperationen (intraperitoneale Blasenruptur, 1886); DAVID FOULIS (1846—1881) in Glasgow machte 1877 die erste Kehlkopfexstirpation in England; WILLIAM GARDNER (1846—1897), von 1879—1891 Chirurg in Adelaide, gest. in Neapel; GREIG SMITH († 1897) in Bristol, Verfasser eines beliebten Werkes über Bauchchirurgie; WILLIAM MACEVEN (geb. 1848), Prof. in Glasgow, bekannt durch seine Arbeiten zur Gehirn- und Rückenmarkschirurgie, zur Osteotomie und Herniotomie und Aneurysmenbehandlung; FREDERIK TREVES (geb. 1853) schrieb ein Lehrbuch, ein Wörterbuch deutscher medizinischer Termini (1890), eine chirurgische Anatomie und Studien zur Bauchchirurgie; VICTOR HORSLEY (geb. 1857) beschäftigt sich mit experimentellen Untersuchungen und Operationen am Zentralnervensystem.

Im Anschluß an die englischen seien die hauptsächlichsten Vertreter der a m e r i k a n i s c h e n Chirurgie aufgezählt. Diese hat sich stets einer großen Blüte erfreut, z.T. unter dem Einfluß der Kultur des Mutterlandes, teils infolge der mehr realistisch-nüchternen auf das Praktisch-Technische zugespitzten Erziehungsweise und Vorbildung des amerikanischen Menschen und Mediziners. Die Aseptik und die dadurch bedingte Gefahrlosigkeit operativen Eingreifens hat neben dem großen Nutzen unbestreitbar auch die Neigung, zum Messer zu greifen, erhöht (wie oben schon angedeutet ist), auch in Amerika, ob aber wirklich in so viel höherem Grade als in der alten Welt, wie man behauptet hat, bedarf der Klarstellung. Jedenfalls wäre heute ein solcher Vorwurf bestimmt nicht mehr begründet.

Wir nennen NATHAN SMITH (1768—1837) an der Dartmouth School of med., sowie am Yale College, der schon vor dem Engländer BRODIE Knochentrepanation zwecks Eiterentleerung vornahm; WRIGHT POST (1766—1828) in New York, sehr geübter Operateur; PHILIP SYNG PHYSICK (1769—1837) in Philadelphia an der Pennsylvania-University (nach GROSS: „der Vater der amerikanischen Chirurgie"); EPHRAIM MAC DOWELL (1772—1830) in Danville (Kentucky), der die erste rationelle Ovariotomie 1809 mit gutem Eifolg vollzog; JOHN COLLINS WARREN (1778—1856) in Boston, Sohn des gleichfalls als Chirurg bemerkenswerten JOHN WARREN (1753—1815) am Harward College, machte 1820 die Staphylorhaphie, verwandte zum ersten Male die Äthernarkose (S. 469) und vollzog zum ersten Male die glückliche Paracentese des Perikards; 1828 begründete er das „Boston Medical and Surgical Journal"; JOSEPH PARRISH (1779—1840), von 1816—1820 Wundarzt am Pennsylvania-Hospital; JOSEPH HARTSHORNE (1779 bis 1850); REUBEN DIMOND MUSSEY (1780—1866), Professor am Ohio und von 1852 ab am Miami Medical College, vollzog 1837 die Exstirpation von Scapula und Clavicula und machte zuerst die Unterbindung beider Karotiden wegen Osteosarkom; THOMAS DENT MUTTER (gest. 1859) am Jefferson Medical College in Philadelphia; AMOS TWITCHELL (1781—1850) in Keene, New Hampshire, unterband 1807 bei einer sekundären Blutung die Carotis communis mit glücklichem Ausgange; JOHN SYNG DORSEY (1783—1818) in Philadelphia, Neffe von PHYSICK, unterband als der erste in den Vereinigten Staaten die Art. iliaca. ext., Verfasser der sehr populären „Elements of surgery" (1813), des zweitältesten Lehrbuchs der Chirurgie in Amerika; WILLIAM GIBSON (1788—1868) an der Pennsylvania-University, unterband 1812 die Iliaca interna als der zweite Amerikaner und schrieb 1824 die neunmal aufgelegten „Institutes and practice of surgery"; VALENTINE MOTT (1785—1865), einer der bedeutendsten nordamerikanischen Chirurgen, in New York, unterband 1818 zum ersten Male die Art. innominata und 1827 die Art. iliaca communis; BENJAMIN WINSLOW DUDLEY (1785—1870) in Lexington (Kentucky), ein glücklicher Lithotom (100 Operationen ohne Todesfälle); ALEXANDER HODGSON STEVENS (1789—1869) in New York unterband als der erste Amerikaner 1812 (bei einer Negerin in Veracruz) die Art. iliaca interna; GEORGE HAYWARD (1791—1863) in Boston; HORATIO GATES JAMESON (1792 bis 1856) in Baltimore; J. KEARNEY RODGERS (1793—1857) in New York; WILLIAM E. HORNER (1793—1853) in Philadelphia; GEORGE McCLELLAN (1796—1847) in Philadelphia, ein glänzender Operateur und beliebter Lehrer; JACOB RANDOLPH (1796—1848) in Philadelphia, der 1831 die Lithotripsie in Nordamerika einführte; ALDEN MARCH (1795—1869) in Albany; JOHN RHEA BARTON (1795—1871) in Philadelphia, bekannt als der Vater der keilförmigen Resektion ankylotischer Gelenke, tüchtiger Lithotom; NATHAN RYNO SMITH (1797—1877) in Baltimore, Sohn des vorhin genannten NATHAN SMITH, Verfasser einer berühmten „Surgical anatomy of the arteries" (1832), Erfinder eines besonderen Instrumentes zur Lithotomie, die er 250 mal vollzog, und Verfasser der Abhandlung „Treatment of fractures of the lower extremity" (1867), worin er den 1855 erfundenen „anterior splint" zum Ersatz der bei Knochenfrakturen früher angewandten Suspensionsmethode angab; ELI GEDDINGS (1799—1878) in Charleston (South Carolina); WILLARD PARKER (1800—1884) in New York machte 1846 zum ersten Male die peritoneale Kystotomie zwecks Heilung des chronischen Blasenkatarrhs nach Prostatahypertrophie; DIXI CROSBY (1801—1873) am Dartmouth College, entfernte 1836 wegen eines Osteosarkoms Humerus nebst Clavicula und Scapula; HUGH HOLMES MC GUIRE (1801—1875) in Virginia; WILLIAM RAWLINS BEAUMONT

(1803—1875) in Toronto erfand ein Nadelinstrument für tiefe Nähte, z. B. bei der Staphylorrhaphie (das Original der SINGERschen Nähmaschine); JOSIAH C. NOTT (1804—1873) in Mobile entfernte zwecks Heilung der Coccygodynie 1832 zum ersten Male das Steißbein; JOSEPH PANCOAST (1805—1882), am Jefferson Medical College in Philadelphia, ein kühner und dabei vorsichtiger Operateur, Verfasser des oft aufgelegten „Treatise on operative surgery" (1844); SAMUEL DAVID GROSS (1805—1884) aus Easton in Pennsylvanien, gleichfalls am Jefferson Medical College, beliebter Lehrer, gewandter Operateur, Verfasser eines „System of surgery" (1857 und in fünf weiteren Auflagen) und eines hochgeschätzten Lehrbuches der pathologischen Anatomie, von Abhandlungen über Krankheiten der Harnorgane, über Fremdkörper in den Luftwegen und Experimentaluntersuchungen sowie zahlreiche vortreffliche historische Studien und biographische Skizzen; er war der größte der deutsch-amerikanischen Ärzte, wie GARRISON (S. 540) schreibt; LUTHER BELL (1806 bis 1862) in New York und New-Hampshire; PAUL FITZSIMMONS EVE (1806—1877) in Nashville (Tenn.), besonders glücklicher Lithotom; ALFRED CH. POST (1806 bis 1886) in New York; JOHN WATSON (1807—1862) in New York, ein auch durch geschichtliche Arbeiten bekannter Chirurg, der zum ersten Male die Ösophagotomie (1844) bei Striktur des Ösophagus vollzog; GORDON BUCK (1807—1877) in New York, ein geschickter Operateur, dessen Arbeiten die plastischen Operationen und die Extensionsmethode mittelst Heftpflaster betreffen; WARREN STONE (1808 bis 1872) in New-Orleans; WILLIAM DETMOLD (1808—1895) in New York, ein geborener Hannoveraner, begründete 1841 am College of Physicians and Surgeons eine orthopädische Klinik, die erste ihrer Art in Amerika, führte als erster die subkutane Tenotomie in den Vereinigten Staaten aus, nahm 1850 die Eröffnung eines Hirnabszesses vor und sprach bereits den Gedanken aus, daß die Tätigkeit der Muskeln von bestimmten Bezirken des Hirns aus reguliert werde; GEORGE W. NORRIS (1809—1875) in Philadelphia; HAZARD A. POTTER (1811—1869) in Geneva (New York); J. MASON WARREN (1811—1867) in Boston, Sohn des vorhin genannten JOHN COLLINS WARREN; DANIEL BRAINARD (1812—1866) in Chicago vollzog 1854 die erste subkutane Osteotomie wegen Ankylose; FRANK HASTINGS HAMILTON (1813—1886) am Bellevue-Hospital Medical College in New York, in weitesten Kreisen durch sein vielfach aufgelegtes und übersetztes Lehrbuch der Frakturen und Luxationen (1859) und als hervorragender Orthopäde und Vertreter der plastischen Chirurgie bekannt; JAMES RUSHMORE WOOD (1816—1882), Mitbegründer des Bellevue Hospital Medical College in New York 1861, wo er seit 1868 den Lehrstuhl für Chirurgie bekleidete, entfernte wegen Phosphornekrose den ganzen Unterkiefer 1856, wobei eine Regeneration desselben vom Periost aus eintrat; HENRY JACOB BIGELOW (1816—1890) aus Boston, Chirurg am Massachusetts General Hospital und Lehrer der Chirurgie an der Harvard Medical School, das Haupt der Chirurgie New Englands, machte die erste Hüftgelenksresektion in Amerika (1852), studierte die Mechanik dieses Gelenkes und verbesserte die Steinzertrümmerungsmethoden; JOHN MURRAY CARNOCHAN (1817—1887) in New York, Schüler von V. MOTT, vollzog 1851 die Unterbindung der Femoralis wegen Elephantiasis der unteren Extremität, sowie 1850 eine Exzision des Ramus supramaxillaris trigemini jenseits des ganglion Meckelii, ebenso 1853 eine Resektion der Ulna, Verfasser einer wertvollen Abhandlung über angeborene Hüftgelenksluxationen (1850); CHARLES POPE [1818—1870] in St. Louis; GEORGE C. BLACKMANN (1819—1871) in Cincinnati; D. HAYES AGNEW (1818—1892) aus Philadelphia, Prof. der Chirurgie an der Universität von Pennsylvanien, trieb auch intern-medizinische Praxis; WILLIAM H. VAN BUREN (1819—1883) in New York;

Louis Albert Sayre (1820—1900) aus New Jersey führte als zweiter die Hüftgelenksresektion in Amerika aus (1855) und ist als Orthopäde berühmt, besonders
auch sein Gipskorsett bei Rückgratstuberkulose; Ernst Krakowiczer (1821 bis
1875) in New York, ein geborener Österreicher; John T. Hodgen (1826—1882)
in St. Louis; Joseph C. Hutchinson (1827—1887), Orthopäd zu Brooklyn;
Samuel Paul Choppin (1828—1880) in New Orleans; Henry Berton Sands
(1830—1888), Professor am College of Physicians and Surgeons in New York,
Vertreter der konservativen Chirurgie, ein sehr umsichtiger und gewandter Operateur; George Alexander Otis (1830—1881), hervorragender Militärarzt in
Frankreich, gebildet, Verfasser der ersten dritthalb Bände des Monumentalwerks
,,Surgical history of the war of the rebellion (1870—1880); Erskine Mason
(1832—1882) in New York; James Lawrence Little (1836—1885) ebendaselbst;
John Thompson Darly (1836—1879) in New York; Samuel W. Gross (1837
bis 1889), Professor am Jefferson Medical College in Philadelphia, einer der bedeutendsten amerikanischen Chirurgen der Neuzeit, unter dessen Arbeiten besonders der 1880 publizierte ,,Treatise on tumors of the mammary gland" auch
bei uns geschätzt ist; John Maynard Woodworth (1837—1879) in Washington;
Frank Maury (1840—1879) in Philadelphia; Tandy Edward Easley (1842 bis
1878) in Little Rock, Arkansas; Nicholas Senn (1844—1909), in der Schweiz
geboren, aber seit seinem 8. Lebensjahre in Amerika, Prof. der Chirurgie am Rush
Medical College in Chicago, ein Meister der Darmchirurgie und weiteren Bauchchirurgie, auch für die Geschichte seines Faches interessiert; Charles Mc Burney
(1845—1913), namhaft durch seine Appendicitisoperationen und deren Indikation;
George Michael Fowler (1848—1906); George Michael Edebohls (1853
bis 1908) in New York, der die Entkapselung der Nieren in die Therapie chronischer
Nierenleiden einführte (bei Urämie); Frank Hartley (1856—1913) von Washington, bekannt durch seine intrakranielle Neurektomie. — Von lebenden Chirurgen
seien noch genannt: William Williams Keen (geb. 1837) von Philadelphia,
Chirurg am Jefferson Med. College bis 1907, Verfasser vortrefflicher Lehrbücher
und glänzender Operateur, Verfasser historischer Arbeiten; Henry Orlando
Marcy (geb. 1837), bekannt durch seine Arbeit zur Chirurgie der Hernien und
des Perineums; Robert Abbe (geb. 1851) in New York; Roswell Park (geb.
1852) schrieb ein Kompendium der Chirurgie und der Medizingeschichte,
John Benj. Murphy (geb. 1857); Georg W. Crile (geb. 1864); Harvey
Cushing (geb. 1869) an der Harvard-Universität, einer der genialsten
lebenden Chirurgen; schließlich die Brüder Charles Hozarn und William James
Mayo von Minnesota, die genialen Operateure ihres Spitals zu Rochester.

Und nun zu D e u t s c h l a n d , meine Herren! Auch hier kann
man zwei Perioden unterscheiden, die ältere, charakterisiert durch
das Überwiegen des französischen Einflusses und eine jüngere, in der
sich allmählich die deutsche Chirurgie von der französischen Herrschaft
emanzipiert und auf eigene Füße stellt. In dieser Zeit sind Männer
wie C. F. von Graefe, Dieffenbach u. a. die führenden Geister. Sie
erreicht ihren Höhepunkt in jener gewaltigen Epoche, als infolge der
politischen Ereignisse sich die Einigung der deutschen Stämme vollzieht,
die auf chirurgischem Gebiet in der Gründung der ,,deutschen Gesellschaft
für Chirurgie" (1871) zum Ausdruck kommt. An ihrer Spitze stehen

Männer wie von Langenbeck, Gustav Simon, Karl Thiersch, Rich. von Volkmann, A. Bardeleben, im Verein mit Theodor Billroth und anderen Chirurgen der deutsch-österreichischen Schule. An die Existenz dieser Gesellschaft, deren Entstehen mit der Begründung der Antisepsis ungefähr zeitlich zusammenfällt, knüpfen sich die bedeutendsten Fortschritte der Gegenwart, und die deutschen Wundärzte sind dabei mit einem gewichtigen Anteil vertreten.

Die namhaftesten deutschen Chirurgen der älteren Zeit sind:

Johann Nepomuk Sauter (1766—1840) in Konstanz, der Erfinder der Schweben zur Behandlung von Frakturen, dessen Verdienst es auch ist, die vereinzelt schon früher geübten Exstirpationen des prolabierten Uterus wieder populärer gemacht zu haben; Franz Caspar Hesselbach (1759—1816) und dessen Sohn Adam Caspar Hesselbach, beide in Würzburg bzw. der letztere in Bamberg und Würzburg, beide sehr verdient um die Ausbildung der Lehre von den Hernien; Vincenz von Kern (1760—1829) gehört der Wiener Schule an, ein sehr verständiger und nüchterner Operateur, der namentlich gegen die vielfach in der vorantiseptischen Zeit übliche Polypragmasie bei der Wundbehandlung Front macht; Johann Nepomuk Rust (1775—1840) in Wien und später in Berlin, hier mehr als Reorganisator der Unterrichtsverhältnisse an der Charité, denn als Chirurg bekannt, in seinen jüngeren Jahren ein tüchtiger und angesehener Operateur; seine zweibändige Helkologie (1811) ist heute noch nicht ohne Wert, während seine Arthrokakologie mit Recht der Vergessenheit anheimgefallen ist; Conrad Martin Johann Langenbeck (1776—1851), ein auch als Anatom nicht unbedeutender Wundarzt, nächst August Gottlob Richter Hauptrepräsentant der Göttinger chirurgischen Schule, ein Oheim des noch zu besprechenden Heros der Chirurgie Bernhard von Langenbeck, beliebter Lehrer, technisch gewandter Operateur, der mehrmals die Totalexstirpation des Uterus ausgeführt hat; Joseph Maelcamp Beaulieu Freiherr von Wattmann (1789—1866), Professor in Laibach, Innsbruck und Wien, dessen Arbeiten zur Lithotripsie, in der er außerordentliche Übung besaß, zu jener Zeit besonders geschätzt wurden; Philipp Franz von Walther (1781—1849) in Bonn, Landshut und München, einer der angesehensten Ärzte in der ersten Hälfte des 19. Jahrhunderts, der energisch für die Vereinigung der Chirurgie mit der Medizin eintrat und trotz seiner theoretischen Hinneigung zur Schellingschen Naturphilosophie in praxi niemals den nüchternen induktiven Standpunkt aus den Augen ließ und die Chirurgie durch einige nicht unwichtige kasuistische Beiträge bereicherte; besonders bekannt ist er durch das mit von Graefe zusammen herausgegebene Journal für Chirurgie und Augenheilkunde (von 1820 ab; vgl. über ihn die Diss. von A. Weinland, München 1905); ein Schüler des Genannten ist Cajetan von Textor (1782—1860) in Würzburg, der sich besonders um die Ausbildung der Resektionen mittels des (von Bernhard Heine erfundenen) Osteotoms verdient gemacht hat; er vollzog 1837 die erste subperiostale Resektion am Menschen, nachdem Bernhard Heine diese Operation mit seinem Osteotom seit 1830 mehrmals an Tieren erprobt hatte; auch ein Sohn v. Textors, Karl Textor (1815—1880), gehört zu den hervorragenden Wundärzten der Neuzeit.

Karl Ferdinand Graefe (1787—1840) in Berlin war ein ebenso genialer wie kühner Operateur, der 1821 als einer der ersten die partielle

Resektion des Unterkiefers, 1822 als erster in Deutschland die Unterbindung des Truncus anonymus vornahm, vor allem sich das größte Verdienst durch die Wiederbelebung der plastischen Operationen erwarb, indem er 1816 an einem Soldaten die Rhinoplastik (nach der indischen Methode) vollzog; dieses Verdienst teilt er mit seinem langjährigen Genossen in Berlin, dem Meister in der plastischen Kunst **Johann Friedrich Dieffenbach** (1794—1847), einem bewundernswerten chirurgischen Genie, dem wir auch die Vervollkommnung der Transfusionsmethode und der 1832 von STROMEYER eingeführten subkutanen Tenotomie und damit einen der wichtigsten Fortschritte in der Orthopädie verdanken; die Tenotomie führte ihn zur Erfindung der Schieloperation, über die er eine mit dem Monthyon-Preise vom Institut de France gekrönte Schrift auf Grund der Ergebnisse von 1200 Schieloperationen publizierte; DIEFFENBACH war auch ein meisterhafter Schriftsteller, der sehr lebendig und fesselnd seine chirurgischen Erfahrungen und Erlebnisse in seinem außerordentlich lesenswerten zweibändigen Werk: „Die operative Chirurgie" (Leipzig 1845 ff.) zu schildern verstanden hat.

KARL WILHELM WUTZER (1789—1858) in Bonn erwarb sich anerkanntermaßen ein Verdienst durch seine zweckmäßige Operationsmethode der Blasenscheidenfistel; JOHANN KARL GEORG FRICKE (1790—1841) in Hamburg, in der Geschichte der Chirurgie denkwürdig durch seine wertvollen Arbeiten über Arterientorsion, durch die Empfehlung der Heftpflastereinwicklungen bei Orchitis, durch einige neue Instrumente (Torsionspinzette, Speculum vaginae); übrigens war FRICKE ein Gegner der merkuriellen Behandlung der Syphilis und empfahl die Applikation von Höllenstein bei Verbrennungen. MAX JOSEPH VON CHELIUS (1794—1876) in Heidelberg, Verfasser eines fast über ganz Europa in 11 Übersetzungen verbreiteten und beliebten Handbuchs der Chirurgie in zwei Bänden (1822/23, und in sieben weiteren Auflagen), ein Werk, welches fast 30 Jahre lang in Deutschland das bekannteste und gebräuchlichste Lehrbuch war (vgl. die Würdigung von V. CZERNY in den „Heidelberger Professoren", 1903). Auch sein Sohn FRANZ VON CHELIUS (1822—1899) wirkte längere Zeit in Heidelberg; MICHAEL JAEGER (1795—1838), Professor in Würzburg und Erlangen, verdient um die Ausbildung der Resektion; JOHANN FERDINAND HEYFELDER (1798—1869) in Petersburg, ein medizinischer Polyhistor, dessen chirurgisches Hauptwerk die Resektionen und Amputationen betrifft (1854). Ein Sohn von HEYFELDER, OSCAR HEYFELDER (1828—1890), gleichfalls in Petersburg, gehört zu den namhafteren Chirurgen der Neuzeit; GEORG VON MOJSISOVICZ (1799—1860) in Wien; WILHELM BAUM (1799—1883) in Göttingen, ein sehr gelehrter Chirurg, aus dessen Schule viele bedeutende Chirurgen hervorgegangen sind; er selbst hat außer kleineren Aufsätzen nichts publiziert; sein Sohn WILHELM GEORG BAUM (1836—1896) war lange Jahre als Nachfolger seines Vaters chirurgischer Direktor des städtischen Krankenhauses in Danzig und hat eine Reihe wertvoller Journalmitteilungen publiziert; BERNHARD HEINE (1800—1846) in Würzburg, ein mechanisch-erfinderischer Kopf, dem wir das Osteotom und die Empfehlung der subperiostalen Resektionen, die er zunächst experimentell erprobte, ferner eine Reihe von Verbesserungen in den orthopädischen Methoden verdanken; nicht weniger bedeutend ist sein Vetter JACOB HEINE (1800—1879) in Canstatt bei Stuttgart, bekannt durch seine grundlegenden Arbeiten über spinale Kinderlähmung (1840 und 1860), sowie über spontane und kongenitale Luxationen und einen neuen Schenkelhalsbruchapparat (1842); GUSTAV BIEDERMANN GÜNTHER (1801—1866) in Kiel und Leipzig, huldigte mehr der konservativen Chirurgie und war ein Feind der operativen Polypragmasie, besonders in der Wundbehandlung; FRANZ CHRISTOPH VON ROTHMUND (1801 bis 1891) in München, dessen Studien über Radikaloperationen von Hernien seinerzeit sehr geschätzt wurden; ERNST BLASIUS (1802—1875) in Halle, dem die Chirurgie außer seinerzeit sehr verbreiteten Lehrbüchern eine Förderung durch mehrere besondere Operationsmethoden beim Wiederersatz von Nase, Lippen, Augenlidern, sowie durch Studien über Nekrose, Luxationen und die sogenannten Stabilitätsneurosen verdankt.

Louis Stromeyer (1804—1876) in Hannover und Kiel, hochverdient um das hannöversche Kriegssanitätswesen, Verfasser der berühmten „Maximen der Kriegsheilkunst" (1855), sowie der „Erfahrungen über Schußwunden im Jahre 1866 usw.", vor allem in der Geschichte der Chirurgie denkwürdig durch die Einführung der subkutanen Myotomie und Tenotomie, die er zum ersten Male, nach DELPECH in Montpellier (1816) am 28. Februar 1831 an der Achillessehne, zum zweiten Male an dem selbst an Pes equinovarus leidenden englischen Arzte und späteren Orthopäden LITTLE 1836 vornahm; dieser hatte DIEFFENBACH vergebens konsultiert und wurde von STROMEYER so geheilt; prächtig sind STROMEYERS „Erinnerungen eines deutschen Arztes" (zwei Bände, Hannover 1875);

FRANZ SCHUH (1805—1865) in Salzburg und Wien, Hauptrepräsentant der älteren Wiener Schule (neben ROKITANSKY und SKODA), ein Operateur von Ruf, im Instrumentarium und in den therapeutischen Maßregeln von der größten Einfachheit, von dessen Arbeiten die über Paracentese der Brust und des Herzbeutels, wofür er einen besonderen Ventiltroikart ersann, am bemerkenswertesten sind; HEINRICH ADELMANN (1807—1884) in Würzburg, empfahl eine Extensionsschwebe für komplizierte Unterschenkelfrakturen (1872) und einen Korrektionsapparat für den Klumpfuß nach Tenotomie; AUGUST BUROW (1809—1874) in Königsberg, der unter anderm für die Wundbehandlung die essigsaure Tonerde empfahl; ein Sohn desselben, ERNST BUROW (1838—1885) in Königsberg, gehörte zu den namhafteren Chirurgen der zweiten Hälfte des 19. Jahrhunderts; ADOLF WERNHER (1809—1895) in Gießen, ein sehr gelehrter, angesehener und verdienter Operateur und beliebter Lehrer, als welcher er lange Jahre auch die pathologische Anatomie zugleich vertrat. FRANZ VON RIED (1810—1895) in Jena, ein Schüler von MICHAEL JAEGER in Erlangen, trug durch seine Publikationen „Die Resektionen der Knochen mit besonderer Berücksichtigung der von M. Jaeger ausgeführten derartigen Operationen" (1847) wesentlich zur Einführung derselben bei (bekanntlich führte WHITE 1768 die erste [humerus-] Resektion aus, späte folgten PARK, die beiden MOREAU, PHILIPP ROUX, SYME, CRAMPTON, TEXTOR JAEGER und außer RIED in Deutschland noch HEINE, LANGENBECK, STROMEYER ESMARCH).

Die jüngere Ära der deutschen Chirurgie beginnt mit FRANZ VON PITHA (1810—1875) in Prag und Wien, dem bekannten Herausgeber des großen Handbuchs der Chirurgie (im Verein mit BILLROTH), und **Bern-**

hard **Langenbeck** (1810—1887), in Berlin, dem neidlos anerkannten
Führer der deutschen Chirurgie von vielseitigster Bildung, gründlichsten Kenntnissen in normaler und pathologischer Anatomie und
Physiologie sowie der ausländischen Chirurgie. LANGENBECK machte
sich bereits 1848 in seiner Eigenschaft als Generalstabsarzt der Schles-
wig-Holsteinschen Armee durch Pflege der konservativen Richtung
in der Kriegschirurgie und ausgedehnte Verwendung der Resektionen bekannt, deren Vervollkommnung als subperiostale und subsynoviale er
dann während seiner ganzen übrigen Wirkenszeit die Aufmerksamkeit
zuwandte. Im übrigen ist sein Name noch geknüpft an die subkutane
Osteotomie, Uranoplastik, osteoplastische Resektion des Oberkiefers,
an das Brisement forcé, an ein neues Verfahren der Rhinoplastik und Cheilo-
plastik und der Entfernung der Geschwülste des Fossa spheno-maxillaris.
Hervorragend sind ferner seine Arbeiten über die Venen, subkutane
Durchschneidung des N. infraorbitalis in der Fissura orbitalis inferior,
die hypodermatische Ergotininjektion bei Aneurysmen, Pharyngotomia
subhyoidea, Exstirpation des Pharynx u. a. m. (vgl. BERGMANN, Zur
Erinnerung an B. von S., Berlin 1888); BENEDIKT STILLING (1810—1879)
in Kassel haben wir bereits unter den Anatomen (S. 386) kennen gelernt; er war ein Operateur ersten Ranges und lange Jahre hindurch
der einzige, welcher in Deutschland die Ovariotomie pflegte; 1837
machte er seine erste nach der extraperitonealen Methode; die darüber
publizierte Journalabhandlung blieb unbeachtet, bis 10 Jahre später
der Engländer DUFFIN diese Methode von neuem erfinden konnte
(vgl. KUSSMAUL'S Gedächtnisrede auf Stilling, Straßburg 1879);
GEORG FRANZ ADELMANN (1811—1888), bis 1871 in Dorpat, dann
Emeritus in Berlin, ein um die Förderung der Chirurgie in mannigfacher
Beziehung hochverdienter Arzt von herzgewinnender Persönlichkeit;
VICTOR BRUNS (1812—1883) in Tübingen, einer der bedeutendsten
Chirurgen und vorzüglichsten Lehrer seiner Zeit, die leider noch zu geringe Mittel in Deutschland besaß, um sein erstes Handbuch der
Chirurgie, für welches Hunderte von glänzend gemalten Tafeln fertig da-
lagen, zu veröffentlichen; es hätte eine Epoche bedeutet (nur „Das Gehirn und seine Hüllen" und „Kau- und Geschmacksorgane" sind 1854
bis 1860 je mit Atlas erschienen); bekannter sind seine Verdienste um
die Laryngochirurgie; JOHANN VON DUMREICHER (1815—1880) in Wien,
publizierte über Hüftgelenkresektion, über einen Eisenbahnapparat zur
Verwendung bei Knochenbrüchen, Wundbehandlung (Gegner der Antisepsis); LEOPOLD DITTEL (1815—1898), gleichfalls in Wien, ein Meister
ersten Ranges auf dem Gebiete der Chirurgie der Harnorgane; WILHELM
ROSER (1817—1888) in Marburg, sehr verdienter und beliebter Lehrer,
bekannt durch sein chirurgisch-anatomisches Vademekum, durch sein

kompendiöses oft aufgelegtes Lehrbuch, durch wichtige Beiträge zur Herniologie, sowie durch seine Bestrebungen in der Richtung der physiologischen Medizin (im Verein mit WUNDERLICH und GRIESINGER; vgl. KARL ROSER, WILHELM R., ein Beitr. z. Gesch. d. Chirurgie, Wiesbaden 1892); ADOLF BARDELEBEN (1819–1895) in Greifswald und Berlin, Verfasser eines großen sehr beliebten und verbreiteten (übrigens aus dem seines Lehrers VIDAL durch Übersetzung hervorgegangenen) Lehrbuchs der Chirurgie, einer der Hauptförderer des LISTERSchen Verfahrens; WENZEL VON LINHART (1821–1877) in Würzburg, ein geschickter, kaltblütiger Operateur, anregender Lehrer, tüchtiger Anatom, von dessen zahlreichen die verschiedensten Gebiete betreffenden Arbeiten besonders die: ,,Vorlesungen über Unterleibshernien'' (1866) bemerkenswert sind; BERNHARD VON BECK (1821–1894), in Freiburg i. B. und Karlsruhe, ein außerordentlich fruchtbarer Schriftsteller, unter dessen hundert Publikationen die zur Reform der Kriegschirurgie gehörigen den obersten Rang einnehmen, durch die er der Begründer der neueren deutschen Kriegschirurgie geworden ist; er strebt danach, ähnlich wie VON LANGENBECK, mit Hilfe des Experiments in der mikroskopisch-pathologischen Untersuchung leitende Grundsätze für das chirurgische Handeln zu finden, wie seine Arbeit über den feineren Bau der Pseudoplasmen beweist; **Karl Thiersch** (1822–1895) in Leipzig, einer der bedeutendsten Chirurgen seiner Zeit, unter dessen zahlreichen Arbeiten die experimentellen Untersuchungen über Wundheilung per primam, zur Lehre von den Geschwülsten und zur REVERDINSchen Transplantation von epochemachender Bedeutung sind; mit WALDEYER, COHNHEIM, BILLROTH u. a. verficht er bezüglich der Karzinome die Theorie, daß nur solche Geschwülste echte Karzinome sind, deren Zellen Abkömmlinge wahrer Epithelien sind. die also in letzter Linie von den Zellen des äußeren und des inneren Keimblattes abstammen. Im antiseptischen Verband ersetzt THIERSCH die Karbolsäure durch die Salicylsäure; THEODOR MIDDELDORPFF (1824–1868) in Breslau, dessen Name für immer mit der Galvanokaustik und Akidopeirastik verknüpft ist; GUSTAV SIMON (1824–1876) in Rostock und Heidelberg, einer der genialsten Operateure der Neuzeit, Mitbegründer der Deutschen Gesellschaft für Chirurgie, bekannt durch seine Arbeiten zur gynäkologischen Plastik (Blasenscheidenfisteloperation, bei der er die JOBERTsche, SIMSsche und BOZEMANsche Methode verbesserte) und zur Nierenchirurgie; SIMON machte die erste Exstirpation einer (gesunden) Niere zur Heilung einer Harnleiterbauchfistel, die nach einer glücklich abgelaufenen Hysteroovariotomie zurückgeblieben war. am 2. August 1869; 1870 folgte die Exstirpation einer kolossalen kongenitalen Hydronephrose, 1871 die einer Steinniere; die bezüglichen Erfahrungen sind mitgeteilt in ,,Chirurgie der Nieren''

(Teil I 1878, Teil II nach SIMONS Tode 1876); ROBERT FERDINAND
WILMS (1824—1880), langjähriger Dirigent an Bethanien in Berlin, ein
glänzender Operateur, unter dessen Leitung sich eine bedeutende,
jüngere Chirurgenschule herangebildet hat, der aber selbst nichts von
Belang publiziert hat; ERNST JULIUS GURLT (1825—1899) in Berlin,
tüchtiger Chirurg, der an allen Kriegen Preußens teilnahm und auch als
Schriftsteller besonders das kriegschirurgische Gebiet pflegte, daneben
das der Geschichte seines Fachs, die er schließlich in einem Monumental-
werke von ihren Anfängen über die ganze Erde bei allen Völkern
bis in das 17. Jahrhundert herab zusammenfassend darstellte, das seinesgleichen kaum hat in der „Weltliteratur" außer J. HIRSCHBERGS Geschichte der Augenheilkunde. WILHELM BUSCH (1826—1881) in Bonn,
ein äußerst vielseitiger Chirurg, dessen Arbeiten Anatomie, Physiologie,
pathologische Anatomie, vergleichende Anatomie und die verschiedensten
Gebiete der Chirurgie betreffen, Geschwulstlehre, akzidentelle Wundkrankheiten, Narkose, Kriegsverletzungen, Strikturen der Harnröhre,
Gelenkkrankheiten, Brucheinklemmung u. a. m.; BENNO GOTTHILF
SCHMIDT (1826—1896) in Leipzig, langjähriger Direktor der chirurgischen
Poliklinik, schrieb: „Beiträge zur chirurgischen Pathologie der Harnwerkzeuge" (1865); „Die Unterleibsbrüche" (für VON PITHA-BILLROTHS
Handbuch der Chirurgie), sowie Studien über Achsendrehung der Wirbelsäule bei Rückgratsverkrümmung und Oberschenkelluxationen, außerdem
eine Geschichte des Leipziger chirurgischen Poliklinikums von 1830 bis
1880; CARL OTTO WEBER (1827—1867) in Heidelberg, auch als pathologischer Anatom von Bedeutung, lieferte für das PITHA-BILLROTHsche
Handbuch die sehr gediegenen und umfassenden Bearbeitungen der
Gewebserkrankungen, Krankheiten der Haut, des Zellgewebes, Lymphgefäße, Venen, Arterien, Nerven, dann der Krankheiten des Gesichts,
und publizierte außerdem zahlreiche Detailstudien über verschiedene
Gebiete der Chirurgie, über Enchondrom, Osteomalacie, Gelenkkrankheiten, Epithelialkarzinom usw. usw.; (über C. O. WEBER und GUSTAV
SIMON vgl. die Studien v. CZERNYS in den „Heidelberger Professoren"
1903). ALBRECHT WAGNER (1827—1870) in Königsberg, ein beliebter
Lehrer, anerkannter Chirurg, von dem auch nennenswerte, die Chirurgie
bereichernde literarische Beiträge herrühren; JOHANN NEPOMUK VON
NUSSBAUM (1829—1890) in München, ein gediegener Operateur, der sich
durch seine begeisterte Einführung der Antisepsis (Leitfaden der antiseptischen Wundbehandlung) und durch verschiedene Publikationen
ein Verdienst um die moderne Entwicklung der deutschen Chirurgie
erworben hat. Theodor Billroth (1829—1894) in Wien, neben B. LANGEN-
BECK und dem gleich zu nennenden VOLKMANN unzweifelhaft der größte
Chirurg der Neuzeit, eine sympathische Menschenerscheinung von

künstlerischer Feinheit, Tiefe und Originalität, ein universeller Forscher und Lehrer, ein genialer und kühner Operateur, der auch die Bedeutung für die Chirurgie würdigte und pflegte, Verfasser der glänzend geschriebenen „Allgemeinen chirurgischen Pathologie und Therapie in 50 Vorlesungen", aus denen eine ganze Arztgeneration ihre Kenntnisse von den Elementen der Chirurgie gewann (1863—1884 in 11 Auflagen), Schöpfer einer Chirurgie des Ösophagus und Kehlkopfes und der Eingeweide (Pylorusresektionen, Darmresektionen und Enteroshaphien).

„Man wußte wohl," sagt A. BARDELEBEN, „daß im Altertum bereits dem edelsten Eingeweide, dem Gehirn, durch Trepanieren des Schädels mit der Kühnheit zuleibe gegangen war, welche gegen die Mitte unseres Jahrhunderts fast in ihr Gegenteil umschlug, auch die tollen Eingriffe der Bruchschneider waren nicht vergessen. Hin und wieder war eine Milz aus- oder abgeschnitten worden; aber die einzigen Operationen an Eingeweiden, welche wirklich in der Chirurgie Bürgerrecht gewonnen hatten, waren, abgesehen von der Trepanation, die Tracheotomie und die Laryngotomie, die Ösophagotomie, die Resektion des Mastdarms, die Darmnaht, die Bildung einer Magenfistel, die Ovariotomie und die erst kurz zuvor von GUSTAV SIMON ersonnene und zuerst ausgeführte Exstirpation einer Niere. Von allen diesen gingen nur die Gastrotomie und die Ovariotomie darauf aus, die Bauchhöhle zu öffnen, und bei beiden wurden keine Gebilde entfernt, denen man eine lebenswichtige Bedeutung zugestanden hätte; auch blieb die Öffnung der Peritonealhöhle auf eine kurze Zeit beschränkt. Diese Erwägungen sind heutzutage, wo zu den verschiedensten Zwecken unbedenklich die Peritonealhöhle geöffnet wird, für die jüngere Generation erforderlich, um zu verstehen, mit welchem Erstaunen anfangs, mit welcher Bewunderung dann die beiden Operationen aufgenommen wurden, welche als die Erfindung BILLROTHS seinen Ruhm für alle Zeiten begründet haben: Die Exstirpation des Kehlkopfes und das Ausschneiden des Pylorus." — Eine ausführliche Darlegung der literarischen Leistungen BILLROTHS finden Sie in der Berliner klinischen Wochenschrift 1894, No. 8, vom 19. Februar von J. MIKULICZ. Da aber weder hier noch in den zahlreichen anderen von mir eingesehenen Nekrologen historische Daten über die Operationen BILLROTHS sich finden, lasse ich hier die bezüglichen Notizen folgen: 1874 publizierte GUSSENBAUER über die erste durch TH. BILLROTH am Menschen ausgeführte Kehlkopfexstirpation (Arch. f. klin. Chir., XVII, S. 343), und zwar bei einem 36 jährigen Manne wegen Epithelialkarzinoms des Larynx, welches nach einem Exstirpationsversuch mit Hilfe der Spaltung des Larynx bald wieder um sich gegriffen hatte. GUSSENBAUER konstruierte einen künstlichen Kehlkopf; mit demselben konnte Patient so laut sprechen, daß er auch in einem großen Krankensaal verstanden werden konnte. — Über BILLROTHS Pylorusresektionen berichtete WÖLFLER 1881 Genaueres. Danach ist diese Operation zuerst von MERREM 1810 an Hunden versucht, dann durch die experimentellen und klinischen Arbeiten wissenschaftlich vorbereitet am Menschen von PEAN 1879 zum ersten Male, aber ohne Erfolg, ausgeführt und ziemlich zu gleicher Zeit von RYDYGIER und BILLROTH wieder aufgenommen worden. Während RYDYGIERS Kranke 12 Stunden nach der Operation an Erschöpfung starb, gelang es BILLROTH bei seiner Kranken, einer 43 jährigen Frau, Heilung zu erzielen. In beiden Fällen gab ein Karzinom des Pylorus die Indikation ab. Im Jahre 1891 berichtete BILLROTH selbst in No. 34 der Wiener klinischen Wochenschrift über 124 vom November 1878 bis Juni 1890 in seiner Klinik und Privatpraxis ausgeführte Resektionen am Magen-

und Darmkanal, Gastroenterostomien und Narbenlösungen wegen chronischer Krankheitsprozesse. (Vgl. Wiener med. Blätter, 1881, No. 9, Anzeiger der Gesellschaft der Ärzte in Wien, 1881, No. 18, 19 und 20.) Auch um die Kriegsheilkunde, Krankenpflege und die Erforschung der Geschichte der Chirurgie hat sich BILLROTH bleibende Verdienste erworben.

Aus BILLROTHS Schule ist eine große Zahl bedeutender Chirurgen hervorgegangen. Bald nach BILLROTH starb auch ALBERT LÜCKE (1829 bis 1894) in Straßburg, von dessen Publikationen die ,,Beiträge zur Geschwulstlehre", die Bearbeitung dieses Kapitels für PITHA-BILLROTHS Handbuch, besonders bedeutsam sind; außerdem rühren von ihm noch her Studien über Erkrankungen der Schilddrüse, Ostitis, Periostitis und Osteomyelitis, Beseitigung von Gelenkskontrakturen, Behandlung der Lymphome und Adenome mit Jodtinktureinspritzungen, Knochenperkussion, Laparotomie bei Ulcus perforans duodeni, ferner Erfahrungen über Kriegschirurgie u. v. a.; **Richard Volkmann** (1830—1889) in Halle, ein Mann von Genialität und Scharfblick, ein eleganter Operateur, zweifellos einer der bedeutendsten Chirurgen der Neuzeit, der sich durch die Einführung, Vervollkommnung und Umgestaltung der Antiseptik (Chlorzinkverband, ,,aseptisches Wundfieber") in Deutschland das größte Verdienst erworben hat; bahnbrechend sind namentlich seine Arbeiten zur Gelenkschirurgie; neben B. LANGENBECK war er eine Zeitlang der Führer der Chirurgie in Deutschland (auch als Dichter in Vers und Prosa geschätzt, die unter dem Pseudonym RICHARD LEANDER erschienen). FRIEDRICH ESMARCH (1823—1908) aus Tönnig in Holstein ein LANGENBECK-Schüler, Prof. in Kiel, berühmt durch die von ihm angegebene künstliche Blutleere bei Operationen (s. o. S. 472) und durch zahlreiche Studien und praktische Neuerungen zur Kriegschirurgie und des ,,Samariterwesens". ERNST BERGMANN (1836—1907), ein Balte aus Riga, nahm wie ESMARCH an den preußischen Kriegen und dem russischen 1877/78 teil, wurde 1871 Prof. in Dorpat, 1878 in Würzburg, und 1882 BERNHARD LANGENBECKS Nachfolger in Berlin, veröffentlichte zahlreiche Untersuchungen zur chirurgischen Pathologie und Ätiologie, über Kopf- und Gehirnverletzungen, Gelenkchirurgie, Lymphdrüsenerkrankungen usw. und Lehr- und Handbücher. Seine 1911 veröffentlichten Briefe (von A. BUCHHOLZ) aus den Jahren 1866—1877 haben seine Bedeutung als Mensch und Arzt noch wachsen lassen. JOHANN VON MIKULICZ-RADECKI (1850—1905) aus Czernowitz in der Bukowina, einer der fähigsten BILLROTH-Schüler, Prof. in Königsberg und Breslau (seit 1890), der die Chirurgie des Ösophagus und Pharynx diagnostisch und operativ völlig auf eine neue Basis stellte und die Intestinal- und Gelenkchirurgie wesentlich bereicherte; auch der Fortbildung der Antiseptik und Aseptik war er eifrig beflissen (Handschuhe, Mundschutz usw.)

und begründete mit NAUNYN die „Mitteilungen aus den Grenzgebieten der Medizin und Chirurgie"; er gab mit BERGMANN und P. BRUNS das „Handbuch der Prakt. Chirurgie" und mit MICHELSON den „Atlas der Krankheiten der Mund- und Rachenhöhle" (1892) heraus.

HERMANN EBERHARD FISCHER (geb. 1830), Direktor der Chirurg. Klinik in Breslau als Nachfolger MIDDELDORPFFS; EDUARD VON WAHL (1834—1890) in Dorpat, Verfasser von Studien „Über Knochen- und Gelenkskrankheiten im kindlichen Alter" und „Über Brüche der Schädelbasis"; KARL WILHELM VON HEINE (1838—1877) in Prag, Verfasser der ausgezeichneten Bearbeitung „Der Hospitalbrand" für PITHA-BILLROTHS Handbuch; KARL HÜTER (1838—1882) in Greifswald, bekannt durch seine „Allgemeine Chirurgie" (1873), worin er lebhaft bereits für die Bakterien als die Ursache der Wundkrankheiten eintritt („Monadentheorie"); ferner verfaßte er eine zweibändige „Klinik der Gelenkkrankheiten mit Einschluß der Orthopädie" (1870—1871, 2. Auflage in drei Bänden 1876 bis 1878); er war ein außerordentlich anregender klinischer Lehrer und hat sich noch durch zahlreiche, wichtige Detailstudien um die Förderung der Chirurgie verdient gemacht; EDUARD ALBERT 1851—1900, Schüler von DUMREICHER, Professor in Innsbruck und Wien, Verfasser vortrefflicher Lehrbücher und auch sonst sehr fleißig schriftstellerisch tätig, auch auf historischem Gebiete; HERMANN MAAS (1842 bis 1886) in Freiburg und Würzburg; ERICH WILH. KARL GEORG MARTINI (1843 bis 1880) und HEINRICH WILH. FRANZ LEISRINK (1845—1885) in Hamburg; PAUL VOGT (1844—1885) in Greifswald; CARL REYHER (1847—1891) in Dorpat und Petersburg machte sich besonders durch Verwertung der Antisepsis in der Kriegschirurgie (während des russisch-türkischen Feldzuges) verdient und publizierte Forschungen über die Synovialmembranen, über die Entwicklung der Gelenke und Extremitäten, sowie namhafte Beiträge zur Kehlkopfchirurgie; PAUL GÜTERBOCK (1844—1897) in Berlin, ein Schüler WILMS', verdient um die Förderung der Blasenchirurgie; KURT SCHIMMELBUSCH (1860—1895), hat sich durch einen Leitfaden der aseptischen Wundbehandlung und seine Forschungen zur chirurgischen Bakteriologie in der Geschichte der Chirurgie trotz seiner kurzen Lebenszeit ein Andenken gesichert. — Neben den Genannten, von denen der größere Teil zu den Heroen der deutschen Chirurgie des 19. Jahrhunderts gehört, verdienen noch folgende Erwähnung: MATHIAS LUDWIG LEITHOFF (1778—1846) in Lübeck; CHRISTIAN HEINRICH BÜNGER (1782—1840) in Marburg; KARL GOTTLOB FRANCKE (1807—1861) in Leipzig; EDUARD ZEIS (1807—1868) in Dresden, hat sich durch seine literarhistorische Darstellung der plastischen Operationen (Leipzig 1863, nebst Nachträgen 1864) ein Andenken gesichert; MAX SCHLEISS VON LÖWENFELD (1809—1897) in München; HEINRICH KÜCHLER (1811—1873) in Darmstadt; KARL FRIEDRICH HECKER (1812—1878) in Freiburg; FRIEDRICH MORITZ OSWALD BAUMGARTEN (1813—1849) in Dresden, Verfasser eines wertvollen Werkes: „Die plastische Chirurgie nach ihren Leistungen kritisch dargestellt" (1847); KARL WILH. FERDINAND UHDE (1813—1885) in Braunschweig; PHILIPP GUSTAV PASSAVANT (1815—1893) in Frankfurt a. M. (über angeborene Spalten des Gaumens, Tracheotomie, Verbrennungen, Blasenoperationen usw.); KARL WILHELM STREUBEL (1816—1868) in Leipzig; THEODOR RAVOTH (1816—1878) in Berlin (Bandagenlehre, Operationsübungen am Kadaver nach SCHLEMM usw.); KARL VON PATRUBAN (1816—1880) in Wien; ADOLF ZSIGMONDY (1816—1880) in Wien, wo er die Galvanokaustik heimisch machte; AUGUST FRIEDRICH DANZEL (1822—1889) in Hamburg; FRIEDRICH SALZER (1827—1890) in Wien, Primärarzt am Rudolfspital und Extra-

ordinarius der Chirurgie; HERMANN JULIUS PAUL (1824—1877) in Breslau; KARL
FOCK (1828—1863) in Magdeburg; ADOLF GEORG JACOB VON THADEN (1829—1879)
in Altona; KARL EMANUEL KLOPSCH (1829—1881) in Breslau; MAX MÜLLER
(1829—1896) in Köln, Sohn des berühmten Berliner Physiologen JOHANNES
MÜLLER; WERNER HAGEDORN (1832—1894) in Magdeburg; WILHELM WEISS
(1835—1891) in Prag; LUDWIG MAYER (1839—1878) in München; OTTO VÖLKER
(1843—1892) in Braunschweig, Schüler von BARDELEBEN; FRANZ SCHWENINGER
(1844—1885) in München; HANS SCHMID (1853—1896) in Stettin; HERMANN
SEIDEL (1855—1895) in Braunschweig; OTTO NEBINGER in Bamberg († 1894);
OTTO JANICKE († 1895) in Breslau; KONRAD MIDDELDORPF († 1895) in Hanau;
THEODOR LICKFETT (1849—1897) in Danzig, hauptsächlich Bakteriologe; FRANZ
KÖNIG (1832—1910) in Rostock, Göttingen und Berlin, Verfasser des ersten
ausführlichen Lehrbuches der Chirurgie auf aseptischer Basis, besonders verdient durch seine Studien über Chirurgie der Tuberkulose (vgl. seine „Lebens-
erinnerungen", Berlin 1912).

　　Von lebenden Chirurgen seien genannt: FRIEDRICH TRENDELENBURG (geb.
1844 in Berlin), Schüler von LANGENBECK und ALLEN THOMSON in Glasgow,
Prof. in Rostock, Bonn und Leipzig bis 1911, in welchem Jahre er au. Gesundheits-
rücksichten in den Ruhestand ging, einer der hervorragendsten Chirurgen unsrer
Zeit; PAUL BRUNS (geb. in Tübingen 1846), der tüchtige Sohn seines genialen
Vaters (s. o. S. 488) und bis zum Jahre 1910 Direktor der chir. Klinik in Tübingen,
auch literarisch hervorragend tätig; als Schüler BILLROTHS sind vier zu nennen:
VINCENZ CZERNY aus Trautenau (geb. 1842), Prof. in Freiburg und Heidelberg
bis 1906, jetzt Leiter des Instituts für Krebsforschung (Exzellenz), ROBERT GER-
SUNY aus Teplitz (geb. 1844) in Wien, ANTON WÖLFLER aus Kopezen in Böhmen
(geb. 1850), Prof. in Graz, und seit 1895 an der Prager deutschen Universität,
ANTON FREIHERR VON EISELSBERG (geb. 1860 in Steinhaus in Österreich), Prof.
in Königsberg und Wien; KARL GARRÉ (geb. 1857 zu St. Gallen), Schüler von
SOCIN, Prof. in Rostock, Breslau und Bonn; AUGUST BIER (geb. 1861 zu Helsen
in Waldeck), Schüler von ESMARCH, Prof. in Greifswald, Bonn und Berlin; ERWIN
PAYR (geb. 1871 in Innsbruck), Schüler von ALBERT und NICOLADONI, Prof. in
Greifswald, Königsberg und Leipzig u. A.

　　Im Anschluß an die deutschen Chirurgen seien einige Worte der
O r t h o p ä d i e , M a s s a g e und G y m n a s t i k gewidmet. Sie
wissen, meine Herren, diese Methoden sind nicht etwa Kinder dieses
Jahrhunderts, so wenig wie die Hydriatrik, sondern bereits im grauen
Altertum, bei den Chinesen, Griechen, Römern usw. finden sich diese
Gebiete auf einer beachtenswerten kultivierten Höhe (wie z. B. HERMANN
NEBEL in VON LANGENBECKS Archiv XLIV, HÜHNERFAUTH in seiner
Geschichte der Massage 1886 und W. BASLER in Offenburg nachgewiesen
haben). Indessen die neueren Ergebnisse der Naturwissenschaft, das
Experiment, die histologischen Forschungen, vor allem die Fortschritte
der Chirurgie haben ihren wiederbelebenden und reformierenden Einfluß
auch hier geltend gemacht, und deutsche Arbeit hat an dem Aufschwunge
wesentlichen Anteil. Allerdings ist die eigentliche Heilgymnastik der
neueren Zeit teilweise eine Schöpfung des Schweden PETER HEINRICH

LING (1776—1839); aber vornehmlich Deutsche sind es gewesen, die sich ihrer angenommen und sie wissenschaftlich weiter gepflegt und ausgebildet haben. Was die subkutane Tenotomie, eingeführt von STROMEYER und fortgesetzt geübt von DIEFFENBACH, nach dieser Richtung für die Orthopädie geleistet hat, ist bekannt. Es sei noch an die großartigen Arbeiten der Ärztefamilie HEINE, des berühmten Instrumentenmachers und Orthopäden JOHANN GEORG HEINE (1770—1838) in Würzburg, BERNHARD HEINE (1800—1846) und JACOB V. HEINE (1800—1879) in Canstatt bei Stuttgart (vgl. S. 486) erinnert; ferner nenne ich als verdient um den Fortschritt in diesem Heilzweige: ERNST AUGUST CARUS (1797—1854) in Leipzig; JOSEF ANTON MAYER (1798—1860) in Würzburg; DANIEL GOTTLIEB MORITZ SCHREBER (1808—1861) in Leipzig; HEIMANN WOLFF BEREND (1809—1873) und MORITZ MICHAEL EULENBURG (1811—1887) in Berlin; FRIEDRICH WILHELM LORINSER (1817—1895) in Wieden und Wien; JOHANNES WILDBERGER (gest. 1879) in Bamberg und KARL HERMANN SCHILDBACH (1824—1888) in Leipzig; JULIUS WOLFF in Berlin (1836—1902); ALBERT HOFFA in Würzburg und Berlin (1859—1907) in vielem bahnbrechend; THEODOR KÖLLIKER (geb. 1852) in Leipzig; FRITZ LANGE (geb. 1864) in München u. A.

Auch I t a l i e n hat während des 19. Jahrhunderts eine Reihe verdienter Wundärzte aufzuweisen. Es seien angeführt:

GIUSEPPE ATTI, während der ersten Jahrzehnte des 19. Jahrhunderts Professor in Bologna; PAOLO ASSALINI (1759—1840) in Neapel, verfaßte um 1812 ein „Manuale di chirurgia"; GIUSEPPE MARIA CANELLA (1788—1829) in Trient; ALESSANDRO RIBERI (1794—1864) in Turin; PAOLO MARIA RAFFAELLO BARONI (1799—1854) in Bologna, gehörte zu den ersten, die in Italien die plastischen Operationen und Lithotripsie einführten; LUIGI PORTA (1800—1875) in Pavia; MICHELANGELO ASSON (1802—1877), berühmter venezianischer Operateur; LUIGI CINISELLI (1803—1878) in Cremona, chirurgischer Elektrotherapeut, plädierte für Elektropunktur der Aneurysmen und Elektrolyse der Tumoren; GIOVANNI BATTISTA FABBRI (1806—1874) in Bologna; FRANCESCO RIZZOLI (1809—1880) in Bologna, besonders um die Orthopädie verdient, der übrigens fast gleichzeitig mit und unabhängig von SIMPSON die Akupressur erfand; TITO VANZETTI (1809 bis 1888), zuerst in Charkow, wo er 1848 die erste Ovariotomie auf russischem Boden vollzog, später in Padua, besonders bekannt durch Empfehlung der Digitalkompression gegen Aneurysmen; GIOVANNI MELCHIORI (1811—1880) in Salò, fruchtbarer Schriftsteller; GIUSEPPE COEN (1812—1856) in Venedig, gab seit 1841 eine Enciclopedia chirurgica heraus; TITO LIVIO DE SANCTIS (1817—1883) in Neapel, fesselnder Lehrer; COSTANZO MAZZONI (1823—1885), seit 1877 Ordinarius der Chirurgie in Rom; LUIGI LAURENZI (1824—1887) in Rom; FEDELE MARGARY (1837—1886) in Turin; ROCCO GRITTI am Ospedale maggiore in Mailand, bekannt wegen seines neuen Amputationsverfahrens am Kniegelenk, publiziert 1857 in einem Aufsatz der Annali universali („Dell amputazione del femore al terzo inferiore e della disarticolazione del ginocchio"); ENRICO BOTTINI in Pavia, wegen seiner galvanokaustischen Behandlung der Prostatahypertrophie; ferner GIAM-

BATTISTA BORELLI in Turin, GIACINTO PACCHIOTTI, seit 1862 in Turin, ANGELO
MINICH (geb. 1817) in Venedig; FERDINANDO PALASCIANO (geb. 1815) in Neapel;
FERDINANDO SANTOPADRE (geb. 1813) in Rom; ANCELLO D' AMBROSIO in Neapel;
PASQUALE LANDI (geb. 1817), seit 1868 in Pisa u. v. a.

Aus S p a n i e n ist als Chirurg von Bedeutung zu nennen:

H. S. Y. RODRIGUEZ († 21. April 1897) in Madrid, Herausgeber der Zeitschrift „El porvenir" seit 1853, besonders bekannt durch Arbeiten über
Urethrotomie und Litholapaxie.

Von den Chirurgen der S c h w e i z seien genannt:

JEAN PIERRE MAUNOIR (1768—1861) in Genf, wegen verdienstvoller Arbeiten
über Arterientorsion, Cystengeschwülste; MATHIEU LOUIS MAYER (1775—1846)
in Lausanne wegen Empfehlung der „Ligature en masse", des cathétérisme forcé
und der Amputation mittelst Tachytomie, und die beiden DEMME, HERMANN
DEMME (1802—1867) und KARL HERMANN DEMME (1831—1864) in Bern, sowie
von Späteren KARL EMMERT (geb. 1813) in Bern, Verfasser eines mehr-
bändigen Lehrbuchs der Chirurgie (1850), ferner einer Monographie über die
Hernien; AUGUST SOCIN (1837—1899) aus Vevey, gebildet in deutschen Schulen,
Prof. in Basel, bedeutender Kriegschirurg, vortrefflicher Lehrer und Organisator;
JACQUES LOUIS REVERDIN (1842—1908) zu Genf, in Paris ausgebildet, bekannt
durch seine Hauttransplantationen (greffe épidermique 1872); THEODOR
KOCHER (geb. 1841) in Bern, besonders durch seine Kropfoperationen weithin
bekannt geworden.

Bedeutendere u n g a r i s c h e Chirurgen sind:

JOHANN BALASSA (1812—1868) in Budapest, ARPAD GYÖRGYAI (1845—1881)
in Klausenburg, ALEXANDER LUMNICZER (1821—1892), JOSEF KOVACS (1832
bis 1897) und JULIUS VON JANNY (geb. 1842) in Budapest. —

Von bedeutenden r u s s i s c h e n Chirurgen der Gegenwart beschränke ich mich, JULIUS VON SZYMANOWSKY (1829—1868), in Helsingfors und Kiew, sowie **Nicolai Iwanowitsch Pirogoff** (1810—1881), Professor in Dorpat und Petersburg, namhaft zu machen, einen genialen
Chirurgen von europäischem Rufe, der sich namentlich, abgesehen von
seiner Methode der Exarticulatio pedis und virtuoser chirurgischer
Technik, um die Reorganisation der russischen Armeesanitätsverhältnisse
große Verdienste erworben hat, aber auch um den gesamten medizinischen
Unterricht seines Landes und selbst als Anatom und Pathologe Bedeuten-
des leistete. Er war ein Kenner und Freund der deutschen Literatur.

Unter den bedeutenderen Wundärzten in den s k a n d i n a v i s c h e n
Ländern überwiegen entschieden die Orthopäden. Ich nenne:

NILS AKERMANN (1777—1850) in Stockholm, ein hervorragender Kenner
der Anatomie; KARL CHRISTOPHER WITHUSEN (1779—1853) und dessen Sohn
CARL DAVID WITHUSEN (1822—1874) in Kopenhagen; RASMUS SAMUEL THAL
(1785—1853), ein gewandter Blasensteinoperateur; GUNDER NIELSEN KJOELSTAD
(1794—1860) in Christiania; SOPHUS AUGUST VILHELM STEIN (1797—1868) in
Kopenhagen; mehrere Vertreter der Familie HEIBERG in Christiania: CHRISTIAN
HEIBERG (1779—1872), JOHANN FRITZNER HEIBERG (1805—1883), JACOB
MÜNCH HEIBERG (1843—1888); SÖREN ESKILDSEN LARSEN (geb. 1802) in

Kopenhagen pflegte mit Vorliebe die plastischen Operationen nach DIEFFENBACH; CHRISTIAN AUGUST EGEBERG (1809—1874) in Bärum machte 1843 die erste Ovariotomie in Schweden, legte 1837 zur Ernährung eines Kranken mit Strictura oesophagi mittelst Gastrotomie eine Magenfistel an und begründete 1839 in Gothenburg die erste schwedische Naturforscherversammlung; ANDERS GEORG DRACHMANN (1810—1892) in Kopenhagen, machte sich besonders um die Entwicklung der Heilgymnastik und Orthopädie verdient; GUSTAV SAMUEL CRUSELL (1810—1858) in Kexholm in Finnland, dem schwedische Biographen die Erfindung der Galvanokaustik vindizieren, war einer von den ersten Ärzten, welche sich mit der Anwendung des Galvanismus in der Medizin beschäftigten. Mit Verleugnung der vitalen Einwirkung sprach er die Ansicht aus, daß der Galvanismus nur chemisch wirken könne; besonders experimentierte er damit bei Strikturen, Karzinomen und Geschwüren. Er publizierte bereits 1848 (im Bull. phys. math. de l'Acad. Imp. des sc. de St. Pétersbourg, VI) eine Abhandlung: „Communication préalable de la galvanocaustie" und wahrte nachher (im XII. Band l. c.) seine Priorität gegen AMUSSAT; CRUSELLS pyrokaustischer Apparat ist ein Vorläufer von PAQUELINS Thermokauter; KARL HERMANN SVETHERBERG (1812—1897) in Stockholm, der Bahnbrecher der schwedischen Heilgymnastik, auch als Dichter und Schriftsteller berühmt; seine 1855 in Paris und 1876 in Brüssel preisgekrönten Apparate besaßen Weltruf; JOHANN CHRISTIAN AUGUST BOCK (1813—1879) in Kopenhagen; KARL GUSTAV SANTESSON (1819—1856) in Stockholm, hervorragender topographischer Anatom; MATTHIAS HIERONYMUS SAXTORPH (1822 bis 1900) in Kopenhagen; JACOB AUGUST ESTLANDER (1831—1881) in Helsingfors; VALDEMAR HOLMER (1883—1884) in Kopenhagen; AXEL IVERSEN (1844—1892) in Kopenhagen, einer der hervorragendsten Chirurgen, pflegte besonders die Chirurgie der Harnorgane und die Eingeweidechirurgie; KARL JACOB ASK (1822 bis 1897) in Lund; PETER ANDREAS BLUM (geb. 1829) in Kopenhagen, Verfasser eines Berichts über 512 Beobachtungen von eingeklemmten Hernien. Bekannt ist weithin geworden JONAS GUSTAV WILHELM ZANDER (geb. 1835) in Stockholm, der besonders die Orthopädie ausbildete, namentlich durch seine ingenieusen Bewegungsapparate, die sich die Welt erobert haben.

Schließlich erwähne ich noch als bedeutendere n i e d e r l ä n d i - s c h e und b e l g i s c h e Chirurgen und Orthopäden:

LOUIS JOSEPH Baron SEUTIN (1793—1862) in Brüssel, den Erfinder des Kleisterverbandes bei Frakturen und der sogenannten: „Méthode amovo-inamovible", beides publiziert in „Du traitement des fractures par l'appareil inamovible" (1835); „Mémoires sur le bandage inamovible lu au congrès médical de Belgique" (1836) und „Mémoires sur le traitement des fractures en général par le bandage amidonné" (1837). SEUTIN hat das Verdienst, die steifen Verbände durch seine Methode zu systematischer Verwertung gebracht zu haben. Doch waren diese schon vorher vielfach in Gebrauch gewesen, so durch den Niederländer PIETER HENDRIKSZ (1779—1845) in Gröningen durch den Deutsch-Russen C. J. P. W. VON HUEBENTHAL (als Gipsguß) bei Knochenbrüchen; auch deutsche Chirurgen hatten Gipsverband bereits hier und da angewandt. KLUGE und RUST in der Charité seit 1828 und DIEFFENBACH bei der Klumpfußbehandlung.

ANTONIUS MATHYSEN (1805—1878), belgischer Militärarzt, hat sich unsterblichen Ruf durch Erfindung des Gipsbindenverbandes (1851) erworben, welcher nach A. v. BARDELEBENS Ausspruch alle Arten des permanenten Verbandes schnell überflügelt hat, eine Tatsache, deren Anerkennung in zahlreichen äußerlichen

Ehrenbezeigungen für den glücklichen Erfinder zum Ausdruck gelangt ist. Unterstützt wurde MATHYSEN in der Veröffentlichung und allgemeinen Verbreitung seiner Erfindung durch seinen Freund JOHAN PETER HUBERT VAN DE LOO (1812 bis 1883), der zu diesem Zwecke Frankreich und Österreich bereiste und in fachwissenschaftlichen Kreisen lebhafte Propaganda für MATHYSENS Erfindung machte, indem er diese zugleich durch den sogenannten „Trikotverband" und „Klappenverband" modifizierte, auch den „Gipsimpressor" zur Verfertigung der Gipsbinden angab. — Weitere niederländische Chirurgen von Ruf sind MACHIEL POLANO (1813—1878) in Leiden, MAXIMILIEN MICHAUX (1808—1890) in Löwen, dann einige Vertreter der Ärztefamilie ANSIAUX: NICOLAS GABR. ANT. JOSEPH ANSIAUX (1780—1834), rief in Lüttich eine Chirurgenschule ins Leben und war dort der erste Professor der Chirurgie an der neu gegründeten Universität; er begründete 1816 die „Clinique chirurgicale ou Recueil de mémoires et observations"; ihm folgte sein Sohn NICOLAS JOSEPH VICTOR ANSIAUX (1802—1882), und diesem wiederum dessen Sohn OSCAR NICOLAS AMBROISE ANSIAUX (1834 bis 1879); JAN HISSINK JANSEN (1816—1885) in Utrecht; ANTON HENDRIKUS SCHOEMAKER (1834—1885) in Amsterdam; CHRISTIAAN BERNARD TILANUS (1796 bis 1883) in Amsterdam, und dessen Sohn JAN WILLEM TILANUS (geb. 1823), seit 1893 emeritiert; JACQUES FRANÇOIS JOSEPH BOSCH (1794—1874), in Brüssel, hat als einer der ersten in den Niederlanden die Rhinoplastik und Lithotripsie sowie 1842 als erster in Brüssel die Ätheranästhesie angewandt; JUSTUS LODEWYK DUSSEAU (1824—1887), ist verdient um die Pflege der Orthopädie und Gymnastik in Amsterdam. Erwähnenswert sind noch CHARLES DE VISSCHER (1852—1896) in Gent, LOUIS FRANÇOIS JOSEPH DEROUBAIX (1813—1897) in Brüssel und LOUIS CHRISTIAAN VAN GOUDOEVER (geb. 1820) in Utrecht.

Heute schon auf die recht verschiedenartigen Bestrebungen neuester Zeit einzugehen, welche man als „konservative" in der Chirurgie bezeichnen kann, und die mit genialen Ersatzbestrebungen Hand in Hand gehen, erscheint verfrüht. Es gehören dahin ebensowohl die veränderte Behandlungsweise verstümmelnder Verletzungen mit ihren hochausgebildeten konsekutiven Plastiken, wie die Einschränkung der Gelenkoperationen bei Erkrankungen und die ihrer Ersetzung durch chemische Agentien verschiedener Art, Versuche, wie der Ersatz der Heilung der Ankylosen durch klug erdachte Gelenkbildungen, wie die Heilungsbestrebungen mit aktiven und passiven Hyperämien, usw. usw., samt der Heliotherapie und anderen Strahlenbehandlungen mit Radium-, Thorium-, Mesothorium-, Röntgenstrahlen usw. usw. Wie zu allen Zeiten wird auch hier der Weg zur Wahrheit von Irrwegen und Umwegen nicht frei sein.

In der Entwicklung der Augenheilkunde während des 19. Jahrhunderts bildet eine der glänzendsten und segensreichsten Entdeckungen, die je in unserer Kunst gemacht worden sind, nämlich diejenige des Augenspiegels durch **Hermann von Helmholtz** (1851), ein Ereignis von epochemachender Bedeutung.

Die Geschichte seiner Entdeckung erzählt der geniale HELMHOLTZ selbst wie folgt: „Ich hatte die Theorie des Augenleuchtens, die von BRÜCKE herrührte, meinen Schülern auseinanderzusetzen. BRÜCKE war hierbei eigentlich um eines Haares Breite von der Erfindung des Augenspiegels entfernt gewesen. Er hatte nur versäumt, sich die Frage zu stellen, welchem optischen Bilde die aus dem leuchtenden Auge zurückkommenden Strahlen angehörten. Für seine damaligen

Zwecke war es nicht nötig, diese Frage zu stellen. Hätte er sie sich gestellt, so war er der Mann dazu, sie sich ebenso schnell zu beantworten wie ich, und der Plan zum Augenspiegel wäre gegeben gewesen. Ich wendete das Problem etwas hin und her, um zu sehen, wie ich es am einfachsten meinen Zuhörern würde vortragen können, und stieß dabei auf die bezeichnete Frage. Die Not der Augenärzte um die Zustände, die man damals unter dem Namen des schwarzen Stars zusammenfaßte, kannte ich sehr wohl aus meinen medizinischen Studien und machte mich sogleich daran, das Instrument aus Brillengläsern und Deckgläschen für mikroskopische Zwecke zusammenzukitten. Zunächst war es noch mühsam zu gebrauchen. Ohne die gesicherte theoretische Überzeugung, daß es gehen müsse, hätte ich vielleicht nicht ausgeharrt. Aber nach etwa acht Tagen hatte ich die große Freude, der erste zu sein, der eine lebende menschliche Netzhaut klar vor sich liegen sah." Die erste Publikation ist betitelt: „Beschreibung eines Augenspiegels zur Untersuchung der Netzhaut im lebendigen Auge" 1851, neu herausgegeben 1910 von Hub. Sattler in den „Klassikern der Medizin", Bd. 4. Das von Helmholtz ursprünglich konstruierte Instrument besteht aus einem dreieckigen Kasten mit rechtwinklig dreieckiger Basis, als deren Hypotenusenfläche drei planparallele Glasplatten unter einem Winkel von 56 Grad das Licht in das zu untersuchende Auge reflektierten. Unterstützt wurde Helmholtz bei der Herstellung von dem Königsberger Mechaniker Recoss, der eine Scheibe konstruierte, bei der durch Schieben mit dem Finger die darüber in der Scheibe angebrachten Korrektionsgläser sich der Reihe nach unmittelbar vor die zentrale Öffnung einstellten.

Der Aufschwung, den die Augenheilkunde seitdem genommen hat, liegt in diesen Worten des glücklichen Beobachters und denkenden Erfinders bereits angedeutet; er bewegt sich speziell in der Erforschung der pathologischen Zustände des Augenhintergrundes, in der Aufklärung der Ursache und des Wesens einer Reihe von Erkrankungen, die vorher als „schwarzer Staar",, „Amblyopie", „Amaurose" etc. — mehr die Blindheit der Ärzte als die der unglücklichen davon betroffenen Kranken kennzeichneten. Auch daß der Augenspiegel zur objektiven Bestimmung von Refraktionsanomalien nutzbar zu machen sei, hatte Helmholtz von vornherein erkannt. Von der Meisterhand eines Albrecht v. Graefe (1828—1870) in Berlin gehandhabt und von diesem verbessert, brachte das Instrument eine ungeahnte Erweiterung und Metamorphose in der Physiologie und Pathologie des Auges und eröffnete damit zugleich neue Wege und Gesichtspunkte für die Therapie vieler bisher für unheilbar gehaltener Krankheiten des Augenhintergrundes. Überdies gab gerade das Ophthalmoskop den Anstoß zur Nachbildung ähnlicher instrumenteller Hilfsmittel für die Untersuchung der übrigen Organe, Otoskop, Laryngoskop, Endoskop (für die Harnröhre), Kystoskop (Harnblase), Ösophagoskop, Magendurchleuchtung, Hilfsmittel, die mit der Entdeckung der Röntgen - Durchleuchtung eine gewaltige Erweiterung erfahren haben.

Die Fortschritte der älteren vor der Helmholtzschen Erfindung und der Graefeschen Ära liegenden Epoche betreffen, abgesehen von einzelnen anatomischen und physiologischen Ergebnissen, wie sie die Arbeiten der Sömmering, Krause, Huschke, Retzius, Joh. Müller, Remak, Heinr. Müller, Schlemm, Schultze, Purkinje u. a. lieferten, abgesehen ferner von der Wiederentdeckung der mydriatischen Wirkung der Belladonna- und Hyoscyamus-Präparate durch Karl Himly (1772—1837) in Göttingen, hauptsächlich die Emanzipation der Disziplin von der Chirurgie und die Einrichtung besonderer ophthalmologisch klinischer Forschungs- und Unterrichtsinstitute und einige wenige pathologisch-therapeutische Bereicherungen, namentlich in bezug auf die Kenntnis der äußeren Gebilde des Auges. Hinsichtlich des klinischen Unterrichts genüge die Bemerkung, daß der genannte Himly einen solchen als der erste in Deutschland (1803 in Göttingen) einführte, und daß später Carl Ferd. v. Graefe (1812), Johann Christian Jüngken (1793—1875) auf die Initiative von Rust in Berlin, in demselben Jahre auch der berühmte Beer (vgl. S. 341) in Wien und sukzessive die übrigen deutschen und ausländischen Universitätslehrer folgten, so Johann Nepomuk Fischer (1777—1847) in Prag (1814), Traugott Wilh. Benedict (1785—1862) in Breslau (1815), Johann Gottlieb Fabini in Pest (1817), Chelius in Heidelberg (1819), v. Walther in Bonn (1819), Carl Joseph Beck (1794 bis 1838) in Freiburg (1821). Auch private Augenheil- und -unterrichtsanstalten wurden an vielen Orten ins Leben gerufen, so in Erfurt (1802) von dem renommierten Staroperateur Johann Friedrich Christoph Fischer (1772—1849), in London (1808) von John Cunningham Saunders (1773—1810), ebendaselbst (1810) von dem (S. 478) erwähnten Travers, in Nürnberg (1814) von Joh. Michael Kapfer (1774—1845), der übrigens schriftstellerisch, wie es scheint, unfruchtbar war, in Neapel (1815) von Giovanni Battista Quadri (1780—1851), abermals in London (1816) von dem bereits genannten Guthrie, in Dresden (1818) von einem der bedeutendsten deutschen Augenärzte in der vor-Gräfeschen Ära, von Friedrich August von Ammon (1799—1861), einem außerordentlich vielseitigen und fruchtbaren Schriftsteller, zugleich Haupt einer ganzen Ärzteschule, als deren hauptsächlichste Vertreter zu nennen sind: Karl Heinrich Weller (1794 bis 1854); Johann Heinrich Beger (1808—1885) und Gustav Heinrich Warnatz 1810—1872), sämtlich in Dresden; in Hannover (1819) von Georg Philipp Holscher (1792—1852), in Pavia (1819) von Francesco Flarer (1791—1850); in Padua (1819) von Anton von Rosas (1791—1855), späterem Nachfolger Beers in Wien, Verfasser eines dreibändigen Handbuchs der Augenheilkunde (1830); in Leipzig (1821) von Friedr. Philipp Ritterich (1782—1866); in Glasgow (1824) von dem schon unter den Chirurgen genannten Wlliam Mackenzie (1791—1868), der einen sehr beliebten „Practical treatise on the diseases of the eye" (1830) publizierte.

Einen weiteren Fortschritt für die Augenheilkunde bedeuten 1. die schon oben erwähnte Einführung der von Stromeyer angeregten und von Dieffenbach 1839 zum ersten Male (vgl. S. 486) vollzogenen Tenotomie behufs Heilung des Strabismus; fast unmittelbar nach Dieffenbach befreite auf dieselbe Weise der Brüsseler Augenarzt Florent Cunier (1812—1853) einen Schielenden von seinem Übel; 2. die Versuche einzelner Ärzte, unter anderm von Franz Reisinger (1781—1855; vgl. über ihn F. Müller, Münch. med. Wchschr., 1911, S. 31) in Bonn und Augsburg, durch Transplantation tierischer Hornhaut, Trübungen der menschlichen Cornea zu heilen; ferner 3. die Bemühungen zur Kenntnis und Heilung des sogenannten grauen Stars durch Friedrich von Hoering (1792 bis 1867) in Ludwigsburg, durch Wilhelm Heinrich Julius Buchhorn (gest. 1814) in Magdeburg, der die „Keratonyxis", d. h. die durch die Hornhaut auszuführende

Diszision resp. Zerstückelung der Linse in seiner Doktordissertation (Halle 1806), sowie in einer besonderen Monographie (1811) empfahl, endlich durch einen Vertreter der Wiener Schule, FRIEDRICH JAEGER (1784—1871), der die bereits von Baron DE WENZEL (gest. 1790 als Hofokulist in London) vorgeschlagene, von dessen Sohn MICHEL JEAN BAPTISTE DE WENZEL in Paris beschriebene Extraktion der Katarakt vermittels des oberen Hornhautschnittes empfahl, die die Vorläuferin der linearen Extraktion nach ALBR. VON GRAEFE bildete. — Für diese ganze Zeit der ersten Hälfte des 19. Jahrhunderts haben wir für Deutschland und für Frankreich jetzt eine Quellendarstellung allerersten Ranges zur Hand in JULIUS HIRSCHBERGS ,,Geschichte der Augenheilkunde'', drittes Buch, 8. und 9. Abschnitt (GRAEFE-SAEMISCHS Handbuch der gesamten Augenheilkunde, 2. Auflage, XIV. Bd. III. 213—218. Lieferung, Leipzig 1911 und 1913). — Als Autoren, an die sich die hauptsächlichsten Leistungen aus jener älteren, Vor-Graefeschen Zeit knüpfen, trage ich, soweit sie nicht unter den Chirurgen bereits hervorgehoben sind, ergänzend nach die D e u t s c h e n : AUGUST WILHELM ANDRAE (1794—1867) in Magdeburg, unter anderm auch Verfasser einiger vortrefflicher historischer Bearbeitungen der älteren Augenheilkunde; CARL JOSEPH BECK (1794—1838) in Freiburg; LUDWIG BOEHM (1811—1869) in Berlin, der unbedeutende Nachfolgerprätendent von DIEFFENBACH; JACOB HUGO GEROLD (eigentlich GERSON, geb. 1814) in Aken an der Elbe; JOSEPH FRIEDRICH PIRINGER (1800—1879) in Graz, Verfasser der preisgekrönten Schrift: ,,Die Blennorrhoe am Menschenauge'', hat das Verdienst, gezeigt zu haben, daß mittelst absichtlicher Einimpfung blennorrhoischen Sekrets bei Hornhauttrübungen (Pannus) eine Aufhellung erzielt werden kann; JOSEPH PILZ (1818—1868) in Prag, dessen Publikationen besonders das Trachom betreffen; CHRISTIAN GEORG THEODOR RUETE (1810—1867), Professor in Göttingen, seit 1852 in Leipzig, der übrigens den Augenspiegel durch Benutzung eines Konkavspiegels verbesserte; in F r a n k r e i c h : JULIUS SICHEL (1802—1868) und VICTOR STOEBER (1803—1871) in Paris bzw. in Straßburg; diese beiden Männer, die mit einem Teil ihrer Schaffenszeit bereits der neueren Periode angehören, haben das Verdienst, die Ergebnisse der vorher in Frankreich gering geschätzten deutschen Arbeiten dorthin vermittelt zu haben; ferner sind als renommierte französische Okulisten zu nennen: ANTOINE PIERRE DEMOURS (1762—1836), Leibarzt LUDWIGS XVIII. und KARLS X. in Paris, ein gewandter und kühner Augenoperateur, der die künstliche Pupillenbildung bzw. die Iridektomie zu einer Zeit, wo sie noch als Kuriosum angesehen wurde, zielbewußt und erfolgreich ausgeübt hat; CHARLES JOSEPH CARRON DU VILLARDS (1800—1860) gründete 1835 ein Dispensaire für Augenkranke in Paris, verließ jedoch später Europa und führte ein zum Teil abenteuerliches Wanderleben, meist an verschiedenen Orten Mittelamerikas, bis er in Rio de Janeiro starb. Er verfaßte einen seinerzeit sehr geschätzten ,,Guide pratique pour l'étude et le traitement des maladies des yeux'' (2 Bände, 1838); die B r i t e n : Sir WILLIAM ADAMS (1760—1829); ARTHUR JACOB (1790—1874) in Dublin, auch durch anatomische Arbeiten bekannt; THOMAS NUNNELY (1809—1870) in Leeds, ein renommierter Kataraktoperateur; er schrieb 1858: ,,On the organs of vision, their anatomy and physiology'', ein augenärztliches Vademekum; JOHN BUTTER (1791—1877) in Plymouth. Endlich sind noch erwähnenswert: FRANCESCO ROGNETTA (1800—1857), ein geborener Italiener, der den größten Teil seines Lebens an der École pratique in Paris wirkte und die operative Augenheilkunde in Frankreich einführte; seine nicht unbedeutenden toxikologischen Arbeiten bedürfen noch später der Erwähnung, und die Niederländer ANTHONIUS GERHARD VAN ONSENOORT (1782—1841), der als

Militärarzt in Brüssel besondere Aufmerksamkeit der epidemischen Augenkrankheit in der belgischen Armee schenkte und ein Handbuch der Augenheilkunde (1839 bis 1840) verfaßte, und JULES VAN ROESBROECK (1810—1869) in Gent.

Das Haupt der neueren Augenheilkunde ist, wie bereits gesagt, **Albrecht von Graefe.**

Geboren zu Berlin als Sohn von CARL FERDINAND VON GRAEFE, zeichnete er sich bereits als Student durch ungewöhnliche technische Fähigkeiten aus, die auch im Staatsexamen (1847—1848) erkannt und anerkannt wurden. Auf einer Studienreise erhielt er in Prag von FERDINAND VON ARLT, einem Hauptvertreter der jüngsten Wiener Schule, von dem wir noch zu reden haben, die Anregung zur Augenheilkunde. Später begab sich GRAEFE nach Paris und trieb hier sein fortab definitiv ergriffenes Spezialfach unter dem bereits erwähnten SICHEL, sowie unter LOUIS AUGUSTE DESMARRES (1810—1882). Ein Aufenthalt in London führte zur Bekanntschaft mit dem Ophthalmologen GEORGE CRITCHETT (1817—1882) und in Utrecht mit FRANS CORNELIS DONDERS (1818—1889), dem berühmten Physio-Ophthalmologen, von dem wir gleichfalls noch zu reden haben werden. 1850 nach Berlin zurückgekehrt, begann GRAEFE hier seine Tätigkeit als Augenarzt und habilitierte sich 1852 als Privatdozent. Gerade in jene Zeit fiel die Entdeckung des Augenspiegels durch HELMHOLTZ. GRAEFE, der sofort die Bedeutung desselben würdigte, schritt nun mit Hilfe der neuen Erfindung zu einer methodischen und systematischen Revision des ganzen Gebietes der Augenheilkunde. Zugleich gründete er (1854) ein „Archiv für Ophthalmologie", dessen Redaktion ARLT und DONDERS beitraten, und verschaffte der Schieloperation durch einige glänzende Erfolge eine besondere Popularität. Im Laufe der Zeit erlangte GRAEFE durch seine wissenschaftlichen und praktischen Leistungen einen Weltruf. Scharenweise strömten Schüler und Patienten aus allen Weltteilen zu ihm bzw. in seine Heilanstalt. 1857 wurde er außerordentlicher, 1866 ordentlicher Professor. Den kolossalen Anstrengungen war jedoch sein Gesundheitszustand nicht gewachsen; bereits 1870 erlag GRAEFE noch im besten Mannesalter von 42 Jahren der Phthise. Seit einem Vierteljahrhundert etwa steht sein Denkmal in Berlin nahe der Königlichen Charité und der langjährigen Stätte seines Wirkens. (Vgl. SCHWEIGGER's Rede zur Enthüllungsfeier des Graefe-Denkmals Berlin 1882 und JUL. HIRSCHBERG, Albrecht von Graefe, Leipzig 1906.)

Die hauptsächlichsten Verdienste GRAEFES sind: die Identifizierung der früher als Amblyopien bezeichneten Zustände mit Erkrankungen der Retina, das Studium der Neuritis optica, die Erforschung der Beziehungen der Stauungspapille zu Hirntumoren, die Empfehlung der Iridektomie bei Glaukom und die modifizierte Linearextraktion der Katarakt. Unzähligen, nach früheren Anschauungen als verloren geltenden Augenkranken ist die Sehkraft erhalten geblieben und durch GRAEFES Hand der augenleidenden Menschheit unendlicher Segen gestiftet worden. Mit Hilfe des Augenspiegels hat er eine neue Welt erschlossen, den Zusammenhang zwischen Augen- und anderen Erkrankungen des Organismus gezeigt und damit auch die übrigen Gebiete der Pathologie nicht unwesentlich gefördert. Eine große Zahl aus seiner Schule hervorgegangener Augenärzte wirkt noch heute teils auf akademischen Lehrstühlen und in staatlichen, teils in gut organisierten Privat-heilanstalten in allen Weltteilen.

Die grundlegenden Arbeiten. ALBRECHTS VON GRAEFE über den Heilwert der Iridektomie bei Glaukom hat HUBERT SATTLER als 11. Band der „Klassiker der Medzin" neu herausgegeben, Leipzig 1911.

Unter den bedeutenderen Augenärzten, die als Zeitgenossen von VON GRAEFE mehr der neueren Periode der Augenheilkunde zuzurechnen sind, steht an einer der ersten Stellen FERDINAND VON ARLT (1812 bis 1887), seit 1856 Professor in Wien, der durch zahlreiche Arbeiten die pathologische Anatomie und Ätiologie der Augenkrankheiten wesentlich gefördert hat. ARLT war ein ausgezeichneter Operateur und ein sehr fesselnder und beliebter Lehrer. Auch er wurde das Haupt einer ganzen Generation von Augenärzten, zu denen unter anderm Männer gehören, wie OTTO BECKER (1828—1890) in Heidelberg, Verfasser von Arbeiten zur „pathol. Topogr. des Auges" (1874—78), „Anatomie und Pathologie der Linse" (1883) und Gründer eines GRAEFE-Museums (1887) in Heidel-berg, schrieb Biographisches über seinen Lehrer ARLT; LUCIEN RYDEL (1838—1895) in Krakau u. a. m. ARLT gab auch den Anstoß zur Ein-führung von Schriftskalen, welche durch HERMANN SNELLEN und EDUARD JAEGER VON JAXTTHAL (1818—1884) in Wien vervollkommnet wurden, denselben, der auch als einer der ersten sich des Ophthalmoskops zur exakten objektiven Refraktionsbestimmung bediente. Weitere Augenärzte von Bedeutung aus der neueren Periode sind:

ROBERT VON WELZ (1814—1878) in Würzburg, ein glücklicher Operateur und erfinderischer Kopf, dem manche instrumentelle Neuerung zu danken ist; WELTZ hat sich auch in der Geschichte der Syphilidologie durch Widerlegung RICORDS einen Namen gemacht.

JOSEPH VON HASNER (1819—1892) in Prag publizierte unter anderm: „Klinische Vorträge über Augenheilkunde" (Prag 1860—1866); „Beiträge zur Physiologie und Pathologie des Auges" (1873); „Die Grenzen der Akkommodation" (1875); „Die Verletzungen des Auges in forensischer Hinsicht" (1880); ERNST ADOLF COCCIUS (1825—1890) in Leipzig, gab 1853 einen neuen Augenspiegel (Planspiegel) an und beschrieb die Technik desselben, ferner lieferte er Studien über Astigmatismus, Glaukom (1859), Glaskörperentzündung (1860), Akkommo-dationsmechanismus (1868) und erfand einen neuen Ophthalmometer („Oph-thalmometrie und Spannungsmessung am kranken Auge", 1872).

ALEXANDER PAGENSTECHER [1828—1879) in Wiesbaden, hervorragender Operateur, führte die Extraktion der Linse in geschlossener Kapsel erfolgreich aus und schrieb „Zur Iridodesis" (in v. GRAEFES Archiv, VIII) und sein Bruder HERMANN (geb. 1844); JULIUS JACOBSON (1828—1891) in Königsberg, einer der ältesten Schüler GRAEFES, publizierte über Diphtheritis der Konjunktiva, Reti-nitis, Kataraktextraktion, Glaukom u. a. m.; RUDOLF SCHIRMER (1831—1896) in Greifswald, gleichfalls GRAEFES Schüler, veröffentlichte außer zahlreichen kleineren Abhandlungen „Die Lehre von den Refraktions- und Akkommodationsstörungen des Auges" und „Die Krankheiten der Tränenorgane"; LUDWIG JANY (1833 bis 1887) in Breslau.

KARL WILHELM VON ZEHENDER (geb. 1811) in Rostock, Verfasser von Lehrbüchern und zahlreichen Einzelstudien zur Augenheilkunde, Herausgeber der „Monatsblätter für Augenheilkunde".

KARL STELLWAG VON CARION(1823—1904) in Wien, Verfasser eines sehr bekannten Lehrbuchs, sowie einer Monographie: „Die Ophthalmologie vom naturwissenschaftlichen Standpunkte" (1853—1858) und zahlreicher Detailarbeiten, von 1873—1893 Ordinarius in Wien, seitdem emeritiert; RICHARD FOERSTER (1828—1905), Ordinarius in Breslau, bekannt durch die Einführung des Photometers in die Ophthalmologie, seine Versuche zur künstlichen Reifung der Katarakt, Untersuchungen über den Einfluß der Konkavgläser auf die Weiterentwicklung der Myopie, die Beziehungen der Allgemeinleiden zu den Augenerkrankungen.

ALBRECHT EDUARD NAGEL(1833—1895) in Tübingen, schrieb über Cysticercus der Netzhaut (1858 und 1859), über fettige Degeneration der Netzhaut (1860), „Das Sehen mit zwei Augen und die Lehre von den identischen Netzhautstellen" (1861), über Perivasculitis der Netzhaut (1864) und gab „Jahresberichte über die Fortschritte der Augenheilkunde" heraus; EDWIN THEODOR SAEMISCH in Bonn (1833—1909), der zuerst das „Ulcus corneae serpens" und den „Frühjahrskatarrh" beschrieb und das berühmte Handbuch der ges. Augenheilkunde mit A. K. GRAEFE begründete; RUDOLF BERLIN (1833—1897), zuletzt Professor in Rostock, Verfasser von Arbeiten über Sehnervendurchschneidung, sogen. Commotio retinae und „Orbitalkrankheiten"; LUDWIG MAUTHNER (1840—1894) in Prag und Wien, starb wenige Tage nach seiner Ernennung zum Ordinarius als Nachfolger des emeritierten KARL STELLWAG VON CARION (s. u.); er publizierte: „Beiträge zur näheren Kenntnis der morphologischen Elemente des Nervensystems" (1862), „Die Bestimmung der Refraktionsanomalien mit Hilfe des Augenspiegels" (1867), „Lehrbuch der Ophthalmoskopie" (1868), „Vorlesungen über die optischen Fehler des Auges" (1872—1876), Vorträge aus dem Gesamtgebiete der Augenheilkunde (1879—1889), „Gehirn und Auge" (1881), „Lehre vom Glaukom" (1882), „Die sympathischen Augenerkrankungen" (1881). JULIUS MICHEL (1843—1911) in Erlangen, Würzburg und Berlin besonders durch histologische und pathologische Arbeiten (und seine Lehrbücher) verdient, desgleichen HERMANN KUHNT (geb. 1859) in Köniesberg und Bonn, mit dem er 1899 die Zeitschrift für Augenheilkunde begründete.

WILHELM VIOL (1817—1874) in Breslau; IGNAZ HIRSCHLER (1823—1891) in Pest; EDUARD MICHAELIS (1824—1891), langjähriger Assistent von GRAEFE und dessen Biograph; FRIEDRICH MORITZ HEYMANN (1828—1870) in Dresden; ROBERT BLESSIG (1830—1878) in Petersburg; MORITZ SCHNELLER (1834—1896) in Danzig, ein Schüler von HELMHOLTZ aus dessen Königsberger Zeit und von A. v. GRAEFE, studierte mit Hilfe des Mikrometeraugenspiegels die Blutzirkulation am Auge, beschrieb nach GRAEFE den ersten Fall einer Embolia arteriae centralis, ferner publizierte er über Farbensinnstörung und Zusammensehen beider Augen sowie über Trachom; KARL JOSTEN (1836—1894) in Münster begründete daselbst 1865 eine Privataugenheilanstalt.

ALBERT MOOREN (1828—1899) in Düsseldorf; ADOLF WEBER (geb. 1829) in Darmstadt; ALFRED KARL GRAEFE, Neffe von ALBR. v. GRAEFE (1830—1899), von 1874—1892 Ordinarius in Halle, schrieb: „Klinische Analyse der Motilitätsstörungen des Auges" (1858); „über Amblyopie und Erkrankungen der Retina", über Hemeralopie, Konjunktivitis, Trochlearislähmung, Nachbehandlung nach Schieloperationen, Neubildungen im Auge, Krankheiten der Iris; er gab im Verein mit SAEMISCH das große Handbuch der Augenheilkunde heraus, auch konstruierte er ein sogenanntes Lokalisations-Ophthalmoskop; KARL ERNST THEODOR SCHWEIGGER in Berlin (1830—1905), Nachfolger ALBRECHT VON GRAEFES in Berlin, Verfasser eines viel benutzten oft aufgelegten Handbuchs der Augenheilkunde; HERMANN COHN in Breslau (1338—1906), vielseitiger Schriftsteller; LUDWIG LAQUEUR (1839—1909) in Straßburg führte das Physostygmin in die Glaukombehandlung ein; JOSEPH PICHA (1840—1886) in Wien, verdienter Militäraugenarzt; HUGO MAGNUS in Breslau (1842—1907), namhafter Historiker seines Faches; das bedeutendste seiner Werke: „Augenheilkunde der Alten", Breslau 1901; JULIUS HIRSCHBERG (geb. 1843) in Berlin, einer der gesuchtesten Augenärzte der letzten Jahrzehnte, der den Elektromagneten in die Augenheilkunde einführte, ein gründlicher Kenner des Griechischen und als Historiker seines Faches ohnegleichen, wie oft schon betont ist in diesen Vorlesungen; HUBERT SATTLER (geb. 1844 zu Salzburg), Schüler von BILLROTH und ARLT, Prof. in Gießen, Erlangen, Prag und Leipzig, ein Künstler in der Operationstechnik und gelehrter Forscher; THEODOR LEBER in Heidelberg (geb. 1840). Endlich gehören hierher noch die Deutsch-Russen GEORG EMANUEL JAESCHE (1815—1876), zuletzt in Nischnei-Nowgorod, und dessen Bruder EMANUEL JAESCHE (geb. 1821) in Dorpat, sowie der Deutsch-Schweizer HEINRICH SCHIESS-GEMUSEUS (1833—1896) in Basel, woselbst er 1865 eine eigene Poliklinik begründete, die 1866 in eine staatliche Anstalt verwandelt wurde, seit 1876 Ordinarius daselbst.

Demnächst ist vor allem der Leistungen der N i e d e r l ä n d e r zu gedenken wegen eines ihrer vornehmsten und verdientesten Repräsentanten der modernen Augenheilkunde, des großen Ophthalmo-Physiologen und -Pathologen **Frans Cornelis Donders** (1818—1889) in Utrecht. DONDERS gehört mit HELMHOLTZ und GRAEFE zu den Begründern der neueren Augenheilkunde. Er ist dies geworden durch seine ausgezeichneten Forschungen auf dem Gebiete der physiologischen Optik, ferner über die Anomalien der Akkommodation und Refraktion, über die Lehre vom Schielen; endlich ist die Einführung der prismatischen und zylindrischen Brillen sein nicht zu unterschätzendes Verdienst.

DONDERS stammte aus Tilburg in Noord-Brabant, trat, 17 Jahre alt, in das große Utrechter Reichshospital für Militärmedizin als Zögling ein und studierte gleichzeitig an der Universität bis 1840 Medizin. In einer Autobiographie erzählt er, daß ihm beim Beginn der Universitätsstudien die lateinische Literatur nur wenig, die griechische überhaupt nicht bekannt gewesen sei. Nach Beendigung seiner Studien war er kurze Zeit Militärarzt, erhielt aber bereits im Alter von 24 Jahren die Stellung als „Lector anatomiae et physiologiae" und sechs Jahre später eine außerordentliche Professur der Medizin an der Utrechter Universität. Er wandte sich zunächst mikroskopischen und mikrochemischen Studien zu und veröffentlichte als Ergebnisse derselben einige wertvolle Aufsätze über Stoffwechsel als Quelle der tierischen Wärme u. a.; 1848 folgten in dem von ihm seit 1845 herausgegebenen „Het Nederlandsch Lancet" die Abhandlungen „De anwending van prismatische brillenglazen tot genezing van scheelzien" und „Über den Zusammenhang zwischen dem Konvergieren der Sehachsen und dem Akkommodationszustande der Augen". 1852 zum ordentlichen Professor ernannt, widmete sich DONDERS fortab ausschließlich der Ophthalmologie; er beteiligte sich mit ARLT an der Redaktion des von ALBR. v. GRAEFE herausgegebenen Archivs für Ophthalmologie und eröffnete 1858 ein „Nederlandsch gasthuis voor ooglijders".

Zahlreiche Arbeiten zur physiologischen Optik, auch ein Lehrbuch der Physiologie erschienen von DONDERS in dem nächstfolgenden Dezennium, der nebenbei von einer angestrengten praktischen Tätigkeit in Anspruch genommen war. 1862 erhielt er als Nachfolger von SCHROEDER VAN DER KOLK den Lehrstuhl der Physiologie. Die Zahl von DONDERS' Arbeiten ist außerordentlich groß. Einige derselben beziehen sich auf den Chemismus der Atmung sowie auf die Bestimmung der Zeitdauer zwischen Reiz und psychischem Effekt, zu welchem Zwecke DONDERS den „Noëmatachograph" und „Noëmatachometer" angab; auch die Ermittelung, daß jedem Vokal ein bestimmter Eigenton der Mundhöhle entspricht, ist das Verdienst von DONDERS.

Von den übrigen niederländischen Ophthalmologen sind hervorzuheben: FREDERIC HAIRION (geb. 1800) in Löwen; JOS. ALEX. FLES (geb. 1819), von 1862 bis 1868 Dozent der Ophthalmologie an der (1868 aufgehobenen) Militärärztlichen Schule, seitdem praktischer Augenarzt in Utrecht; FRANÇOIS BRIBOSIA (geb. 1825) in Namur; DERK DOYER (geb. 1827), seit 1872 Professor in Leiden; ANTONIE CRAMER (1822—1855) wegen seiner preisgekrönten Arbeit über die Akkommodation und der Konstruktion eines besonderen Ophthalmoskops; EVARISTE WARLOMONT (1820—1891) in Brüssel, seit 1850 langjähriger Chefredakteur der „Annales d'oculistique", rief 1857 den ersten internationalen Ophthalmologenkongreß ins Leben und gab die Verhandlungen desselben sowie der späteren Pariser Kongresse heraus; E. LIBBRECHT (1832—1893) in Gent; HERMANN SNELLEN (1834—1908) aus Zeist bei Utrecht, Schüler von DONDERS, 1877 Prof. in Utrecht, berühmt geworden durch seine bekannte Methode zur Bestimmung der Sehschärfe; LEON GISLAIN NOËL (1845—1877) in Löwen, Entdecker des beim Erwachen aus der Chloroformnarkose vorhandenen Venenpulses.

Unter den b r i t i s c h e n Augenärzten der zweiten Hälfte des 19. Jahrhunderts ragen hervor:

ROBERT TAYLOR (1815—1882) in London; der bereits oben (S. 502) genannte GEORGE CRITCHETT (1817—1882) in London; WILLIAM WHITE COOPER (gest. 1886), ebendaselbst; AD. SAMELSOHN (1817—1888), ein geborener Berliner, der infolge politischer Maßregelung nach England auswanderte und in Manchester schließlich jahrelang einen großen Ruf als Augenarzt besaß; J. SOELBERG WELLS (1824 bis 1879) in London, der mit seinen Schriften: „On long, short and weak sight, and their treatment by the scientific use of spectacles" und „A treatise on the diseases of the eye" (drei Auflagen 1869) eine neue Ära der ophthalmologischen Literatur für England einleitete; JOHN FRAMLYN STRATFEILD (1828—1886) in London, ein gewandter Operateur; EDWIN ANDREA (gest. 1887) in Shrewsbury; ALEXANDER DYCE DAVIDSON (1845—1886) in Aberdeen; JOHN WHITAKER HULKE (gest. 1895), einer der hervorragendsten Ärzte Londons, Vorsitzender des R. C. S., Verfasser einer Reihe von Arbeiten über die Pathologie der Retina, Ophthalmoskop, Kataraktoperation, Glaukom etc.; endlich den berühmten Physiologen Sir WILLIAM BOWMAN (1816—1892), der auch „Lectures on the parts concerned in the operations on the eye" (1849) schrieb und vielfach praktisch augenärztlich tätig war (vgl. S. 390, 395, 426).

F r a n z ö s i s c h e Augenärzte von Bedeutung sind aus der zweiten Hälfte des 19. Jahrhunderts (außer den bereits genannten CARRON DU VILLARS, DEMOURS und DESMARRES):

AUGUSTE SERRE D'UZÈS (1802—1870), zuletzt in Alais, erfand den „Opsiometer" zur Bestimmung der Sehweite und ist Autor gründlicher Untersuchungen über „Phosphene", die durch die Erfindung des Augenspiegels hinfällig geworden sind und heutzutage nur historisches Interesse besitzen; CHARLES DEVAL (1806 bis 1862) in Paris; MARC ANTOINE LOUIS FELIX GIRAUD-TEULON (1816—1887) schrieb unter anderm „La vision et ses anomalies. Cours pratique" etc. (1881); JEAN TIMOTHÉE ÉMILE FOUCHER (1823—1867) und PIERRE JOSEPH DUTRIEUX (1848—1889) in Paris; THÉOPHILE DROUOT (geb. 1803) in Paris; ACHILLE ARTHUR ARMAND TESTELIN (geb. 1814) in Lille; FRANÇOIS LOUIS TAVIGNOT (geb. 1818) und PIERRE ALEXANDRE CHARLES MAGNE (geb. 1818); SALVADOR FANO (geb. 1824) in Paris.

Auch die Vereinigten Staaten von Amerika haben eine große Anzahl sehr angesehener Augenärzte während des 19. Jahrhunderts aufzuweisen.

Ich nenne aus der vorophthalmoskopischen Periode: GEORGE FRICK (1793 bis 1870) in Maryland; EDWARD DELAFIELD (1794—1875) in New York; JAMES BOLTON (1812—1869) in Richmond; aus der jüngeren Zeit ELKANAH WILLIAMS (1822—1888) in Cincinnati; CHRISTOPHER SMITH FENNER (1823—1879) in Louisville; HERMANN ALTHOF (1835—1877) in New York, einen geborenen Lippe-Detmolder; MAX LANDESBERG (1840—1895) in New York, geb. in Jassy, gestorben nach einjährigem Aufenthalt in Florenz, Schüler von ALBR. v. GRAEFE, schrieb: „Beiträge zur variolösen Ophthalmie" (1874), „Zur Statistik der Linsenkrankheiten" (1878); „On the etiology and prophylaxis of blindness" (1878); SQUIER LITTELL (geb. 1803) in Philadelphia; HARVEY LINDSLEY (geb. 1804) in Washington; JAMES FANNING NOYES (geb. 1817) in Detroit; HENRY WILLARD WILLIAMS (geb. 1821) in Boston; LAURENCE TURNBULL (geb. 1825) in Philadelphia; endlich CHARLES ARCHIBALD ROBERTSON (geb. 1829) in Albany. HERMANN JAKOB KNAPP in New York (1832—1911), gebürtig aus Hessen, untersuchte die Hornhaut-krümmung und die intraokularen Tumoren und begründete die „Archives of Ophthalmology and Otology". Die Entwicklung der Ophthalmologie in Amerika von 1800—1870 hat A. A. HUBBELL (geb. 1846) 1908 vortrefflich geschildert, worauf verwiesen werden muß.

I t a l i e n i s c h e Augenärzte von Bedeutung aus dem 19. Jahrhundert sind

aus der älteren Zeit (außer den genannten QUADRI und ROGNETTA, S. 501) PAOLO FARIO (1810—1863) in Brescia; SALVATORE FURNARI (1830—1866) in Palermo; GIANNANTONIO GIOPPI († 1872) in Padua; aus der jüngeren Generation ANTONIO QUAGLINO (geb. 1817) in Pavia, begründete 1870 die „Annali di oftalmologia Italiana"; FRANCESCO MAGNI (geb. 1828) in Bologna und FRANCESCO BUSINELLI (geb. 1828) in Rom. Im Anschluß an die italienischen Ophthalmologen sei des G r i e c h e n ANDREAS ANAGNOSTAKIS (1826—1897) in Athen, Verfassers wertvoller praktischer und historisch-ophthalmoskopischer Arbeiten, sowie des S p a n i e r s JAGO DELGADO (1830—1875) in Madrid gedacht.

Von Angehörigen r u s s i s c h - p o l n i s c h e r Nationalität nenne ich die bedeutenderen Ophthalmologen: ANTON SLAWIKOWSKI (1796—1870) in Krakau; VICTOR FELIX SZOKALSKI (1811—1891) in Warschau, einen der hervorragendsten Augenärzte polnischer Nationalität, Schüler von SICHEL in Paris, studierte als einer der ersten die Hornhauttrübungen mikroskopisch und lieferte pathologisch-anatomische Untersuchungen über Augenentzündungen, über Farbenblindheit, eingebildete Sinneserscheinungen, Akkommodation usw.; ALEXANDER

IWANOFF (1836—1880) in Kiew; DMITRI DMITROVSKY (1837—1882) in Petersburg; den bereits (S. 503) erwähnten LUCIEN RYDEL (1838—1895) in Krakau, Schüler ARLTS, und als spätere: WASSILI SARENKO (geb. 1814) in Petersburg; GEORG VON OETTINGEN (geb. 1824) in Dorpat. Endlich bleiben noch als s k a n - d i n a v i s c h e Augenärzte zu erwähnen die Kopenhagener FREDERIK CHRISTIAN HAUGSTED (1804—1866), NATHAN GERSON MELCHIOR (1811—1872), GEORG KARL HEINRICH LEHMANN (1815—1890), VALDEMAR KRENCHEL (1844—1888) und die späteren: FREDERIK AUG. EKSTRÖM (geb. 1816) in Gothenburg und FRIEDR. JOS. v. BECKER (geb. 1823) in Helsingfors; FRITJOF HOLMGREN (1831—1897) in Upsala, bedeutender Physiologe, der sich durch seine experimentellen Untersuchungen über Farbenblindheit und seine bekannte Wollprobe zur Farbensinnprüfung einen großen Ruf erworben hat.

Meine Herren! An die Darstellung der Ophthalmologie schließt sich naturgemäß die Darstellung einer anderen, wenn auch an Bedeutung im Lehren und Lernen hinter dieser doch weit zurückstehenden chirurgischen Sparte, ich meine die Ohrenheilkunde. Als selbständige Disziplin ist diese fast ganz ein Kind unserer Zeit, wenngleich primitive Anfänge und Versuche zur Begründung einer solchen bereits aus dem 18. Jahrhundert gemeldet wurden. Indessen existiert kaum recht vor den ersten Jahrzehnten des 19. Jahrhunderts eine genauere Kenntnis von Krankheiten des Gehörganges in dem Maße, daß von einer Behandlung derselben durch spezialistisch geschulte Ärzte die Rede ist. Auch jetzt noch ist die Pflege des Faches, nach der Zahl seiner Vertreter zu urteilen, verhältnismäßig weniger ausgiebig als bei den übrigen Disziplinen. Zum Teil sind die Fortschritte in der Ohrenheilkunde an diejenigen in der Rhino-Laryngochirurgie geknüpft, die wir bald noch besonders zu würdigen haben werden. — Die wichtigste Erfindung, welche die Basis der modernen Ohrenheilkunde gebildet hat, ist der Katheterismus der Tuba Eustachii.

1724 teilte der Postmeister GUYOT in Versailles der Pariser Akademie mit, daß er imstande sei, mit einer durch den Mund eingeführten Kanüle Einspritzungen in die Tuba Eustachii zu machen; der wirkliche Ohrkatheterismus durch die Nase gelang jedoch erst 1741 dem englischen Militärarzt ARCHIBALD CLELAND, einem Zeitgenossen VALSALVAS. Bei der von ihm geübten Ohruntersuchung bzw. Therapie beschreibt er seine Beleuchtungseinrichtung (Konvexglas), ferner die Erweichung harten Cerumens mittels Dampf. Er benutzt ferner silberne Röhren zum Lufteinblasen in die Paukenhöhle und zur Erweiterung der Tuben.

Bemerkenswert ist ferner die Tatsache, daß der preußische Regimentschirurgus JASSER bereits 1776 die Trepanation des Processus mastoideus zum Zweck der Heilung von Taubheit versuchte, aber mit ungünstigem Ausgange. Die Ihnen bereits bekannten HIMLY in Göttingen und ASTLEY COOPER in London empfahlen zu demselben Zwecke die Durchbohrung des inneren Trommelfells. Erst die neueren Fortschritte in der Histologie und Physiologie des inneren Gehörgangs sowie die Beleuchtung desselben nach dem Muster des Ophthalmoskops brachten eine Wendung. — Von älteren Ärzten, die sich um die Entwicklung der Ohrenheilkunde verdient gemacht haben, verdienen Erwähnung: JEAN MARIE

GASPARD ITARD (1775—1838) in Paris, der den Katheterismus der Tuba Eustachii sowie die Injektionen besonders ausbildete, auch zum ersten Male das ganze Gebiet der Ohrenheilkunde in einem epochemachenden zweibändigen Werke (Paris 1821) unter dem Titel: „Traité des maladies de l'oreille et de l'audition" wissenschaftlich bearbeitete, sowie dessen Landsmann NICOLAS DELEAU JEUNE (1799—1862), der eine wissenschaftliche Diagnostik und Therapie der ohne Kontinuitätstrennungen des Trommelfells einhergehenden Mittelohrerkrankungen durch allgemeine Einführung der Luftdusche und durch Begründung der Auskultation des Ohres anbahnte. Von weiteren Autoren, an deren Namen sich die wichtigsten Bereicherungen der modernen Otologie knüpfen, seien der Nationalität nach geordnet genannt: die D e u t s c h e n EDUARD DANN († 1851) als erster Berliner Dozent seines Faches, Verfasser einer wertvollen Geschichte der Ohrenheilkunde; WILHELM KRAMER (1801—1875) in Berlin, einer der bedeutendsten Otologen aus der älteren Zeit, der zu einer Zeit, wo die physikalischen Untersuchungsmethoden kaum Eingang in die deutsche Medizin gefunden hatten, dieselben für die Diagnose der Gehörskrankheiten verwertete, indem er das äußere Ohr mittelst des alten gespaltenen Spekulums, das mittlere mittelst Katheters und der Auskultation resp. Einführung der Sonde durch den Katheter untersuchte und für die Behandlung der nicht mit einer Perforation des Trommelfells verbundenen Krankheiten Katheter und Luftdusche verwandte. Sein Hauptwerk sind die „Erfahrungen über die Kenntnis und Heilung der langwierigen Schwerhörigkeit" (1833, neue Auflage unter dem Titel: „Erkenntnis und Heilung der Ohrenkrankheiten", 1836, 1849); KARL GUSTAV LINCKE (1804—1849) in Leipzig, von 1837 bis 1842 Dozent daselbst, Verfasser eines dreibändigen „Handbuchs" 1837—1845 und anderer Arbeiten; PHILIPP HEINRICH WOLFF (1813—1886) in Berlin, lehrte bei der therapeutischen Verwertung der Eintreibung von Dämpfen in die Trommelhöhle den ventilierenden Einfluß der Respiration auf das Mittelohr kennen; JULIUS ERHARD (1827—1873) in Berlin, empfahl unabhängig von YEARSLEY bis zum Trommelfell vorgeschobene feuchte Metallkügelchen als besonders wirksam gegen Schwerhörigkeit nach Perforation des Trommelfells; EDUARD SCHMALZ (1801—1871) in Dresden, beschäftigte sich besonders mit dem literarischen Studium der Taubstummheit; MARTELL FRANK (1810—1886) in München, seit 1849 Dozent für Ohrenheilkunde daselbst; HERMANN FRIEDRICH WENDT (1838—1875) in Leipzig, daselbst Dozent seit 1866 und zuletzt Extraordinarius, gehört bereits der neueren Periode an, er förderte besonders das Studium der pathologischen Anatomie der Ohrenkrankheiten durch Untersuchungen über das Verhalten der Paukenhöhle beim Fötus und Neugeborenen und dessen forensische Bedeutung, sowie über die Krankheiten der Nasenrachenhöhle und des Rachens, die er für v. ZIEMSSENS Handbuch bearbeitete. — Hauptrepräsentanten der neueren deutschen Ohrenheilkunde sind ANTON FRIEDRICH VON TRÖLTSCH (1829—1890) in Würzburg, einer der bedeutendsten Otologen der Neuzeit, Verfasser eines sehr verbreiteten „Lehrbuchs der Ohrenheilkunde" (von 1863—1881 in sieben Auflagen), sowie einer Bearbeitung seines Spezialgebiets für PITHA und BILLROTHS Handbuch der Chirurgie und GERHARDTS Handbuch der Kinderkrankheiten; außerdem schrieb TRÖLTSCH noch „Gesammelte Beiträge zur pathologischen Anatomie des Ohres und zur Geschichte der Ohrenheilkunde" (1883) und zahlreiche Journalaufsätze, u. a. für das von ihm mitbegründete „Archiv für Ohrenheilkunde", dessen Redaktion er von 1864—1873 selbst führte; die Wissenschaft hat er besonders durch eine neue Methode der Untersuchung des äußeren Ohres und Trommelfelles gefördert; SALOMON MOOS (1831—1895) in Heidelberg, daselbst

der erste selbständige Dozent der Otologie, seit 1891 Ordinarius; er übersetzte
1863 TOYNBEES Lehrbuch ins Deutsche und publizierte 1866 eine „Klinik der
Ohrenkrankheiten", ferner lieferte er wichtige Einzelstudien über das subjektive
Hören, die Beziehungen der Ohreiterungen zu Gehirnleiden und der Ohraffektionen
zu Trigeminuserkrankungen, über Anatomie und Physiologie der Tuba Eustachii,
über Pilzinvasion des Ohrlabyrinths bei Masern und Diphtherie, usw.; übrigens
gab MOOS zusammen mit KNAPP (z. Z. in New York) ein Archiv für Augen- und
Ohrenheilkunde heraus, das jetzt als „Zeitschrift für Ohrenheilkunde" erscheint;
FRIEDRICH EDUARD RUDOLF VOLTOLINI (1819—1889) in Breslau, war anfangs
praktischer Arzt an verschiedenen Orten und widmete sich erst von 1868 ab
ausschließlich der Ohren- und Kehlkopfheilkunde; schon eine seiner ersten Arbeiten
betraf eine neue Methode, das Gehörorgan zu durchleuchten; sein Hauptverdienst,
die Einführung der MIDDELDORPFFschen Galvanokaustik in die Laryngotherapie,
muß später gewürdigt werden; für die Otologie kommt besonders seine 1862
publizierte Schrift „Die Zerlegung des Gehörorgans an der Leiche" und seine
letzte Hauptarbeit „Die akute Entzündung des häutigen Labyrinths des Ohrs
(Otitis labyrinthica s. intima), irrtümlich für Meningitis cerebrospinalis epidemica
gehalten", in Betracht; FRIEDRICH EUGEN WEBER-LIEL (1832—1891), von 1872
bis 1884 Dozent in Berlin, begründete 1867 zusammen mit VOLTOLINI u. a. die
„Monatsschrift für Ohrenheilkunde", führte 1874 die Durchschneidung der Sehne
des M. tensor tympani zu therapeutischen Zwecken aus und konstruierte ein
Ohrenmikroskop, durch welches das Trommelfell 15 mal vergrößert in seiner
Schwingungsfähigkeit beobachtet werden kann; JACOB GOTTSTEIN (1832—1895)
in Breslau, hauptsächlich Laryngologe und als solcher noch zu würdigen, machte
sich durch eine 1878 im Archiv für mikroskopische Anatomie publizierte Arbeit
über den feineren Bau und die Entwicklung der Gehörschnecke der Säugetiere
und des Menschen bekannt und verdient, ferner durch Studien über die MENIÈRE-
sche Krankheit, über subjektive Gehörsempfindungen, über die Nekrose des
Schläfenbeins, über adenoide Vegetationen im Nasenrachenraum etc.; HERMANN
SCHWARTZE zu Halle a. S. (1837—1910), neben TRÖLTSCH der bedeutendste Otologe
des 19. Jahrhunderts, besonders als Operateur hervorragend (Pathol. Anatomie
des Ohres 1877, Lehrbuch der chirurg. Krankheiten des Ohres 1884, Handbuch
der Ohrenheilkunde, 2 Bde., 1892 u. 1893, mit ADOLF EYSELL in Kassel (geb. 1846)
besonders um die typische Aufmeißelung des Warzenfortsatzes verdient); MORIZ
FERDINAND TRAUTMANN zu Berlin (1833—1902), einer der fähigsten Schüler
SCHWARTZES; FRIEDRICH BEZOLD aus Rotenburg o. T. (1842—1908) in München,
der hochwichtige pathologisch-anatomische und funktionelle Untersuchungen
veröffentlicht hat (taubstumme, einseitige Taubheit etc.); WILHELM HACK (1851
bis 1887) in Freiburg, dessen Arbeiten mehr die Rhinologie betreffen, und CHRISTIAN
LEMKE (1850—1894) in Rostock, seit 1885 Dozent daselbst, schrieb „Die Taub
stummheit im Großherzogtum Mecklenburg-Schwerin, ihre Ursachen und ihre
Verhütung" (1893) und verschiedene Journalaufsätze; ADOLF PASSOW (geb. 1859)
n Berlin. — Die Deutsch-Österreicher IGNAZ GRUBER (1803—1872) und JOSEF
GRUBER (1827—1906), in Wien, der Schweizer ALBERT BURCKHARDT-MERIAN (1843
bis 1886) in Basel (1884 Präsident des Baseler Otologen-Kongresses), und die
Deutsch-Russen FRIEDRICH VON OCKEL (1814—1879) und ROBERT WREDEN
(† 1893) in Petersburg, dessen Untersuchungen über Mittelohreiterung bei Neu-
geborenen (auf Grund von 80 Sektionen), über Thrombose und Phlebitis des
Sinus durae matris, über Hirnabszeß nach Otitis media, über Fremdkörper im
Ohre, Mißbildungen, Ohrenprobe u. a. besonders bemerkenswert sind; ADAM

POLITZER (1835 geb.) in Wien, neben einem Lehrbuch, einem Atlas und pathologisch-anatomische Arbeiten besonders wegen seiner zweibändigen „Geschichte der Ohrenheilkunde" hier zu nennen (Stuttgart 1907 u. 1913), welche bis zum Jahre 1911 reicht und auch für alle genannten und noch zu nennenden Ohrenärzte und ihre Leistungen, sowie die Entwicklung des ganzen Faches das hervorragendste Informationsmittel bildet. Von n i e d e r l ä n d i s c h e n Ohrenärzten sind zu erwähnen: ALBERTUS HENDRICUS SWAAGMAN (1820—1880) in Groningen, lange Zeit der einzige Otiater in Holland; von s k a n d i n a v i s c h e n kommen in Betracht: ANDREAS BRUENNICHE SCHYTZ (1805—1884), der erste Spezialohrenarzt in Kopenhagen, vor allem HANS WILHELM MEYER (1824—1895) in Kopenhagen, besonders bekannt als Autor epochemachender Arbeiten über adenoide Vegetationen in der Nasenrachenhöhle als eine der Hauptursachen der Taubheit (die erste erschien 1868 im Hospital Tidende), endlich der Stockholmer Otiater OSSIAN EDMUND BORG (geb. 1812). Sehr bedeutend sind die Leistungen b r i t i - s c h e r Ärzte für die Entwicklung der neueren Ohrenheilkunde; wir nennen den Schotten ADAM WARDEN, Autor des „Auriskops", eines Apparats zur Beleuchtung des Trommelfells, der Tuba Eustachii und des Kehlkopfs, bestehend aus zwei Flintglasprismen, von denen das eine an den weichen Gaumen gelegt wird, während das andere dazu dient, dem Kehlkopf das Licht einer Flamme zuzuführen; JAMES YEARSLEY in London, Verfasser von „Deafness practically illustrated, being an exposition of the nature, causes and treatment of diseases of the ear" (1839, 6. Aufl. 1863). Nach LUCAE (Biogr. Lex. VI, S. 347) schreibt sich YEARSLEY die Entdeckung des künstlichen Trommelfells zu und zitiert eine Beobachtung aus dem Jahre 1841 von Perforation des Trommelfells bei einem Amerikaner, der durch Einführung von erweichtem Papier in den äußeren Gehörgang für einige Zeit sein Gehör bessern konnte; JOSEPH TOYNBEE (1815—1866) in London, der sich schon frühzeitig dem Spezialstudium der Anatomie und Physiologie des Gehörorgans widmete und 1857 auf Grund von 1659 Sektionen zusammenfassende Ergebnisse in „A descriptive catalogue of preparations of the ear in the museum of Joseph Toynbee" publizierte; er war der erste, der pathologisch-anatomische Untersuchungen in größerem Maßstabe zur Feststellung der Ätiologie der Schwerhörigkeit unternahm und zeigte, daß am häufigsten diese in dem schalleitenden Apparat des Mittelohrs zu suchen sei; auch gab er 1860 ein Lehrbuch unter dem Titel „Diseases of the ear" heraus. Weiter kommen noch in Betracht: THOMAS BUCHANAN (1782—1853) in Hull, Verfasser zahlreicher Publikationen über Ceruminaldrüsen und ihre Ausführungsgänge, über Größe und Formen der Ohrmuschel und des äußeren Gehörgangs an Toten und Lebenden, über Untersuchungsmethoden und Operationen am Ohr, wobei er sich bereits des Kunstgriffes bediente, die Ohrmuschel nach oben und hinten abzuziehen und bei fehlendem Sonnenlicht eine Kerze als Lichtquelle benutzt; er beschreibt die Punktion des Trommelfells mit Hilfe einer langen, lanzenförmigen Nadel, sowie die Einführung von Sonden und des Katheters durch resp. in die Tube; Sir WILL. ROB. WILLIS WILDE (1815 bis 1876) in Dublin, Verfasser von „Practical observations on aural surgery" (1853), „The physical, moral and social condition of the deaf and dumb" (1854); Malformation of the organs of sight" (1862); WILDE legte durch Einführung von zweckmäßigen Untersuchungsmethoden mit zahlreichen neuen und zuverlässigen Beobachtungen den Grund zur Entwicklung einer wissenschaftlichen Ohrenheilkunde. Endlich sind noch zu erwähnen: WILLIAM DUFTON († 1859) in Birmingham; PETER ALLEN (1826—1874); JAMES HINTON (1827—1875), Assistent und Freund Jos. TOYNBEES, auch als Philosoph geschätzt, und LLEWYN MORGAN THOMAS

(1848—4884), sämtlich in London. Unter den f r a n z ö s i s c h e n Otiatern des
19. Jahrhunderts ist vor allem PROSPER MENIÈRE (1799—1862) wegen seiner berühmten Abhandlung vom Jahre 1861 hervorzuheben über den nach ihm benannten Symptomenkomplex des Schwindels, als Folge von Erkrankung der Canales
semicirculares („Mem. sur des lésions de l'oreille interne donnant lieu à des sym-
ptomes de congestion cérébrale apoplectiforme"); ferner MARCELLIN EMILE
HUBERT-VALLEROUX (1812—1884) und ALEXANDRE LOUIS PAUL BLANCHET
(1819—1867) in Paris, Verfasser eines zweibändigen Werks über Taubstummheit
(1850—1852); endlich EUGÈNE TRIQUET († 1860) in Paris. Eine glänzende Arbeit
von geradezu einziger Vollständigkeit ist L. CHAUVEAU, „Contribution à l'étude
de l'otologie française de ces cinquante dernières années", Paris 1913, I. (bisher
nur Anatomie, Embryologie und Physiologie). In den V e r e i n i g t e n S t a a t e n
kommen für die Ohrenheilkunde auch die Hauptvertreter der Augenheilkunde
in Betracht; meist liegen dort beide Disziplinen in einer Hand vereinigt. Für
jede weitere Frage zur Geschichte der Ohrenheilkunde, auch in den letzten Jahrzehnten, muß ich nochmals auf POLLITZERS Fundamentalwerk verweisen. —
Über die Entwickelung des Taubstummenbildungswesens ist zu verweisen auf
H. SCHRÖDER, Von Abbé DE L'EPÉE bis BEZOLD. Ztschr. f. Ohrenhlkde. 67.
S. 319—364, 1913.

Weit fruchtbarer noch als die Otologie gestaltete sich in literarischer
und praktischer Beziehung die L a r y n g o l o g i e , seitdem die 1858
erfolgte Einführung des Laryngoskops durch JOHANN NEPOMUK CZERMAK
(1828—1873) in Prag und Leipzig diese Wissenschaft in eine neue Phase
rückte. Streng genommen gestaltet sich fortab erst die Laryngologie zu
einer wirklich wissenschaftlichen Disziplin.

Bezüglich der vorlaryngoskopischen Periode verweise ich auf die beiden
ausgezeichneten historischen Monographien von LOUIS ELSBERG (1879—1880),
GORDON HOLMES in London (deutsche Übersetzung von OTTO KOERNER, 1887),
P. HEYMANN und E. KRONENBERG in des ersteren großem Handbuch der
Laryngologie und Rhinologie (Wien 1896); ferner auf die Darstellung von JONA-
THAN WRIGHT, St. Louis (1898) und auf die glänzende „Histoire des maladies du
Pharynx" von CHAUVEAU, Vol. IV, Paris 1905 (Bd. I—III, Paris 1901 u. 1902, be-
handeln die Zeit v o r 1800), und der eben ausgegebene Anfang eines Fundamental-
werkes zur Geschichte der Rhinologie von KARL KASSEL, Geschichte der Nasen-
heilkunde von ihren Anfängen bis zum 18. Jahrhundert, Würzburg, 1. Band, 1914.
Schon 1825 hatte CAGNIARD DE LA TOUR, derselbe Autor, der uns bei der Entwicklung der Bakteriologie begegnet ist (vgl. S. 414) durch Einführung eines
Spiegels in den Schlund sich einen Einblick in den Kehlkopf verschaffen wollen,
ein Versuch, den sieben Jahre später BENJAMIN GUY BABINGTON (vgl. S. 425)
durch Konstruktion eines primitiven Laryngoskops und Verwertung künstlicher
Beleuchtung wiederholte; jedoch waren weder diese noch ähnliche Bestrebungen
anderer Ärzte von wesentlichem Erfolg gekrönt. Erst 1854 gelang es dem Londoner
Gesanglehrer MANUEL GARCIA, seinen eigenen Kehlkopf zu beobachten, indem
er einen zahnärztlichen Spiegel in seinen Mund einführte, sich vor einen Spiegel
setzte und nun das volle Sonnenlicht in seinen Kehlkopf eindringen ließ. Der
obengenannte CZERMAK war es dann, der den Versuch bei sich und anderen wiederholte und durch Wiedereinführung und Vereinfachung der künstlichen Beleuchtung
erleichterte. Seit 1858, als CZERMAK seine laryngoskopische Untersuchungs-

methode öffentlich an verschiedenen Orten Europas den kompetenten wissenschaftlichen Körperschaften demonstrierte, kann diese als dauernde Bereicherung der praktischen Medizin angesehen werden (vgl. Tib. von Győry u. B. Fränkel in der Berliner klin. Wochenschr., 1906, No. 1—13, über den Prioritätsstreit Czermak-Türck in der Erfindung der Laryngoskopie).

Im wesentlichen dreht sich fortab zunächst der Fortschritt auf diesem Gebiete um die Vervollkommnung der laryngoskopischen Diagnostik und um die Bemühungen, die operativ-intralaryngeale Technik unter Leitung des Laryngoskops auszubilden.

Von Deutschen, die sich nach dieser Richtung ein besonderes Verdienst erworben haben, sind zu nennen die Vertreter der Wiener Schule: Ludwig Türck (1810—1868), den wir noch unter den Neurologen zu würdigen haben werden, der nächst Czermak für die praktische Verwendung des Laryngoskops zu diagnostisch-operativen Zwecken das meiste getan hat. 1857 demonstrierte er zum ersten Male vor Ludwig das Kehlkopfinnere eines Patienten seiner Abteilung; seitdem hat er die Laryngoskopie durch zahlreiche Entdeckungen modifiziert, vervollkommnet und popularisiert; er schrieb 1860 eine „Praktische Anleitung zur Laryngoskopie" und 1866 sein Hauptwerk: „Klinik der Krankheiten des Kehlkopfs und der Luftröhre" (mit einem Atlas von C. Heitzmann). In seine Fußstapfen trat sein Schüler Johann Schnitzler (1835—1893), einer der ältesten akademischen Lehrer der Laryngologie in der neueren Periode, von dessen Publikationen als die hauptsächlichsten Erwähnung verdienen: „Klinischer Atlas der Laryngologie und Rhinologie" (1891); „Über Laryngo- und Tracheostenosen" (1877); „Über Kehlkopftuberkulose" (1890); „Über Kehlkopfkrebs" (1889). In Berlin waren es Georg Lewin (1820—1896), der 1862 sich für Laryngologie habilitierte und den ersten laryngoskopischen Universitätsunterricht erteilte, später sich jedoch der Dermatosyphilidologie zuwandte, ferner der schon bei Besprechung der Inhalationstherapie genannte Louis Waldenburg und Adalbert Tobold (1827—1907). Bedeutender sind die Verdienste von Victor von Bruns (1812 bis 1883) in Tübingen, der 1862 die bahnbrechende Monographie publizierte: „Die erste Ausrottung eines Polypen in der Kehlkopfhöhle durch Zerschneiden ohne blutige Eröffnung der Luftwege", sowie 1865: „Die Laryngoskopie und die laryngoskopische Chirurgie" und 1868: „Dreiundzwanzig neue Beobachtungen von Polypen des Kehlkopfs".

Der Prioritätsstreit zwischen Lewin und Bruns wegen der Polypenexstirpation ist zugunsten des letzteren endgültig entschieden. (Vgl. Paul Heymann und Kronenberg, Geschichte der Laryngologie, Wien 1896, S. 30.) Ein Schüler von v. Bruns war Andreas Heinrich Boecker (1841—1887) in Berlin, der 340 mal die intralaryngeale Kehlkopfpolypoperation gemacht hat. Nicht zu übersehen sind die Verdienste der inneren Kliniker Rühle, Karl Gerhardt (Stimmbandlähmungen, 1863—1870), Riegel und Otto Seifert (Würzburg) für den Fortschritt der Laryngologie.

Durch Einführung der galvanokaustischen Methode erwarb sich der bereits unter den Otiatern erwähnte Voltolini ein besonderes Verdienst. Die bezügliche Publikation erschien 1867. Weiter publizierte Voltolini: „Die Rhinoskopie und Pharyngoskopie" (1879), „Die Krankheiten der Nase" (1888). Auch der Otiater Jacob Gottstein (vgl. S. 510) förderte die Laryngologie durch seine in den Jahren 1863—1868 gemachten Beobachtungen über Stimmbandlähmung, Kehlkopfabszesse, Polypenexstirpation und verfaßte ein „Lehrbuch der Krankheiten des Kehlkopfs und der Luftröhre"; von Gottstein rührt ferner die Angabe neuer Röhrenzangen und eines gefensterten Messers her. Ferner sind zu nennen: KARL LUDWIG MERKEL (1812—1876) in Leipzig, der sich besonders die Heilung der Sprachstörungen zu seiner Aufgabe machte; WILHELM HACK (S. 510) in Freiburg, der speziell die Rhinologie durch einige Beiträge förderte; BERNHARD FRÄNKEL (1836—1912) in Berlin; JOH. FRIEDR. MORIZ SCHMIDT zu Frankfurt a. M. (1838—1907); J. PH. K. MICHEL in Köln († 1895); PHILIPP SCHECH (1845—1891) in München, der ,,Experimentelle Untersuchungen über die Kehlkopfnerven und -muskeln" (1873), ,,Die Erkrankungen der Nebenhöhlen der Nase und ihre Behandlung" (1883), endlich ,,Die Krankheiten der Mundhöhle, des Rachens und der Nase" (1885) publizierte; ISAAK MICHAEL (1848—1897) in Hamburg, Verfasser mehrerer bemerkenswerter Journalaufsätze, sowie einer Publikation über Gesangsphysiologie (außerdem einer prächtigen, kurz vor seinem Tod herausgekommenen Geschichte des Hamburger ärztlichen Vereins); ALFRED KIRSTEIN in Berlin (geb. 1863) gab 1895 die ,,Autoskopie der Luftwege" ohne Zuhilfenahme eines Spiegels an; GUSTAV KILLIAN in Freiburg und Berlin (geb. 1860) die direkte Bronchoskopie (1898) und die Schwebelaryngoskopie (1912); Z. JELENFFY (gest. 1890) in Pest, Verfasser von Arbeiten über Phonation, elektrische Kontraktion der Kehlkopfmuskeln nach dem Tode, über Kadaverstellung der Stimmbänder, über Ausspülung der Nasen- und Oberkieferhöhle und Autor eines neuen Nasenspiegels.

Von f r a n z ö s i s c h e n Laryngologen haben zum Ausbau der Spezialwissenschaft beigetragen: EMILE ISAMBERT (1827—1876) in Paris, eifriger Mitarbeiter der ,,Annales d'ophtalmologie et de laryngoscopie" und Autor wertvoller Beiträge zur Lehre der Tuberkulose des Pharynx und Larynx; CHARLES FAUVEL (1830—1895), einer der ersten Laryngoskopiker in Paris, veröffentlichte bereits 1861 die Abhandlung ,,Du laryngoscope au point de vue pratique"; später folgte ein Handbuch der Kehlkopfkrankheiten; ÉDOUARD FOURNIÉ († 1886) in Paris machte zahlreiche physio-laryngologische Untersuchungen über Phonation usw.; der deutsche Ohren- und Kehlkopfarzt BENJAMIN BENNO LOEWENBERG (geb. 1836), seit 1863 in Paris als Ohren- und Kehlkopfarzt, studierte besonders die Ozaena (1885, Ozänamikroben).

Aus der vorlaryngoskopischen Zeit stammen die Arbeiten von FRANCESCO BENNATI (1798—1834) in Paris, einem geborenen Italiener, über Physiologie und Pathologie der menschlichen Stimme.

Von e n g l i s c h e n Autoren seien genannt: JOHN BISHOP (1797—1873) in London, der sich besonders mit der Behandlung von Sprachstörungen befaßte; LENNOX BROWNE; MORELL MACKENZIE (1837—1892) in London, bekannt durch seine Tätigkeit am Krankenbette des deutschen Kronprinzen und Kaisers FRIEDRICH III. († 1888), ein geschickter Operateur, auf dessen Betreiben 1863 in London das Hospital for diseases of the throat entstand. MACKENZIE schrieb: ,,On enlarged tonsils" (1864); ,,The use of the laryngoscope" (1866); Essay on growths in the larynx" (1871); ,,Manual of the diseases of the throat and nose" (1880—1884); ,,The hygiene of the vocal organs" (1886) u. a. GEORGE DUNCAN GIBB (1821 bis 1876) in London schrieb: ,,On the diseases of the throat, epiglottis and windpipe" (1860, 2. Ed. 1864 unter demselben Titel mit dem Zusatz: ,,as reflected by the laryngoscope, a complete manual etc.") und mehrere andere Abhandlungen über Laryngoskopie. Endlich erwähne ich unter den n o r d a m e r i k a n i s c h e n Kehlkopfärzten den schon genannten Chirurgen PHILIP SYNG PHYSICK (1768 bis 1857), der 1828 das Tonsillotom erfand; HORACE GREEN (1802—1866), der Begründer der Lokaltherapie des Larynx in Nordamerika, der 1852 ein Werk über chirurgische Behandlung der Larynxpolypen schrieb; JOSEPH G. O'DWYER (1841 bis 1898), der die Larynxtubage bei Diphtheriebehandlung ausbildete (1885—1888); LOUIS ELSBERG (1837—1885) in New York, geborener Iserlohner, erhielt 1862 an der medizinischen Fakultät der New Yorker Universität den ersten Lehrstuhl und eine Spezialklinik für Rachen-, Nasen-, Mund- und Kehlkopfkrankheiten, begründete die American Laryngological Association und gab von 1880—1882 zusammen mit J. SOLIS COHEN, KNIGHT, LEFFERTS die „Archives of laryngology" heraus; außerdem publizierte er: „Laryngoscopical medication or the local treatment of diseases of the throat, larynx etc." (1864); „Laryngoscopical surgery illustrated in the treatment of morbid growths within the larynx" (1865, preisgekrönt von der American Med. Assoc.); „Pneumatometry; the new means of diagnosis in diseases of the respiratory organs" (1875); „On auscultation of the oesophagus" (1875) u. v. a. —

So viel, meine Herren, von der Laryngologie und Rhinologie.

Wenn ich nun hieran noch einige wenige Notizen zur Entwicklungsgeschichte der Z a h n h e i l k u n d e knüpfe, so bemerke ich von vornherein, daß alle auf die Fortschritte der eigentlichen Zahntechnik bezüglichen Daten aus dem Rahmen unserer Betrachtung um so eher ausgeschlossen bleiben können, als in der Literatur einige brauchbare geschichtliche Darstellungen der Zahnheilkunde existieren, u. a. die kurze von H. P. GEIST - JACOBI (Tübingen 1896), auf die ich Sie hiermit verweise und auf die große Geschichte der Zahnheilkunde, welcher der neapolitaner Zahnarzt VINCENZO GUERINI viele Jahre Studiums gewidmet hat und deren Herausgabe schließlich die „National Dental-Association of the United States of America in englischer Übersetzung ermöglicht hat (Philadelphia u. New York 1909, „A history of Dentstry from the most ancient times until the end of the eighteenth century"), auch GODON, „L'école dentaire, son histoire etc.", Paris 1901. Den Beginn der modernen Zahnheilkunde bedeutet das Werk vonPIERRE FAUCHARD (1690—1762) „Le Chirurgien dentiste", 1728 (1746 u. 1786; deutsch 1733; die 2., französische, ist die wertvollste). Nur mit kurzen Worten lassen Sie mich der Vollständigkeit halber einiger Zahnärzte gedenken, welche speziell im 19. Jahrhundert zur Förderung der eigentlichen Wissenschaft von den Zahn- und Mundkrankheiten wesentlich beigetragen haben. Ich nenne Ihnen als solche nach der Reihenfolge der Nationalität von D e u t s c h e n zunächst einige Vertreter der Wiener bzw. Prager Schule: GEORG CARABELLI (1787—1842), Verfasser des ersten größeren brauchbaren Lehrbuchs der Zahnheilkunde in deutscher Sprache (1831 bis 1842, Band I enthaltend eine Geschichte, Band II Anatomie des Mundes); MORITZ HEIDER (1816—1866), Professor der Zahnheilkunde in Wien (seit 1859, vorher Dozent seit 1843), denkwürdig dadurch, daß er 1845 auf STEINHEILS Anregung zur Zerstörung der Nerven der Zahnpulpa galvanische Glühhitze anwandte; JOHANN JAKOB JOSEPH SERRE (gest. 1830) in Wien schrieb „Prakt sche Darstellung aller Operationen der Zahnarzneikunst" (1804) u. v. a.; FRANZ NESSEL (1803—1876) in Prag schrieb 1856 ein „Kompendium der Zahnheilkunde"; dann die Berliner JOSEPH LINDERER (1809—1878) und HEINRICH EDUARD WILHELM ALBRECHT (1823—1883), erster Extraordinarius seines Faches in Berlin, Verfasser zweier Monographen „Die Krankheiten der Zahnpulpa" (1858) und „Die Krankheiten der Wurzelhaut der Zähne" (1860), sowie einer zweibändigen „Klinik der Mundkrankheiten" (1862—1872), gründete 1855 die erste Klinik für Zahn- und Mundkrankheiten und ist der erste, der die volle akademische Anerkennung der Zahnheilkunde in Deutschland errechte; FRIEDR. LUDW. WAHLLÄNDER (1809 bis 1881), der die erste Äthernarkose bei zahnärztlichen Operationen in Deutschland anwandte; JONAS BRUCK (1813—1883) in Breslau schrieb ein „Lehrbuch der Zahnheilkunde" (1856; zweite Auflage 1861) und war ein tüchtiger Praktiker; LUDWIG HEINRICH HOLLAENDER (1833—1897) in Halle, verdient um den Unterricht daselbst.   F r a n z ö s i s c h e Zahnärzte von Bedeutung sind aus der älteren Zeit: JEAN VICTOR OUDET (1788—1868) in Paris; AUGUSTE ONÉSIME TAVEAU (gest. 1845), Verfasser mehrerer wertvoller Schriften über Mundhygiene; ALPHONSE TOIRAC in Paris beschuldigte in seiner bemerkenswerten Doktordissertation (1823) die „Pyorrhoea interalveolo-dentaire" als Ursache für den frühen Zahnausfall; LOUIS LAFORGUE in Paris, dessen schriftstellerische Arbeiten aus den Jahren 1788—1809 datieren und an Zahl und Bedeutung zu den hervorragendsten der zahnärztlichen Literatur gehören; J. C. F. MAURY in Paris, Zahnarzt an der polytechnischen Schule, schrieb: „Manuel des dentistes pour l'application des dents artificielles incorruptibles" (1820) und als erstes brauchbares Lehrbuch in Europa: „Traité complet de l'art du dentiste" (1822), endlich ANTOINE FRANÇOIS ADOLPHE DELABARRE (1819—1878) in Paris scheint als einer der ersten in Europa 1847 die Äthernarkose bei Zahnkranken angewandt zu haben; zahlreiche bezügliche und anderweitige Publikationen rühren von ihm her. Der jüngeren Periode gehört ÉMILE MAGITOT (1832—1897) in Paris an. — Von e n g l i s c h e n Dentisten seien genannt als der bedeutendsten einer: JOHN TOMES (1815—1895) in London, Erfinder einer wertvollen Extraktionszange, der erste geadelte Zahnarzt in England; SAMUEL CARTRIGHT (1815—1891) in Cambridge; aus der älteren Zeit JOHN DURANCE GEORGE (1815—1851) in London, Surgeon Dentiste am University College Hospital, und JOSEPH FOX, Verfasser eines zweibändigen Werks über sein Fach (um 1803).   Von n o r d a m e r i k a n i s c h e n Zahnärzten, denen das Fach so unendlich viel verdankt, beschränke ich mich auf die Erwähnung von CHAPIN A. HARRIS (gest 1860) in Baltimore, Verfasser eines für die Entwicklung der Zahnheilkunde in Amerika bahnbrechenden Werks „Principles and practice of dental surgery" (1839), das bis 1866 neun Auflagen erlebte, also noch nach dem Tode des Verfassers eine Zeitlang weiter erschien. — Erinnert sei noch daran, daß die Einführung der Anästhesierung bei Operationen von Zahnärzten ausgegangen ist (vgl. S. 468).   Die wichtigen Erfolge der neuesten Zeit in der Orthodontie können nur erwähnt werden.

Was die Entwicklung der D e r m a t o - und S y p h i l i d o l o g i e im 19. Jahrhundert anbetrifft, so haben sich um die erstere hauptsächlich zwei englische Ärzte verdient gemacht, die bekannten:

ROBERT WILLAN (1757—1812) in London, der zuerst eine vollständige Reformation in der systematischen Einteilung und Klassifizierung der Hautpathologie auf Grundlage der primären Effloreszenzen vornahm, und THOMAS BATEMAN (1778—1821), ebendaselbst, der in WILLANS Sinne wesentlich weiterarbeitete, wie schon die Titel mehrerer seiner Publikationen beweisen; er schrieb u. a. „A practical synopsis of cutaneous diseases according to the arrangement of Dr. Willan" (1813, ein Werk, das nach drei Jahren schon in drei und bis 1836 in fünf Auflagen erschien, auch ins Französische, Deutsche und Italienische übersetzt wurde) und „Delineations of cutaneous diseases comprised the classification of the late Dr. Willan" (1815—1817). — Während die genannten Forscher hauptsächlich die pathologische Anatomie als Basis für ihr Einteilungsprinzip verwerteten, suchte JEAN LOUIS ALIBERT (1766—1837) in Paris eine „natürliche" Nosologie der Hautkrankheiten nach der äußeren Erscheinung (ähnlich wie JUSSIEU das für die

Pflanzen getan hatte) durchzuführen, indem er die Hautaffektionen nach Familien, Genera und Spezies ordnete, ganz so wie das später einige übereifrige Schönleinianer für die Pathologie überhaupt versuchten. Hierher gehören auch die Arbeiten von KONRAD HEINRICH FUCHS (s. S. 435) über „die krankhaften Veränderungen der Haut und ihrer Anhänge" (Göttingen 1840). Doch fanden diese Bestrebungen die Opposition des ehemaligen Freundes, späteren Rivalen von ALIBERT: LAURENT THÉODORE BIETT (1781—1840) in Paris, der unter Anerkennung der Verdienste ALIBERTS im wesentlichen WILLANS Klassifikation adoptierte, dabei auch die Therapie der Hautkrankheiten durch einige Neuerungen (Dampf- und medikamentöse Bäder) förderte, während die diagnostische Seite eine besondere Pflege durch den uns bereits bekannten (S. 421) PIERRE FRANCOIS OLIVIER RAYER erfuhr. — Auch JEAN BAPTISTE HILLAIRET (1815—1882) in Paris zeichnete sich durch einige vortreffliche dermatologische Arbeiten über Lepra, Xantheloma Mycosis fungoides usw. aus.

Eine neue Epoche in der Dermatologie bezeichnen die Arbeiten von FRIEDRICH WILHELM FELIX VON BAERENSPRUNG (1822—1864) in Berlin, der durch seine klassischen Untersuchungen über Area Celsi, Prurigo, speziell über den Zoster, für den er die Spinalganglienerkrankung nachwies, die neuritischen Dermatosen anatomisch begründete, und FERDINAND HEBRA (1816—1880) in Wien, welcher das pathologische Experiment auch in der Dermatologie zu Ehren brachte und mit Hilfe desselben an Stelle der veralteten Theorien von dem dyskrasischen und metastatischen Ursprunge der Hautkrankheiten den Beweis für die lokale bzw. die parasitäre Natur derselben erbrachte und in Verbindung mit meisterhaften, präzis entworfenen klinischen Krankheitsbildern zugleich eine Reform der Therapie im Sinne eines einfachen, aller Polypragmasie abholden Verfahrens anbahnte. Von HEBRAS zahlreichen Publikationen ist besonders sein 1856 begonnener, 1876 beendigter „Atlas der Hautkrankheiten" und der 1860 erschienene erste Band des Lehrbuchs der Hautkrankheiten (dritter Band von VIRCHOWS Handbuch der speziellen Pathologie und Therapie, auch unter dem Titel: „Akute Exantheme und Hautkrankheiten") zu erwähnen. — Auch über die Lepra hat HEBRA einige wertvolle Studien geliefert; doch verdankt dieser Teil der Hautpathologie eine spezielle Förderung den Untersuchungen von JENS JOHAN HJORT (1798—1873) in Christiania, FREDERIK CHRISTIAN SAND (1813—1871) in Romsdal, vor allem von DANIEL CORNELIUS DANIELSSEN (1815—1894) in Bergen, dessen großes 1847 zusammen mit CARL WILHELM BOECK (1808—1875) in Christiania herausgegebenes Werk „Om spedalskhed" 1854 vom Institut preisgekrönt wurde. Von ihm rührt auch eine gleichfalls gemeinschaftlich mit BOECK abgefaßte „Samling of Jagttagelser om Hudens Sygdomme" (Sammlung von Beobachtungen über die Krankheiten der Haut, 1855—1862) her. (1895 wurde DANIELSSEN zu Ehren eine Bronzetafel im Lungegaards-Hospital zu Bergen enthüllt.) In jüngerer Zeit hat GERHARD HENRIK ARMAUER HANSEN zu Bergen (1841—1912) durch die Entdeckung des Leprabazillus (1871—1874) und sonstige Arbeiten die Lepraforschung befruchtet. —- Sehr verdient sind auch HENRI LELOIR (1855—1896) in Paris, Verfasser von „Traité de la lèpre" und HENRI FEULARD (1858—1897), ein hoffnungsvoller, frühverstorbener Forscher.

Für die S y p h i l i d o l o g i e besitzen wir in dem Meisterwerk (Bonn 1895) des Wiener Wundarztes J. K. PROKSCH (geb. 1840) einen historischen Führer von großer Zuverlässigkeit, so daß ich mich unter Verweisung auf denselben auf einige kürzere Mitteilungen beschränken kann.

Die neuere Geschichte der Syphilislehre (nach PROKSCH die fünfte Periode)
beginnt mit PHILIPPE RICORD (1800—1889) in Paris, der durch seine 1831—1837
vorgenommenen 2626 Inokulationen den strikten Beweis dafür erbrachte, daß
Trippersekret keine Syphilis erzeugt, und daß demnach die Gonorrhoe definitiv
aus der Reihe der syphilitischen Erkrankungen zu streichen ist. Freilich irrte
RICORD noch mit der Annahme von der Unübertragbarkeit der Sekrete der
sekundären Syphilis. Hierin wurde er jedoch von JOS. ALEXANDRE AUZIAS-
TURENNE (1812—1870) in Paris, ROBERT VON WELZ (1814—1878) in Würzburg u. a.
widerlegt. Der eigentliche Begründer der deutschen Dualitätslehre ist BAEREN-
SPRUNG (s. oben), ein Gegner der Merkurialtherapie, die vielfach bis in die neueste
Zeit hin den Angelpunkt der literarischen Diskussion neben der Frage von der
Unität oder Dualität des Schankers bildete. — Außer den angeführten Autoren
kommen von solchen, die sich durch die wissenschaftliche Förderung beider Ge-
biete, der Dermato- und Syphilidologie einen Namen gemacht haben, in Betracht;
für D e u t s c h l a n d: FRIEDRICH ALEXANDER SIMON (1793—1863) in Hamburg,
Verfasser zahlreicher Schriften über Syphilis, besonders zur älteren Geschichte
derselben; HEINRICH AUGUST HACKER (1801—1865) in Leipzig, ein tüchtiger
Praktiker, der auch ein unvollendetes, über den ersten, die Blennorrhoe behandelnden
Band nicht hinausgekommenes „Praktisches Handbuch der syphilitischen Krankheiten" (1837) herausgab; KARL LUDWIG SIGMUND (1810—1883) in Wien, der
mit großer Energie für die Merkurialtherapie in Gestalt der üblichen Schmierkuren
eintrat; JOH. v. WALLER (1811—1880) in Prag, dem das Verdienst zukommt, gegen
RICORD definitiv die Kontagiosität der sekundären Syphilis zur Anerkennung
gebracht zu haben; HERMANN VON ZEISSL (1817—1884) in Wien, einer der hervorragendsten Syphilodologen der Neuzeit, Verfasser sehr beliebter Lehrbücher,
und MORIZ KAPOSI, ebendort (1837—1902), aus Ungarn stammend, ein hervorragender Mann seines Faches, desgleichen PHILIPP JOSEPH PICK (1834—1910) in
Prag; GEORG RICHARD LEWIN (1820—1896) in Berlin, der nach einigen Vor-
versuchen von HEBRA (1860) 1867 mit einem (in einer Dissertation von RICHTER
gegebenen) Bericht über erfolgreiche subkutane Sublimattherapie diese Methode
definitiv der Praxis einverleibt hat; GUSTAV WERTHEIM (1822—1888) und HEIN-
RICH AUSPITZ (1835—1886) in Wien; PAUL MICHELSON (1846—1891) in Königsberg; endlich ist noch der langjährige New Yorker Gynäkologe EMIL NOEGGERATH,
ein geborener Bonner (1827—1895) zu nennen, wegen seiner 1872 erfolgten Publikation über latente Gonorrhoe beim weiblichen Geschlecht. — ALBERT NEISSER
in Breslau (geb. 1855 zu Schweidnitz) entdeckte 1879 den „Gonococcus" und hat
um die gesamte Dermatologie und Venerologie große Verdienste. FRITZ SCHAUDINN
(1871—1906, s. o.) entdeckte 1905 den Erreger der Syphilis, die Spirochaete pallida,
der größte Erfolg nach den erfolgreichen Impfungen höherer Affen mit Syphilis
durch ELIAS METSCHNIKOFF (1903/1904); AUGUST WASSERMANNS (geb. 1866)
Serodiagnostik der Lues (1906) schloß sich an und PAUL EHRLICHS (geb. 1854)
Salvarsan „606" im Jahre 1910. — Zu nennen sind noch von Dermatologen und
Syphilidologen der neueren Zeit OSKAR E. LASSAR (1849—1907) in Berlin; PAUL
GERSON UNNA (geb. 1850) in Hamburg; EDMUND LESSER in Berlin (geb. 1852);
EDMUND ARNING zu Hamburg (geb. 1855); KARL TOUTON in Wiesbaden; J. H. RILLE
(geb. 1864) in Leipzig; ERICH HOFFMANN (geb. 1868) in Bonn, u. A.

Von ausländischen Forschern verdienen besondere Erwähnung die F r a n -
z o s e n: PIERRE PROSPER FRANÇOIS BAUMÈS (1791—1871) in Lyon, ALPHÉE
CAZENAVE (1795—1877), ein Gegner RICORDS, ADRIEN FIDÈLE AUGUSTE CULLERIER
(1805—1874) in Paris, HENRI MARIE JOSEPH DESRUELLES (1791—1858) am Val

de Grâce in Paris, PAUL DIDAY (1812—1894) in Lyon, PAUL Baron DUBOIS (1795 bis 1871) in Paris, der die bei Neugeborenen vorkommenden übrigens seltenen Thymusabszesse zuerst beschrieb; ALFRED HARDY (vgl. S. 422); bei weitem die bedeutendsten: PIERRE-ANTOINE-ERNEST BAZIN (1807—1878), Verfasser wichtiger Arbeiten über parasitäre Erkrankungen der Haut, der trotzdem an den „Dartres" infolge von Diathesen festhielt und dadurch heute wieder „modern" erscheint — und JEAN-ALFRED FOURNIER (geb. 1832) besonders durch „Les affections parasyphilitiques" 1894 und „Syphilis et mariage" 1890; ferner ERNEST BESNIER (geb. 1831); FRANCOIS-HENRI HALLOPEAU (geb. 1842); HENRI-CAMILLE-CHRYSOSTOME LELOIR (1855—1896) zu Lille und in Paris gebildet, und JEANSELME DEMETRIUS ALEXANDER ZAMBACO-PASCHA, bekannt durch seine Untersuchungen der Syphilis des Nervensystems; RAYMOND-JACQUES-ADRIEN SABOURAND (geb. 1864) in Paris.

Ferner die B r i t e n: WILLIAM ACTON (1814—1875) in Islington, Verfasser eines „Treatise on venereal disease" (1841); LANGSTON PARKER (1805—1871) in Birmingham, dessen „Modern treatment of syphilitic diseases" (1839) bzw. Empfehlungen der Merkurialdampfbäder außerordentlichen Anklang fanden; JOHN MOORE NELIGAN (1815—1863), der speziell die Dermatologie durch mehrere Publikationen förderte, was in viel höherem Maße von WILLIAM JAMES ERASMUS WILSON (1809—1884) gilt, der nicht bloß schriftstellerisch in zahlreichen Veröffentlichungen die Dermatologie pflegte, sondern auch 1869 zur Gründung eines Lehrstuhls am Royal College of Surgeons eine respektable Summe aussetzte und dem Museum desselben eine große dermatologische Präparatensammlung vermachte; JONATHAN HUTCHINSON [1828—1913) in London, berühmt durch seinen Hinweis auf die diagnostische Bedeutung der Schneidezähne für die hereditäre Lues.

Die N o r d a m e r i k a n e r: FREEMANN JOSIAH BUMSTEAD (1827—1879) in New York; ROB. WILLIAM TAYLOR (geb. 1842); THOMAS CASPAR GILCHRIST (geb. 1862).

Die I t a l i e n e r: PIETRO PELLIZZARI (1823—1892) in Florenz; VITTORIO MIBELLI und EMILIO RESPIGHI.

Die D ä n e n: MORTEN MORTENSEN HASSING (1813—1863) und WILH. SOPHUS ANDREAS VON ROSEN (1820—1866) in Kopenhagen, letzterer wegen seiner Inauguraldissertation vom Jahre 1859 „Om afkommet of syphilitiske" mit wertvollen Untersuchungen über hereditäre Lues; NIELS RYBERG FINSEN in Kopenhagen (1860—1904), der Begründer der Lichttherapie (Physiologe); EDWARD EHLERS in Kopenhagen, Lepraforscher und der S c h w e d e JOHANN ALMKVIST in Stockholm.

Der N i e d e r l ä n d e r DIRK VAN HAREN NORMAN (1854—1896) Amsterdam.

Endlich die R u s s e n: EDUARD LEONHARD SPERCK (1837—1894) in Petersburg; GEORG SMIRNOW (1841—1896) in Helsingfors; ALEXIS GERASSIMONTITSCH POLOTEBNOW in Petersburg (geb. 1838), in Wien und Paris ausgebildet, ein würdiger Nachfolger BAZINS in der Untersuchung der Zusammenhänge der Hautaffektionen mit Allgemeinerkrankungen; BENJAMIN TARNOWSKI (1838—1906) in Petersburg, bedeutender Syphilidologe.

Vierundzwanzigste Vorlesung.

Geburtshilfe, Gynäkologie, Pädiatrie, Psychiatrie, gerichtliche Medizin.

———

Meine Herren! Im Laufe Ihrer Studien ist es Ihnen gewiß nicht selten begegnet, daß Sie in Ihren Vorlesungen über die mannigfaltigsten Disziplinen schon während eines einzigen Studientages von Ihren verschiedenen Lehrern immer wieder auf dieselben Gesetze und Tatsachen hingewiesen werden mußten. Das ist kein vermeidlicher Zufall, sondern für die Medizin eine ganz natürliche Erscheinung, der Ausdruck des inneren und innigen Zusammenhanges der einzelnen Disziplinen, welche ineinandergreifen wie die Räder einer Maschine, das Charakteristikum der echten Wissenschaft und speziell der Naturwissenschaft. Bereits haben Sie auch aus der bisherigen Darstellung der Geschichte die Bestätigung dessen erhalten, was Ihnen im Gange Ihrer Fachstudien eben durch die öfter erforderlich gewesene Wiederholung gewisser Grundgesetze klar geworden ist, daß eine neue Erkenntnis in einem Gebiete zugleich von befruchtendem Einfluß für die übrigen geworden ist und einen mächtigen Hebel zum weiteren Fortschritt auf diesen gebildet, ja sehr oft der gesamten Heilkunde eine völlig veränderte Richtung gegeben hat. Sie haben das bezüglich der Arbeiten der medizinischen Heroen aller Jahrhunderte gesehen, und Sie erfuhren es auch im letzten an den schöpferischen Gedanken, an den Großtaten der BICHAT, DARWIN, HELMHOLTZ, VIRCHOW PASTEUR, LISTER, KOCH. — Gerade diese sind es gewesen, die mit ihrer umwälzenden Wirkung auf die Anschauungen innerhalb einer Wissenschaftssphäre zugleich eine totale Umänderung der gesamten Theorie und Praxis der Heilkunde gebracht haben, immer jedoch so, daß auch hierbei zugleich dieselben alten Grundlagen sich zeigen und die Arbeiten der Epigonen als auf den Schultern der Vorgänger stehend erkannt werden können. Diese Harmonie der einzelnen Sphären der Medizin, wenn ich mich so ausdrücken darf, sowohl in der Entstehung wie in den Folgen, offenbart sich recht deutlich, wenn wir nunmehr daran gehen, die Entwicklung der Geburtshilfe und Gynäkologie während des 19. Jahrhunderts geschichtlich zu betrachten. Es wird sich auch hierbei ergeben, einerseits, daß die Wandlungen, welche im reformatorischen Sinne zu verzeichnen sind, Schritt für Schritt sich angeschlossen haben an dieselben Ereignisse, die auch in der inneren Medizin und Chirurgie das Terrain unseres Wissens und Könnens so mächtig erweitert haben, andererseits daß die Fortschritte in der Geburtshilfe und Gynäkologie von förderndem Einfluß auf die übrigen Disziplinen der Medizin gewesen sind.

Meine Herren! Eine geschichtliche Darstellung der Geburtshilfe

im 19. Jahrhundert darf nicht beginnen, ohne an ihrer Spitze eines
Mannes zu gedenken, der mit seinen Arbeiten eine ähnlich epochemachende
Wendung herbeigeführt hat, wie der Chirurg LISTER, jedoch abweichend
von diesem mit so manchem Pfadfinder (nicht bloß in der Medizin,
sondern auch in anderen Zweigen der Menschheits- und Kulturgeschichte)
das grausame Schicksal teilen mußte, bei Lebzeiten mit und in seinen
Ideen verkannt, absichtlich verfehmt, verfolgt, unterdrückt zu werden
und gerade in denjenigen Kreisen unterdrückt zu werden, in denen er
am ehesten auf Verständnis und Gegenliebe hätte rechnen dürfen, ich
meine

Ignaz Philipp Semmelweis, den großen Vorläufer LISTERS, dem
erst die neuere Zeit völlig gerecht geworden ist.

Geboren zu Ofen am 1. Juli 1818, studierte SEMMELWEIS in Pest und
Wien, fungierte seit 1846 als Assistent an der geburtshilflichen Klinik in Wien
und machte schon in dieser Stellung die grundlegenden Studien, die ihn später
zu seiner Lehre über die Ätiologie des Kindbettfiebers führten. Nach SEMMELWEIS'
eigener Angabe in seinem berühmten 1861 publizierten Werk „Die Ätiologie,
der Begriff und die Prophylaxis des Kindbettfiebers" brachten ihn die Sektionsergebnisse des 1847 an Leichengift verstorbenen pathologischen Anatomen KOL-
LETSCHKA (S. 406) zuerst auf die richtige Spur. Die auffallende Übereinstimmung
des pathologischen Befundes mit den Wahrnehmungen an Puerperalfieberleichen
legten ihm den Schluß nahe, daß auch diese Krankheit eine Folge des Eindringens
von Leichengift sei, und daß hierzu reichliche Gelegenheit die Tätigkeit der zugleich
mit pathologisch-anatomischen Studien und Leichenuntersuchungen beschäftigten
geburtshilflichen Klinikern und Praktikanten bilde. Bester Beweis dafür sei
die Tatsache, daß oft an den Händen der Untersuchenden noch kadaveröser Geruch
hafte. Fortab ordnete SEMMELWEIS auf seiner Abteilung gründliche Waschungen
mit Chlorwasser resp. Chlorkalk an., und die Morbidität resp. die Mortalität an
Kindbettfieber sank rapide, während in den übrigen Abteilungen, wo die Waschungen nicht vorgenommen wurden, die Verhältnisse dieselben blieben. Als SEMMEL-
WEIS mit seinen ersten derartigen Mitteilungen hervortrat, wurde ihm von
damaligen ersten Fachautoritäten, von Männern wie EDUARD KASPAR JACOB
VON SIEBOLD (1801—1861) in Göttingen, dem bekannten Verfasser einer Geschichte der Geburtshilfe (vgl. weiter unten S. 527), JOSEPH SPÄTH (1823
bis 1896) in Wien, FRIEDRICH WILHELM SCANZONI VON LICHTENFELS (1821
bis 1891) in Würzburg u. a. m. die heftigste Opposition gemacht, so daß seine
Stellung in Wien unhaltbar wurde und er nach Pest ging, wo er zwar 1855 eine
Professur erhielt, aber durch die fortgesetzte systematische Bekämpfung, welche
seine Lehre im Kreise der ausländischen Fachgenossen erfuhr, verbittert in Geisteskrankheit verfiel. Er starb am 13. August 1865 in der niederösterreichischen
Landesirrenanstalt zu Wien. — Eine volle und einigermaßen angemessene Würdigung der unsterblichen Verdienste, die sich SEMMELWEIS durch seine Arbeiten
erworben, dürfte wohl der jüngeren Ärztegeneration, die den heutigen Zustand
als etwas Selbstverständliches und Natürliches hinnimmt, schwerfallen. Nur wer
die buchstäblich nach Hunderttausenden zählenden Opfer kennt, welche das
Puerperalfieber in früherer Zeit gefordert hat, wer die Literatur durchblättert
und die allerdivergentesten und absurdesten Theorien über die Ursachen dieser

mörderischen Krankheit und die oft ans Gebiet des Aberwitzes und Komischen grenzenden prophylaktischen und therapeutischen Maßregeln studiert, die gegen dieselbe empfohlen worden sind, wer teils aus eigener Erfahrung, teils aus der Beschreibung und vom Hörensagen den schrecklichen und multiplen Symptomen-komplex der Affektion kennt, nur wer da weiß, mit welcher berechtigten Furcht früher gerade der Puerperalfiebergefahr wegen Schwangere, wie deren Angehörige und Ärzte deren Entbindung entgegensahen, vergleichbar dem in eine Schlacht ziehenden Krieger oder einem dem chirurgischen Messer verfallenen Individuum, wer endlich würdigt, wie auch hierbei die Ärzte wie bei anderen epidemischen Erkrankungen im Ungewissen und Dunkeln tappten — nur der allein kann voll und ganz die Segnungen begreifen, welche SEMMELWEIS' Lehre im Gefolge gehabt hat. Mit Recht hat der große Wiener Kliniker und Dermatologe HEBRA (vgl. S. 517) SEMMELWEIS den zweiten Jenner genannt. — Einer der ersten, die für SEMMEL-WEIS eintraten, war, abgesehen von ROKITANSKY, SKODA und HEBRA (VIRCHOW war Gegner der Lehre aus theoretischen Gründen, und weil ein von SEMMELWEIS mit ERNST BRÜCKE gemeinschaftlich angestellter Tierversuch mißglückte), kein Geringerer als AUGUST HIRSCH, der bereits in der ersten Auflage seines berühmten „Handbuchs der historisch-geographischen Pathologie" (Band II, S. 405 ff.) nach Prüfung aller älteren Theorien auf breitester Grundlage unter Verwertung eines umfassenden Zahlenmaterials zum Resultate gelangte, daß SEMMELWEIS' Ansicht von der Entstehung des Puerperalfiebers eine fast an mathematische Gewißheit grenzende Wahrscheinlichkeit für sich habe und jedenfalls infektiöse und septische Stoffe die Hauptursache der Erkrankung seien. Damit wurde AUGUST HIRSCH selbst einer der wirksamsten Apostel einer Lehre, die in den 70er Jahren, nachdem die LISTERsche Antisepsis sich auch in der Chirurgie Bahn gebrochen hatte, als unumstößliche Tatsache allseitige Anerkennung und praktische Berücksichtigung fand, und heute, wo diese Gedanken den Ärzten vollständig in succum et sanguinem übergegangen sind, darf kein Student in demselben Semester pathologische Anatomie und Geburtshilfe treiben und keiner gynäkologisch-geburtshilflichen Operationen beiwohnen, der mit Leichenteilen oder sonstigen septischen Gegenständen vorher in Berührung gekommen ist, mindestens nicht ohne gründliche Desinfektion der Hände, Kleider usw. Am 2. Mai 1894 erhielt SEMMELWEIS in Budapest bei Gelegenheit des VIII. Inter-nationalen Kongresses für Hygiene und Demographie sein Denkmal, bei dessen Enthüllung FERD. HUEPPE die Rede hielt. — Damit Sie nun auch die „Moral von der Geschichte" haben (den eigentlichen Hauptzweck dieser Vorlesungen), erlaube ich mir aus der schönen Monographie von ALFRED HEGAR (Freiburg und Tübingen 1882) den Passus Ihnen vorzulegen, der in treffender Weise die psycho-logischen Momente schildert, welche bei der Bekämpfung von SEMMELWEIS eine Rolle gespielt und bewirkt haben, daß er als Märtyrer seiner Überzeugung dahin-siechen mußte. „Die Deutschen", sagt HEGAR, „verfallen in den Fehler, die ausgezeichneten Talente ihrer eigenen Nation zu unterschätzen, noch leichter als andere Völker und schreiben den Ruhm einer Entdeckung oft lieber einem Fremden als ihrem Landsmann zu. So hat LISTER viel mehr Anerkennung bei ihnen gefunden als SEMMELWEIS, obgleich jener Anstoß und theoretische Be-gründung seiner Lehre von einem andern, PASTEUR, erhalten hat und viel weniger originell ist als SEMMELWEIS, welcher alles aus sich geschöpft hat . . Für SEMMELWEIS lag nun die Sache noch dadurch sehr ungünstig, daß seine Fach-genossen durch Annahme seiner Lehre notwendig eine gewisse Schuld eingestehen mußten. Sie mußten sich sagen: Du hast, wenn auch unwissend und nur folgend den Anschauungen deiner Zeit, vielfach schwere Erkrankungen und Tod deiner Mitmenschen herbeigeführt und fast — wenigstens betrifft das den akademischen Lehrer und Schriftsteller — durch Verbreitung falscher Doktrin noch in viel höherem Grade zu solchen Unglücksfällen Anlaß gegeben. Man würde freilich sehr unrecht tun, wenn man etwa annähme, irgendeiner der Gegner habe trotz fester Überzeugung von der Wahrheit der Lehre sie bekämpft, nur um seine culpa nicht eingestehen zu müssen, allein unbewußt hat diese Notwendigkeit eine Schuld zu bekennen gewiß mitgewirkt. Der Mensch ist ja äußerst erfinderisch in Selbst-täuschung und besonders in nichts ingeniöser als in der Kunst, die wahren Motive seines Handelns nicht bloß vor andern, sondern vor sich selbst zu verstecken. Manchem arbeitet die Intelligenz unter solchen Verhältnissen nicht frei, sondern unter dem Einfluß eines das ganze Gemütsleben mächtig ergreifenden Moments. — Doch breiten wir einen Schleier über diese Schattenseiten des menschlichen Denkens und Treibens usw." (Vgl. Felix Schürer von Waldheim, Ign. Ph. Semmelweis, Sein Leben u. Wirken, Wien 1905, und die vortreffliche Ausgabe von Semmelweis' gesammelten Werken, Jena 1905, durch Tiberius von Györy. Paul Zweifel hat das große Werk über das Kindbettfieber in den Tabellen ge-kürzt 1912 herausgegeben in den „Klassikern der Medizin", Bd. 18.)

So viel meine Herren, von der Semmelweisschen Theorie, die in der Geburtshilfe annähernd dieselbe Revolution herbeigeführt hat wie die Listersche Antisepsis in der Chirurgie.

Ein zweiter Hauptfortschritt in der Entwicklung der Geburtshülfe knüpft sich an die bereits (S. 469) gemeldete Tatsache von der Einführung der Narkose durch James Young Simpson (1811—1870) in Edinburg, einen der angesehensten und verdienstvollsten Gynäkologen des 19. Jahrhunderts. Am 19. Januar 1847 wendete er zum ersten Male die Ätherisierung am Kreißbette an, die er nach längerem Experimentieren durch die Chloroformnarkose ersetzte und trotz heftigster Anfeindung (u. a. auch von theologischer Seite) mit aller Energie verfocht.

Simpsons Hauptwerk über diesen Gegenstand ist betitelt: „Anaesthesia or the employment of chloroform and ether in surgery midwifery etc." (1849). Vgl. die Artikelserie im Edinburgh med. Journal, 1911, S. 12—17 und 481—560 über Simpson. Weitere Verdienste erwarb sich Simpson durch seine Experimente über Drahtnähte an Tieren, worüber er 1858 die ersten Publikationen brachte. Dieselben sind betitelt: „Iron-thread sutures and splints in vesicovaginal fistulae"; „Treatment of hydrocele by iron-wire seton"; ferner durch die Erfindung der Akupressur, publiziert in: „On acupressure in amputations" (1860),„Acupressure a new method of arresting surgical haemorrhage and of accelerating the healing of wounds" (1864); außerdem durch Einführung der langen Zange, durch Arbeiten zur Lehre von der Kephalotripsie, vom Kaiserschnitt, vor allem auch noch durch neue Untersuchungsmethoden mittels der Uterussonde, deren allgemeine Anwendung Simpson hauptsächlich zu danken ist, Empfehlung der Dilatation des Mutter-mundes zu diagnostischen Zwecken und manche andere Neuerung. Vgl. die „Clinical lectures of diseases of women" (Philadelphia 1863).

Simpsons Arbeiten haben hauptsächlich zur Überleitung der Gynäkologie in eine Gynäkochirurgie bei-getragen und damit einen der wichtigsten Fortschritte auf diesem Ge-

biete anbahnen helfen, wie er durch die moderne Entwicklung der Bauchchirurgie einerseits und der vaginalen Operationen andererseits in besonders prägnanter Weise charakterisiert ist.

In dieser Beziehung kommen weiter noch vor allem die Leistungen
eines Landsmannes von SIMPSON in Betracht, des Londoner Chirurgen
und Gynäkologen THOMAS SPENCER WELLS (1818—1897), der das große
Verdienst hat, der Ovariotomie dauerndes Bürgerrecht unter den gynäkologischen Operationen schon in der vorantiseptischen Zeit gesichert zu
haben, so daß dieser Eingriff heutzutage die Gefahren und die Schwere,
die ihm früher mit Recht anhafteten, vollständig eingebüßt hat und dadurch die Therapie gewisser Affektionen unendlich erweitert ist.

Geboren am 3. Februar 1818 in St. Albans (Hertfordshire), studierte SPENCER
WELLS seit 1837 in Dublin sowie am Thomas-Hospital in London, wurde 1841
nach beendigtem Universitätsstudium Marinearzt und war besonders als Chirurg
im Marine-Hospital zu Malta tätig. Später nahm er seinen Abschied aus der
Marine und ließ sich in London als Arzt nieder, wo er die Stellung als Dirigent
des Samaritan Hospital for women and children erhielt. Während des Krimkrieges fungierte er als Chirurg an den britischen Hospitälern in Smyrna und
Renkioi. Schon in dieser Zeit machte er die Beobachtung, daß entgegen den
bisherigen Anschauungen das Bauchfell nicht auf jede schwere Verletzung mit
tödlicher Peritonitis reagierte. (Bekanntlich hat die eigentlichen Ursachen für
die Todesfälle aus Schock bei Eröffnung des Peritoneums GEORG WEGNER, später
Arzt in Stettin, als Assistent von v. LANGENBECK zuerst experimentell festgestellt
und 1876 auf dem Chirurgenkongreß in Berlin publiziert.) Diese Beobachtung er-
mutigte SPENCER WELLS, nach der Rückkehr 1856 sich wiederum an die Ovariotomie
zu wagen, die bis dahin (seit der ersten Operation durch McDOWEL 1809 und
späteren Wiederholungen durch BENEDICT STILLING und v. a., vgl. weiter unten)
meist mit tödlichem Ausgange unternommen, in Mißkredit geraten, ja von einzelnen Seiten direkt als ein mörderisches Beginnen perhorresziert worden war.
Trotzdem auch sein erster Versuch mißlang, ließ sich SPENCER WELLS dennoch
nicht abschrecken und erreichte allmählich eine so große Zahl von Heilungen,
daß die Sterblichkeit, die bei den ersten hundert Fällen noch 34 betrug, später
auf 4 pCt. sank. 1880 hatte er bereits die 1000. Ovariotomie ausgeführt. Seit
1860 operierte er auch andere Abdominaltumoren, und indem er die diagnostischen
Methoden erweiterte, die Indikationen präzisierte und die Technik (später besonders unter dem Einfluß der LISTERschen Lehren) verbesserte, wurde er damit
der eigentliche Vater der Bauchchirurgie und gab Veranlassung, daß später die
Kastration so erheblich verallgemeinert wurde, daß sogar nicht selten eine mißbräuchliche und übertriebene Anwendung derselben Platz griff. Bekannt ist,
daß ROBERT BATTEY aus Atlanta (Georgia, gest. 8. November 1895 in Rom)
am 17. August 1872 die Kastration wegen Dysmenorrhoe vornahm, nachdem
A. HEGAR bereits am 27. Juli desselben Jahres die gleiche Operation wegen Ovarial-
neuralgie und LAWSON TAIT in London wegen Myom mit Blutungen ausgeführt
hatte. Übrigens muß SPENCER WELLS insofern als ein Vorläufer LISTERS bezeichnet
werden, als er schon lange vor diesem die Wichtigkeit betonte, bei jeder Operation
durch peinlichste Sauberkeit der Hände, Instrumente und Umgebung das Eindringen infektiöser Keime zu verhindern; damit hat er also empirisch und intuitiv
die später experimentell erhärtete Asepsis und die darauf beruhende Prophylaxe

geübt. Seine wichtigsten Publikationen sind die „Diseases of the ovaries, their diagnosis and treatment" (1865); „Lectures on diagnosis and surgical treatment of abdominal tumours" (1878), deutsch von FERD. JUNKER VON LANGEGG in Sammlung klinischer Vorträge von R. v. VOLKMANN, No. 148—150.

Diesen Männern reiht sich als der nächste der Hauptreformatoren in der Gynäkologie MARION SIMS (1813—1883) in New York an, denkwürdig durch seinen ersten vollständigen, 1849 erzielten Heilerfolg bei der bis dahin für unheilbar gehaltenen Vesikovaginalfistel, ferner durch die schon vor SIMPSON 1852 erfolgte Empfehlung resp. Anwendung von Silberdrahtnähten, endlich durch die Erfindung des seinen Namen führenden Rinnenspekulums (1846), ohne welches die modernen Vaginaloperationen undenkbar geblieben wären.

Geboren am 25. Januar 1813 in einem Örtchen des Staates North Carolina, beendigte SIMS 1832 seine akademischen Studien mit der Promotion am Jefferson Medical College in Philadelphia. Darauf praktizierte er eine Zeitlang unter Leitung eines älteren Arztes, dann selbständig in mehreren kleinen Städten, bis er 1853 nach New York übersiedelte. Den Ausgangspunkt seiner Entdeckung des Spekulums bildete ein Fall von Retroversio uteri, wobei SIMS in Seitenlage der Kranken ein löffelstielartiges Instrument zwecks Reposition einführte und diese plötzlich spontan ohne jeden weiteren Eingriff erfolgte. Mit Recht sagt ROBERT OLSHAUSEN (in einer am 2. Dezember 1896 gehaltenen Rede): „Teils hätten sie (scil. die modernen Vaginaloperationen) ohne diese Erfindung nicht auf die Stufe der Vollkommenheit gebracht werden können, wie die Prolaps- und Fisteloperationen, teils hätten sie überhaupt nicht erdacht werden können, wie die Exstirpatio uteri totius, die Exstirpation der Annexa uteri oder die vaginalen Myomoperationen." Nach seiner Übersiedelung setzte SIMS in New York die Gründung eines besonderen Hospitals für gynäkologische Kranke durch, das als erstes seiner Art 1866 im Pavillonsystem fertiggestellt war. Er starb am 13. November 1883. Sein literarisches Hauptwerk sind die 1866 publizierten „Clinical notes on uterine surgery."

Endlich ist als der vierte Heros der modernen Gynäkologie auch ein Deutscher, KARL SCHRÖDER (geb. 11. September 1838, gest. 7. Februar 1887) in Berlin zu nennen, dem die Verbesserung der Antiseptik, die Vereinfachung des Armamentariums, die Einschränkung der Assistenz speziell bei den Laparotomien und Ovariotomien, in denen er selbst es bis zur vollendeten Meisterschaft gebracht hatte, die Einführung und Vervollkommnung der vaginalen Uterusexstirpation und damit ein großer Anteil an dem wesentlichen Umschwung zu danken ist, welchen im letzten Drittel des 19. Jahrhunderts die Gynäkologie erfahren hat.

SCHRÖDER stammte aus Neustrelitz in Mecklenburg, studierte in Rostock und Würzburg und ging 1864 als Assistent von GUSTAV VEIT nach Bonn, wurde 1868 Extraordinarius in Erlangen, 1869 Ordinarius daselbst und kam 1876 als Nachfolger EDUARD MARTINS (1809—1875) nach Berlin. Trotz seiner kurzen Lebenszeit hat SCHRÖDER als Lehrer, Schriftsteller, Operateur sowie als Reorganisator des geburtshilflich-gynäkologischen Unterrichts in Berlin Unsterbliches gewirkt. Sein „Lehrbuch der Geburtshilfe" (von 1870—1884 in acht Auflagen) hat wegen seiner bei aller Kürze außerordentlichen Klarheit und Vollständigkeit Lehren und Lernen in dieser Disziplin außerordentlich gefördert; sein gynäkologisches Hauptwerk „Handbuch der Krankheiten der weiblichen Geschlechtsorgane" erschien als X. Band in VON ZIEMSSENS Sammelwerk 1874 und bis 1886 in 7 Auflagen.

Diese fünf genannten Männer, SEMMELWEIS, JAMES SIMPSON, SPENCER WELLS, SIMS und SCHRÖDER (merkwürdigerweise beginnen alle Namen mit S) bezeichnen gewissermaßen etappenweise die verschiedenen Wandlungen, welche Geburtshilfe und Gynäkologie im Laufe des 19. Jahrhunderts erfahren haben. Sie werden gewisse Analogien mit den verschiedenen Stadien in dem Gang der Chirurgie nicht verkennen, vor allem konstatieren müssen, daß Diagnostik und Therapie in diesen Zweigen ähnlich wie in der inneren Medizin mehr und mehr chirurgische geworden sind, so daß der alte Zusammenhang zwischen Chirurgie und Geburtshilfe, der sich im Laufe des 18. und zu Anfang des 19. Jahrhunderts gelockert hatte, allmählich wen'gstens teilweise wiederhergestellt worden ist.

Wenden wir uns nunmehr zu der regelmäßigen, fortlaufenden Betrachtung des Entwicklungsganges der geburtshilflich-gynäkologischen Disziplinen, so haben wir als die Hauptfortschritte kurz folgende fünf Errungenschaften nochmals zu nennen: 1. die Prophylaxe des Kindbettfiebers, 2. die Einführung der Narkose, 3. die Verbesserungen und Vereinfachungen bzw. Vervollkommnungen des diagnostisch-therapeutischen Armamentariums (Zange, Sonden, Spekula), 4. die Einführung und Vervollkommnung der vaginalen Uterus- und Bauchoperationen, 5. die Hebung des klinischen und poliklinischen Unterrichts in der Geburtshilfe bzw. die Einrichtung besonderer gynäkologischer Stationen zum Universitätsunterricht.

Beteiligt ist daran außer den schon genannten Männern noch eine große Reihe anderer Forscher aus allen Ländern mit einer erheblichen Zahl von Detailarbeiten, die zwar keine epochemachende Bedeutung besitzen, aber doch zum Ausbau und zur Neugestaltung beider Gebiete recht wesentlich beigetragen haben.

Von d e u t s c h e n Geburtshelfern und Gynäkologen der älteren Epoche seien als besonders bedeutend hervorgehoben: LUCAS JOHANN BOËR (1751—1835) in Wien, der zum Ansehen der Wiener Schule erheblich beigetragen und sich durch Betonung des exspektativen Standpunktes sowie durch Vereinfachung des plumpen und schwerfälligen Instrumentalapparats ein besonderes Verdienst erworben hat, während allerdings noch der Göttinger Geburtshelfer FRIEDRICH BENJAMIN OSIANDER (1759 bis 1822) auf Kunsthilfe ein zu großes Gewicht legte. Andererseits wirkte WILH. JOSEPH SCHMITT (1760—1827) in Wien, ganz im Sinne seines spezielleren Genossen BOËR, und JUSTUS HEINRICH WIGAND (1769—1817) bis 1814 in Hamburg trat ebenfalls sehr energisch für den exspektativen Standpunkt gegen die instrumentelle Polypragmasie ein; sein „Lehrbuch der Geburtskunde" (Berlin 1820) gab kein Geringerer als sein Freund, der berühmte **Franz Karl Naegele** (1778—1851), Professor in Heidelberg, heraus, der, wie bekannt, die Lehre vom schräg verengten Becken wesentlich ausgebildet hat, übrigens selbst Verfasser eines seinerzeit außerordentlich populären und von 1830—1844 etwa sechsmal aufgelegten Lehrbuchs war (vgl. über ihn und seinen Sohn HERMANN die Studie von F. A. KEHRER in den „Heidelberger Professoren" 1903, Bd. II). Den OSIANDERschen Standpunkt bekämpfte ferner JOHANN CHRISTIAN GOTTFRIED JOERG (1779—1856) in Leipzig, ein um den dortigen Unterricht in der Geburtshilfe, auch um die Reform des sächsischen Medizinalwesens sehr verdienter Mann.

(Ueber „die deutschen Reformatoren der Geburtshilfe" ROEDERER, BOÉR, WIGAND und NAEGELE handelt ROHLFS in den „Med. Klassikern Deutschlands", 2. Abt. 1880, S. 333—566.)

Zu den namhaften Geburtshelfern der älteren Periode gehören ferner zwei Vertreter der bekannten Familie VON SIEBOLD, der schon als Gegner von SEMMELWEIS genannte ED. KARL KASP. VON SIEBOLD und ADAM ELIAS VON SIEBOLD (1775—1828) in Berlin, dem hier DIETRICH WILHELM BUSCH (1788—1858) nachfolgte, der Vorgänger von EDUARD MARTIN (1809—1876), dessen Wirksamkeit bereits in die neueste Zeit hineinragt und besonders auch die Pflege der Gynäkologie betrifft. — Der Name von GEORG STEIN dem Jüngeren (1773—1870) in Marburg und Bonn hat durch den gleichnamigen Oheim, den berühmten Geburtshelfer des 18. Jahrhunderts (vgl. S. 343), dessen Grundsätze der um die Lehre von weiblichen Becken und dessen Deformitäten verdiente Neffe hauptsächlich vertrat, einen guten Klang. Durch praktische Tüchtigkeit zeichnete sich JOSEPH D'OUTREPONT (1778—1858) in Würzburg und KARL CHRISTOPH HÜTER (1803—1857) in Marburg aus. Denkwürdig ist in der Geschichte FERDINAND AUGUST MAX FRANZ VON RITGEN (1787—1867) in Gießen dadurch, daß er 1820 noch die Symphyseotomie vollzog, die seit J. R. SIGAULT (1768) so viel von sich reden gemacht hatte und 1828 von STOCK in Frankreich zu St. Avold zum letzten Male ausgeführt wurde, in Italien aber bis 1858 vereinzelt in Übung geblieben war, dort auch schon 1865 wieder ausgeführt und 1881 durch MORISANI aufs neue empfohlen worden war, worauf PAUL ZWEIFEL in Deutschland und PINARD in Frankreich Methodik und Indikation auf eine neue Basis stellten. (Vgl. ZWEIFEL, Die Symphyseotomie, Leipzig 1893; NEUGEBAUER, Über die Rehabilitation der Schamfugentrennung, I. Teil Geschichte, 1893, und FASBENDER, Geschichte der Geburtshilfe, Jena 1906, S. 864—872.) Im 20. Jahrhundert wurde die Operation durch die Pubiotomie (Hebosteotomie) ersetzt, die DÖDERLEIN zu einer subkutanen zu machen lehrte (vgl. ZWEIFEL und DÖDERLEIN, Technik der beckenerweiternden Operationen. Referat z. d. Verh. d. Dtsch. Ges. f. Gynäkologie, Bd. XII, 1908). — Mehr die forensische Seite der Geburtshilfe berücksichtigen der bei der gerichtlichen Medizin noch zu würdigende LUDWIG JULIUS CASPAR MENDE (1779—1832), Professor in (seiner Vaterstadt) Greifswald und in Göttingen, sowie ANTON FRIEDRICH HOHL (1794—1862) in Halle, dessen Lehrbuch sich wegen eingehender Behandlung der die gerichtliche Medizin betreffenden Verhältnisse auch heute noch brauchbar erweist. — GUSTAV ADOLF MICHAELIS (1798—1848) in Kiel verdient Erwähnung als Verfasser einer wertvollen Schrift über das enge Becken und als der einzige seiner spezielleren Fachgenossen, der sich von vornherein auf die Seite von SEMMELWEIS stellte. —

Bemerkenswert ist auch JOHANN HEINRICH GOTTLOB ZWANCK (1783—1859) in Hamburg als Erfinder des seinen Namen führenden Pessars, empfohlen in „Hysterophor, ein aus einer ganz neuen Idee hervorgegangener Apparat gegen Prolapsus uteri et vaginae" (Hamburg 1853).

Den Übergang zur neueren Zeit bilden FRANZ KIWISCH VON ROTTERAU (1814 —1852) in Würzburg, Begründer der modernen Geburtskunde,

der sie von der Naturphilosophie emanzipierte und die Gynäkologie zum ersten Male wissenschaftlich bearbeitete, und KARL WILHELM MAYER (1795 bis 1868) in Berlin, der besonders die pathologische Anatomie der gynäkologischen Erkrankungen und die Diagnostik pflegte und in dieser Beziehung an JOHANN CHIARI (1817—1854) in Wien einen würdigen Nacheiferer fand.

Ganz oder fast ganz in die zweite Hälfte des vorigen Jahrhunderts fällt das Wirken folgender hervorragender deutscher Gynäkologen: EDUARD MARTIN in Berlin, bereits als Nachfolger von BUSCH und Vorgänger von KARL SCHRÖDER erwähnt, bekannt als Autor einer verbesserten Geburtszange, eines wertvollen Werks über Neigungen und Beugungen der Gebärmutter, eines brauchbaren Hebammenlehrbuchs und verdient um die Hebung des geburtshilflichen Unterrichts in Berlin.

Gleichzeitig mit MARTIN wirkte lange an der Charité daselbst JULIUS VICTOR SCHOELLER (1811—1883);

CARL SIGMUND FRANZ CREDÉ (1819 —1892) in Leipzig ist in der Geburtshülfe verewigt durch sein Verfahren zur Entfernung der Nachgeburt („de optima in partu naturali placentam amovendi ratione", 1860) und zur Prophylaxe der Blennorrhoe der Neugeborenen (1881);

KARL THEODOR LITZMANN (1818—1890) in Kiel, seit 1885 emeritiert, dessen Arbeiten über das enge Becken besonders bemerkenswert sind; die beiden Häupter der Prager Schule BERNHARD SEYFERT (1817—1870) und FERDINAND WEBER VON EBENHOF (1819—1893); der Würzburger Gynäkologe FRIEDRICH WILHELM SCANZONI VON LICHTENFELS (1821—1891) (vgl. S. 521), Verfasser eines dreibändigen „Lehrbuchs der Geburtshülfe" (Wien 1849—1852), sowie einer Fortsetzung und Vollendung von KIWISCHS „Klin. Vortr. über spezielle Pathologie und Therapie des weiblichen Geschlechts" unter dem Titel: „Die Krankheiten der weiblichen Brüste und Harnwerkzeuge, sowie die dem Weibe eigentümlichen Nerven- und Geisteskrankheiten" (Prag 1855); außerdem rühren von SCANZONI her sieben Bände „Beiträge zur Geburtskunde und Gynäkologie" (Würzburg 1854—1878) und mannigfache Bereicherungen der operativen Technik. Neben SCANZONI wirkte eine Zeit lang als Dozent OTTO VON FRANQUÉ (1833—1879), später in Kissingen, der Vater des gleichnamigen Gynäkologen in Gießen und Bonn (geb. 1867).

Hauptvertreter der jüngeren Wiener Schule in der Gynäkologie sind: CARL BRAUN VON FERNWALD (1822—1891), dessen Studien über den Kaiserschnitt und die Hysterektomie besonders wichtig sind, Verfasser einer „Klinik der Geburtshilfe und Gynäkologie" (Erlangen 1855), an der außer dem genannten

CHIARI (s. oben) noch sein langjähriger Spezialkollege JOSEF SPÄTH (1823—1896) mitarbeitete (vgl. S. 521); noch jüngere Repräsentanten der Wiener Schule sind: HERMANN BEIGEL (1830—1879), der SIMS' „Gebärmutterklinik" den Deutschen durch eine gute Übersetzung zugänglich gemacht hat; AUGUST BREISKY (1832 bis 1889; vgl. Janus, 1904), der die Krankheiten der Vagina für PITHA und BILLROTHS Handbuch darstellte; LUDWIG BANDL (1842—1892), seit 1880 in Prag (seit 1890 geisteskrank in Döbling bei Wien). — Ferner sind zu nennen: OTTO SPIEGELBERG (1830—1881), Verfasser eines ausgezeichneten Lehrbuchs der Geburtshilfe (1858, 1878; 1880/81 von WIENER nach dem Tode SPIEGELBERGS neu herausgegeben), sowie zahlreicher Detailarbeiten, ein beliebter Lehrer, geschickter Operateur besonders in plastischen und Fisteloperationen, verdient durch Einführung der Probepunktion und Stielversenkung bei Ovariotomien; JOHANNES SÄXINGER (1833—1897) in Tübingen, Schüler von SEYFERT in Prag, veröffentlichte Studien zur Frauenheilkunde vom Standpunkte der gerichtlichen Medizin; RUDOLF KALTENBACH (1842—1893), seit 1887 in Halle als Nachfolger von OLSHAUSEN, bekannt als Mitverfasser von HEGARS „operativer Gynäkologie" (1874), worin zum ersten Male eine einheitliche übersichtliche Darstellung des gesamten Materials zugleich mit den persönlichen Erfahrungen der Verfasser geboten wurde. Endlich erwähnen wir hier noch unter den Deutschen EMIL NOEGGERATH (1827—1895; vgl. S. 518), geb. in Bonn, gest. in Wiesbaden, nach Beendigung seiner Studien seit 1856 Frauenarzt in New York, Lehrer am dortigen Medical College, ebenso sehr praktisch wie literarisch fruchtbar, Verfasser von Arbeiten über Vaginaloperationen, Gastrohysterotomie, Ovariotomie, sowie von „Beiträgen zur Struktur und Entwicklung des Karzinoms" (1892) und den Leipziger Geburtshelfer und Anthropologen HERMANN HEINRICH PLOSS (1819 bis 1885), Verf. des Buches: „Das Weib in anthropologischer Beziehung", das noch immer in neuen Auflagen erscheint. A. GUSTAV VEIT (1824—1903) in Bonn, Schüler von HOHL und BUSCH, ging erst 1859 zur Medizin über und brachte die kombinierte Untersuchungsmethode wieder in Erinnerung; BERNHARD SIGISMUND SCHULTZE (geb. 1827) in Jena, bekannt durch seine Methode der Wiederbelebung asphyktisch Geborener; ALFRED HEGAR (1830—1914) in Freiburg i. Br.; ROB. MICHAEL OLSHAUSEN (geb. 1835), Nachfolger SCHRÖDERS in Berlin; ADOLF LUDW. SIGISMUND GUSSEROW (1836—1906) in Berlin; FRANZ K. L. W. WINCKEL (1837—1902), Prof. in Rostock, Dresden und München; F. A. KEHRER (1837 bis 1914) in Gießen und Heidelberg; HEINRICH FRITSCH (geb. 1844), Prof. in Breslau und Bonn; CHRIST. AD. HERM. LÖHLEIN in Gießen (1847—1901); AUGUST MARTIN in Berlin (geb. 1847), einige Jahre in Greifswald Ordinarius; HERM. JOS. KARL FEHLING (geb. 1848), Prof. in Basel, Halle und Straßburg; PAUL ZWEIFEL (geb. 1848), Prof. in Erlangen und Leipzig und seine Schüler ALB. SIEGM. GUSTAV DOEDERLEIN (geb. 1860), Prof. in Groningen, Tübingen und München und BERNHARD KRÖNIG (geb. 1863) in Jena und Freiburg; ALFONS EDLER VON ROSTHORN (1857—1909), Prof. in Prag, Graz, Heidelberg und Wien; GUST. AD. WALCHER (geb. 1856), empfahl die Hängelage bei platten Becken; MAX SAENGER (1853—1903) in Leipzig und Prag; ERNST BUMM (geb. 1858) in Basel, Halle und Berlin u. A.

Unter den f r a n z ö s i s c h e n Geburtshelfern des 19. Jahrhunderts sind aus der ersten Hälfte eine Reihe von Namen zu erwähnen, deren Träger mit einem Teil ihres Lebens und Wirksamkeit noch in das 18. Jahrhundert gehören:

ANTOINE DUBOIS (1756—1837) in Paris, Accoucheur der Kaiserin Marie Louise; JOSEPH CAPURON (1767—1850), Verfasser verschiedener didaktischer Werke zur Geburtshilfe; JACQUES PIERRE MAYGRIER (1771—1835) in Paris, Herausgeber eines prachtvollen Kupferwerks: „Nouvelles démonstrations d'accouchements" (1822—1827, deutsch von ED. KASP. J. v. SIEBOLD, 1829—1835) und eines zweibändigen Werks über Geburtshilfe und Frauenkrankheiten; JOSEPH CLAUDE ANTHELME RÉCAMIER (1774—1856), der bekannte Wiedereinführer des Vaginalspekulums, das er 1818 bekannt machte, nachdem er sich seit 1801 desselben bereits in Gestalt einer konischen Röhre zu therapeutischen Zwecken bedient hatte; RÉCAMIER empfahl ferner den methodischen Druck zur Behandlung des Karzinoms in seiner zweibändigen Schrift: „Recherches sur le traitement du cancer par la compression méthodique" (1828).

JEAN ALEXANDRE LEJUMEAU DE KERGARADEC (1788—1877), bekannt durch seine „Mémoires sur l'auscultation, appliquée à l'étude de la grossesse" (1822); die beiden Hebammen MARIE LOUISE LACHAPELLE (1769—1821) und MARIE ANNE VICTOIRE BOIVIN (1773—1847), beide in Paris, erstere als Oberhebamme an dem 1797 eröffneten „Hospice de la maternité" (dem späteren: „maison d'accouchement") des Hôtel-Dieu unter BAUDELOCQUE, deren Memoiren ihr Neffe ANTOINE DUGÈS (1800—1838, von 1824 an Professor der Geburtshilfe in Montpellier) als „Pratique d'accouchements etc." (1821—1825) herausgab; die BOIVIN verfaßte ein oft aufgelegtes „Mémorial de l'art des accouchements" (1812 ff.), womit sie die Eifersucht der LACHAPELLE erregte und sich ihre Stellung an der Maternité verscherzte; PAUL DUBOIS (1795—1871), ein Sohn des vorhin genannten ANTOINE DUBOIS, verfaßte einen „Traité complet de l'art des accouchements" (1849); ferner die Straßburger Geburtshelfer PIERRE RENÉ FLAMANT (1766—1832); JACOB FRIEDRICH SCHWEIGHÄUSER (1766—1842); der bereits unter den pathologischen Anatomen erwähnte JOHANN GEORG CHRISTIAN FRIEDRICH MARTIN LOBSTEIN (1777—1838; vgl. sein „Leben und Wirken" von ED. LOBSTEIN, Straßburg 1878) und JOSEPH ALEXIS STOLTZ (1803—1896), zuletzt in Nancy, unter dessen Leitung 170 Dissertationen gearbeitet wurden.

Ganz dem 19. Jahrhundert gehören mit ihrem Leben und Wirken an:

ANTOINE CONSTANT DANYAU (1803—1871) in Paris, der französische Übersetzer des NAEGELEschen Werks vom engen Becken (1840).

PIERRE CHARLES HUGUIER (1804—1873), der den „Hystéromètre" zur Sondierung des Uterus erfand und die Uterinchirurgie durch einige Arbeiten wesentlich förderte; bemerkenswert sind namentlich die Publikationen: „Traité des maladies de la glande vulvo-vaginale et des divers appareils sécréteurs de la vulve" (1850), „Traitement des kystes de l'ovaire" (1856), „De la déscente ou précipitation de la matrice, confondue avec l'allongement hypertrophique du col de l'utérus, leur traitement par la resection ou l'amputation du col utérin" (1859), „De l'hystérométrie et du cathétérisme uterin" (1865).

NICOLAS CHARLES CHAILLY-HONORÉ (1805—1866), Verfasser eines verbreiteten „Traité pratique de l'art des accouchements" (1842); JEAN MARIE JACQUEMIER (1806—1879), publizierte: „Manuel d'obstétrique basé sur l'observation" (1845, in 2 Bdn.), und „Manuel des accouchements et des maladies des femmes grosses et accouchées" (1846, in 2 Bdn.); PAULIN CAZEAUX (1808—1862) schrieb ein oft aufgelegtes und offiziell als Studienbuch eingeführtes Werk über Geburtshilfe, das später wieder von TARNIER aufgelegt und von BULLOCK in Philadelphia ins Englische übersetzt worden ist; CHARLES PAJOT (1816—1896)

in Paris gab zusammen mit dem vorhin genannten PAUL DUBOIS einen zweibändigen „Traité complet de l'art de l'accouchement" (1871—1875) heraus;
ANNE JEAN HENRI DEPAUL (1811—1883), Verfasser von „Traité théorique et
pratique de l'auscultation obstétricale" (1847); „Leçons de clinique obstétricale
professées à l'hôpital des cliniques" (1872—1876), außerdem gab er von 1874
bis 1881 die „Archives de tocologie, des maladies des femmes etc." heraus; THÉ-
OPHILE GALLARD (1830—1887), dessen zahlreiche Arbeiten hauptsächlich die
Gynäkologie betreffen. Endlich sei noch an FRANÇOIS VULLIET (1844—1896),
Professor in Genf, erinnert, bekannt durch die Empfehlung der Uterustamponade
mittelst Wattekügelchen. STEPHANE TARNIER (1828—1897), bekannt durch
seine Modifikationen des Forceps und JULES PÉAN (1830—1898). berühmter
Ovariotom; EUGÈNE KOEBERLÉ in Straßburg (geb. 1828).

In E n g l a n d erwarben sich, abgesehen von dem schon angeführten
SIMPSON um die Förderung der Gynäkologie noch folgende (chronologisch nach ihren Geburtsjahren geordnete) Autoren ein Verdienst:

SAMUEL MERRIMAN (1771—1852), Neffe eines gleichnamigen tüchtigen Geburtshelfers (1731—1818), Verfasser der sehr verbreiteten „Synopsis of various
kinds of difficult parturition with practical remarks" (1814, 5. Aufl. 1839, deutsch
von H. F. KILIAN, 1826); JOHN BURNS (1775—1850) in Glasgow schrieb die
neunmal aufgelegten, deutsch und holländisch übersetzten, auch in Amerika sehr
angesehenen „Principles of midwifery including the diseases of women and
children" (1809); DAVID DAVIS [1777—1841] in London schrieb die „Elements
of operative midwifery" (1825); SIR CHARLES MANSFIELD CLARKE (1782—1857),
Verfasser der gleichfalls sehr bekannten „Observations on those disases of females
which are attended by discharges" (1814 in 2 Bänden und in weiteren Auflagen);
AUGUSTUS BOZZI GRANVILLE (1733—1871, ein geborener Italiener, der seinem
italienischen Namen Bozzi den mütterlichen hinzufügte), ein äußerst vielseitiger
Gynäkologe; ROBERT GOOCH (1784—1830), dessen „Practical compendium for
midwifery" erst 1831 von GEORGE SKINNER herausgegeben wurde; vorher erschien
bereits: „An account of some of the most important diseases of women" (1829);
JAMES BLUNDELL (1790—1878) hielt Vorlesungen über Geburtshilfe am Guy-
Hospital und schrieb: „The principles and practice of obstetricy" (1834); „Observations on some of the more important diseases of women" (1837), auch stellte
er Tierversuche mit der Transfusion an, deren Ergebnisse er in den Philosophical
Transactions 1815 publizierte; ROB. LEE (1793—1877) publizierte zahlreiche
Journalaufsätze über Entbindung bei Armvorfall, wo die Wendung unmöglich
ist, über die Funktionen des Darmkanals und der Leber des menschlichen Fötus,
über Entzündung der Uterinvenen und Phlegmasia alba dolens, über einen Fall
von Gravidität in einem Uterus bicornis und selbständig: „Researches on the
pathology and treatment of some of the most important diseases of women"
(1833); „Elements of midwifery including the history and treatment of diseases
of women and children" (1837); „The morbid anatomy of the uterus and its
appendages" (1838); „Pathological observations on the diseases of the uterus"
(1840—1849 in 2 Teilen); dann mehrere Arbeiten über die Nerven des Uterus
und „Clinical midwifery with the histories of 400 cases of difficult labour"
(1842); LEE war ein außerordentlich fruchtbarer, dabei anatomisch und physiologisch geschulter Schriftsteller; SIR CHARLES LOCOCK (1799—1875), ein sehr
angesehener Geburtshelfer Londons, dessen (übrigens nicht allzu zahlreiche)
Arbeiten hauptsächlich die Amenorrhoe, Dysmenorrhoe, Menorrhagie, Leukorrhoe

betreffen, dem auch die erste Kenntnis der Wirksamkeit des Bromkalium gegen Epilepsie zu verdanken ist; Francis Henry Ramsbotham (1800—1868) veröffentlichte seit 1833 fast in jedem Jahrgang der London Medical Gazette ohne Unterbrechung eine Reihe von gynäkologischen und geburtshilflichen Aufsätzen und schrieb noch: „The principles and practice of obstetric medicine and surgery" (1841); Robert Collins (1801—1868) in Dublin, der sich um die Assanierung des Dubliner Gebärhauses sehr verdient machte, indem es ihm gelang, die Sterblichkeit an Puerperalfieber und der Neugeborenen am Trismus erheblich herabzusetzen; sein „practical treatise on midwifery" (1835) beruht auf den Erfahrungen von 16 654 Geburten innerhalb der 7 Jahre von 1826 ab; Verfasser von „The pathology, diagnosis and treatment of diseases of women" (4. Aufl. 1882), sowie von zahlreichen Einzelarbeiten über Transfusion in der Geburtshilfe, Vomitus gravidarum, Embolie bei Schwangern u. a. m.; Henry Madge († 1894) in London; J. Braxton Hicks (1825—1897), bekannt durch seine Methode der Wendung auf die Füße mit äußeren und inneren Handgriffen.

In A m e r i k a erfreute sich die Geburtshilfe und namentlich die operative Gynäkologie während des 19. Jahrhunderts großer Pflege, wie wir das bereits an dem Hauptrepräsentanten Marion Sims (S. 525) ersehen haben.

Neben ihm beschränke ich mich darauf, nur die wichtigsten namhaft zu machen, und verweise betreffs weiterer Informationen auf die bekannte Quelle von Handerson-Baas, außerdem auf das 1876 in Philadelphia erschienene Werk „A century of American medicine 1776—1876" by Edward H. Clarke, Henry J. Bigelow, Samuel D. Gross, Gaillard Thomas und J. S. Billings, S. 219 bis 287.

Erinnert sei zunächst noch einmal daran (S. 482 und 524), daß Ephraim Mc. Dowell aus Danville in Kentucky 1809 die erste Ovariotomie mit glücklichem Ausgang vollzog, an die sich 1813 und 1816 neue Fälle anschlossen, über welche er 1817 in „Eclectic Repository and Analytic Review" berichtete. Ich rekapituliere ferner zur Geschichte dieser Operation, daß abgesehen von älteren, unvollkommenen Versuchen, die schon aus dem Beginn des 18. Jahrhunderts datieren, in Deutschland die erste Ovariotomie 1819, in England 1836, in Frankreich 1844 vollzogen wurde, daß vor Spencer Wells sich entschieden die größten Verdienste um die Ausbildung dieser Operation die Amerikaner erworben haben, besonders sind neben McDowell noch zu nennen der Chirurg Nathan Smith (S. 482), John Lemuel Atlee (1799—1855) in Lancaster, Penn., und dessen Bruder Washington Lemuel Atlee (1808—1878) in Philadelphia, der noch drei Monate vor seinem Tode seine 837. Ovariotomie ausführte; bis zum Jahre 1867 hatte er 169 Operationen mit 70 pCt. Genesungserfolg gemacht; sein erster 1844 operierter Fall, über den er in „Americ. Journ. of Med. Sciences" berichtete, verlief unglücklich. 1875 publizierte er „A retrospect of the struggles and triumphes of ovariotomy in Philadelphia"; Alexander Dunlap in Springfield, der bis 1876 106 mal mit 79 Genesungsfällen operiert hatte; Edmund Randolph Peaslee (1814—1878) in New York, der 1865 seine Statistik über 150 Fälle von Ovariotomie, außerdem noch mehrere Schriften über diese Operation publizierte; ferner Charles A. Budd (1832—1877) in New York (wie ich aus Handerson-Baas entnehme).

Das erste amerikanische Werk über Geburtshilfe publizierte Samuel Bard (1742—1821) in New York im Jahre 1807, das bis 1819 noch vier weitere Auflagen erlebte. Zur Förderung der Geburtshilfe in den Vereinigten Staaten trugen ferner bei:

WILLIAM POTTS DEWEES (1768—1841), Professor an der Pennsylvania-Universität in Philadelphia, einer der hervorragendsten Gynäkologen der älteren Zeit, dessen „Compendious system of midwifery" (1825) lange Zeit sich großen Ansehens erfreute und es bis auf 12 Auflagen brachte; noch publizierte er „A treatise on the diseases of females" (1826), der 10 mal aufgelegt wurde. An Bedeutung ebenbürtig reihen sich dem Genannten an: CHARLES DELUCENA MEIGS (1792—1869), eine Zeit lang Professor der Geburtshilfe am Jefferson Medical College in Philadelphia, Verfasser von „Woman, her diseases and remedies" (1847), „Obstetrics, the science and art" (1849) ,„A treatise on acute and chronic diseases of the neck of the uterus" (1850), „The nature, signs and treatement of childbed fevers" (1854), MEIGS machte bereits 1849 auf Thrombose als eine der plötzlichen Todesursachen im Kindbettfieber aufmerksam.

HUGH LENOX HODGE (1796—1873), an der Pennsylvania-Universität in Philadelphia, der bekannte Erfinder des seinen Namen führenden Pessars, das gewissermaßen den Urtypus aller seitdem erfundenen Pessare bildet, welche mehr oder weniger Modifikationen des HODGEschen sind; die erste Publikation erfolgte 1830.

Die Entstehungsgeschichte dieses Instruments erzählt R. A. T. PENROSE in Philadelphia in einer Gedenkrede auf HODGE (1873) wie folgt: „On evening while sitting alone in the room where the meetings of the Medical Faculty of the University were held, his eyes rested on the upright steel support by the fireplace designed to hold the shovel and tongs. The shovel and tongs were kept in position by a steel hook and as he surveyed the supporting curve of his hook, the longed-for illumination came; the shape apparently so paradoxical, revealed itself in the glowing light and flickering flame of the burning grate, and the HODGE lever pessary was the result." Ein gleichnamiger Sohn von HODGE (1836—1881) war ebenfalls tüchtiger Chirurg und Gynäkologe in Philadelphia. Ferner sind zu nennen: HENRY MILLER (1800—1874), Professor in Louisville; JOHN WAKEFIELD FRANCIS (1789—1861) in New York; GUNNING S. BEDFORD (1806—1870) in Baltimore; ALONZO CLARK (1807—1887) wegen einer 1841 erfolgten Publikation betreffs Behandlung der Peritonitis mit Opium; von Lebenden: NATHAN BOZEMAN (geb. 1825), seit 1866 in New York, bekannt durch den nach ihm benannten Uteruskatheter und durch die erste, 1854 vollzogene Operation einer Blasenscheidenfistel mit Cervixriß, der sich 1856 ein erfolgreich operierter Fall von Vesico-Uterinfistel und 1857 ein solcher von Vesico-Utero-Vaginalfistel anschloß; THOMAS ADDIS EMMET (geb. 1828), seit 1852 in New York; EDWIN NESBID CHAPMAN (geb. 1819) in Brooklyn u. a.

Von den hervorragenden Gynäkologen der übrigen Länder während des 19. Jahrhunderts will ich nur noch erwähnen zunächst einen Laien, den bekannten Major THURE BRANDT (1818—1895) in Stockholm, Vater der Uterus-resp. Beckenmassage, dann den Schweden ANDERS ANDERSON (1822—1892), den Norweger FRANS CHRIST. FAYE (1806—1890) in Christiania, den Warschauer FRANZ NEUGEBAUER (1856—1894) Sohn des gleichfalls namhaften Geburtshelfers LUDWIG ADOLPH NEUGEBAUER (1821—1890), den Niederländer GERRIT HENDRIK VAN DER MEY (1851—1895), Professor der Geburtshilfe, seit 1881 als Nachfolger von LEOPOLD LEHMANN (1817—1880) in Amsterdam, den Belgier JEAN BAPTISTE VAN HUEVEL (1802—1883) in Brüssel, GOTTLIEB SALOMON (1774 bis 1864) in Leiden, geborenen Danziger. — Diese wenigen Namen mögen genügen.

Für die Entwickelung der Geburtshilfe in den Jahren 1840—1880 in allen Ländern der Erde ist als Quellenwerk zu Rate zu ziehen: RUDOLF DOHRN, „Geschichte der Geburtshilfe der Neuzeit" 2. Abt., Tübingen 1903 und 1904 (Fortsetzung von EDUARD VON SIEBOLD's „Versuch einer Geschichte der Geburtshülfe").

Bei der Betrachtung der amerikanischen Geburtshilfe, speziell der literarischen Leistungen auf diesem Gebiete, macht man die Wahrnehmung, daß sehr viele Lehrer und Werke dieser Disziplin gleichzeitig die P ä d i a t r i e mit vertreten. Für die Verhältnisse der Neugeborenen und Säuglinge erscheint diese Kombination in gewisser Beziehung erklärlich.

Zur Frühgeschichte der Kinderheilkunde ist folgendes zu bemerken: Die Pflege der Neugeborenen hat bei SORANOS ihre mustergültige Darstellung gefunden. Von den Krankheiten der Säuglinge handelt eine frühmittelalterliche „Practica puerorum" („Passiones puerorum adhuc in cunabulis iacentium"), die SUDHOFF im Janus XIII (1909), S. 476 ff. zuerst herausgegeben hat. Sie stammt vermutlich aus der Spätantike und wäre somit älter als die kleine Monographie des AR-RAZI (ca. 900 n. Chr.) „De aegritudinibus puerorum", an welche sich 1472 PAULUS BAGELLARDI A FLUMINE in seinem „Libellus de aegritudinibus infantium" enge anschließt, während der Deutsche BARTHOLOMÄUS METLINGER 1473 in seinem „Regiment der jungen Kinder" eine selbständigere kleine Arbeit lieferte und CORNELIUS ROELANS von Mecheln 1483 eine schwergelehrte Sammelarbeit (zu Löwen) erscheinen ließ, die, umgearbeitet von SEBASTIAN OSTERICHER (AUSTRIUS), noch weitere Auflagen erlebte (wie im Janus XIII, S. 467—485 dargelegt ist). Die weitere allg. Literatur der Pädiatrik bis 1849 hat FRIEDR. LUDW. MEISSNER 1850 in seiner „Grundlage der Literatur der Pädiatrik", Leipzig 1850, S. 1—11, chronologisch zusammengestellt, wo auch für alle Sondergebiete und Sonderfragen der Kinderheilkunde die einzelnen Arbeiten vortrefflich chronologisch beisammen sind. (Auch KARL BERNHARD FLEISCH hatte 1803 im ersten Bande seines Handb. üb. d. Krankheiten der Kinder (4 Bde.) eine gute Übersicht der Literatur bis dahin geboten.) Die erste Geschichte der Kinderkrankheiten und der Pädiatrik schrieb KARL HENNIG in GERHARDTS Handbuch der Kinderkrankheiten, 1. Bd., in zwei Auflagen. WOLF BECHER im Handbuch der Gesch. d. Medizin, III., S. 982—1000, behandelt nur die letzten Jahrzehnte der Gesch. der Kinderheilkunde. Im 18. und der ersten Hälfte des 19. Jahrhunderts verdienen besondere Hervorhebung die Arbeiten von ROSÉN VON ROSENSTEIN (1764; vgl. S. 433), MICHAEL UNDERWOOD in London (1784, † 1795), C. BILLARD (1828), RILLIET et BARTHEZ (s. unten), sowie MEISSNER's Skizze „Was hat das 19. Jahrhundert für die Erkenntnis und Heilung der Kinderkrankheiten getan?", Leipzig 1826.

Dank den großen Fortschritten, welche überhaupt die innere Medizin in diagnostischer und therapeutischer Beziehung gemacht hat, dank ferner einem überreichen Material, das neuere Forschungen zutage gefördert haben, konnte sich die Kinderheilkunde zu einer nach Lehren und Lernen vollständig selbständigen und stattlichen Disziplin entwickeln, für die an den meisten Universitäten aller Länder durch eine oder mehrere eigene Lehrkräfte, durch besondere Kinderhospitäler, Kliniken und Polikliniken gesorgt ist. So weist denn namentlich die zweite Hälfte des 19. Jahrhunderts eine große Reihe von Ärzten auf, die sich der Pflege der Pädiatrie fast ausschließlich als Lebensaufgabe gewidmet und diese Wissenschaft erheblich gefördert haben, wenn auch das, was die Pädiatrik in erster Linie gefördert hat, die Bakteriologie, die Serumtherapie und die Entwicklung der Lehre vom Stoffwechsel, aus der Gesamtmedizin übernommen wurde.

Von d e u t s c h e n Autoren seien genannt vor allem der hochverdiente Altmeister EDUARD HENOCH (1820—1900) in Berlin, dessen „Beiträge zur Kinderheilkunde" (1861—1868) und besonders die ausgezeichneten „Vorlesungen über Kinderheilkunde" (1881) zu den besten Literaturprodukten auf diesem Gebiete gehören. Nächst ihm sei JOHANN THEODOR AUGUST STEFFEN (1825—1909) in Stettin erwähnt, der die Pädiatrie gleichfalls durch zahlreiche Einzelstudien gefördert hat, Verfasser einer dreibändigen „Klinik der Kinderkrankheiten" und Mitredakteur des „Jahrbuchs für Kinderheilkunde", bis 1895 Leiter eines 1853 in Stettin gegründeten Kinderhospitals, ferner KARL HENNIG (1825—1912) in Leipzig. Großer Beliebtheit erfreute sich lange Zeit das Lehrbuch von ALFRED VOGEL (1829—1890) in München (10 Auflagen seit 1860), die letzte von PHILIPP BIEDERT (1847—1903) in Hagenau besorgt; der bereits (S. 439) erwähnte Kliniker THEODOR VON DUSCH widmete sich gleichfalls speziell der Pädiatrie. Weitere Pädiater von Bedeutung sind: JOHANN BOKAI (eigentlich BOCK geheißen, 1822 bis 1884) in Budapest, schrieb über Retropharyngealabszesse, Mastdarmpolypen und Harnsteine bei Kindern; RUDOLF DEMME (1836—1892) in Bern, seit 1862 Vorsteher des JENNERschen Kinderspitals daselbst, in dessen Jahresberichten er seine Beobachtungsergebnisse niederlegte; u. a. sind erwähnenswert Abhandlungen über Erkrankung der Schilddrüse, über Anästhetika sowie über den Einfluß des Alkohols auf den kindlichen Organismus; HJALMAR AUGUST ABELIN (1817 bis 1893), Professor der Pädiatrie am Karolinischen Institut in Stockholm; FRIEDRICH KARLOWITSCH ARNHEIM (1845—1893) an der Maximilian-Heilanstalt und am Elisabeth-Kinderhospital in Petersburg; HEINRICH BOHN (1832—1888) in Königsberg schrieb: „Mundkrankheiten der Kinder" (1866) und „Handbuch der Vaccination" (1875), war Mitbegründer und Herausgeber des Jahrbuchs für Kinderheilkunde seit 1867; ferner bearbeitete er für KARL GERHARDTS großes Handbuch der Kinderkrankheiten die Exantheme, Mund- und Hautkrankheiten; ERNST KORMANN (1842—1884) in Leipzig und Coburg, Verfasser eines „Kompendiums der Kinderkrankheiten" (1873); LUDWIG FLEISCHMANN (1841—1878) in Wien, Mitherausgeber des österreichischen Jahresberichts für Kinderheilkunde und Verfasser von „Klinik der Pädiatrik" (1875—1877); JACOB GUSTAV ADAM FLESCH (geb. 1819), Arzt in Frankfurt; ALOIS BEDNAR, Dozent der Pädiatrie in Wien, schrieb ein „Lehrbuch der Kinderkrankheiten" (1856), „Die Krankheiten der Neugeborenen und Säuglinge" etc. (Wien 1850—1853, 4 Teile); LUDWIG WILHELM MAUTHNER VON MAUTHSTEIN (1806—1858) in Wien eröffnete hier 1844 die erste Kinderklinik und gab seit 1855—1856 zusammen mit KRAUS die Österreichische Zeitschrift für Kinderheilkunde heraus; JOSEPH WILHELM VON LOESCHNER (geb. 1809) in Prag; FRANZ MAYR (1814—1863) in Wien schrieb über hereditäre Syphilis, über Kinderpflege, über Scharlach und Masern u. a. m.; GOTTFRIED RITTER VON RITTERSHAIN (1820—1883) in Prag schrieb über Rachitis, über Hämophilie der Neugeborenen, über exfoliative Dermatitis der Säuglinge, über das Mundsekret der Neugeborenen und jüngeren Säuglinge; JOHANN STEINER (1832—1876) in Prag; besonders verdient KARL GERHARDT (s. ob. S. 442) durch sein Lehrbuch und sein Handbuch der Kinderkrankheiten, beide in mehreren Auflagen; J. O. L. HEUBNER (geb. 1843), ein Schüler WUNDERLICHS, Prof. der Kinderheilkunde in Leipzig und Berlin, jetzt in Dresden im Ruhestand; WILHELM CAMERER in Urach (geb. 1842), berühmt durch seinen „Stoffwechsel des Kindes" (1894); THEODOR ESCHERISCH (geb. 1857) in Graz und Wien, bekannt bes. durch seine bakteriologischen Untersuchungen; H. J. O. SOLTMANN (1844—1912) in Breslau und Leipzig, ein überaus vielseitiger Forscher; ADALBERT CZERNY (geb. 1863) in Breslau, Straßburg, Berlin, VON PIRQUET in Wien.

Aus der f r a n z ö s i s c h e n Literatur ist am bekanntesten der umfangreiche, von ANTOINE CHARLES ERNEST DE BARTHEZ (geb. 1811) in Paris und FRÉDÉRIC RILLIET (1814—1861) in Genf zusammen herausgegebene „Traité clinique et pratique des maladies des enfants" (in 3 Bänden 1843, 3 Ausg. von BARTHEZ und A. SANNÉ 1884, preisgekrönt von den Pariser Akademien der Medizin und der Wissenschaften); ferner sind zu erwähnen der „Traité des maladies des neuveau-nés, des enfants à la mamelle et de la seconde enfance" von EUGÈNE BOUCHUT (1818—1891) in Paris, desselben „Hygiène de la première enfance" und „Clinique de l'hôpital des enfants malades" (1883) und der „Traité de diagnostic des maladies du système nerveux des enfants par l'ophtalmoscope" (1865); von MARIE JULES PARROT (1839—1883) in Paris, einem tüchtigen Pädiater, sind besonders bemerkenswert die Arbeiten über die Beziehungen der Rachitis zu gewissen durch hereditäre Syphilis gesetzten Veränderungen im Knochengewebe („Sur une pseudo-paralysie causée par une altération du système osseux chez les nouveau-nés atteints de syphilis héréditaire" (1872) und zahlreiche andere, meist als Journalaufsätze publizierte Abhandlungen; HENRI ROGER (geb. 1809) in Paris publizierte eine Semiotik der Kinderkrankheiten (1864), klinische Untersuchungen über die Beziehungen zwischen Chorea, Rheumatismus und Herzkrankheiten bei Kindern, über essentielle Paralyse usw.; der (S. 431) bereits genannte VALLEIX ist Verfasser der sehr berühmten „Clinique des maladies des enfants nouveau-nés" (1838—1840, deutsch von HEYMANN BRESSLER in Berlin 1839). — In E n g l a n d verdankte die Pädiatrie besondere Förderung den Arbeiten der JOHN CHEYNE (1777—1836) in Dublin, bekannt durch das von ihm zusammen mit STOKES (vgl. S. 426) beobachtete (und in Dublin Hosp. Reports, Vol. 2, beschriebene) Phänomen des intermittierenden oder periodischen Atmens; PYE HENRY CHAVASSE (1810—1879) in Birmingham, dessen verschiedene Schriften über Diätetik im Kindesalter, Kinderpflege auch in Amerika Verbreitung fanden; WILLIBALD HENRY DAY in London, EDWARD ELLIS, HENRY KENNEDY (1812—1887) in Dublin, dessen „Observations on paralytic affections during infancy" (in Dublin Med. Press. 1841) literarhistorisch denkwürdig sind. CHARLES WEST in London (1816—1898), Lectures on diseases of infancy and childhood, 6. Aufl., 1873, auch deutsch bearbeitet). Zum Schluß sei noch des Pädiaters ABRAHAM JACOBI, eines tüchtigen Westfalen (geb. 1830), in New York gedacht, der in seiner zweiten Heimat sehr hoch geschätzt wird.

Auch P s y c h i a t r i e und N e r v e n h e i l k u n d e haben im vergangenen Jahrhundert eine derart große Bedeutung gewonnen, daß ihnen eine besondere Pflege als Spezialfach in Forschung und Lehre zuteil wurde, ausgerüstet mit eigenen Instituten in Verbindung mit gesonderter Klinik für psychische und Nervenkranke. So ist denn auch eine spezielle Besprechung der Entwicklung und der Leistungen dieser medizinischen Disziplinen in der historischen Darstellung der Heilkunde geboten.

Für die P s y c h i a t r i e begann eine neue Zeit erst gegen Ende des 18. Jahrhunderts. Während der großen französischen Revolution schlug auch für die unglücklichen Geisteskranken die Stunde der Erlösung und Befreiung. Dies ging von PHILIPPE PINEL aus (vgl. S. 326), einem der größten Wohltäter der leidenden Menschheit. Er war es, der, geleitet von der Erkenntnis, daß es sich bei den Wahnsinnigen nur um Gehirnleidende, also um ein ebenso körperliches Gebrechen handelte, wie bei anderen Erkrankungen, mit Energie, sogar mit eigener Lebensgefahr von den Behörden die Erlaubnis ertrotzte, die Irrsinnigen des Pariser Irrengefängnisses Bicêtre von der Kette zu lösen, an die sie zu schmieden man sich damals noch für berechtigt hielt. Damit war wenigstens ein kleiner Anfang zur Besserung gemacht, doch dauerte es noch lange, bis der PINELsche Gedanke auch in anderen Kreisen und namentlich bei den Behörden siegreich durchdrang.

Vorläufer hatte PINEL an JOSEPH D'AQUIN (DAQUIN), Arzt am Hôtel-Dieu (gest. 1815 in Chambéry), Verfasser von „La philosophie de la folie ou essai philosophique sur les personnes attaquées de folie" (1792), ferner an dem italienischen Irrenarzt VINCENZO CHIARUGI (1759—1820), Leiter der Anstalt Bonifacio in Florenz, der lebhaft die Notwendigkeit einer Reform der Irrenpflege befürwortete und in seiner hygienisch musterhaften Anstalt durchführte. Zwar bemühten sich PINELS Schüler, JEAN ETIENNE DOMINIQUE ESQUIROL (1772—1840), nicht weniger auch GUILLAUME MARIE ANDRÉ FERRUS (1784—1861) in Paris, im Sinne und Geiste ihres Meisters zu wirken, indessen bis zur allgemeinen Anerkennung der leitenden Grundsätze, daß in der Behandlung der Geisteskranken vor allem jeder Zwang fallen, daß die Unterbringung derselben in besonderen Krankenanstalten, die Behandlung nach somatischen Gesichtspunkten wie bei den übrigen Krankheiten erfolgen müsse, war noch ein weiter Weg. Schließlich wurde jedoch dieser Weg gefunden und als der allein richtige allgemein anerkannt. JOHANN CHRISTIAN REIL (1759—1813; vgl. S. 327) in Halle und seit 1810 in Berlin, erkannte die Richtigkeit der PINELschen Lehren an; von ihm rührt bereits der Plan her, besondere Irrenheilanstalten mit Gärten und landwirtschaftlichem Betrieb einzurichten. (Über REILS Bedeutung als Gehirnanatom ist zu vergleichen M. NEUBURGERS Rede über Reil, 1913, S. 79—91.) REIL war in Berlin nur eine zu kurze Wirksamkeit beschieden, um den Widerstand der Behörden zu brechen; ebensowenig gelang das seinen Nachfolgern JOHANN GOTTFRIED LANGERMANN (1768—1832) und ERNST HORN (1774—1848) in Berlin; letzterer bediente sich in der Charité sogar noch recht roher Methoden. Erst dem Engländer JOHN CONOLLY (1796—1866) in Hanwell bei London war die eigentliche Schöpfung des „No-restraint"-Systems, d. h. die prinzipielle Durchführung des PINELschen Gedankens in der Psychiatrie, vorbehalten. Auf die Beseitigung des Zwanges drang in Deutschland mit Erfolg der bereits genannte WILHELM

GRIESINGER (1817—1868, s. o. S. 437), einer der bedeutendsten Ärzte der Neuzeit, der in Berlin die medizinisch-psychologische Gesellschaft gründete, das
„Archiv für Psychiatrie und Nervenkrankheiten" noch in seinem Todesjahr ins
Leben rief, der pathologisch-anatomischen Forschung auch in der klinischen
Psychiatrie den gebührenden Rang verschaffte und durch eines seiner Hauptwerke, nämlich „die Pathologie und Therapie der psychischen Krankheiten"
(1845 und 1861) die Psychiatrie auf modern wissenschaftlicher Grundlage auf-
baute unter Beseitigung der älteren spiritualistischen Auffassung. Die von ihm
auf Grund sorgfältigster klinischer Beobachtung und genauer psychologischer
Analyse in scharfsinniger Weise aufgestellten Krankheitsbilder und -typen haben
im wesentlichen heute noch ihre (wenig modifizierte) Gültigkeit. (Vgl. über ihn
als Irrenarzt die Nekrologe in seinem Arch. f. Psych., I., S. 760 u. 775 ff.) Zum
großen Teil ist es ferner GRIESINGER und einigen anderen Psychiatern, z. B.
KARL WIGAND MAX JACOBI (1775—1858) in Siegburg a. Rh., dem „deutschen
ESQUIROL", wie er auch heißt, zu danken, daß heutzutage überall wohnlich ein-
gerichtete, mit Gartenanlagen ausgestattete, zum Teil mit landwirtschaftlichen
Betrieben verbundene „Irrenkolonien" existieren.

Soviel, meine Herren, von den Hauptentwicklungsphasen der
Psychiatrie während des 19. Jahrhunderts. Diejenigen Männer, an
deren Namen sich die wichtigsten Leistungen auf diesem Gebiete knüpfen,
sollen Ihnen zusammen mit den Neurologen vorgeführt werden. Bezüglich näherer Informationen verweise ich Sie auf das Werk HEINRICH
LAEHRS in Zehlendorf bei Berlin (geb. 1820): „Gedenktage der Psychiatrie und ihrer Hilfsdisziplinen in allen Ländern" (vierte Auflage, 1893)
und auf THEODOR KIRCHHOFFS (geb. 1853) „Grundriß einer Geschichte
der deutschen Irrenpflege" (Berlin 1890).

Zur Geschichte der Psychiatrie sind noch folgende Arbeiten zu nennen:
Aus älterer Zeit die Arbeiten von JOH. BAPT. FRIEDREICH (s. u.), „System. Literatur
der ärztl. u. gerichtl. Psychologie" (4126 Nummern), Berlin 1833; ders., „Zur
psychiatr. Lit. des 19. Jahrh." (1801—1836), Regensburg 1842; ders., „Histor.
Darstellung der Theorien üb. Wesen und Sitz der psych. Krankheiten", Leipzig
1836; ders., „Versuch einer Literaturgeschichte der Path. u. Ther. der psych.
Krankh.", Würzb. 1830; HEINR. LÄHR (s. o.), „Die Lit. der Psychiatrie, Neurologie und Psychologie von 1459—1799", Berlin 1900 (3 Bde.); THEOD. KIRCHHOFF
(s. o.), „Gesch. der Psychiatrie" im Handb. der Psychiatrie, hrsg. v. G. ASCHAFFEN-
BURG. 1912.

Nicht geringer als in der Psychiatrie ist der Umschwung in der
Neurologie.

Diese verdankt als Sonderdisziplin ihre heutige Gestalt der gewaltigen
Erweiterung der Histologie und Physiologie des Zentralnervensystems, namentlich
den experimentellen Arbeiten der MAGENDIE, FLOURENS u. A., wie denn für die
deutsche Neurologie französische Forscher wie BRIQUET, MOREAU DE TOURS,
DUCHENNE, CHARCOT (vgl. S. 422) maßgebenden Einfluß übten, sowie den reichen
Ergebnissen der jüngsten Lokalisationslehre. — In Deutschland ist vor allem
wieder GRIESINGER zu nennen, der in der Berliner Charité zuerst eine Spezialabteilung für Nervenkranke einrichtete. MORITZ HEINRICH ROMBERG (1795
bis 1873) in Berlin gab die erste zusammenhängende Darstellung der Nerven-

pathologie auf Grund der neueren physiologischen Tatsachen und des zahlreich
vorhandenen, aber zerstreuten klinischen Materials in seinem „Lehrbuch der
Nervenkrankheiten" (1840—1846; 4. Auflage 1857); Begründer der Lehre von
der Neuralgia ciliaris; Schwanken im Dunkeln, Symptom der Ataxie bei Tabes.
In Berlin wirkte auch ROBERT REMAK (vgl. S. 391), der nach dem Vorgange
ROBERT FRORIEPS (1828—1861), gleichfalls in Berlin, zuletzt in Weimar (vgl.
dessen Beobachtungen über die Heilwirkung der Elektrizität, 1843), in der Therapie
der Nervenkrankheiten die Elektrizität in größerem Umfange verwertete und
den konstanten Strom in die Praxis einführte, namentlich dessen zentrale
Applikation auf Hirn- und Rückenmark. — Ferner sind als Neurologen im
weitesten Sinne zu nennen: der bereits unter den Klinikern als Vorläufer SCHÖN-
LEINS erwähnte CHRISTIAN FRIEDRICH NASSE (1778—1851) in Bonn; FRIEDRICH
GROSS (1768—1852) in Heidelberg, Verfasser durch Klarheit und dialektische
Schärfe ausgezeichneter Arbeiten physiologischen, psychiatrischen (und straf-
rechtlich psychologischen) Inhalts in NASSES Zeitschrift, FRIEDREICHS Magazin
und dessen Archiv für Psychologie; KARL WILHELM IDELER (1795—1860) in
Berlin, ein Vertreter der älteren Richtung betr. Entstehung und Behandlung
der psychischen Krankheiten, veranlaßte dort einige rationelle Verbesserungen
in der Irrenpflege; JOHANN BAPTIST FRIEDREICH (1796—1862), Professor in
Würzburg und Erlangen, ein fruchtbarer Schriftsteller; HEINRICH PHILIPP AUGUST
DAMEROW (1798—1866) in Halle, einer der bedeutenderen Psychiater Deutschlands im 19. Jahrhundert, Begründer der „Allgemeinen Zeitschrift für Psychiatrie",
zusammen mit seinem namhaften Kollegen KARL FRIEDRICH FLEMMING (1799
bis 1880) in Sachsenberg bei Schwerin und CHRISTIAN FRIEDRICH WILHELM
ROLLER (1802—1878) in Illenau in Baden; LUDWIG TÜRCK (1810—1868), bedeutender Neurolog in Wien, genialer Beobachter und Experimentator, der aus der
von seinem Gönner Baron TUERKHEIM für ihn im Allgemeinen Krankenhause
eigens eingerichteten Spezialabteilung für Nervenkranke zahlreiche gediegene
Publikationen über Rückenmarks- und Nervenerkrankungen lieferte (über sekundäre Erkrankungen einzelner Rückenmarksstränge und ihrer Fortsetzungen zum
Gehirn, Ergebnisse physiologischer Untersuchungen über die einzelnen Stränge
des Rückenmarks, über Kompression und Ursprung der Sehnerven, Beobachtungen
über das Leitungsvermögen des menschlichen Rückenmarks, Experimentaluntersuchungen zur Ermittlung der Sensibilitätsbezirke der einzelnen Rückenmarks-
nervenpaare etc. (vgl. die vortrefflich eingeleitete Ausgabe der neurologischen
Schriften TÜRKS durch MAX NEUBURGER, 1910), sich jedoch seit 1857 der Laryngoskopie zuwandte (vgl. S. 513); PETER WILLERS JESSEN (1793—1875) in Hornheim
bei Kiel (seinen beiden Lehrern HORN und HEIM zu Ehren so benannt), der im
Gegensatz zu IDELER energisch für das No-restraint-System eintrat; ERNST
ALBERT VON ZELLER (1804—1877; vgl. KREUSER im Württ. med. Corspbl., 1904,
No. 45) in Winnenthal, Verfasser zahlreicher Arbeiten und Reorganisator der
Irrenanstalten; BERNHARD VON GUDDEN (1824—1886), Professor der Psychiatrie
in München seit 1872, bekannt durch den tragischen Tod im Verein mit dem
wegen Wahnsinns entsetzten König LUDWIG II. von Bayern, bedeutender Hirnanatom, der die Hirnbahnen durch experimentelle Untersuchungen klarzulegen
suchte; MAX LEIDESDORF (1818—1889) in Wien, Irrenarzt von Weltruf, Verfasser
eines „Lehrbuchs der psychischen Krankheiten" (Erlangen 1860), von „Beiträge
zur Diagnostik und Behandlung der primären Formen des Irreseins" (1855),
„Psychiatrisch-klinische Studien" (1377), verdient um das österreichische Irren-
heilwesen; MORITZ ROSENTHAL (1833—1890) in Wien schrieb „Klinik der Nerven-

·krankheiten" (1875), „Handbuch der Elektrotherapie" (1873), „Abhandlungen über ·Hysterie, Stottern, Hirntumoren, Diagnose und Therapie der Rückenmarkskrankheiten" u. a. m.; KARL FRIEDRICH OTTO WESTPHAL (1833—1890) in Berlin, Nachfolger GRIESINGERS, gehört zu den hervorragenderen Neurologen der Neuzeit, zeigte das Fehlen des Kniephänomens als pathognomonisch für Tabes, präzisierte die Agoraphobie als neues Krankheitsbild und bereicherte die Lehre von der Paralyse und den Rückenmarkskrankheiten durch zahlreiche wichtige Beiträge und ist auch als experimenteller Nervenphysiologe zu nennen; THEODOR MEYNERT (1833—1892) in Wien, einer der größten Hirnanatomen der Neuzeit, der nicht nur die pathologische Anatomie des Gehirns in den verschiedensten Teilen bereicherte, sondern auch die Ergebnisse der Physiologie und Histologie im Verein mit der klinischen Beobachtung als theoretische Basis zur Erklärung der psychischen Vorgänge zu verwerten suchte. Seine Theorie der Gehirnfunktionen diente ihm als Basis zu einem eigenen System der Psychiatrie, wie er es in seiner „Psychiatrie, Klinik der Erkrankungen des Vorderhirns" (Wien 1884) niedergelegt hat. Von MEYNERTS Einzelarbeiten sind erwähnenswert: „Anatomie der Hirnrinde als Träger des Vorstellungslebens und ihrer Verbindungsbahnen mit den empfindenden Oberflächen und den bewegenden Massen" (1865); „Der Bau der Großhirnrinde und seine örtliche Verschiedenheit" (1868); „Über den doppelten Rückenmarksursprung im Gehirn" (1869); „Die zentrale Projektion der Sinnesoberflächen" (1869); „Skizzen über Umfang und wissenschaftliche Anordnung der klinischen Psychiatrie" (1876); LUDWIG SNELL (1817—1872) in Hildesheim, seit 1856 Direktor der Anstalt daselbst, einer der hervorragendsten deutschen Psychiater, der zahlreiche Journalpublikationen schrieb, u. a. Beiträge zur pathologischen Anatomie der Geisteskrankheiten, über Querulantenwahnsinn, über Hautanästhesie bei Geisteskranken, über Personenverwechslung als Symptom der Geistesstörung, über Hirnzystizerkus, Manie, Melancholie, über Dementia paralytica nach Syphilis, nach Bleivergiftung, verschiedene Reise- und Anstaltsberichte; HEINRICH CRAMER (1831—1893), seit 1877 in Marburg, Verfasser zahlreicher Arbeiten über das No-restraint-System, über den zweckmäßigen Bau von Irrenanstalten, über induziertes Irresein (meist als Aufsätze in der Zeitschrift für Psychiatrie); MORIZ GAUSTER (1828—1895) in Wien schrieb die gerichtliche Psychopathologie für MASCHKAS Handbuch der gerichtlichen Medizin, ferner über die Beziehungen der Geisteskrankheit zur Influenza, über Alkoholismus, über anatomische Befunde im Zentralnervensystem bei Geisteskrankheiten und war Herausgeber der „Jahrbücher für Psychiatrie"; OSCAR BERGER (1844—1885), der erste Dozent der Nervenheilkunde in Breslau, Verfasser der Monographie „Die Lähmung des N. thoracicus longus" (1873), der zur Lehre von den Gelenkneuralgien, wie den Beziehungen der Neuralgien zu Diabetes und Nephritis, zum Genitalapparat, von den Beschäftigungsneurosen, von der Tabes, ferner zur topischen Diagnostik der Hirnkrankheiten mit dem Aufsatz „Zur Lokalisation der kortikalen Sehsphäre beim Menschen", sowie zum Hypnotismus Beiträge geliefert hat. EMANUEL MENDEL in Berlin (1839—1907) schrieb über progr. Paralyse der Irren und begründete Zentralblatt und Jahresbericht des Faches.

Hier ist auch PAUL FLECHSIG in Leipzig (geb. 1847) als hervorragender Hirnanatom zu nennen und nochmals hinzuweisen auf die Psychophysiker THEODOR FECHNER (1801—1890) und WILHELM MAX WUNDT (geb. 1832), den Begründer des Institutes für experimentelle Psychologie in Leipzig. Einer der genialsten Neurologen und Psychologen der neuesten Zeit war PAUL JULIUS MÖBIUS (1853—1907) in Leipzig. (Vgl. E. JENTSCH, 2. And. an P. J. MÖBIUS,

Halle 1907.) HERMANN OPPENHEIM in Berlin (geb. 1858) hat besonders die Diagnostik der Hirnkrankheiten gefördert und neben zahlreichen Monographien und Einzelaufsätzen ein zweibändiges Lehrbuch der Nervenkrankheiten veröffentlicht, das seit 1895 in 6 Auflagen vorliegt und in verschiedene Sprachen übersetzt ist; HEINRICH OBERSTEINER in Wien (geb. 1847) und LUDWIG EDINGER in Frankfurt (geb. 1855) sind als Hirnanatomen bekannt.

Auch Anstaltsdirektoren und andere Forscher haben durch schriftstellerisches und praktisches Wirken einen nennenswerten Anteil an den Fortschritten der Psychiatrie, so GOTTLIEB HEINRICH BERGMANN (1781—1861) im St. Michaelis-Kloster zu Hildesheim; JOHANN CHRISTIAN AUGUST HEINROTH (1773—1843) in Leipzig, auch als Lehrer an der Universität tätig und schließlich Ordinarius an der medizinischen Fakultät („Lehrbuch der Störungen des Seelenlebens", 1818; desgl. die „Seelengesundheitskunde", 1823; „System der psychisch-gerichtlichen Medizin"); JOHANN CHRISTOPH HOFFBAUER (1766—1827) in Halle gehört noch der älteren psychologisch-philosophischen Schule an; FRIEDRICH WILHELM BESCHORNER (1806—1873) in Owinsk; FRIEDRICH LUDWIG HEINRICH BIRD (1799—1853) in Bonn, schrieb zusammen mit FRIEDR. LUDWIG AMELUNG „Beiträge zur Lehre von den Geisteskrankheiten" (1832, 1836); GUSTAV BLUMROEDER (1802—1853), Gerichtsarzt in Kirchenlamitz im Fichtelgebirge, trat energisch und frühzeitig für die somatische Auffassung der psychischen Krankheiten ein; GUSTAV BRANDEIS (1821—1880) in Hannover förderte die Gründung von Idiotenanstalten und Irrenkolonien; GUSTAV BUELAU (1799—1857) in Hamburg; HERMANN DICK (1814—1879) in Klingenmünster in der bayrischen Pfalz; AUGUST EICKHOLT († 1893) in Grafenberg a. Rh., Nachfolger von CARL PELMANN in Bonn; ADOLF ALBRECHT ERLENMEYER (1822—1877) in Bendorf bei Coblenz; BERNHARD GEORG ESCHENBURG (1810—1886) in Lübeck; JACOB FISCHEL [1813—1892) in Prag; FRANZ FISCHER (1815—1881) in Pforzheim; ARTHUR VON GELLHORN (1835—1876) in Uckermünde i. Pomm.; KARL GRAESER (1819—1871) in Eichberg in Nassau; EDUARD WILHELM GUENTZ (1800—1880) in Thonberg bei Leipzig; KARL BERTHOLD HEINRICH (1819—1869) in Königsberg; KARL HERGT (1807—1890) in Illenau, Schüler und Mitarbeiter von CHRISTIAN FRIEDR. ROLLER, schrieb über die Beziehungen der Frauenkrankheiten zu Seelenstörungen, über Morphiumsucht usw.; HEINRICH HOFFMANN (1809—1894), der bekannte Verfasser des „Struwelpeter", war seit 1864 Dirigent der Irrenanstalt in Frankfurt a. M. und schrieb über Halluzinationen, Epilepsie u. a.; MAX HUBRICH (1837—1896) in Werneck; JULIUS JENSEN (1841—1891), seit 1885 in Dalldorf bei Berlin; KARL FERDINAND KERN (1814—1868) in Leipzig, hochverdient um die Taubstummen-, Schwach- und Blödsinnigen-Erziehung, desgleichen KARL FRIEDRICH KIND (1825—1884) zu Langenhagen in Hannover; ERNST KLOTZ (1802—1867) in Sonnenstein bei Pirna; JOHANN MORITZ KOEPPE (1832—1879) in Halle-Alt-Scherbitz, einer der Hauptförderer des No-restraint in Deutschland; RUDOLF LEUBUSCHER (1821—1861) in Jena und Berlin, schrieb: „Grundzüge der Pathologie der psychischen Krankheiten" (1848), „Die Pathologie und Therapie der Gehirnkrankheiten" (1854), „Die Krankheiten des Nervensystems" (1860); EDUARD LEVINSTEIN (1831—1882), Gründer der Maison de santé in Schöneberg bei Berlin, schrieb über Morphiumsucht; OSCAR LOEWENHARDT (1827—1869) in Sachsenberg bei Schwerin; EDUARD LORENT (1809—1886) in Bremen wirkte im modernen Sinne, desgleichen FRIEDRICH EDUARD MAEDER (1817—1886) in Roda, Sachsen-Altenburg; DAVID MANSFELD (1797—1863) in Braunschweig, verdient um das Taubstummenwesen; MORITZ

GUSTAV MARTINI (1794—1875), von 1824—1872 Direktor in Leubus; FRIEDRICH
MEYER (1804—1886) zu Eitorf im Siegtal; JOHANN GEORG MÜLLER (1792—1866)
in Pforzheim; KARL FRIEDRICH WERNER NASSE (1822—1889), Sohn des anfangs
genannten Klinikers, zuletzt in Bonn, trat mehrfach für Gründung neuer öffentlicher Heilanstalten ein; HEINRICH NEUMANN (1814—1884) in Breslau; FRANZ
RICHARZ (1812—1887) in Endenich bei Bonn; JULIUS JOHANN AUGUST RUEPPELT
(1808—1879) in Schleswig; FRIEDRICH SIEBERT (1829—1882) in Jena schrieb:
„Über die wichtigsten Phänomene im Geistesleben", „Über die Ursachen der
Nervosität unserer Zeit", „Über Erblichkeit und Erziehung" u. a. m.; AUGUST
VON SOLBRIG (1809—1872) in München; FRIEDRICH KARL STAHL (1811—1873)
in St. Georgen bei Bayreuth und später in Karthaus-Prüll bei Regensburg; KARL
STARK (1837—1897) in Stephansfeld-Hördt; FRIEDRICH AUGUST HERMANN
VOPPEL (1813—1885) gründete 1867 die landwirtschaftliche Kolonie Zschadraß,
die erste im großen Maßstabe durchgeführte Irrenkolonie Deutschlands; ALBERT
VORSTER (1821—1886), Direktor der Anstalt Bethesda in Lengerich in Westfalen;
LEOPOLD BESSER (geb. 1820) im Asyl Pützchen bei Bonn; CASPAR MAX BROSIUS
(geb. 1825) in Bendorf a. Rh., Verteidiger des CONOLLYschen Prinzips; THEODOR
CLEMENS (geb. 1824) in Frankfurt a. M., Elektrotherapeut; FRIEDRICH WILHELM
HAGEN (geb. 1814) in Erlangen („Statistische Untersuchungen über Geisteskrankheiten", (1876); „Über Nierenkrankheiten als Ursache von Geisteskrankheiten"); LUDWIG KAHLBAUM (1828—1899) in Görlitz publizierte: „Die Gruppierung der psychischen Krankheiten" (1863), „Die Sinnesdelirien" (1866), „Die
Katatonie" (1874); er unterschied die „Hebephrenie" (das Jugendirrsein) als
besondere Krankheitsform; FRANZ LUDWIG ANTON KELP (geb. 1809) in Oldenburg machte sich auch um das Stotterheilwesen und die Idiotenpflege verdient;
FRIEDRICH KOSTER (geb. 1822) in Nieder-Marsberg in Westfalen, Herausgeber
des „Irrenfreund" (1859); HEINRICH LAEHR (s. o. S. 535), seit 1853 Direktor in
Schweizerhof bei Zehlendorf-Berlin, Chefredakteur der „Allgemeinen Zeitschrift
für Psychiatrie" und Verfasser zahlreicher historisch-literarischer Publikationen
zur Psychiatrie; LUDWIG MEYER (geb. 1827) in Göttingen schrieb: „Die allgemeine progressive Paralyse, eine chronische Meningitis" (1857), „Die allgemeine
Paralyse, eine Encephalitis", über No-restraint-System, Schädelskoliose, Bromkalium als Hypnotikum u. v. a.; FRIEDRICH KARL AUGUST ZINN (1825—1897)
in Eberswalde schrieb „Über die Staatsaufsicht über die Irrenanstalten" (1877);
„Über die Stellung des Geistlichen an der Irrenanstalt" (1880), „Über die Versorgung geisteskranker Verbrecher" (1882), „Über die öffentliche Irrenpflege
der Provinz Brandenburg" (1884); RICHARD VON KRAFFT-EBING in Straßburg,
Graz und Wien (1840—1902), berühmt durch seine kriminalpsychologischen
Untersuchungen über sexuelle Neurosen; WILHELM HEINRICH ERB (geb. 1840)
in Heidelberg, Direktor der mediz. Klinik (jetzt in Ruhestand), einer der hervor-
ragendsten der deutschen Neurologen; KARL WERNICKE (1848—1905) in Breslau
und Halle, Verf. von Lehrbüchern über Gehirnkrankheiten und Psychiatrie;
OTTO LUDWIG BINSWANGER (geb. 1852) in Jena; EMIL KRAEPELIN (geb. 1856)
in Heidelberg und München, Begründer einer neuen Schule in der deutschen
Psychiatrie; J. K. A. E. A. GOLDSCHEIDER in Berlin (geb. 1858); SIGMUND
FREUD in Wien (geb. 1856); FRANZ NISSL (geb. 1860) in Heidelberg; THEODOR
ZIEHEN (geb. 1862) in Jena, Utrecht, Halle, Berlin, lebt jetzt im Ruhestand
in Wiesbaden.

Wegen ihrer elektrotherapeutischen Arbeiten verdienen noch hervorgehoben
zu werden: MORITZ MEYER (1821—1893) in Berlin, Verfasser eines oft aufgelegten

Werks über Elektrotherapie („MEYERschen Unterbrechers" zur Prüfung der Muskel- und Nervenreaktion; Bleilähmungen durch fortgesetzten Gebrauch bleihaltigen Schnupftabaks); SIEGMUND THEODOR STEIN (1840—1891) in Frankfurt am Main.

Zu den deutschen Psychiatern und Neuropathologen sind noch zu zählen: der Deutschrusse RUDOLF BRENNER (1821—1884) in St. Petersburg, der Schweizer FRIEDRICH BRENNER (1809—1874) in Basel und die Deutsch-Österreicher: JOSEF CZERMAK (1825—1872) in Graz; JAROMIR FREIHERR VON MUNDY (1821—1894), ein um die Förderung der kolonialen Irrenpflege wie auch um andere Sanitätszweige in Österreich hochverdienter Organisator; JOHANN GOTTFRIED VON RIEDEL (1803—1870) in Wien, gleichfalls Reformator des österreichischen Irrenwesens im humanitären Sinne; LUDWIG SCHLAGER (1825—1885) in Wien trat lebhaft für die zwanglose Irrenbehandlung sowie für Kodifizierung der österreichischen Irrengesetzgebung ein; JOHANN SPIELMANN (1820—1882) in Prag und Teschen; CARL SPURZHEIM (1809—1872) in Wien, Neffe des bekannten Vertreters der Phrenologie und Genossen GALLS, Primararzt der Irrenanstalt Ybbs, um deren Hebung er sich große Verdienste erwarb; JOSEF SCHARFF in Brünn (1842—1892), Primararzt der dortigen Landesirrenanstalt; JOHANN TSCHALLENER (1783—1855) zu Hall in Tirol; FRIEDRICH FIEBER (1836—1882), Elektrotherapeut, MICHAEL VON VISZANIK (1792—1873), beide in Wien; FRANZ VALENTIN ZILLNER (1816 bis 1896) in Salzburg; MORIZ BENEDIKT (geb. 1835), der in seiner Autobiographie (Wien 1906) in sein eigenes Forschen und Denken und sein Fach uns miterlebend einführt, u. a. m.

In F r a n k r e i c h , dem führenden Lande in der Neurologie des 19. Jahrhunderts, machten sich außer den schon (S. 527f.) genannten Männern um die Hebung der Irrenpflege bzw. der Neurologie in hervorragendem Maße verdient in der älteren Zeit:

THÉOPHILE ARCHAMBAULD (1806—1863) in Charenton bei Paris; HONORÉ AUBANEL (1810—1863) in Marseille, dessen Arbeiten besonders die gerichtliche Psychiatrie betreffen; FRANÇOIS AMAN BAZIN (1796—1863) in Bordeaux, dessen „Recherches sur l'anatomie comparée de quelques parties du système nerveux des régions céphalique et cervicale de vertébrés" (1839) schätzenswert sind; ESPRIT SYLVESTRE BLANCHE (1796—1852) in Paris-Passy gründete dort eine Maison de santé und publizierte „Des dangers des rigueurs-corporels dans le traitement de la folie" (1839) und „De l'état actuel du traitement de la folie en France" (1840); PAUL BRIQUET in Paris (1796—1881), hochverdient durch seinen „Traité clinique et thérapeutique de l'hystérie" (1859); ALEXANDRE BRIERRE DE BOISMONT (1797—1881), einer der bedeutendsten französischen Irrenärzte, der in hervorragender Weise zur Entwicklung der Psychiatrie beigetragen hat; er widmete sich dieser Disziplin seit 1834 und schrieb u. a.: „Des hallucinations ou histoire raisonnée des apparitions, des visions, des songes, de l'extase, des rêves, du magnétisme et du somnambulisme" (Paris 1845, 1852, 1861); „Du suicide et de la folie suicide etc." (1855, 1865), sowie zahlreiche Aufsätze in den Annales médico-psychologiques; JUSTE-LOUIS CALMEIL (1798—1895) in Charenton-Paris hat das Verdienst, die von BAYLE zuerst beschriebene progressive Paralyse zuerst als die Folge einer Periencephalitis aufgefaßt zu haben. Seine Hauptwerke sind ein „Traité des maladies inflammatoires du cerveau ou histoire anatomopathologique des congestions encéphaliques du délire aigu etc." (2 Bde., 1859), sowie ein zweibändiges Werk, betitelt „De la folie considérée sous le point de vue pathologique, philosophique, historique . . . déscription des grandes épidémies du délire simple ou compliquée, qui ont atteint les populations d'autrefois etc." (1854); LAURENT ALEXIS PHILIBERT CÉRISE (1807—1869) in Paris publizierte mehrere neuropathologische Arbeiten; JEAN LOUIS FRANCOIS DELASCAURE (geb. 1804), Arzt am Bicêtre bis 1879, Gründer und Leiter des „Journal de méd, mentale" und Verfasser von Monographien über Pseudomanie, Monomanie, politischen Wahnsinn usw.; EDOUARD JEAN BAPTISTE DUMESNIL (1812—1884) in Paris, seit 1872 Generalinspektor der Irrenanstalten in Frankreich; JEAN PIERRE FALSET (1794—1870) in Paris, von 1831—1867 Chefarzt an der Salpêtrière, Verfasser zahlreicher Abhandlungen, die er in seinem Hauptwerk „Maladies mentales et des asiles-d'aliénés. Leçons cliniques et considérations générales etc." (1864) zusammenfaßte; ACHILLE LOUIS FOVILLE (1799—1878), Nachfolger von ESQUIROL in Charenton, Verfasser des berühmten „Traité complet de l'anatomie, de la physiologie et de la pathologie du système nerveux cérébro-spinal" (1844); JACQUES HENRI GIRARD DE CAILLEUX (geb. 1814), Direktor der Irrenanstalt in Auxerre und von 1860—1870 sehr verdienter Generalinspektor des Irrenwesens im Seine-Departement; ETIENNE JEAN GEORGET (1795—1828), Schüler von ESQUIROL, in Paris, dessen zweibändige „Physiologie du système nerveux et spécialement du cerveau" (1821) den Versuch unternimmt, die BROUSSAISsche Irritation als „Alteration" in der Ätiologie der Geisteskrankheiten einzuführen. Die Lehre von der „Spinalirritation" ist Gegenstand lebhaftester literarischer Diskussionen in den ersten Dezennien des 19. Jahrhunderts gewesen; CHARLES FRANÇOIS SIMON GIRAUDY (1770—1848) in Charenton; AUGUSTE NAPOLÉON GOSSELET (1810—1859) in Lille; JEAN BAPTISTE OCTAVE LANDRY (1826—1865) wegen der nach ihm benannten Krankheit schon S. 422 erwähnt; FRANÇOIS LEURET (1797—1851) in Paris, der seine Kranken noch durch moralische Mittel zu heilen sucht; GÉRARD MARCHANT (1813—1881) in Paris, Schüler von ESQUIROL, einer der verdientesten Irrenärzte Frankreichs (zahlreiche Abhandlungen zur gerichtlichen Psychopathologie); CLAUDE FRANÇOIS MICHÉA (1815—1882) in Paris; JEAN ETIENNE MITIVIÉ (1796—1871) in Paris, der mit LEURRT eine Abhandlung über die Pulsfrequenz bei Geisteskranken publizierte; JACQUES JOSEPH MOREAU DE TOURS (1804—1884) in Jory, sowie an der Salpêtrière, einer der bedeutendsten französischen Irrenärzte, der gegen jeden Zwang in der Irrenbehandlung eintrat, auch therapeutische Versuche mit Datura Strammonium und Haschisch anstellte; BÉNÉDICTE AUGUSTE MOREL (1809—1873), Direktor des Asyls in St. - Yon (Seine-Inférieure), gleichfalls Anhänger des No-restraint, Verfasser von „Traité des maladies mentales" (1852—1853 in 2 Bänden), förderte die Kenntnis der Ätiologie sowie der forensischen Psychiatrie; JEAN BAPTISTE MAXIMILIAN PARCHAPPE DE VIYAY (1800—1866) in Rouen, Gründer und Vorsitzender der Société médico-psychologique, Generalinspektor der französischen Heilanstalten, schrieb u. a.: „Recherches sur l'encéphale, sa structure, ses fonctions et ses maladies" (1836—1838); „De la folie paralytique et du rapport de l'atrophie du cerveau à la dégradation de l'intelligence dans la folie" (1859); RENÉ PASQUIER (1792—1872) in Lyon; SCIPION PINEL (gest. 1856) in Paris, Sohn des berühmten PHILIPPE PINEL, schrieb u. a. einen „Traité de pathologie cérébrale des maladies du cerveau" (1844); DAVID RICHARD (1806—1859) in Stephansfeld im Elsaß, wo er bereits 1841 die Beschäftigung der Geisteskranken auf freiem Felde einführte; FÉLIX VOISIN (1794—1872) und dessen Enkel AUGUSTE FÉLIX VOISIN (geb. 1829), beide in Paris.

Die Bedeutung aller eben genannten Männer wird noch bei weitem in Schatten gestellt von zwei Kapazitäten, die mit Recht zu den Koryphäen der modernen Neuropathologie zählen und auf ihrem Spezialgebiet einen Weltruf erlangt haben: GUILLAUME BENJAMIN DUCHENNE (DE BOULOGNE nach seiner Vaterstadt genannt; 1806—1875) und JEAN MARTIN CHARCOT (1825—1893) an der Salpêtrière in Paris. DUCHENNES Hauptverdienste liegen auf den Gebieten (der Muskelphysiologie und vor allem) der Elektrodiagnostik und Elektrotherapie; wir verdanken ihm die erstmalige klinische und zum Teil auch pathologisch-anatomische Beschreibung gewisser typischer Nervenkrankheiten, der progressiven Muskelatrophie, der „Paralysie glossolabiolaryngée" (progressiven Bulbärparalyse) und der „Paralysie pseudo-hypertrophique" (muskulären Pseudohypertrophie).

Die ihm von seinen Landsleuten gleichfalls vindizierte Priorität in Bezug auf die essentielle Kinderlähmung, die er als Paralysie atrophique graisseuse de l'enfance beschrieb, ebenso die in Bezug auf den Symptomenkomplex der Ataxie locomotrice progressive kommt nicht ihm, sondern dem Cannstatter Orthopäden JACOB VON HEINE („Beobachtungen über Lähmungszustände etc.", 1840, 2. Auflage 1860 unter dem Titel: „Die spinale Kinderlähmung") zu.

DUCHENNES ungeheuer zahlreiche Publikationen sind in dem großen Hauptwerk: „De l'électrisation localisée et de son application à la pathologie et à la thérapeutique" (1855, 3. Auflage 1872) vereinigt. Wichtig ist auch seine Monographie: „Mécanisme de la physionomie humaine ou analyse électro-physiologique de l'expression des passions, applicable à la pratique des arts plastiques" (1862), sowie seine „Physiologie des mouvements démontrée à l'acide de l'expérimentation électrique et de l'observation clinique" (1867). Am 27. Juni 1897 wurde sein Denkmal in der Salpêtrière enthüllt.

Charcot, der seit 1873 Professor der pathologischen Anatomie in Paris war und seit 1882 den eigens für ihn geschaffenen Lehrstuhl der Nervenkrankheiten an der Salpêtrière bekleidete, unerreicht als Nosograph von anatomisch-physiologischem Blick, und auch die deutsche Neurologie vielfach maßgebend beeinflußt hat, studierte besonders den multiplen Symptomenkomplex der Hysterie genau und stellte die differentielle Diagnostik der verschiedenen Formen fest; er lieferte exakte Krankheitsbilder von den Komplikationen mit Hemianästhesie, Ovarie, Epilepsie, Katalepsie, Lethargie etc., prüfte die Wirkung der von O. BURQ (S. 350) empfohlenen Metalloskopie resp. -therapie, den Transfert, Hypnotismus usw. Grundlegend und bahnbrechend sind ferner CHARCOTS Arbeiten über die Systemerkrankungen des Rückenmarks geworden, deren Kenntnis er durch Differenzierung der „amyotrophischen und symmetrischen Seitenstrangsklerose" erheblich bereicherte. Außerdem lieferte er wichtige Beiträge bezüglich der Sklerose und Paralysis agitans. Nachdrücklich zu nennen sind auch seine „Leçons cliniques sur les maladies des vieillards et des maladies chroniques" (1868) neben den „Leçons sur les maladies du foie, des voies biliaires et des reins" (1877) und den „Leçons sur les maladies du système nerveux faites à la Salpêtrière" (1874), die glänzenden „Leçons du mardi à la Salpêtrière policliniques" (1887/1888) über Nervenkranke (als „Poliklinische Vorträge des 1. und 2. Schuljahres", von FREUD u. A. ins Deutsche übersetzt) sowie die „Localisation dans les maladies du cerveau" (1876) und die „Iconographie photographique de la Salpêtrière" seit 1876. Auch im kleinen zeigte sich vielfach seine Meisterschaft, wie z. B. in den nach ihm benannten Kristallen des Sputums von Asthmatikern.

Neben diesen Männern nenne ich: JULES FRANCOIS GABRIEL BAILLARGER (1806—1891) in Ivry-Paris, Schüler ESQUIROLS; JOSEPH ARTHAUD (1813—1883) in Lyon; JACQUES ÉTIENNE BELHOMME (1800—1880) in Paris; LOUIS ANTOINE

EUGÈNE BILLOD (1818—1886) in Vaucluse und Chateau-Gonthier schrieb: „Des maladies mentales et nerveuses, pathologiques, méd. légale, administrat. des asiles d'aliénés" (1880—1882, 2 Bde.); ANTOINE ÉMILE BLANCHE (1820—1893); JULES BERNARD LUYS (1828—1897) in Paris, bekannt durch seine Atlanten zur Anatomie des Nervensystems und seine hypnotischen Kuren und Studien über den sog. Transfert; PAUL HENRY CLOZEL DE BOYER (1852—1881) in Paris, Verfasser der „Études topographiques sur les lésions corticales des hémisphères cérébreux", 1879; LUCIEN DE BOUTEVILLE (gest. 1881) in Rouen; MEYER CAHEN (1823—1866) in Paris schrieb 1863 die preisgekrönte Arbeit über die vasomotorischen Nerven, in Anlehnung an CLAUDE BERNARDS Lehren; ACHILLE FOVILLE (1830—1887); HENRI LEGRAND DU SAULLE (1830—1886); LOUIS FRANCISQUE LÉLUT (1804—1877), AIMÉ JEAN LINAS (1829—1881), sämtlich in Paris; LUDGER JULES JOSEPH LUNIER (1822—1885) in Niort, Blois und zuletzt Generalinspektor der französischen Irrenhäuser, VALENTIN MAGNAN (geb. 1835), dessen vortreffliche „Leçons cliniques sur les maladies mentales (1890) MÖBIUS ins Deutsche übersetzt hat; DÉSICÉ-MACLOIRE BOURNEVILLE (geb. 1840); P. E. BRISSAUD (geb. 1852); PIERRE MARIE (s. o., geb. 1853); GILLES DE LA TOURETTE (geb. 1857), alle in Paris.

Unter den e n g l i s c h e n Psychiatern und Neurologen des 19. Jahrhunderts verdienen außer dem bereits (S. 537) genannten JOHN CONOLLY Erwähnung:

JOHN ABERCOMBIE (1781—1844), Verfasser eines Hauptwercks: „Pathological and practical researches on the diseases of the brain and the spinal chord" (1827); der schon (S. 426) genannte JOHN HUGHES BENNET (1812—1875) in Edinburg; JAMES BRAID (1795—1860), als Entdecker des Hypnotismus schon (S. 350) erwähnt; VICTOR BAZIRE (1835—1867), zuletzt in London, schrieb: „On paralysis of the diaphragm" (1867); „On progressive locomotor ataxy"; „A case of disease of a lateral half of the spinal cord" (1865) u. v. a.; ROBERT BOYD (1808—1883), Leiter einer Privatanstalt in Southall Park, Middlessex, bei deren Brand er, sein Sohn und mehrere Kranke ums Leben kamen, Verfasser einer auf Studienergebnissen von 155 Sektionen beruhenden Monographie: „General paralysis of the insane" (1871); GEORGE MAN BURROWS (1771—1846) in London schrieb „Commentaries on the causes, forms, symptoms and treatment, moral and medical, of insanity" (1828), sowie „An inquiry into certain errors relative to insanity and their consequences" (1820); JACOB AUGUSTUS LOCKHART CLARKE (1817—1880) in London handelte über Struktur und Funktion des Rückenmarks, der Medulla oblongata, des Gehirns, der Nerven, über Muskelatrophie, Epilepsie, Diabetes, Tetanus, Paraplegie usw.; J. THOMPSON DICKSON (1841—1874) in London schrieb: „On matter and force in relation to mental and cerebral phenomena"; CHARLES ELAM (1825—1889) in London, Verfasser von „Essai on natural heritage" (1860); „On illusions and hallucinations" (1861); „On cerebria and other diseases of the brain" (1872), sowie von Aufsätzen über Epilepsie, Monomanie etc. im Journal of psych. med. 1855—1859; HENRY CLIFFORD GILL (1846 bis 1883), Arzt am York Lunatic-Hosp. in Bootham; THOMAS MAYO (1790 bis 1871) in London; DAVID SKAE (1814—1873) in Edinburg wurde durch seine Tätigkeit als Irrenarzt eine europäische Berühmtheit, hielt 1863 als Präsident der Medico-Psychological Association eine Vorlesung über „the classification of the various formes of insanity on a rational and practical basis", worin er den somatischen Ursprung aller Geisteskrankheiten betonte; dessen Sohn FREDERIK

SKAE (gest. 1881), Medical Inspector der Irrenanstalten in Neu-Seeland; JOHN RUSSELL REYNOLDS (1828—1896; vgl. S. 428), in London, schrieb 1854 eine Abhandlung über den Schwindel, dann: „Diagnosis of diseases of the brain, spinal cord, nerves and their appendages" (1855); Tables for the diagnosis of diseases of the brain"; „Epilepsy, its symptoms, treatment etc." (1861); „Lectures on the clinical uses of electricity" (1871) u. v. a.; DANIEL HACK TUKE (1827—1895) in London-Hanwell, ein Sohn des gleichfalls um das Irrenwesen verdienten SAMUEL TUKE (1784—1857), in Deutschland gebildet, das Haupt einer großen psychiatrischen Schule in England, Verfasser zahlreicher Abhandlungen auch zur Geschichte der Psychiatrie (D. H. TUKE, Chapters in the history of the insane in the Brit. Isles., London 1882), Herausgeber des „Journal of mental science" und eines zweibändigen Wörterbuchs der Psychopathologie (vgl. das Werk SÉMELAIGNE's oben S. 326); endlich FORBES WINSLOW (1810—1874) in London, gleichfalls sehr bedeutender Psychiater, der bereits im Alter von 21 Jahren eine psychiatrische Arbeit schrieb, ein strenger Verteidiger der moral insanity, des Selbstmörderwahnsinns, des CONOLLYschen No-restraint, ein sehr beliebter Irrenarzt.

In Nordamerika erlangten als Irrenärzte und Neurologen Bedeutung:

GEORGE MILLER BEARD (1839—1883) in New York schrieb zusammen mit A. D. ROCKWELL (geb. 1840): „Medical and surgical electricity" (1875); AMARIAH BRIGHAM (1798—1849), seit 1842 Oberinspektor des Utica Insane Asylum und von 1844—1849 Herausgeber des „American Journal of insanity"; PLINY EARLE (geb. 1809) in New York und später Anstaltsleiter in Northampton, schrieb: „Psychologic medicine, its importance as a part of the medical curriculum" (1867); „The psychopathic hospital of the future" (1867); „Prospective provision for the insane" (1868) etc.; JOHN GRAY (1825—1886) in Utica, N. Y.; ALLAN MCLANE HAMILTON (geb. 1848) in New York; WILLIAM ALEXANDER HAMMOND (geb. 1828), Professor in New York, bekannt durch die erstmalige Beschreibung der nach ihm benannten Athetosis; EDUARD REYNOLDS HUN (geb. 1842) am Albany Med. Coll. in New York; JAMES STEWART JEWELL (geb. 1837) am Med. Coll. in Chicago; WALTER KEMPSTER (geb. 1841) in Oskosh, Wis.; THOMAS STORY KIRKBRIDE (1809—1883) in Philadelphia; DANIEL KITCHEN (geb. 1847) in New York; ALBERT HENRY KUNST (geb. 1845) am West Virginia-Hospital for the Insane in Weston; DAVIS FRANCIS LINCOLN (geb. 1841) in Boston; CHARLES MILLS (geb. 1845) in Philadelphia; DAVID APPLETON MORSE (geb. 1840) in Columbus (Ohio); WILLIAM BASIL NEFTEL (geb. 1830) in New York, Verfasser von „Galvanotherapeutics. The physiological and therapeutical action of the galvanic current upon the acustic, optic, sympathetic and pneumogastric nerves" (1871); ARTHUR HOWARD NICHOLS (geb. 1840) in Boston; Jos. PARRISH (geb. 1818) in Philadelphia, seit 1875 in Berlington, Verfasser zahlreicher Publikationen (sein Vater JOSEPH PARRISH (1779—1840) ist Verfasser einer bemerkenswerten Abhandlung über Spinalirritation, 1832, vgl. S. 482); JAMES MEIGS (1829—1879) in Philadelphia ist bereits bei den Klinikern genannt; JAMES JACKSON PUTNAM (geb. 1846) in Boston; ISAAC RAY (1807—1881), zuletzt in Philadelphia, Verfasser des sehr bekannten Werks „The jurisprudence of insanity" (1838); EDWARD SEGUIN (1812—1880) in New York, ein geborener Pariser, gab das erste erfolgreiche praktische Beispiel zu einer methodischen Idiotenerziehung (S. 449); EDWARD CHARLES SPITZKA (geb. 1851) in New York; JOHN THACKER (geb. 1833) in Cincinnati; HORATIO WOOD (geb. 1841) in Philadelphia.

Von Neuropathologen s l a w i s c h e r Nationalität (bzw. Deutsch-russen) seien genannt:

GREGOR WILHELM BRUTZER (1834—1883) in Rothenburg bei Riga; STANIS-LAUS DOMANSKI (geb. 1844) in Krakau schrieb ein 1876 erschienenes Lehrbuch der Elektrotherapie in polnischer Sprache; KARL WILFRIED GEHEWE (1826—1878) in Petersburg; VALENTIN VON HOLST (geb. 1839) in Riga; JOHANN LUCIAN MIER-ZEJEWSKI (geb. 1839) in Petersburg; ROMUALD PLASKOWSKI (geb. 1821) in War-schau; ADOLPH NICOLAUS ROTHE (geb. 1832) ebendaselbst; HARAD THEODOR HEINRICH TILING (geb. 1842) in Petersburg; THADDEUS ZLOBIKOWSKY (geb. 1840) in Warschau; PETER IWANOWITSCH USPENSKI (1839—1893) in Petersburg, dessen Schriften die Pathologie und Therapie der Rückenmarksaffektionen, die Hypnose und Elektrotherapie betreffen. (Vgl. A. VON ROTHE, Gesch. der Psychiatrie in Rußland. Lpzg. u. Wien 1895; . in Polen, ebenda 1896.)

In Italien

erwarb sich der Nichtarzt DON PIETRO BARON PISANI (gest. 1837) als Gründer, Direktor und Administrator der Irrenanstalt Palermo das Verdienst, schon vor JOHN CONOLLY Maßregeln zu einer menschlicheren Behandlung der Irren ein-geführt zu haben, die er in „Istruzioni per la novella R. casa dei matti in Palermo compilata" (1827) darlegte. An derselben Anstalt wirkte später (seit 1869) der durch seine politische Tätigkeit bekannte Senator GAETANO LA LOGGIA (1805 bis 1889), einer der ausgezeichnetsten Ärzte Siziliens. — Einer der hervorragendsten Pfleger der Psychiatrie in Italien war in Padua AUGUSTO TEBALDI (1833—1895), seit 1874 Professor daselbst, er publizierte u. a.: „Ottalmoscopio nella alienazione mentale" (1870), „Eccentricità del carattere in rapporto alla capacità à testare" (1870), und andre Arbeiten zur gerichtlichen Psychiatrie. Als Neuropathologen bzw. Psychiater von Bedeutung sind für Italien noch erwähnenswert: CARLO FRANCESCO BELLINGERI (1789—1848) in Turin, der mit seiner 1833 erfolgten Publikation „Esperienze ed osservazioni patologiche comprovanti l'antagonismo nervoso" der Begründer des nervösen Antagonismus wurde; ANTONIO BERTI (1816—1879) in Venedig, auch sonst ein tüchtiger Kliniker, schrieb „Pazzia ed omicidio" (1877), „Lezioni sulle cause generali predisponenti alla pazzia" (1863); „Ricerca delle relazioni fra la pazzia ed il vaiulo" (1875); LEONARDO BIANCHI (geb. 1848) in Neapel; SERAFINO BIFFI (geb. 1822) in Mailand, seit 1851 dirigierender Arzt der Privatirrenanstalt S. CELSO, Verfasser mehrerer experimenteller Arbeiten zur Physiologie und Pathologie des Nervensystems, sowie über Irrenkolonien, psy-chiatrische Reiseberichte, über Kretinismus etc.; FRANCESCO BINI (geb. 1815) in Florenz, seit 1849 Professor der Psychiatrie; GIOVANNI STEFANO BONACOSSA (1804—1878) in Turin schrieb 1845: „Sull' importanza della perizia medica nel giudicare dello stato mentale dell' uomo in alcune questioni del foro civile e crimi-nale", schaffte im Irrenhause neben vielen Reformen auch eine Klinik für Geistes-krankheiten und publizierte: „Elementi teorico-pratici di patologia mentale" (1851) u. v. a.; FRANCESCO BONUCCI (1826—1869) in Perugia, sehr verdient um die Lehre vom somatischen Ursprung der psychischen Krankheiten, Verfechter der Anschauung von der Unverantwortlichkeit der Verbrecher, die er besonders in „Fisiologia e patologia dell' anima umana", „Sommario della fisiologia umana", „Medicina legale delle alienazioni mentali" und „Principie di antropologia e fisiologia morale dell' uomo" (1866) vertrat; CESARE CASTIGLIONI (1808—1873) in Mailand, einer der berühmtesten Irrenärzte Italiens, besonders verdient um das Anstaltswesen, das er von Grund aus derartig reformierte, daß nach den von

CASTIGLIONI angegebenen Mustern auch vielfach anderweitige Anstalten eingerichtet wurden Schriftstellerisch war CASTIGLIONI ungemein fruchtbar; mehrere
Jahre lang redigierte er das „Archivio italiano per le malattie nervose e piu parti-
colarmente per le alienazioni mentali" und erwarb sich um die Erziehung und
den Unterricht von Kretinen und Taubstummen besondere Verdienste; GIUSEPPE
GIROLAMI (1809—1878), Direktor in Pesaro (seit 1850) und seit 1866 in Rom,
wo er erhebliche Reformen in der Irrenpflege durchsetzte, Verfasser zahlreicher
(auch anderweitiger klinischer) Arbeiten, die gesammelt in zwei Bänden (1865
bis 1873) erschienen sind; ANDREA VERGA (1811—1895) in Mailand, Verfasser
der „Cenni storici sugli stabilimenti dei pazzi in Lombardia" (1844); CARLO LIVI
(1823—1878) in Siena und seit 1874 Direktor von Reggio d'Emilia in Modena,
ein ausgezeichneter Lehrer, rief die „Rivista sperimentale di freniatria e di medicina legale" sowie die „Gazzetta del frenocomio di Reggio" ins Leben und verfaßte zahlreiche Schriften, von denen die „Anatomia patologica della paralisi
progressiva"; „la pena di morte al lume della fisiologia e patologia"; „la lipemania
stupida e la transfusione sanguigna" (1875); „Della monomania in relazione
col foro criminale" (1876); „Etiologia della paralisi progressiva" (1877) besondere
Erwähnung verdienen; CESARE LOMBROSO (1836—1909) in Pavia, das Haupt der
bekannten jüngeren kriminal-anthropologischen Schule; GREGORIO OTTONI
(1826—1880), Elektrotherapeut in Mantua, ein Schüler von LUIGI CINISELLI
(1803—1878), den wir bereits (S. 495) unter den Chirurgen gewürdigt haben,
verbesserte des letztgenannten Apparat durch Hinzufügung eines Spannungs-
regulators und modifizierte DU BOIS-REYMONDS Apparat; ANTIGONO RAGGI
(geb. 1845) in Pavia; FREDERICO RICCO (gest. 1887) in Neapel hat sich um das
Irrenhaus zu Nocera verdient gemacht und schwärmte für Etablierung eines
„manicomio-carcere", d. h. einer besonderen Anstalt für geisteskranke Verbrecher; doch kam dies Projekt nicht zur Ausführung; FRANCESCO RONCATI
(geb. 1832) in Bologna; AUGUSTO TAMBURINI (geb. 1848) in Modena; endlich
FRANCESCO VIZIOLI (geb. 1834), Neuropatholog und Elektrotherapeut in Neapel.

Für Spanien verweise ich auf A. B. ULLERSPERGER, Die Gesch. der
Psychologie und Psychiatrie in Spanien bis zur Gegenwart. Würzburg 1871.

Unter denjenigen Arbeiten niederländischer Forscher, welche für
die Neurologie und Psychiatrie geschichtliche Bedeutung besitzen, erwähnen
wir die (bereits bei der Darstellung der Anatomie gewürdigten) von SCHROEDER
VAN DER KOLK (s. S. 386), vor allem von JOSEPH GUISLAIN (1797—1860) in Gent,
dessen preisgekrönter zweibändiger „Traité sur l'aliénation mentale et sur les
hospices des aliénés" (1826—1827) seinerzeit viel Aufsehen erregte, ein ausgezeichneter Lehrer, der, ganz in die Fußstapfen PINEL's tretend, sich um das belgische
Irrenwesen im reformatorischen Sinne, auch um den Unterricht sehr wesentlich
verdient machte. Er schrieb noch: „Leçons orales sur les phrénopathies, ou
traité théorique et pratique des maladies mentales" (3 Bde., 1852) und zahlreiche andere Monographien wie Journalaufsätze. Sein Nachfolger war B. C. INGELS
(1830—1886). Bekannt ist ferner durch seine Wirksamkeit als Direktor der
Irrenkolonie in Gheel JEAN FRAÇOIS BULCKENS (1813—1876) geworden. Ich
erwähne ferner: BERNARDUS HENRICUS EVERTS (1810—1883) in Meerenberg-
Haarlem, verdient als Organisator; JACOBUS JOHANNES KERBERT (1822—1878)
in Samarany, einer holländischen Kolonie in Java; CORNELIS JOHANNES VAN
PERSIJN (geb. 1826) in Meerenberg; endlich JOHANNES NICOLAAS RAMAER in
Haag (1817—1887), Verfasser der Monographie „De onderscheiding der Psychosen"
(1887), einen der bedeutendsten Psychiater, ebenso sehr durch persönliche Vor-

züge wie durch eminente Gelehrsamkeit und praktische Tätigkeit ausgezeichnet,
und GUSTAAF EDUARD VOORHELM SCHNEEVOGT (1814—1871) in Amsterdam. —
Von s k a n d i n a v i s c h e n Irrenärzten und Neuropathologen seien genannt: WALDEMAR EMANUEL STEENBERG (1829—1892) in Kopenhagen; NILS
GUSTAF KJELLBERG (1827—1893) in Upsala, der besonders Nikotinvergiftung
als ätiologischen Faktor hervorhob; FREDERIK BJÖRNSTRÖM (geb. 1833) in Stockholm; LUDWIG WILHELM DAHL (geb. 1826) in Christiania; KARL GEORG GAEDEKEN
(geb. 1832) in Kopenhagen; ADOLF WILHELM THEODOR GOERICKE (1798—1885)
in Kopenhagen; RASMUS ANTON HOLM (geb. 1836) in Aarhus; KARL GEORG
LANGE (geb. 1834) in Kopenhagen; HERMAN WEDEL MAJOR (1814—1854) in
Christiania und Gaustad; WILHELM FERDINAND OEHRSTROEM (geb. 1821) in
Stockholm; ANDERS THIODOLF SAELAN (geb. 1834) in Helsingfors; ERNST KARL
VICTOR SALOMON (1830—1880) in Lund; OLE ROEMER AAGAARD SANDBERG
(1811—1883) in Gaustad bei Christiania; HARAD SELMER (1814—1879) in Aarhus;
KARL ULRIK SONDÉN (1802—1875) in Stockholm; CHRISTIAN TRYDE (geb. 1834)
in Kopenhagen; und PETER EMANUEL WINGE (geb. 1818) in Christiania.

Eine umfassende Geschichte der Neurologie in Deutschland aus der Feder
des hervorragenden Wiener Historikers MAX NEUBURGER ist im Entstehen,
die für die gesamte Geschichte, auch der außerdeutschen Neurologie, von ein-
schneidender Bedeutung werden wird. Einige Einzelstudien zu derselben sind
schon veröffentlicut (s. u. S. 582).

An die Psychiatrie schließen wir die Darstellung der g e r i c h t -
l i c h e n M e d i z i n , die von dem Fortschritt der Naturwissenschaften
und der übrigen Gebiete der Heilkunde naturgemäß aufs stärkste beeinflußt worden ist, da sie ja nichts weiter ist als eine Verwertung der
Tatsachen in Biologie und Pathologie zur Entscheidung gewisser streitiger
Fragen in der Rechtspflege.

Die gerichtliche Medizin ist in ihrem heutigen Stande nicht etwa lediglich
ein Produkt des 19. Jahrhunderts, sondern vereinzelte Spuren ihrer Existenz
haben wir bereits in den älteren und ältesten Zeiten, z. B. bei den Römern, in
der salernitanischen Periode der Medizin und im übrigen Mittelalter verfolgen
können (auch in den altdeutschen Rechtsquellen, wie ARTHUR B. SCHMIDT, Jena
1896, in der Festschrift für seinen Vater BENNO SCHMIDT gezeigt hat). Gerichts-
ärztliche Themata werden auch in den älteren geburtshilflichen Schriften gestreift.
Das Verdienst, die erste wissenschaftliche, systematisch-zusammenfassende und
brauchbare Darstellung als abgerundete Disziplin geliefert zu haben (in ähnlicher Art wie das von RAMAZZINI für die Gewerbehygiene und von MORGAGNI
für die pathologische Anatomie geschehen ist), gebührt italienischen Ärzten des
16.—17. Jahrhunderts (FORTUNATO FEDELE (FIDELIS) (1551—1630) in Palermo
und PAOLO ZACCHIA (1584—1659), Leibarzt in Rom). Aus der deutschen Literatur
ist als interessante geschichtliche Thatsache hervorzuheben, daß zum ersten Male
JOHANN SCHREYER, Stadt- und Landphysikus in Zeitz, in einem 1691 erschienenen
Werk auf die Bedeutung der Lungenprobe in der forensischen Praxis hingewiesen
hat, die später von dem bekannten Tübinger Professor GOTTFRIED PLOUCQUET
(1744—1814), dem Verfasser der großen Realbibliotheken, eingehender erforscht
worden ist. Von Schriften der deutschen Literatur gebührt (abgesehen von einigen
älteren rudimentären Versuchen der B. SUEVUS 1629 und JOH. NICOLAUS PFEIZER
um 1630) die Priorität denjenigen von JOHANNES BOHN (1640—1718) in Leipzig

(s. o. S. 267; vgl. S. 267), „de renunciatione vulnerum seu vulnerum lethalium examen" (1689, „egregium opus" nach dem HALLERschen Urteile) sowie die „Diss de officio medici duplici clinico nimirum et forensi" (1704). Sie wurden vorbildlich für eine ganze Reihe späterer, den Gegenstand mehr erschöpfender Arbeiten, die als „Systema jurisprudentiae medicae" oder „Institutiones medicolegales" oder „Quaestiones medico-legales" und ähnlich lautenden Titeln von Männern wie MICHAEL ALBERTI (1682—1757) in Halle, JOHANN FRIEDR. ZITTMANN (1671—1757) in Dresden, HERMANN FRIEDR. TEICHMEYER (1685—1746) in Jena, JOHANN ERNST HEBENSTREIT (1702—1757) in Leipzig, JOH. THEODOR PYL (1749—1794) in Berlin u. A. verfaßt worden sind. (Ueber P. ZACHIA vgl. FOSSEL, Studien 1909, S. 46—110.)

Die geläufigsten deutschen Autoren in der gerichtlichen Medizin des 19. Jahrhunderts sind CHRISTIAN HEINRICH ADOLPH HENKE (1775—1843) in Erlangen, Verfasser eines klassischen Lehrbuchs und Herausgeber einer gediegenen Zeitschrift für die Staatsarzneikunde; LUDWIG JULIUS CASPAR MENDE (Vgl. S. 527), Verf. eines fünfbändigen „Handbuchs" (1819—1830), das (Bd. I, S. 1—466) eine sehr ausführliche geschichtliche Darstellung des Gegenstandes bringt, JOHANN LUDWIG CASPER (1796—1864) und dessen Nachfolger CARL LIMAN (1818—1891) in Berlin, ersterer einer der hervorragendsten Forensen des Jahrhunderts, Verfasser zahlreicher statistischer und kasuistischer Arbeiten aus der gerichtlichen Medizin sowie eines ausführlichen, meist auf eigenen Erfahrungen beruhenden Handbuches (1860), das von letzterem dann in mehreren Auflagen fortgeführt wurde; FRIEDRICH FALK (1840—1893) in Berlin, auch tüchtiger Historiker; LUDWIG KRAHMER (1813—1893) in Halle, der u. a. auch ein dreibändiges Handbuch der Staatsarzneikunde (1874—1879) verfaßte; ALOIS MARTIN (1818 bis 1892) in München, bekannt durch seine experimentellen Studien über das Chloroform (1848), die ersten ihrer Art; ADOLF SCHAUENSTEIN (1827—1891) in Graz, der außer einem selbständig erschienenen Lehrbuch noch zahlreiche Beiträge zu dem großen von JOSEF VON MASCHKA (geb. 1820) in Prag herausgegebenen Handbuche seiner Spezialdisziplin publizierte, endlich der jung verstorbene ARNOLD PALTAUF (1860—1893) in Prag und EDUARD VON HOFMANN (1837—1897) in Wien, Verfasser eines sehr beliebten „Lehrbuchs der gerichtlichen Medizin" (seit 1878 oft aufgelegt und übersetzt), sowie zahlreicher Detailarbeiten. GEORG DRAGENDORFF (1836—1898) in Rostock und Dorpat, bekannt durch seine toxikologisch-chemischen Arbeiten; FRITZ STRASSMANN in Berlin (geb. 1858).

Von hervorragenden nichtdeutschen Gerichtsärzten des 19. Jahrhunderts beschränke ich mich auf die Anführung einiger Franzosen, des Toxikologen MATTHIEU JOSEPH BONAVENTURE ORFILA (1787—1853) (vgl. S. 459) und dessen Nachfolgers AMBROISE AUGUSTE TARDIEU (1818—1879) in Paris, der in zahlreichen causes célèbres eine wichtige Rolle als Gutachter spielte und eine außerordentlich fruchtbare schriftstellerische Tätigkeit auf seinem Gebiet entfaltet hat; auch der bedeutende FRANÇOIS-ÉMANUEL FODÉRÉ (1764—1835), der noch zu würdigen sein wird, ist schon hier zu nennen; PAUL BROUARDEL (1837—1906) schrieb besonders über Erstickungstodesarten und Kindsmord; ferner erwähne ich den durch toxikologische Arbeiten bemerkenswerten Schotten SIR ROBERT CHRISTISON (1797—1882) in Edinburg, sowie die englischen Forscher auf gleichem Gebiete THOMAS ADDISON (s. o. S. 425) und JOHN MORGAN (1829), ROBERT CHRISTISON (1796—1882), JAMES MARSH (1794—1846) (chemischer Arseniknachweis), desgleichen den Amerikaner THEODORE GEORGE WORMLEY (1867); endlich die Italiener FRANCESCO ROGNETTA (1800—1857), einen Gegner ORFILAS, Verfasser

verdienstvoller toxikologischer Arbeiten, die in Paris entstanden, wohin ROGNETTA
(vgl. S. 501 und 507) aus politischen Gründen übergesiedelt war, und RANVIERI
BELLINI (1817—1878) in Florenz, der „Lezioni sperimentali di tossicologia"
schrieb und zusammen mit ANGIOLO FILIPPI eine „Biblioteca medico-legale"
(Pisa) herausgab.

Mit diesen wenigen Notizen verlasse ich die gerichtliche Medizin, um mich
in der nächsten Vorlesung der Hygiene zuzuwenden.

Fünfundzwanzigste Vorlesung.

Die Hygiene im 19. Jahrhundert. Allgemeiner Überblick. Kranken- und Unfallfürsorge. Militärsanitätswesen, Statistik. Epidemiologie und internationale
Seuchenabwehr. Tropenmedizin. Seuchengeographie und Seuchengeschichte. Historisch-medizinische Forschung.

Wer diesen Vorträgen über die Entwicklung der Heilkunde mit
einiger Aufmerksamkeit gefolgt ist, wird gegen die weitverbreitete, aber
irrige Auffassung gefeit sein, daß die Hygiene eine Errungenschaft des
19. Jahrhunderts sei.   Manches wurzelt als Kulthygiene im näheren
und ferneren Orient und geht bis in das vorklassische Altertum zurück:
das klassische hat ewig Bewunderungswürdiges geleistet, indem es zum
ersten Male die individuelle Gesundheitspflege wissenschaftlich begründete und ausbaute und für die Allgemeinheit in Körperübung und
-stählung, in Städtebau, Wasserversorgung, Kanalisierung und Badewesen viele der größten Aufgaben der Volkshygiene in vorbildlicher,
teilweise heute noch unerreichter Weise gelöst hat.

Ich verweise auf die kleine Schrift eines unserer besten Hygieniker von
heute, FERDINAND HUEPPE (jetzt in Dresden), „Die Rassen- und Sozialhygiene
der Griechen im Altertum und in der Gegenwart". Wiesbaden 1897.

Die private Diätetik der Griechen fand im Mittelalter im Morgen-
wie im Abendlande gutgemeinte Nacheiferung unter beschränkten
Gesichtspunkten (vgl. S. 151, 172 und 185 ff).   Die Seuchenprophylaxe,
öffentliche wie private, ist im abendländischen Mittelalter zuerst deutlich in die Erscheinung getreten und grundlegend ausgebaut worden.
Was die Neuzeit bis weit in die zweite Hälfte des 19. Jahrhunderts
hinein dazu getan hat, ist größtenteils von nur geringem Belang.   Was
in dieser Zeit ein FRACASTORO, ein RAMAZZINI, ein JOHANN PETER
FRANK, ein HOWARD, ein JENNER bedeuten, braucht nicht wiederholt
zu werden.   Wie im Mittelalter die Pestepidemien seit 1348, so hat
die Cholera im 19. Jahrhundert durch ihre furchtbare Invasion Europas
1830—36, vor allem 1831/32, den gewaltigen Anstoß zu volkshygienischen
Maßnahmen gegeben, namentlich in E n g l a n d.

Eine paar literarische Vorbemerkungen seien hier eingeschoben. Eine einigermaßen zulängliche Geschichte der Hygiene zu schreiben, ist ein gewaltig Stück Arbeit, das nur auf breitester kulturgeschichtlicher Basis unternommen werden kann. Trotzdem ist manche der bisher schon vorliegenden skizzenhaften Darstellungen nicht ganz ohne Wert; dies gilt schon von AUGUST HIRSCHS Rede vom Jahre 1889 „Über die histor. Entwicklung der öffentl. Gesundheitspflege". Für den Historiker brauchbar ist auch die preisgekrönte Arbeit des Rostocker Hygienikers JULIUS UFFELMANN (1837—1894): „Darstellung des auf dem Gebiete der öff. Gesundheitspflege in außerdeutschen Ländern bis jetzt Geleisteten nebst einer vergleichenden Darstellung des in Deutschland Geleisteten" (1878), welche durch die jährlichen Supplemente in den Jahresberichten der seit 1870 von SPIESS, VARRENTRAPP (1809—1886) und PISTOR herausgegebenen „Deutschen Zeitschrift für öffentliche Gesundheitspflege" ergänzt wird. Einen kurzen Überblick gab der Bonner Hygieniker C. FINKELNBURG (1832—1896), „Geschichtliche Entwicklung u. Organisation der öffentlichen Gesundheitspflege in den Kulturstaaten" 1893 in THEODOR WEYLS Handbuch der Hygiene, der selbst im 4. Supplementbande des gleichen Werkes 1904 eine ausführlichere Übersicht des Historischen unter dem Titel „Zur Geschichte der sozialen Hygiene" schrieb, die auch gesondert erschienen ist. Manches steckt auch in den Einleitungen verschiedener Leitfäden der Hygiene. Man beachte ferner PAGELS Artikel „Geschichte der Hygiene" in der „Enzyklopädie der Hygiene", S. 358 bis 365; MAX RUBNERS Rede „Zur Vorgeschichte der modernen Hygiene", Berlin 1905, und dessen historische Einleitung zum Handbuch der Hygiene Leipzig 1911; T. H. MÜLLER und W. PRAUSSNITZ, Geschichte der Hygiene und Bakteriologie im Handbuch der Geschichte der Medizin, Bd. III, S. 783—852, 1905. ADOLF GOTTSTEIN gab 1901 (Berlin) eine Geschichte der Hygiene im 19. Jahrhundert und 1909 einen Blick auf die Entwicklung der Hygiene im letzten Vierteljahrhundert (im 12. Bande der Ztschr. f. Sozialwissenschaft). Im ersten Bande der Monatsschrift für Soziale Medizin schrieb PAGEL 1903 „Zur Geschichte der sozialen Medizin, besonders in Deutschland". A. KÖHLER gab in der Deutschen Zeitschrift für Chirurgie im 67. Bande einen „Beitrag zur Geschichte der sozialen Wohlfahrtseinrichtungen." Auch über andere Sondergebiete der Hygiene, z. B. Badewesen, Wohnungswesen, Volksernährung, Alkoholismus, sind kurze oder ausführliche Darstellungen erschienen, z. B. K. BERGMANN, Geschichte der Anti-Alkohol-Bestrebungen, Hamburg 1904. Auch S. GOLDSCHMIDTS Geschichte der Prophylaxe in NOBILING-JANKAU, Handbuch der Prophylaxe, Abt. XIII, München 1900, kann mit Nutzen gebraucht werden. — Das Ganze hat in besonderer Weise KARL SUDHOFF unter Mitarbeit von OTTO NEUSTÄTTER und anderen in der historischen Abteilung der Dresdener Hygiene-Ausstellung von 1911 zur Darstellung gebracht, deren Katalog 10 394 Nummern zählt und in 60 Einleitungen zu den einzelnen Abschnitten knappe Übersichten über die einzelnen Disziplinen und zeitlichen Gruppen gibt, die auch in Sonderdruck (74 S.) erschienen sind. Als skizzenhafte Essays sind bei dieser Gelegenheit von SUDHOFF erschienen: ein Überblick in der Hygiene-Nummer der Leipziger Illustrierten Zeitung 1911 und im Hauptkatalog der Ausstellung; „Hygienische Gedanken und ihre Manifestationen in der Weltgeschichte" in der Deutschen Revue, Oktober 1911; „Wege und Aufgaben der Geschichte der Hygiene", Münchener med. Wochenschr., 1911, No. 43. — Für das Ausland sind von besonderer Bedeutung CHADWICKS (s. u.) „The health of nations" (1887), JOHN SIMONS „English sanitary institutions" (1890) und „A Century of public hygiene in America" (1870), sowie HUTCHINS und HARRISON, „A history of factory Legislation" (1903).

In England, wie gesagt, ging man zuerst mit praktischen, volks-hygienischen Maßnahmen vor. Die hauptsächlichste Triebfeder außer den Schrecken der Cholera, die 1832 dort ihren Mordzug unternahm, bildete die rapide Ansammlung der Bevölkerung in den großen städtischen Zentren im Verein mit der Entwicklung einer blühenden Industrie, der Entstehung großer Fabriken und der daraus notwendig hervorgegangenen sozialen Misere. Von jeher durch gesunden Sinn für die realen Verhältnisse des praktischen Lebens ausgezeichnet, gingen die Engländer kräftig ans Werk, um mancherlei Übelstände, die bisher als unvermeidliche Folgen der Fabrikarbeit gegolten hatten, zu beseitigen oder doch zu mildern. Man machte statistische Erhebungen über die Morbidität und Mortalität unter der Bevölkerung, besonders in Berücksichtigung der Unterschiede zwischen Stadt und Land. Man schuf Kanalisationsanlagen, sorgte für zureichendes Wasser, bessere Wohnungs- und Ernährungsverhältnisse, bis die Gesundheitszustände sich besserten. Die neue Cholerainvasion des Jahres 1854 hielt die Frage einer öffentlichen Gesundheitspflege weiter rege. Auch die großen städtischen Verwaltungen anderer Länder nahmen sich allmählich dieser Angelegenheit in richtiger Erkenntnis und Würdigung ihrer Bedeutung an; man begann selbst auf Universitäten vereinzelt Vorlesungen hierüber zu halten. Auch Deutschland folgte schließlich dem Beispiele Englands.

In England war es tatsächlich die Leistung eines ganzen Volkes, vor allem seiner Behörden, welche den mächtigen gesundheitlichen Fortschritt herbeiführte, durchaus nicht etwa einzelner hervorragender ärztlicher Hygieniker, an welchen es, wie wir noch sehen werden, auch dort nicht fehlte. Weiterhin ist gleichfalls der Fortschritt recht vielfach auch in Deutschland der gemeinsamen Arbeit der medizinischen Fachleute und hervorragender Nichtärzte und Verwaltungen zu danken. Vorwiegend in den Händen der Ärzte lag aber ein wichtiger Faktor des Fortschrittes auf sozialhygienischem Gebiete, und diesem haben sich einzelne Ärzte mit ganz besonderem Eifer und Erfolg gewidmet, ohne daß man sie alle anführen könnte: die hygienische Volkserziehung in ihren Anfängen und auch weiterhin in Schrift und Wort, wenn auch den Ärzten gerade auf diesem Gebiete Bundes- und Arbeitsgenossen bewußt und unbewußt recht zahlreiche erwachsen sind. Doch kann darauf hier nicht näher eingegangen werden. Genannt sei für die Anfänge nur der eine Name des Bückeburger Arztes BERNHARD CHRISTOF FAUST (1755—1842) und seine beiden „Gesundheitskatechismen" 1792 und 1794, die zahlreiche Auflagen erlebten (der wichtigste noch 1909 von K. ROLLER neu herausgegeben) und in viele Sprachen übersetzt wurden.

Ohne auf systematische Darstellung der Fortschritte in den einzelnen Sondergebieten eingehen zu können, wird hier einzig versucht werden, die Leistungen der Hauptvertreter moderner Hygiene unter den Ärzten in den verschiedenen Kulturländern kurz zu skizzieren. Wie recht und billig stellen wir die E n g l ä n d e r an die Spitze; denn es muß immer wieder gesagt werden, den Briten kommt das große Verdienst zu, den Nationen des europäischen Kontinents in der hygienischen Fürsorge, sowohl der öffentlichen wie der privaten, mit bestem Beispiel vorangegangen zu sein. Hier sind es vor allem die Vertreter der Staatsautorität selbst, deren Eingreifen von der größten Bedeutung sich erwies. Bereits 1842 wurden besondere Königliche Untersuchungskommissionen etabliert mit weitgehenden Machtbefugnissen zur Überwachung der fabrik- und gewerbehygienischen Verhältnisse und der sonstigen sozialen Zustände, namentlich um übermäßige Anhäufung in den Wohnungen der Arbeiterviertel, Verunreinigung des Bodens und Wassers und dergl. Schäden mehr zu verhüten. Allen diesen Dingen wurde in England direkt staatlicher- resp. polizeilicherseits die erforderliche Aufmerksamkeit und Abhilfe bereits früher und in wirksamerer Form zuteil, als anfänglich und noch für längere Zeit in Deutschland. Es existieren dort zu diesem Zweck gemäß der Public Health Act des Jahres 1848 permanente Staatsgesundheitsämter: ein centrales „general board of health" und besondere Ortsgesundheitsämter, „local board of health", deren Kompetenzen durch den „Local government board act" von 1871 und den „Public health act" 1872—1875 weiter geregelt wurden.

Einige der bedeutendsten Repräsentanten der neueren englischen Hygiene sind: JOHN ROBERTSON, Verfasser einer Medical police (1808 u. 1809); ALFRED CARPENTER (1825—1894) in London, von dessen Publikationen hier besonders in Betracht kommen die „Lectures on preventive medicine" (1877); „Alcoholic drinks" (1878); „Health of school" (1882) u. a.; SIR GEORGE BUCHANAN (1830 bis 1895) in London, einer der verdientesten englischen Hygieniker der Neuzeit, langjähriger oberster Berater des Local board of health, 1891 Präsident des in London tagenden internationalen hygienischen Kongresses.

BUCHANANS Arbeiten gründen sich ganz auf eigene Beobachtungen aus der Verwaltungspraxis, so die über Typhus und Ruhr und deren Beeinflussung durch die Kanalisation, über Verbreitungsweise und Häufigkeit des Scharlachs, für dessen epidemisches Auftreten ihm u. a. einmal den Betrieb in einer Milchwirtschaft als Quelle aufzudecken gelang, wo unter den Kühen eine dem menschlichen Scharlach analoge Erkrankung bestand; über die Gesundheitsschädigungen bei der Baumwollindustrie, über den Zusammenhang zwischen Tuberkulose und Bodenfeuchtigkeit, über Tuberkulose im Kindesalter, über englisches Krankenhauswesen etc. — Aus einer älteren Periode stammen NEIL ARNOTT (1788—1874) in London, Erfinder des Wasserbetts (zum Schutz gegen Decubitus, 1832), der in seinem Werk „On warming and ventilating" die Physik der Kamine und den seitdem unter seinem Namen bekannten Ofen beschrieb. ARNOTT plädierte für ausreichende Ventilation als bestes Schutzmittel gegen Typhus und konstruierte zu diesem Zwecke eine Ventilationsschornsteinsklappe; CHARLES TURNER THACKRAH (1795—1833), der die Krankheit der Bergarbeiter untersuchte (1832), wie später THOMAS OLIVER („Dangerous trades", London 1902); WILLIAM BALY (1814—1861) in London, hervorragende Autorität auf dem Gebiet der Gefängnishygiene; THOMAS HERBERT BARKER (gest. 1865) in Bedford; SIR EDWIN CHADWICK

(1799—1890, s. o. S. 553); CHARLES HILTON FAGGE (1838—1883) am Guy's-
Hospital Lehrer der Hygiene; WILLIAM AUGUSTUS GUY (1810—1885); JOHN
SIMON (1816—1904, s. o. S. 427), dessen „Public health report", 1887 berühmt ist,
Medical officer of the Privy Council, eine Behörde, auf die 1858 die Befugnisse
des General board of health übertragen wurden. EDMUND ALEXANDER PARKES
(1819—1876), seit 1860 erster englischer Professor der Hygiene an der Army
Medical School zu Netley, Herausgeber eines sehr beliebten „Manual of practical
hygiene" (1864), zu dessen Gedächtnis das Parkes-Hygiene-Museum 1879 eröffnet
wurde; EDWARD CATOR SEATON (1815—1880), verdient um die Kuhpockenimpfung und Verfasser eines bezüglichen Handbuchs (1868); JOHN CHARLES HALL
(1816—1876) in Sheffield, dessen Arbeiten über die Krankheiten bei den Schleifern
und Feilenhauern seines Wirkungskreises besonders bemerkenswert sind; GAVIN
MILROY (1805—1886), höherer Sanitätsbeamter im Kolonialdienst, Verfasser wertvoller medizinisch-topographischer Berichte sowie von Studien über Lepra, Yaws
und Cholera; THOMAS ORTON (1801—1869), Medical officer in London, Verfasser
bemerkenswerter Reports; JOHN POSTGATE (1820—1881) in London arbeitete
besonders über Nahrungsmittelverfälschungen; JOHN NETTEN RADCLIFFE (1830
bis 1884), lange Zeit zusammen mit BUCHANAN Inspector of public health und
seit 1879 als dessen Nachfolger Assistant Medical officer; GEORGE ROSS (1815
bis 1875) in London widmete sich besonders dem Studium der Armenpflege in
hygienischer Beziehung. Der eigentliche wissenschaftliche Begründer der „prä-
ventiven Medizin" in England ist THOMAS SOUTHWOOD SMITH (1788—1861) in
London, Mitglied des General board of health, Mitbegründer der „Health of
Towns Association" (1839) sowie der „Metropolitan Association for improving
the dwellings of the industrial classes", Verfasser wertvoller Berichte „On the
physical causes of sickness and mortality" (1838—1839); „On sanitary improve-
ment" (1838, 1846, 1849—1851), über Cholera-, Gelbfieberepidemien, über Quarantäne und eines zweibändigen von 1835—1865 elfmal aufgelegten Werkes über
Hygiene u. d. T.: „The philosophy of health or an exposition of the physical
and mental constitution of man with a view to the promotion of human longevity
and happiness". ROBERT ANGUS SMITH (1817—1884) in Manchester wandte
sich mit Vorliebe chemischen Untersuchungen zu, war seit 1863 jahrelang auf
Grund der Parlaments-Alkali-Act zum Inspector-General of Alkali-Works bestellt, über die er wertvolle Berichte publizierte; ARTHUR HILL HASSALL (1817
bis 1894) in London, dessen Arbeiten über Nahrungsmittelverfälschung ein Erlaß
besonderer Parlamentsakte dagegen zu verdanken ist; EDWARD SMITH (1819 bis
1874) in London, Autorität in Bezug auf Ernährungshygiene, Mitglied des Local
Government Board mit der Spezialmission als „Assistant Medical officer for
Poor-Law Purposes", Verfasser eines „Manual for medical officers of health"
(1873), eines „Handbook for inspectors of nuisances" (1873), verschiedener Berichte über Armenhäuserhygiene etc."; EVANS BUCHANAN BAXTER (1844—1885)
in London; TIMOTHY RICHARDS LEWIS (1841—1886), Schüler v. PETTENKOFERS,
hauptsächlich um die Hygiene in Indien verdient, wo er in Kalkutta die Cholera
genauer studierte; JOHN MAULE SUTTON (1829—1886), Urenkel des in der Geschichte der Pockeninokulation bekannten DANIEL SUTTON, seit 1873 Medical
officer of health für den Borough Oldham, in welcher Eigenschaft er den Sanitäts-
dienst organisierte, das „Westholme Hospital for infectious diseases" gründete und
mehrere Abhandlungen über Kindersterblichkeit publizierte; SIR CHARLES ALEX-
ANDER CAMERON (geb. 1830) in Dublin; A. W. BLYTH (1900), CHARLES HARRINGTON
(1901), W. T. SEDGWICK (1902), THOMAS STEPHANSON u. SH. F. MURPHY schrieben

Kompendien und Handbücher der Hygiene; LEONHARD HILL handelte über Staubschädigungen und Krankheiten der Kaissonarbeiter (1912).

In **F r a n k r e i c h** ist die Pflege der Hygiene, soweit die akademische Vertretung hierfür einen Maßstab der Beurteilung bildet, gleichfalls älteren Datums als in Deutschland, allerdings zum Teil noch mit der Pharmakologie und gerichtlichen Medizin verknüpft. Wesentlich für den Fortschritt wurde die 1822 getroffene Einrichtung des ,,Conseil supérieur de santé publique'', welche 1851 zur Bildung des ,,Comité consultatif d'hygiène publique'' führte.

An den Leistungen in der Hygiene sind in Frankreich in nicht geringem Maße Männer mit Arbeiten von Weltruf beteiligt. Aus der älteren Periode des 19. Jahrhunderts: JEAN NOEL HALLÉ (1754—1822) in Paris, besonders bekannt durch seine Arbeiten über die Anämie der Kohlenarbeiter, über Vakzination und über den Mephitismus der Abtrittsgruben; FRANÇOIS-ÉMANUEL FODÉRÉ (1764 bis 1835), Gerichtsarzt in Italien und in seiner französischen Heimat, wo er auch vielseitige andere Verwendung fand, hier zu nennen, besonders wegen seines in 3 Auflagen erschienenen Buches ,,Les lois éclairées par les sciences physiques, ou Traité de médecine légale et d'hygiène publique'' (drei Bde., 1798, sechs Bde., 1815), auch auf zahlreichen anderen Gebieten der Hygiene, Epidemiologie, Demographie usw. erfolgreich betätigt; ANTOINE GERMAIN LABARRAQUE (1777—1850) wurde für einen 1820 ausgesetzten Preis zur Verbesserung der Darmsaitenfabrikation in hygienischer Beziehung auf die Eau de Javelle geführt; er empfahl ferner die Chloride und Chlorüre des Kalks und Natrons mit vielem Erfolg als Desinfektionsmittel; JOSEPH HENRI RÉVEILLÉ-PARISE (1782—1852), besonders bemerkenswert als Verfasser einer ,,Hygiène oculaire'' (1816), einer ,,Physiologie et hygiène des hommes livrés aux travaux de l'esprit'' (1834, 2 voll.) und des berühmten Hauptwerks: ,,Traité de la viellesse hygiènique, médicale et philosophique ou recherches etc.'' (1853); LOUIS RENÉ VILLERMÉ (1782—1863) in Paris, ebenso berühmt als Hygieniker wie als Statistiker und Sozialpolitiker, dessen Arbeiten die Bevölkerungs- bzw. Sterblichkeitsverhältnisse in Paris und Frankreich, ferner die Hygiene der Arbeiter in der Baumwollen-, Wollen- und Seidenindustrie betreffen; PAUL JOLLY (1790—1879) in Paris beschäftigte sich mit der Hygiene des Wassers, mit Alkoholismus, Abusus des Tabaks, Absynths etc. Mit ALEXANDRE JEAN BAPTISTE PARENT-DUCHATELET (1790—1836), einem der hervorragendsten Repräsentanten der Hygiene in Frankreich, Verfasser des weltbekannten Buches über die Pariser Prostitution (,,La Prostitution dans la ville de Paris 1836'') beginnt die große Literatur über das Bordellwesen und die geheime Prostitution, die schließlich zur Einführung der Polizeiärzte und Polizeiassistenten geführt hat; PARENT-DUCHATELET schrieb auch eine zweibändige ,,Hygiène publique ou Mémoires sur les questions les plus importantes de l'hygiène, appliquée aux professions et aux travaux d'utilité publique'' (1836) und Abhandlungen über die Pariser Kloaken, über die Ursache fauliger Ausdünstungen und ist Mitbegründer der ,,Annales d'hygiène publique'' (1829); JEAN NICOLAS GANNAL (1791—1852), Chemiker und Pharmazeut, machte sich durch die Empfehlung der Chlorinhalationen gegen Phthisis, durch Arbeiten über Begräbnis und eine besondere Konservierungsmethode animalischer Teile einen Namen; NICOLAS DALLY (1792—1862) ist bemerkenswert wegen seines lebhaften Eintretens für Erteilung eines gymnastischen Unterrichts in den Schulen; THOMAS MARIA LOUIS

FIARD (1793—1853) in Paris machte sich durch seine Propaganda für die Pockenimpfung verdient; der bereits erwähnte CHEVALLIER (S. 458) verdient auch unter den Hygienikern eine Stelle, weil sein 1850 (in fünfter Auflage 1878 zusammen mit BAUDRIMONT) publizierter „Dictionnaire des altérations et falsifications des substances alimentaires, médicamenteuses et commerciales", ebenso seine übrigen Arbeiten über Milchverfälschung (zusammen mit O. RÉVEIL, 1856), über die Notwendigkeit des Baues besonderer Wohnungen für Handwerker und Vertreter des Mittelstandes, über Desinfektionsmittel u. a. der Hygiene zugute gekommen sind; mit GUSTAVE SIMON LAGNEAU (1827—1896) schrieb er noch eine Abhandlung über die Populationsverhältnisse von Paris (1873); JEAN BAPTISTE ÉDOUARD BOUSQUET (1794—1872) ist als langjähriger Leiter des Impfwesens in Paris bemerkenswert; JACQUES ALPHONSE GUÉRARD (1796—1874) gehört zu den bedeutendsten französischen Hygienikern; seit 1845 als Nachfolger von LEURET Redakteur der „Annales d'hygiène publique" veröffentlichte er die meisten seiner Abhandlungen in dieser Zeitschrift: über Ventilation, Ernährung, Bäderwesen, Statistisches, Hygiene der Dampfmaschinenarbeiter, über Phosphorvergiftung; LÉOPOLD DESLANDES (1797—1852) publizierte 1826 ein „Manuel d'hygiène publique et privée" und andere hygienische Arbeiten; FRANCOIS MÉLIER (1798—1866) in Paris studierte besonders die Hygiene der Tabakfabriken; (1849); FRANÇOIS RIBES (1800—1864), seit 1828 als Nachfolger von FRÉDÉRIC BÉRARD, Professor der Hygiene in Montpellier, veröffentlichte 1860 seinen berühmten „Traité d'hygiène thérapeutique ou application des moyens de l'hygiène au traitement des maladies" und von 1837—1849 die „Enseignements généraux d'hygiène"; LOUIS CYPRIEN DESCIEUX (1801—1875) gab je ein Werk über Feldhygiene und über Kinderhygiene heraus; ADOLPHE TRÉBUCHET (1801—1865) in Paris, verdient, obwohl Nichtmediziner, einen Ehrenplatz unter den modernen Hygienikern wegen seiner vielseitigen bedeutenden Arbeiten, welche speziell in den von ihm in seiner Eigenschaft als Chef des Conseil de salubrité herausgegebenen vieljährigen Rapports enthalten sind und eine Art Kodex der öffentlichen Gesundheitspflege bilden; TRÉBUCHET hat zur Assanierung von Paris erheblich beigetragen; ALEXANDRE FERDINAND MÉNESTREL (1802—1861) ist bemerkenswert als Herausgeber der von THOUVENEL unvollendet gelassenen „Éléments d'hygiène" (1840); HIPPOLYTE ROYER-COLLARD (1802—1850), seit 1838 Professor der Hygiene in Paris, einer der bedeutendsten Hygieniker (und Gerichtsärzte), hat seine Spezialwissenschaften mit zahlreichen Publikationen bedacht; u. a. verfaßte er: „Organoplastie hygiénique ou essai d'hygiène comparée sur les moyens de modifier artificiellement les formes vivantes par le régime" (1842); ÉDOUARD ADOLPHE DUCHESNE (1804—1869) in Paris, Verfasser eines vierbändigen Werks über die Nutz- und Giftpflanzen der Welt sowie von Abhandlungen über die Hygiene der Eisenbahnarbeiter, über die Bleikolik, über die Schädlichkeiten der Beschäftigung mit farbigem Papier, über Fischvergiftung, über die Prostitution in Algier; der (S. 458) schon erwähnte APOLLINAIRE BOUCHARDAT (1806—1886) verfaßte außer mehreren Lehrbüchern der Chemie und Pharmazie einen „Traité d'hygiène publique et privée basée sur l'étiologie" (1881); ANTOINE BOUDOIN POGGIALE (1808—1879), Mitglied des Conseil d'hygiène publique in Paris, beschäftigte sich besonders mit der Hygiene der Nahrungsmittel, des Trinkwassers (zum Teil auch mit militärhygienischen Fragen); ebenso PAUL MARIE LÉON GAUBERT (gest. 1866) in Paris; MICHEL LÉVY (1809—1872) in Paris ist Autor eines verbreiteten „Traité d'hygiène publique et privée" (1843—1845; 5 éd. 1869, 2 Bde.), zu dem sich noch zahlreiche kleinere Arbeiten epidemiologischen Inhalts

(Berichte über die Fortschritte der Militärhygiene), über die Lebensdauer der jüdischen Rasse in Europa u. a. gesellten; L. TANQUEREL DES PLANCHES (1809 bis 1862), Verfasser des berühmten Werkes über die Bleikrankheiten und ihre Vermeidung (1839); AUGUSTE GABRIEL MAXIME VERNOIS (1809—1877) in Paris pflegte besonders eifrig die Gewerbehygiene und verfaßte das gediegene Werk: „Traité pratique d'hygiène industrielle et administrative comprenant l'étude des établissements insalubres, dangéreux et incommodes" (1860), ferner Abhandlungen über Staubinhalationskrankheiten, über die Wirkung des Arseniks bei der Fabrikation künstlicher Blumen, über Beschaffenheit der verschiedenen Milcharten, über Prophylaxe der Tollwut, endlich die berühmte Untersuchung „de la main des ouvriers et des artisans au point de vue de l'hygiène et de la médicine légale", worin er die mit erstaunlichem Fleiß gesammelten Untersuchungsresultate von 150 verschiedenen Berufsarten mit Bezug auf die dabei vorkommenden Krankheiten an den Händen (Kallositäten, akzidentelle Schleimbeutel, Usuren und Verfärbungen der Nägel, chemische und physikalische Beschaffenheit des Hautschmutzes und der Hautausdünstungen, Geschwüre, Exantheme, Difformitäten etc.) wiedergegeben hat; ÉMILE BEAUGRAND (gest. 1875) verfaßte zahlreiche hygienische (und historische) Artikel für die berühmte A. DECHAMBREsche Enzyklopädie und gab drei Auflagen (1864, 1868, 1873) von ALFRED BECQUERELS (1814—1866) „Traité élementaire d'hygiène privée et publique" heraus. JEAN BAPTISTE HILLAIRET (1815—1882), Mitglied des Conseil d'hygiène et de salubrité des Seine-Departements, beschrieb zusammen mit AUGUSTE LOUIS DOMINIQUE DELPECH (1818—1880) die Erkrankungen der Arbeiter bei der Fabrikation der Chromverbindungen, gab ein verbessertes Verfahren beim Beizen der Haare behufs Verfilzung an und schrieb einen Bericht über den Schulunterricht in der Gymnastik. DELPECH beschäftigte sich besonders mit der Gewerbehygiene, mit der Hygiene der Krippen sowie mit der Trichinosis resp. der Finnenkrankheit der Schweine; OCTAVE SCELLES DE MONTDRÉSEL (1813—1867) in Paris; THÉOPHILE VICTOR JEAN BAPTISTE ROUSSEL (geb. 1816), ALFRED LE ROY DE MÉRICOURT (geb. 1825) mit Beiträgen zur Klimatologie, Ventilation, Desinfektionslehre, zur Hygiene der Schwammfischer etc.; PIERRE ÉMILE MAHIER (geb. 1827); ÉMILE LÉON POINCARÉ (geb. 1828), ACHILLE ADRIEN PROUST (geb. 1834) und ALEXANDER LAYET (geb. 1840).

Wir kommen zu D e u t s c h l a n d. Hier hebe ich zunächst als wichtige, die Forschung in der Hygiene befruchtende Tatsachen hervor: die Einrichtung einer besonderen Sektion für Hygiene in der deutschen Naturforscherversammlung 1867 durch SACHS, SANDER, SPIESS und VARRENTRAPP, die Herausgabe des hervorragenden Organs: „Deutsche Vierteljahrsschrift für öffentliche Gesundheitspflege", seit 1868 durch SPIESS (bis 1885 mit VARRENTRAPP, seitdem mit PISTOR und anderen deutschen Hygienikern), die Begründung des „Deutschen Vereins für öffentliche Gesundheitspflege", 1873, die Schaffung des Reichsgesundheitsamtes, 1876, und die Besetzung des ersten akademischen Lehrstuhls der Hygiene in Berlin (1885 durch ROB. KOCH). — Nicht minder haben zur Förderung und Verbreitung hygienischer Einsicht, namentlich in der breiten Masse der Ärzte und der Bevölkerung, populär-wissenschaftliche Darstellungen der Gesundheitspflege beigetragen. In dieser Beziehung sind bemerkenswert vor allem der schon früher (S. 444) erwähnte JACOB LORENZ SONDEREGGER (1825—1896) in St. Gallen, Verfasser der „Vorposten der Gesundheitspflege im Kampfe ums Dasein der einzelnen und ganzer Völker" (1873), einer Schrift, deren Lektüre ich Ihnen nicht dringend genug empfehlen kann. Sehr fesselnd ist geschrieben das „Handbuch der öffentlichen und privaten Hygiene" (1876) von KARL HERMANN SCHAUENBURG (1819—1876), zuletzt in Mörs, einem ebenso geistreichen, wie vielseitigen und fruchtbaren Schriftsteller und Medizinalbeamten, dessen preisgekrönte „hygienische Studien über die Sonntagsruhe" mit zu dem Besten gehören, was über diese Materie geschrieben ist.

Große Verbreitung fanden die wertvollen und schön geschriebenen Bücher von KARL HEINRICH RECLAM (1821—1887) in Leipzig; auch die Publikationen von AUGUST THEODOR STAMM (geb. 1822) bewegen sich in ähnlichem Geleise. — Lediglich streng wissenschaftlich-didaktische Tendenzen besitzt das ausgezeichnete, aus selbständigen Untersuchungen und Beobachtungen hervorgegangene „Handbuch der Sanitätspolizei" (in drei Bänden, Berlin 1858—1864; zweite Auflage 1868—1870) von LOUIS PAPPENHEIM (1818—1875), Medizinalrat in Arnsberg, kurze Zeit auch Dozent der Hygiene an der Berliner Universität.

Unter denjenigen deutschen Hygienikern des 19. Jahrhunderts, deren Arbeiten besonders epochemachend für die verschiedensten Gebiete der öffentlichen Gesundheitspflege gewesen sind, nennen wir vor allem **Max Pettenkofer** (1818—1901) in München, von 1866—1894 Ordinarius der Hygiene daselbst, eines der Häupter der vorbakteriologischen Ära in der Gesundheitspflege, zu Lichtersheim bei Neuburg a. d. Donau geboren. PETTENKOFER hat das Experiment in der Hygiene begründet und wurde der Vater des modernen akademischen Unterrichts in dieser Wissenschaft. Ausgehend von der medizinischen Chemie, für die er von 1847—1866 eine Professur bekleidete — eine seiner ersten und bedeutendsten Arbeiten betrifft die 1844 in LIEBIGS Annalen publizierte Gallensäureprobe („Über eine neue Reaktion auf Galle und Zucker") —, wandte PETTENKOFER zuerst chemische Methoden zur Entscheidung hygienischer Fragen an. Besonders waren es die Luftverhältnisse, der natürliche und künstliche Luftwechsel, die Vorgänge im Boden, die Beziehungen zwischen Grundwasser und Boden und [später zusammen mit KARL VON VOIT (1831—1908)] die Fragen vom Stoffwechsel und der Ernährung, denen er unter Verwertung der chemisch- und physikalisch-experimentellen Methoden seine Aufmerksamkeit schenkte. Die von PETTENKOFER gewonnenen Ergebnisse bilden das Fundament der modernen naturwissenschaftlichen Hygiene. Sein 1866 begründetes, 1878 in einem besonderen Gebäude (unabhängig von dem früheren Aufenthalt im physiologischen Laboratorium zu München) untergebrachtes Laboratorium war bis zur Entstehung des jetzigen in Leipzig (1878), sowie in Göttingen (1883), Berlin (1885,

s. oben) und sukzessive an den übrigen preußischen Universitätsstädten die hervorragendste und fast die einzige Unterrichtsstätte für das Spezialstudium der Gesundheitspflege. Mit ZIEMSSEN publizierte PETTENKOFER das „Handbuch der Hygiene des Menschen" seit 1882 und war Mitherausgeber der „Zeitschrift für Biologie" und des „Archivs für Hygiene" Am bekanntesten sind PETTENKOFERS Studien über Cholera und Typhus, deren Ursachen er in besonderen Verhältnissen des Bodens und Grundwassers suchte, bekannt auch seine Bemühungen als deutscher Delegierter auf der Wiener internationalen Sanitäts- konferenz 1874 zur Einigung der Mächte bezüglich der Durchführung von Absperrungsmaßregeln am Roten und Kaspischen Meere gegen die Invasion von Cholera und Pest. PETTENKOFER war schließlich (seit 1889) Präsident der Bayerischen Akademie der Wissenschaften.

KARL V. VOIT, M. v. P. zum Gedächtnis. München 1902; Persönliches über PETTENKOFER von G. W. A. KAHLBAUM in Verh. d. Naturf.-Ges. zu Basel, 1901, S. 326—337; R. EMMERICH in Dtsch. Revue, 1902, S. 81 ff.

Neben PETTENKOFER verdient wegen des regen, erfolgreichen Wirkens als einer der kräftigsten Förderer hygienischer Bestrebungen in Deutschland JOHANN GEORG VARRENTRAPP (1809—1886) in Frankfurt a. M. Erwähnung, der auf der dortigen Naturforscherversammlung 1867 die Gründung einer Sektion für Hygiene anregte, 1868 zusammen mit seinem Landsmann ALEX. SPIESS (1831—1904) die „Deutsche Vierteljahrsschrift für öffentliche Gesundheitspflege", das bedeutendste deutsche Preßorgan auf diesem Gebiete, herauszugeben begann, überdies die Gefängnis-, Städte-, Schul- und andere Zweige der Hygiene durch einzelne Arbeiten wesentlich bereicherte. VARRENTRAPP begründete ferner 1842 die „Jahrbücher für Gefängniskunde", publizierte 1844 französisch die in Bordeaux preisgekrönte Arbeit: „Sur l'emprisonnement individuel sous le rapport sanitaire" und berief 1846 den Kongreß für Gefängnisreform nach Frankfurt. Wiederholt bereiste er England zum Zweck des Studiums der dortigen hygienischen Einrichtungen, wurde 1873 Mitstifter des „Deutschen Vereins für öffentliche Gesundheitspflege", setzte in seiner Vaterstadt die Anlage von Schwemmsielen durch und führte dort auch als der erste in Deutschland 1878 die Ferienkolonien nach schweize- rischem Muster ein. Hervorragende Verdienste um den hygienischen Fortschritt in Deutschland erwarb sich der schon genannte KARL MARIA FINKELNBURG (1832—1896) in Bonn, vorübergehend (von 1876—1880) Mitglied des K. Deutsch. Reichsgesundheitsamts in Berlin, wo er den Entwurf eines Gesetzes betreffend den Verkehr mit Nahrungsmitteln, Genußmitteln und Verbrauchsgegenständen ausarbeitete, der am 4. Mai 1879 Reichsgesetz wurde. (Kommentarausgabe von ihm und FRIEDRICH MEYER 1880) FINKELNBURG trat lebhaft für Entlehnung englischer Einrichtungen ein, die er in einer vorzüglichen Schrift „Die öffentliche Gesundheitspflege Englands" (Bonn 1874) darlegte. Andere Arbeiten FINKELN- BURGS betreffen den Einfluß der Volkserziehung auf die Volksgesundheit (1873), die Naturgeschichte der städtischen Brunnenwässer im Rheintale (1874), die Bekämpfung der Trunksucht, die Errichtung von Volkssanatorien für Lungen- schwindsüchtige, die internationale Regelung der Hygiene. Auch gab er seit 1882 zusammen mit EDUARD LENT (geb. 1832) das „Zentralblatt für Allgemeine Ge- sundheitspflege" heraus.

Diesen Arbeiten reihen sich würdig an diejenigen von JULIUS UFFELMANN (1837—1894), Professor der Hygiene in Rostock, vor allem dessen schon oben erwähnte preisgekrönte „Darstellung des auf dem Gebiet der öffentlichen Gesundheitspflege Geleisteten"; er pflegte besonders die Lehre von der Ernährung, über die er zahlreiche Detailstudien („Über die Diät in akuten, fieberhaften Krankheiten" 1877, „Das Brot und dessen diätetischer Wert" 1884, Verdauung der Kuhmilch, Temperatur der Speisen, über Sparstoffe etc.) und zusammen mit IMMANUEL MUNK das größere Handbuch: „Die Ernährung des gesunden und kranken Menschen" (1887) publizierte. Auch ein „Handbuch der privaten und öffentlichen Hygiene des Kindes" (1881) hat UFFELMANN zum Verfasser, ebenso ein „Handbuch der Hygiene" (1889). Weitere Arbeiten betreffen die Prüfung der Luft, die hygienische Bedeutung des Sonnenlichts und eine hygienische Topographie der Stadt Rostock, endlich noch kleinere historische, populär gehaltene Abhandlungen über die Entwicklung der altgriechischen Medizin, über Gesundheitspflege im alten Rom, über die öffentliche Gesundheitspflege in Italien etc.

Vortreffliche Bearbeitungen erfuhren einzelne Kapitel der Gesundheitspflege, so die S c h u l h y g i e n e zuerst durch KARL IGNAZ LORINSER (1796 bis 1853), Medizinalbeamten in Oppeln, in einer 1836 in der preußischen medizinischen Vereinszeitung erschienenen Abhandlung: „Zum Schutz der Gesundheit auf Schulen", worin auf die Wichtigkeit einer mit der geistigen parallel laufenden körperlichen Erziehung aufmerksam gemacht und die Pflege des Turnunterrichts zu diesem Zweck betont wird.

Übrigens hat sich LORINSER noch als erster öffentlicher Gegner der RUSTschen Cholera-Absperrungsversuche mittelst Militärkordons 1831 ein Andenken in der Seuchengeschichte gesichert.

Die S. 413 ff. kurz skizzierten neuen Erkenntnisse in der Parasitologie, welche durch die ZENKERsche Entdeckung der Trichine als Krankheitsursache (1860) eine wichtige Erweiterung erfahren hatte, drängte zur segensreichen Ausgestaltung der F l e i s c h b e s c h a u. — Die Schädigungen der P r o s t i t u t i o n und Syphilisverbreitung beleuchtete FRIEDRICH JACOB BEHREND (1803—1887), Oberarzt der Berliner Sittenpolizei, in mehreren bemerkenswerten Arbeiten. — Auf die aus der Phosphorfabrikation hervorgehenden A r b e i t e r erkrankungen lenkte ERNST VON BIBRA (1806—1878) in Nürnberg durch eine mit LORENZ GEIST 1847 publizierte Abhandlung die allgemeine Aufmerksamkeit; die Hygiene der Bergarbeiter förderte GUSTAV ETTMÜLLER (1808—1881) in Leipzig; die Gewerbehygiene bearbeitete auf experimenteller Grundlage HERMANN EULENBERG (geb. 1814), jahrelang Vortragender Rat in Berlin. Arbeiten zur Reform des preußischen Medizinalwesens und anderen Kapiteln der Hygiene sichern LUDWIG SACHS (1835—1879) in Halberstadt einen dauernden Ehrenplatz in der Geschichte dieser Wissenschaft. — Um die praktische und literarische Propaganda der Pockenimpfung erwarben sich nicht geringe Verdienste: JEAN DE CARRO (1770—1857), Arzt in Karlsbad; MICHAEL REITER (1802—1876) in München; JOH. EVANGELIST WETZLER (1774—1840) in Augsburg und die Berliner Ärzte: WILHELM AUGUST EDUARD BREMER (1787—1850), EDUARD HEINRICH MÜLLER (1809—1875) und GOTTHELF LOTHAR MEYER (1841—1882).

Durch ihr Wirken für die öffentliche Gesundheitspflege einiger Großstädte und zirkumskripter Gemeinwesen haben eine Reihe hervorragender deutscher Medizinalbeamten autoritative Bedeutung in der Hygiene erlangt. Wir nennen: ROBERT WILHELM VOLZ (1806—1882) in Karlsruhe, eine Zeitlang Mitglied der Reichscholerakommission und des Reichsgesundheitsamts; HERMANN WALTHER

(1815—1871) in Dresden; JOHANN JACOB HEINRICH EBERS (1781—1858) in Breslau; ALBERT KARL LUDWIG LIÉVIN (1810—1881) in Danzig; FRANZ FALGER (1814—1878) in Münster; GUSTAV BRANDES (1821—1880) in Hannover; WILHELM STRICKER (1816—1891) in Frankfurt a. M.; HERMANN WASSERFUHR (1823—1897) in Straßburg und zuletzt in Berlin; FRIEDRICH EMIL SANDER (1833—1878) in Barmen, kurze Zeit in Hamburg, Verf. eines Handbuchs (1877) und einiger wertvoller kleinerer Studien über Geschichte, Statistik, Bau und Einrichtung der Krankenhäuser (1875), über die Cholera in Beziehung zu Boden und Grundwasser (1873), über die englische Gesetzgebung (1869), u. a. m. SANDER war einer der Mitbegründer des deutschen Vereins für öffentliche Gesundheitspflege; JOSEF V. KERSCHENSTEINER (1831—1896) in München, Verfasser der „Generalberichte über das Sanitätswesen im Königreich Bayern", sowie wertvoller Arbeiten über die Verbreitung des Typhus, auch verdient um die Hebung des tierärztlichen Unterrichts in Bayern; endlich ALBERT LUDWIG AGATHON WERNICH (1843—1896) in Berlin, dessen Forschungen die Desinfektionslehre, die Entwicklung der organisierten Krankheitslehre und zahlreiche epidemiographische Themata betreffen; LUDWIG HIRTH (geb. 1844) in Breslau bearbeitete in hervorragender Weise die Gewerbekrankheiten (bes. „Die Krankheiten der Arbeiter", Breslau 1871—1877, vier Bde.); Erwähnung verdienen auch BERNHARD SCHUCHARDT (geb. 1823) in Gotha; THEODOR KARL ADOLPH PETRUSCHKY in Königsberg (geb. 1826); JULIUS WILHELM WALLICHS (geb. 1829) in Altona und aus der letzten Zeit: HERMANN COHN (1838—1906) in Breslau wegen seiner großen Verdienste für die Schulhygiene der Augen; GUSTAV WOLFFHÜGEL (1845—1899) in Göttingen; KARL FLÜGGE (geb. 1847) in Göttingen und Breslau; AUG. GÄRTNER (geb. 1848) in Jena; G. TH. AUG. GAFFKY (geb. 1850) im Reichsgesundheitsamt; THEOD. WEYL (1851—1914) in Charlottenburg; FRIEDRICH AUG. LÖFFLER (geb. 1852) in Greifswald; FERDINAND HUEPPE (geb. 1852) in Prag, jetzt in Dresden; MAX RUBNER (geb. 1854) in Berlin; MAX GRUBER (geb. 1853) in München; WALTHER KRUSE (geb. 1864) in Leipzig; ADOLF DIEUDONNÉ (geb. 1864) in München; AUG. WASSERMANN (geb. 1866) in Berlin u. A. RUDOLPH ABEL, früher in Hamburg, jetzt in Berlin, der Herausgeber des neuesten Handbuchs der Hygiene in 2 Bänden. Der Entwicklungsgang, den die soziale Hygiene in Deutschland im letzten Vierteljahrhundert genommen, ist in trefflicher Weise dargelegt von GEORG STICKER in der Kleinen Jubiläumsschrift: „Die Ausgestaltung der Medizin in Deutschland während der letzten 25 Jahre", München 1913.

Schließlich sei der großen Verdienste RUDOLF VIRCHOWS um die praktische Hygiene in Berlin, sowie seiner anderweitigen hygienischen Arbeiten und Bestrebungen gedacht (über den Hungertyphus im Spessart, in Oberschlesien etc. etc., teils niedergelegt in seiner kurze Zeit mit LEUBUSCHER herausgegebenen „Medizinischen Reform", teils in den „Gesammelten Abhandlungen" etc. reproduziert).

Um die Interessen des ärztlichen Standes und seines Vereinswesens hat HERMANN EBERHARD RICHTER (1306—1876) in Dresden, der unvergeßliche Begründer des Deutschen Ärztevereinsbundes, sich hervorragend verdient gemacht, dessen Leben und Wirken JOHANNES GROSSE (1896) beschrieben hat, desgleichen EDUARD GRAF (1828—1895) in Elberfeld, der langjährige Präsident der deutschen Ärztetage in Eisenach, wo beiden hochverdienten Männern am 10. September 1897 ein Denkmal enthüllt worden ist.

Anhangsweise sei auf Ingenieur-Kapitän CHARLES T. LIERNUR († 1893) zuletzt in Berlin, den Erfinder des bekannten Differenzierungssystems der Städtereinigung (gesonderte Abführung der Haus-, Nutz- und Straßenwässer einerseits und der Fäkalien und Küchenabwässer andrerseits in zwei besonderen unabhängigen Kanalsystemen), sowie auf WERNER KÜMMEL († 1893), Direktor der Altonaer Gas- und Wasserwerke, hingewiesen, der in seinem Bereich die mit Hilfe der Bakterienkunde gefundenen Normen des Wasserfiltration praktisch im großen anwandte und die von ihm geleiteten Wasserwerke zu einem Musterinstitut umwandelte, auch zur Verbreitung hygienischer Kenntnisse unter den Technikern mitgewirkt hat. —

Auch in Ö s t e r r e i c h - U n g a r n erlangte die Hygiene während des 19. Jahrhunderts die vermöge der wissenschaftlichen Fortschritte gebührende staatliche bzw. behördliche Anerkennung. Seit 1870 hat sich dort eine vollständige Reorganisation des öffentlichen Sanitätsdienstes vollzogen in der Weise, daß die Trennung der öffentlichen Gesundheitspflege von der gerichtlichen Medizin im Prinzip durchgeführt ist.

Zu den namhafteren österreichischen Hygienikern der neueren Zeit gehören, soweit literarische Publikationen zur Beurteilung maßgebend sein dürfen, ISIDOR SOYKA (1850—1889) in Prag, ADOLF HEIDER (gest. 1894) in Wien, KARL BÖHM (geb. 1827 und 1896 emeritiert), der Direktor des Allgemeinen Krankenhauses in Wien, bekannt durch Forschungen über Städtereinigung, Hospitalbau und Ventilation; MATHIAS MACHER in Graz (um 1865 emeritiert, also wahrscheinlich 1795 geboren) machte sich als Arzt und Sanitätsbeamter um die medizinische Topographie und die Bäderkunde Steiermarks und durch die Herausgabe der österreichischen Sanitätsgesetze um den ganzen Staat verdient; ADOLF SCHAUENSTEIN (geb. 1827) in Graz, Verfasser des ,,Handbuchs der öffentlichen Gesundheitspflege in Österreich" (1863), und des ungarischen Hygienikers von europäischem Rufe JOSEF FODOR (1843—1901).

In der S c h w e i z erfuhr die Hygiene wissenschaftliche und praktische Förderung außer durch den bereits genannten SONDEREGGER, dessen Anteil an der Gestaltung der neuen sanitären und sozialen Gesetzgebung auch seines Landes ein sehr beträchtlicher war, besonders durch den Berner Professor ADOLF VOGT (1823—1908, einen Bruder des bekannten Materialisten KARL VOGT), dessen Arbeiten die Sterblichkeits- und Krankenverhältnisse in Bern, Städtereinigung, Trinkwasserversorgung, Gewerbehygiene der Schweizer Buchdrucker und vor allem die Impffrage zum Gegenstande haben, sowie durch KARL ZEHNDER in Zürich (geb. 1826), der besonders epidemiologische Fragen behandelte; ALBRECHT BURCKHARDT (geb. 1853) in Basel.

Von n i e d e r l ä n d i s c h e n Hygienikern seien hervorgehoben: NICOLAS GISBERT FOSSION (1811—1879) in Brüssel, der sich besonders mit den hygienischen Verhältnissen der Steinkohlen- und Bergwerksarbeiter beschäftigte.

Von den S k a n d i n a v i e r n ist ELIAR HEYMANN (1829—1889), Professor am Carolinischen Institut in Stockholm, zu nennen, langjähriger Redakteur der ,,Hygiea".

Wir haben in diesem Überblick über die Hygiene des 19. und beginnenden 20. Jahrhunderts Gesundheitspolizei, öffentliche und soziale

Hygiene nicht auseinandergehalten, müssen aber auf einige große Sondergebiete der Wissenschaft und Übung der Volkshygiene noch mit ein
paar Worten eingehen, die freilich kaum mehr bieten können als einige
kurze Hinweise.

Wie sich die Kranken- und Unfallfürsorge für weite Volkskreise
Deutschlands seit der Botschaft Kaiser Wilhelms I. vom 11. November
1881 bis zur Reichsversicherungsordnung vom Jahre 1911 mit Einschluß der Invaliden- und Altersversicherung entwickelt hat in Deutschland und langsam Wirkung genommen hat auch über dessen Grenzen
hinaus, ist auch volkshygienisch von größter Bedeutung, steht aber
nicht vereinzelt da. Auch Krankenpflege und Krankenhauswesen
wurden im 19. Jahrhundert unter Leitung der Ärzteschaft in hervorragender Weise entwickelt und ausgebildet, ebensowohl in humanitärer
als hygienischer Richtung, von der Assanierung der Baulichkeiten in
jeder Hinsicht, ihren Belegungsnormen, der Regelung der Krankenkost
und des ärztlichen und Pflegerdienstes bis herab zum ausgebildeten
Krankenkomfort (vgl. S. 454), stets unter Leitung der Gedanken der
Asepsis und der Verhütung der Weiterverbreitung von Krankheitskeimen.

Von den Anfängen des Krankenpflegewesens ist auf S. 154 f. schon gehandelt und dort auch die wichtigste Literatur schon verzeichnet. Auch über
die eifrige Beteiligung der Krankenpflegeorden und Schwesterschaften, die
ihre große Bedeutung als treue Gehilfen der Ärzteschaft zum Segen der Kranken
auch noch heute besitzen, ist in der dort gegebenen Literatur das nötige zu finden,
zu der noch das Handbuch der Krankenversorgung und Krankenpflege gefügt
sei (Berlin, seit 1898), in dem DIETRICH die recht brauchbare historische Einleitung geschrieben hat, und die Monatsschrift „Die Krankenpflege", Berlin,
seit 1901. Es seien hier nur neben dem katholischen Pflegeorden noch Kaiserswerth
genannt und das „Rote Kreuz" und der einzige Name FLORENCE NIGHTINGALE
und deren „Notes on Hospitals" 1859 und „Notes on nursing" 1860. Wie das
Hospital vom Krankenversorgungshaus zur Krankenheilstätte in ärztlichem
Sinne seinen Weg zu machen begann, ist S. 188 angedeutet, doch kann hier nicht
näher darauf eingegangen werden, ebensowenig auf die glänzende Entwicklung
des modernen Krankenhauses auch nur von J. HOWARDS (s. o. S. 335) oder
etwa K. H. J. ESSE's (1808—1877; „Krankenhäuser", 1857) trefflichen Aufstellungen aus der Mitte des 19. Jahrhunderts bis etwa zum Eppendorfer Krankenhaus (1889) und dem Rudolf-Virchow-Krankenhaus zu Berlin (1906) oder Johns
Hopkins Hospital in Baltimore (1889), die mit den Namen großer ärztlicher
Organisatoren wie HEINRICH CURSCHMANN und J. S. BILLINGS für immer verbunden sind. Auf die verschiedenen Formen der Spezialkrankenanstalten kann
ebenfalls nur andeutungsweise verwiesen werden. (Auch für dies Gebiet ist in
den „Ergebnissen und Fortschritten des Krankenhauswesens" seit einigen Jahren
ein besonderes Organ geschaffen von DIETRICH und GROBER, die auch ein Handbuch „Das deutsche Krankenhaus" herausgegeben haben. Der preußische Staat
hat die hygienischen Anforderungen der Ärzte für die Krankenanstalten 1911
gesetzlich anerkannt.) Mancher der oben (S. 537 ff.) genannten großen Psychiater
(z. B. ZELLER und GRIESINGER) ist mit der Ausbildung des Irrenhauswesens

aufs engste verknüpft. Die Namen HERMANN BREHMER und Görbersdorf (1859), KARL SPENGLER und Davos, PETER DETTWEILER und Falkenstein (1876) zeigen auf andere Bestrebungen, die sich als Sanatorien aller Art die Welt erobert haben, von den Schneeregionen der Hochgebirge bis zu den nordischen wie südlichen Seeküsten, hygienisch nicht minder bedeutungsvoll als therapeutisch. Die „Heilstättenbewegung" ist ja noch in vollem Gange, nicht immer frei von Übertreibung und Überschätzung. — Über Spezialkrankenhäuser, die in England eine besonders weitgehende Entwicklung genommen haben, hat R. KERSHAW („Special Hospitals", London 1909) eine historische Übersicht zu geben versucht. Als hervorragende quellenmäßige Darstellung der Gesamtentwicklung einer der bedeutendsten Krankenanstalten ist das Werk von E. COYECQUE über das Hôtel Dieu zu Paris, fortgesetzt von FOSSEYEUX, von seinen Anfängen (bisher) bis zum Ende des 18. Jahrhunderts, in 3 Bänden (1891—1912) besonders beachtenswert. Eine recht brauchbare Zusammenstellung der Literatur über Krankenpflege erschien im Katalog der Berliner Ausstellung zur Krankenpflege 1899.

Auch bei den Schulbauten und dem gesamten Schulbetrieb haben hygienische Gesichtspunkte in stetig steigendem Maße Einfluß genommen; der „Schularzt" ist eine ständige Institution geworden, daneben Schulbäder (Turnspiele und Wanderungen), Waldschulen und Hilfsschulen verschiedener Art (vgl. RICHARD LANDAU, Zur geschichtl. Entwicklung der Schulhygiene. Wien. med. Presse, 1902, No. 39 ff.). Auch das Gefängniswesen wurde nach hygienischen Gesichtspunkten reformiert, wozu bekanntlich von HOWARD (S. 335) die nachhaltigste Wirkung ausging. (Über den Reformator des russischen Gefängniswesens, den Arzt Dr. FRIEDRICH HAAS, 1780—1853, ist die feine Schrift von KARL NÖTZEL zu vergleichen, Leipzig 1912.)

Besonderes Augenmerk hat man seit längerer Zeit schon dem M i l i t ä r w e s e n von ärztlicher Seite gewidmet wegen der großen hygienischen Gefahren, welche dabei zu vermeiden sind, und in den Zeiten des Volksheeres aus dem höheren Gesichtspunkte heraus, der im richtig verstandenen allgemeinen Militärdienste eine große Schule der Volksgesundheit für die männliche Jugend mit vollem Rechte sieht. „Militärmedizin" und A r m e e h y g i e n e haben schon eine längere Geschichte.

Eine Armeehygiene als Wissenschaft existiert seit dem 18. Jahrhundert. Zuvor finden wir schon bei einigen alten Kulturvölkern, namentlich bei dem kriegerischen Volk der Römer, Andeutungen eines relativ geordneten Feldsanitätswesens, insofern unzweifelhaft Feldärzte bei ihnen, ebenso wie bei den Griechen, bereits in großer Anzahl existiert haben, wie aus Arbeiten von RENÉ BRIAU, FRÖLICH, WOLTZENDORFF u. A. hervorgeht. Auch während des Mittelalters existierten nachweislich Armeewundärzte, meist allerdings in erster Linie an die Personen der Heeresführer und deren Umgebung dienstlich gebunden; mehr im Nebenamt lag ihnen die Sorge um die übrigen Verwundeten als Pflicht ob. — Eine wohlorganisierte Pflege der Truppen in sanitärer Beziehung durch ständige Einrichtungen beginnt erst mit der Errichtung stehender Heere in F r a n k r e i c h , zunächst während des 16. Jahrhunderts. Hier, wo ein Mann, wie AMBROISE PARÉ einer der obersten Feldwundärzte war, gelangte das Heeressanitätswesen trotz mancher aus unregelmäßiger und wechselnder Verwaltung hervorgegangener Mißstände zu einer hohen Entwicklungsstufe, dank besonders bedeutender Chirurgen, die im Kriegsfalle der Armee wundärztliche Hilfe zu leisten berufen wurden. Zu den schon genannten großen Chirurgen des 18. Jahrhunderts würde hier noch JEAN COLOMBIER (1736—1789) aus Toul nachzutragen sein, der das Verwundetentransportwesen durch einzelne treffliche Maßnahmen verbesserte (vgl. die Pariser Thèse von GALLOT-LAVALLÉE „Un hygieniste au XVIII. siècle", 1913 und M. A. LEFÈVRE „Histoire du service de santé de la marine militaire (1666—1867)", Paris 1867).

In E n g l a n d datiert eine organisierte Armeehygiene erst seit den Tagen der Königin Elisabeth und erlangte im Laufe des 18. Jahrhunderts durch die bereits (S. 333) genannten PRINGLE und BROCKLESBY eine Vervollkommnung, die im Jahre 1854 durch Gründung einer vorzüglichen militärärztlichen Schule in Netley ihren Abschluß erhielt, nachdem bereits Lehrstühle für Kriegschirurgie an den Universitäten in Edinburg (seit 1806) und Dublin (1846) eingerichtet worden waren.

D e u t s c h l a n d hatte gerade in Bezug auf die einheitliche Entwicklung einer Kriegschirurgie in der neueren Zeit unter seiner politischen Zerrissenheit und Ohnmacht sehr zu leiden. Am meisten kommen zunächst die Verhältnisse in Preußen in Betracht deshalb, weil hier diejenigen Maßnahmen, welche zum Behufe eines geordneten Armeesanitätswesens getroffen wurden, zugleich die eigentlichen Vorläufer der Entwicklung einer wissenschaftlichen Medizin in Berlin geworden sind. Hauptsächlich gilt das von dem durch den Generalchirurgus ERNST CONRAD HOLTZENDORFF 1724 ins Leben gerufenen Collegium medico-chirurgicum in Verbindung mit dem Theatrum anatomicum und der aus einem ursprünglichen Pesthaus 1726 hervorgegangenen Charité. Diese Anstalten erreichten ihren Gipfelpunkt in der 1795 auf GOERCKES Betrieb gegründeten „Pépinière", der jetzigen Kaiser - Wilhelms - Akademie. [Bezüglich näherer Daten verweise ich auf meine Skizze „Die Entwicklung der Medizin in Berlin" (Wiesbaden 1897) und die dort angegebenen Quellen, bes. auf Ad. L. RICHTER, Gesch. d. Medizinalwesens der k. preuß. Armee, Erlangen 1860.] — Auch Sachsen erhielt 1748 in Dresden ein Collegium medico-chirurgicum, und in Österreich verdanken die bezüglichen Einrichtungen ihre Existenz dem Reorganisator VAN SWIETEN († 1772). Aus der medizinisch-chirurgischen Lehranstalt (1784) ging das „Josefinum" hervor. Vgl. S. KIRCHENBERGER, „Gesch. des österreich-ungarischen Militärsanitätswesens", Wien 1895, und „Chronolog. Tabellen" dazu, 1896; J. HABART und R. VON TÖPLY, Unser Militärsanitätswesen vor hundert Jahren. Wien 1896. Über das bayerische Sanitätswesen hat JOSEPH SCHUSTER eine größere Anzahl tüchtiger Studien geliefert.

Das wichtigste und zugleich historisch denkwürdigste Ereignis in der Entwicklung des Kriegssanitätswesens liegt in der unter dem Zeichen des Roten Kreuzes geschlossenen G e n f e r K o n v e n t i o n (Oktober 1863 auf einer internationalen Konferenz daselbst), durch die von allen Mächten die Feldspitäler mit ihrem Personal als sakrosankt erklärt wurden.

Vgl. Entstehungsgeschichte des Roten Kreuzes und der Genfer Konvention von RUDOLF MÜLLER. (Stuttgart 1897.)

Von denjenigen Männern, an deren Namen die Hauptreformen in der Feld-krankenpflege resp. im Militärsanitätswesen während des 19. Jahrhunderts sich knüpfen, seien (abgesehen von den bedeutenden Chirurgen, die fast sämtlich an den Kriegen als Ärzte teilgenommen haben) genannt für D e u t s c h l a n d : CHRISTIAN WILHELM LUDWIG ABEL (1826—1892) in Stettin; GOTTFRIED FRIEDRICH FRANZ LÖFFLER (1815—1874) in Berlin; KARL VON LOTZBECK (geb. 1832, ausgeschieden 1895 sowie JULIUS PORT (geb. 1834, ausgeschieden 1896) in Bayern; WILHELM ROTH (1833—1893) in Dresden, der u. a. zusammen mit RUDOLF LEX (1835—1876) das bekannte „Handbuch der Militärgesundheitspflege" (3 Bde., Berlin 1872—1877) herausgab; aus der älteren Zeit: AUGUST FERDINAND WASSERFUHR (1787—1867) in Stettin; STROMEYER (s. o. S. 487), Maximen der Kriegsheilkunst, 1855; H. VON LANGENBECK, „Chirurg. Beobachtungen aus dem Kriege", Berlin 1874; H. MAAS, Kriegschirurgische Beiträge aus dem Jahre 1866, Breslau 1870. — Nicht unerwähnt dürfen bei dieser Gelegenheit die unsterblichen Verdienste bleiben, welche sich die erste deutsche Hohenzollernkaiserin AUGUSTA, geb. Prinzessin von Weimar (1811—1890) um das Rote Kreuz während der Kriege von 1864—1871 erworben hat.

In der Reihe derjenigen, welche in Ö s t e r r e i c h sich in hervorragendem Maße um das Feldspitalswesen verdient gemacht haben, gebührt die erste Stelle dem bekannten Baron JAROMIR VON MUNDY (1822—1894) in Wien, der erst, nachdem er 1855 als Hauptmann seinen Abschied genommen hatte, in Würzburg zum Studium der Medizin überging, nach absolviertem Studium zunächst der Irrenpflege sich widmete, wobei er eifriger Vertreter des No-restraint wurde (vgl. S. 543), dann aber speziell durch den Krieg von 1866 angeregt, der Pflege der Verwundeten im Felde seine Hauptaufmerksamkeit zuwandte. Tatkräftig nahm er an allen dahin zielenden Bestrebungen, u. a. auch an internationalen Vereinigungen teil; 1870/71 leitete er persönlich die Pariser Lazarette, war im serbisch-türkischen Kriege serbischer Sanitätschef und organisierte im russischtürkischen Kriege den Dienst des Vereins vom roten Halbmond. Auch die 1881 gestiftete Wiener Rettungsgesellschaft verdankt MUNDYS Initiative ihre Existenz — Zu nennen sind von hervorragenden österreichischen Militärärzten noch JOSEF PODRATZKY (1830—1894) in Wien, BERNHARD SPITZER (1840—1889) in Stuhlweißenburg, der die Antiseptik im Kriege verwertete, ALEXANDER LUMNICZER (1821—1892) in Budapest, FELIX VON KRAUS (1805—1875), bekannt durch seine Schrift „Das Krankenzerstreuungssystem" (1861), ALBERT MICHAELIS (1826 bis 1886) in Preßburg, machte sich in seiner Stellung als Erfinder von Verwundetentransportmitteln und um die Einführung der Sanitäts-Detachements verdient; FRANZ CHVOSTEK (1835—1884) und JOSEF PICHA (1840—1886) in Wien, endlich IGNAZ JOSEF NEUDÖRFER (1825—1898).

In den s k a n d i n a v i s c h e n L ä n d e r n , wo die Hebung des Militärsanitätswesens sich gleichfalls an die Einrichtung eines stehenden Heeres unter GUSTAV WASA (1522—1560) knüpfte, machten sich als Militärärzte im vergangenen Jahrhundert einen Namen: CARL GUSTAV GRAEHS (1814—1880) in Stockholm; JOHN ROERBYE (1801—1874) in Kopenhagen; NOTTA SALOMON (1823—1885) in Kopenhagen; dieser ließ es sich besonders angelegen sein, das Heeressanitätsmaterial zu verbessern, z. B. durch Konstruktion eines Transportwagens für vier liegende Verwundete, eines neuen Bataillonverbandwagens, durch Sorge für vortreffliche Instrumentenausrüstungen etc.; LUDWIG GEORG WILHELM THUNE (1803—1869); CHRISTEN SMITH (geb. 1819) in Christiania. (Vgl. JOHAN SCHARFFENBERG, „Det Militaere Sanitetsvaesen i Norge", Norsk Magazin for Laegevidenskabe, 1900 ff.)

Unter den Militär- und Marineärzten F r a n k r e i c h s finden wir eine ganze Reihe von Männern, welche sich, wie der große LARREY (vgl. S. 473), nicht bloß um die Armeehygiene, sondern auch um andere Gebiete der Heilkunde, namentlich die Hygiene selbst, ein Verdienst erworben haben; z. T. haben wir bei der betreffenden Besprechung sie bereits kennengelernt. — Ich zähle einige weitere der hervorragendsten Namen in alphabetischer Reihenfolge auf: JEAN BAPT. LUCIEN BAUDENS (1804—1857; vgl. S. 476) hat seinen Namen weit über Frankreichs Grenzen durch seine Amputationsmethoden am Fuße, Resektionen an der Schulter bekannt gemacht und war als Nachfolger von MICHEL LÉVY (vgl. S 558), Médecin inspecteur im Krimkriege; LOUIS JACQUES BÉGIN (1793 bis 1859) gehörte (vgl. S. 474) zu den bedeutendsten französischen Chirurgen des 19. Jahrhunderts; er publizierte außer zahlreichen Journalaufsätzen noch mehrere voluminöse Lehrbücher der Chirurgie; JEAN ADAM ERNEST BERCHON in Bordeaux; JEAN PIERRE BONNAFONT (geb. 1805); JEAN CHRISTIAN MARC FRANCOIS JOSEPH BOUDIN (1806—1867; vgl. S. 576); LOUIS CAZALAS (geb. 1813); JEAN CHARLES CHÉNU (1808—1879) lieferte wertvolle Berichte über seine Erfahrungen im Krim- und italienischen Feldzuge; ALBERT EHRMANN (1821—1871); JEAN BAPTISTE FONSSAGRIVES (geb. 1823) in Montpellier; LOUIS MATHURIN FOUILLIOY (1790—1848), ein ausgezeichneter Operateur und Chirurg, bekannt durch ein Verfahren der Amputation mit vorderer Lappenbildung, durch eine besondere Methode der Hüftgelenksexartikulation etc.; JEAN PIERRE GAMA (1775—1861) in Paris; JEAN CHARLES GASC (1780—1848); LÉONARD FULCRAND GASTÉ (1791—1846); JOSEPH MARIE GOFFRES (1808—1869); ADOLPHE EUCLIDE LACAUCHIE (1806—1853) ist zugleich bemerkenswert als Wiederentdecker der Hydrotomie, d. i. einer besonderen Injektionsmethode am Kadaver, bei der Wasser unter möglichst hohem Druck in die Blutgefäße injiziert wird; er entdeckte mit dieser Methode eine Drüse in der Zungenschleimhaut und Muskelfasern an Stellen, wo sie bisher nur vermutet waren; LARREY, Mémoires de chirurgie militaire et campagnes, 4 Bde., Paris 1812—17; AMÉDÉE LEFÈVRE (1798—1869), ausgezeichneter Marinearzt und Hygieniker; JOANNY NAPOLÉON PÉRIER (1809—1880) ist auch durch vorzügliche ethnologische Arbeiten bekannt; LOUIS AUGUSTE RAPP (1844—1881), tüchtiger Militärmedizinalstatistiker, studierte die Militärsanitätsverhältnisse des Auslandes und hatte einen erheblichen Anteil an der Reorganisation des Sanitätsdienstes in Frankreich; JULES EUGÈNE ROCHARD (geb. 1819); JULES ROUX (1807—1877) war Chirurgien-Professeur in Toulon, wo er das von ihm herrührende Verfahren der Exartikulation im Fußgelenk mit seitlichen inneren Plantarlappen 1846 zuerst ausführte und beschrieb, gab auch die „trépanation par évulsion" an, wandte als einer der ersten Jodinjektionen bei Hydrarthrose an, ist Autor besonderer Beinladen bei komplizierten Oberschenkelfrakturen, ferner einer besonderen Operationsmethode bei Blasenektopie, Larynxfistel, zur osteoplastischen Oberkieferresektion bei Entfernung eines Nasenrachenpolypen etc.; LOUIS JULES SAUREL (1825—1860) in Montpellier, außerordentlich fruchtbarer Schriftsteller, besonders auf dem Gebiet der „Chirurgie navale"; RAOUL HENRY JOSEPH SCOUTETTEN (1799—1871), einer der vielseitigsten und tätigsten französischen Militärärzte, dessen an historischen und bibliographischen Notizen reiche Arbeiten alle Gebiete der Medizin und Chirurgie betreffen, bekannt durch Empfehlung der Ovalärmethode; GASPARD LÉONARD SCRIVE (1815—1861); HUBERT JULES CÉSAR ZUBER (1847—1886) gehört der jüngsten Periode an und ist der Verfasser zahlreicher Journalaufsätze und einer Originalarbeit „Les maladies simulées dans l'armée moderne" (vgl. PAUL MYRDACZ, Das französ. Militär-Sanitätswesen, Geschichte u. gegenw. Gestaltung. Wien, 1895).

Aus E n g l a n d sind zu nennen: SIR GEORGE BALLINGALL (1780—1855), Professor der Militärchirurgie in Edinburg; SIR WILLIAM BURNETT (1779—1861), bekannt durch Empfehlung des Chlorzinks als Desinfiziens; J. HENNEN (1779—1828), „Observations on some important points in the practice of military surgery and in the arrangement and police of hospitals", Edinburg 1818; ROBERT HOPE ALSTON HUNTER (1805—1867); THOMAS LONGMORE (geb. 1816); J. O. MacWILLIAM (gestorben 1862), besonders verdient um die Gesundheitspflege der englischen Marine; SIR WILLIAM MURE MUIR (1818—1885), Director-General des Army Medical Departement (Generalstabsarzt), brachte den englischen Militärsanitätsdienst zu hoher Blüte; EDMUND ALEXANDER PARKES (1819—1876), Lehrer an der militärärztlichen Schule in Netley, ist Verfasser eines fünfmal aufgelegten „Manual of practical hygiene prepared especially for use in the medical service of the army" (1864); ROBERT SCOTT (gest. 1875); SIR WILLIAM RICHARD EDWIN SMART (geb. 1817); ANDREW SMITH (1797—1872), Generalstabsarzt der englischen Armee; CHARLES EDWARD SMITH (1838—1879); CHARLES COLLIER (gest. 1870), auch als Conchyliolog ausgezeichnet.   Von Wichtigkeit für die Geschichte der Flottenhygiene ist THOMAS TROTTER's „Medicina Nautica, an Essay on the diseases of Seamen, comprehending the history of health in His Majesty's Fleet", London 1797.

Unter den n i e d e r l ä n d i s c h e n Militärärzten sind von Bedeutung SEBALD JUSTINUS BRUGMANS (1763—1819), Professor in Leiden und Generalinspektor des Gesundheitswesens, Verfasser einer berühmten Abhandlung über den Hospitalbrand (Harlem 1814), die ins Deutsche und Französische übersetzt worden ist; PAULUS LAMBERTUS BECKERS (1789—1851), Chef der militärärztlichen Schule und Spitaldirektor in Utrecht, und sein Biograph JOHANN MARIA EDUARD VAN GHERT (1813—1858); ALEXANDER WILLEM MICHIEL VAN HASSELT (geb. 1814), zuerst Lehrer an der militärärztlichen Schule in Utrecht, die, 1822 gegründet, 1868 nach Amsterdam verlegt, später aufgehoben wurde, von 1873—1880 Generalinspektor des militärärztlichen Dienstes; JOHANNES FREDERIK KERST (1799 bis 1874) in Antwerpen und Utrecht; LUDOVICUS FRANCISCUS PERSILLE (1815 bis 1860), von 1849—1859 Lehrer der Militärhygiene an der Schule von Utrecht; MARINUS RUDOLPHUS TIMMERMANN (geb. 1821), seit 1886 Generalmajor und Inspektor des militärärztlichen Dienstes im Haag; GERARDUS WASSINK (1802 bis 1864) wirkte als Generalinspektor der militär- und zivilärztlichen Dienste in Ostindien, wo er sich durch Gründung eines besonderen Vereins und einer Zeitschrift dieses Vereins zur Beförderung ärztlicher Wissenschaft in Ostindien sehr verdient machte; PIERRE DECAISNE (1809—1884), Generalinspektor des Sanitätsdienstes der belgischen Armee; dessen Amtsgenosse CHARLES HUBERT DE CHANGE (1813—1892); JACOB JOANNIS SAS (1808—1874) u. A.

Die r u s s i s c h e Militärmedizin wird im 19. Jahrhundert hauptsächlich repräsentiert durch Männer wie HARRY VALENTIN VON HAUROWITZ (1799—1882), Generalmedizinalinspektor der Marine, dem eine wesentliche Umwälzung zugleich mit einer Verbesserung der hygienischen Verhältnisse zu danken ist; PIROGOFF (s. o. S. 496), Grundzüge der allg. Kriegschirurgie nach Reminiszenzen aus den Kriegen in der Krim und im Kaukasus, Leipzig 1864; OSCAR HEYFELDER (1828 bis 1890), geborener Deutscher, dessen wir bereits unter den Chirurgen gedacht haben; EDUARD KARLOWITSCH BRANDT (1839—1891), Professor der militärmedizinischen Akademie in Petersburg; JOHANNES MINKIEWICZ (geb. 1826) in Tiflis; WASSILI PRISELKOW (geb. 1828) in Odessa; THEOPHIL REWOLINSKY (geb. 1820); NICOLAI TOROFOW (1828—1884); ROMAN TSCHETYRKIN (1797—1865) in Kiew; PETER DUBOVITZKY (1815—1868) in Kasan und Petersburg; NIKOLAI

Koslow (geb. 1814); endlich Nikolaus Martin von Arendt (1785—1859), ein ausgezeichneter Operateur, Chefinspektor sämtlicher Zivilhospitäler Rußlands; Aristarch Arkotschewski (geb. 1817) und Alexander Bykow (geb. 1820). (Vgl. W. Halerlino, „Gesundheitsfürsorge im russischen Heere vor hundert Jahren". Dtsch. militärärztl. Ztschr., 1913, S. 292 ff.)

Zu diesem ganzen Abschnitte ist zu vergleichen A. Köhler, „Grundriß einer Geschichte der Kriegschirurgie", Berlin 1901, und „Geschichte des Militärsanitätswesens und der Kriegschirurgie (16.—20. Jahrhundert)" im Handbuch der Geschichte der Medizin, Bd. III, S. 853—877, 1905, sowie desselben vierbändiges Werk „Die Kriegschirurgen u. Feldärzte", Berlin 1899—1904 in den „Veröffentlichungen aus dem Gebiete des Militär-Sanitätswesens", Heft 13, 18, 24 und 27; Paul Myrdacz, Sanitätsgeschichte des Krimkrieges 1854—1856, Wien 1895. The medical and surgical history of the war of the rebellion (1861 bis 1865), 6 Bde., Washington 1870—1888; Sanitätsbericht über die deutschen Heere im Kriege gegen Frankreich 1870/71, hrsg. v. preuß. Kriegsministerium; Kimmle, Das deutsche Rote Kreuz, Berlin, 3 Bde., 1910; Friedr. Esmarch, Ueber Samariter-Schulen, Leipzig 1884.

Im Anschluß hieran verweise ich auf den vortrefflichen Überblick über die Geschichte der Schiffshygiene, den Reinhold Ruge (geb. 1862) in Kiel im „Handbuch der Gesundheitspflege auf Kriegsschiffen", Bd. I, S. 1—68, Jena 1914, gegeben hat.

Auch einem wichtigen Hilfszweig für alle medizinische und besonders hygienische Forschung müssen wir einen Augenblick unsere Aufmerksamkeit schenken, der S t a t i s t i k , die uns über die Bevölkerungsverhältnisse ein Urteil ermöglicht, uns zeigt, wo Hilfe nottut und wie unsere Besserungsversuche wirken.

Als Begründer der Statistik haben die beiden Engländer John Gaunt (1620—1674; „Natural and Political Observations upon the Bills of Mortality of the city of London", 1662) und William Petty (1623—1687; „Observations upon the Dublin bills of mortality 181") zu gelten. Beide waren keine Ärzte, ebensowenig Edmund Halley (1656—1746), ein gelehrter Astronom und Mathematiker, Sekretär der Royal Society, der sich für die Sterblichkeitsstatistik interessierte, wohl aber Kaspar Neumann in Breslau (1648—1715) und seine beiden Nachfolger Daniel Gohl in Berlin (1665—1731) und Christian Kundmann (1684 bis 1751) in Breslau, die alle an städtischem Aktenmaterial ihre Beobachtungen machten und daraus ihre medizinalstatistischen Schlüsse zogen (vgl. die beiden trefflichen Studien von J. Graetzer, „Edmund Halley und Caspar Neumann. Ein Beitrag zur Geschichte der Bevölkerungsstatistik", Breslau 1883, und „Daniel Gohl und Christian Kundmann. Zur Gesch. der Medizinal-Statistik". Breslau 1884). Größer in seinen Gesichtspunkten ist das Werk des preußischen Feldgeistlichen Johann Peter Süssmilch (1707—1777) „Die göttliche Ordnung in den Veränderungen des menschlichen Geschlechts", Berlin 1742, voller Winke für die Volksgesundheit. Einen Markstein bildet auch Thomas Robert Malthus (1766—1834) mit seinem umfangreichen „Essay on the principles of population", London 1803, mit seinen Untersuchungen der Zusammenhänge zwischen Ernährungsverhältnissen und Zahl der Geburten. Als tüchtiger Statistiker ist zu nennen Louis François Benoiston de Chateauneuf (1776—1856); er lieferte Arbeiten über die Sterblichkeit der Frauen im Alter von 40—50 Jahren, über Findelkinder in

den europäischen Großstädten, über die Schwankungen in den Gesetzen der
Sterblichkeit in Europa während des halben Jahrhunderts von 1775—1825,
über die Lebensdauer der reicheren im Gegensatz zur ärmeren Bevölkerung,
über den Einfluß gewisser Berufsarten auf die Entwicklung der Phthise, über
die Sterblichkeit bei den französischen Fußtruppen. Auch Fodéré, auf dessen
Bedeutung wir gleich noch zu sprechen kommen werden, hat sich in einer umfänglichen Statistik des Departements der Seealpen (1803) betätigt. Den nach-
haltigsten Einfluß übte der Kliniker P. Ch. A. Louis (s. o. S. 405) durch seine
Betonung des Wertes der Statistik für die Medizin (1835) aus, da sie oft noch zuverlässige Antworten zu geben vermöge, wenn selbst die experimentelle Methode
versage („Mémoires de la société d'observation, Vol. I"). Seine „numerische"
Methode fand ihre erste zusammenfassende Darstellung durch Jules Gavarret
in den „Principes généraux de statistique médicale", Paris 1840. In Frankreich
wären als Statistiker noch besonders zu nennen: L. R. Villermé (1782—1863);
L. A. J. Quetelet (1796—1874); H. Cl. Lombard (geb. 1805); L. A. Bertillon
(1821—1883), „Démographie fig. à la France" 1874, und Gust. Simon Lagneau
(1827—1896), bekannt durch seine Studien über die Ursachen des Bevölkerungs-
rückganges in Frankreich („Des mesures propres à rendre moins faibles l'accroisse-
ment de la population de la France"). Prosper Lucas (1815—1885) ist hauptsächlich bekannt durch sein zweibändiges Werk über Heredität (1847—1850):
„Traité philos. et physiol. de l'hérédité naturelle dans les états de santé et de
maladie du système nerveux", das alle seitdem erschienenen französischen
Arbeiten   über   diesen   Gegenstand   (von Moreau de Tours, Morel,
Th. Ribot u. A.) anregte. Als Vermittler zwischen Frankreich und
D e u t s c h l a n d diente auch hier Hermann Lebert (s. o. S. 436). Hier ist
besonders zu nennen Joh. Ludwig Casper (s. o. S. 551), dessen „Beiträge zur
medizinischen Statistik" in 2 Bdn., Berlin 1825—1835, erschienen, ferner Friedrich
Osterlen (s. oben S. 457); W. K. de Neufville (1823—1885) in Frankfurt a. M.;
Eduard Glatter (1814—1876) in Wien; Joseph von Körösi in Budapest (geb.
1844). In Dänemark ist Westergaard (1882) zu nennen, in England H. W.
Rumsey (1809—1876), William Fan (1807—1883) und Karl Pearson (geb.
1857); vor allem sind aber die berühmten englischen Blaubücher für die medizinische Statistik von allergrößter Bedeutung. In Amerika hat J. Sh. Billings
(1868—1913) die Statistik bearbeitet in seinen Cartwright-Verträgen (1889) und
in besonderen Berichten über amerikanische Populationsverhältnisse. Auch
Benjamin Rush (vgl. S. 319) ist hier zu nennen, da er schon 1789 Untersuchungen
über die Ursachen der Kindersterblichkeit anstellte, deren sich seit 1870 besonders
die Pariser Academie de Médecine angenommen hat. Wichtiges Material zur
Populationsstatistik haben die Lebensversicherungsgesellschaften bereitgestellt,
desgleichen die Städtestatistiken, beispielsweise von Frankfurt a. M. (über deren
Verhältnisse in früheren Jahrhunderten W. Hanauer wertvolle Arbeiten geliefert
hat, z. B. in der Dtsch. Vierteljahrschrift. f. öff. Gesndheitspfl., 1907, S. 498 ff.),
München, Stuttgart, Köln und Berlin, und die Statistiken ganzer Länder, z. B.
Statist. Hdbch. der Schweiz; Oesterreich. Stat. Hdbch.; Annuaire statistique de la
Belgique; Annual reports of the Regist. Gen. for England and Wales usw. —
Schließlich verweise ich noch auf Max Kemmerich, Die Lebensdauer und die
Todesursachen innerhalb der deutschen Kaiser- u. Königsfamilien, und Friedr. P.
Prinzing, Die Sterblichkeit in der bürgerlichen Bevölkerung Deutschlands seit
den Zeiten der Karolinger, beide (in A. v. Lindheims „Saluti senectutis") Wien
1909, sowie auf den ausführlichen Sonderkatalog für die Gruppe Statistik auf

der Dresdener hyg. Ausstellung 1911, bearb. v. E. ROESLE, und seine Bibliographie der amtlichen Bevölkerungs- und Medizinalstatistik (S. 165—224) über die ganze Erde.

An letzter Stelle noch ein kurzer zusammenfassender Überblick über E p i d e m i o l o g i e , T r o p e n h y g i e n e und H i s t o r i k.

Der Seuchenkunde hat es vom Anfang einer wissenschaftlichen Medizin an nicht an Beachtung gefehlt, wenn auch in recht verschiedener Weise, Richtung und Umfang. Ich brauche nur HIPPOKRATES, FRACASTORO, SYDENHAM, VAN SWIETEN zu nennen. Aber der Begriff der Epidemiologie hat sich in den letzten hundert Jahren mächtig geweitet und nicht nur aus der grundlegenden Aufhellung ihrer Ätiologie im parasitären Sinne heraus, wie bedeutungsvoll diese auch ist. Man braucht nur beispielsweise die vortreffliche „Allgemeine Epidemiologie" ADOLF GOTTSTEINS, Leipzig 1897, oder GEORG STICKERS „Parasitologie und Loimologie" und „Die Bedeutung der Geschichte der Epidemien für die heutige Epidemiologie", beide Gießen 1910, sowie dessen monumentale „Abhandlungen aus der Seuchengeschichte und Seuchenlehre", bisher 3 Bände, Gießen 1908—1912, zu studieren, um sich darauf klar zu werden. Alles Bakteriologisch-Parasitologische scheidet hier aus, da es oben S. 413 ff. schon behandelt ist. Hier wäre nur noch von der Entwicklung der internationalen Seuchenabwehr, der Tropenmedizin bzw. -Hygiene und der Seuchengeographie und Seuchengeschichte eine kurze Skizze zu geben.

Bei der Seuchenabwehr will ich auf Früheres nicht zurückgreifen, sondern nur darauf hinweisen, wie sich die internationale Zusammenfassung der Fernhaltungsmaßregeln entwickelt hat. Genau besehen ist ja fast alles, was wir von Großtaten der Hygiene seit der Mitte des 19. Jahrhunderts zu berichten hatten, i n d i r e k t e Bekämpfung der Weltseuche Cholera und ihrer Schreckensgenossinnen. PARKES in London (1847) und PRUNER in Kairo (1851) forderten Assanierung der Städte als beste Cholera-Abwehr, und noch 1894 verfochten CUNNINGHAM und PETTENKOFER auf der Magdeburger Cholerakonferenz als sichersten Choleraschutz die Städte-Gesundung durch Beseitigung der Abfallstoffe und durch reichliche Versorgung mit reinem Trinkwasser: und der Erfolg gab ihnen recht. Nebenher aber gingen die Bestrebungen einer d i r e k t e n Seuchenbekämpfung im Sinne der Quarantäne und Pestkordons, die man solange gegen die Türkei als die Einfallspforte der Pest geübt hatte, bis deren Reich schließlich frei von Pestherden gefunden wurde. Zur Fernhaltung der Pest, der Cholera, des Gelbfiebers traten schließlich die Vertreter der Uferstaaten des Mittelmeeres und die übrigen Handelsmächte Europas zusammen zu internationalen Konferenzen, deren erste im Juli 1851 in Paris zusammentrat, die zweite ebendort 1859, die dritte in Konstantinopel 1866, ohne in achtmonatiger Tagung ein positives Resultat zu erzielen. Cholera- und Pestgefahr schienen durch die Vollendung des Suezkanals (1869) erheblich gesteigert, trotzdem hat die (4.) Wiener Konferenz 1874 kein Ergebnis gezeitigt. Die 5. zu Washington (1881) behandelte hauptsächlich die Gelbfiebergefahr, die 6. zu Rom (1885) konnte schon den entdeckten Cholerabazillus mit in Rechnung stellen, was auf der 7. Konferenz zu Venedig 1892 zu einigen Erleichterungen alter Quarantänebestimmungen führte, nachdem 1891 England und Österreich ein Sonderabkommen getroffen hatten. Weitere Konferenzen fanden in Dresden (1893) und Paris (1894) statt. Unter dem Eindruck des erneuten Pestausbruches in Bombay 1896 trat 1897 die 10. internationale Sanitätskonferenz in Venedig zusammen, welche die Pariser Beschlüsse von 1894 erneut sanktionierte, denen auch England jetzt beitrat, das beiseite gestanden hatte. Weitere Milderungen alter scharfer Sperrbestimmungen wurden 1903 auf der 11. Konferenz zu Paris beschlossen und auf manche Klärungen der Seuchenätiologie Rücksicht genommen. Ist auch nicht alles, was auf diesen Konferenzen beschlossen wurde, unbestritten geblieben, so war das ganze Vorgehen doch warm zu begrüßen und gar manche der unterdessen entstandenen behördlichen Einrichtungen von segensreichster Bedeutung, beispielsweise in Ägypten dank der hervorragenden Männer, die auf diesen Posten gesetzt wurden, wie FRANZ PRUNER (1808—1882), der von 1831—1860 in Ägypten wirkte, u. A.

Bei dieser ganzen Bewegung, deren Ergebnisse die Zukunft objektiv wird würdigen können, waren hervorragend beteiligt Männer wie SULPICE ANTOINE FAUVEL (1813—1881), lange Zeit eifrig sich betätigender höherer Sanitätsbeamter in Konstantinopel und dort namentlich für den internationalen Gesundheitsdienst im türkischen Reiche wirkend. Er vertrat als Generalinspektor des Sanitätswesens in Paris sein Land auf den ersten genannten Sanitätskonferenzen. Von älteren Autoren sind in der Seuchenabwehrbewegung besonders zu nennen neben PRUNER-BEY, K. J. LORINSER (s. o.) KARL VON PFEUFFER (s. o. S. 436), der 1836 in Bayern so vorbildlich wirkte und die Hilfsanstalten in Mittenwalde ins Leben rief, GRIESINGER (s. o.), VIRCHOW, PETTENKOFER, PROUST, KOCH u. v. A. (Vgl. auch W. H. HAMER, The history of epidemiological research during the last seventy years. XVIIth International Congress of Medicine London 1913. Historical Section, S. 305—312, wo auch noch manch anderer Aufsatz zur Geschichte der Epidemiologie sich findet.)

·Eine ganze Reihe solcher Autoren werden wir im folgenden noch zu nennen haben, indem wir ein paar Worte über T r o p e n m e d i z i n und T r o p e n h y g i e n e sagen, Errungenschaften hauptsächlich der letzten drei Jahrzehnte. Mit methodischer Untersuchung des Klimas und der klimatischen Einflüsse der Tropen auf den Europäer hatte man begonnen und namentlich den Stoffwechsel eingehend auf die Wirkungen der Klimaschädigungen studiert, aber durch die großen Entdeckungen in der Ätiologie und Nosologie der Tropenkrankheiten, zu denen sich eine ganze Anzahl neuer gesellten, wurde seit 1½ Jahrzehnten die Forschung in andere Bahnen gelenkt, die auch für die Krankheitsverhütung wichtige Erträgnisse brachten und die Tropenhygiene vielfach grundlegend änderten, aber auch neben der Tropenmedizin im engen Sinne wieder die gesonderte Bedeutung hygienischer Lebensregelung in jeder Richtung lehrten. Das trat namentlich auch in der Eingeborenenhygiene immer stärker hervor, der wenigstens in der Lebensbesserung der angeworbenen und in besondere Bedingungen versetzten eingeborenen Arbeitermassen z. T. sehr große Erfolge aufzuweisen hat. So ist beispielsweise bei den Handelsgesellschaften in Deli (holländisch Indien) die Sterblichkeit der geworbenen Eingeborenen, die 1890—1896 durchschnittlich 74,1 auf tausend betrug, in den Jahren 1897—1904 auf 41 pro mille und in den Jahren 1905—1912 auf 11,5 pro mille im Durchschnitt gefallen (W. SCHÜFFNER, Tropenhygiene und ihre Probleme, 1913). — Bei der langen Arbeit eines Jahrhunderts, die schließlich in den letzten Jahrzehnten zu beachtenswerten Resultaten geführt hat, war eine große Anzahl von ärztlichen Forschern, vor allem naturgemäß Englands und Frankreichs, dann auch Italiens und Hollands, beteiligt, während Deutschland und die anderen Länder erst in den letzten Jahrzehnten einrückten. Nach PROSPERO ALPINO (S. 223) sind in erster Linie zu nennen LIND, CLOT und PRUNER, dem wir schon einige Worte

(S. 574) gewidmet haben. JAMES LIND (1736—1794), der seine Laufbahn als Marinearzt begann, schrieb ein grundlegendes Werk über Tropenkrankheiten, bes. Gelbfieber („Essay on the diseases incident to Europe and in hot climates", London 1768), das zahlreiche Auflagen erfuhr und ins Französische und Deutsche übersetzt wurde; neben ihm sind als Engländer in früherer Zeit besonders JAMES ANNESLEY (1828) und ALLAN WEBB († 1863, Pathologia Indica, 1848) zu nennen, welche die Krankheiten Indiens studierten. ANTOINE BARTHÉLEMY CLOT-BEY (1793—1868) richtete die Medizinschule zu Kairo (Abu-Zabel) ein, schrieb über Cholera, Pest usw. und machte sich um die Medizin auch sonst hochverdient. Mit NAPOLEON war J. F. X. PUGNET (1765—1846) in Ägypten gewesen und hatte als Sanitätschef auf den Antillen gewirkt und über die dortigen Fieber und die der Levante geschrieben. Über eine Pestepidemie in Mesopotamien 1867 und frühere Pesten dort und in der Türkei und Cholera in Indien schrieb J.-D. THOLOZAN, Leibarzt des Schahs von Persien, über Cholera KARTOULIS und STÉKOULIS in Alexandrien, desgl. A. A. PROUST, geb. 1824 („L'hygiène internationale"). Als Vertreter der Tropenmedizin in Frankreich nennen wir noch LAVERAN Vater (1812—1879), den Begründer der Militär-Epidemiologie in Frankreich, und Sohn (geb. 1845), den Entdecker der Malariaparasiten; P. C. H. BROUARDEL (geb. 1837), F.-H. HALLOPEAU (geb. 1842), CHANTEMESSE (geb. 1851), BRAULT (geb. 1852), P. P. S. ROUX (geb. 1853), S. H. THOINOT (geb. 1858), E. JEANSELME (geb. 1858), E. MOSNY (geb. 1861), COLLIN BROUST LE DANTEC, Verfasser eines Précis de pathologie exotique (2. Aufl. 1905). Außen den oben genannten verdienen unter den englischen Tropenmedizinern Hervorhebung CHARLES MACLEAN (1788—1824) wegen seiner Pest- und Quarantänearbeiten, E. BANCROFT (Essay on yellow-fever, 1811), SIR JAMES RONALD MARTIN (gest. 1874), verdient um die medizinische Topographie und die Medizinal-Organisation Indiens, der mit JAMES JOHNSON die sechste Auflage von dessen „The influence of tropical climates on European constitutions 1841 herausgab; FREDERIK JOHN MOUAT (1816 bis 1897); J. N. RADCLIFFE (1830—1884), O. F. MAUSON (1822—1888) und P. MAUSON, T. R. LEWIS (1841—1886), RONALD ROSS (geb. 1857), DAVIS BRUCE (geb. 1855), NUTTAL (geb. 1862), M. A. RUFFER (geb. 1859), JAMES ANTLIE mit seinen Pestarbeiten und LEISHMAN, der Entdecker des Erregers der Kala-azar (Splenomegalie). Von Niederländern wären zu nennen der Belgier R. E. VAN DEN CORPUT (s. o. S. 461), C. L. VAN DER BURG (1840—1905), C. A. PEKELHARING (geb. 1848), CHRISTIAN EIJKMAN in Utrecht (geb. 1858), in allen Phasen der Tropenmedizin der letzten Jahrzehnte hervorragend betätigt, namentlich durch seine Studien über Beri-Beri. Aus Italien sind besonders zu nennen der greise GUIDO BACCELLI (geb. 1832) in Rom, CAMILLO GOLGI (geb. 1844), ETTORE MARCHIAFAVA (geb. 1847), CAMPANA (geb. 1844), PERRONEITO, SANARELLI, BATT. GRASSI (geb. 1855), CELLI, BIGNAMI, A. CASTELLANI u. A.; die Spanier J. B. DE LACERDA, GUCHÉRAS, MAGALHAES, E. BORIOZOLO sowie I. VERGA; in Rußland der namhafte Pestforscher ZABOLOTNY und der Malariaforscher D. L. ROMANOVSKY (geb. 1861); in Bukarest VIKTOR BABES, geb. 1854 in Wien. Die deutsche Tropenmedizin findet ihre hervorragendsten Vertreter außer den schon genannten PRUNER-BEY und ROBERT KOCH, THEODOR BILHARZ aus Sigmaringen (1825—1862), der mit GRIESINGER nach Ägypten gegangen war und sein weiteres Wirken diesem Lande dauernd widmete, wo er 1852 das Distomum (Schistosomum) haematobium als Ursache der exotischen Hämaturien entdeckte; ferner A. TSCHUDI, ARF. LALLEMANT (geb. 1872), bekannt durch seine Untersuchungen über das Gelbfieber in Argentinien, ERWIN BAELZ (1845—1913), lange Jahre Lehrer der Medizin in Tokio und vielseitig mit Untersuchungen über Tropenkrankheiten befaßt, zum Teil zusammen mit HEINRICH BOTHO SCHEUBE (geb. 1853), von 1877—1881 Professor und Krankenhausdirektor in Kioto, besonders durch seine Beri-Beri-Arbeit (1894) und sein Handbuch der „Krankheiten der warmen Länder" (1896) bekannt, desgleichen KARL MENSE durch sein Handbuch, BERNHARD A. E. NOCHT (geb. 1857), Leiter des Instituts für Schiffs- und Tropenkrankheiten in Hamburg, FRITZ SCHAUDINN (1871—1906, s. o. S. 518), REINHOLD RUGE (geb. 1862, s. o.), LUDWIG BITTER, LOOS in Kairo, ALBERT PLEHN, lange in Kamerun, jetzt in Berlin, L. KÜLZ (koloniale Eingeborenenhygiene), JOH. ZIEMANN und G. STICKER. (Zahlreiche Epidemiologen und Tropenhygieniker sind auch schon bei den französischen und englischen Klinikern S. 420ff. genannt.)

Als wichtiger Teil der gesamten Epidemiologie, der Tropen wie der übrigen Erdzonen, nicht nur als Ergänzung, sondern als wirklich essentieller Bestandteil ist heute erkannt die G e o g r a p h i e und G e s c h i c h t e der e p i d e m i - s c h e n K r a n k h e i t e n , wie namentlich ADOLF GOTTSTEIN seit Jahrzehnten hervorhob und in der letzten Zeit besonders GEORG STICKER nachgewiesen hat. Schon zu Anfang des 18. Jahrhunderts waren dem Breslauer Arzt JOHANN KANOLD (1679—1729) darüber die Augen aufgegangen. Zu Ende des gleichen Jahrhunderts wirkten in gleicher Richtung hervorragend PHILIPP GABRIEL HENSLER (vgl. S. 334) durch seine gründlichen Arbeiten zur Geschichte des Aussatzes und der Lues (1790 und 1789) und CHRISTIAN GOTTFRIED GRUNER (1744—1815) durch seine Untersuchungen und Sammlungen zur Historik der Blattern, der Syphilis und des englischen Schweißes (1774, 1790 und 1793), deren letzte H.HAESER 1847 herausgab. Auch KURT SPRENGELS (1766—1833), bedeutender „Versuch einer pragmatischen Geschichte der Arzneikunde" (1792—1799; 3. Aufl. 1821 bis 1828), bringt für die Epidemiengeschichte reichen Ertrag. Von mäßiger Bedeutung sind FRIEDR. SCHNURRER (1784—1833, Chronik der Seuchen, 1825), NOAH WEBSTER (A brief history of epidemic and pestilential disease, 1799 und 1802, kein Arzt), J.-A.-F. OZANAM (1773—1837), der eine umfangreiche, aber flüchtige „Histoire médicale . . des maladies épidémiques" (1817—23 und 1835) schrieb, von hervorragender JUSTUS FRIEDRICH KARL HECKER (1795—1859) in Berlin über die Pesten, englischen Schweiß, Tanzwut und Kinderfahrten, die später A. HIRSCH unter dem Titel „Die großen Volkskrankheiten des Mittelalters" (1865) gesammelt hat. Neben ihm sind mit Ehren zu nennen KONRAD HEINRICH FUCHS aus Bamberg (1803—1855) in Würzburg und Göttingen mit seinen Schriften über Ergotismus, Angina maligna und Syphilis, sowie JULIUS ROSENBAUM (1807 bis 1874) über die Lustseuche. ALFONSO CORRADI (s. u.) schrieb hervorragende Arbeiten zur Geschichte der Epidemien. Zur Krankheitsgeographie sind von früheren Autoren zu nennen: IMANUEL ILMONI (1797—1856) mit seinem „Bidrag till Nordens Sjukdoms Historia", 3 Bde., 1846—53; A. A. MÜHRY, „Die geographischen Verhältnisse der Krankheiten oder Grundzüge der Noso-Geographie", 1856; J. CHR. M. FR. J. BOUDIN (1806—1867), der außer zahlreichen Aufsätzen zur Tropenhygiene, Akklimatisation und Kolonisation der Europäer, namentlich der Franzosen in Algier, über Gesundheits- resp. Mortalitätsverhältnisse bei der Armee und Marine, über Sterblichkeit und Statistik der Bevölkerung von Frankreich und Algerien, über Ehen unter Blutsverwandten, Kropf, Kretinismus einen, aus einem kleinen „Essai de géographie médicale" (1842—1843) hervorgegangenen, 1858 vom Institut preisgekrönten „Traité de géographie et de statistique médicales et des maladies endémiques, comprenant la météorologie et la géologie médicales, les lois statistiques de la population et de la mortalité, la distribution géogra·

phique des maladies et la pathologie comparée des races humaines" (2 Bände, 1857) publizierte; auch HEINRICH HAESER's (s. u.) historisch-pathologische Untersuchungen, als Beitrag zur Geschichte der Volkskrankheiten (1839—1841), dessen Bibliotheca epidemiographica (Jena 1843, samt J. TH. THIERFELDER's Additamenta, 1843 u. HAESER s 2. Aufl. 1862) sowie dessen Geschichte der epidemischen Krankheiten, verbunden mit dem Lehrbuch der Gesch. der Medizin in 3 Auflagen seit 1845 (s. u.); KARL FRIEDRICH HEUSINGER's in Marburg (1792—1883) Studien über Milzbrand und tropische Leiden; J. B. VON FRANQUE's „Beiträge zur Geschichte der Epidemien nach den Akten bearbeitet" (in den Medizinischen Jahrbüchern, Heft 15 u. ff.), sind hier noch zu nennen, doch tritt dies alles in den Hintergrund vor der Leistung **August Hirsch's** (1817—1892), damals Arzt in Danzig und schon durch eine größere Anzahl epidemiologischer Arbeiten vorteilhaft bekannt geworden, in seinem geradezu monumentalen „Handbuch der historisch-geographischen Pathologie", 2 Bde., Erlangen 1860—1864, das ihm den Ruf als Ordinarius nach Berlin eintrug und in zweiter Bearbeitung in 3 Bänden 1881, 1883 und 1886, erschien, heute noch die Grundlage für alle historisch-geographischen Arbeiten zur Nosologie. Stark überschätzt werden gewöhnlich ALEXANDER RITTMANNS „Kultur-Krankheiten der Völker" (1867) und „Grundzüge einer Geschichte der Krankheitslehre im Mittelalter" (1868), die keineswegs Quellenstudien darstellen. Eine eminente Leistung bildet dagegen CHARLES CREIGHTONS „A history of Epidemics in Britain" (2 Bde., London 1891 u. 1894) Fleißig gearbeitet ist auch GOTTFRIED LAMMERT's „Geschichte der Seuchen-, Hungers- und Kriegsnot zur Zeit des 30 jährigen Krieges", 1890, desgleichen F. V. MANSA's „Bidrag til Folkesygdommenes og Sundhedspleiens historie i Danmark" (1873), sowie J.-B. MAHÉ's, Géographie médicale im Dictionnaire encyclopédique des sciences médicales, IV. Série, Tom. VIII. Auch B. M. LERSCH's Geschichte der Volksseuchen (eine Seuchenchronik, 1896) ist ein brauchbares Buch. Zur Geschichte der Lues sei nochmals auf die Arbeiten von PROKSCH, BLOCH und SUDHOFF, sowie von A. Frhr. VON NOTTHAFFT (Die Legende von der Altertums-Syphilis, 1907) verwiesen; für die Geschichte der Lepra auf VIRCHOWS Abhandlungen in seinem Archiv, Bd. XVIII—XX; FRIEDR. BÜHLER, „Der Aussatz in der Schweiz", Zürich 1902—1905 (3 Abt.); KIRCH, „Die Leproserien Lothringens", Jahrb. d. Ges. f. lothr. Gesch. und Altertumskunde, Bd. XV—XVII (1903—1905), und H.-M. FAY, Lépreux et Cagots du Sud-Ouest, Paris 1909, sowie auf PAUL RICHTER's in Berlin (geb. 1865) wertvolle Studien zur Geschichte der Pocken, des Scharlachs, des Milzbrands u. a., desgl. auch GYÖRY's (s. u.) Untersuchung über den „morbus Hungaricus". Zu verweisen wäre zum Schlusse auf die geradezu grundlegenden und neue Bahnen brechenden „Abhandlungen aus der Seuchengeschichte und Seuchenlehre" von GEORG STICKER, von denen bisher 2 Bde. über die Pest, Gießen 1908 und 1910, und einer über die Cholera 1912 erschienen sind, und auf CARL JUL. SALOMONSENS, Epidemiologiske Theorier i des förste halvdel af det nittende Aarhundrede, Kjöbenhavn 1910.

Als Endbetrachtung zu diesem hygienisch-epidemiologischen Abschnitte und im Anschluß an den historischen Teil der Seuchenkunde wird ein knapper Abriß des Entwicklungsganges der m e d i z i n i - s c h e n H i s t o r i k am Platze sein. Sofern er sich in der Seuchengeschichte manifestiert, mag das eben Gesagte genügen. Wie die ganze

Darstellung in diesen Vorlesungen bisher schon und in den letzten Jahrhunderten in ständig steigendem Maße als Vorführung der Leistungen der namhafteren Vertreter der einzelnen Fachgebiete gehalten war, mag auch die medizinische Historik in ihren Hauptvertretern gegeben sein, wenn auch ein VIRCHOW, ein PASTEUR oder ein LISTER oder KOCH darunter nicht zu finden sein wird, und die Leistungen des bedeutendsten Historikers des 19. Jahrhunderts in unserem Fache (A. HIRSCH's) auf dem Gebiete der historischen Nosologie liegen.

Als historisch-kritischer Rückblick auf die Leistungen und Anschauungen seiner Vorgänger steht HIPPOKRATES' Schrift „Über alte Heilkunde" am Anfang der wissenschaftlichen Literatur der Medizin (S. 56); in den Menonia (S. 82) und der Einleitung zu CELSUS haben wir die ältesten Darstellungen der Medizingeschichte, denen sich USAIBI'A mit seiner Geschichte der arabischen Ärzte anschließt (S. 139 und 149). GESNERsche Bibliotheken und kurze Zusammenstellungen von SYMPHORIEN CHAMPIER und OTHO BRUNFELS aus den Tagen der Renaissance und eines GALLUS, SPACH, P. CASTELLANUS, MELCHIOR ADAM, LINDENIUS, ZACUTUS, TH. J. AB ALMELOVEEN, THOM. REINESIUS decken den Bedarf des 16. und 17. Jahrhunderts, bis wirkliche Historiker wie DANIEL LE CLERC (1696), JOH. FREIND (1725) und J. H. SCHULZE (1728) mit gediegenen, selbst glänzenden Darstellungen hervortreten. Im weiteren 18. Jahrhundert verdienen neben dem großen Registrator und Abschätzer der gesamten medizinischen Vergangenheit ABRECHT HALLER genannt zu werden J. L. W. MOEHSEN (1722—1795), J. CH. G. ACKERMANN (1756—1801), F. B. OSIANDER und K. G. KUEHN. An der Grenzscheide des 18. und 19. Jahrhunderts steht der oben schon genannte (S. 321 u. 574) KURT POLYKARP JOACHIM SPRENGEL (1765—1833), Pathologe und Botaniker, in Halle, dessen „Versuch einer pragmatischen Geschichte der Arzneykunde" (vgl. über Mann und Buch H. ROHLFS in seinen „Medizinischen Klassikern Deutschlands", 2. Abt., 1880, S. 212—279) als Ganzes bis auf M. NEUBURGERS Geschichte der Medizin jedenfalls nicht wieder erreicht, geschweige übertroffen wurde. Als seine Fortsetzer und Neubearbeiter sind der Württemberger BURKARD EBLE (1799—1839), Militärarzt in Wien, und JULIUS ROSENBAUM, Dozent in Halle (1807—1874, vgl. S. 576) verdient. Als historische Forscher von hervorstechender Bedeutung in der ersten Hälfte des 19. Jahrhunderts in Deutschland sind besonders drei zu nennen: JOH. LUD. CHOULANT (1791—1861) aus Dresden und in dieser seiner Heimat auch als Direktor der medizinisch-chirurgischen Akademie wirkend, Verfasser eines musterhaften „Handbuchs der Bücherkunde für die ältere Medizin" (in zwei Auflagen 1828 und 1841; eine 3. Ausgabe steht in der Ausarbeitung), einer „Bibliotheca medico-historica" (1842, zu der der ebengenannte ROSENBAUM sofort (1842) „Additamenta" lieferte) und einer vortrefflichen „Geschichte der anatomischen Abbildung" (1852); AUG. WILH. ED. THEODOR HENSCHEL (1790 bis 1856), Prof. in Breslau, Herausgeber der „Zeitschrift für Geschichte und Literatur der Medizin, Janus" (1846—1849 und 1851—53), Entdecker des Breslauer Korpus Salernitanischer Schriften und Verfasser zahlreicher trefflicher historischer Arbeiten; JUST. FRIEDR. KARL HECKER (1795—1850; s. o. S. 576) in Berlin, Verfasser einer beachtenswerten, nach den Quellen gearbeiteten Geschichte der Heilkunde (2 Bde., 1822—1829), die leider über die Byzantinischen Zeiten nicht hinausgekommen ist, und einer Geschichte der neueren Heilkunde (1839) neben seinen bedeutenden Arbeiten zur Geschichte der Krankheiten.

Auch ED. KASP. JAK. VON SIEBOLDS grundlegender „Versuch einer Geschichte der Geburtshilfe" (1839 und 1845) ist hier zu nennen. Italien hat in der gleichen Zeit zwei Rivalen auf dem Gebiete der Medizingeschichte aufzuweisen, beide verdient, FRANCESCO PUCCINOTT. (1794—1872) aus Urbino, Prof. in Pisa, und SALVATORE DE RENZI (1800—1872), Prof. in Neapel, ersterer durch eine vortrefflich dokumentierte „Storia della medicina" in 4 Teilen (3 Bde., Livorno 1850—1866, und in 2 Bdn., Napoli 1860 und 63, mit Beigabe von Aktenmaterial im Mittelalter) und einer Untersuchung über die Fieber Roms, letzterer durch seine „Collectio Salernitana" (5 Bde., 1853—1856), ein Korpus der medizinischen Gesamtliteratur Salernos' (s. o. S. 168) in Verbindung mit dem schon genannten HENSCHEL und dem noch zu besprechenden DAREMBERG, sowie durch seine gleichfalls fünf Bände starken „Storia della medicina italiana" (Napoli 1845—1848). Ich schließe ihnen gleich den bedeutenden Epidemiologen und Historiker Italiens in der 2. Hälfte des 19. Jahrhunderts, ALFONSO CORRADI (1833—1892), Prof. in Modena, Palermo und Pavia, an, der neben den „Annali delle epidemie in Italia dalle prime memorie sino al 1850" (7 Bde., 1865—1886) und andere epidemiologisch-historische Schriften, auch eine vortreffliche Geschichte der Chirurgie und eine der Geburtshilfe (3 Bde.) im 18. und 19. Jahrhundert geschrieben hat (1871—1872). Neben ihm ist mit Ruhm zu nennen der Pharmakologe PIERO GIACOSA (geb. 1853) in Turin, Hrsgbr. der „Magistri Salernitani nondum editi" mit prächtigem Atlas (Turin 1898; S. 168), sowie GIUSEPPE ALBERTOTTI, Ophtalmologe in Padua und VINCENZO GUERINI (S. 515). In Frankreich sind im 19. Jahrhundert als hervorragendere Historiker zu nennen JEAN EUG. DEZEIMERIS (1799 bis 1852), bes. durch seine „Dictionnaire historique de la médecine" (4 Bde., 1828—1839), namentlich aber CHARLES VICTOR DAREMBERG (1817—1872) zu Paris, der eine zweibändige „Histoire des sciences médicales" (1870) herausgab, aber besonders durch seine Handschriftstudien und seine Ausgaben des HIPPOKRATES, GALENOS, RUFOS, OREIBASIOS verdient ist, vielleicht der Gelehrteste aller Medizinhistoriker aller Zeiten. Doch ist direkt neben ihm MAXIM. PAUL ÉMILE LITTRÉ (1801—1881) zu nennen, der zwar auch auf anderen Gebieten Hervorragendes leistete, aber vor allem durch seine 10 bändige Hippokrates-Ausgabe (vgl. S. 55) in der Medizingeschichte Ruhm genießt (1839—1861). In der zweiten Hälfte des 19. Jahrhunderts sind die Arbeiten von ÉD. NICAISE (1838—1896) zur Geschichte der Chirurgie im Mittelalter und der Renaissance zu nennen, desgleichen die historischen Arbeiten CHARCOTS und seiner Schule, besonders ikonographischer und neurologisch-okkultistischer Natur, daneben PAUL DORVEAUX' zahlreiche und vortreffliche Arbeiten zur Geschichte der Pharmazie, besonders aus Mittelalter und neuerer Zeit; ferner RAPHAEL A. BLANCHARD (geb. 1857) und E. WICKERSHEIMER (geb. 1880), Verfasser einer Geschichte der Medizin in Frankreich zur Zeit der Renaissance und vieler anderer Arbeiten. In den Niederlanden sind JELLE BANGA (1786—1877), C. BROECKX (1807—1869), FRANZ ZACH. ERMERINS (1808—1871), ULCO CATS BUSSEMAKER (1810—1865), CAREL EDUARD DANIELS (geb. 1839), zum Teil wegen ihrer medizinisch-philologischen, zum Teil wegen ihrer lokalhistorischen Arbeiten zu nennen, desgleichen H. F. A. PEYPERS (1853—1904), Verfasser der „Lues medii aevi" (1895) und Begründer der Zeitschrift „Janus", die er seit 1895 leitete, die jetzt E. C. VAN LEERSUM (geb. 1862). Prof. in Amsterdam, als Historiker redigiert, auf dessen Arbeiten über JAN YPERMAN wir schon hingewiesen haben (S. 191f.); E. W. G. PERGENS (geb. 1862), Augenarzt in Maeseyck, der zahlreiche Arbeiten zur Geschichte seines Faches geschrieben hat. Dem Genter Chirurgen V. DENEFFE verdanken wir die hervorragendsten

Arbeiten zur Geschichte des medizinischen Instrumentes in großer Zahl; in
Skandinavien ist verdient JAKOB JULIUS PETERSEN (1840—1912) wegen seiner
trefflich zusammenfassenden „Hauptmomente in der geschichtlichen Entwicklung
der medizinischen Therapie" (1877) und „. . . der medizinischen Klinik" (1889).
In England verdienen Erwähnung aus dem Anfang des 19. Jahrhunderts FRANCIS
ADAMS (1796—1861) besonders durch seine Übersetzung des PAULOS VON AIGINA,
des HIPPOKRATES und seiner Ausgabe des THEOPHILOS, in neuester Zeit JOSEPH
FRANK PAYNE (1840—1910) durch seine Studien zur altenglischen Medizin (bes.
„English medicine in the Anglo-Saxon times", 1904), NORMAN MOORE (geb. 1847)
durch seine „History of the study of medicine in the British Isles" (1908), MICHAEL
FOSTER (geb. 1834) durch die „Lectures on the history of Physiology" (1901),
WILLIAM STIRLING (geb. 1851) durch „Some Apostels of Physiology" (1902) und
SIR WILLIAM OSLER (geb. 1849) durch seine biographischen Essays; D'ARCY
POWER (geb. 1855), Chirurg in London, auch um die Geschichte seines Faches
verdient (vg. S. 192). Die Medizin Spaniens hat eine treffliche Bearbeitung
durch ANTONIO HERNANDEZ MOREJON (1773—1836) gefunden in einer „Historia
bibliografica de la medicina española", gedruckt Madrid 1842—1872, in 7 Bänden).
Der Medizin Portugals widmet seit zwei Jahrzehnten MAXIMILIANO LEMOS ein
eifriges Studium. Die Geschichte der Medizin in Mexico hat durch FRANCISCO
A. FLORES eine ausführliche Bearbeitung gefunden (vgl. S. 16). In den Vereinigten Staaten Nordamerikas sind vor allem ROBERT FLETCHER (1823—1912)
und JOHN SHAW BILLINGS (1838—1913) um die medizinische Historik verdient.
J. GR. MUMFORD schrieb eine Geschichte der Medizin in Amerika („A narrativ
of medicine in America", 1903), H. ATW. KELLY (geb. 1858) eine „Cyclopedia of
American medical biography" (1912), FIELDING H. GARRISON, der auch sonst
um die medizinische Geschichte Verdienste hat, ließ 1914 eine recht brauchbare
„Introduction to the History of Medicine", mit zahlreichen Porträts illustriert,
erscheinen. — Auch der griechische Arzt ADAMANTIOS KORAES (geb. 1833),
dessen gelehrte Hippokratesstudien erst 1887 N. M. DAMALAS herausgab (vgl.
„Janus" 1906, S. 229—239), soll hier nicht vergessen sein.

Namentlich jedoch in Deutschland fand die Geschichte in der zweiten
Hälfte des 19. Jahrhunderts hervorragende Pflege. HEINRICH HAESER (1811
bis 1884) in Jena, Greifswald und Breslau hat in den 3 Bearbeitungen seines
„Lehrbuchs der Geschichte der Medizin und der Volkskrankheiten" 1845, 1853
bis 1865 und 1875—1882 ein durch seine ausführlichen biographisch-literarischen
Hinweise unentbehrliches Handbuch geschaffen, trotz dessen Unübersichtlichkeit
und mangelhafter Durchdringung und Herausgestaltung. Geistreich, voll kon-
struktiver Gewalttätigkeit und Subjektivität sind C. A. WUNDERLICHS (vgl. S. 437)
Vorlesungen vom Sommer 1858 (Geschichte der Medizin, 1859) als Zeitstimme
eines der Führenden dauernd von Bedeutung. Objektiver und einer wirklichen
Vertiefung des Stoffes beflissen sind die beiden trefflichen Gesamtdarstellungen
der Medizin- und Standesgeschichte von JOHANN HERMANN BAAS (1838—1909),
sein „Grundriß der Geschichte der Medizin und des heilenden Standes" (Stuttgart
1876, und unter Mitwirkung von BAAS durch H. E. HANDERSON übersetzt und
erweitert, New York 1889, „Outlines of the history of medicine and the medical
profession"), und „Die geschichtliche Entwicklung des ärztlichen Standes und
der medizinischen Wissenschaften" (Berlin 1896). AUGUST HIRSCH (1817—1894,
vgl. S. 577) schrieb die Geschichte der medizinischen Wissenschaften in Deutschland
(1893) in der Serie der Wissenschaftsgeschichte der Bayerischen Akademie und
eine Geschichte der Ophthalmologie für GRAEFE-SAEMISCHS „Handbuch der

gesamten Augenheilkunde", die in der zweiten Auflage dieses Sammelwerkes in
die Hände eines der ersten Fachleuente der Augenheilkunde gelegt werden konnte,
der — ein singulärer Glücksfall — zugleich geborener Historiker und der beste
Kenner des Griechischen unter den lebenden Ärzten war, JULIUS HIRSCHBERG,
auf dessen ganz einziges Werk (bis heute in sieben Teilen, 1899—1913, vorliegend)
in diesen Vorlesungen schon oft hingewiesen wurde. Der die klassische Antike behandelnde Abschnitt stellt denn auch die tüchtige Arbeit „Die Augenheilkunde
der Alten", Breslau 1901, von HUGO MAGNUS (1842—1908) stark in den Schatten,
dem wir aber auch eine Reihe weiterer historischer Arbeiten verdanken; seine
„Sechs Jahrtausende im Dienste des Äskulap", Breslau 1905, machten dem
feuilletonistischen Bedürfnis doch allzu starke Konzessionen, und seine posthume
„Entwicklung der Heilkunde in ihren Hauptzügen" (Breslau 1907) zeigt, wie eine
allzu feine geschichtsphilosophisch-aprioristische Konstruktion schließlich jeden
Zusammenhang mit der historischen Wirklichkeit verlieren und ins völlig Wider-
historische umkippen kann. — An die tüchtigen historischen Studien eines KARL
FRIEDRICH HEINRICH MARX (vgl. S. 456), der schließlich zum vollendeten Typus
des Sonderlings sich entwickelt hatte, knüpfte sein Schüler und Erbe H. ROHLFS
(1827—1898) an, der eine „Geschichte der deutschen Medizin" zu schreiben unternahm, die ein Torso blieb und in 4 Bänden 1875—1885 zu Stuttgart und Leipzig
erschien („Die medizinischen und chirurgischen Klassiker Deutschlands", leider
stark tendenziös verfärbt, die zweite Hälfte des 18. und die erste des 19. Jahrhunderts in Biographien schildernd, darin auch Band I, S. 323—479 die des
damals noch lebenden „Marx des Einzigen"), der 3. und 4. Band bringen nur
Sonderdrucke aus der Brüder HEINRICH und GERHARD ROHLFS „Deutschem Archiv
für Geschichte der Medizin und medizinische Geographie" (8 Bde., 1878—1885).
Von der großen Zahl guter historischer Einzeluntersuchungen sei beispielsweise nur genannt WILHELM HIS (s. o., S. 392), die „Theorien der geschlecht-
lichen Zeugung", Archiv für Anthropologie 1870, Bd. IV, und BRUNO BLOCH,
die geschichtlichen Grundlagen der Embryologie bis auf HARVEY (Abh. d.
Kais. Leop.-Card. Deutschen Akademie der Naturforscher, Bd. 82, Nr. 3,
Halle 1904), sowie die historischen Arbeiten des Anatomen LUDWIG STIEDA
(geb. 1837) in Dorpat und Königsberg.

In Wien wirkte als Ordinarius des historischen Faches in der Heilkunde von
1869—1879 FRANZ ROMEO SELIGMANN (1808—1892), besonders bekannt durch
seine Prolegomena zu den „Fundamenta pharmacologiae" des ABU MANSUR
(vgl. S. 136) und die schließliche Herausgabe dieses Werkes in neupersischem
Urtexte und durch seine Bearbeitung des Abschnittes „Geschichte der Medizin
und der Krankheiten" in VIRCHOW-HIRSCHS „Jahresbericht der gesamten Medizin". Sein Nachfolger im Lehramt und im Jahresberichte wurde der Leipziger
Privatdozent für Medizingeschichte THEODOR PUSCHMANN (1844—1899), der
seinen wissenschaftlichen Ruf als Historiker durch eine vortreffliche Ausgabe
des ALEXANDER Trallianus (Wien 1878—1879) begründet hatte und durch eine
ausgezeichnete „Geschichte des medizinischen Unterrichts von den ältesten Zeiten
bis zur Gegenwart", Leipzig 1889, vermehrte und befestigte, zweifellos ein bedeutender Kopf und eleganter Stilist. Als seine Schüler wirken an der Wiener
Universität der Generalstabsarzt ROB. RITTER v. TÖPLY (geb. 1856) und als offizieller
Vertreter des Faches MAX NEUBURGER (geb. 1868), in Budapest TIBERIUS VON
GYÖRY (geb. 1869). VON TÖPLY hat sich besonders durch seine „Studien zur
Geschichte der Anatomie im Mittelalter" (1898, s. o. S. 175) und seine Darstellung
der Anatomie in der Neuzeit im PUSCHMANNschen Handbuche (s. u.) einen Namen

gemacht und durch seine feingeistig-ästhetische Richtung in der medizinischen Kulturgeschichte, sowie durch ein hervorragendes Lehrtalent. MAX NEUBURGER beschenkte schon in seiner Erstlingsschrift „Die historische Entwicklung der experimentellen Gehirn- und Rückenmarksphysiologie" (1897) die Medizingeschichte mit einer ihrer wertvollsten Monographien. Auf der gleichen Höhe haben sich die späteren Arbeiten des echt geschichtsphilosophisch veranlagten Gelehrten gehalten, dessen bisher auf zwei Bände gediehenes und bis zum Ende des Mittelalters vorgeschrittenes Handbuch der Medizingeschichte („Geschichte der Medizin", Stuttgart 1906 und 1911) zweifellos die bedeutendste Darstellung dieser Geisteswissenschaft darstellt. Auf das Kabinettstück formvollendeter und die Zusammenhänge in reifer Historik klarlegender Geschichtsdarstellung, welche sein Überblick über die Entwicklung der Medizin von der Renaissance bis zur Mitte des 19. Jahrhunderts in PUSCHMANNs Handbuch zu Beginn des 2. Bandes bildet, habe ich auf S. 240 schon hingewiesen. TIBERIUS GYÖRY, Edler von Nádudvar (geb. 1869), publizierte eine treffliche Monographie über den „Morbus hungaricus", ungarisch (Budapest) und deutsch (Jena 1901) und gab, außer kleineren Abhandlungen zur Geschichte der Medizin und der Krankheiten, SEMMELWEIS' Gesammelte Werke deutsch und ungarisch (Jena u. Budapest 1905) heraus. — Der Wiener Ordinarius TH. PUSCHMANN wirkte aber noch über seine Lebenszeit hinaus, durch Begründung des großen Handbuches der Geschichte der Medizin (als Umarbeitung des HÄSERschen Lehrbuches gedacht), zu dem er selbst noch die Mitarbeiterscharen von Spezialisten warb und selbst, außer der wirklich von ihm geschriebenen Einleitung, die Bearbeitung der Medizin der klassischen Antike geplant hatte, die dann nach seinem Tode ROBERT FUCHS in Dresden bearbeitete, ferner durch die in die Leipziger Privatdozentenzeit fallende Stiftung seines und seiner Gattin bedeutenden Vermögens an die Universität Leipzig „zur Förderung wissenschaftlicher Arbeiten auf dem Gebiete der Geschichte der Medizin", die seine Gattin testamentarisch aufrechterhielt, so daß sie 1905 durch die Berufung von KARL SUDHOFF (geb. 1853) als Extraordinarius und durch die von diesem bei seiner Berufung geforderte und nun in das Werk gesetzte Begründung des ersten Instituts für Medizingeschichte voll ins Leben trat. Über die Leistungen des Berufenen und seines Institutes mögen andere urteilen; von einigen seiner Arbeiten ist ja in diesem Buche da und dort die Rede gewesen, wie mittelst des Registers nachgeschlagen werden kann. Von heutigen Vertretern der Medizingeschichte seien mit Namen ferner genannt der 1913 verstorbene VIKTOR FOSSEL, Prof. in Graz (geb. 1846), der neben lokalgeschichtlichen Arbeiten in PUSCHMANNs Handbuch die „Geschichte der epidemischen Krankheiten" schrieb und 1909 einen Band „Studien zur Geschichte der Medizin" herausgab; FRIEDRICH HELFREICH (geb. 1842), Prof. in Würzburg, der im „Handbuch" die Chirurgie bearbeitete und die mittelalterlichen Deutschen Arzneibücher studierte; HERMANN VIERORDT in Tübingen (geb. 1853), der die Geschichte der Herz- und Lungenkrankheiten im großen Handbuch bearbeitete und ein geistvolles Buch über „Medizinisches in der Geschichte" schrieb (1893), das viele Auflagen erlebte; FELIX FREIHERR VON OEFELE (geb. 1869), der für die Medizin der Assyrer und Ägypter durch zahlreiche scharfsinnige Untersuchungen erheblich förderte und auch der Medizin des Mittelalters und dem Bäderwesen sein Interesse zuwandte; IWAN BLOCH (geb. 1872), der außer dem schon genannten „Ursprung der Syphilis" (vgl. S. 200) zahlreiche Aufsätze zur Geschichte der Hautkrankheiten, eine zusammenfassende Darstellung derselben im „Handbuch" und ebenda über indische, altrömische, byzantinische Medizin schrieb und neben zahlreichen

historischen Arbeiten zur „Sexualwissenschaft" gegenwärtig eine große Geschichte
der Prostitution erscheinen läßt; MAX HÖFLER in Bad Tölz (geb. 1848), der
volkloristische Arbeiten in großer Zahl verfaßt hat, desgleichen zu altgermanischer
und altkeltischer Heilkunde, und ein grundlegendes deutsches Krankheitsnamen-
buch gewaltigen Umfanges 1898 zu München herausgab; JULIUS PREUSS in
Berlin (1861—1913), der beste Kenner der biblisch-talmudischen Medizin (vgl.
S. 38 und 134). Völlig auf sich erwachsen und seiner gründlichen Kenntnis des
Orients und seiner Sprachen zum besten lebenden Kenner der Medizin Arabiens,
Persiens und Armeniens ist ERNST SEIDEL in Meißen (vgl. S. 140 und 151). THEODOR
MEYER-STEINEG, Prof. in Jena, hat seine Studien vornehmlich der altklassischen
Heilkunde gewidmet, über die Physiologie des GALENOS, über THESSALOS, antike
Instrumente und medizinische Votive, römische Ärztestand und vieles andere
treffliche Arbeiten verfaßt und den THEODOR PRISCIAN deutsch kommentiert
und ausführlich eingeleitet herausgegeben. Neben VALENTIN ROSE haben sich
JOHANNES ILBERG und MAX WELLMANN in besonders hervorragender Weise von
klassisch-philologischer Seite der antiken Heilkunde zugewendet, wie auf fast
jeder Seite unserer Darstellung jener Periode zu ersehen ist; von ROBERT FUCHS
in Dresden war oben schon die Rede. Der Medizin, Hygiene und medizinische
Kulturgeschichte des Mittelalters widmen sich mit besonderem Erfolge KARL
BAAS in Karlsruhe (früher Dozent in Freiburg), der Sohn des oben genannten
HERMANN BAAS, und PAUL DIEPGEN, Dozent für Medizingeschichte in Freiburg.
BAAS erforschte namentlich das Ärzte- und Krankenwesen im mittelalterlichen
Südwestdeutschland, DIEPGEN den Arnold von Villanova (vgl. S. 195), die
Frühmedizin in Karolinger Zeiten und Salerno (Erstausgabe des Kompendiums
WALTHER AGILONS, 1911) und das Verhältnis des Klerus und der Theologie zur
Heilkunde. Auch ALFRED MARTIN und CHRISTOPH FERCKEL haben sich vor-
wiegend mit dem Mittelalter beschäftigt, MARTIN mit dem Badewesen (Deutsches
Badewesen in vergangenen Tagen, Jena 1906, eine fundamentale Arbeit), FERCKEL
mit ALBERT dem Großen, THOMAS VON CANTIMPRÉ und der Anatomie und
Gynäkologie jener Zeitspanne. Um die Geschichte der Gynäkologie, aber auch
der weiteren Medizin hat sich besonders der geistvolle ROBBY KOSSMANN (1849
bis 1908) verdient gemacht, um die Geschichte der Geburtshilfe nach OSIANDER
und SIEBOLD dessen Fortsetzer RUDOLF DOHRN (geb. 1836) in seiner „Geschichte
der Geburtshilfe der Neuzeit" (1840—1880), in zwei Abteilungen, Tübingen 1903
und 1904, sowie der Berliner HEINRICH FASBENDER (1843—1914), der seiner
monumentalen, das Ganze umfassenden Geschichte der Geburtshilfe (Jena 1906)
eine klassische Arbeit über die „Entwicklungslehre, Geburtshilfe und Gynäkologie
in den hippokratischen Schriften", Stuttgart 1897, vorausgeschickt hatte. Die
Geschichte der Chirurgie hat der Berliner Chirurg ERNST JULIUS GURLT (1825
bis 1899, s. o. S. 490) mit einem unvergänglichen Meisterwerke beschenkt, seiner
dreibändigen „Geschichte der Chirurgie und ihrer Ausübung" von den Anfängen
bis zum Ende der Renaissance (Berlin 1898). Neben ihm sind ALBERT KÖHLERS
(geb. 1850) Arbeiten zur Geschichte der Kriegschirurgie mit Ehren zu nennen.
Daß der Wiener Otologe ADAM POLLITZER auch die Geschichte seines Faches in
einem zweibändigen Werke dargestellt hat, ist oben schon rühmend hervorgehoben
(Stuttgart 1907 und 1913). Als besonderen Studienzweig hat sich EUGEN HOL-
LÄNDER in Berlin die Dokumente der medizinischen Kulturgeschichte und des
Ärztestandes ausersehen und in einer Reihe prachtvoll illustrierter Werke das
Ergebnis seiner Studien geboten („Die Medizin in der klassischen Malerei", Stutt-
gart 1903, 2. Aufl. 1913; „Karikatur und Satire in der Medizin", 1905; „Plastik

und Medizin", 1912). Ihm schließen sich an ROBERT MÜLLERHEIM (Die Wochenstube in der Kunst, Stuttgart 1904); GUSTAV KLEIN in München (,,Alte und neue Gynäkologie", 1907), der auch durch Neudrucke wertvoller gynäkologischer und chirurgischer Werke sich verdient gemacht hat, und FRITZ WEINDLER in Dresden (,,Gesch. der gynäkologisch-anatomischen Abbildung", Dresden 1908). Die Geschichte der Pharmakologie, der Pharmazie und des Apothekenwesens hat durch THEOD. GOTTFR. HUSEMANN in Göttingen (vgl. S. 456) durch seine Arbeiten über die ältesten Pharmakopöen, über Schlafschwämme usw., durch J. BERENDES (1837—1914), der 1907 ,,Das Apothekenwesen" erscheinen ließ und den Dioskurides und Paulos von Aigina u. a. übersetzte und kommentierte, durch HERMANN PETERS (geb. 1837), jetzt in Hannover, der zwei Bände ,,Aus pharmazeutischer Vorzeit in Bild und Wort" herausgab, die mehrere Auflagen seit 1889 erlebten, das historisch-pharmazeutische Kabinett im German Museum zu Nürnberg ausarbeitete, und HERMANN SCHELENZ (geb. 1848), jetzt in Kassel, der neben überaus zahlreichen kleineren Arbeiten eine große ,,Geschichte der Pharmazie" schrieb (Berlin 1907). Bedeutende Verdienste um die Geschichte der Pharmakologie haben auch FRIEDR. AUG. FLÜCKIGER (vgl. S. 455 f.) in Straßburg und Bern; EDUARD SCHAER (1842—1914) in Zürich und Straßburg, sowie ganz besonders ED. RUDOLF KOBERT (geb. 1854) in Dorpat und Rostock vornehmlich durch die stattliche Serie der ,,historischen Studien aus dem pharmakologischen Institut zu Dorpat" (1888—1896).

Lange Jahre aber bildete einen der weitwirkendsten und angeregtesten Sammelpunkte für alles medizingeschichtlich-wissenschaftliche Streben und Schaffen der Berliner Vertreter dieses Faches JULIUS LEOPOLD PAGEL (1851—1912), der Verfasser dieses Buches.

Als Sohn eines jüdischen Lehrers am 29. März 1851 zu Pollnow in Hinterpommern — er war immer besonders stolz auf diese hinterpommersche Landsmannschaft mit RUDOLF VIRCHOW — geboren, absolvierte er als Primus das Gymnasium in Stolp und sein ganzes medizinisches Studium an der Universität Berlin, wo damals HELMHOLTZ und DUBOIS-REYMOND, VIRCHOW, HIRSCH und TRAUBE wirkten, auf ihn besonders die beiden letzten und namentlich AUGUST HIRSCH, damals Ordinarius für Medizingeschichte, wie vorher (1834—1850) JUSTUS FRIEDRICH KARL HECKER. Zweifellos hätte es PAGEL verdient, in diese Lehrstelle einzurücken, aber den Lehrauftrag und ein etatsmäßiges Extraordinariat dieses Faches erhielt nicht er, sondern ein Mann ohne historische Kenntnisse und Leistungen, ERNST SCHWENINGER, der es, wie mir glaubwürdig berichtet wurde, noch heute besitzt. So lag ein Schatten auf PAGELS späterem Leben, ein unbilliger Druck, der ihm schließlich fast den Atem raubte — um so mehr ist das anzuerkennen, was er trotzdem geleistet hat.

Schon seine Doktorarbeit war eine historische; sie behandelte die ,,Geschichte der Göttinger medizinischen Schule im 18. Jahrhundert" (1875). Auch neben einer aufreibenden Praxis im Norden Berlins und ärztlichem Beamtentum im Dienste der Stadt hat er sein Leben der Medizingeschichte ständig geweiht mit aufopferungsfroher Begeisterung eines unergründlichen und unerschütterlichen Idealismus. Außer der unablässigen historischen Kleinarbeit des Tages in Referaten, Rezensionen, erbetenen Artikeln und Nekrologen, die allmählich einen beträchtlichen, dem Unermüdlichen stets willkommenen Umfang annahm — war er doch nach und nach zur selbstverständlich in jeder historisch-medizinischen Frage um Auskunft und Mitarbeit in erster Linie zu ersuchenden Autorität geworden! —‚außer dieser regelmäßigen Beschäftigung mit historischem Tagesbedarf ging PAGELS Arbeit ausgesprochen in zwei Richtungen in der Ausstattung der medizinischen Forschung und Lehre mit dem unentbehrlichsten neuen Rüstzeug ihrer Betätigung und in der eigenen Forschertätigkeit als Pionier des Fortschrittes in der Wissenschaft der medizinischen Historik. Auf der ersten Richtlinie lagen die Aufgaben der Beschaffung eines handlichen Lehrbuches, einer bequemen Zeittafel, eines biographischen Lexikons der gesamten Medizin, einer Biographik des 19. Jahrhunderts, einer bibliographischen Fortsetzung der PAULYSchen „Bibliographie des Sciences médicales" für das letzte Viertel des 19. Jahrhunderts und (neben einer Geschichte der Medizin in Berlin selbst) eines großen Handbuches der Medizingeschichte. Dieses ganze gewaltige Programm hat er großenteils in eigener Arbeit, zum Teil mit Unterstützung anderer, zur Ausführung gebracht, dazu in jedem Jahre von 1898—1911 einen ausführlichen räsonnierenden Jahresbericht über alle Erscheinungen, die mit Medizingeschichte zu tun haben, für die große wissenschaftliche Jahresübersicht, wie sie CANSTATT, VIRCHOW-HIRSCH, WALDEYER-POSNER seit bald 75 Jahren in die Welt gehen lassen; PAGEL war hier der würdige Nachfolger eines ROMEO SELIGMANN und THEODOR PUSCHMANN geworden. Über das Lehrbuch der Medizingeschichte, das er 1898 erscheinen ließ, die vorliegende „Einführung" in 25 Vorlesungen, erübrigt sich ein Wort. Die „Historisch-medizinische Bibliographie für die Jahre 1875—1896", vom selben Jahre und mit der „Einführung" zu einer „Geschichte der Medizin" verbunden, ist ein notwendiges und nützliches Unternehmen, dessen Anordnung an die des Vorgängers A. PAULY gebunden war, aber an Übersichtlichkeit und leichter Benutzbarkeit eben darum manches zu wünschen läßt. An das „Biographische Lexikon der hervorragenden Ärzte aller Zeiten und Völker" (6 Bände, 1884—1888) wurde PAGEL allerdings erst nach dessen Begründung durch A. HIRSCH und A. WERNICH hinzugezogen, wurde dabei aber bald die eigentliche treibende Arbeitskraft neben GURLT, so daß denn auch das „Biographische Lexikon hervorragender Ärzte des 19. Jahrhunderts" mit Selbstverständlichkeit ausschließlich in seine Hände gelegt wurde (1903). Wie prominent PAGELS Stellung geworden war, spricht sich darin aus, daß MAX NEUBURGER und der Verleger ihm die Mitherausgeberschaft antrugen für das große „Handbuch der Geschichte der Medizin", das THEODOR PUSCHMANN zwei Jahre vor seinem Tode (1899) im Plan fertiggestellt und für das er schon die Mitarbeiter gewonnen hatte. So ist denn unter PAGELS und NEUBURGERS Namen dies PUSCHMANNsche „Handbuch" in drei Bänden von 1902 bis 1905 erschienen, zweifellos ein verdienstvolles großes Repertorium medizinischhistorischen Wissens. PAGEL selbst war es hierin vergönnt, das abendländische Mittelalter, wie es ihm nach vielen daran gewendeten eigenen Arbeiten von anderthalb Jahrzehnten erschien, in voller Ausführlichkeit zur Darstellung zu bringen.

Er hatte sich unterdes in Berlin 1891 unter AUGUST HIRSCHS Dekanat für Medizingeschichte habilitiert. Seine „Einführung" brachte ihm 1898 den Professortitel und den Lehrauftrag, 1902 eine außeretatsmäßige außerordentliche Professur. Über eine bescheidene Remuneration aus dem Dispositionsfonds des Ministeriums ist er nicht hinausgekommen. Er mußte in der Befriedigung über die eigene Leistung Würde und Ersatz finden. Diese gab ihm vor allem die selbständige Forschertätigkeit, wie er sie in seiner schon genannten „Geschichte der Medizin im Mittelalter" im Handbuch dokumentiert. Dem Mittelalter vor allem gehörte sein freies Schaffen, wenn er auch einmal den Plan schon weit gefördert hatte, nach WEIGELS (1769—1845) Nachlaß die zweite Hälfte der Tetrabiblos des AËTIOS in Editio princeps herauszugeben, wie er das selbst in seiner Einführung 1898 berichtete, was wir lieber h i e r dem Leser der zweiten Bearbeitung vorführen: „Am 12. Juni 1896 entdeckte ich zufällig in der hiesigen Kgl. Bibliothek den verschollenen WEIGELschen Aëtius-Nachlaß, bestehend aus einer sehr sauberen Kopie der letzten acht Bücher in moderner Handschrift mit Varianten und einem älteren aus Paris stammenden Kodex des 16. Jahrhunderts, dazu einen großen Karton voller Variantensammlungen." PAGEL schrieb zunächst das 16. Buch ab und stellte mit Hilfe des WEIGELSCHEN Apparates einen druckfertigen Text her, da kam ihm ZERVOS zuvor, der in der Lage war, seinen Text auf eigene Kosten drucken zu lassen (vgl. S. 130). Es war eine bittere Enttäuschung, wie PAUL RICHTER in seinem bibliographischen Nachruf (Archiv f. Gesch. d. Medizin, VI., S. 79) erzählt, und jeder nachfühlen kann. Aber mit Textpublikationen zur Geschichte des Mittelalters im Abendlande hat dann PAGEL dem Fortschritt in der Medizingeschichte in völlig originaler Weise epochemachend Bahn gebrochen, wie heute schon zutage liegt und immer schärfer klar werden wird. Er eröffnete diesen Forschungsweg mit der Anatomie des HEINRICH VON MONDEVILLE 1889, der 1891 die Chirurgie des WILHELM VON CONGEINNA folgte und 1890—1892 das Hauptwerk, die erstmalige Drucklegung der umfangreichen, leider unvollendeten Chirurgie von HENRI DE MONDEVILLE, eine literarische Tat, die seinen Namen in die erste Reihe derer stellt, die den Fortschritt medizingeschichtlicher Forschung repräsentieren. Weiter gab PAGEL heraus: Die Chirurgie eines JOH. (Pseudo-) MESUE junior (1893), die „Areolae" des JOHANNES VON ST. AMAND (1893), die „Concordanciae" des JOH. VON ST. AMAND (1894), BERNHARDS VON GORDON, Schrift über den Theriak (1894) und des gleichen Autors „Grade der Arzneien" (1895), Teile der „Concordanciae" PETRI DE SANCTO FLORO (1896), die Augenheilkunde des ALCOATIM (1896), RAIMUNDUS DE MOLERIIS (eig. ARNOLD v. VILLANOVA) „De impedimentis conceptionis" (1903), eine lateinische Version der Chirurgie des PANTEGNI (1906), die Diätetik eines JOHANN VON TOLEDO (1907), die Chirurgie des JAMERIUS (1909) — das war echte wissenschaftliche Pionierarbeit! Und noch einen weiteren Schritt hat er auf dem Wege des Fortschrittes in medizinisch-historischer Wissenschaft in seinem „Grundriß eines Systems der medizinischen Kulturgeschichte" in 12 Vorlesungen getan, in welchem er es zum ersten Male unternahm, zu zeigen, wie die medizinische Wissenschaft im gesamten Geistesleben drin steht und wie Medizinisches in alles andere hineingreift und alle andern Geistesbetätigungen der Menschheit in die Medizin: Theologie und Mystizismus, Philosophie und Jurisprudenz, Naturwissenschaft, Welt- und Staatengeschichte und Politik, Belletristik, Poesie und bildende Kunst und schließlich der Mediziner selbst in allen Lebenslagen und Weltstellungen, auch dies ein durchaus originelles Vorgehen, in dem sich seine literarische Vielseitigkeit aufs glänzendste bewährt. (Bezüglich alles weiteren verweise ich auf die vortreffliche Übersicht seines Schaffens von ·PAUL RICHTER, a. a. O., S. 71—79, „Die literarische Hinterlassenschaft Julius Pagels", auf die Nekrologe von IWAN BLOCH, Klinisch-therapeutische Wochenschrift, 1912, No. 7, von W. EBSTEIN im Janus, XVII, 73—75, und von SUDHOFF, Münchener mediz. Wochenschrift, 1912, No. 8, und auf SEELIG-DOCKS Schilderung seiner Persönlichkeit in ihrer Begeisterung für sein Fach und seiner Bibliothek im Bulletin of the Medical Library Association N. Y., Vol. 3, No. 2, Oktober 1913.)

So PAGELS Leben und Leistungen! Der Fall ist typisch für den heutigen Stand und die Stellung der Medizingeschichte im wissenschaftlichen Leben und dem Universitätsbetrieb unserer Tage. Bedeutende wissenschaftliche Leistungen allenthalben, gerade auf diesem Gebiete, wenig Beachtung, ja fast völliges Übersehen seitens der berufenen Stellen und der medizinischen Fakultäten selbst, die es als eine Ehrensache betrachten sollten, hier zu fördern, wo es sich um ihren eigenen Ehrenplatz in der Wissenschaft handelt — die Geschichte selbst wird hierüber zu Gericht sitzen. — —

Als die wichtigsten Zeitschriften für die medizingeschichtliche Forschung seien genannt von älteren: PHIL. LUDW. WITTWER, „Archiv für die Geschichte der Arzneykunde", Nürnberg 1790; „Beiträge zur Geschichte der Medizin", Hrsg. v. KURT SPRENGEL, 3 Stücke, Halle 1794 u. 1795; „Historisch-Literarisches Jahrbuch für die deutsche Medizin von L. CHOULANT", drei Jahrgänge, Leipzig 1838 bis 1840; „Janus, Zeitschrift für Geschichte und Literatur der Medizin (in Verbindung mit über 50 deutschen und ausländischen mit Namen genannten Gelehrten), hrsg. v. A. W. E. TH. HENSCHEL", 3 Bde., Breslau 1846—1848, und als Fortsetzung „Janus, Central-Magazin für Geschichte und Literaturgeschichte der Medizin, ärztliche Biographik, Epidemiographik, medizinische Geographie und Statistik, hrsg. v. H. BRETSCHNEIDER, HENSCHEL, HEUSINGER und THIERFELDER", zwei Bände, Gotha 1851—1853; „Deutsches Archiv für Geschichte der Medizin und medizinische Geographie" (anfangs „unter Mitwirkung" von 50 Gelehrten), redigiert und herausgegeben von HEINRICH ROHLFS und GERHARD ROHLFS (vom 4. Band ab von HEINRICH ROHLFS allein), 8 Bände, Leipzig 1878—1885; „Archivos de Historia da Medicina Portugueza". Red. M. LEMOS junior, 6 Vol., Porto 1887—1896, Nova Serie 1910—1914; CABANÈS, „La Chronique Médicale, Revue Bi-mensuelle de Médecine historique, Littéraire et anecdotique", Paris 1894—1914; „Janus, Archives internationales pour l'histoire de la médecine et pour la Géographie médicale" (s. o. S. 579), Amsterdam, dann Haarlem, dann Leiden 1896 bis 1914; „La France Médicale, Revue d'Etudes d'histoire de la médecine (Nouvelle Série)", Red. A. PRIEUR, erscheint noch heute; „Abhandlungen zur Geschichte der Medizin", hrsg. v. H. MAGNUS, M. NEUBURGER und K. SUDHOFF", Breslau 1902—1906, 18 Hfte.; „Medical Library and Historical Journal, devoted to the interests of Medical Libraries, Bibliography, History and Biography", 5. Vol., Brooklin-New York 1903—1907. Fortsetzung: „The Aesculapian, a Quarterly Journal of Medical History, Literature and Art, ed. by A. TR. HUNTINGTON, Brooklyn-New York 1908 und 1909; Archiv. für Geschichte der Medizin, hrsg. v. d. Puschmann-Stiftung unter Redaktion von KARL SUDHOFF, bisher 8 Bde., 1907—1914; Studien zur Geschichte der Medizin, hrsg. von der Puschmann-Stiftung, Redakteur KARL SUDHOFF, bisher 10 Hefte, 1907—1914; Jenaer medizin-historische Beiträge, hrsg. v. THEODOR MEYER-STEINEG, 5 Hefte seit 1912; Medicinisk-Historisk Smaaskrifter von VILHELM MAAR, 8 Hefte, 1912—1914. — Als Gesellschaftsschriften erscheinen: Mitteilungen zur Geschichte der Medizin und der Naturwissenschaften unter Red. von F. C.W. A. KAHLBAUM (später S. GÜNTHER) und K. SUDHOFF, 1901—1914, 13 Bde.; Bulletin de la société francaise d'histoire de la médecine, 13 Bde., 1902—1914; Rivista di storia critica delle scienze mediche e naturali, Red. V. PENSUTI, 5 Jahrgänge seit 1910 (vorher 3 Jahrg.; Atti delle Riunioni della Società Italiana di storia critica . (Perugia, Faenza, Venetia), 1907—1909; Bulletin of the Society of medical history of Chicago, 1911—1914; Proceedings of the Royal Society of Medecine. Section of the history of Medicine, 1913 und 1914.

So ist, meine Herren, auf allen Gebieten im 19. Jahrhundert die medizinische Forschung in breitester Linie mit Energie und Weitblick von Erfolg zu Erfolg geschritten in Erkenntnis und Leistungsfülle zum Heile der Menschheit. Alles Errungene besitzt aber stets nur den Wert einer Etappe, die ein ungestörtes neues Weiterschreiten sichert: Nichts wird als endgültig genommen, nur als Entwicklungsstufe zur Vorbereitung fernerer Aufstieges. Methodik und Arbeitsweise sind aufs feinste vervollkommnet worden, aber auch hier wäre Stillstand der Beginn des Rückschrittes. Neue Aufgaben führen von selbst zur Anpassung und Umgestaltung des Rüstzeuges der Forschung, Beharren auf ausgetretenen Bahnen zur Routine und damit zur Verknöcherung, wo biegsame Anschmiegsamkeit in ständiger Auswechslung des Verbrauchten Lebensbedingung ist.

Daneben tritt eines robust in die Erscheinung, die unabweisliche Klarheit, daß, wie zu allen Zeiten so auch in Zukunft, nicht die Methode, das Verfahren, der Kunstgriff a l l e i n den Fortschritt gewährleistet und bringt. Sie bestellen wohl das Feld, bringen die Ernte ein, verwenden sie und breiten ihren Segen aus — wahrhaft schaffend und Wachstum bringend ist nur der Gedanke des Genius. Der Geist ist es, der da lebendig macht, der zeugend Neues hervorbringt, neue Ziele und neue Bahnen weist zu kaum geahnten Erfolgen. Der wahre Lichtbringer der Menschheit wird stets nur das Genie einzelner großer Geister sein — auch das lehrt die Geschichte!

Register.

A.

Abano, Pietro di 143. 182. 199.
Abbe 366. 380. 384. 418.
—, R. 484.
Abderhalden 368. 398.
Abel, C. W. L. 568.
—, 470. 563.
Abelin, H. A. 535.
Abenguefit 147.
Abercrombie, John 424. 546.
Aberle, K. 240.
Abernethy, J. 478.
Abulqasim 132. 139. 140. 146. 147. 177. 189. 191.
Abu Mansur Muwaffak 37. 147.
Accursius 196.
Achard 364.
Achillini, A. 205.
Achundow 136.
Ackermann, J. Chr. G. 112. 155. 156. 173. 578.
—, Th. 410. 412.
Acland, H. 428. 429.
Acton, W. 519.
Adam, M. 578.
— v. Cremona 186.
Adame, Ch. 258.
Adams (Astronom) 414.
—, Fr. 105. 580.
—, R. 479.
—, Sir W. 501.
Addison 425. 551.
Adelmann, G. F. 488.
—, H. 487.
Aeby 388.
Aegidius Corboliensis 173. 176.
Aelius Promotus 105.
Aëtios v. Amida 100. 104. 130. 131. 132. 152. 153. 585 f.
Afflacius 172.
Agardh, K. A. 466.
Agathinos 99. 105.
Agassiz 374.
Agilon s. Walther.
Agnew, D. H. 483.
Agricola, G. 203. 204.

Agrippa v. Nettesheim 225.
Ahlwardt 139.
Aichel, O. 16.
Ailios Promotos 105.
Aitkens 412.
Akbar 428.
Akermann, N. 496.
Akron 78.
Albarran 477.
Albers, J. F. H. 406.
—, J. A. 432.
Albert, E. 249. 493. 494.
Alberti, M. 551.
—, S. 215.
Albertotti, G. 176. 579.
Albertus Magnus 179. 180. 583.
Albich 185.
Albini di Moncalieri, Giacomo 185.
Albinus 297. 308. 331.
Albrecht, H. E. W. 515.
—, P. 392.
Alcoatim 143. 586.
Aldebrandino da Siena 185.
Alderotti s. Taddeo.
Alderson 425.
Aldrich 470.
Alexander d. G. 77. 79.
Alexandros von Aphrodisias 129.
— Philalethes 100. 156.
— v. Tralles 105. 130. 131. 132. 152. 153. 160. 201. 202. 581.
Alexandrinische Schule 82 ff. 96.
Ali Abbas 136. 142. 143. 145. 171.
Ali ben Isa (Jesu Hali) 147. 150.
Alibert 516. 517.
Ali Rodoam 115. 147.
Alison 424.
Alkindus (al Kindi) 140. 149. 183.
Alkmaion 47.
Alkuin 162.
Allbutt 429.
Allen, P. 511.
Almeloveen 95. 158. 578.

Almkvist 519.
Alphanus 167. 168.
Alpino, P. 42. 203. 223. 574.
Althof, H. 507.
St. Amand s. Jean.
Amari 171. 176.
d'Ambrosio 496.
Ambrosius 243.
Amelung, Fr. L. 541.
Amici 380.
Amman 158.
Ammon, F. A. 500.
Ampère 380.
Amphiaraos 42.
Amussat, A. 477. 497.
—, J. Z. 475.
Amwald 242.
Amynos 42.
Anagnostakis 74. 507.
Anaximander 45. 53. 67.
Anaximenes 45. 53. 67.
Anaxagoras 46.
Ancell 426.
Anderson, A. 573.
Andral 404. 420.
Andrae, H. 283.
Andrea, E. 506.
Andreae, A. W. 501.
—, Joh. Val. 272.
Andresen, G. J. 463.
Andromachos 87.
Andureau 251.
Anglada 465.
Anicia Juliana 102.
Annesley 574.
Ansiaux, N. G. A. J. 498.
—, N. J. V. 498.
—, O. N. A. 498.
Anthemios 131.
Anthimus 159.
Antiochos 84.
Antlie 575.
Antommarchi 385.
Antonius Musa 92. 94.
Antonini 226.
Antonucci 443.
Antyllos 126.
Aoyama 418.
Apáthy 392.
Apollon 41. 50.
Apollonios Mys 88.

Appollonios v. Kition 58.
74. 86. 103. 132.
— a. Pergamon 99.
Apollodoros 84. 90. 105.
Apuleius, Lucius 156. 166.
Aquin s. D'Aquin.
Arago 364. 380.
Aran 422.
Aranzio 213.
Aravantinos, A. P. 44.
Arber, A. 204.
Archagathus 89.
Archambauld 543.
Archelaos 77.
Archigenes a. Apamea 99.
100. 105.
Archimatthaeus 172.
Architectus 243.
d'Arcy Power 192. 580.
Arderne 192.
v. Arendt, N. M. 571.
Aretaios 104. 105. 123. 201.
302.
Aristoteles 45. 47. 53. 64.
69. 78—82. 145. 173. 177.
178. 204. 218. 225. 328.
Argillata s. Pietro.
„Arkanologie" 356.
Arkotschewski 571.
Arlt, F. 502. 503. 505.
Armati 260.
Armstrong, J. 424.
Arnald v. Villanova 172.
173. 193. 194. 195. 196.
205. 586.
Arnheim, F. K. 535.
Arning 518.
Arnold, F. 386. 392.
—, R. D. 449.
Arnott, J. 479.
—, N. 555.
ar-Razi (Razes) 136. 141.
142. 145. 150. 534.
Arrhenius 368. 382.
d'Arsonval 394.
Artaud 545.
Artemis 41.
Arthus 367.
Aschaffenburg 538.
Aschoff 17. 410.
Aschoka 20.
Aselli 265.
Ask, C. J. 497.
Asklepiaden 43.
Asklepiades v. Bithynien
89 ff. 96. 272. 450.
Asklepios 29. 41. 42. 43.
44. 48. 50.
Assalini 495.
Aßmann 112.
Asson 495.
Assurbanipal 22—26.
Astruc 344.

Athenaios 99.
Atlee, J. L. 532.
—, W. L. 532.
Atreya 17.
Attalos Philometor 87.
Atti, G. 267.
Aubanel, H. 543.
Aubert 80.
—, H. 398.
Aubéry 245.
Auenbrugger 306. 333. 404.
424.
Auer 461.
Auerbach 389.
Augusta, Kaiserin 568.
Augustin, Fr. L. 430.
Augustinus 155.
Augustus 92.
Augyon 368.
Auracher 161. 175. 176.
Aurelius 161.
Aurispà 198.
Auspitz, H. 518.
Austrius 534.
Autenrieth 431.
Auzias-Turenne 518.
Avé-Lallemant 575.
Aveling 341.
Avenarius 370.
Avenzoar 147.
Averroës 147. 150.
Avicenna 136. 138. 142.
144 ff. 150. 177. 180.
Axenfeld 422.
Ayres 427.
Ayur-Veda 19.

B.
Baas, J. H. 262. 580. 583.
—, K. 10. 251. 583.
Babes 575.
Babington, B. G. 425.
—, C. C. 378. 512.
Baccelli 575.
Bache, Fr. 447.
Bachtischuah 140.
Bacon Roger 180. 193. 194.
196. 260.
Bacon Francis (v. Verulam)
254 ff. 293. 320. 345.
Bäckström, A. 88. 106.
Baelz 575.
Baer, C. E. v. 374. 390.
Baehrens 155.
Baerensprung, v. 517. 518.
Bäumer 177.
Baeyer 382.
Bagellardi 534. 199.
Baglivi 295. 269. 280. 281.
Baill 367.
Baillarger 545.
Baillie 406.
Baillif de la Rivière 242.

Bain 253.
Balassa 496.
Bald 162.
Balfour, F. M. 391. 395.
—, G. W. 428.
Ballhorn 337.
Ballingall 570.
Balogh 413. 461.
Baly, W. 555.
Bamberger, H. v. 434.
Bancroft 575.
Bandl, L. 529.
Baneth 148.
Bang 444.
Banga 579.
Banks 428.
Bannerth 463.
Bapst v. Rochlitz 243. 245.
Bárány 367.
Barbier 458.
Barclay 427.
Bard, S. 532.
Bardeleben, A. 471. 476.
485. 489. 490. 494. 497.
—, K. 384.
Bardsley 426.
Barkley 366.
Barfurth 392.
Barker 450. 555.
Barkow 386.
Barlow 429.
Baroni 495.
Barriès, C. 432.
Barry, M. 391.
Bartels, C. H. Chr. 439.
—, Chr. A. 441.
—, E. D. A. 431.
—, Max 4—7.
Barter 466.
Barth, J. 341.
—, J. B. 421.
Barthélemy St. Hillaire
256.
Barthez 325 f.
—, de 534. 536.
Bartholinus 266. 267. 285.
Bartholomäus Anglicus
(von Glanville) 180.
— Montagnana 184.
— Salernitanus 172.
Bartisch 340.
Bartlett 447.
Bartolotti 285.
Barton, J. Rhea 482.
de Bary 377. 414. 416.
Basedow 425.
Bascilhac 338.
Basham 426.
Basilius Valentinus 242.
Basler, W. 126. 494.
Bassi 414.
Bassus, Cassianus 32.
Bastian, A. 366, 379.

Bastian, H. Ch. 429.
Bateman 516.
Bathodius 243.
Battey, R. 524.
Baudelocque 342. 530.
Baudens 476. 569.
Baudissin, Wolf W. Graf 30.
Baudrimont 558.
Bauhin 214. 215. 252.
Baum, W. 249. 486.
—, W. G. 486.
Baumann, E. 402. 452.
Baumès, J. B. Th. 346.
—, P. P. Fr. 518.
Baumgärtner, K. H. 432.
Baumgarten, F. M. D. 493.
Baunak, J. 44.
Bausch, L. 258.
Baverius 184.
Baxter, E. B. 460. 556.
Bayle, G. L. 331. 404. 543.
Baynard 92.
Bazin, F. A. 519. 543.
Bazire 546.
Beale 429.
Beard 547.
Beau 421.
Beaugrand 559.
Beaumont, E. de 469.
—, W. 399.
—, W. R. 482.
Béchamp 458.
Becher, W. 534.
Beck, B. v. 489.
—, C. J. 500, 501.
—, J. R. 447.
—, Th. 56. 69. 119.
—, Th. R. 447.
Becker, Fr. Jos. 508.
—, O. 503.
Beckers, P. L. 570.
Beckh 82.
Beckmann 410.
Béclard 385. 393.
Becquerel 422, 559.
Beda Venerabilis 162.
Bedford, G. S. 52.
Beddoes 346. 3
Bednar, A. 535.
Beech 447.
Beer 341. 500.
Begbie 426.
Beger, J. H. 500.
Bégin 474. 568.
Béhier 422.
Behrend, Fr. Jac. 562.
Behrens 26.
Behring, E. 337. 367. 418. 462.
Beigel, H. 529.
Bekker, J. 89.
Belhomme 545.
Beljavski 466.

Bell, B. 340.
—, Ch. 385. 394. 478.
—, G 366.
—, J. 384. 478. 447.
—, J. (Philad.) 447.
—, Luther 447. 483.
Bellingeri 548.
Bellingham 426.
Bellini, L. 267. 270. 280. 297.
—, R. 552.
Belmas, D. G. 474.
Bemiss 447.
Bence-Jones 381. 427.
Ben Dschazla 147.
Beneden, van 391. 393.
Benedetti, A. 205.
Benedict, T. W. 500.
Benedictus Crispus 162. 163.
— v. Nursia 158.
Benedikt, M. 543.
Bencke, F. W. 463. 439.
—, R. 327. 410.
Benivieni 221.
Bennati 514.
Bennet, Ch. 285. 408.
—, J. H. 426. 546.
Bennett, J. R. 426.
Benoiston de Chateauneuf, L. F. 571.
Benson, Ch. 425.
Benvenuto di Salerno 175.
Benvenutus Grapheus 175.
Benz 368.
Bérard, A. 476.
—, F. 558.
Berberich 156.
Berchon, J. A. C. 569.
Berend 469. 495.
Berendes 7. 101. 163. 584.
Berends, K. A. W. 431.
Berengar v. Carpi 206. 246. 251.
Berg, J. 463.
Bergel 350. 473.
Berger, O. 540.
—, A. M. 175. 176.
—, P. 477.
Bergman, K. 553.
—, T. 296.
Bergmann, E. 488. 492. 493.
—, G. H. 541.
Bergsträsser, G. 110. 141.
Berlin 451. 504.
Berliner, A. 139.
Bernard, Claude 383. 393. 394. 453. 546.
Bernatzik 454.
Bernays, J. 202.
Bernhard von Gordon 183. 187.

Bernoulli 295. 296. 308.
Beroaldo, Fil. 201.
Berres 386.
Bert, P. 394.
Bertapaglia, Leonardo 192.
Bertenson 446.
Berthelot 139. 150.
Berthold, A. A. 397.
Berti, A. 548.
Bertillon, L. A. 572.
Bertin 344.
Berzelius 364. 381.
Bes 30.
Beschorner, F. W. 541.
Besnier 519.
Bessel 414.
Besser, L. 542.
Bethe 392.
Bettelheim, K. 435.
Betz, P. F. 441.
Beumer 462.
Bezold, A. v. 398.
—, C. 25. 27.
—, F. 510. 512.
—, W. v. 396.
Bhagvat Sinh Jee 18.
Bianchi, L. 548.
Bibra, E. v. 401. 562.
Bichat 81. 152. 327 ff. 331. 384. 391. 351. 405. 520, Bidder 398.
Biddle 461.
Biedert, P. 535.
Biefel 463.
Biehl, H. 80.
Bier 367. 470. 494.
Biermer, A. 439.
Biervliet 399.
Biett 517.
Biffi, S. 548.
Bigelow 449. 469. 483.
Bignami 575.
Bilancioni 212. 297.
Bilguer 339.
Bilharz 378. 575.
Billard, C. 534.
Billing 425.
Billings, J. S. 532. 565. 572. 580.
Billod 546.
Billroth 485. 487. 489. 490 ff. 494. 505.
Bini, F. 548.
Binswanger 542.
Binz, K. 225. 453. 454. 469.
„Biochemische Heilmethode" 356.
Biondo 246.
Biot 380.
Birch-Hirschfeld 410.
Bircher 367. 453.
Birkmann, Th. 243.
Bird, Fr. L. H. 541.

Bird, Golding 427.
Bischof, K. G. 366.
Bischoff 312.
—, L. W. Th. 391.
Bishop 514.
Björnström, F. 550.
Blachez 423.
Black, J. 316.
Blackley 414.
Blackmann, G. C. 483.
Blainville 393.
Blakiston 425.
Blancaart 264.
Blanchard, R. 278. 327. 579.
Blanche, A. E. 546.
—, E. S. 543.
Blanchet, A. L. P. 512.
Blandin 475.
Blaney 449.
Blasius, E. 487.
Blatchford 447.
Blaud 420.
Blessig, R. 504.
Blizard 340.
Bloch, Bruno 581.
—, E. 30.
—, Iwan 18. 200. 577. 582 f. 586.
Blondus (Biondo) 246.
Blum, P. A. 497.
Blumenbach 327. 364. 379.
Blumroeder, G. 541.
Blundell 531.
Blyth 556.
Boas 454.
Bock, H. 203.
—, J. Chr. A. 497.
—, K. E. 410.
Boczkowski 466.
Boddaert 413.
Bodenstein, A. v. 242.
Boeck, C. W. 517.
—, H. 61.
—, H. v. 454.
Boecker, A. H. 513.
Boehm, L. 501.
—, K. 564.
—, R. 328. 453. 454. 455.
Boër, L. J. 526. 527.
Boerhaave 152. 220. 292. 296. 297. 298. 302 ff. 307. 308. 313. 315. 323. 324. 338. 445.
Boëthus 108.
Böttcher, A. 411.
Bogdanow 379.
Bohatta 20.
Bohn, J. 267. 550.
—, H. 535.
du Bois-Reymond 371. 396. 549.
Boissier, A. 27.

Boivin, M. A. V. 530.
Bojanus 392.
Bokai 335.
Boll, Franz 40.
—, F. C. 398.
Bollinger 410.
Bolton, S. 507.
—, J. 507.
Bonacossa, St. 548.
Bonavia 27.
Boncompagni, Baldassare 178.
Bonet, Th. 284. 330.
Bonnafont, J. P. 569.
Bonnet, A. 284. 476.
—, A. B. 421.
—, R. 389.
Bontekoe, R. B. 278.
—, 278.
Bontius 286.
Bonucci 548.
Boogaard 413.
Boott 461.
Bordet 462.
Bordeu 323 f. 367.
Borelli, G. 496.
Borg, O. E. 511.
Borgognoni, Ugo dei 189. 190. 192.
—, Teodorico dei 189. 190. 192.
Boriozolo 575.
Borodin 462
Borrelli 264. 265. 269. 270. 280. 297.
Borsieri 332. 333.
Bos 191.
Bosch, J. F. J. 498.
—, F. 377.
Bosi, L. 443.
Bostock 414.
Botallo 213. 246.
Botkin 446.
Bottini 495.
Bottoni 221.
Bouchard 403. 423. 453.
Bouchardat 421. 458. 558.
Bouché-Leclerq 28.
Boucher, Guilleaume 185.
Bouchinet 4.
Bouchut, E. 536.
Boudin 569. 576.
Bouillaud 403.
Bourdon, J. B. J. 465.
Bourgeois (Boursier) 290.
Bourneville 546.
Bousquet, J. B. E. 558.
Bouteville 546.
Boveri 391.
Bovio 242.
Bowditch 447.
Bower 17. 18.

Bowman, Sir W. 390. 395. 426. 506.
Boyd, R. 546.
Boyer 473. 546.
Boyle 258. 259. 288. 298.
Bozeman 489. 533.
Bozzi-Granville 531.
Braccinus 196.
Bradford 453.
Braid 350. 546.
Brainard 449. 483.
Braithwaite 426.
Brambilla 339.
Branca 193.
Brand 92. 452.
Brandeis, G. 541.
Brandes, G. 563.
—, L. J. 444.
—, Rud. 463.
Brandis, J. D. 444.
Brandt, J. F. 378. 392.
—, E. K. 570.
—, Thure 533.
—, W. 38.
Brasdor, P. 478.
Brassavola 218.
Brauell 366. 416.
Brault 575.
Braun, J. 463.
Braun-v. Fernwald, K. 528.
Braune, W. 388.
Braxton Hicks 532.
Breasted, J. H. 35.
Brefeld 377. 416.
Breggen, v. d. 445.
Brehmer, H. 463. 566.
Breisky 529.
Breitenstein 13.
Bremer, W. A. E. 562.
Brenner, F. 543.
—, R. 543.
Breuning, M. 88.
Breschet 385.
Breslauer Arzneibuch 172. 202.
Breßler, H. 536.
Brétonneau 404.
Bretschneider, H. 587.
Bretzl, H. 82.
Breuil, H. 8.
Brewster 365. 380.
Briau, R. 132. 566.
Bribosia 506.
Bridges 194.
Brieger, L. 402.
Brierre de Boismont 543.
Brigham, A. 447. 547.
Bright, R. 424. 438.
Brinckmann, P. 335.
Brinkmann, Johannes 173.
Briquet, P. 538. 543.
Brissaud 423. 546.
Brissot, P. 219.

Bristowe, J. S. 427.
Broadbent, W. H. 429.
Broca, P. 394.
Brockolmann 140.
Brocklesby 334. 567.
Brodie, B. C. 479. 482.
Brodowicz 446.
Brodowski 413.
Broeckx 191. 579.
Broers 413.
Brooke, C. 480.
Brosius, C. M. 542.
Brouardel 551. 575.
Broussais 94. 300. 402 f.
405.
Broust le Dantec 575.
Brown, A. C. 461.
—, J. 316 ff. 321. 322. 347.
431. 432.
—, Rob. 376.
Brown-Séquard 366. 393.
394. 453. 470.
Browne, L. 514.
Bruce, D. 367. 575.
Bruch, K. W. L. 387.
Bruck 516.
Brueck, A. Th. 421. 463.
Brücke, E. v. 396. 397. 498.
522.
Brugmans, S. J. 570.
Brugsch, H. 30—36.
Brunfels, O. 203. 204. 578.
Brunner, C. 250.
—, J. C. 267.
Bruno v. Longoburgo 189.
Bruns, V. v. 488. 513.
—, P. 493. 494.
Brunschwig 202. 249. 250.
Brutzer, G. W. 548.
Bryan 280.
Buch, L. v. 364.
Buchanan, A. 479.
—, G. 555. 556.
—, Th. 511.
Buchheim 455.
Buchhorn, W. H. J. 500.
Buchholz, A. 492.
Buchner, J. A. 455.
—, H. 462.
—, E. 367.
—, L. A. 455.
Buck, G. 483.
Budd, Ch. A. 532.
—, G. 426.
—, W. 426.
Budge, J. L. 398.
—, W. 135.
Büchner, L. 369.
Bühler, C. 18. 20.
—, F. 577.
Bülau, G. 541.
Bünger 493.
Bürkner 464.

Bütschli 391.
Bufalini 443.
Buffi 443.
Buffon 296.
Buhl, L. v. 410. 411. 423.
Bulckens, J. F. 549.
Bullard 428.
Bullock 530.
Bumstead 519.
Bumm 134.
—, A. 172.
—, E. 529.
Bunge 377.
Bunsen 366. 381.
Burckhard, G. 291.
Burckhardt, A. 564.
—, R. 69. 80.
Burckhardt-Merian 510.
Burdach 359. 360. 390.
Buren, W. v. 483.
Burg, van der 575.
Burggraeve 208.
Burgundio v. Pisa 196.
Burnell 468.
Burnes 425.
Burnett, Sir W. 570.
Burns, A. 478.
—, J. 531.
Burow, A. 487.
—, E. 487.
Burq 545.
Burresi 443.
Burrows, G. 426.
—, G. M. 546.
Busch, D. W. 527. 528. 529.
—, W. 490.
Buschan, Georg 9.
Businelli, F. 507.
Bussemaker, 130. 579.
Butter, J. 501.
Buzzard 394.
Bykow, A. 571.

C.

Cabanès 587.
Cabanis 325. 345.
Caelius Aurelianus 102. 157.
158. 161.
Caesar 92.
Cagliostro 348.
Cagniard de la Tour 375.
414. 512.
Cahen, M. 546.
Cahn 453.
Cahours 381.
Cains, John 201.
Cajal 387. 392.
Caland 18.
Caldwell 449.
Callender, G. W. 481.
Callisthenes 79.
Calmeil, J. L. 543.
Calmette 462.

Calvin 217.
Camerer 536.
Cameron, C. A. 556.
Campana 575.
Campanella 254.
Camper 297.
Canani 207.
Canella 495.
Canquoin 475.
Canstatt, C. F. 435. 401.
585.
Canutus 184.
Cantani 443.
Captain 8.
Capuron, J. 530.
Carabelli 515.
Carbonelli, G. 185. 579.
Cardano 225. 226.
Carmichael, R. 478.
Carnificis, Guilelmus 185.
Carnochan 483.
Carpenter, Alfr. 555.
—, W. B. 395.
Carrichter 243.
Carrington 426.
Carro, J. de 562.
Carron du Villards 501.
Carson 461.
Carswell 406.
Cartellicri 464.
Cartesius 254. 256. 257.
258. 264. 284. 395.
Carthaillac, E. 8.
Cartright 516.
Carus, C. G. 359.
—, E. A. 495.
—, J. V. 378. 393.
Casper, J. L. 551. 572.
Casselberry 447.
Casseri 214. 215.
Cassianus Bassus 32.
Cassiodorus 158. 160. 161.
Cassius Felix 157.
Cassios-Iatrosophista 105.
Castellani 575.
Castellanus 573.
Castiglioni, C. 548. 549.
Castillo, Rod. del. 36.
Cattani 88.
Cato, M. Porcius 89. 94.
Cattani 462.
Cavendish 296.
Caventou 452. 458.
Cazalas 569.
Cazeaux 530.
Cazenave 518.
Celsius 297.
Celsus 53. 83. 84. 86. 89.
94—98. 103. 152. 155.
184. 198. 199. 578.
Ceradini 400.
Cerise, L. A. P. 544.
Cermisone, A. 184.

Cerutti, P. L. 432.
Cesalpino, A. 203. 217. 261.
Cesi 258.
Cestoni 334. 413.
Chabé 341.
Chabry 392.
Chadwick 553. 555.
Chaillé 449.
Chailly-Honoré 530.
Chamberlen 291. 342.
Chambers, Th. K. 428.
—, W. F. 424.
Chamenkoff 467.
Chammurapi 21—26.
Champier 578.
Change, de 570.
Channing 142. 146.
Chantemesse 462. 575.
Chapman 447. 533.
Charaka 17—20.
Charcot 422. 423. 538. 545.
  579.
Chartres 164. 165. 167.
Chassaignac 476.
Châteauneuf 571.
du Châtelet 372.
Chatelin 470.
Chattopadhyaya 18.
Chatubinski 446.
Chauveau 512.
Chavasse, P. H. 536.
Chelius, Fr. v. 486. 500.
—, M. J. 486.
Chénu, J. Ch. 569.
Cheselden 339.
du Chesne (Quercetanus)
  245.
Chevalier 381.
Chevallier 458. 558.
Chevreul 365.
Cheyne, G. 286.
—, John 536.
Chiapelli 169. 197.
Chiari, J. 528. 529.
Chiarugi, V. 537.
Child 392.
Chiminelli 466.
Chiron 41.
Chojnowski 446.
Cholmeley 184.
Cholodenko 374.
Chomel 404.
Chopart 338. 474.
Choppin 484.
Chouen 11.
Choulant, J. L. 163. 176.
  578. 587.
Christensen 444.
Christison, Sir R. 451. 460.
Christy 453.
Chrysippos 83. 85.
Chvostek, F. 568.
Cicero 90.

Ciniselli 495. 549.
Circa instans 174.
Civiale 474. 475.
Claparède 378. 392.
Clar 306.
Clark, Alonzo 447. 533.
—, Andrew 428.
—, Sir J. 424. 466.
Clarke, Sir Arth. 424.
—, Sir Ch. M. 531.
—, E. H. 532.
—, J. A. L. 546.
Clarus, Jul. 452. 455.
Claubry 420.
Clausius 380.
Cleland, A. 508.
Clemen, O. 202.
Clemens, Th. 542.
Clementinus 219.
Cleopatra 87.
Clerval, A. 165.
Cleyton 427.
Cloëtta 455.
Cloquet, J. G. 385. 474.
—, H. 385.
Clot 574. 575.
Clozel de Boyer 546.
Clutterbuck 424.
Cobbold 378.
Coccius 503.
Cockayne 156. 162. 168.
Coen 495.
Cohen, Ali 445.
—, J. S. 515.
Cohn. Ferd. 377. 416.
—, H. 505. 563.
—, M. 155.
Cohnheim, J. 411. 423. 489.
Colberg, A. 411.
Coletti 461.
Colin, G. 147.
Colles, Abr. 478.
Collier, Ch. 570.
Collins, R. 532.
Collis 480.
Colombier 567.
Colombo 213. 216. 217. 223.
  261.
Colomiatti 413.
Combe 402.
Comte 369.
Concato 443.
Condillac 327. 345.
Congeinna 191.
Conklin 392.
Connac 481.
Conolly, J. 537. 542. 546.
  547. 548.
Conradi, J. W. H. 432.
Conrat 396.
Constantinus Afer 143. 163.
  169. 170 ff. 172.
Cooke 424.

Cooper, A. P. 478. 508.
—, W. 265.
—, W. W. 506.
Coote, M. H. 480.
Copho 172. 174. 175.
Copland 425.
Cordier, P. 18.
Corlieu 129.
Cormack 427.
Cornarius 130. 202.
Cornelius 380.
Cornil 389.
Corput, v. d. 445. 461. 575.
Corradi, A. 576. 579.
Corrigan 426.
Cortesi 246.
Corti 390.
Corvi, Gulielmo 183.
Corvisart 306. 325. 327.
  404.
Coßmann 374.
Costa, de 449.
Coste 391.
Costelle 479.
Cottereau 459.
Cotton, R. P. 427.
Cotugno 311. 334.
Coulson 479.
Courtade, A. 73.
Cowan 426.
Cox, W. S. 479.
Coxe, J. R. 447.
Coyecque 566.
Coze, J. B. R. 459.
—, L. 422. 459.
—, P. 459.
Craanen 278.
Craig, J. 425.
—, J. A. 27.
Craigie 408. 425.
Cramer, A. 506.
—, H. 540.
Crampton 478. 487.
Crantz 344.
Crato von Krafftheim 222.
  241.
Credé 528.
Creighton 577.
Crichton 424.
Crile 470.
Critchett 502. 506.
Croll 243. 245.
Crocq 445.
Crönert 107.
Crookes 366.
Crosby 482.
Crosse 479.
Cruikshank, G. 33.
Crusell 497.
Cruveilhier 404. 408. 410.
Cullen 314 ff. 318. 322. 347.
  350.
Cullerier 519.

Cunier 500.
Cuningham 573.
Curie 367.
Curran 427.
Curio, Jac. 243.
Currie, J. 92.
Curschmann 438. 442. 565.
Curtis 447.
Curtze 464.
Cusack 479.
Cushing 368. 470. 484.
Cushny 461.
Cuvier 359. 365. 373. 392. 393. 432.
Cyon, E. 397.
Czermak, Joh. 33.
—, J. N. 512. 513.
—, Jos. 543. 366.
Czerny 484. 490. 494.
—, Ad. 536.
Czolbe 369.

D.

Daça Chacon 250.
Daguerre 365.
Dahl, L. W. 467. 550.
Dahlerup 444.
Dally, N. 557.
Dalton, J. 364.
—, J. C. 393. 399.
Damalas 580.
Damerow 539.
Damiani, Petrus 166.
Danelius, L. 130.
Daniell 380.
Daniels, C. E. 579.
Danielssen 517.
Dann 509.
Dannemann 368.
Danson, Petrus 185.
Danyau 530.
Danzel 493.
D'Aquin 537.
Daremberg, Ch. V. 42. 95. 97. 106. 112. 120. 130. 579.
Dariot 245.
Darly 484.
Darwin, C. 46. 359. 364. 365. 366. 370. 372 ff. 392. 520.
—, E. 372.
—, F. 372.
—, R. W. 372.
Davaine 378. 416. 417.
Davidson, A. D. 506.
Daviel 340.
Davies, H. 427.
Davis, D. 531.
—, J. B. 379.
—, N. S. 449.
Davy 364. 365. 380.
Dawson 312.

Day, F. 378.
—, G. E. 427.
—, H. 427.
—, W. H. 536.
Dobreu 477.
Decaisne 570.
Decandolle 373. 377.
Dechambre, A. 421. 559.
De Change, Ch. H. 570.
Deen, J. v. 399.
Defrasse, A. 43.
Deiters 388.
Delabarre 516.
Delafield 507.
Delage 392.
Delascaure 544.
Delcourt 156.
Deleau jeune 509.
Delffs 455.
Delgado 507.
Delorme 478.
Delpech, A. L. D. 487. 559.
—, J. 474.
Demetrios, der Lakone 90.
— Pepagomenos 133.
Demme, H. 496.
—, K. H. 496.
—, R. 535.
Demokritos 46. 47. 53. 133.
Demosthenes 100.
Demours 501.
Denoffe 579.
Deniffle 180.
Denis, J. 288.
Denman 343.
Deoprepio s. Nicolò da Reggio.
Depaire 461.
Depaul 531.
Derby 447.
Derold 164.
Deroubaix 498.
Desault 327. 338. 473.
Des Cartes 254. 256—258. 264. 284. 395.
Descieux 558.
Desiderius, Abt von Monte-cassimo 171.
Deslandes 558.
Desmarres 502.
Despars, Jacques 183.
Despine 465.
Desruelles 518.
Dessenius 241. 244.
Detmold 483.
Dettweiler 566.
Deubner, Ludwig 43.
Deutsch 462.
Deval, Ch. 507.
Deventer 291.
Dewees 533.
Dezeimeris 579.
Dick, H. 541.

Dickson, J. Th. 449. 546.
—, S. H. 447.
Diday 519.
Diederich H. 262.
Dieffenbach 19. 288. 469. 484. 486. 487. 495. 497. 500. 501.
Diels, H. 45. 55. 56. 81. 82. 113.
Diemerbroek 285.
Diemers Arzneibuch 172. 202.
Diepgen, P. 165. 174. 195. 583.
Dierbach 455.
Dieterici 139.
Dietrich 565.
Dietl 450.
Dieulafoy 423.
Dieudonné 563.
Dino di Garbo 182.
Dietz, R. 58. 103.
Dinsmore, J. E. 38.
Diogenes v. Apollonia 47.
Diokles v. Karystos 78. 81. 88. 155. 186.
Dionis 289.
Dioskurides 100—102. 125. 143. 145. 160. 163. 199. 204.
Dioskuros 131.
Dittel, v. 488.
Ditterich 464.
Dittmeyer 80.
Dittrich 406. 435.
Divini 260.
Dlauhy 406.
Dmitrovsky 508.
Dobell 429.
Dock, G. 183.
—, 155. 586.
Doederlein 527. 529.
Döllinger 359. 390.
Döring 333.
— M', 244.
Dohrn, A. 378.
—, K. A. 378.
—, Rud. 534. 583.
Doll, K. 332.
Domanski 548.
Domrich 441.
Donato 253.
Donders 293. 397. 502. 505f.
Dondi dei 182. 197.
Donné 389.
Donnolo 164.
Dopter 368.
Dorn, G. 183. 242.
Dorsey, J. S. 482.
Dorveaux, P. 460. 579.
Dosan 14.
Douglas 297.
Dove 380.

Doyer 506.
Drachmann 497.
Dragendorff 551.
Drake 448.
Drakon 53. 77.
Draper 448.
Drasche 435.
Drebbel 260.
Drelincourt 302.
Driesch 374. 392.
Drouot 507.
Drude 380.
Druitt 480.
Dubois, Ant. 530.
—, Jacques 206. 209. 211.
  216. 247.
—, P. 519. 530. 531.
Dubovitzky 570.
Duchek 434.
Duchenne de Boulogne 393.
  538. 545.
Duchesne 558.
—, Jos. 245.
Ducrotay de Blainville 393.
Dudith 222.
Duddel 341.
Dudley 482.
Düben, v. 390.
Dühring 371.
Dünner 148.
Duffin 488.
Duflos 457.
Dufton 511.
Dugès 530.
Dujardin 578.
—-Beaumetz 423.
Dulong 380.
Dumas 381.
Dumesnil 544.
Dumoulin 445.
Dumreicher, v. 488. 493.
Duncan 425.
Dunglison 448.
Dunlap 532.
Du Pont 260.
Dupouy, E. 89.
Dupuytren 331. 410. 412.
  459. 473. 474.
Durand 465.
Dusch, v. 439. 535.
Dussé 342.
Dusseau 498.
Dutrieux 507.
Dutrochet 385.
Dutt, U. Ch. 18.
Dutton 367.
Duverney 266.
Duvernoy, J. G. 308.
—, G. L. 393.
Duyx, van 341.
Dyascorides 163. 166. 168
  (s. Dioskurides).
Dymock 18.

E.
Earle, H. 479.
—, J. 340.
—, P. 546.
Easley 484.
Eberle, J. 448.
—, J. N. 401.
Ebers, G. 30—36.
—, J. J. H. 563.
Ebert 418.
Eble, B. 578.
Ebstein, E. 394. 425. 433.
—, W. 38. 134. 285. 441.
  442.
Eckard 399.
Edebohls 484.
Edison 366.
Eeden, van 446.
Efferding 194.
Egeberg 497.
Ehlers 519.
Ehrenberg 365. 377. 414.
Ehrhardt, O. 217.
Ehrlich 367. 368. 438. 462.
  470. 518.
Ehrmann, A. 569.
—, K. H. 385.
Eichstedt 414. 440.
Eichwald 446.
Eickholt, A. 541.
Eijkman 445. 575.
Einhorn 367.
Einthoven 367.
Eiselsberg 494.
Eisenlohr 441.
Eisenmann, G. 435. 401.
Eisenmenger 243.
Eisner 368.
Ekelund 444.
Eklektische Schule 100 ff.
Ekström 508.
Elam 546.
Eleaten 46. 169.
Ellinger 243.
Elliotson 424.
Ellis, E. 536.
—, G. V. 390.
Elsberg 512. 515.
Emmerich 561.
Emmert 496.
Emmet 533.
Empedokles 46.
Endlicher 377.
Engberg 444.
Engel 406.
Engelmann, K. 464.
—, Th. W. 396.
Ennemoser 349.
Epet 30.
de l'Epée 512.
Erasistratos 84 f. 99. 108.
  121.
Erastus 220. 225. 244.

Erb 542. 439. 442.
Erdmann 432.
Erhard 509.
Erichsen 480.
Erikson 444.
Erlenmeyer 541.
Erman, A. 31. 35.
Ermerins, Z. F. 54. 103.
  105. 131. 579.
Ermolao Barbaro 199.
Ernst v. Bayern 230. 237.
Eschenburg 541.
Eschenmayer 349.
Escherich 536.
Eschricht 399.
Escolapius 161.
d'Eslon 349.
Esmarch, Fr. 472. 487. 492.
  494. 571.
d'Espine 444.
Esquirol 537. 544.
Esse 565.
Estienne 220.
Estlander 497.
Ettmüller 278.
—, G. 562.
Eucken 240.
Eudemos 108.
Euklid 82.
Eulenberg, H. 562.
Eulenburg, A. 440.
—, M. M. 495.
Euler 295.
Eustacchi 212. 220. 223.
  302.
Eustathios 130.
Eve 483.
Everaerts 244.
Evers 445.
Everts 549.
Ewich 464.
Exner 398.
Experimentarius 161.
Eysell 510.

F.
Fabbri 495.
Fabini 500.
Fabre 280.
Fabrizio ab Aquapendente
  214. 216. 261. 289.
Fabry v. Hilden 214. 253.
  289. 291. 338.
Facio 193.
Faget 448.
Fagge 555.
Fahnestock 448.
Falck 455.
Falconer 466.
Falcucci 184.
Falger 563.
Falk 298. 331. 551.

Falloppio 84. 212. 213. 214. 224. 251.
Fallot 445.
Falset 544.
Fan 572.
Fano 507.
Fantoni 285.
Faraday 365. 380. 427.
Faradsch ben Salem 178.
Fardel 465.
Fario 507.
Farre, F. J. 461.
—, J. R. 406.
Fasbender, H. 20. 74. 76. 252. 253. 527. 583
Fauchard 515.
Faust, Bernh. 130.
—, B. Ch. 554.
Fauvel, C. 514.
—, S. A. 422. 574.
Fay 577.
Faye 533.
Fayrer 429.
Fechner 366. 370. 380. 540.
Fedele (Fidelis) 550.
Fedro v. Rodach 241. 244.
Fehleisen 418.
Fehling 401. 529.
Felner 163.
Fenger 444.
Fenner 507.
Feragut 178.
Ferckel, Ch. 156. 162. 172. 175. 181. 583.
Fergus 427.
Fergusson 479. 480.
Fernel 216. 219. 220.
Ferrari (Matteo), Giammateo 184. 189.
Ferri 248.
Ferrier 394.
Ferrus 537.
Feuchtersleben, v. 431.
Feulard 517.
Fiard 558.
Fick 399.
Ficker, M. 417.
Fieber, Fr. 543.
Fiebig, P. 44.
Ficino, Marsilio 198. 228. 238.
Fife 479.
Figulus 243.
Fikentscher 464.
Filippi 552.
Finkelnburg 553. 561.
Finkenstein 283.
Finsen 519.
F oravanti 242.
Fischel 541.
Fischer, E. 367. 382. 398.
—, Fr. 541.
—, H. E. 493.

Fischer, J. N. 500.
—, J. Fr. Chr. 500.
—, Kuno 256.
Fizeau 380.
Flamant 530.
Flarer 500.
Flaubert 474.
Flechsig 540.
Fleckles 464.
Fleisch, K. B. 534.
Fleischl 398.
Fleischmann 535.
Fleming, A. 460.
—, C. 479.
—, J. G. 426.
—, W. 391. 392.
Flemming 479. 539.
Fles 506.
Flesch 535.
Fletcher, Rob. 8. 580.
Fleury 465.
Flint 448.
Florence, A. 36.
Flores, Fr. A. 16. 580.
Florian 175.
Flöter, B. 243.
St. Flour, Pierre de 183.
Flourens 383. 393. 394. 395. 538
Flower 390.
Floyer 92.
Fludd 350.
Flückiger 455. 456. 584.
Flügge 563.
Fock 404.
Fodéré 551. 557. 571.
Fodor 564.
Förster, A. 406.
Foerster, R. 173. 504.
Foesius, A. 55. 203.
Fogge 428.
Fohmann 385.
Fol 391.
Follin 477.
Fonahn 136. 208.
Fonssagrives 569.
Fontan 465.
Forberger, C. 243.
Forbes 424.
Ford 390.
Forde 367.
Forest 219. 222.
Formey 431.
Forster 481.
Fossel, V. 220. 222. 223. 306. 307. 336. 338. 582.
Fossey, Ch. 23. 27.
Fosseyeux 566.
Fossion 563.
Foster 268. 429. 580.
Fothergill 334.
Foucault 366.
Foucher 507.

Fouillioy 569.
Foulis 481.
Fouquet 33.
Fourcroy 346.
Fourneau 367.
Fournié 514.
Fournier, A. 519.
Foville, A. 546.
—, A. L. 543.
Fowler, Ch. M. 484.
Fox, Jos. 516.
—, W. 412.
Foy 459.
Fracastoro 188. 218. 223. 552. 573.
Fraenkel, A. 438.
—, B. 408. 418. 513. 514.
—, L. 464.
Fraentzel 440. 453.
Francis, J. W. 448. 533.
Francesco da Piedimonte 143. 182.
Franck, C. E. F. 394.
Francke, A. H. 294.
—, K. G. 493.
Franco, P. 249. 477.
Frank, A. B. 377.
—, C. 26. 27.
—, Jos. 320. 332.
—, Joh. Peter 320. 332. 333. 335. 552.
—, M. 509.
—, O. 399.
Frankl, J. A. 464.
Franklin 296.
Franque, v. 577.
Franqué, v. 528.
Franz v. Piemont 143. 182.
Fraser 453. 461.
Fraunhofer 365. 380.
Fredo 168.
Fredrich, C. 55.
Freind, J. 286. 578.
Freitag, J. 244.
Frémy 381.
Frère Côme 338.
Frerichs, v. 438. 439.
Fresenius 381.
Freud 542. 545.
Freund, W. A. 438.
Frey, H. 388.
Frick, Ch. 448.
—, G. 507.
Fricke 486.
Friedboes, W. 95. 112.
Fried 291. 343.
Friedreich, J. B. 539.
—, N. 439.
Friedrich, E. 464.
— II., der Hohenstaufe 160. 165. 171. 176. 177.
Fries, Lorenz v. Kolmar 197. 207.

Fristedt 461.
Fritsch 394. 529.
Froben 229.
Frölich 42. 110. 566.
Frommann 388.
Froriep 539.
—, A. 364.
Fuchs, K. H. 435. 517. 576.
—, L. 203. 218.
—, R. 56. 59. 84. 105. 155. 582. 583.
Fuchsius S. 226.
Füger 227.
Fürbringer 386.
Fürst, L. 464
—, C. M. 8.
Fürth 470.
Fugardus, Rogerius 174.
Fuhr 367.
Fujikawa, Y. 14.
Fulda 163. 167.
Furnari 507.

G.
Gaddesden 183.
Gaedeken 550.
Gärtner 563.
Gaffky 563.
Gaidoald 168.
Gairdner, J. 425.
—, W. 425.
—, W. T. 429.
Gaizo, M. del 189. 190. 215. 269. 280. 295. 340.
Galenos 17. 52. 55. 57. 65. 70. 77. 78. 80. 81. 84. 92. 99. 100. 101. 104. 106 bis 127. 131. 132. 138. 141. 144. 145. 150. 152. 155. 157. 160. 161. 171. 176. 180. 182. 184. 196. 197. 200. 201. 202. 206. 208. 209. 210. 211. 215. 216. 217. 218. 219. 220. 222. 229. 244. 261. 310. 328. 449. 453. 579. 583.
Galeotti 462.
Galilei 258. 260.
Gall 362 ff.
Gallard 531.
St. Gallen 163.
Gallini 399.
Gallot-Lavallée 567.
Gallus 185. 578.
Galvani 296. 347.
Gama 569.
Gamgee 480.
Ganderax 465.
Gannal 557.
Gans 464.
Garbe, R. 18.
Garbo, di 182.
Garcia 215. 512.

Gardemarius 161.
Gardiner 30.
Gardner 481.
Garelli 466.
Gargilius Martialis 155. 163. 166.
Gariopontus 161. 166. 168.
Garré 494.
Garrison 483. 580.
Garrod 395. 428.
Gasc 569.
Gasté 569.
Gaub 312. 332.
Gaubert 558.
Gaudet 465.
Gaultier de Claubry 420.
Gaunt 57.
Gaupp, Hans 13.
Gauß 365.
Gaussail 421.
Gauster 540.
Gavarret 404. 405. 421.572.
Gay 480.
Gay-Lussac 364. 380.
Geber 143. 150. 151. 205.
Geddings 448. 482.
Geffken, J. 225.
Gegenbaur 392.
Gehewe 548.
Geigel 442.
Geiger 452.
Geist 562.
—, L. 436.
Geist-Jacobi 515.
Gellerstedt 444.
Gellhorn, v. 541.
Gendrin 421.
Gengou 367.
Gensoul 475.
Genth 464.
Gentile da Foligno 184.
Geoffroy 296.
— St. Hillaire 359. 373.
George, J. D. 516.
Georget, E. J. 544.
Gérardin 420.
Gerardus Cremonensis 177. 178.
Gerdy, J. V. 465.
—, P. N. 386. 475.
Gerhard, G. A. 78. 88.
—, W. 448.
Gerhardt, K. (Chemiker) 381.
— — (Kliniker) 405. 439. 442. 513. 536.
Gerlach, J. 387. 388. 392.
Gerold 501.
Gersdorff s. Hans
Gerste, A. 16.
Gersuny 494.
Gervais 378.

Gesner, Konrad 203. 204. 224.. 241. 245. 250 578.
Geurs, v. 445.
Geyl 222.
Ghert, v. 570.
Giacosa, P. 168. 579.
Gibb 514.
Gibson 335. 482.
Gietl, v. 436.
Gigot-Suard 465.
Gilbertus Anglicus 183.
Gilchrist 395. 519.
Gildemeester 445.
Gill, H. Cl. 546.
Gilles de Corbeil 172. 176.
Gillet 222.
Gilman 447.
Gimbert 453.
Gintrac, E. 421.
—, H. 422.
Gioppi 507.
Giraldès 477.
Girard, Paul 42.
— de Cailleux 544.
Giraud-Teulon 507.
Giraudy 544.
Girolami 184. 549.
Girtanner 320.
Glatter 572.
Glauber 259.
Glissard de Marignac 381.
Glisson 266. 269. 310. 314.
Glover 460.
Gluge 411.
Gmelin 365. 400. 401.
Gobée 445.
Godon 515.
Goercke 339. 567.
Goericke, A. W. Th. 550.
Görres 349.
Goethe, J. W. 364. 373.384.
Goffres 569.
Gohory 244.
Goldbeck, R. 126.
Goldblum 148.
Goldschmidt 553.
Goldscheider 542.
Goldzieher 368. 222.
Golenitschew 88.
Golgi 575.
Goll 388.
Goltdammer 441. 452.
Goltz 398.
Gomperz, Theod. 45. 55. 56. 59. 79.
Gooch 531.
Goodeve 427.
Goodsir 389. 414.
Goodspeed, E. J. 88.
Gordon, A. 480.
—, Bernh. von 183. 187.
Gorgias 53.
Gorup-Besanez 401.

Gosselet 544.
Gosselin 477.
Gotch, Fr. 269.
Gottstein 510. 513. 553.
573. 576.
Goudoever, v. 496.
Govi 260.
Gowers 394. 435.
Goyanes 470.
Goyrand 476.
Graaf 270.
Graefe, A. v. 499. 501.
502 f. 504. 505.
—, Alfr. K. v. 504.
—, F. 19.
—, C. F. 484. 485. 500. 502.
Graehs 568.
Graeser 541.
Graetzer 571.
Graevell 440.
Graf, E. 563.
Graffeo, Benvenuto 175.
176.
Graham 366. 380.
Grainger 389.
Granville 531.
Grasset 458.
Grassi 260. 575.
Graves 425.
Gray, A. 377.
—, J. 546.
Green, H. 514.
—, J. H. 479.
Greenhow, E. H. 428.
—, Th. M. 425. 479.
Gregorius 185.
Gregory 424.
Greiff, Seb. 243.
Griesinger 366. 370. 420.
437. 489. 538. 565. 574.
Griffin 425.
Griffith, F. H. 30. 35. 448.
Grill 444.
Grillot de Givry 237.
Grimm, W. 159. 160.
Grimoald 165.
Grisolle 422.
Gritti 495.
Grober 565.
Grön, F. 10.
Grohe, Fr. 411.
Groshans 445.
Groß 368.
—, Fr. 530.
—, S. D. 483. 532.
—, S. W. 484.
—, Th. 371.
Grosse 563.
Grosseteste, Robert 193.
Grove 380.
Gruber, Ig. 510.
—, Jos. 510.
—, M. 375. 462. 563.

Gruber, W. 387.
Grünhagen 13.
Grützner 350.
Gruithuisen 474.
Gruner, Ch. G. 81. 200. 576.
Grunow 190.
Grunwald 134.
Gscheidlen 398.
Guaineri, Antonio 184.
Gubler 459.
Guchéras 575.
Gudden 539.
Gudea 26.
Guéguen, F. 33.
Guénau de Mussy 422.
Günsburg 440.
Günther v. Andernach
s. Winther.
Günther 365. 487.
—, Siegmund 260. 587.
Guentz 541.
Guérard 558.
Guericke 258.
Guérin 476. 477.
Guerini 515. 578.
Guersant 476.
Güterbock, P. 493.
Guettet 465.
Guggenbühl 444.
Guhrauer 256.
Guibours 459.
Guidi (Vidianus) 207. 209.
Guido v. Chauliac s. Guy.
Guignes 142. 149. 150.
Guilelmus Brixiensis(Corvi)
183.
Guillemeau 241. 247. 249.
252. 253.
Guillon 475.
Guillot 421.
Guiscard, Robert 171.
Guislain 549.
Gull 427.
Gullen 466.
Gulliver 389.
Gumpert, Ch. G. 90.
Gundermann, G. 57.
Gundissalinus 177.
Gurlt 250. 490. 583. 585.
Gussenbauer 235. 491.
Gusserow 529.
Guthrie, C. G. 480. 500.
—, G. J. 479.
Guttmann, P. 440.
Guy, W. A. 426. 555.
Guyon 477.
Guyot 508.
Guy de Chauliac 146. 190.
191. 192. 197. 199. 477.
Györgyui 496.
Györy, v. 222. 513. 523. 577.
581. 582.

H.
Haas, A. E. 45.
—, F. 566.
Habart 567.
Haberling 571.
Habicot 249.
Hack, W. 510. 514.
Hackenbruc 470.
Hacker 518.
Haeckel 374.
Haën, de 305. 306. 307.
308. 331.
Haeser 154. 185. 188. 192.
200. 334. 473. 576. 577.
580. 582.
Hagedorn 494.
Hagemann, E. 13. 20. 36.
Hagen 309. 451.
—, Fr. W. 542.
Hager 456.
Hahn, J. G. 92.
—, J. S. 92.
Hahnemann 350—355. 432.
Hairion 506.
Hales 297. 312.
Halford 424.
Hall, J. Ch. 556.
—, M. 394. 395.
Hallé 557.
Haller, A. v. 152. 226. 266.
268. 269. 291. 295. 297.
298. 302. 303. 307—311.
312. 313. 314. 318. 322.
329. 333. 334. 343. 345.
395. 551. 578.
Halley 571.
Hallier 377.
Hallmann 92. 464.
Hallopeau 519.
Halske 367.
Ham 270.
Hamberg 462.
Hamberger 308.
Hamed, Waly 149.
Hamer 574.
Hamernik 434. 450.
Hamilton, A. M. 547.
—, F. H. 483.
—, J. 480.
Hammer 448.
Hammond 546.
Hamusco, Valverde 215.
Hammurabi 21—26.
Hanauer 572.
Hancock 480.
Handerson 532. 580.
Handyside 480.
Hanhart, J. 204.
Hans von Gersdorff 250.
Hannover 390.
Hansen, K. 350. 413.
—, A. 418. 517.
Hardy 422. 519.

Haren, Norman v. 519.
Hargrave 479.
Harley 428.
Harpe, de la 445.
Harper, R. F. 26.
Harrington 556.
Harris. 516.
Harrison 553.
Hartley 484.
Hartmann, E. von 366.
—, J. 259.
—, P. K. 320. 431.
—, R. 379.
—, R. J. 240.
Hartnack 380.
Hartshorne 482.
Hartwig 166.
Harvet, J. 245.
Harvey, W. 71. 114. 120.
152. 213. 217. 261—264.
265. 266. 269. 270. 288.
336. 581.
Harz 377. 418.
Hasner, v. 503.
Hassard 245.
Hassall 390. 428. 556.
Hasse, K. E. 441.
Hasselt, van 570.
Hassing 519.
Haßkarl 377.
Hastings 425.
Haugsted 508.
Haupt, Moriz 160.
Haurowitz, v. 570.
Hausmann, R. 390.
Hawkins 425. 479.
Hays 448.
Hayward 469. 482.
Hearst 30—36.
Hebenstreit 130. 551.
Hebra, v. 517. 518. 522.
Hecker, A. F. 321.
—, J. F. K. 122. 304. 576.
578. 584.
—, K. Fr. 493.
Hedenius 413. 444.
Hegar 522. 524. 529.
Hegel 345.
Heiberg, Chr. 496.
—, J. F. 496.
—, Hj. 496.
—, J. M. 496.
—, J. L. 132.
Heidenhain 377. 398.
Heider, A. 564.
—, M. 515.
Heidler, v. 464.
Heim 337. 431.
Heine, B. 485. 486. 487. 495.
—, J. 486. 495. 545.
—, J. G. 495.
—, K. W. 493.
Heinrich, K. B. 541.

Heinrich, E. 280.
— von Pfolspeundt 192.
202.
Heinroth 541.
Heister 338. 342. 343.
Heitzmann 388. 513.
Helbich 446.
Helfft 464.
Helfreich, Fr. 582.
Heliodoros 88. 99. 126.
Heller, J. F. 401.
—, S. 459.
Hellriegel 367.
Helmholtz, v. 366. 370.
371. 372. 380. 396. 414.
498 f. 502. 505. 520.
Helmont, J. B. v. 242. 259.
272—274. 276. 288. 301.
310.
—, F. M. v. 272.
Helmreich 102. 107. 112.
156. 159.
Helvetius 288.
Hendriksz 497.
Henke, Ch. H. A. 551.
—, W. 388.
Henle 312. 366. 386. 414.
416. 420. 436.
Hennen, J. 478. 570.
Hennig 534. 535.
Henoch 535.
Henri de Mondeville 143.
188. 191. 192. 477. 586.
Henry, F. P. 184.
Henschel, A. W. E. Th. 78.
161. 197. 222. 578. 579.
587.
Hensler 334. 576.
Henslowe 372.
Hepp 453.
Herakleides 53. 86. 87. 96.
Herakleitos 46.
Herakles 53.
Herbst 392. 398.
Herff, v. 182.
Hergt 541.
Heribrand 164.
Hering, C. 354. 399.
Hermanni, Ph. 244.
Hernias 43.
Herodikos v. Selymbria 53.
Herodotos 2. 21. 28. 35. 53.
— aus Tarsos 86. 99. 105.
Heron 82.
Herophileer 100.
Herophilos 83. 84. 85. 86.
99. 100. 120.
Herrlich, S. 43.
Herrmann 447.
Hertling, v. 179.
Hertwig, O. 374. 389. 392.
Hertz 380. 420. 445.
—, W. 173.

Herzog, R. 52.
Heschl 411.
Heslop 428.
Hesse 452.
Hesselbach, A. C. 485.
—, F. C. 485.
Heßler, Franz 18.
Heßling, v. 387.
Heubner 437. 535.
Heurne 220.
Heurteloup 473. 475.
Heusinger 432. 587.
Hewson, W. 312.
Heyfelder, J. F. 469. 486.
—, O. 486. 570.
Heymann, E. 563.
—, F. M. 504.
—, P. 512. 513.
Hicks 532.
Highmore 270.
St. Hilaire 359.
Hildebrandt 385.
Hildegard 163.
Hildenbrand 431.
Hilka 181.
Hill 557.
Hillairet 517.
Hille 147.
Hiller, J. 73.
Hilton 480.
Himly 500. 508.
Hinton 511.
Hippokrates 17. 19. 20. 40.
41. 52—76. 77. 78. 79.
92. 94. 95. 96. 98. 99. 102.
104. 106. 108. 109. 112.
113. 123. 131. 145. 153.
160. 161. 171. 176. 185.
196. 197. 199. 200. 201.
202. 218. 219. 226. 229.
230. 256. 281. 282. 301.
310. 324. 360. 431. 455.
573. 578. 579. 580.
Hirsch, Aug. 69. 441. 522.
553. 576. 577. 578. 580.
584. 585.
—, Max 442.
Hirschberg, J. 18. 25. 26.
126. 130. 139. 140. 141.
145. 147. 150. 341. 396.
490. 501. 502. 505. 581.
—, L. 425.
Hirschler 504.
Hirth 563.
His, W. sen. 392. 581.
— W. jun. 442.
Hitzig 394.
Hjelt 413.
Hjort 517.
Hlawacek 464.
Hoang-fou 12.
Hoang-ti 11.
Hodge, H. L. 532.

Hodgen 484.
Hodgkin 425.
Hodgson 424.
Hoefler, G. 464.
— Max, 9. 10. 159. 160. 464. 583.
Hoenger, Fritz 185.
Hoering, v. 500.
Hoernle, Rud. 17. 18.
Hoeveler, Jos. 202.
Hoeven, J. v. d. 393.
—, C. P. v. d. 445.
Hoff, van't 382.
Hoffa 495.
Hoffbauer 541.
Hoffmann, A. 442. 456.
—, E. 518.
—, Fr. 281. 295. 296. 298ff. 314. 315. 324. 331. 334.
—, Heinr. 541.
—, Hermann 376. 677.
—, Jos. 440.
—, K. E. E. 385.
—, K. R. v. 361.
Hofmann, A. W. v. 365. 381. 382.
—, Ed. v. 551.
—, M. 265.
—, R. 204.
Hofschlaeger, R. 4.
Hohenheim, Th. von (s. Paracelsus).
Hohl 527. 529.
Holl 208.
Hollaender, E. 583.
—, L. H. 516.
Holland, H. 424.
Hollandus, J. Js. 242.
Holleaux, M. 49.
Holm 550.
Holma, H. 26. 27.
Holmboe 444.
Holmer 497.
Holmes 453. 512.
Holmgren 508.
Holscher 500.
Holst 444.
—, v. 548.
Holtzendorff, E. C. v. 567.
Holz, W. 366.
Home 333. 393.
Homer 42.
Homöopathie 350 ff.
Homolle 423.
Hooke 265. 376.
Hooker 374.
Hoops 10. 156. 162.
Hope 426.
Hopf, L. 43.
Hoppe 370.
Hoppe-Seyler 401.
Hopstock 208.
Horaz 94.

Horn, E. 321. 431.
—, H 359.
Horner 449. 482.
Hornstein, S. 55.
Hornzánski, G. 56.
Horsley, V. 483.
Hortus sanitatis 202.
Hosack 449.
Heuel 412.
Hough 449. 461.
Houghton 449.
Howard 335. 552. 565. 566.
Hoyer 390.
Hrabanus Maurus 163.
Hubbell 507.
Huber, J. Ch. 103.
—, J. J. 309.
Hubert-Valleroux 512.
Hubrich, M. 541.
Huchard 423.
Hudson 426.
Huebenthal, v. 497.
Hueck 386.
Hühnerfauth 494.
Hünefeld 381.
Hüppe 125. 408. 522. 552. 563.
Hübotter 13.
Hüter, K. 493.
—, K. Chr. 527.
Hueve, v. 533.
Hufeland, Chr. W. 320. 337. 351. 430. 457.
Hugo von Lucca 189. 190.
Huguier 476. 530.
Hulke, J. W. 506.
Humboldt, A. v. 320. 364. 365. 366. 372.
Humelberg 156.
Humphry, G. M. 480.
Hun, E. R. 546.
Hunain ibn Ishak 110. 135. 141. 171.
Hunczovsky 339.
Hundt, M. 207.
Hunger, Joh. 25. 26.
Hunter, J. 312. 331. 333. 339. 392.
—, W. 312. 339. 342.
—, R. H. A. 570.
Hurrier 13.
Huschke 312. 359. 390.
Husemann, Th. 192. 456. 457. 584.
Huser 237. 243.
Huß 444.
Hutchins 553.
Hutchinson, J. C. 481. 484. 519.
Huxham 332. 333.
Huxley 374.
Huygens 258.
Hwasser 444.

Hygieia 50.
Hyrtl, J. v. 139. 386. 387. 390.

I.
Ibn Abu Usaibia 139. 149. 578.
— Dscholdschol 143.
— al Beitar 149.
— al Dschazzar 143. 171.
— Ruschd 147. 150. 178.
— al Kotbi 149.
— Sina 136. 138. 142. 144 ff. 150. 177. 180. 183. 199. 229.
— Zuhr 147.
Ideler, J. L. 25. 129. 130. 131. 133. 304.
—, K. W. 539.
Ignatowski 466.
Ikkos 50.
Ilberg, J. 43. 55. 63. 88. 89. 96. 103. 107. 108. 109. 113. 583.
Iljinski 413.
Ilmoni 576.
Imhutep 29.
Imray 426.
Ingels 549.
Ingerslev 251. 341.
Ingrassia 212.
Inosemzow 447.
Irvine 428.
Isaac Judaeus 142. 150. 171. 177.
Isambert 514.
Isidorus Hispalensis 162.
Isolierung Ansteckender 187 f.
Isopathie 354.
Itard 509.
Iversen 497.
Iwanoff 508.

J.
Jaccoud 223.
Jackson, Ch. T. 468 f.
—, J. D. 449.
—, S. 449.
Jacob 501.
Jacobi, Joh. 184.
—, A. 536.
—, K. W. M. 538.
Jacobson, Jul. 503.
—, L. L. 393.
Jacobus Foroliviensis 182.
— de Partibus 183.
Jacquemier 530.
Jaeger 418. 486. 487.
—, v. Jaxtthal E. 503.
—, G. F. v. 378.
—, Fr. 501.
—, K. 8.

Jaeger, M. 487.
—, W. W. 80. 82.
Jaesche, E. 505.
—, C. E. 505.
Jaffé, M. 402.
Jahn 283. 361.
Jaksch 434. 462.
Jalik 453.
Jamatus 175. 586.
Jamerius 175. 586.
James 465.
Jameson 482.
Jan, Antoine Maitre 340.
Janicke 494.
Janin 340.
Jankou 553.
Janny 496.
Jansen 260. 498.
Janßen van Almeloveen 158.
Janus Damascenus 141.
Jany 503.
Jaquet 375.
Jasser 508.
Jastrow, Morris 23. 27.
Jaumes 459.
Jean de St. Amand 183. 586.
Jehan Yperman 191. 192.
Jeanselme 575.
Jelenffy 514.
Jendrassik 399.
Jenner 335 ff. 430. 454. 552.
Jensen, Jul. 541.
Jentsch 541.
Jeremias, A. 26.
Jessen 179.
—, P. W. 539.
Jewell 547.
Jirku, A. 38.
Jivananda Vidyasagara 17.
Joachim, H. 30.
—, W. 466.
Jobert de Lamballe 489.
Joerg 527.
Joessel 389.
Johannes Actuarius 133.
— Afflacius 172.
— Jacobi 184.
— Saracenus 143.
— von Toledo (Joannes Hispanus) 85. 173. 586.
— v. Tornamira 184.
Johann von Burgund 200.
Johannitius (Hunain ben Ishaq) 141.
John Arderne 192.
— Gaddesden 183.
Johnson, G. 427.
—, J. 424. 575.
Jolly, J. 18.
— P. 557.

Jones, F. W. J. 33. 34.
— H. B. 427.
—, J. F. 478.
Jordanus 222.
Josten 504.
Joubert 192. 220.
Joule 371.
Jourdanet 451.
Jüngken 500.
Jürgensen, Th. 355. 465.
Jüthner, J. 50.
Julianus 154. 158.
Jung, Joach. 254. 256.
Jung-Stilling 341.
Junker v. Langegg 525.
Junod 421. 451.
Jurine 346.
Jussieu 516.

K.

Kämpf 301.
Kaestner 157.
Kahl, W. 199.
Kahlbaum 240. 542. 561. 587.
Kahler 435.
Kaibel 107.
Kalbfleisch 88. 107. 112.
Kalkar, J. St. von 211.
Kallisthenes 79.
Kaltenbach 529.
Kane, Sir R. J. 401.
Kanold 576.
Kant 80. 345.
Kapfer 500.
Kaposi 518.
Karl der Große 162.
— — III. 164.
Karll 155.
Karpeles 144.
Kartoulis 575.
Karutz 4.
Kassel 126. 512.
Kassios 95.
— Iatrosophista 105.
Kast 453.
Katrek 18.
Katsch 355.
Katz 126.
Kaufmann, A. 181.
—, D. 142.
—, G. 180.
Kawadias 43.
Kayserling, A. 47.
Keen 484.
Keese 155.
Kehrer 527. 529.
Keill 286.
Kekulé 381. 382.
Kelly 580.
Kelp 342.
Kemmerich 572.
Kempster 546.

Kennedy 536.
Kentmann 223.
Kenyon 82.
Kepler, Joh. 204. 258. 268.
Kerbert 549.
Kerckring 267.
Kern, K. F. 541.
—, V. v. 485.
Kerner 349.
Kerschensteiner 563.
Kershaw 566.
Kerst 570.
Keßler 348. 431.
Ketham, Joh. von 207.
Keuchenius 155.
Key 479.
Khang-hi 13.
Khory 18.
Kielmeyer 359.
Kieser 348.
Kiesewetter 349.
Kilian 531.
Killian 514.
Kind 541.
Kirch 577.
Kirchenberger, S. 567.
Kircher 413.
Kirchhoff 366. 380. 381.
—, Th. 538.
Kirchner, M. 262.
Kirk 453.
Kirkbride 547.
Kirkes 412.
Kirstein 514.
Kitasato 418.
Kitchen 457.
Kiwisch v. Rotterau 528.
Kjellberg 550.
Kjoelstad 496.
Kjauber, E. G. 27.
Klebs, E. 107. 411. 416. 1458.
—, A. 336.
Klein, G. 250. 251. 584.
Kleinwächter 341.
Klencke 423.
Kleombrotos 84.
Kleopatra 87.
Klitscher 473.
Klob 411.
Klopsch 494.
Klotz, E. 541.
Krüger, J. 126.
Kluge 497.
Kluyskens 445.
Knapp 507.
Knauthe 451. 464.
Kneipp 465.
Knidos 51.
Knight 515.
Knoblauch 380.
Knorr 453.
Knox 385.

Kobert, R. 68. 112. 136.
367. 456. 584.
Koch, R. 152. 337. 383.
416 ff. 423. 470. 520.
559. 574. 575.
Kocher 496.
Koeberlé, E. 531.
Koebert 157.
Koehler. A, 156.
—, Al. 553. 571. 583.
—, H. Ad. 456.
Köhler, R. 440.
Kölliker, A. 374. 377. 391.
392.
Köllieker, Th. 495.
Kölsch 286.
König, Franz 494.
Königsberger 396.
Koeppe, J. M. 541.
Koerner, M. 434.
—, Otto 42. 45. 73. 512.
Körösi 572.
Koerte, Alfred 42.
Kolbe 366. 381. 452.
Kolisko 434.
Kolletschka 406. 521.
Koning, P. de 142.
Konow, Sten 18. 20.
Konrad v. Megenberg 181.
Konstantin v. Africa 143.
163. 169. 170 ff. 172. 177.
Kontagiosität 187.
Kopp, H. 381.
Koraes, A. 580.
Koran 139.
Kornmann, E. 535.
Kornfeger 436.
Kos 43. 50. 51.
Koslow 571.
Kosminski 446.
Kossel 399.
Koßmann, R. 105. 583.
Kosta ben Luka 171.
Koster 542.
Kostomiris 130.
Kotelmann. L. 38.
Kovacs 496.
Kowner 148.
Kowsky 467.
Koyter 214. 223.
Kraemer 464.
Kraepelin 542.
Krahmer, Fr. L. 456.
—, L. 551.
Krafft-Ebing 542.
Kramer 509.
Krakowiczer 484.
Kramer 509.
Kranz, W. 46.
Kratzmann 464.
Kraus 535.
—, F. v. 568.
—, F. 56. 442.

Krause, E. L. 374. 408.
—, K. Fr. Th. 385.
Krehl, Ludolf 442.
Kremer 446.
Krenehel 508.
Kreuser 539.
Kreyßig 431.
Kries. v. 396.
Krönig 529.
Krompecher 368.
Kroneeker 399.
Kronenberg, E. 512. 513.
Kroner, H. 148. 149.
—, T. 103.
Kronfeld, A. 52.
Kroton 51. 169.
Krukenberg 432.
Kruse, W. 462. 563.
Kryszka 462.
Küchenmeister, Friedr. 33.
378.
Küchler, Friedrich 22. 24.
—, H. 493.
Kühlerein, H. 55. 74.
Kühn, K. G. 105. 112. 578.
Kühne, W. 399.
Külz, 202. 399. 576.
Kümmel 563.
Küß 393.
Küßner, B. 441.
Kugler, F. X. 27.
Kuhnt 504.
Kundmann 571.
Kundrat 411.
Kunst, A. H. 547.
Kunte 18.
Kunze, K. F. 440.
Kußmaul 439. 441. 442. 488.
Kyper 276.
Kyraniden 133.
Kyrene 51. 52.

L.

Labarreque 557.
Labbé 477.
Laborde 176.
Laborie 477.
Lseauchic 569.
Lacerda, de 575.
Lachapelle 530.
Lachmann 392.
Lachs 103. 105. 126.
Lacnunga 162.
Ladame 217.
Ladertrad 466.
Lachr 538. 542.
Laennec 306. 331. 404.
Lafitte 569.
Läwen 470.
Laforgue 516.
Lagberg 466.
Lagneau 558. 572.
Laguna 110.

Lallemand 474.
La Loggia 548.
Lamarck 359. 373. 374.
Lamb 366.
Lamballe 469. 475.
La Mettrie 293. 379.
Lammert 577.
Lancisi 212. 285.
Landau, R. 262. 566.
—, W. v. 39.
Landesberg 507.
Landi 496.
Landois, L. 399.
Landouzy 185. 422.
Landowsky 466.
Landry 422. 544.
Lanfranco 190. 191. 475.
Lange, Fr. 495.
—, J. 218.
—, K. G. 550.
Langenbeck, B. 485. 487.
488. 489. 490. 492. 494.
524. 568.
—, C. M. J. 485.
Langer 387.
Langerhans, P. 408.
—, P. jun. 411.
Langermann 537.
Langkavel 132.
Lannelongue 477.
Lanz 283.
La Peyronie 344.
Laplace 364.
Laquer 505.
Larcher 393.
Larrey, F. 477.
—, J. D. 473. 474. 475. 569.
Larsen 496.
Laskaris 198.
Lassar 518.
Lasègue 302. 422.
Lassaigne 459.
Lasson 256.
Lassus, P. 473.
Laßwitz 240. 271.
Latham 424.
Laufer, H. 20.
Laugier 475.
Laurans 176.
Laurent 381.
Laurenzi 495.
Laurer 456.
Laveran 367. 418. 575.
—, L. 575.
Lavoisier 259. 295.
Lawrence 479.
Layet 559.
Leake 344.
Leander, R. 492.
Leber, F. J. 339.
—, Th. 399. 505.
Lebert 304. 436. 572.
Lebmacher 344.

Lechat, H. 43.
Leclerc, D. 286. 578.
—, L. 139. 146.
Le Conte 466.
Le Dentu 477.
Le Double 8.
Le Dran 338.
Lee, H. 428.
—, R. 531.
Leersum, van 191. 192. 304. 579.
Leeuwenhoek 260. 268. 295. 413.
Lefebvre 445.
Lefèvre, A. 567. 569.
Lefferts 515.
Le Fort 477.
Lefort, Th. 43.
Legrand du Saulle 546.
Le Gras 288.
Lehmann, G. K. H. 508.
—, K. G. 401.
—, Leop. 533.
—, Louis 464.
Lehmann-Nitsche 8.
Leibniz 258. 294 f. 372.
Leichtenstern 442. 463.
Leidesdorf 539.
Leidy 399.
Leishman 575.ᵉ
Leisrink 493.
Leithoff 493.
Lejumeau de Kergaradec 530.
Leloir 517. 519.
Lélut 546.
Lemaire 460.
Lemke, Chr. 510.
Lemos 580.
Lender 464.
Lehnhossck, v. 387.
Lenoir 476.
Lenormant, Fr. 27.
Lent 561.
Lente 449.
Lentin 431.
Leo Suavius (Gohory) 245.
Leonardo da Vinci 207. 208. 253. 261.
Leone 168.
Leonhardi 454.
Leoniceno 201. 227.
Lépine 89. 435.
Lepra-Schau 186 f.
Lereboullet 393.
Lerminier 420.
Leroy d'Etiolles 475.
Le Roy de Méricourt 422. 466. 559.
Lersch 288. 464. 577.
Lesca 208.
Lesser 518.
Leubuscher 541. 563.

Leuckart 378. 409.
Leudet 422.
Leukippos, 46.
Leuret, F. 544. 558.
Léveillé 473.
Leverrier 414.
Levi 302. 443.
Levin 466.
Levinstein 541.
Levret 342.
Lévy 558. 560.
Lewin 456. 513. 518.
Lewis 556. 575.
Lewy 436.
Lex 568.
Lexis 384.
Leyden, v. 304. 423. 433. 435. 438. 454.
Leydig 391.
Leidy 399.
Libavius 205. 245.
Libbrecht 506.
Lichtenstädt 79.
Lichtheim 442.
Lickfett 494.
Lieberkühn, J. N. 312.
—, N. 388.
Liebermeister 446.
Liebig, G. v. 451. 464.
—, J. v. 255. 369. 365. 366. 371. 381. 414. 560.
Lieblein 30.
Liebreich 347. 452. 456.
Liernur 564.
Liétard 466.
Lieutaud 297.
Liévin 563.
Lilium medicinae 183.
Liman 551.
Linacre 201.
Linas 546.
Lincke 509.
Lincoln 547.
Lind 574. 575.
Linden, A. v. d. 55.
Lindemann 163.
Linderer 515.
Lindley 377.
Lindsay 163.
Lindsley 507.
Ling, P. H. 452. 495.
Linhart, v. 489.
Link 377.
Linné 296. 203.
Lionville 423.
Lippershey 260.
Lippert 140. 145. 147.
Lippmann, E. v. 36. 182. 274. 371.
Lisfranc 474.
Li shi chin 12.
Lister 376. 470. 471. 472. 481. 520. 521. 522. 523. 524.

Liston 469. 479.
Littell 507.
Little 484. 487.
—, A. G. 194.
Littre, A. 338.
Littré, E. 55. 56. 68. 338. 369. 389. 579.
Litzmann 528.
Livi 549.
Livingstone 453.
Lizars 478.
Lobeck 103.
Lobstein 406. 530.
Locher, H. 105.
Locher-Balber 444.
Lochmann 462.
Loder 384.
Loeb 392. 398.
Locke 293.
Locock 531.
—, Sir Ch. 460.
Löffler 375. 418.
—, G. F. F. 568.
—, J. A. 563.
Löhlein 529.
Loeschner, v. 535.
Löwenberg 514.
Löweneck 168.
Löwenhardt 541.
Löwig 381.
Logan 449.
Lohmann 341.
Lombard 572.
Lombroso 226. 549.
Loncq 445.
Long 469.
Longet 393.
Longmore 570.
Longstaff 401.
Loo, van de 498.
Loomis 449.
Loos 367. 576.
Lorent 541.
Loret, V. 35. 36.
Lorinser, F. W. 495. 574.
—, K. J. 562.
Lorry 333.
Lotzbeck, v. 568.
Lotze 369.
Loubat, Herzog v. 16.
Louis, A. 338.
—, P. Ch. A. 405. 420. 572.
Lower 264. 269.
Lucas, H. 33.
—, P. 421. 572.
Lucas-Championnière 8.
Lucae 511.
Luchsinger 399. 461.
Lucius Apulejus 156. 166.
Luczkiewicz 446.
Ludwig, K. 397. 513.
Lücke, A. 492.
Lüneburg 103.

Lüring 36.
Lukian 88.
Lumniczer 496. 568.
Lungo, A. del 95.
Lunier 546.
Lupicinus 177.
Lurje 74.
Luschka, v. 387.
Lustig 462.
Lutz 267.
Luys 546.
Lyell 365. 374.
Lykos 106.

M.

Maar, V. 267. 297. 587.
Maas 392. 493. 568.
Macartney 389.
MacBurney, Ch. 484.
— Clellan 482.
— Cormac, H. 425.
— Donnell 429.
— Dowel E. 482. 524. 532.
— Even 481.
Maccurdy, G. G. 8.
Macer Floridus 163. 230.
MacGuire 482.
Macher 564.
Mackenzie, M. 514.
—, R. J. 481.
—, W. 500.
Maclachlan 426.
Maclean 575.
Macleod 481.
Macnamara 429.
MacWilliam 570.
Madge 532.
Maeder 541.
Magalhaes 575.
Magendie 152. 383. 393.
394. 395. 453. 538.
Maggi 246.
Maggiora 286.
Maggiorani 443.
Magitot 516.
Magnan 546.
Magne 507.
Magni 507.
Magnus, Hugo 25. 26. 126.
505. 581. 587.
Mahé 577.
Mahier 559.
Maimonides 148. 150.
Maisonneuve 477.
Maître Jan 340.
Major 550.
Malajasau 159.
Malgaigne 247. 476. 338.
Malmsten 414. 444.
Malpighi 263. 265. 267. 270.
280. 372. 376. 390.
Malten 52.
Maltaus 571.

Maly 402.
Manardo 218.
Manase 14.
Manassein 446.
Manckiewitz 340.
Mandaek 267.
Mangold 464.
Manitius, M. 165.
Mann 105.
Mannheim, P. 425.
Mannkopf 438.
Mannl 464.
Mansa 577.
Mansfeld 541.
Manouvrier 8. 9.
Manu 20.
Marcellus Empiricus 156.
159. 160. 169.
March 482.
Marchand 355. 401. 411.
415.
Marchant, G. 544.
Marche, de la 290.
Marchetti 264.
Marchiafava 575.
Marcus 321.
—, K. F. 439.
Marcy 434.
Margary 495.
Margo 393.
Mariano Santo 246.
Marie 423. 546.
Marinos 106. 107.
Mariotte 258. 259.
Marjolin 473. 474.
Marmé 456.
Marmorek 463.
Markellinos 129.
Markellos v. Side 129.
Marquardt 107. 112.
Marque, de 249.
Marsh 454. 551.
Marshall, J. 481.
Marsilio Ficino 198.
Martens 384.
Martialis s. Gargilius.
Martin, A. 529. 551. 583.
—, E. 525. 527. 528.
—, J. R. 575.
Martin-Solon 421.
Martinet 421.
Martini, de 413.
—, E. W. K. C. 493.
—, M. C. 542.
Martinotti 189.
Martius 456.
Marx 84. 256. 456. 581.
—, Fr. 95.
Marymann 368.
Mascagni 311.
Maschka 551.
Mason, E. 484.
Matas 470.

Mathysen 497. 498.
Matteucci 399.
Matthaeus de Gradibus184.
— Sylvaticus 182.
Mattioli 106.
Mauchart 341.
Maunder 481.
Maunoir 496.
Mauquest de la Motte 290.
291.
Mauriceau 290. 291.
Maurus 174.
Maury, F. 484.
—, J. C. F. 516.
Mauson 575.
Mauthner, F. 225.
—, L. 504. 535.
—, L. W. 535.
Mayena 14.
Mayer, Jos. Ant. 494.
—, Jul. Rob. 336. 366.
370 f. 396.
—, K. W. 528.
—, Ludw. 494.
—, M. L. 496.
Maygrier 530.
—, W. 436.
Mayo 484. 546.
Mayow 268. 269.
Mayr, Fr. 535.
Mayzel 391.
Mazzoni 495.
Mead 286.
Mechithar 151.
Meckel, J. F. 311. 344. 384.
392. 406.
—, P. F. Th. 384.
— v. Hemsbach 406.
Mehring 438.
Méhu 459.
Meibom 295.
Meigs, Ch. D. 533.
—, J. A. 449.
—, J. 547.
Meißner 391.
—, Bruno 23.
—, F. L. 534.
Melanchthon 218.
Melchior 508.
Melchiori 495.
Mélier 558.
Meltzer 461.
Mely 133.
Mende 527. 551.
Mendel 540.
Mendeljew 382.
Ménestrel 558.
Menière 510. 512.
Menke 464.
Menodotos 86.
Menon 65. 80. 82. 88. 578.
Mense 576.
Mercado 221.

Mercier 477.
Mering 446.
Meringer, R. 9.
Merkel, F. 386. 389.
—, K. L. 514.
Merrem 491.
Méry 289.
Merriman, S. 531.
Mesmer 347. 348. 349. 432.
Meß 466.
Messedaglia 331.
Mesuë, Joh. 141. 182.
— jun. 143.
Methodische Schule 92 ff.
Metius 260.
Metlinger 534.
Metrodoros 85.
Metschnikoff 418. 518. 367.
Metzger 452.
Meunier, L. 222.
Mey, v. d. 533.
Meyer, Eduard 4.
—, E. H. F. 149. 179. 204.
—, Fr. 542.
—, Friedr. 561.
—, Georg Herm. 387.
—, G. L. 562.
—, Hans Wilh. 511.
—, Jos. 440.
—, L. v. 381.
—, Ludwig 542.
—, Moritz 542.
—, V. v. 381.
— -Ahrens 289. 444.
— -Hoffmeister 444.
— -Steineg, Th. 48. 63. 67.
84. 89. 95. 102. 113. 122.
154. 583. 587.
Meyerhoff 141.
Meynert 508. 540.
Mialhé 459.
Mibelli 519.
Michael, I. 514.
— Scotus 178.
Michaelis, A. 568.
—, E. 504.
—, G. A. 528.
Michaux 498.
Michéa 544.
Michel Angelo 207.
—, J. 504.
—, J. Ph. K. 514.
Michelson, P. 518.
Middeldorpff 192. 489. 493.
494. 510.
Mierzejewski 548.
Miescher-His 399.
Mikulicz 491. 492.
Miller, H. 533.
—, J. 480.
Milloy 283.
Mills 547.
Milne-Edwards 393.

Milroy 556.
Minderer 272.
Minich 496.
Minkiewicz 570.
Minkowski 442.
Mitchell, J. K. 449.
—, S. Weir 262. 449.
Mitchill 449.
Mithridates 87. 90.
Mitivié 44.
Mitscherlich, E. 381.
—, K. G. 457.
Mittwoch 140.
Möbing 363. 540. 546.
Möller, I. O. L. 438.
—, G. 33.
Möhsen 90. 578.
Mohl, H. v. 377.
Mojsisovicz 486.
Moleschott 369. 400.
Molewater 445.
Molina 461.
Molinier 130.
Mondella 218.
Mondeville s. Henri.
Mondino de'Luzzi 188. 189.
191. 206. 210.
Monneret 421.
Monro 315. 333.
Montanus (da Monte) 130.
201. 220.
Montpellier 170. 177.
Montdrésel 559.
Moor, de 286. 334.
Moore, N. 580.
—, W. 27. 429.
Mooren 504.
Moos 509.
Moquin-Tandon 377.
Morand 338.
Moreau 487.
— de Tours 538. 544. 572.
Morejon 580.
Morel, B. A. 544.
— 572.
— -Lavallée 477.
Morgagni 214. 311. 330 f.
334. 424. 550.
Morgan 392. 460. 551.
—, C. de 480.
Morisani 527.
Morse 365.
—, D. A. 547.
Morton, R. 285.
—, W. 468. 469.
Moseley 390.
Moser 463.
Mosny 575.
Mosse 344.
Mott, Val. 474. 482. 483.
Mouat 575.
Mousson 380.
Moxon 428.

Mranowski 446.
Mühlhausen 447.
Muehry 464. 576.
Müller, E. H. 562.
—, Franz 185.
—, Friedr. 442. 500.
—, Fritz 374.
—, F. A. 139. 149.
—, Heinr. 387. 500.
—, J. G. 542.
—, Iwan v. 107. 112.
—, Joh. 152. 258. 362. 365.
376. 377. 383. 390. 392.
395 f. 407. 433. 438. 500.
—, Max 494.
—, P. 289.
—, R. 567.
—, T. H. 553.
—, Willibald 304.
Müllerheim, R. 584.
Müller-Kypke 115.
Münch 73.
Münz, J. 148.
Muir 570.
Mulder 401.
Mumford 580.
Mundy, v. 543. 568.
Munk, H. 394.
—, I. 562.
Muralt 414.
Mure Muir 570.
Murphy 484. 556.
Mursinna 339.
Murua y Valverdi, Aug. 36.
Musa 94. 156.
Musandinus 174.
Muscio 103. 251.
Mussey 482.
Mustio 103. 251. 483.
Mutter 432.
Muwäffaq 136. 581.
Mynsicht 272.
Myrdacz 569. 571.
Myrman 23.

N.
Nachtigall 366.
Naegele, Fr. K. 527. 499.
Naegeli, v. 377. 416.
Nagel, A. E. 504.
Namias 443.
Nansen 367.
Naranowitsch 446.
Nasse, Ch. F. 432. 539.
—, H. 399.
—, K. F. W. 542.
Natanson, L. 446.
Naturphilosophie, jonische
44 ff.
Naumann 390.
Naunyn 438. 442. 493. 458.
Nayn ad Dyn 149.
Nebel 28. 494.

Nebinger 494.
Neelsen 411.
Neergaard 393.
Nees von Esenbeck 359.
Neffgen, H. 30.
Neftel 546.
Neisser 418. 518.
Nélaton 476.
Neligan 519.
Nemesios 196.
Nencki 402.
Nernst 380.
Nessel 515.
Nestle, W. 45.
Nestorianer 135.
Netzhammer 240.
Neubauer 412.
Neuburger, Max 16. 36. 67.
216. 217. 240. 267. 286.
306. 307. 327. 331. 359.
395. 402. 431. 537. 539.
550. 578. 581. 582.
Neudörfer 568.
Neufville, de 572.
Neugebauer, F. 527. 533.
—, L. A. 533.
Neumann, H. 542.
—, K. 571.
Neustätter 553.
Newbigging 427.
Newton 258. 268. 296.
Neyber 466.
Nicaise 191. 192. 249. 477.
579.
Niccolò da Reggio 166. 196.
198. 201.
— Falcucci 184.
Nicolo, J. 88.
Nikander 87 f.
Nichols 547.
Nicoladoni 494.
Nicolaus Myrepsus 133. 196.
— Salernitanus 133. 174.
199.
Nielsen, H. A. 7.
Niemann 452.
Niemeyer, F. v. 438. 443.
—, P. 405.
Niépce 365.
Niese 177.
Niethcmer 243.
Nightingale 565.
Niketas 58. 132. 198.
Nikomachos 79.
Nikandros 87. 88.
Nikon 107.
Nißl 542.
Nobel 366.
Nobiling 553.
Noble 426.
Nocht 576.
Noeggerath 518. 529.
Noël 506.

Nölde-ce 38.
Noltenius 306.
Nonat 421.
Nonnes 132.
Noordon, v. 442.
Noreiter 192.
Nordenskjöld 366.
Nordstroem 467.
Norris 488.
Northmng 162.
Nötzel 566.
Nothnagel 398. 417. 435.
441. 458.
Nott 483.
Nottlefft, v. 577.
Noyes 507.
Nuck 267. 302.
Nufer 252.
Nuhn, A. 387.
Nunne y 501.
Nußbaim, M. 398.
—, v. 471. 490.
Nuttal 575.
Nutting 155.

O.

Obermeier 416.
Oberst 470.
Obersteiner 541.
Ochsner 227.
Ockel, v. 510.
Octavianus 92.
Odenius 413.
Odili 221.
Odier 546.
Odo v. Meun 163.
O'Dwyer 515.
Oeder 311.
Oefele, Felix von 4. 22 bis
27. 30 bis 36. 39. 65. 582.
Oehmer. 356.
Ochrstroem 550.
Oellacker 391.
Oersted 365. 380.
Oertel, E. F. Chr. 92. 451.
463.
—, M. J. 451.
Oesterlen 457. 572.
Oettingen, v. 508.
Oken 359. 360. 365. 373.
Olbers 364.
Oliver 555.
Ollier 477.
Olpp 13.
Olshausen 525. 529.
d'Omalius d'Halloy 379.
Onsenoort, v. 501.
Opitz, K. 135. 142.
Oppenheim 541.
Oppolzer, J. v. 434. 435.
437.
Orfila 459. 460. 551.

Oreibasios 129. 130. 132.
152. 158. 160. 166. 579.
Ormerod 427.
Orosi 461.
Orsi 443.
Orth 411.
Ortolff v. Bayrlandt 251.
Orton 556.
Osann 457.
Osiander 526. 527. 578. 583.
Osler, W. 201. 285. 429.
450. 580.
Ostericher, Seb. 534.
Ostwald 382.
Otis 484.
Otterbourg 356.
Otto 163.
Ottoni 549.
Oudemans 461.
Oudet 516.
Ould 344.
d'Outrepont 527.
Ovid 88.
Owen 374. 390. 393.
Owsjannikow 400.
Ozanam 169. 576.

P.

Paaw 215.
Pacchiotti 496.
Page 8.
Pagel 84. 95. 110. 126. 141.
148. 175. 183. 185. 189.
190. 192. 267. 283. 553.
584—587.
Pagenstecher, A. 503.
—, H. 503.
—, H. A. 378.
Paget 470. 480. 332. 471.
248.
Pajot 530.
Palasciano 496.
Palfyn 342.
Palladios 130.
Pallas 339.
— Athene 41.
Palmieri 380.
Paltauf 551.
Paltgrim 162.
Panakeia 50.
Pancoast 390. 483.
Pander 359. 390.
Paniza 385. 400.
Pansch 389.
Pansier, P. 10. 162. 176.
340. 341. 184.
Pantaleon 443.
Panum 400. 413.
Pappenheim, L. 560.
Paquelin 497.
Paracelsus 69. 114. 152.
197. 204. 220. 224. 227 bis
245. 250. 253. 255. 259.

263. 271 273. 274. 275.
282. 287. 288. 310. 355.
Paramananda - Maria-
    dastou 18.
Parco, lo 166. 196.
Parchappe, de Vinay 544.
Paré 190. 191. 224 247 bis
    249. 252. 253. 289. 290.
    425. 480. 566.
Parent-Duchatelet 557.
Paris 460.
Park 484. 487.
Parker, L. 519.
—, W. K. 390.
—, W. 482.
Parkes, E. A. 556. 570.'573.
Parkinson 424.
Parmenides 46.
Parrish 482. 546.
Parrot 307. 535.
Partibus, de 183.
Pasquier 544.
Passavant 403.
Passionarius 161. 166. 167.
Passow 510.
Pasteur 152. 337. 354. 366.
    375 f. 383. 414. 419. 454.
    462. 470. 520. 522.
Patissier 466.
Patruban 493.
Paul, C. 423.
—, H. J. 494.
Paulet 389.
Paulmier 245.
—, Le 248.
Paulos v. Aigina 104. 131.
    132. 136. 146. 152. 153.
    154. 202. 228. 252. 580.
Pauly, A. 585.
Pauwelszoon 244.
Pausanias 44.
Pavy 429.
Payne, I. F. 10. 162. 283.
    580.
Payr 494.
Peacock 426.
Péan 491. 531.
Pearson 572.
Peaslee 532.
Pechlin 285.
Peiper 156. 462.
Peithmann, E. 45.
Pekelharing 575.
Pel 446.
Pellegrini 37.
Pelletan 473.
Pelletier 452. 458.
Pellier de Quengsy 340.
Pellizzari 413. 519.
Pelmann 541.
Pelops 106.
Pemberton 424.
Pennock 448.

Penotus 242.
Penrose 533.
Pensuti 297. 587.
Pentadius 156.
Penzoldt 457.
Pepin 185.
Pepper 449.
Pequet 265.
Percy 461.
Pereira 460. 461.
Peremeschko 390. 391.
Perennon 189.
Pergens 248.
Périer 378. 569.
Perls 411.
Perro 13.
Perroneito 575.
Persijn, v. 549.
Persille 570.
Pest-Traktate 186 f.
Peter 422.
Peters 378. 584.
Petersen 301, 304. 580.
Petit, A. Th. 380.
—, Ch. 461.
—, J. L. 337. 338.
—, P. 105.
Petrarca 197.
Petrequin 53. 55. 74. 477.
Petrie 30.
Petrocellus 167. 168.
Petrow 413.
Petrus Aponensis 143. 182.
    199.
— di Argelata 192.
Petrus de Sto. Floro 183.
    586.
— Hispanus 142.
— Musandinus 174.
Petruschky 563.
Pettenkofer, v. 398. 409.
    451. 556. 560 ff. 573. 574
Pettigrew, Th. J. 33.
Petty 57.
Petzoldt 109.
Peyer 267.
Peyligk 207.
Peypers, H. F. A. 376. 579.
Peyronie, la 344.
Pfaff 320.
Pfeffer, J. 418.
Pfeiffer, R. 462.
—, Fr. 181.
Pfeiffer, L. 16.
Pfeizer 550.
Pfeuffer, K. v. 366. 420.
    436. 574.
Pfister, E. 36.
Pflüger 392. 397. 398.
Pflugk-Hartung, Jul. v. 4.
Pfolspeundt 192.
Phainarete 53.
Philagrios 129.

Philinos 86.
Philippo 107.
Philippson, L. 79. 80.
Philistion 78.
Philon v. Tarsos 184.
Philon v. Alexandrien 154.
Philostratos 50.
Philumenos 105.
Phoebus 457.
Phrenologie 362 ff.
Physick 482. 514.
Phryes 207.
Picard 283.
Picha 505. 568.
Pichot 394.
Pick 518.
Pico della Mirandola 199.
Pien tsio 11.
Pierre d'Auxonne 185.
Piette, E. 9.
Pietro di Argillata 192.
Pidoux 421. 453. 460.
Pifteau 190.
Pilz 501.
Pinard 527.
Pinali 443.
Pinches 27.
Pinel 326. 537. 544. 549.
— Scip. 544.
Piorry 404.
Piotrowsky 400.
Piringer 501.
Pirogoff 496. 570.
Pirquet, v. 367. 368. 481.
Pisani 548.
Piso 286.
Pistor 559.
Pitard 190.
Pitcairn 284.
Pitha, v. 487.
Pitschaft 464.
Pithopoeus 243.
Piumati 208.
Placet 251.
Placitus Papyriensis 155.
    156.
Planis Campy 245.
Plaskowski 548.
Platearius 167. 172. 174.
Platner 339. 340.
Platon 50. 53. 68. 78. 79.
    80. 108. 109. 253.
Platter 215. 221.
Plehn, A. 576.
Plempius 145.
Plenck 333.
Plenkers 267.
Plinius 2. 47. 51. 89. **98.**
    100. 153. 155. 156. 204.
    470.
— jun. (Pseudoplinius) 156.
    157. 160. 161. 162.
— Valerianus 160.

Ploß 529.
Plotin 154.
Ploucquet 550.
Plugge 462.
Pneumatische Schule 99 ff.
Podratzky 568.
Podwyssoski 462.
Pöhl 453.
Pohl, Rud. 48.
Poggiale 558.
Pognon 135.
Poincaré 559.
Poirier 445.
Pokrowski 446.
Poland 481.
Polano 498.
Poleck 457.
Pollajuolo 207.
Pollender 366. 416.
Pollitzer 73. 511. 572. 583.
Polotebnow 519.
Polunin 446.
Polybos 53. 58. 77.
Ponfick 411. 418. 423.
Poore 429.
Pope 483.
Port, J. 568.
Porta, L. 495.
Portal 290.
Porter 481.
Poschenrieder 79.
Posidonius 129.
Posner, L. 457.
Post, A. C. 483.
—, W. 482.
Postgate 556.
Postnikow 467.
Potain 422.
Potier 245.
Pott 339.
Potter 483.
Pouchet, A.-G. 460.
—, G. 179. 378.
Poulsen, Fr. 40.
Power 389.
Prantl 378.
Praußnitz 553.
Pravaz 451. 452. 474.
Praxagoras 71. 78. 83.
Precianer 192.
Preuß, J. 38. 134. 583.
Preyer 399.
Price 481.
Prieger 464.
Prieur 587.
Prießnitz 92. 111. 463. 464.
  465.
Priestley 259. 296.
Pringle 333. 567.
Pringsheim 377.
Prinzing 572.
Priscianus s. Theodorus.
Priselkow 570.

Prochaska 341.
Prodikos 50.
Proksch 200. 232. 517. 518.
Prüfer 141.
Prouss 559. 574.
Prout 401.
Pruner 573. 574. 575.
Psellus 132.
Ptolemaios 82. 177. 196.
Puccinotti 175. 182. 579.
Pugnet 575.
Purkinje 397.
Purmann 289.
Puschmann 105. 129. 131.
  136. 304. 581. 582. 585.
Putégmat 421.
Putnam 547.
Pyl 114. 551.
Pythagoras 45. 47.

Q.

Quadri 478. 500.
Quaglino 507.
Quain, J. 385.
—, R. 479.
Quarin 307.
Quatrefages 379.
Quattuor magistri 175.
Queckett 390.
Quercetanus 245.
Quetelet 405. 572.
Quincke, G. 26.
—, H. 438. 442.
Quintos 106. 107.

R.

Rabbinowicz 148.
Rabl, K. 389.
Raciborski 445.
Racle 422.
Radcliffe 556. 575.
Rademacher 281. 355.
Rádl 240. 362. 393.
Radziejewski 457.
Raffael 207.
Raffour 16.
Ragenfrid 165.
Raggi 549.
Ruige-Delorme 421.
Raimundus de Moleriis
  586.
Ramacz 549.
Ramazzini 286. 295. 333.
  550. 552.
Ramon y Cajal 367.
Ramsay 316.
Ramsbotham 532.
Ramström 350.
Randolph 482.
Ransom 462.
Ranke 379.
Ranvier 389.
Rapp 539.
Rases s. ar-Râzî.

Rashdall 180.
Rasmussen 413. 444.
Rasori 321 f. 347. 443.
  445.
Raspail 460.
Rathke 391.
Ratzeburg 392.
Ratzinger 154.
Ravoth 493.
Ray 18. 547.
Rayer 421. 517.
Raynaud 423.
Razes s. ar-Râzî
ar-Râzî 136. 140. 141. 177.
  178. 210. 534.
Read 395.
Récamier 530.
Recklinghausen 410. 412.
Reclam 559.
Reclus 470.
Recoss 499.
Redi 270.
Regimen Salernitanum 172.
Regnault 381.
Reibmayr 463.
Reich 346.
Reichenau 163.
Regimina sanitatis 185.
Reichenbach 350.
Reichert 374. 390. 391.
Reil 86. 327. 537.
Reil-Bey 464.
Reimarus 414.
Reimer 464.
Reinach, S. 8.
Reinhard 431.
Reinhardt 412.
Reinesius 578.
Reinke 367. 374.
Reis 366. 403.
Reiset 381.
Reisinger 500.
Reisner, G. A. 30.
Reiß 457.
Reiter 552.
Remak 377. 391. 409. 414.
  509. 539.
Renan, E. 39. 139. 148.
  168.
Rénéaulme 245.
Rennau, Th. 163. 195.
Renz, v. 464.
Renzi, de 167. 168. 172.
  173. 174. 175. 579.
Respighi 519.
Retzius 8. 385.
Reuchlin 225.
Reumont 464.
Reus 163.
Réveil 460. 558.
Réveillé-Parise 557.
Reverdin 489. 496.
Rewolinsky 570.

Reyher 493.
Reynolds 428. 547.
Rhodos 51.
Riberi 495.
Ribes 588.
Ribot 572.
Ricco 549.
Richard, D. 544.
—, F. A. 477.
Richardson, B. W. 428.471.
Richardus 174.
Richer v. Reims 164. 165.
Richarz 542.
Richelieu 258.
Richerand 325. 474.
Richet 120. 262. 477.
Richter, A. G. 338. 339. 485.
—, A. L. 567.
—, G. H. 464.
—, H. E. 563.
—, Paul 36. 143. 234. 577. 586.
—, 518.
Ricord 503. 518.
Ried, Fr. v. 487.
Riedel, v. 543.
Rieder, R. 412.
Riegel 513
Rienderhoff 445.
Rieß, Th. P. 380.
Rigaud 476.
Rigler 464.
Rille 518.
Rilliet, Fr. 534. 536.
Rindfleisch 408.
Rinecker, v. 436.
Ringseis 350. 436.
Rinne 102.
Riolan 264.
Ritgen, v. 527.
Ritter v. Rittershain 89. 535.
Ritterich 500.
Rittmann 577.
Rivière 272.
Rivinus 267.
Rizzoli 495.
Robert 476.
Roberts, E. S. 201.
Robertson 507. 555.
Robin 389.
Rochard, J. 422.
—, J. E. 569.
Rockwell 547.
Rodgers 474. 482.
Rodrigues 496.
Roederer 291. 333. 343. 527
Roelans, C. 534.
Roentgen 367. 380. 499.
Roerbye 568.
Roesbroeck 502.
Roeschlaub 319. 320. 322. 347. 436.

Roesle, E. 573.
Roeßlin 251. 252.
Roganus 164.
Roger v. Salerno 174. 175.
— II. von Sizilien 171. 176. 177.
—, J. 403. 404. 421.
—, H. 536.
Rognetta 501. 507. 551.552.
Rohden, L. 432. 464.
Rohlfs, G. 366.
—, H. 308. 334. 371. 432. 527. 578. 581. 587.
Rokitansky, v. 383. 405. 406. 407. 408. 410. 428. 434. 522.
Rolando von Parma 174.
Roller 539. 541. 554.
Rolleston 395.
Rollo 346.
Romanes 374.
Romberg, M. H. 428. 538.
—, E. 442.
Romanovsky 575.
Roncati 549.
Roncetti 413.
Rosa anglica (anglicana) 183.
Rosas, v. 500.
Roscher, W. H. 66.
Rose, C. 446.
—, Val. 103. 155. 156. 157. 159. 160. 161. 163. 166. 176. 178. 583.
Rosen, v. 519.
Rosén v. Rosenstein 333. 534.
Rosenbach 318. 441.
Rosenbaum 576. 573.
Rosenberger, F. 371.
Rosenmüller 385.
Rosenthal 462.
—, M. 539.
Roser, K. 489.
—, W. 366. 420. 437. 488. 489.
—, F. M. 464.
Roß 365.
—, G. 556.
—, R. 575.
Roßbach 441. 451. 453. 458. 463.
Rostan 405.
Rosthorn, v. 529.
Roth 204.
—, M. 206. 208. 209 ff.
—, R. 18.
—, W. 568.
Rothe, A. N. 548.
—, C. G. 469.
Rothmund 487.
Roubaud 460.
Roussel 559.

Rousset 252. 253.
Roux, Ph. Jos. 367. 474. 487.
—, J. 569.
—, P. P. S. 462. 575.
—, W. 392.
Rouxeau 404.
Rovida 443.
Rowntree 424.
Roxane 77.
Royer-Collard 558.
Rubner 553. 563.
Rudbeck 265.
Rudolphi 392.
Rüdinger 388.
Rühle 438. 439. 513.
Rueff 251.
Ruelle, E. 55. 106. 133. 139.
Rueppelt 542.
Ruete 501.
Rütimeyer 378.
Ruffer, M. A. 33. 575.
Ruge, R. 571. 576.
Ruggiero s. Roger von Salerno.
Ruland 243.
Rumsey 572.
Runge, F. F. 481.
—, K. F. F. 464.
Ruphos v. Ephesos 106. 579.
Rush 319. 572.
Rust 485. 471. 500. 562.
Rutherford 367.
Ruysch 264. 285.
Rydel, L. 503. 508.
Rydygier 491.
Rynd 479.

S.
Saalfeld 89.
Sabachnikoff 208.
Sabatier 338.
Sabouraud 519.
Sacharjin 446.
Sachs, L. 559. 562.
Sachse 464.
Saelan 550.
Saemisch 504.
Saenger 529.
Säxinger 529.
Sahuré 29.
Saintignon 404.
Sala, Angelo 205.
Salerno 164 ff.
Salernus 174. 470.
Sales-Girons 451. 466.
Saliceto s. Wilhelm.
Salomon, E. K. V. 550.
—, G. 533.
—, M. 104. 280.
—, N. 568.
Salomonsen 423. 577.

Salomonski 134.
Salter 395. 428.
Saltzmann 285.
Salzer 493.
Samelsohn 506.
Sanarelli 575.
Sanchez 254.
Sanctis, de 495.
Sand 517.
Sandahl 444. 462. 466.
Sandberg 550.
Sander 559. 563.
Sanders 428.
Sanderson 418. 429.
Sandifort 331.
Sandler 135.
Sands 484.
Sanné 535.
Sanson 474.
Santa Sofia 182.
Santesson 497.
Santo 246.
Santopadre 496.
Santoro 279. 297.
Santorini 297.
Sappey 389.
Sarapis 29.
Sarcone 333.
Sardanapel 22.
Sarenko 508.
Sarpi 216.
Sars 393.
Sas 570.
Sattler, H. 499. 503. 505.
Satyros 107.
Saucerotte 421.
Sauerbruch 367.
Saunders, W. 424.
—, J. C. 500.
Saurel 569.
Saussure 364.
Sauter 485.
Sauvages 322 f. 332. 361.
Savonarola 184.
Savory 481.
Sawtchenko 418.
Saxtorph 471. 497.
Sayce 22.
Sayre 484.
Scanzoni 521. 528.
Scarenzio 461.
Scarpa 311.
Scelles de Montdrésel 559.
Schaaffhausen 379.
Schaarschmidt 339.
Schadewald 122.
Schaer 584.
Schäfer, J. R. 289. 341.
Scharff 543.
Scharffenberg, J. 568.
Scharlau 464.
Schaudinn 367. 518.
Schauenburg 559.

Schauenstein 551. 564.
Schech 514.
Scheel 288.
Scheele 259. 296.
Scheil 22.
Scheiner 260. 268.
Schelenz, H. 584.
Scheller 95.
Schelling 345. 357 ff. 362. 431. 485.
Schenck v. Grafenberg 222. 330.
Scherer, Joh. Jos. 401.
Schertel 362.
Scheube 13. 14. 576.
Scheunemann 243.
Scheuthauer 43. 45. 385. 406. 408. 409. 412.
Schick 367.
Schieß-Gemuseus 565.
Schiff 400.
Schildbach 452. 495.
Schimmelbusch 472. 493.
Schindler 465.
Schipa 168.
Schirmer 503.
Schlager 543.
Schlegel, E. 355.
Schleich 341. 470.
Schleiden 365. 366. 376. 391.
Schleiß v. Löwenfeld 493.
Schlemm 385. 493. 500.
Schloßberger 461.
Schmalz 509.
Schmelkes 465.
Schmid, Hans 494.
Schmidt, Aage 28.
—, Alex. 398. 399.
—, A. B. 550.
—, Benno 490. 550.
—, Joh. 155.
—, Joh. Ad. 341.
—, K. 401.
—, M. 514.
Schmiedeberg 453. 455.
Schmitt, W. J. 526.
Schmucker 339.
Schneevogt 550.
Schneider, H. 35.
—, K. V. 65. 266.
—, L. 465.
—, O. 88
Schneller 504.
Schnitzler 513.
Schnurrer 576.
Schoeller 528.
Schoemaker 498.
Scholz 340.
Schonack, W. 55. 63. 102.
Schönbein 365. 381.
Schöne, H. 55. 58. 88. 129.
Schönlein 361. 362. 414.

429. 432 ff. 437. 438. 465. 486. 539.
Schopenhauer 366. 372.
Schott, A. 455.
—, F. 412.
—, M. 161.
Schrank, W. 26.
Schrant 445.
Schreber 452. 495.
Schreyer 550.
Schroeder 376.
—, H. 512.
—, K. 525 f. 528.
—, v. d. Kolk 386. 445. 506. 549.
Schroeter 243.
Schroetter 367.
Schroff 452. 458.
Schroth 465.
Schubert, E. 240. 245.
Schuchardt 563.
Schübeler 378.
Schüffner 574.
Schüppel 412.
Schürer v. Waldheim 523.
Schüßler 356.
Schütz 418.
Schützenberger 402.
Schuh 443. 487.
Schultz-Bipontinus 378.
Schultz, T. W. 378.
Schultz-Schultzenstein 378.
Schultze, A. W. 471.
—, B. S. 529.
—, S. 392.
—, Max 388. 471.
Schulz, H. 181. 458.
Schulze, J. H. 299. 578.
Schuster 458.
Schwalbe 384.
Schwann 365. 375. 376 f. 380. 401. 413. 502. 505.
Schwartze, H. 510.
Schwarz, J. 175.
Schweigger 502. 505.
Schweigger-Seidel, Franz 388.
Schweighäuser 530.
Schwendener 363.
Schweninger, Ernst 584.
—, Franz 494.
Schwentner 92.
Schyl-Hans 250.
Schytz 511.
Scoresby-Jackson 466.
Scott, R. 570.
Scoutetten 569.
Scultetus, B. 243.
— Montanus 243.
Scribonius Largus 102. 155.
Scrive 569.
Seaton 556.

Sebastian 445.
Sechmet 29.
Sechmetnanch 29.
Sécretain 421.
Sedgwick 556.
Sédillot 476.
Sée, G. 422. 477.
—, M. 477.
Seegen 465.
Seelig 586.
Ségalas 474.
Séguin 449. 547.
Seidel, B. 219. 244.
—, E. 140. 151. 187. 583.
—, H. 494.
Seifert 456. 513.
Seitz, E. 438.
—, Fr. 436.
Seler, Ed. 16.
Seleukos 84.
Seligmann 136. 577. 581.
    584.
Selle 430.
Seller 519.
Selmer 550.
Sémelaigne 326. 547.
Semmelweis 343. 406.
    521 ff. 526. 528.
Semmola 443.
Semon 526.
Senac 297.
Senator 442.
Senfelder 66. 73.
Senn, N. 484.
Sennert 243. 253. 271. 272.
    333.
Serapion aus Alexandrien
    86.
— sen. 142. 150.
— jun. 77. 147. 150.
Serenus Samonicus 155.
Serre 515.
— d'Uzès 506.
Serres 385.
Sertürner 452.
Servet 216. 217. 218. 261.
Seth, S. 132.
Sethe, Kurt 29.
Seutin 397.
Severinus 243.
Severus 108.
Sextius Niger 88. 98.
Sextus Empiricus 86.
— Placitus Papyriensis
    155. 156.
Seyfert 528. 529.
Seyffert, P. 278.
Sharp 339.
Sharpey 389.
Shepherd 412.
Shiga 462.
Shin-nong 11.
Sichard 158.

Sichel 501. 502. 507.
Sickenberger 150. 462.
Siebert, Fr. 542.
—, L. A. 436.
Siebold, Ad. El. v. 527.
—, C. C. 318.
—, C. Th. E. 378.
—, Ed. K. J. 143. 521. 527.
    530. 534. 535. 579. 583.
—, Ph. Fr. 14.
Siegemundin 292.
Siegel 362.
Siegerist, G. 431.
Siemens, K. W. 380.
—, W. 366. 367. 380.
Sieveking 428.
Sigault 527.
Sigmund, K. L. 518.
Sigwart 465.
Sikelische Aerzteschule 78.
Silvester 425.
Simeon Seth 145.
Simon von Genua (Janu-
    ensis) 182.
—, F. A. 518.
—, Gust. 485. 489.
—, J. F. 401.
—, John 405. 553. 555.
—, Max 110. 116.
—, Carl Ed. (Apotheker)
    457.
Simonin 477.
Simpson, A. R. 36.
—, J. Y. 451. 469. 495.
    523. 524. 525. 526. 531.
Sims, M. 489. 525. 526.
    529. 532.
Singer, Ch. 414.
Skae, D. 546.
—, F. 547.
Skey, F. C. 479.
Skinner 531.
Skjelderup 444.
Skobel 462.
Skoda 383. 405. 406. 429.
    434. 438. 487. 522.
Slawikowski 507.
Smart 575.
Smee 427.
Smellie 342.
Smet 244.
Smirnow 519.
Smith, Andr. 570.
—, Ch. E. 570.
—, Chr. 568.
—, Edw. 556.
—, G. 481.
—, G. E. 7. 33. 36.
—, H. 456.
—, M. 449.
—, N. 449.
—, N. 482. 532.
—, N. Ryno 482. 501.

Smith, R. A. 556.
—, R. W. 412. 480.
—, S. H. 466.
—, St. 456.
—, Th. S. 556.
Snell, L. 540.
Snellen 503. 506.
Soave 142.
Socin 494. 496.
Soddy 367.
Soelberg Wells 506.
Soemmering 312. 471.
Soennerberg 444.
Sofia, St. 182.
Sokolow 446.
Solayrès de Renhac 342.
Solbrig, A. v. 542.
Solingen, C. van 292.
Solis-Cohen 485.
Soltmann 536.
Sommer, A. G. 444.
—, R. 284.
Sommerbrodt 441. 453.
Sonden, K. U. 550.
Sonderegger 444. 559.
Sontheimer, v. 145. 158.
Sophokles 42.
Soranos 52. 84. 88. 92.
    102 ff. 153. 155. 157. 161.
    251. 252. 534.
Soubeiran 460. 469.
Soulangas 74.
Southam 480.
Soyka 564.
Spät 65. 73. 82.
Späth 521. 529.
Spallanzani 312.
Spence 480.
Spencer 369. 374.
Spencer Wells 524. 526. 532.
Spener 294.
Spengler 465. 566.
Sperck 519.
Spiegelberg 529.
Spieghel, v. d. 214.
Spielmann, J. 543.
Spieß, G. A. 274.
—, A. 518. 559. 561.
Spinoza 257.
Spitzer 568.
Spitzka 547.
Sprengel, K. 50. 92. 98. 101.
    106. 145. 151. 173. 321.
    409. 576. 578. 587.
—, W. 12.
Sprenger 139.
Spring 445.
Spurzheim 363.
—, K. 543.
Stadler, H. 78. 98. 101. 161.
    163. 166. 179. 181.
Stahl, F. K. 542.
—, G. E. 259. 265. 279.

296. **298**—302. 305. 310.
311. 313. 322. 323. 324.
Stamm 559.
Stanelli 356.
Stankowicz 447.
Stanley 366. 479.
Stannius 392.
Stark, K. 542.
—, K. W. 360. 361.
Starzengruber 465.
Stas 381. 382.
Steenberg 550.
Steenstrup 378.
Steffen 535.
Steffens 345.
Stein, G. W., der Aeltere 343. 496.
—, G., der Jüngere 527.
—, S. A. V. 496.
—, S. Th. 543.
Steinauer 432.
Steinhausen, G. 10.
Steiner, J. 536.
Steinheil 365. 515.
Steinheim 359. 359.
Steinschneider, M. 110. 139. 142. 148. 164. 171. 172.
Steinthal, M. 353.
Stékoulis 575.
Stellwag v. Carion 504.
Stenberg 462.
Steno 264. 266. 267.
Stephanos v. Tralleis 131.
Stephenson 365.
Steudener 389.
Stevens 482.
Stieglitz 320. 431. 432.
Stilling, 386. 485. 488. 524.
Stocquart 390.
Stoeber 501.
Störck 306. 450. 453.
Stößl 307.
Stoll 306. 307. 331. 333. 453.
Stokes 426. 536.
Stoltz 530.
Stone 483.
Stratfeild 506.
Straton v. Lampsakos 82.
Straus, J. 412.
Strecker, A. 401.
Streubel 493.
Stricker, F. 452.
—, W. 563.
Stromeyer 337. 486. 487. 495. 500. 568.
Struthers 390.
Struve 256. 463.
Stumpf 89.
Sudhoff 8. 9. 10. 27. 28. 33. 48. 154. 158. 159. 162.

163. 166. 175. 182. 184.
185. 186. 187. 190. 194.
289. 327. 355. 438. 534.
577. 582. 586. 587.
Suevus 550.
Suidas 100. 109.
Suringar 445. 446.
Suschruta 17—20.
Sutro 466.
Sutton, D. 335. 556.
—, J. M. 556.
—, R. 335.
Svetherberg 497.
Swaagman 511.
Stelluti 260.
Stephanson 556.
Sterne 374.
Sterz 215.
Sticker, G. 398. 563. 573. 576. 577.
Stieda, L. 390. 581.
Stiegelmann, Ad. 8.
Stille 449.
Stirling 580.
Stock 527.
Stockvis 445.
Stoddart 240.
Stölzle 390.
Straßburger 377. 391.
Straßmann 551.
Strator. 105.
Stratorike 84.
Streletski 422.
Stromer v. Auerbach 200. 230.
Strunz 233. 234. 240. 274.
Strümpell 442.
Struthius 222.
Studnirzka, J. 52.
Stupanus 244.
St. Yves 340.
Suchier 173.
Suchten 242. 343.
Susemihl, Fr. 78. 84. 85.
Süßmileh 571.
Swedenborg 350.
Sylvaticus, M. 183.
Symphyseotomie 527.
Syphilis 187.
Swammerdam 270. 302.
Swaving 446.
Swieten, v. 302. 303. 304 ff. 307. 331. 333. 567. 573.
Swinburne 456.
Sydenham 57. 285. **281** ff. 287 ff. 320. 323. 332. 361. 573.
Sylvius, de le Böe 207. 264. 267. 275. 285. 307. 310.
Syme, J. 479. 481. 487.
Szokalski 507.
Szymanowski 496.

T.
Tabarie 451.
Tabernaemontanus 203.
Tabor 287.
Tachenius 278.
Taddeo degli Alderotti 141. 181. 182. 184. 185. 199.
Tagliacozzo 246.
Tait 524.
Takamime 367. 470.
Talbot 365.
Tallquist, Knut 26.
Talma 446.
Talmud 134.
Tamburini 549.
Tannéry 258.
Tanquerel des Planches 559.
Tappeiner 465.
Tarchanoff 367.
Tarde 260.
Tardieu 551.
Targa 95.
Targioni-Tozzetti 466.
Tarnier 530. 531. 342.
Tarnowsky 319.
Tarrasch 175.
Taruffi 413.
Taveau 516.
Tavignot 507.
Taylor 506.
Tchang ki 11.
— tchoung king 11.
Teale 479.
Tebaldi 548.
Teevan 481.
Teichmann 388.
Teichmeyer 551.
Teissier 422.
Templin 485.
Teodorich s. Borgognoni.
Tertre, du 290.
Testelin 502.
Teulie 176.
Textor, C. v. 485. 487.
—, K. 485.
Thacker 547.
Thackrah 555.
Thaden, v. 494.
Thaddeus v. Florenz 141. 181.
Thal 496.
Thales 45.
Thamhayn 472.
Thaulow 466.
Thayer 450.
Theden 339.
Theile 312. 386.
Themison v. Laodikeia 92. 93. 94. 99.
Theodorus Priscianus 156. 157. 583.
— Makedon 105.
Theodorich d. Gr. 158. 159.

Theophanes Nonnos 132.
Theophilos Protospatharios 131. 580.
Theophrastos 81. 204.
Thessalos 53. 77. 92. 102. 583.
Theuderich 159.
Thierfelder, J. G. 577. 587.
—, B. Th. 442.
Thierry 476.
Thiersch 485. 489.
Thilenius, Chr. H. 465.
—, G. 465.
—, O. H. 465.
Thölden 242. 243.
Thoinot 575.
Tholozan 575.
Thomas, G. 532.
—, L. M. 511.
— v. Cantimpré (Thomas von Brabant) 180. 181. 251. 583.
Thomasius 294.
Thompson, Campbell 23. 27. 35.
—, Th. 425.
Thomson, A. 389. 494.
—, A. T. 424.
—, J. 424.
Thouvenel 558.
Thudichum 402.
Thukydides 53.
Thune 568.
Thurnysser 241.
Thyssen 446.
Tiedemann 385. 400.
Tilanus 498.
Tiling 548.
Tillaux 477.
Timmermann 570.
Timoni 335.
Tissot 334. 425.
Tizzoni 462.
Tobold 513.
Todd 390.
—, R. B. 426.
Töply, R. v. 13. 106. 175. 183. 189. 201. 262. 264. 567. 581.
Toëris 30.
Toirac 516.
Toland 449.
Tollin 217.
Tomes 516.
Tommasi 400. 443.
Tommasini 322.
Toner 449.
Toropow 570.
Torray 377.
Torre, G. della 182.
Torricelli 258.
Torrigiani 182.
Torti 333.

Tosorthros 29.
Tournefort 101.
Toth 29.
Touton 518.
Tourette 546.
Toxites 242.
Toynbee 510. 511.
Traegardt 444.
Tragus 203.
Traube 66. 435. 438. 440, 463.
Trautmann 253. 510.
Travers 478. 500.
Trébuchet 558.
Treitz 413.
Trélat 477. 250.
Trembecki 467.
Trendelenburg 471.
Treves, Fr. 481.
Treviranus 377.
Triaire, P. 473.
Trier 444.
Tripier 423.
Triquet 512.
Troitzky 75.
Tröltsch 509.
Troja 340.
Tronchin 335.
Trotter, Th. 570.
Trotula 167.
Trousseau 421. 422. 426. 453. 460.
Trus 341.
Tryde 550.
Tschallener 543.
Tschetyrkin 570.
Tschirsch, A. 33.
Tschudi 575.
Türck 513. 539.
Tuke, D. H. 547.
—, S. 547.
Tulpius 285.
Tully 449.
Turck 466.
Turquet de Mayerne 245.
Turajeff 29.
Turenne 518.
Turnbull 507.
Twitchell 482.
Tyndall 380.
Tyrtamos 81.
Tyson 450.

U.

Ucke 467.
Uffelmann 553. 562.
Uhde 493.
Uhle 440.
Uhlenhuth 367.
Uhlhorn 154.
Ulbrich 163.
Ultzmann 435.
Ullersperger 549.

Underwood, M. 534.
Universitäten 180.
Unger 377.
Unna 455. 518.
Urlugaledina 25.
Urso 174.
Usaibia 139. 149. 578.
Uspenski 548.
Uytterhoeven 446.

V.

Vaillant 368.
Vaillard 368.
Valentin 312. 397.
Valentiner, G. Th. 465.
—, W. 465.
Valentinianus, Kaiser 156.
Valescus de Taranta 184.
Valesius 201. 221.
Valla, G. 201.
Valleix 421. 431. 536.
Valleriola 221.
Vallisneri 270. 334.
Valsalva 297. 330. 508.
Vangensten 208.
Van't Hoff 382.
Vanzetti 495.
Varignana 182.
Varoli 213.
Varrentrapp 552. 559. 561.
Varro 94. 413.
Vater 379.
Vaucair 249.
Vedrènes 95.
Vego 287.
Veit, G. 525. 529.
Velpeau 475.
Verardrini 443.
Verga 549. 575.
Verhaeghe 466.
Verneuil 477.
Vernois 559.
Versari 443.
Vesal 114. 152. 188. 206. 207. 208—213. 220. 223. 247. 248. 250. 251. 253. 263. 302. 328.
Vesling 214. 265.
Vetter, A. 463.
—, B. 374.
—, F. 308.
Vianeo 193.
Vidal 146. 476. 489.
Vidius s. Guidi.
Vieillard 176.
Vilas, H. v. 92.
Vierordt, H. 582.
—, K. v. 396. 397.
—, v. 33.
Vieussens 264. 268. 278. 279. 285.
Vigo 246. 233.
Villard, P. 367.

Villards, du 501.
Villemin 419. 423. 440.
Villermé 557. 571.
Vinci, da 207. 208.
Vincenz v. Beauvais 180.
Vindicianus 155. 156. 157.
Viol 504.
Virchow, R. 152. 157. 305.
331. 353. 366. 374. 377.
390. 406. 407 ff. 427. 433.
435. 438. 439. 440. 480.
520. 522. 563. 574. 584.
Visscher, de 498.
Viszanik, v. 543.
Vitalini 201.
Vivenot, v. 465.
Vives 217.
Vizioli 549.
Völker 494.
Vogel, A. 535.
—, J. 312. 412. 414.
Vogt, A. 445. 564.
—, K. 366. 369. 445. 561.
564.
—, P. 493.
—, P. F. W. 444.
Voigt 349.
—, Georg 202.
Voigtel 406.
Voillemier 477.
Voisin, A. F. 544.
—, F. 544.
Voit, K. v. 398. 451. 560.
Volck-Holst, Peter 244.
Vollmer 155.
Volkmann, A. W. 397.
—, R. 334. 397. 471. 485.
490. 492.
Volta 296. 364.
Voltaire 293.
Voltolini 510. 513.
Volz, R. 361. 562.
Voppel 542.
Vorster 542.
Voß 444.
Vullers 33.
Vulliet 531.
Vulpian 460.

W.

Wachsmuth 440.
Wagener, G. 392.
Wagler 333.
Wagner, Albr. 490.
—, E. L. 410. 440. 442.
—, R. 312. 369. 391.
Wahl, E. v. 493.
Wahlberg 462.
Wahlländer 515.
Waite, A. E. 237.
Walafrid Strabo 163.
Walcher 529.
Walchner 163.

Waldenburg 440. 451. 513.
Waldenstroem 444.
Waldeyer 337. 384. 389.
392. 408. 489.
Walkhoff 367.
Wallace 374.
Waller, Aug. 401.
—, v. 518.
Wallichs 563.
Walsh, E. H. G. 20.
Walther Agilon 174. 583.
Walther, H. 562.
—, v. 485. 500.
Wang Chou-ho 12.
Warbod 161.
Warden, A. 511.
Wardrop 478.
Ware 449.
Waripotus 161. 165. 166.
Warlomont, v. 506.
Warnatz 500.
Warncke 462.
Warren, J. C. 469. 482. 483.
—, J. M. 483.
Warwinski 447.
Wasserfuhr, A. F. 568.
—, H. 563.
Wassermann 368. 462. 518.
563.
Wassink 570.
Watson, J. 425. 483.
—, Sir Th. 425.
Watt 346.
Wattmann 485.
Webb, A. 575.
Weber, Ad. 504.
—, C. O. 490.
— v. Ebenhof 528.
—, Ed. 365. 370. 380.
—, Ernst Heinrich 397.
—, Ed. Wilh. 397.
—, Herm. 428. 463.
—, O. 26.
—, Theod. 442.
Weber-Liel 510.
Webster 576.
Wedel 278. 298.
Wedl 412.
Weese, A. 308.
Wegner, G. 524.
Wegscheider 130.
Weidner, E. 27.
Weindler, Fr. 584.
Weinland 485.
Weinreich, O. 43.
Weigel 585. 586.
Weigert 412. 423.
Weier 209.
Weikard 320.
Weil 439. 445.
Weinrich 223.
Weismann, A. 374.
Weiß, G. 63.

Weiß, W. 497.
Weitbrecht 297.
Weitenweber 434.
Welcker, H. 388.
Well 367.
Weller 500.
Wellmann 51. 78. 84. 85.
86. 92. 93. 95. 96. 98. 100.
101. 102. 105. 106. 125.
129. 133. 155. 156. 583.
Wells, H. 469.
—, J. S. 506.
—, Sp. 532.
Welsch 285.
Welz, v. 503. 518.
Wendt 509.
Wenzel, de 501.
Wepfer 268. 285.
Werber 465.
Werlhof 308. 325. 333. 431.
Werner 362.
—, H. 473.
Wernher 487.
Wernich 563. 585.
Wernicke 542.
Wertheim 518.
West 536.
Westergaard 572.
Westphal 540.
Wetzlar 465.
Wetzler 562.
Weule, K. 4.
Weyer 225. 454.
Weyl, Th. 553. 563.
Weyrich 440.
Wezel 418.
Wharton 266.
White 339. 487.
Wibmer 458.
Wichmann 333. 413. 431.
Wickersheimer, E. 184. 185.
579.
Widal 462.
Widemann, K. 243.
Wiedemann, A. 35. 36.
Wiedersheim 393.
Wieger 207. 250. 440.
Wiel 445.
Wien 380.
Wiener 380. 529.
Wigan 105.
Wigand 526. 527.
Wiggers 381. 458.
Wilbrand 440.
Wildberger 495.
Wilde 511.
—, Laur. 217.
Wilhelm v. Congeinna 191.
586.
— von Saliceto 188. 189.
190. 199.
Wilks 429.

Wilamowitz-Moellendorff, U., 44. 56. 78.
Will 381.
Willan 516. 517.
Willebrand 444.
William 426.
—, E. 507.
—, H. W. 507.
Willis 262. 268. 269. 278. 280. 285.
Willstätter 368.
Wilms 490. 493.
Wilser, L. 8. 10.
Wilson 392. 519.
—, W. J. E. 519.
Wimmer 80.
Wimpinaeus 243.
Winckel, v. 529.
Winckler, H. 26.
Winge 444.
—, P. E. 550.
Winkler, C. 440.
Winn 428.
Winogradow 447.
Winslow 297. 308.
—, F. 547.
Winternitz 92. 463.
Winther v. Andernach 158. 194. 202. 206. 209. 245.
Winther, L. F. A. 440.
Wintrich 436.
Wirsung 265.
Wise, Th. A. 18.
Wislicenus 382.
Wislocki 413.
Wissokowitsch 418.
Wistar 384.
Wistrand 444.
With 444.
Withington 194.
Witing aus Wesel 209.
Withusen 496.
Wittwer 587.
Wöhler 365. 381. 452.
Wohlwill, Emil 256.
Wölfler 491. 494.

Wönig, Fr. 36.
Woillez 422.
Wolf, Heinr. 243.
Wolfart 349.
Wolff 368. 392.
—, Casp. Friedr. 312.
—, Chr. 295.
—, Jul. 495.
—, P. H. 509.
Wolffhügel 563.
Wollaston 379.
Wood, Al. 366. 427. 452.
—, G. B. 447. 449.
—, H. 547.
—, J. R. 483.
Woodworth 484.
Woolhouse 72. 341.
Wooton 461.
Wormley 461. 551.
Wortley-Montague 335.
Woyde 447.
Wrabecz 339.
Wreden 510.
Wrench, G. T. 471.
Wreszinski, W. 30.
Wright, J. 512. 367.
—, W. 208.
Wrisberg 311. 312.
Würtz 241. 250.
Wüstenfeld 139. 178.
Wunderlich 366. 410. 420. 430. 437. 489. 536. 580.
Wundt, W. 370. 541.
Wurtz 381.
Wutzer 486.
Wylie 12.

X.
Xenokrates 98. 154.
Xenophanes 46.

Y.
Yearsley 509. 511.
Yersin 367.
Young, Th. 379. 395.

Ypermann 191. 192. 579.
Yves, St. 340.

Z.
Zabolotny 418. 575.
Zacher, K. 44.
Zacchia 550. 581.
Zacutus 578.
Zagorsky 385.
Zambaco-Pascha 519.
Zander 452. 497.
Zdeckauer 447.
Zehender, v. 504.
—, K. 564.
Zehnpfund, R. 27.
Zeis 493.
Zeiß 380.
Zeißl, v. 518.
Zeller 344.
—, v. 539. 565.
Zenker 366. 412. 562.
Zerbi 205.
Zeppelin 367. 368.
Zervos, Sk. 27. 129. 130. 586.
Ziegler, E. 412.
Ziehen, Th. 542.
Zieleniewski 467.
Ziemann 576.
Ziemßen, v. 454. 561.
Zillner 543.
Zimmermann 308. 333, 431. 432.
—, J. 126.
Zimmern 26. 28.
Zinn 213. 311.
—, Fr. K. A. 542.
Zittmann 458. 551.
Zlobikowsky 548.
Zöllner 366. 380.
Zopyros 49.
Zsigmondy 493.
Zuber 569.
Zülzer 440.
Zwanck 528.
Zweifel 523. 527. 529.
Zwinger 245.